TRAITÉ

DE

PATHOLOGIE INTERNE

ET DE

THÉRAPEUTIQUE

A L'USAGE DES MÉDECINS ET DES ÉTUDIANTS

PAR

LE Dᴿ HERMANN EICHHORST

PROFESSEUR DE PATHOLOGIE INTERNE ET DE THÉRAPEUTIQUE
DIRECTEUR DE LA CLINIQUE MÉDICALE DE L'UNIVERSITÉ DE ZURICH

TROISIÈME VOLUME

MALADIES DE LA PEAU, MALADIES NERVEUSES ET MALADIES DES MUSCLES

TRADUIT SUR LA TROISIÈME ÉDITION ALLEMANDE

PAR LES DOCTEURS

R. Labusquière, secrétaire de la rédaction des *Annales de Gynécologie et d'Obstétrique*
Ernest Dupré, ancien interne des hôpitaux de Paris
R. Wurtz, ancien interne des hôpitaux de Paris
F. Weiss, de Cousances-aux-Forges
A. Dutil, ancien interne des hôpitaux de Paris

Avec **178** gravures sur bois.

PARIS

G. STEINHEIL, ÉDITEUR

2, RUE CASIMIR-DELAVIGNE, 2

1889

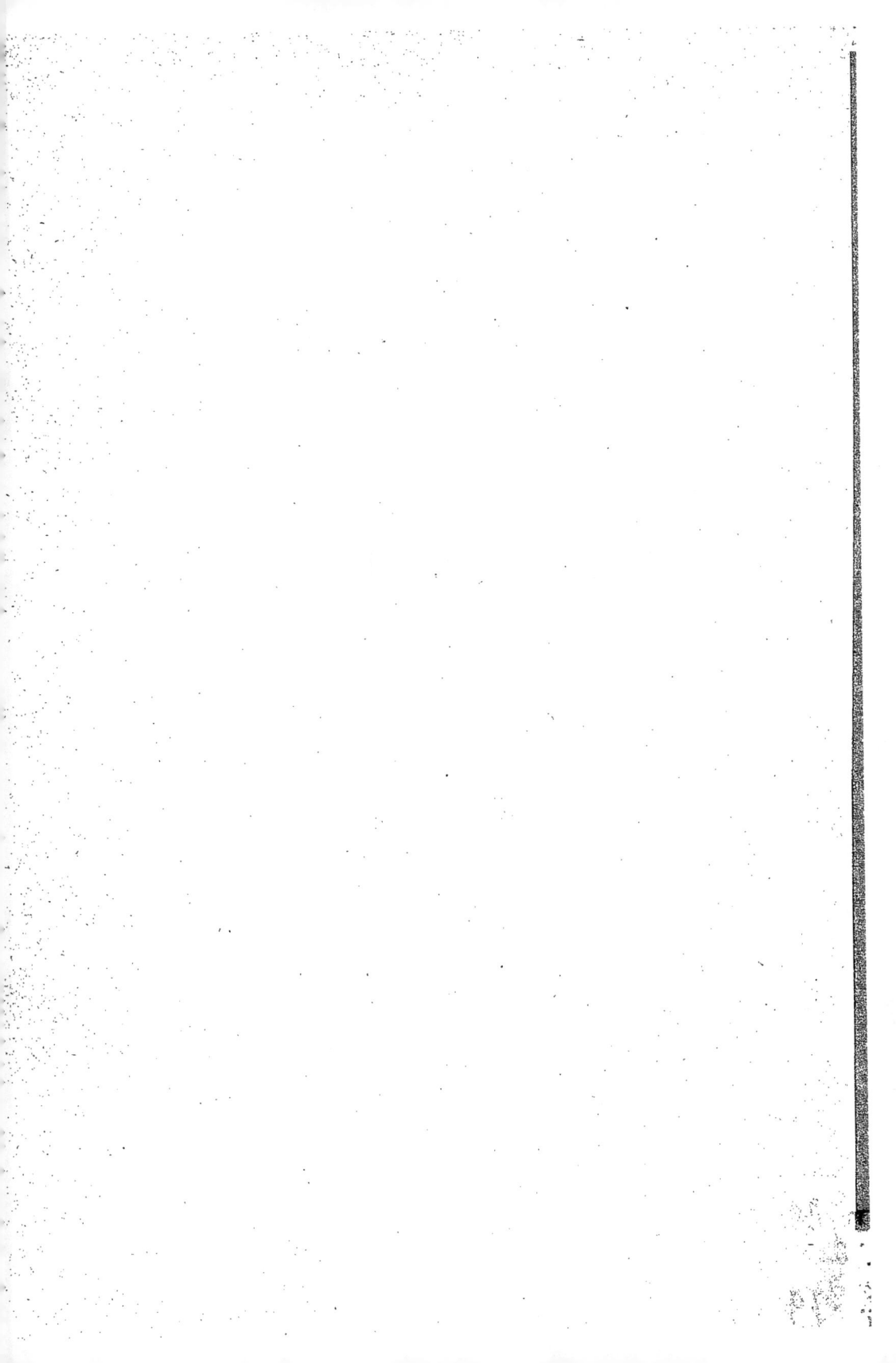

TRAITÉ

DE

PATHOLOGIE INTERNE

ET DE

THÉRAPEUTIQUE

———

III

IMPRIMERIE LEMALE ET Cie, HAVRE

TRAITÉ

DE

PATHOLOGIE INTERNE

ET DE

THÉRAPEUTIQUE

A L'USAGE DES MÉDECINS ET DES ÉTUDIANTS

PAR

LE Dʳ HERMANN EICHHORST

PROFESSEUR DE PATHOLOGIE INTERNE ET DE THÉRAPEUTIQUE
DIRECTEUR DE LA CLINIQUE MÉDICALE DE L'UNIVERSITÉ DE ZURICH

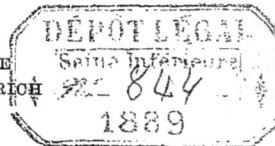

TROISIÈME VOLUME

MALADIES DE LA PEAU, MALADIES NERVEUSES ET MALADIES DES MUSCLES

TRADUIT SUR LA TROISIÈME ÉDITION ALLEMANDE

PAR LES DOCTEURS

R. Labusquière, secrétaire de la rédaction des *Annales de Gynécologie et d'Obstétrique*
Ernest Dupré, ancien interne des hôpitaux de Paris
R. Wurtz, ancien interne des hôpitaux de Paris
F. Weiss, de Cousances-aux-Forges
A. Dutil, ancien interne des hôpitaux de Paris

PARIS

G. STEINHEIL, ÉDITEUR

2, RUE CASIMIR-DELAVIGNE, 2

—

1889

TABLE DES MATIÈRES

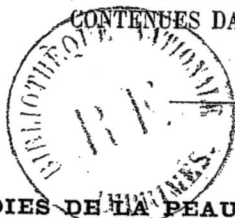

MALADIES DE LA PEAU, MALADIES NERVEUSES ET MALADIES DES MUSCLES

LIVRE V

Maladies de la peau.

PREMIÈRE PARTIE

Table des matières.

DEUXIÈME PARTIE

TROISIÈME PARTIE

LIVRE VI

Maladies nerveuses.

Table des matières.

LIVRE VII

Maladies des muscles.

LIVRE V

MALADIES DE LA PEAU [1]

PREMIÈRE PARTIE

INFLAMMATIONS DE LA PEAU. DERMATITES

A. — INFLAMMATIONS ÉRYTHÉMATEUSES DE LA PEAU
DERMATITES ÉRYTHÉMATEUSES

De tous les symptômes qui accompagnent les inflammations érythémateuses de la peau, la rougeur des régions du tégument qui sont atteintes, joue le principal rôle. Toutefois, cette rougeur de la peau peut, ce qui est notoire, être aussi l'effet d'une hyperhémie cutanée simple, non phlegmasique; aussi, faut-il distinguer entre un érythème simple ou congestif et un érythème exsudatif. Dans ce dernier, en effet, à la réplétion des vaisseaux de la peau se surajoute l'exsudation d'un liquide séreux ou parfois même sanguinolent, exsudation qui se fait dans le derme et dans les éléments de tissu les plus voisins. C'est en raison de cette particularité que l'érythème exsudatif ne blanchit pas complètement par la pression, et que, contrairement à ce que l'on observe dans l'érythème hyperhémique, il laisse à la région atteinte une coloration jaunâtre ou hémorrhagique.

L'érythème simple et l'érythème exsudatif ne sont, en aucune manière, incompatibles. Au contraire, souvent les lésions cutanées consistent au début en un érythème simple; puis, peu à peu, elles passent à la forme exsudative de l'érythème. Bien plus, en beaucoup de cas, les phénomènes morbides ne se bornent pas là; l'érythème exsudatif peut, à l'occasion, affecter un type intermédiaire, capable d'aboutir à la formation de vésicules et même à la nécrose de la peau. Il suffit, pour avoir une idée claire de la filiation naturelle des phénomènes morbides que nous indiquons, de se représenter les effets produits sur la peau par l'action de plus en plus forte d'un sinapisme ou d'un verre ardent.

---

(1) Afin de ne pas retarder la publication du traité du professeur Eichhorst et de lui conserver toute son actualité, nous avons été obligé de modifier l'ordre des matières traitées dans le précédent volume. Cette modification n'a d'ailleurs aucune importance, elle ne touche en rien au côté pratique de l'ouvrage et il nous suffit de la signaler. (*Note de l'Éditeur.*)

D'après les données étiologiques, les différentes variétés de l'érythème exsudatif se rangent en trois groupes, suivant celles qui prédominent des causes locales, toxiques ou générales.

Un érythème exsudatif dépendant de causes locales, a la même étiologie que l'érythème simple. On peut, en conséquence, parler d'un érythème exsudatif *mécanique, calorique* et *toxique* ou *venenatum*, selon que cet érythème se développe consécutivement à une action traumatique, par exemple, à la pression, ou qu'il résulte de l'action de la chaleur ou de celle de substances âcres, toxiques. L'érythème exsudatif prend naissance sur un érythème simple par le fait que la peau reste trop vivement ou trop longtemps exposée aux causes irritantes extérieures. L'érythème exsudatif toxique comprend une série d'affections, qui se déclarent à la suite de l'absorption peu judicieuse la plupart du temps de médicaments. Ainsi, on a observé de semblables phénomènes consécutivement à l'usage de la quinine, de l'acide salicylique, de l'antipyrine, de l'hydrate de chloral, de la strychnine, de la digitale, du baume de copahu et de l'opium, *érythème thérapeutique.* Tantôt il s'agit d'une rougeur diffuse de la peau, tantôt d'une coloration par plaques; et, ici, les diverses plaques sont plus ou moins surélevées au-dessus du tégument; il est digne de remarque que, dans ces manifestations morbides, se trahit une certaine idiosyncrasie; car, beaucoup de sujets, même après l'absorption de quantités minimes des substances médicamenteuses indiquées, présentent des éruptions cutanées.

Les érythèmes qui se produisent sous l'influence de causes générales méritent d'être l'objet d'une description plus détaillée; nous allons immédiatement les passer successivement en revue.

1. — Urticaire (Nesseln).

Cnidosis.

I. **Symptômes.** — L'urticaire consiste dans la production sur la peau de plaques rappelant celles produites par le contact de l'ortie. Elles constituent des efflorescences plus étendues en surface qu'en hauteur, plus larges parfois que la paume de la main. Tantôt elles sont rouges, mais tantôt pâles dans leur partie centrale (*urticaire porcelaine*), et entourées seulement à la périphérie par une zone rouge. Ces plaques déterminent du prurit, et s'effacent, le plus souvent, vite sans s'accompagner de desquamation; en certains cas, rares, elles laissent après elles une pigmentation légère.

Vient-on à ponctionner une de ces plaques et à la comprimer ensuite latéralement, il s'en écoule une goutte de sérum jaune ou ayant une teinte sanguinolente, et la plaque s'affaisse nettement. On a tiré de ce fait la conclusion que la plaque ortiée est essentiellement le résultat d'une transsudation inflammatoire dans les couches superficielles du derme. Et, en réalité, les recherches anatomiques entreprises sur les plaques artificiellement provoquées confirment cette manière de voir.

Examinées en détail, on voit que les plaques affectent diverses formes. Parfois, elles sont si rapprochées les unes des autres, qu'elles fusionnent, urticaire *confluente*. Tantôt, elles sont disposées en forme de chaîne, mais avec des directions irrégulières, urticaire *figurée*, ou urticaire *gyrata*.

Dans des circonstances rares, les efflorescences se transforment en boutons durs, urticaire *tubéreuse*, ou bien elles présentent de très petites papules prurigineuses, urticaire *papuleuse* ou lichen *urticatus*. Enfin, dans certains cas, il se produit sur les plaques des saillies vésiculeuses, urticaire *miliaire*, *vésiculeuse* ou *bulleuse*.

Habituellement, c'est sur la face et sur le tronc que les plaques ortiées se produisent en plus grande abondance ; elles se montrent plus discrètes la plupart du temps au cou et aux extrémités. Sur les paupières, les lèvres et sur le prépuce, elle s'accompagnent fréquemment d'un œdème accusé. Souvent, elles paraissent pendant la nuit et sont, au jour, déjà effacées.

Les plaques ortiées se produisent aussi sur le tégument muqueux. On les a vues se développer sur la muqueuse des joues, de la luette, de l'épiglotte et du pharynx. Bien plus, les observations de Trousseau, d'après lesquelles l'éruption ortiée alternerait avec des accès d'asthme, inclinent fortement à conjecturer que la muqueuse des voies aériennes les plus profondes peut aussi être affectée.

La peau située entre les plaques paraît tantôt absolument normale, tantôt elle est le siège d'une vive rougeur. Souvent, on peut provoquer l'apparition d'efflorescences en irritant la peau simplement avec l'ongle ou avec un objet dur. On peut même, à volonté, produire telle forme de l'éruption, par la raison que celle-ci se produit toujours au niveau de la région irritée.

Il n'est pas rare que l'éruption ortiée soit précédée de phénomènes prodromiques sous forme de troubles gastriques fébriles. Les malades ont des frissons, de l'élévation de la température du corps, ils se sentent fatigués, las. Parfois, ils se plaignent d'une angoisse respiratoire et d'un besoin de respirer, ils ont des vomissements, ont perdu l'appétit ; leur langue est recouverte d'un enduit épais, la sensation de soif est plus vive, et ils accusent ou de la diarrhée ou une constipation opiniâtre. Après quelques heures ou au bout de quelques jours, l'exanthème caractéristique se montre. Existe-t-il de la fièvre, on parle de *fièvre ortiée*, *febris urticata*. En d'autres cas, ces phénomènes généraux ne se manifestent que consécutivement à l'apparition de l'éruption ; dans d'autres encore, ils se montrent à peine ou même font complètement défaut, en sorte qu'il semble que, dans ces conditions, on ait affaire à une maladie cutanée locale.

A titre de complications, Leube a, dans deux observations, constaté au moment de l'éruption de l'albuminurie, tandis que Pringle, conjointement avec l'éruption de l'urticaire, a observé l'hématémèse, qu'il a attribuée à de l'urticaire de la muqueuse de l'estomac.

Les phénomènes subjectifs consistent dans un prurit insupportable qui, nuit et jour, empêche le repos. A la chaleur, et par suite, dans les lieux publics fermés et encombrés, le prurit augmente ; mais les patients sont gênés, ils ne peuvent librement combattre le prurit par le grattage, et cette raison les pousse à s'éloigner de la société de leurs semblables, circonstance qui facilement les conduit à la mélancolie et à la misanthropie.

Ainsi que nous l'avons déjà indiqué, les plaques ortiées prises isolément ont comme caractéristique d'être essentiellement éphémères ; souvent, elles s'effacent en quelques minutes, mais, la plupart du temps, il s'en développe toujours de nouvelles sur d'autres points. Il n'est pas rare que la durée totale de la maladie se réduise à quelques heures, urticaire *éphémère* ou urticaire *evanida*, ou bien la maladie se prolonge au delà de quelques jours, urticaire *aiguë*. Il arrive encore qu'à certains intervalles se produisent toujours de nouvelles poussées, urticaire *récidivante*, ou même qu'il n'existe aucune période de rémission ; dans ce cas, les poussées ininterrompues font de l'affection une maladie chronique, d'une durée de plusieurs années, urticaire *chronique*, persistante (*Nesselsücht, urticatio*).

II. Anatomie pathologique. — Sur des chiens, chez lesquels par la fustigation avec des orties, il provoquait des plaques ortiées, J. Neumann a constaté de l'œdème des couches superficielles du derme, et du gonflement des couches de cellules les plus profondes du réseau de Malpighi. Falin explique la formation des plaques par la dilatation des vaisseaux lymphatiques de la peau et des phénomènes de stase, mais son mémoire couronné n'est pas libre de bizarreries anatomiques. Vidal a récemment enlevé des plaques sur l'homme et les a examinées. Il a constaté la dilatation des vaisseaux sanguins et lymphatiques, et la présence de corpuscules du sang déchiquetés, au niveau de la paroi externe des vaisseaux, ou disposés en groupe dans les mailles du tissu conjonctif ou entre les cellules du réseau de Malpighi.

III. Étiologie. — Les causes de la maladie peuvent être externes (locales) ou internes.

Parmi les causes locales se rangent les irritants de la peau. On sait que le contact des orties, de la rhus toxicodendron ou de certaines chenilles ou mollusques donne lieu à l'apparition de l'éruption ortiée. De même, les piqûres d'insectes (puce, punaise, cousin, tique, etc.) provoquent, plus particulièrement sur les peaux délicates, l'urticaire. Münchmayer parle d'un soldat, qui faisait régulièrement de l'urticaire de la face, toutes les fois qu'il était exposé à l'action d'un air froid. Messerer a vu plusieurs fois, dans la clinique de Nussbaum, se développer l'urticaire du fait de l'emploi de gaze phéniquée de Lister, et nous savons une observation dans laquelle l'éruption ortiée suivit l'application d'un cataplasme pour lequel on s'était servi de farine de lin corrompue. L'urticaire peut également être provoquée par l'irritation mécanique de la peau ; aussi, n'est-il pas rare de la voir associée à d'autres déterminations cutanées prurigineuses. On peut encore la produire par la faradisation du tégument.

Beaucoup de sujets possèdent des nerfs cutanés d'une sensibilité telle qu'on peut, sans que d'ailleurs ils soient affectés d'urticaire, provoquer à volonté sur leur peau, par le contact avec des objets durs, toutes sortes de figures et de signes. On a donné à cette urticaire, le nom d'urticaire *factitia*. Habituellement, il se produit en premier lieu au niveau du point excité une décoloration, puis apparaît de la rougeur, finalement, la peau se soulève en forme de plaques, la plupart pâles et colorées seulement à la périphérie. Peu à peu les plaques surélevées s'effacent.

V. Heusinger a constaté dans un cas sur les points affectés du tégument une élévation de température au-dessus de 2° 1/2 C. La ponction de la plaque et l'expression donnent issue, comme dans l'urticaire, à un liquide séreux.

Au sujet des causes internes, il faut d'abord songer au fait bien connu, que beaucoup de personnes sont affectées d'urticaire après l'usage de certaines substances ou de médicaments ; même lorsque cet usage n'est pas suivi de phénomènes de catarrhe gastro-intestinal. En certains cas, il suffit du simple contact de la substance nocive avec la muqueuse de la bouche ; action et répercussion se succèdent parfois presque immédiatement. Évidemment, il s'agit là d'une action nerveuse réflexe. Aux substances dont il est ici question appartiennent entre autres : fraises, groseilles, viandes grasses et saucisses, certaines espèces de vins, huîtres, homards, coquillages, harengs, vinaigre, etc., ou quinine, antipyrine, opium, morphine, chloral, arnica, baume de copahu, essence de térébenthine, etc.

En d'autres cas, l'excitation réflexe part de la muqueuse gastrique ou intestinale, aussi voit-on l'urticaire survenir comme épiphénomène du catarrhe gastro-intestinal ou bien comme conséquence de la présence d'helminthes de l'intestin.

Chez les femmes, il n'est pas rare de voir l'urticaire se développer quand elles sont atteintes d'affections de la matrice ou des ovaires. Parfois, elle apparaît au moment de l'éruption menstruelle ou bien elle se montre à la place d'une période cataméniale qui fait défaut. On l'a également vue se produire consécutivement à l'application de sangsues sur l'orifice externe du col utérin.

Parfois des maladies générales entrent en jeu. Ainsi, on observe l'urticaire dans le cancer, la phtisie pulmonaire, la maladie de Bright, et le diabète sucré. Elle survient aussi dans le cours de certaines maladies infectieuses, et, au premier rang, il faut placer la fièvre récurrente ; mais on la rencontre aussi dans la fièvre typhoïde, la rougeole, et la scarlatine. On a, à maintes reprises, décrit des urticaires intermittentes chez des sujets atteints de fièvre paludique ; guérison par la quinine. Il n'est pas rare que l'urticaire apparaisse dans l'ictère et peut-être est-elle alors l'effet de l'action d'irritants cutanés locaux ; mais, chez beaucoup de sujets, elle n'est que la conséquence d'un violent prurit et du grattage du tégument. En plusieurs cas, on a vu l'urticaire succéder à la ponction de kystes échinocoques du foie et accompagner des crises de coliques hépatiques.

L'urticaire se montre parfois, pendant un temps plus ou moins long, comme symptôme avant-coureur d'autres affections cutanées, ainsi du prurigo et du pemphigus. En d'autres circonstances, l'urticaire se développe sous une influence nerveuse directe. Par exemple, Fahmer l'a observée chez des personnes qui souffraient de névralgies. Il est notoire que de vives excitations psychiques, colère, terreur, joie ou affliction peuvent donner lieu à l'urticaire. Godet déclare qu'un étudiant fut subitement pris d'urticaire, tandis qu'il entendait dans les leçons de Hardy traiter de cette affection. L'éruption ortiée se manifeste encore souvent au cours de l'hystérie.

Dans certaines conditions, on observe des épidémies d'urticaire conjointement avec des épidémies d'érysipèles; d'ailleurs, il reste encore des cas où l'on ne découvre aucune circonstance étiologique.

Firmin a signalé la transmission de l'urticaire de la mère au nourrisson; mais il ne s'agit en réalité que de la transmission de troubles gastriques, et par cette voie indirecte, de l'urticaire.

En ce qui concerne la nature de la maladie, les auteurs modernes sont d'accord qu'elle consiste dans une *angioneurose* de la peau; mais il ne faut pas méconnaître que derrière ce nom s'abritent encore beaucoup d'obscurités.

IV. **Diagnostic**. — La maladie est si vivement caractérisée par les plaques prurigineuses, que son diagnostic est facile et qu'il est à peine imaginable qu'on la puisse confondre avec d'autres affections cutanées. Mais, il ne faut pas se contenter du diagnostic d'urticaire, et, en toutes circonstances, le médecin doit s'appliquer à dégager la cause spéciale de l'éruption.

V. **Pronostic**. — Le pronostic est bon en ce sens que la vie pour ainsi dire n'est jamais menacée, de plus beaucoup de cas guérissent en peu de temps. Mais d'autre part, la maladie, dans la forme chronique, peut se transformer en une affection pénible, souvent intolérable, qui, moralement et physiquement, abat le malade et le mène au désespoir.

VI. **Traitement**. — Le traitement doit en premier lieu viser à combattre et même à supprimer les causes de la maladie, traitement étiologique. En outre, le traitement prophylactique se trouve indiqué dans les cas où l'urticaire apparaît consécutivement à l'ingestion de certaines substances.

Contre la maladie elle-même, il faut peu attendre des médicaments internes, parmi lesquels on préconise le bromure de potassium, l'arsenic, l'ergotine et l'atropine. En quelques cas, l'acide phénique, administré sous forme pilulaire, nous a rendu des services. Quand on a affaire à une urticaire intermittente, il faut recourir à la quinine, médicament dont beaucoup d'auteurs déclarent avoir obtenu d'heureux résultats, même en des circonstances différentes. Shoemaker a guéri un cas d'urticaire chronique avec l'acide sulfurique.

De même pour l'usage externe, nous recommandons avant tout autre médicament l'acide phénique; dans les cas de prurit violent, lotions froides avec une solution phéniquée à 5 0/0, dans les cas plus modérés, onctions 3 fois par jour avec de la vaseline phéniquée (2 p. 50), ou bien avec de la pommade à l'hydrate de chloral (1/20). On a encore conseillé les lotions avec l'éther, le chloroforme, l'eau de Cologne, l'esprit de-vin, le jus de citron et l'acide acétique. Enfin, on a eu recours aux bains et aux douches.

On prescrit encore aux malades une nourriture légère, de se couvrir légèrement et d'éviter de se coucher dans des lits trop bien garnis.

2. — Érythème noueux.

Dermatite contusiforme. Urticaire tubéreuse.

I. Symptômes. — La maladie se distingue par l'apparition, d'abord et en beaucoup de cas exclusivement, sur la face antérieure des jambes de nodosités de coloration rouge, bleu rouge, ou verdâtre, dont les dimensions varient de celles d'une noisette à celles du poing. Ces intumescences restent isolées et, au-dessus d'elles, la peau paraît normalement unie, brillante et tendue. Souvent, elles sont chaudes au toucher et douloureuses à la pression, tandis que la peau, dans leur voisinage immédiat, est légèrement œdémateuse. Il n'est pas rare, indépendamment des nodosités ayant leur siège aux jambes, d'en voir d'autres se développer sur les autres régions des extrémités. Plus rarement encore elles se montrent sur la face et tout à fait rarement sur la muqueuse de la cavité buccale.

Les auteurs français ont fait connaître deux observations où il se produisit des lésions semblables sur la muqueuse respiratoire, ce qui causa de la suffocation ; bien plus, dans un cas, il y aurait eu production de ces intumescences, en forme de nodosités, sur la muqueuse intestinale.

En beaucoup de cas le développement des efflorescences s'accomplit extrêmement vite, et, dans ces conditions comme aussi chez d'autres malades que l'on peut observer plusieurs fois par jour, il est facile de suivre les diverses phases de leur évolution. Tantôt elles débutent par des hyperhémies locales, tantôt par des intumescences de la peau, analogues à celles de l'urticaire mais rouges, intumescences qui progressivement gagnent en étendue et en hauteur. Plus tard, la nodosité prend une teinte hémorrhagique de plus en plus accusée, puis elle devient bleu rouge, bleu vert, ensuite jaune et finalement pâlit tout à fait, en même temps qu'aussi la saillie s'efface. Il n'est pas rare d'observer, au niveau des points de la peau atteints par le processus, une desquamation modérée. Ces nodosités passent ainsi successivement par toutes les nuances de coloration que présente une extravasation sanguine sous-cutanée, d'origine traumatique ; de là, la dénomination de dermatite *contusiforme* proposée par Hébra pour cette affection.

Ce n'est qu'exceptionnellement que les plaques deviennent le siège d'un processus ulcéreux. Hardy et Purdon ont observé des faits de ce genre. En beaucoup de cas le processus phlegmasique de la peau ne se circonscrit pas dans une simple lésion d'érythème, mais il s'accompagne d'une formation de vésicules et de pustules. Quand il en est ainsi, on peut concevoir une méprise avec la variole. Parfois encore on peut, indépendamment des nodosités caractéristiques, observer du purpura et de l'urticaire.

Souvent l'apparition des nodosités est précédée de prodromes qui se traduisent par de l'anorexie, de l'affaiblissement et des mouvements fébriles. Et cette apparition s'accompagne d'une exacerbation des phénomènes pyrétiques (jusqu'au delà de 40° C.). Dans beaucoup de cas, les malades sont dans un état d'esprit tout particulier, dépression psychique, disposition à larmoyer. Et, parfois, ils donnent l'impression de typhoïdiques.

Fréquemment la maladie évolue en n'entraînant que des troubles légers de l'état général, c'est tout au plus si les malades accusent des sensations de brûlure, des picotements et du prurit. Mais à la vérité, ce n'est pas la règle.

Très fréquemment, on observe des douleurs et un léger gonflement des articulations. Bien plus, à maintes reprises, on a affirmé les relations les plus intimes entre l'érythème noueux et le rhumatisme articulaire, à tel point que l'érythème noueux apparaitrait avant, pendant ou après un rhumatisme articulaire. Parfois, la détermination articulaire conduirait à l'ankylose. Il n'est pas rare qu'on constate des souffles intra-cardiaques. Parfois ces bruits sont de nature anémique ou fébrile ; il est exceptionnel qu'il s'agisse de souffles organiques.

En général, la maladie dure de 3 à 4 semaines et se termine par la guérison. On observe comme complications la pleuro-pneumonie, des inflammations des membranes séreuses ou des ulcérations des muqueuses, pouvant conduire à une issue fatale. Oehme a rapporté une observation dans laquelle il vit, consécutivement à un rhumatisme noueux, se développer une tuberculose miliaire des méninges. Oehme et Uffelmann, il est vrai, prétendent avoir observé que le rhumatisme noueux crée une certaine prédisposition à la phtisie-pulmonaire. D'autres auteurs sont d'avis qu'il peut être le point de départ d'accidents d'endocardite et, par là, donner lieu à des lésions valvulaires.

II. Étiologie. — La maladie se montre le plus souvent chez les femmes et dans la jeunesse. Elle n'est pas rare non plus chez les enfants. Souvent, il s'agit de femmes chlorotiques et faibles, ou de personnes qui souffrent d'affections de la matrice ou de troubles de la menstruation. Parfois l'érythème noueux apparaît au moment d'une période cataméniale qui fait défaut. A maintes reprises, on l'a vu se développer consécutivement à l'angine folliculeuse. Purdon signale son apparition fréquente chez les sujets scrofuleux, remarque qui s'accorde bien avec les observations d'Uffelmann, suivant lesquelles la maladie se montrerait plus particulièrement chez les personnes issues de familles tuberculeuses. En beaucoup de cas, on admet qu'il existe un rapport de causalité entre la syphilis et l'érythème noueux. D'autre part, Süssmann a vu cette dernière affection évoluer avec les allures d'une fièvre intermittente quotidienne. En tout état de cause, toutes les circonstances affaiblissantes qui peuvent diminuer la résistance de l'organisme, créent une certaine prédisposition à la maladie. Aussi la voit-on se produire au cours de processus morbides prolongés, par exemple de la péricardite ou du pyothorax. Le médecin qui dispose d'un large champ d'observations, a l'occasion de constater que l'érythème noueux peut prendre le caractère épidémique. Les cas se produisent en nombre principalement durant l'automne et au printemps, et souvent ils coïncident avec des cas d'herpès et d'érysipèle.

Quant à la nature de la maladie, elle est le sujet de grandes discussions. Nous la considérons comme une maladie infectieuse, dans laquelle les déterminations cutanées représentent un des symptômes les plus frappants. Son apparition sous forme d'épidémie, sa marche cyclique, l'atteinte portée à l'état général, le fait que la plupart du temps il ne se produit qu'une seule attaque, les rapports étroits avec les maladies articulaires et peut-être aussi avec l'endocardite, l'apparition simultanée d'érysipèles et d'herpès, voilà autant de circonstances qui paraissent militer dans le sens de notre manière de voir. De même que dans les autres maladies infectieuses, il existe des formes légères et des formes graves de l'érythème noueux, au point que dans le premier cas la maladie peut en imposer pour une affection locale de la peau.

Hébra rapportait la maladie à une affection des vaisseaux lymphatiques de la peau, parce qu'il avait remarqué qu'elle se propageait suivant la direction des vaisseaux lymphatiques. Bohn l'a mise sous la dépendance d'embolies des vaisseaux cutanés, et la croit identique à la *péliose rhumatismale*. Pour les cas dans lesquels il n'existe pas de lésions cardiaques, il admet, explication déjà acceptée par Panum, qu'il peut se produire des caillots dans les vaisseaux sanguins eux-mêmes. Purdon considère la maladie comme une conséquence de troubles vaso-moteurs.

III. Diagnostic. — Le diagnostic de la maladie est facile si, indépendamment des lésions cutanées caractéristiques, on tient compte des troubles survenus dans l'état général. On peut concevoir des méprises avec des lésions traumatiques de la peau, avec la scarlatine, la syphilis et le typhus abdominal.

L'apparition de nodosités sur des points symétriques, les gonflements articulaires, les symptômes d'une affection générale fébrile et la tuméfaction possible des ganglions parlent en faveur de l'érythème noueux et contre les traumatismes.

Le diagnostic différentiel avec la variole peut présenter de grandes difficultés. Dans ce cas, il faut surtout tenir en considération si la variole sévit à l'état d'épidémie. Il est vrai, néanmoins, que l'érythème noueux, compliqué de la formation de vésicules et de pustules, n'est pas de fréquente occurrence.

Une confusion avec la scarlatine ne s'explique que par un examen insuffisant, d'autant plus que les lésions cutanées ne sont pas diffuses, qu'elles se produisent au contraire sous forme de foyers.

Quant à la syphilis, on la reconnaîtra à l'aide des anamnestiques, de la présence de cicatrices syphilitiques, des résultats fournis par le traitement ioduré et mercuriel. Enfin la fièvre typhoïde ne donne pas lieu à l'apparition des nodosités caractéristiques.

IV. Pronostic. — Le pronostic est presque toujours favorable, bien que, précédemment, il ait été indiqué que la formation des nodosités sur la muqueuse respiratoire, que les déterminations articulaires pouvaient mettre la vie en danger, et que, d'après l'opinion de beaucoup d'auteurs, la maladie peut laisser à sa suite des lésions valvulaires et créer des conditions imminentes de phtisie pulmonaire.

V. Traitement. — Il consistera dans le repos, l'usage d'une alimentation reconstituante et, s'il existe de la fièvre, dans l'emploi de la décoction de quinquina. Strümpell a également retiré de bons effets de l'acide salicylique. Chez les sujets anémiques, on prescrira les préparations martiales. Il n'y a d'indication à un traitement local que si les nodosités sont le siège de douleurs ou de vives cuissons. En pareil cas, on conseille des lotions avec de l'eau blanche, d'eau de Goulard, d'une solution d'acétate d'alumine (5 0/0), d'acide phénique (2 0/0) ; ou bien on prescrit des applications de collodion ou de pommade iodoformée (1/20).

3. — Érythème exsudatif multiforme.

Érythème polymorphe. Erythema essentiale. Herpès iris.

I. Symptômes. — L'érythème exsudatif multiforme et l'érythème noueux ont entre eux des rapports étroits. Le premier, toutefois, et c'est à cette circonstance qu'il doit sa dénomination, offre dans ses manifestations externes des variations plus fréquentes et plus grandes.

Au début, on constate des taches rouges, de l'étendue d'une lentille, qui pâlissent sous la pression du doigt, augmentent peu à peu en circonférence, et, simultanément, s'élèvent au-dessus du niveau de la peau. Presque toujours, ces efflorescences apparaissent d'abord sur la face dorsale des pieds et des mains, puis on les voit se développer sur les jambes et les avant-bras, enfin sur les autres régions du corps. Parfois aussi la muqueuse de la bouche, de la gorge, des parties génitales devient le siège d'hyperhémies circonscrites, faisant saillie, hyperhémies qui peuvent aller jusqu'à l'ulcération. Il est rare que l'affection débute à la face et qu'elle s'étende de haut en bas.

Les taches et les papules les plus volumineuses prennent tantôt une teinte cyanotique et rouge bleu, et fusionnent en partie les unes avec les autres. Souvent, il semble que les mains soient couvertes d'engelures et, en beaucoup de cas, elles paraissent froides comme la glace. De même que dans l'érythème noueux, les nodosités présentent ici aussi toutes les nuances de l'arc-en-ciel, bleu, vert, jaune.

Lorsque les plaques existent déjà depuis un certain temps, elles deviennent souvent le siège de certaines autres modifications. Tandis que le centre pâlit, la zone périphérique reste injectée et colorée, érythème *annulaire*, ou bien de nouveaux cercles injectés et colorés se montrent constamment à la périphérie, érythème *iris* ou *mamellatum*. Dans d'autres cas, les efflorescences voisines se rencontrent et présentent des contours sinueux, en forme de guirlandes, érythème *gyratum* ou *marginatum*. Enfin, quand la lésion éruptive persiste sous la forme de nodosité, on la qualifie d'érythème *papuleux* ou *tuberculatum*.

Indépendamment des taches et des papules, il se développe parfois des plaques d'urticaire, du purpura, des vésicules et des pustules. Parfois, les papules sont, à la périphérie, environnées par une couronne de vésicules et l'érythème iris se transforme alors en un herpès circiné.

La maladie, en beaucoup de cas, affecte, comme l'érythème noueux, une évolution cyclique. Également, elle est souvent précédée des mêmes phéno-mènes prodromiques, et l'on peut voir, à l'occasion, les phénomènes pyréti-ques, jusqu'au delà de 40° centigrades, persister un certain temps après l'apparition des efflorescences cutanées. On observe encore des détermina-tions articulaires, qui peuvent aller jusqu'à entraîner l'ankylose, et il se produit au niveau du cœur des souffles anémiques, fébriles, plus rarement organiques. On a également mis en évidence la possibilité d'une hypertro-phie du foie et de la rate.

Les malaises subjectifs sont parfois très légers et consistent en sensation légère de picotement et de brûlure au niveau des lésions cutanées.

On a, parfois, observé comme complications la pleurésie, la pleuro-pneu-monie, l'albuminurie, et l'hématurie d'origine rénale.

La durée de la maladie est en général de 4 à 8 semaines ; toutefois, dans un cas, Lipp l'a vue se prolonger durant 8 mois. Elle ne se termine qu'ex-ceptionnellement par la mort, mais elle peut laisser à sa suite des conditions pathologiques fâcheuses, par exemple, des lésions valvulaires du cœur, des ankyloses, etc.

II. Étiologie. — Ainsi que l'érythème noueux, la maladie se montre sur-tout chez les femmes jeunes, chlorotiques, ou qui souffrent de troubles mens-truels et d'affections utérines. Suivant l'opinion de Lipp et de Danielssen, la syphilis aussi créerait une disposition à l'avoir, et il en serait de même de toute cachexie. Lewin a fait la remarque que les femmes qui sont atteintes d'un processus phlegmasique de l'urèthre y sont particulièrement sujettes, et il a pu même, chez les femmes qui en avaient été primitivement affectées, provoquer des récidives en déterminant chez elles, à l'aide de la sabine, une irritation artificielle de l'urèthre.

En ce qui concerne la nature de la maladie, nous nous en tenons à l'opi-nion que nous avons exprimée touchant l'étiologie de l'érythème noueux. Ici encore, on observe de véritables épidémies se produisant en particulier durant les mois de l'automne et du printemps ; toutefois, l'affection fait des retours chez beaucoup de sujets à des époques déterminées de l'année (type annuel).

III. Diagnostic et Traitement. — Le diagnostic peut donner lieu aux mêmes méprises que nous avons indiquées en traitant de l'érythème noueux.

Le traitement consiste dans le repos et dans une alimentation fortifiante, éventuellement on appliquera le traitement de l'érythème noueux.

4. — Érythème scarlatiniforme récidivant.

On a relaté sous le titre d'érythème scarlatiniforme récidivant un certain nombre d'observations, dans lesquelles les sujets avaient présenté d'abord sur la poitrine un érythème cutané, lequel avait ultérieurement envahi en 3 jours toute la surface du corps. De toutes les régions, la face paraît être la plus respectée ; d'ailleurs, les muqueuses elles-mêmes sont à l'occasion envahies par l'érythème. Il existe en outre de la fièvre, jusqu'à 39°. Parfois on constate de l'albuminurie, des douleurs articulaires et de l'œdème. Vers le 3e ou 4e jour de la maladie, il s'établit une desquamation cutanée, qui peut se prolonger durant une semaine. Les malades ne ressentent que des douleurs modérées et se plaignent surtout d'une sensation insupportable de sécheresse de la peau et des muqueuses. La maladie se distingue par sa tendance aux récidives, et Tilbury Fox en aurait compté jusqu'à 100. Peu à peu les intervalles qui les séparent deviennent plus courts, et les récidives successives toujours plus faibles.

Touchant les causes de la maladie, on ne sait rien ; on l'a vue se développer consécutivement au rhumatisme articulaire.

Il faut prendre garde de confondre cet érythème avec les exanthèmes médicamenteux et avec la scarlatine. Mais, dans cette dernière maladie, l'état général est plus profondément atteint et la langue présente une vive rougeur.

5. — Acrodynie.

Érythème épidémique.

Cette affection a été observée, à l'état épidémique, de 1828 à 1830, dans les environs de Paris et quelques autres points de la France. Elle serait plus fréquente en Orient. Dans ces derniers temps, Bodros prétend en avoir observé une petite épidémie qui aurait sévi dans un régiment de ligne français. Quant aux observations de Rouger et Ganiez, elles reposent sur des erreurs de diagnostic.

La maladie débutait fréquemment par des troubles gastro-intestinaux, tels que nausées, vomissements, anorexie, coliques et diarrhée. Puis, il se développait, d'abord sur les mains, une inflammation érythémateuse de la peau, qui plus tard envahissait les extrémités et le tronc. On observa en outre la production de vésicules et de bulles. Ultérieurement, la peau desquama, surtout au niveau de la poitrine et du dos, elle conserva une coloration sombre très accusée, comme si elle avait été enduite de suie. D'autre part, à ces phénomènes se surajoutaient des accidents nerveux : fourmillements, picotements, tremblements, paralysie des extrémités et de la vessie. Souvent, la maladie se compliqua d'ophtalmie. Durée de quelques semaines à des mois. Terminaison par la mort, non rare. Quant à sa cause, il est probable qu'elle résidait dans une intoxication produite par l'emploi de céréales avariées; ainsi même étiologie que pour la raphanie et la pellagre.

6. — Pellagre.

I. Étiologie. — La maladie s'observe dans certains districts de l'Espagne, dans le Sud de la France, en Moldavie et en Roumanie; mais elle a surtout droit de cité dans les provinces du Nord de l'Italie. Suivant Palmeri, les premières communications qui en ont été faites en Italie remontent à l'année 1770. Depuis cette époque, la maladie a pris une extension si grande que dans certaines provinces, en Lombardie par exemple, 36 pour cent des indigènes ont été atteints. Le nombre des pellagreux s'est élevé en Italie, durant l'année 1879, presque à 98,000, et, à elle seule, la Lombardie en a fourni environ 41,000. Ces chiffres prodigieux démontrent, de manière plus décisive que tous autres commentaires, que la maladie présente plus qu'un intérêt scientifique.

Les auteurs anglais ont de temps à autre relaté des cas, sporadiques, de pellagre, survenus dans d'autres régions que celles indiquées précédemment. De même, Maas a rapporté deux observations recueillies à Breslau, et Kaposi a rencontré en Bohême des pellagreux qui jamais n'avaient mis le pied en Italie.

Parmi les Italiens, il n'est de frappé que les campagnards, et de ceux-ci, presque exclusivement, ceux qui se nourrissent de maïs. D'autre part, on a prouvé que la maladie n'avait fait son apparition qu'avec la culture du maïs. Mais, encore aujourd'hui, on discute sur la question de savoir en quoi consiste l'élément pathogène. Les uns soutiennent que la maladie est le résultat de l'alimentation exclusive avec le maïs, lequel est pauvre en azote; mais, cette appréciation tombe devant le fait, que la pellagre ne se montre que dans certaines régions, et qu'elle fait défaut dans d'autres où cependant l'on ne se nourrit qu'avec du maïs. D'autres prétendent que, dans les lieux où l'on rencontre des pellagreux, le maïs dont on use n'est pas mûr, et que les habitants l'emploient alors qu'il est altéré et couvert de moisissures.

On a en particulier fait ressortir cette considération que la maladie ne se montre pas dans les pays où l'on a coutume de ne faire servir à l'alimentation que du maïs desséché. On s'est en outre à nouveau demandé si ce sont des germes ou des substances chimiques, toxiques, qui causent la maladie. On la placerait en conséquence à côté de la *raphanie* et en général des états morbides qui reconnaissent pour origine l'emploi de céréales altérées. Cependant, on aurait observé des cas de pellagre chez des sujets qui, jamais, n'auraient usé de maïs, en sorte que beaucoup d'auteurs acceptent qu'elle n'est rien autre chose qu'une conséquence d'une alimentation mauvaise, d'une hygiène défectueuse, de conditions d'existence misérables. On admet encore que la pellagre est héréditaire. Quant à la question de savoir si elle est plus commune chez les hommes que chez les femmes, c'est là un point sur lequel il y a divergence.

II. Symptômes. — Les principaux symptômes de la maladie consistent en des altérations de la peau, en troubles digestifs et phénomènes sous la dépendance du système nerveux. Le plus souvent, il s'agit d'une affection chronique qui, parfois, dure 10 et jusqu'à 15 années.

Habituellement, les premiers symptômes se montrent en avril. Durant les mois d'automne, au contraire, ils rétrocèdent, mais pour s'accuser de plus en plus, la plupart du temps, durant les années qui suivent, et prendre un caractère d'opiniâtreté et de gravité plus marqué.

Sur les régions du corps exposées aux rayons solaires (face dorsale des mains, avant-bras, poitrine, dos, et chez les femmes la face), on constate l'apparition de points érythémateux qui, plus tard, desquament et laissent au tégument une coloration olivaire sombre. La peau se fissure, se recouvre d'ulcérations, de croûtes, de nodosités. Il survient des affections de la muqueuse buccale et des altérations des ongles. Les malades ont de la fièvre, ils se plaignent de fourmillements, de picotements dans les mains, de crampes musculaires et de paralysie. En certains cas, la maladie se complique de ptosis, de diplopie, de rétinite pigmentaire, d'héméralopie et d'atrophie du nerf optique. Le pellagreux tombe dans un état de profonde dépression, qui dégénère en une véritable maladie mentale. Finalement, la mort survient au milieu des signes d'un affaiblissement progressif.

III. Anatomie pathologique. — En ce qui concerne la nature de la maladie, les constatations faites jusqu'à ce jour ne sont guère propres à l'éclairer. C'est à peine si l'on a trouvé quelque chose de plus que chez d'autres sujets ayant succombé dans un marasme de plus en plus accusé.

IV. Traitement. — On n'est en droit de compter sur la guérison qu'au début de la maladie. On prescrira une alimentation fortifiante. On a en outre conseillé, et en particulier Lombroso, l'arséniate et l'acétate de potasse. D'autre part, on prétend avoir obtenu des guérisons par l'emploi des eaux et des bains sulfureux.

B. — INFLAMMATIONS DE LA PEAU A FORME VÉSICULEUSE.
DERMATITES VÉSICULEUSES

1. — Eczéma. Dartre humide. (Nassende Flechte.)

I. Étiologie. — Les causes de l'eczéma sont tantôt locales (externes), tantôt générales (internes). Les premières se rapportent à l'eczéma idiopathique, les autres à l'eczéma symptomatique.

Parmi les causes locales, exactement comme pour l'érythème, se rangent les agents mécaniques, thermiques et chimiques.

Relativement aux actions mécaniques, disons que les grattages, les frictions ou les frottements violents de la peau provoquent l'eczéma. En conséquence, il n'est pas rare que l'eczéma se surajoute à d'autres affections cutanées prurigineuses, comme par exemple, le prurigo, le prurit et l'urticaire. De même, l'eczéma qui complique la gale doit son origine au grattage répété du tégument. Parfois, les lésions eczémateuses se montrent sur la peau du front par l'effet de la pression exercée par une coiffure un peu rude, en particulier, par un chapeau de paille. Également, les cols empesés, les manchettes, le linge neuf, les bretelles, les jarretières, les ceintures, les bandages herniaires et une foule d'autres appareils, déterminent fréquemment un eczéma circonscrit. L'eczéma se développe encore dans les régions où deux surfaces cutanées frottent constamment l'une contre l'autre. Ces mêmes lésions de la peau, on les observe chez les enfants gras au niveau des plis du cou, et des plis inguinaux, ou chez les adultes, à la suite de longues marches, au niveau des plis fessiers; on leur a donné le nom d'*érythème*, d'*eczéma intertrigo*.

Rangeons aussi parmi les eczémas variqueux celui qu'on voit se développer sur les extrémités inférieures, quand celles-ci sont atteintes de lésions variqueuses.

Durant les mois d'été, on observe des eczémas qui se produisent sur les régions du corps découvertes, ils sont causés par l'action des rayons du soleil, eczéma *calorique*. De même, la chaleur qui rayonne d'un foyer détermine souvent l'eczéma. Le groupe des substances chimiques qui peuvent causer l'eczéma est considérable. Les applications sur la peau, de térébenthine, d'huile de croton, de sinapismes, de préparations stibiées, mercurielles, sulfureuses, iodiques, etc., sont souvent l'occasion de l'apparition d'un eczéma. Mais, vis-à-vis d'un grand nombre de substances, il existe chez certaines personnes une véritable idiosyncrasie ; néanmoins, il reste encore beaucoup de sujets qui font de l'eczéma bien qu'on ne leur ait prescrit que des pommades indifférentes. Chez beaucoup de personnes, l'usage prolongé des bains a suffi à déterminer de l'eczéma, et cela d'autant plus facilement qu'il s'agissait de bains médicamenteux ou fortement minéralisés. Il n'y a pas lieu de s'étonner si l'on rencontre fréquemment des lésions eczémateuses chez les sujets que leur profession expose souvent au contact de substances irritantes, eczéma *professionnel*. Parmi eux se rangent blanchisseuses, épiciers, boulangers, typographes, chapeliers, étameurs de glace, etc. Betz a fait remarquer le développement fréquent d'un eczéma sur l'index gauche des barbiers, il résulterait de la coutume qu'ont les barbiers de se servir de ce doigt pour enlever l'écume du savon de la surface du rasoir.

Il est certains eczémas qui reconnaissent comme cause le port de linge de corps teint avec des préparations toxiques, et, en particulier, avec de l'aniline contenant de l'arsenic.

Parmi les eczémas d'origine chimique, nous devons aussi ranger ceux qu'on voit se développer sur des régions du corps qui sont constamment baignées de sueur, telles que l'aisselle, le pli de l'aine, etc. Dans le cas d'un écoulement otorrhéique, il n'est pas rare de voir survenir de l'eczéma du pavillon de l'oreille, lorsque la sécrétion irritante reste en contact prolongé avec la peau. De même, quand il y a conjonctivite catarrhale, et hyper-sécrétion des larmes, on observe de l'eczéma des paupières et de la muqueuse du nez, et quand il y a coryza, de l'eczéma de la lèvre supérieure ; dans le cas de leucorrhée, enfin, il survient de l'eczéma des parties génitales. Il n'est pas rare non plus, d'observer, chez les enfants au sein, de l'eczéma des fesses, lorsqu'ils sont atteints de diarrhée et que leur siège est souvent et longtemps en contact avec les matières des garde-robes.

Dans la catégorie des eczémas *symptomatiques*, se classent ceux qui se développent comme conséquence de maladies internes. Or, il est facile de concevoir qu'on court le risque d'accorder une importance injustifiée à des complications absolument fortuites ; c'est d'ailleurs là une faute de laquelle on n'a pas su toujours se préserver. Ainsi, il est certain que, souvent, on a exagéré le rapport qui peut exister entre le rachitisme, la scrofule et l'eczéma. La question de savoir si l'arthritisme peut conduire à l'eczéma reste absolument indécise, et l'on ne sait, pour ainsi dire, rien de positif sur les connexions que la chlorose peut avoir avec ce dernier. On sait d'une façon empirique, que souvent, chez les brightiques et les glycosuriques, il s'établit un eczéma rebelle, et c'est là une raison pour ne jamais négliger, en présence d'un eczéma chronique, de rechercher dans les urines la présence du sucre et de l'albumine. De même les personnes atteintes de troubles gastro-intestinaux ou d'affections utérines sont souvent affectées d'eczéma. Chez beaucoup de femmes, l'éruption eczémateuse se montre, avec une certaine régularité, au début d'une période menstruelle ou à l'occasion d'une période menstruelle qui fait défaut. Il est des femmes qui ont de l'eczéma à chaque grossesse, ou après toutes leurs couches. D'autre part, dans ces derniers temps, Bohn a fait la remarque que la ménopause prédispose aux éruptions eczémateuses. Enfin certains auteurs ont indiqué comme causes de l'eczéma les émotions vives, par exemple la frayeur et la joie.

L'eczéma se montre un peu plus fréquemment chez l'homme que chez la femme. L'âge ne possède aucune influence marquée ; toutefois, on n'observera que très rarement l'eczéma durant les six premiers mois de l'existence. L'influence de l'hérédité n'est pas démontrée, et cependant, le médecin voit venir en traitement pour l'eczéma des sujets appartenant à une même famille et dont les parents directs, les grands parents et les proches ont eu des affections de la peau et en particulier de l'eczéma. D'autre part, la contagiosité de l'eczéma doit être tenue pour une opinion non fondée. On rencontre à la vérité des bonnes d'enfants qui ont de l'eczéma des bras et des mains, au moment où elles s'occupent d'enfants qui souffrent d'eczémas du siège ; mais, dans ce cas, le développement des lésions eczémateuses chez ces bonnes s'explique très bien par le fait que la sécrétion fournie par les régions de la peau des enfants atteints d'eczéma, possède des qualités irritantes.

Il est beaucoup de personnes qui présentent une prédisposition peu enviable à l'eczéma. Elle consiste en ce que ces sujets ont de l'eczéma pour la cause, semble-t-il, la plus insignifiante, que des causes locales déterminent par action réflexe des éruptions eczémateuses même en des points sur lesquels elles n'ont pas agi, et qu'enfin, ces eczémas résistent longtemps au traitement, et qu'ils témoignent d'une grande tendance à récidiver.

II. **Symptômes et Diagnostic.** — Il n'est pas rare que l'apparition de l'eczéma soit précédée de prodromes. Et il en est particulièrement ainsi, quand l'exanthème n'est pas la conséquence d'irritations locales. Les malades ont des frissons, se sentent faibles, abattus, ils n'ont pas d'appétit, ils ont de la pâleur de la face, paraissent accablés et ont un peu de fièvre. L'eczéma une fois constitué, ces symptômes s'amendent le plus souvent; mais, il faut savoir qu'ils peuvent se reproduire à chaque récidive ou à chaque exacerbation des lésions cutanées.

L'eczéma aboutit à l'établissement d'une affection cutanée, à évolution plutôt chronique qu'aiguë, prurigineuse, et le plus souvent humide, qui, sous le rapport de ses manifestations externes, présente de très grandes différences morphologiques. Tantôt l'eczéma se manifeste sous la forme de papules, très serrées, mais réparties d'une manière irrégulière, rouge pâle ou rouge foncé, eczéma *papuleux*, tantôt il est constitué par de petites vésicules, eczéma *vésiculeux*, ou par des vésicules suppurées, eczéma *pustuleux*. En certains cas, la peau est rouge et le plus souvent humide, eczéma *rubrum* et *sécrétant*; en d'autres, les anciennes vésicules sont affaissées et leur contenu s'est concrété en croûtes minces, melliformes, semblables à de la gomme, eczéma *croûteux*, ou bien, quand il s'agissait de vésicules suppurées, ce contenu a donné lieu à la production de croûtes épaisses, gris verdâtre ou brun rouge, eczéma *impétigineux*. Enfin, les points affectés de la peau sont à la vérité le siège d'une rougeur inflammatoire, mais ils ne sont pas humides, et ils sont recouverts de lames épidermiques nombreuses et plus ou moins minces — eczéma *squameux*.

A Hébra revient le mérite d'avoir démontré, d'une manière précise, que dans diverses formes éruptives il ne s'agit pas de maladies différentes, mais qu'elles correspondent à des stases de développement divers d'une même maladie fondamentale. Et cela se reconnaît facilement au moyen d'une simple expérience. Ainsi, si l'on applique sur la peau une substance irritante, on peut, à volonté, déterminer successivement toutes les formes de l'eczéma. Ne produit-on qu'une irritation légère, elle sera suivie d'abord d'un érythème simple, puis d'un érythème exsudatif; l'irritation est-elle plus forte, il se forme des papules, eczéma *papuleux*. L'action pathogène continue-t-elle d'agir, on voit sur les papules se développer des vésicules, d'abord à contenu séreux, puis purulent, eczéma *vésiculeux* et eczéma *pustuleux*. Ce contenu vient-il à se concréter, voilà constitués l'eczéma *croûteux* et l'eczéma *impétigineux*. Les croûtes et les concrétions viennent-elles à tomber, elles laissent à découvert une peau rouge et humide, eczéma *rubrum* et *suintant*. Mais, il n'arrive pas nécessairement que l'eczéma provoqué passe par toutes ces phases. S'agit-il d'une irritation légère, l'eczéma persiste sous la forme papuleuse. Par contre, sous l'influence d'une irritation intense, l'éruption peut « sauter » plusieurs de ces phases, et aboutir d'emblée au type vésiculeux ou papuleux.

Enfin, la lésion éruptive rétrocède-t-elle vers la guérison, le suintement cesse et la peau se recouvre de squames, eczéma *squameux*. Il est vrai de dire, qu'abstraction faite de l'intensité de l'action irritante, l'idiosyncrasie même du sujet, et en quelque sorte la sensibilité spéciale de la peau à l'irritation, influent sur le mode de l'éruption.

Abstraction faite de la notion du substratum anatomique, on peut classer les eczémas d'après leur répartition et d'après leur marche. Par rapport à leur répartition, on distingue un eczéma *partiel* et un eczéma *généralisé* (forme rare); par rapport à leur marche, un eczéma *aigu* (durée 2-8 semaines) et un eczéma *chronique*.

L'eczéma du cuir chevelu, eczéma *capillitii*, est le plus souvent un eczéma impétigineux ou un eczéma squameux. Dans le premier cas, il existe des squames et des croûtes épaisses, irrégulières, gris verdâtre ou brun sale, qui s'agglutinent intimement avec les cheveux. Elles se mélangent à la sécrétion des glandes sébacées et, pour cette raison, il n'est pas rare qu'elles dégagent une odeur acide et rance, répugnante. Quand les malades ne prennent pas grand soin de tenir leur tête bien propre, il s'y développe facilement des poux. Par contre, les poux peuvent, par eux-mêmes, provoquer l'apparition d'un eczéma impétigineux. En semblable occurrence, on aperçoit ou l'on sent, sur l'occiput et sur les pariétaux, au-dessous des croûtes, des saillies fluctuantes, qui, après soulèvement ou chute des croûtes, donnent issue à un pus crémeux et verdâtre. La présence de poux se trahit encore par la constatation d'œufs et de lentes sur les cheveux. Chez les personnes tout à fait sordides et sales, ces conditions peuvent aller jusqu'à la formation d'une sorte de feutrage, impossible à dissocier, et dans lequel on distingue des croûtes, des œufs, et des poux innombrables. De tels sujets dégagent une odeur *sui generis*, insupportable. On a jadis désigné cet état sous le nom de plique polonaise (*plica polonica*, *Weichselzopf*). De plus, on l'avait interprété dans le sens d'une maladie spéciale et, sous l'influence de certaines préoccupations mystiques, on était allé jusqu'à recommander de ne la point combattre.

L'eczéma impétigineux du cuir chevelu reste tantôt localisé, et tantôt envahit toute la surface de la tête. Bien plus! Les lésions ne se bornent pas toujours là, et, en général, elles franchissent, sur plusieurs points, les limites du cuir chevelu; on les voit ainsi atteindre le front, la région auriculaire et la nuque. Très souvent, les ganglions voisins s'engorgent, principalement ceux de la nuque : *bubons sympathiques*.

Dans certains cas, on est appelé à constater chez des nourrissons des eczémas impétigineux de la tête, qui reconnaissent pour origine la séborrhée. Ils résultent de ce que les produits sébacés en se décomposant acquièrent des propriétés irritantes, d'où des eczémas consécutifs.

Si l'on détache les croûtes d'un eczéma impétigineux, on met à nu une surface rouge et suintante. Le processus morbide rétrocède-t-il vers la guérison, le suintement s'arrête et la peau encore rouge et enflammée se recouvre de squames fines et blanches. L'eczéma impétigineux s'est ainsi transformé en un eczéma squameux. En beaucoup de cas, il est vrai, cette dernière forme s'établit a *priori*. Elle constitue une affection cutanée insupportable et souvent rebelle, dans laquelle le cuir chevelu paraît toujours couvert d'une couche plus ou moins épaisse de squames blanches, ce qui suggère aux malades l'idée qu'ils ne se tiennent pas assez proprement. En outre, le col des vêtements, chez ces sujets, semble graisseux et est couvert de squames épidermiques.

En général, il est facile de faire le diagnostic d'un eczéma impétigineux et squameux. On distingue l'éruption squameuse de la séborrhée par la considération que, dans celle-ci, on ne met pas à découvert, par le détachement des croûtes, une surface saignante. D'autre part, dans la séborrhée, l'engorgement ganglionnaire fait toujours défaut ; de plus, il est évident qu'elle ne peut en aucune occasion s'étendre au delà du cuir chevelu, par la raison que son extension est subordonnée à la distribution des glandes sébacées. En ce qui concerne le diagnostic différentiel de l'eczéma d'avec le favus, il est facile, car, dans l'eczéma, l'examen microscopique des croûtes révèle l'absence du champignon favique, et que de plus, on ne retrouve pas dans cette affection, la coloration jaune soufre, la forme en godet, et l'odeur caractéristique des croûtes du favus. Quant au psoriasis, il se reconnaîtra à la présence sur d'autres régions du corps de plaques psoriasiques, reconnaissables à leur morphologie caractéristique (plaques constituées par des squames brillantes comme des perles, reposant sur une surface rouge et saignant facilement).

Comme l'eczéma du cuir chevelu, l'eczéma de la face peut affecter celle-ci en totalité ou seulement sur certains points. Il n'est pas rare de rencontrer des eczémas diffus chez des enfants âgés de plus de 5 mois. Le plus souvent, il s'agit d'un eczéma croûteux ou d'un eczéma *rubrum* et suintant. Dans le premier cas, la peau du visage est recouverte de croûtes jaune clair, semblables à de la gomme, et souvent si épaisses que le visage est comme pris dans un masque. Dans le second cas, la face est rouge, humide et visqueuse. Au toucher, elle fournit la même sensation que si elle avait été enduite de gomme liquide. Le produit de sécrétion donne toujours une réaction alcaline et il est pauvre en éléments cellulaires. On désigne l'eczéma croûteux des enfants à la mamelle sous le nom de *croûtes de lait* (Milchschorf, Crusta lactea, Porrigo larvalis). Il arrive souvent que l'on constate sur certains points du visage de l'eczéma croûteux, alors que sur d'autres, les lésions éruptives, tendant à la guérison, sont celles d'un eczéma *rubrum* et suintant.

L'*eczéma des oreilles*, eczéma *aurium*, se développe de préférence sur la face postérieure du pavillon de l'oreille et du lobule de l'oreille. Ici encore, il s'agit le plus souvent d'un eczéma croûteux ou d'un eczéma impétigineux. Par suite de la formation de l'eczéma, le pavillon de l'oreille se tuméfie, en beaucoup de cas, énormément, au point qu'il s'écarte du crâne d'une manière très marquée. D'autre part, le gonflement et le rétrécissement du conduit auditif externe peuvent entraîner une diminution de l'ouïe. Souvent de l'otorrhée se surajoute à l'eczéma ou bien celui-ci se propage au conduit auditif externe. Mais, en beaucoup de cas, l'otorrhée est primitive, et ce sont les produits de sécrétion qui, par leurs qualités irritantes, sont le point de départ d'un eczéma secondaire. En guérissant, l'eczéma laisse souvent après lui au niveau de l'insertion de la face postérieure du pavillon de l'oreille des rhagades profondes et douloureuses, qui parfois offrent une couche grise et lardacée et répandent une mauvaise odeur. Mais, en toutes circonstances, elles sont fort douloureuses.

L'*eczéma du nez* intéresse tantôt les orifices externes du nez, tantôt la muqueuse nasale. En certains cas, il s'accumule au niveau de ces orifices externes des croûtes en telle quantité, que ces orifices se trouvent plus ou moins complètement obstrués, et que les malades sont obligés de respirer par la bouche. S'efforcent-ils quand même à respirer par le nez, il se produit alors des bruits de souffle bruyants et ronflants. Ces conditions chez les nouveau-nés et les enfants au sein, accoutumés à respirer par le nez, ne sont pas sans entraîner quelque danger. Elles sont l'origine de stase veineuse, de cyanose et d'hyperhémie pulmonaire. D'autre part, l'eczéma du nez a une importance spéciale en ce qu'il est fréquemment le point de départ d'un érysipèle de la face. Aussi, devant un érysipèle de la face récidivant, faut-il toujours soigneusement explorer les fosses nasales. Lorsqu'il s'est formé des lésions eczémateuses sur la face externe du nez, il n'est pas rare qu'il se produise des crevasses très douloureuses dans le sillon de l'aile du nez.

L'*eczéma des lèvres* entraîne souvent un gonflement considérable et une déformation des lèvres ; les lèvres en ectropion sont couvertes d'une couche épaisse de croûtes brunes ou hémorrhagiques, elles présentent des rhagades nombreuses, douloureuses et saignantes. Le rire, l'action de parler, d'embrasser, de manger, causent de vives souffrances.

L'*eczéma des sourcils* et *l'eczéma des paupières* constituent des affections très disgracieuses. Il n'est pas rare que dans ce dernier le bord libre de la paupière soit intéressé, ou bien, l'eczéma conduit à une inflammation secondaire des glandes sébacées, blépharite et adéno-blépharite.

Plus pénible encore est l'*eczéma de la barbe* (le plus souvent pustuleux ou impétigineux). On pourrait le confondre aisément avec le sycosis. Cependant celui-ci, qui se limite exactement au follicule pileux, ne franchit jamais les limites de la barbe, ce qui arrive extrêmement souvent dans l'eczéma. Mais une méprise entre les deux affections devient très facile à commettre, quand l'inflammation de la peau s'est propagée au follicule pileux, et qu'en conséquence, le poil cède facilement à la traction et qu'il paraît effiloché et infiltré de pus.

L'*eczéma de la nuque*, habituellement, a son point de départ au cuir chevelu, et il se montre avec une fréquence toute spéciale chez les sujets qui ont des poux. Il convient d'accorder une attention particulière à l'eczéma de la nuque, spontané, qu'il n'est pas rare de rencontrer chez les enfants au sein, obèses. Il se développe entre les plis de la peau, pour la plupart horizontaux, sous l'influence des frottements, et constitue des cercles rouges et humides. Si l'on n'a pas soin d'entretenir une propreté parfaite, et il en est souvent ainsi, parce que la manœuvre qui consiste à étaler les plis est douloureuse et qu'elle arrache des cris violents aux enfants, il peut se produire des ulcérations et de la gangrène de la peau. Et l'on a vu même, dans certains cas, rares il est vrai, la mort se produire dans le collapsus ou au milieu de convulsions éclamptiques.

L'*eczéma du sein* est plus commun chez la femme que chez l'homme. Il n'est pas rare d'observer chez les femmes obèses au-dessous de la mamelle, dans le sillon que l'organe fait avec le thorax, un eczéma *intertrigo*, qui dégage une odeur de saumure, rance, repoussante. On voit aussi, fréquemment, chez les femmes qui allaitent, se développer un eczéma de la région aréolaire, qui s'accompagne de gerçures, de crevasses. Parfois même ces lésions donnent lieu à de si vives douleurs que l'allaitement devient impossible. Ce sont là des conditions qui se rencontrent de préférence chez les primipares. Il peut encore arriver qu'un eczéma intense se propage aux éléments glandulaires du sein et aboutisse à la production d'une *mammite*.

Dans ces derniers temps, et en particulier les chirurgiens français, en Allemagne Trendelenburg, ont montré que le carcinome peut avoir son point de départ dans un eczéma chronique.

L'eczéma de l'ombilic s'observe en particulier chez les sujets obèses. L'affection est très tenace. Parfois l'ombilic suintant et dégageant une odeur désagréable, proémine fortement en avant.

L'eczéma des organes génitaux, eczéma *genitalium*, est commun aux hommes et aux femmes. Chez les hommes, il siège de préférence sur le scrotum et à la face dorsale du pénis, tandis que le gland et la face interne du prépuce restent épargnés. Au scrotum, les points le plus souvent affectés, sont ceux qui restent habituellement en contact avec la face interne des cuisses. Les formes les plus fréquentes des lésions eczémateuses, sont l'eczéma croûteux, impétigineux, *rubrum* et suintant. Il n'est pas rare que la formation de l'eczéma entraîne un œdème inflammatoire considérable, et que scrotum et pénis deviennent le siège d'une tuméfaction telle qu'ils en soient déformés. Aussi, dans ces conditions, quand l'eczéma dure depuis longtemps, il n'est pas rare qu'il se produise des épaississements et des déformations définitives de la peau. Mais, dans ce cas, on se trouve en présence d'une infiltration et d'une hyperplasie inflammatoire des tissus cutanés. Plus souvent encore, l'eczéma s'étend aux régions voisines, par exemple, à la région périanale et plus haut, sur les cuisses, la paroi abdominale, etc.

Chez les femmes, ce sont les grandes lèvres et le mont de Vénus qui sont le siège de prédilection de l'eczéma. Mais l'éruption eczémateuse envahit parfois les petites lèvres et jusqu'à la muqueuse vaginale, ce qui donne lieu à un prurit insupportable, *pruritus vaginæ*, et à une leucorrhée secondaire. En d'autres cas, au contraire, c'est la leucorrhée qui est primitive, et qui, secondairement, entraîne le développement de l'eczéma. Ainsi que chez l'homme, il n'est pas rare d'observer au début de l'eczéma, un gonflement œdémateux des parties, et, après une longue durée de l'affection, une infiltration inflammatoire et une hyperplasie des grandes lèvres.

L'*eczéma de l'anus* est surtout pénible par le prurit anal qu'il occasionne.

Il n'est pas rare qu'il se complique de rhagades très douloureuses ou d'inflammations du rectum avec sécrétion muco-purulente.

Il arrive assez fréquemment que l'*eczéma des extrémités* se localise sur des points symétriques, ainsi, aux coudes du côté de la flexion, sur les faces dorsales des mains ou des pieds, au creux poplité, etc. L'eczéma de la région des coudes ou des régions poplitées s'accompagne fréquemment de rhagades, qui rendent les mouvements des extrémités supérieures ou inférieures difficiles ou douloureux. Et, évidemment, les souffrances sont encore plus marquées quand, simultanément, les côtés de l'extension et de la flexion sont intéressés. Semblables conditions vont parfois jusqu'à entraîner des pseudo-ankyloses.

L'eczéma est pénible quand il se localise dans les espaces interdigitaux, eczéma *interdigital*. Lorsqu'il affecte le type pustuleux, on peut le confondre avec la gale, mais on n'y retrouve ni l'acare, ni les œufs, ni le sillon qui caractérisent celle-ci. En certains cas, l'éruption n'affecte que certains points des doigts. Quand il se limite aux extrémités digitales, les malades accusent des picotements et des fourmillements dans les doigts. Parfois les ongles sont altérés par voie sympathique et ils tombent.

L'eczéma de la *paume des mains* entraîne souvent la production d'épaississements épidermiques considérables et la formation de rhagades profondes, rouges, saignantes ou suintantes. On pourrait confondre cet état avec un *psoriasis palmaire*, mais on ne trouve pas sur d'autres points du corps les plaques psoriasiques caractéristiques. Mais il n'est pas rare de voir, sur la paume de la main, l'eczéma affecter le type vésiculeux et pustuleux. En général, il est vrai, la couche épidermique épaisse empêche le libre développement des vésicules. Elles n'ont la plupart du temps que l'apparence de points d'un blanc pâle, qui, ponctionnés, donnent issue à du liquide.

L'*eczéma de l'avant-bras* prend souvent la forme d'un eczéma papuleux ou d'un eczéma vésiculeux. Dans le premier cas, la peau est rouge, chaude et semée de saillies nombreuses, mais irrégulièrement réparties, tantôt aplaties, et parfois augmentant en circonférence. Dans l'autre éventualité, elle présente des vésicules d'un contenu séreux qui, par leur confluence, peut donner lieu à des bulles de la grosseur d'un haricot. On observe assez fréquemment ces deux formes à l'époque des moissons, eczéma *câlorique* ou *solaire*. J'ai également rencontré, maintes fois, ces lésions éruptives chez des herboristes, exposés à manier souvent la *rhus toxicodendron*.

L'*eczéma de la jambe*, consiste souvent dans un eczéma *rubrum* et suintant. La peau rouge paraît comme gommée, elle fournit une sensation visqueuse et est recouverte de gouttelettes claires, fines, dont les unes extrêmement ténues : de là la dénomination de flux salin *(fluxus salinus)*. Le liquide exsudé colore le linge en jaune, et l'empèse à la façon du mucus nasal ou du sperme. Le processus tend-il vers la guérison, on voit apparaître, comme stade intermédiaire, un eczéma squameux.

L'*eczéma généralisé*, est heureusement rare. D'ailleurs, pour beaucoup de cas, il ne faut pas prendre cette dénomination dans un sens absolu, parce qu'en général certains points de la peau restent complètement ou à peu près complètement indemnes.

Dans la majorité des cas, les eczémas disparaissent, sans laisser à leur suite de maladies consécutives. Mais lorsqu'ils durent pendant longtemps, les malades peuvent être profondément atteints dans leurs forces, et à cet affaiblissement concourent l'anorexie, le défaut d'exercice et la privation de sommeil, causée par le prurit cutané. D'autre part, on constate au niveau des points affectés des indurations cicatricielles et des épaississements de la peau. En beaucoup de cas, on a vu l'albuminurie apparaître consécutivement à un eczéma chronique, mais il faut ne pas oublier que la néphrite, par contre, peut donner lieu à l'eczéma.

Les eczémas représentent à peu près le dixième de toutes les affections de la peau. Neumann, analysant 2195 observations, a trouvé que les extrémités supérieures étaient le plus fréquemment atteintes, puis venaient les extrémités inférieures, la face et la tête, ensuite le tronc et les extrémités.

III. **Anatomie pathologique.** — Les lésions anatomiques ne présentent rien qui soit spécial à l'eczéma. On retrouve ici les mêmes modifications qui accompagnent les éruptions papuleuse, vésiculeuse, et pustuleuse des autres maladies cutanées.

Dans l'eczéma papuleux, il faut s'attendre à rencontrer les conditions suivantes : dilatation des vaisseaux sanguins dans les couches superficielles du derme, exsudation séreuse, extravasation de globules blancs du sang, et gonflement des cellules du réseau de Malpighi. Quant à l'eczéma vésiculeux, il s'établit en raison de cette circonstance que l'épiderme se sépare, en certains points, du réseau de Malpighi, alors qu'une exsudation séreuse s'effectue entre ces deux couches de tissu. Il n'est pas rare que les vésicules offrent une disposition trabéculaire et alors, comme dans les autres exanthèmes vésiculeux, les cloisons sont formées par des cellules du réseau de Malpighi comprimées les unes contre les autres et aplaties. Si au contenu séreux des vésicules, il vient s'ajouter de nombreuses cellules rondes, c'est ainsi que se forme l'eczéma pustuleux. Les corpuscules du pus, proviennent en partie des vaisseaux sanguins du derme et en partie, sous forme de foyers, des cellules du réseau de Malpighi. Après la guérison de l'eczéma, la *restitutio ad integrum* peut être complète. Mais, dans les cas chroniques, le derme présente une abondance de cellules insolite, est épaissi et sclérosé. D'autre part, les vaisseaux sanguins et lymphatiques paraissent dilatés, les glandes sébacées et les follicules pileux en partie disparus. Les glandes sudorales sont dégénérées. Enfin, on observe parfois une infiltration du tissu cellulaire sous-cutané par de petites cellules rondes, en certains points une atrophie de ce tissu, et, dans les couches les plus profondes du réseau de Malpighi, une quantité anormale de pigment, laquelle d'ailleurs correspond bien à la pigmentation manifeste de la peau.

IV. **Pronostic.** — Le pronostic, sous le rapport des risques que la maladie fait courir à l'existence même, est à peu près, sans exception, favorable.

Mais si on l'établit, au point de vue d'une guérison définitive, il est fâcheux, lorsqu'on sait que l'affection est liée à des causes constitutionnelles incurables.

V. Traitement. — On doit, en premier lieu, baser le traitement de l'eczéma sur la notion des conditions étiologiques. S'agit-il de causes exclusivement locales, il n'y a d'indication que pour un traitement local. Dans l'éventualité contraire, une médication interne est en outre indiquée.

On a, en maintes circonstances et jusque dans ces derniers temps, soutenu l'opinion que l'eczéma constituait une sorte d'émonctoire par rapport à une humeur nuisible, émonctoire qu'en conséquence on devait bien se garder de supprimer. En particulier, après la guérison d'eczémas de la tête chez des enfants, on aurait vu survenir des méningites, la diphtérie ou des inflammations du poumon. En ce qui nous concerne, et d'après notre expérience personnelle, nous ne pouvons que nous rallier à ceux qui tiennent ces opinions pour aussi invraisemblables que non démontrées, et qui, conséquemment, conseillent de poursuivre la guérison rapide et radicale des eczémas.

Quand il s'agit du traitement d'un eczéma, il ne faut pas schématiser. Telle médication qui réussit dans un cas ne convient pas à tous les autres. Et, dans des conditions en apparence identiques, tel moyen thérapeutique peut donner, dans un cas, un succès rapide, et, dans un autre cas, échouer, nuire même.

Se trouve-t-on en présence d'un eczéma papuleux dont les phénomènes essentiels sont la rougeur et l'ardeur de la peau, on prescrit des applications fraîches d'une solution d'acétate d'alumine (1 0/0), d'acétate de plomb ou d'eau de Goulard étendue de moitié eau. Pour atténuer les sensations prurigineuses violentes, onctions chaque soir avec de la vaseline phéniquée (2 : 30). Le prurit est-il modéré, on fait saupoudrer la peau deux fois par jour avec, par exemple, la poudre composée (Rp. Fleur de zinc, poudre de lycopode, ââ 5 gr., amidon, 20 grammes. M.S.A.).

L'eczéma vésiculeux et l'eczéma pustuleux réclament en général un traitement indifférent avec l'huile ou les pommades, par exemple : badigeonnages avec l'huile d'olives ou l'huile d'amandes douces, ou onctions avec de l'onguent simple, dont on applique de l'épaisseur du dos d'un couteau sur un linge de toile.

S'agit-il d'un eczéma croûteux ou d'un eczéma impétigineux, le premier soin doit consister à faire tomber les croûtes. On y parvient au moyen d'onctions énergiques, faites toutes les deux heures, avec l'une des huiles précédemment indiquées. Et l'on peut accélérer ce détachement par l'application permanente sur la peau, de compresses de flanelle imbibées d'huile.

La chute des croûtes obtenue, on a ainsi transformé l'eczéma croûteux en un eczéma rubrum et humide, et il convient alors d'instituer le traitement de ce dernier. De toutes les pommades recommandées, nous donnons la préférence à l'onguent diachylon d'Hébra, auquel nous faisons ajouter, quand il existe un violent prurit, de l'acide phénique (1 : 50); quand il se fait une sécrétion abondante, de l'acide tannique (3 : 50). La pommade est étalée sur un morceau de toile, vieille, douce, propre.

Le nombre des pommades qu'on a conseillées contre l'eczéma est très grand, mais il ne nous semble pas qu'il y ait utilité à en faire une énumération plus complète. V. Niemeyer préconise, à l'égal d'un moyen à peu près infaillible, la pommade au précipité blanc de mercure (précipité blanc 5, lanoline 50). Il aurait également obtenu d'heureux résultats de l'emploi du bichlorure de mercure (sol. de bichlorure de mercure, 1 : 300). On a encore essayé et préconisé les pommades à base de plomb, de zinc, celles au nitrate d'argent, au sous-nitrate de bismuth, à l'acide borique, etc.

Se trouve-t-on en présence d'un eczéma squameux, on prescrit des onctions de pommades plusieurs fois par jour, et des applications d'une des poudres indiquées précédemment. S'agit-il d'un exanthème tenace, on a recours aux préparations de goudron. On prescrit des badigeonnages avec : huile de fragon ou de faîne, et huile d'olive ââ ; badigeonnages que l'on pratique une fois chaque jour, aussi longtemps que les masses de goudron entraînent avec elles en peu de temps les squames cutanées. Plus tard, on espace ces badigeonnages, mais il faut les continuer jusqu'à ce qu'il ne se produise aucune desquamation cutanée et que la rougeur de la peau disparaisse. La peau est-elle fortement infiltrée et épaissie, on retire d'heureux résultats des frictions au savon ou, suivant Hébra, des lotions avec une solution de potasse caustique (1 : 2 eau). Celles-ci sont pratiquées une fois tous les huit jours ; pour diminuer les douleurs qu'elles produisent, on conseille de faire immédiatement après des applications froides.

On a récemment déclaré qu'il fallait voir dans l'eczéma une névrose cutanée de nature vaso-motrice (d'autres auteurs, en particulier Niemeyer, pensent qu'il faut l'interpréter dans le sens d'un catarrhe de la peau) et qu'en conséquence le courant électrique et l'ergotine amèneraient la guérison.

En beaucoup de cas, les bains indifférents et les cures d'eau froide donneraient de bons résultats.

Mais nous ne voulons pas omettre d'attirer l'attention sur quelques procédés thérapeutiques, dont certaines localisations de l'eczéma peuvent rendre l'emploi nécessaire. Existe-t-il des rhagades en arrière de l'oreille, on applique de la ouate salicylée, chargée de pommade. A-t-on affaire à un eczéma du nez, on prescrit d'introduire chaque jour dans le nez un petit tampon enduit de pommade. S'agit-il d'un eczéma du gros intestin, on a recours aux suppositoires de beurre de cacao additionnés d'oxyde de zinc ou d'acide tannique. On intervient de la même manière pour un eczéma du vagin, mais alors il suffit d'enduire de pommade des bourdonnets qu'on applique dans ce conduit.

Nous ne pouvons entrer ici dans l'exposition des médicaments internes ; mais, en première ligne, il faut mettre le fer, l'iode, l'arsenic, ainsi que les bains ferrugineux et iodurés.

2. — Miliaire (Friesel).

I. Étiologie. — La miliaire est constituée par une éruption de vésicules petites, disséminées. Tantôt elles sont transparentes, limpides comme le cristal, semblables à des gouttelettes de rosée, miliaire *cristalline*; tantôt elles se trouvent entourées d'une zone rouge, miliaire *rouge*, dans d'autres cas enfin, elles ont une apparence laiteuse ou presque purulente, miliaire *blanche*. Elles se montrent exclusivement, ou tout au moins en nombre plus considérable, sur les régions du tégument qui restent couvertes habituellement (poitrine, ventre, région axillaire), et elles coïncident, presque toujours, avec une hypersécrétion sudorale, d'où la dénomination de *sudamina* ou miliaire sudorale (Schweissfriesel).

A la suite de transpirations abondantes durant les chaleurs de l'été, l'exanthème fait son apparition même chez les sujets sains, toutefois avec une fréquence particulière chez les sujets obèses. On peut aussi le provoquer artificiellement par l'action de cures sudorales ou par l'application de cataplasmes. Fréquemment, il apparaît durant la période critique de maladies aiguës, ce qui permet au médecin, arrivé au lit du malade, de lire en quelque sorte, sur la lésion cutanée, la crise qui a précédé. On observe souvent le processus éruptif, au cours du rhumatisme articulaire aigu qui, fait notoire, se distingue d'ordinaire par l'abondance des sueurs. Mais on le rencontre encore dans la fièvre typhoïde durant le stade de guérison (stade hectique de Traube), dans la phtisie pulmonaire, la tuberculose miliaire, la pyohémie, la fièvre puerpérale, la rougeole, la scarlatine, la variole, avec les sueurs algides du choléra, et même comme conséquence des sueurs agoniques. La miliaire joue un rôle important dans l'appareil symptomatique de la maladie anglaise, le « *prickly heat* » (Schweissfriesel); à ce sujet voyez t. IV.

Hébra, et son école avec lui, accepte que, seules, les miliaires *rouge* et *blanche* sont des conséquences d'une hypersécrétion sudorale, tandis que la miliaire cutanée se développerait, au cours des processus fébriles énumérés, sans que sa production eût aucun rapport avec les phénomènes sudoraux. Pour nous, au contraire, nous avons vu que les diverses formes de la miliaire se substituaient les unes aux autres sur le même sujet, et qu'une anamnèse minutieuse établissait que, toujours, la miliaire cristalline était précédée d'une sudation très active. Mais, chez beaucoup de sujets, il suffit pour que les *sudamina* se montrent d'une augmentation légère de la perspiration cutanée. D'autre part, et par suite d'une irritabilité variable de la peau, chez certains sujets, la miliaire persiste toujours à l'état de miliaire cristalline, tandis que chez d'autres, elle se transforme rapidement dans les deux autres formes. Bien plus, il peut arriver que l'on ne retrouve plus aucune trace de miliaire cristalline.

II. Symptômes. — La miliaire cristalline se manifeste en général sous la forme d'une éruption de vésicules transparentes, qui vont de la grosseur d'un grain de mil à celle d'une tête d'épingle ; rarement elles atteignent celle d'une lentille. Par la ponction, elles donnent issue à un liquide clair, qui, comme la sueur, offre une réaction neutre ou faiblement alcaline, jamais acide. On reconnaît plus facilement la présence des plus fines vésicules en promenant le doigt sur le tégument qu'à l'aide de la vue. Parfois, le corps est recouvert de milliers de vésicules, ou bien elles sont plus disséminées, en particulier, sur les régions habituellement recouvertes.

En certains cas, elles ont une durée des plus éphémères. Le liquide contenu dans les vésicules se raréfie, l'épiderme s'affaisse, et il persiste de petites proéminences blanches, ou bien les vésicules se rompent et les couches épidermiques superficielles tombent. En d'autres circonstances, on trouve une miliaire mal développée. De plus, il peut arriver qu'il n'y ait pas d'éruption vésiculeuse, et que seulement l'épiderme se soulève sous forme de fines proéminences. Habituellement, ces efflorescences se développent, évoluent et s'évanouissent sans complication de phénomènes douloureux ; c'est tout au plus si les sujets accusent des démangeaisons et un prurit léger. En beaucoup de cas, il se forme toujours de nouvelles vésicules, en sorte qu'on voit l'évolution persister ininterrompue, durant plusieurs jours et même plusieurs semaines. Mais il n'est pas rare que la miliaire cristalline se transforme en miliaire rouge.

Le contenu des vésicules, lorsqu'il y a miliaire rouge, est trouble et, à leur périphérie, elles présentent une zone rouge. Cette rougeur est sans doute due à ce que les éléments contenus dans la vésicule subissent des phénomènes de décomposition. dont les produits irritent les couches profondes de la peau.

Mais, ce trouble laiteux des vésicules vient-il à s'accuser davantage, et cette modification coïncide-t-elle avec la disparition de la rougeur périphérique, voilà la miliaire blanche constituée. Ces deux dernières formes de la miliaire viennent à guérison par le processus suivant : le contenu vésiculaire se dessèche et il se fait une desquamation épidermique superficielle.

III. Anatomie pathologique. — Les recherches anatomiques de Haight établissent que les vésicules miliaires se développent au-dessus des conduits excréteurs des glandes sudoripares et se constituent par le soulèvement de la couche cornée. En conséquence, il s'agit d'une obstruction ou d'une capacité insuffisante de ces conduits.

IV. Traitement. — On aura recours aux lotions froides, à l'atropine, l'agaricine, aux applications d'acide salicylique en poudre ; en un mot, aux moyens thérapeutiques susceptibles de modérer une production exagérée de la sueur.

C. — INFLAMMATIONS VÉSICULEUSES DE LA PEAU. DERMATITE BULLEUSE

1. — Éruption bulleuse. Pemphigus.

Pompholix.

I. Symptômes. — Le trait clinique, essentiel, du pemphigus consiste dans l'apparition sur le tégument de vésicules dont les dimensions varient de celles d'une lentille à celles d'une pomme ; elles sont quelquefois larges comme la paume de la main, et au delà. Le contenu des vésicules est au début jaune vineux, transparent, séreux, à réaction neutre. Plus tard, il devient alcalin, trouble, laiteux, puriforme. Quant aux éléments éruptifs, ils peuvent suivre deux évolutions différentes. Ou bien les vésicules crèvent spontanément et mettent à découvert un chorion d'abord rouge et suintant ; peu à peu celui-ci se revêt d'un épithélium jeune, et offre au début une zone cutanée rouge, qui plus tard présente une pigmentation brune sans production de cicatrice profonde. Ou bien, le contenu des vésicules se dessèche en croûtes minces, jaunes, brunes ou noirâtres, qui alors se détachent. Toutefois, le pemphigus *foliacé* dont nous aurons lieu de nous occuper ultérieurement, fait exception en cela que le chorion mis à nu ne se revêt pas d'un épiderme nouveau.

Assurément, on a coutume d'établir des divisions plus étroites d'après le nombre, le mode de groupement, et les autres caractères des efflorescences. Ainsi, quand les vésicules sont très rapprochées les unes des autres, parfois si rapprochées que les plus voisines fusionnent, on dit qu'il s'agit d'un pemphigus *confluent* ; au contraire, sont-elles disséminées et en petit nombre, on le dénommera pemphigus *disséminé*. Il est très rare que le processus éruptif se borne à la production d'une seule vésicule, pemphigus *solitaire*. Les efflorescences, affectant par leur disposition réciproque des chaînettes, des lignes serpentines, constituent le pemphigus *linéaire* ou *serpigineux* (gyratus, serpiginosus). Quand la bulle ancienne s'entoure d'une couronne de bulles plus récentes, on a affaire à un pemphigus *circiné*. L'éruption se complique-t-elle d'un prurit violent, on la qualifie de pemphigus *prurigineux* ; enfin, on lui donne le nom de pemphigus *hémorrhagique*, quand le contenu de la bulle prend une coloration hématique.

Le tégument externe ne représente pas le siège exclusif de l'éruption bulleuse. On a, en effet, vu des bulles se développer sur la muqueuse des lèvres et des joues, du pharynx, des fosses nasales, sur l'épiglotte, les bronches, et sur la muqueuse du vagin. Il en serait, en certains cas, survenu sur la muqueuse de l'estomac et de l'intestin, qui, par leur rupture, auraient amené des perforations. Maintes fois, on a décrit des faits de pemphigus développés sur la conjonctive. Le développement de bulles pemphigoïdes gêne, par la douleur et les difficultés de la déglutition, l'alimentation, tandis que leur présence sur l'épiglotte peut entraîner l'œdème de la glotte et une issue fatale.

Il faut distinguer trois formes de pemphigus : a) pemphigus *aigu*; b) pemphigus *chronique*; c) et pemphigus *foliacé*.

A. — *Pemphigus aigu.*

En général, la durée du pemphigus aigu ne se prolonge pas au delà de 4 semaines. Il est plus fréquent chez les enfants que chez les adultes, et on l'a vu en particulier se montrer, maintes fois, sous forme épidémique, dans des maisons d'accouchements.

Dans la généralité des cas, les premières vésicules du pemphigus des nouveau-nés se montrent du 1er au 5e jour de la vie. De plus, il est des cas de contagion qu'on constate d'une manière formelle. Ainsi, un enfant atteint de pemphigus est-il admis dans un hospice d'enfants trouvés, on le voit devenir le point de départ d'une épidémie, localisée dans l'établissement, et plus ou moins sévère. Vient-on à réunir de tels malades avec des enfants plus âgés, ces derniers eux-mêmes contractent l'affection. Bien plus, bonnes d'enfants, mères, nourrices peuvent être contaminées, et en pareil cas, il arrive parfois que les premières bulles se montrent sur les bouts de seins excoriés. On a également vu se produire dans telle cité une recrudescence du pemphigus des nouveau-nés, mais alors on a également fait la remarque que les nouveau-nés malades étaient soignés par la même sage-femme, ou par quelques sages-femmes seulement. Les tentatives d'inoculation avec le contenu des bulles, faites sur l'homme ou sur les animaux, ont à la vérité échoué presque sans exception ; toutefois, Vidal et Roeser déclarent avoir obtenu sur l'homme par la voie des inoculations un résultat positif. Dans la plupart des cas, les petits malades vont très bien, ils se nourrissent et se développent à souhait. Cependant, on a publié des observations de pemphigus à marche fébrile et à issue funeste. Ainsi, Bergh a vu, dans une petite épidémie, 11 enfants sur 12 mourir. D'autre part, Huart, qui en 1877 observa une épidémie à l'hôpital St-Louis de Paris, perdit 40 malades sur 69 (mortalité 58 0/0). Dans la majorité des cas, c'est une pneumonie ou un catarrhe gastro-intestinal violent qui amènent la mort.

Mais le pemphigus aigu se montre aussi chez les adultes, et, dans ce cas, une évolution apyrétique est exceptionnelle.

Souvent, l'éruption est durant 1 à 3 jours précédée de prodromes qui se traduisent par de la lassitude, des troubles de l'appétit et de la digestion, des frissons et de la fièvre. Avec l'éruption des premières bulles, l'hyperthermie augmente en général, et même, ultérieurement, les poussées successives peuvent s'accompagner d'élévations considérables de la température, fièvre bulleuse (*febris bullosa*). Il n'est pas rare, en outre, que les malades présentent de la prostration, de la stupeur, et qu'ils aient du délire. Avant que les bulles soient arrivées à formation complète, le plus grand nombre des sujets se plaignent de picotements, de démangeaisons. On aperçoit des régions des téguments qui sont érythémateuses ou le siège d'altérations rappelant celles de l'urticaire, et au niveau desquelles, finalement, l'épiderme se soulève en bulles. Ici encore, il arrive souvent que chaque vésicule est entourée d'une zone rouge, d'où l'on voit rayonner des vaisseaux sanguins ou lymphatiques. La vésicule grossit de plus en plus, a une tension élastique jusqu'à rompre, et, quand plusieurs se trouvent rapprochées les unes des autres, elles causent au malade une sensation de tension intolérable. La vésicule éclate ou se dessèche, tandis que de nouvelles apparaissent en d'autres points en s'accompagnant de phénomènes réactionnels. Parfois, l'éruption bulleuse se reproduit toujours sur des régions spéciales du corps, ainsi aux mains, aux pieds, dans les régions axillaires, sur les organes génitaux.

La présence de bulles dans la cavité buccale se traduit par de la douleur et de la fétidité de la bouche ; en certains points, la muqueuse buccale paraît comme macérée. Les lésions bulleuses de la muqueuse pharyngée présentent le même aspect, et, en outre, elles s'accompagnent de douleurs dans l'acte de la déglutition. Enfin, dans les cas d'éruption sur la muqueuse des bronches, on a constaté le rejet de productions membraneuses.

Parmi les autres troubles pathologiques, on peut signaler les souffles cardiaques, l'hypertrophie de la rate, parfois l'albuminurie, et même l'hématurie (Steiner).

B. — *Pemphigus chronique.*

Le pemphigus chronique se prolonge durant des mois, parfois même pendant un grand nombre d'années.

Toutefois, ce processus chronique ne reste pas toujours identique à lui-même. Ainsi, dans beaucoup de cas, il se traduit par des poussées nouvelles, mais qui sont séparées par des intervalles d'accalmie complète, tandis que dans d'autres, l'éruption bulleuse se fait d'une manière continue, sans intervalle d'accalmie, pemphigus *diutinus.* L'évolution peut être tout à fait apyrétique ; par contre, il est d'autres cas où l'on constate, de temps à autre, des élévations de la température. Quand la maladie se prolonge, les malades voient leurs forces décliner, et il en est surtout ainsi quand l'insomnie est persistante. En raison de cet affaiblissement des sujets, on avait pensé jadis que la diminution des forces était précisément cause du pemphigus *(pemphigus cachecticorum).* L'affection conduit à la maladie de Bright et à la dégénérescence amyloïde des gros viscères abdominaux ; finalement, les malades succombent dans le marasme. Stokes a relaté un cas, dans lequel, consécutivement à une éruption pemphigoïde sur les mains, tous les ongles tombèrent spontanément. Le même auteur cite une autre observation où, contrairement à ce qui arrive d'ordinaire, une éruption bulleuse se développa sur le cuir chevelu. L'issue fatale est sûrement inévitable, quand un pemphigus chronique se transforme en pemphigus *foliacé.*

C. — *Pemphigus foliacé.*

Le pemphigus foliacé peut, soit succéder à un pemphigus chronique, soit s'installer comme tel primitivement. Behrend a même observé dans un village de Poméranie une épidémie de pemphigus des nouveau-nés dans laquelle, contrairement à la règle, il s'agissait d'un pemphigus foliacé.

Les bulles dans le pemphigus foliacé se distinguent par leur petitesse et leur laxité, aussi l'épiderme est-il ridé et plissé. Viennent-elles à se rompre, le chorion ne se recouvre pas d'un épiderme nouveau. En conséquence, il peut arriver, au cas d'éruptions répétées, que le chorion se trouve mis à nu sur une surface de plus en plus étendue, et que le malade paraisse comme écorché. Hébra a, en outre, observé une couche nécrosique (diphtériforme) sur le chorion dénudé. La maladie a une évolution tantôt aiguë, tantôt chronique, et, presque sans exception, elle entraîne la mort au milieu des signes d'un affaiblissement de plus en plus accusé.

Hébra, en considération de la terminaison, la plupart du temps malheureuse du pemphigus foliacé, a créé la division d'un pemphigus bénin et d'un pemphigus malin ou foliacé.

II. Anatomie pathologique. — A l'examen anatomique, pour ce qui a trait aux modifications de la peau, on constate que l'épiderme s'est soulevé pour constituer l'enveloppe bulleuse. Les bulles les plus jeunes, présentent une disposition alvéolaire, dont les cloisons sont constituées par les squames épidermiques. Les bulles plus anciennes sont au contraire uniloculaires. De la face profonde de l'épiderme soulevé partent souvent de petits prolongements, qui correspondent aux follicules de la peau. Les cellules du réseau de Malpighi sont fréquemment réduites en un détritus granulé et les papilles du chorion sont infiltrées de cellules rondes.

Dans un cas de pemphigus foliacé, J. Neumann a constaté la dilatation des glandes sudoripares. Déjerine a observé chez un sujet la dégénérescence des nerfs cutanés dans le voisinage des vésicules, mais dans une autre observation ces altérations faisaient défaut. Récemment, Jarisch a accordé une importance étiologique aux processus pathologiques intéressant les cornes antérieures de la moelle. Par contre, Ferraro a décrit dans un cas la dégénérescence des cellules ganglionnaires précisément dans les cornes postérieures de la moelle, et, partant de ce point, une dégénérescence des faisceaux nerveux sensibles, qui allait jusqu'à la peau.

Si l'on vient à ponctionner les bulles, presque toujours, le liquide intrabulleux s'écoule facilement; cependant Küster a vu, dans un cas, indépendamment des bulles ordinaires, d'autres bulles dont le contenu avait une consistance gélatineuse et ne s'écoulait pas après ponction. A l'examen microscopique, on aperçoit des corpuscules sanguins blancs et rouges, plus ou moins nombreux et altérés, des débris de cellules épithéliales et un détritus granuleux. D'autre part, dans ces derniers temps, les données d'après lesquelles il y aurait aussi dans les bulles des schizomycètes (coccus et surtout bactéries), deviennent plus nombreuses. Je n'ai jamais manqué, chez mes trois derniers malades de la clinique de Zurich, de rencontrer ces micro-organismes. Loin de moi, cependant, la pensée de conclure, en raison de ces faits, à la nature parasitaire de l'affection, d'autant plus que le nombre des schizomycètes augmente à mesure que les bulles sont plus anciennes et que leur contenu est plus trouble.

Demme a fait récemment des tentatives de culture. Il a, en particulier, observé des diplococcus volumineux, qu'il trouva auprès de bâtonnets peu nombreux, sans importance suivant lui, dans le contenu des bulles et aussi dans le sang et dans l'urine. Ces germes, inoculés à l'animal, se montrèrent doués de qualités pathogéniques; toutefois, Demme ne put jamais produire par les inoculations que des accidents pneumoniques, jamais une éruption cutanée rappelant celle du pemphigus. Les tentatives semblables de Siebenmann sont restées sans résultat.

On a, à maintes reprises, fait l'analyse chimique du liquide des vésicules. On était conduit à ces recherches par l'espoir qu'elles fourniraient quelque renseignement sur la nature de la maladie. Or, c'est à peine si elles ont montré qu'il se rapproche par sa composition du sérum sanguin, et qu'il ne diffère pas énormément du liquide des vésicules artificiellement produites par l'action du calorique ou par des vésicatoires. Les analyses les plus récentes de Jarisch indiquent pour 1000 parties 58,1 parties solides.

Parmi les substances organiques se rangent l'albumine du sérum, la paraglobuline et les principes gras. L'urée tantôt manque, tantôt est présente; l'acide urique s'y rencontre aussi parfois, dans un cas il s'y trouvait même sous la forme cristalline. Pribram isola une fois une substance réductrice. Enfin, au nombre des éléments inconstants, se placent l'ammoniaque, la leucine et la tyrosine.

Parmi les autres altérations des organes, nous citerons : la dégénérescence graisseuse du foie et les processus amyloïdes des organes abdominaux.

III. Étiologie. — Au sujet des causes de la maladie, l'ignorance est pour ainsi dire complète, mais il est à peine possible de mettre en doute que des causes très diverses peuvent la provoquer. Parfois le pemphigus apparaît comme une maladie infectieuse idiopathique ; parfois, au contraire, il survient consécutivement à un autre processus infectieux, antérieur. Ainsi, on le voit se montrer au cours de la pyohémie, de la fièvre puerpérale, de la scarlatine, de la rougeole, de la variole et de la fièvre intermittente (V. Dieren). De même le pemphigus peut se développer dans la syphilis. Le pemphigus syphilitique s'observe presque exclusivement chez les enfants. Chez les adultes, Zeissl, si expérimenté dans la matière, ne l'a vu qu'une seule fois au cours d'une pratique de 20 années ; Brassereau et Morgan en ont aussi rapporté quelques observations. On le distingue du pemphigus non syphilitique, grâce à cette circonstance que le premier se montre sur la paume des mains, la plante des pieds, et que parfois il se circonscrit presque dans ces régions. Il peut arriver qu'un nouveau-né soit déjà affecté d'un semblable exanthème en arrivant au monde, ou bien qu'on le constate sur des enfants syphilitiques mort-nés. En certains cas, il s'agit d'un pemphigus toxique, développé consécutivement à l'usage de l'iode, du bromure de potassium ou de l'acide salicylique. De même les irritations caloriques ou mécaniques intenses peuvent, ainsi qu'il a été indiqué, surtout chez les nouveau-nés, provoquer le pemphigus. Chez les femmes, je l'ai vu se montrer pendant la grossesse ou durant les suites de couches.

A plusieurs reprises, on a vu le pemphigus chez des aliénés, des épileptiques, des hystériques, des paralytiques, en sorte que l'influence nerveuse paraissait jouer un rôle pathogénique.

On a également signalé une connexion entre l'arthritisme et le pemphigus. Il est peu vraisemblable que le pemphigus puisse être une conséquence des troubles de la nutrition, de la sécrétion urinaire, un effet en quelque sorte de l'ammoniémie.

Nous ne voulons pas négliger de signaler qu'il existe toute une série d'analyses des urines, mais ces analyses n'ont fourni aucun résultat précis : tantôt en effet la quantité d'urée était augmentée, tantôt diminuée, et la plupart du temps normale. Les données, suivant lesquelles il y aurait augmentation dans l'excrétion de l'ammoniaque sont contestées ; enfin, les observations de Krieger, touchant le défaut de chlorures, restent tout à fait isolées.

L'observation clinique enseigne que le pemphigus n'est pas une maladie fréquente. Il se montre plus souvent chez les enfants que chez les adultes. Les hommes sont plus fréquemment atteints que les femmes ; toutefois, le pemphigus foliacé ferait exception à cette règle. En certains cas, on a constaté l'hérédité de l'affection.

IV. **Diagnostic.** — Le diagnostic du pemphigus est la plupart du temps facile. On peut le confondre avec des lésions artificiellement provoquées par simulation à l'aide de substances vésicantes, avec les bulles par brûlure, l'eczéma, l'herpès iris, l'impétigo, l'urticaire bulleuse et l'érythème bulleux.

Bärensprung découvrit la nature cantharidienne d'une éruption bulleuse, en montrant sur les bulles à l'aide du microscope des débris des élytres de la *Lytta vesicatoria*.

Les bulles par brûlure se diagnostiquent par le moyen des anamnestiques.

L'eczéma ne donne lieu qu'à de petites vésicules, qui peuvent tout au plus par leur confluence constituer des bulles plus volumineuses. En outre, il ne s'accompagne pas de ces troubles de l'état général qui, en particulier, constituent un élément important pour le diagnostic différentiel de l'eczéma *rubrum* et du pemphigus foliacé.

Le diagnostic différentiel d'avec l'herpès iris peut être très difficile, parfois même impossible au début, mais l'évolution ultérieure de l'affection tranche les difficultés.

Dans l'urticaire bulleuse, les malades se plaignent d'un prurit intolérable ; en outre on constate une éruption abondante de lésions ortiées.

Dans l'érythème bulleux, on trouve en outre des nodosités caractéristiques, dures et non recouvertes de bulles.

V. Pronostic. — Le pronostic découle de la nature et de l'étiologie de la maladie. Dans le pemphigus foliacé, on peut à peine espérer la guérison, tandis qu'elle est presque la règle dans le pemphigus aigu. Le pemphigus chronique tient en quelque sorte, au point de vue pronostique, le milieu entre les deux autres variétés. Il est clair qu'une diminution considérable des forces et que l'albuminurie aggravent ce pronostic.

VI. Traitement. — Sous le rapport du traitement, en beaucoup de cas, il importe d'observer certaines règles de prophylaxie. Cette remarque s'applique en particulier au pemphigus des nouveau-nés. Ainsi, on doit isoler les enfants malades et, à l'occasion, suspendre les sages-femmes pour un certain temps de leur emploi. D'autre part, Dohrn, Klemm et Bohn ont émis l'opinion qu'un bon nombre de cas de pemphigus des nouveau-nés, étaient dus à un traitement intempestif, à des frictions trop fortes comme à l'administration de bains trop chauds. Ainsi, il y a, à ce point de vue, certaines précautions prophylactiques à prendre.

Contre le pemphigus syphilitique, on donne l'iode et le mercure *intus et extra*, ou dans des bains; contre le pemphigus intermittent, la quinine.

Il faut espérer peu de l'emploi des médicaments internes dans le pemphigus; on essaiera toutefois le fer, la quinine, l'arsenic, l'iode, les acides, les eaux alcalines, etc.

Les malades accusent-ils au niveau des régions recouvertes de bulles, de la tension et des douleurs, on ponctionnera les bulles et on saupoudrera les régions correspondantes avec :

> Rp. Fleur de zinc....................................... } ââ   5 gr.
> Poudre de semence de lycopode.......... }
> Amidon..... ....   20 gr.

M. S. A.

Ou bien, on les recouvrira avec une compresse de toile enduite d'huile phéniquée, de pommade phéniquée, de pommade boriquée ou de substances analogues. En outre, on prescrit, chaque jour, un bain tiède, 30° R., additionné de 300-500 gr. de carbonate de soude, ou bien chaque deux jours un bain au sublimé.

Contre le pemphigus foliacé, on ordonne les bains continus, à l'aide desquels on a pu, dans quelques cas fort rares, obtenir la guérison, mais presque toujours une amélioration marquée et une prolongation de l'existence.

2. — Epidermolysis héréditaire. KÖBNER.

La maladie dont il s'agit n'est connue que par quelques observations récentes (Goldscheider, Valentin, Köbner). Elle est à un très haut degré héréditaire, à tel point que c'est à peine si une génération est épargnée.

Elle se manifeste extérieurement par la formation de bulles dont la grosseur atteint jusqu'à celle d'une noix. Ces bulles peuvent se montrer sur tous les points où la peau est soumise à de légères compressions : ainsi, au niveau des jarretières, des bretelles, après qu'on est resté longtemps assis, à la suite de longues marches, ou après des frictions de la peau. Le contenu des bulles se dessèche ultérieurement en croûtes minces, qui, après leur chute, laissent des régions de la peau, au début rouges, revêtues d'un épiderme nouveau.

La maladie fait son apparition déjà dans le premier âge, s'atténue vers l'âge de la puberté et persiste ensuite toute la vie. Durant l'été, quand la peau est couverte de sueur, l'affection apparaît nettement. Les sujets atteints sont impropres au service militaire.

Le traitement (applications astringentes, bains et poudres) s'est jusqu'ici montré inefficace.

D. — INFLAMMATIONS CUTANÉES PUSTULEUSES. DERMATITES PUSTULEUSES

1. — Impétigo et ecthyma.

I. Symptômes et Étiologie.— Par impétigo et ecthyma, on désigne des éruptions cutanées, caractérisées par la présence de vésicules à contenu purulent, disséminées. Plus fréquemment que les vésicules suppurées, on observe les efflorescences secondaires dont elles sont l'origine, savoir les concrétions, les croûtes.

Jadis, on avait établi entre l'impétigo et l'ecthyma une démarcation très nette. Les pustules de l'impétigo, disait-on, atteignent jusqu'au volume d'une lentille, tandis que celles de l'ecthyma sont plus volumineuses et reposent sur une base plus rouge, plus indurée. Mais les transitions des unes aux autres sont si communes qu'on a, à juste titre, renoncé à cette différenciation.

Hébra a eu le mérite de démontrer, le premier, qu'impétigo et ecthyma ne sont, que dans des circonstances exceptionnellement rares, des maladies *sui generis*; que, le plus souvent, ils ne constituent en réalité qu'un symptôme, auquel peuvent donner lieu une foule de processus fondamentaux, très différents les uns des autres.

Comme pour la plupart des exanthèmes, on peut classer les causes de l'impétigo et de l'ecthyma en locales (idiopathiques) et générales (symptomatiques).

Les causes locales sont d'ordre mécanique, thermique ou chimique, elles correspondent ainsi à l'étiologie d'un érythème, d'un eczéma. D'ailleurs, nous avons déjà, à l'occasion de la description de ces deux dernières maladies, signalé la possibilité de la production de pustules. On peut, par un grattage prolongé de la peau, provoquer la formation de pustules; aussi, les affections cutanées prurigineuses (prurigo, prurit, gale, pediculi...) ne sont-elles pas rarement suivies de lésions pustuleuses. De même, les frottements produits par les vêtements, les bandages, déterminent l'impétigo et l'ecthyma. On voit également se former des pustules chez les personnes atteintes de varices aux jambes; peut-être faut-il aussi, dans ce cas, mettre en cause le grattage.

Que l'action trop prolongée et trop intense du feu puisse provoquer la formation de pustules, c'est là un fait que démontre l'expérience de tous les jours. Il n'est pas rare d'observer des pustules sur les avant-bras des forgerons et en général des ouvriers qui sont exposés à l'action du feu; elles sont provoquées par le contact des étincelles, des paillettes incandescentes avec les avant-bras non protégés par la chemise. Il s'agit en quelque sorte d'un impétigo spécial, *professionnel*.

Dans le groupe d'impétigo et d'ecthyma rentre l'exanthème des avant-bras que l'on observe si communément chez les maçons, exanthème dû aux éclaboussures de chaux, et par suite de nature essentiellement chimique. De même, il est facile de provoquer la formation de pustules par l'emploi du tartre stibié, du croton tiglium, etc.

Parmi les variétés d'impétigo et d'ecthyma relevant de causes générales, il faut avant tout signaler celui propre à la variole; on sait en effet que dans cette maladie la pustule constitue l'efflorescence cutanée classique et spécifique. Les processus pyohémiques, la scarlatine, la morve, l'intoxication cadavérique, font partie de ces causes générales. On voit encore souvent l'impétigo et l'ecthyma survenir après des maladies longues, consomptives, *impétigo et ecthyma des cachectiques*, et surtout à la suite de fièvres typhoïdes graves.

Mais O. Simon fait, à bon droit, la remarque qu'on voit, de temps à autre, chez des personnes bien portantes, l'impétigo apparaître sans cause appréciable, se prolonger en s'accompagnant de quelques phénomènes fébriles pendant 1-2 semaines, pour disparaître ensuite complètement. Ici l'affection s'est développée spontanément. La même remarque s'applique à l'*impétigo contagieux* de Tilbury Fox et à l'*impétigo herpétiforme* d'Hébra.

Dans l'impétigo contagieux, il se forme des vésicules suppurées, qui, d'une manière générale, se montrent d'abord à la face, mais s'étendent ensuite au cuir chevelu, à la nuque, au tronc et aux extrémités. En quelques cas, on a constaté la présence de vésicules sur la muqueuse buccale et sur les amygdales (Harlington, Unna). Ces lésions cutanées affectent, maintes fois, à la face et sur les faces dorsales des mains et des pieds, une disposition particulière. Les pustules se dessèchent, et donnent lieu à la formation de concrétions, de croûtes qui tombent au bout de quelque temps sans laisser aucune cicatrice.

En beaucoup de cas, l'installation de l'exanthème est précédée de quelques prodromes fébriles, et même pendant quelques jours après que l'exanthème est définitivement constitué, il se produit encore des mouvements de fièvre. L'impétigo contagieux s'observe surtout chez les enfants, où, chez les plus jeunes, Taylor l'a vu s'accompagner de prodromes particulièrement sévères. D'une manière générale, la guérison spontanée survient à la fin de la deuxième semaine, et souvent plus tôt; parfois, cependant, seulement à la fin de la sixième semaine. Unna a même observé plusieurs faits de récidive.

Souvent, on a vu la maladie se montrer, à l'état épidémique, dans de petites localités, dans un groupe de maisons, dans certaines familles; enfin, on a recueilli plusieurs cas non douteux de contagion. Fox, Taylor, Harlington, Leloir et Riegel ont fait, avec succès, des inoculations avec du contenu des pustules; même les inoculations sur le sujet malade réussissent.

L'examen microscopique du contenu des pustules fit constater des corpuscules du pus, des cellules épithéliales et un détritus granuleux. O. Simon a démontré plusieurs fois, mais comme élément purement éventuel, l'acare des follicules (acarus folliculorum). Il a également décrit des micrococcus qui ressemblaient aux gonococcus trouvés par Neisser dans la gonorrhée. De même, Crocker a vu des micrococcus, mais il n'a pas déterminé quelles connexions étiologiques ils pouvaient avoir avec la maladie. Par contre, Hébra a découvert des organismes plus élevés, et pourvus d'organes de reproduction; aussi reconnaît-il à la maladie une nature parasitaire et lui donne-t-il la dénomination d'impétigo parasitaire. A la vérité, ces observations d'Hébra ont été confirmées par Geber, Piffard et Riegel, mais d'autres, parmi lesquels Taylor, Harlington et Unna, se sont vainement efforcés de faire les mêmes constatations. O. Simon déclare que les mêmes conditions se rencontrent dans d'autres exanthèmes, par exemple la gale (scabies).

Leloir a constaté dans le voisinage des pustules une dégénérescence des nerfs de la peau (modifications secondaires).

L'impétigo herpétiforme a été pour la première fois observé par Hébra dans cinq cas, soit au cours de la grossesse, ou peu après l'accouchement; la maladie paraît donc être en rapport étiologique avec des désordres de l'appareil de la génération. La guérison n'a eu lieu que dans un seul cas; d'ailleurs, les recherches faites sur le cadavre, quand on a procédé à la nécropsie, ont laissé la nature de la maladie parfaitement indéterminée. En ce qui concerne son évolution, la voici : l'exanthème débuta à la face interne des cuisses, d'où il gagna la paroi antérieure de l'abdomen, et c'est toujours en ces points qu'il fut le plus développé, bien que parfois la face, les extrémités et la muqueuse linguale elle-même aient été atteintes par le processus exanthématique. Ce sont d'abord des vésicules suppurées, disposées par groupes, ou en cercles, qui se dessèchent en formant des croûtes. Immédiatement autour d'elles apparaissent de nombreux foyers, etc. Quand les croûtes tombent, la peau apparaît rouge, suintante, mais jamais ulcérée. Parfois, elle est recouverte d'une couche graisseuse, blanc grisâtre, qui dégage une odeur insupportable. De même, en quelques cas, elle présente des excroissances, des bourgeons, d'où la dénomination adoptée par Auspitz, d'herpès végétant.

L'apparition des premières efflorescences est précédée de frissons et de mouvements fébriles, phénomènes qui accompagnent également les éruptions ultérieures. En certains cas, il se déclare une diarrhée sanglante.

L'urine ne contient jamais d'albumine, mais l'acide urique et la créatinine sont relativement augmentés. La mort succède à un épuisement progressif.

II. **Diagnostic.** — Le diagnostic de l'impétigo et de l'ecthyma est facile. De plus, on réussira le plus souvent à dégager sans peine les causes de l'exanthème. Mais il y a un intérêt majeur à savoir différencier l'impétigo vulgaire de l'impétigo syphilitique. Il faut en conséquence rechercher sur la peau et sur les muqueuses d'autres traces de manifestations spécifiques ; en outre, quand il s'agit d'impétigo syphilitique, il reste, à la suite de la chute des croûtes, une perte de substance, profonde, cratériforme, à bords taillés à pic, recouverte d'une masse gris jaunâtre, lardacée et paraissant décolorée. Dans l'impétigo ordinaire, la perte de substance est au contraire superficielle et limitée à l'épiderme.

Pour distinguer l'impétigo contagieux de l'eczéma impétigineux, on se fondera sur ce que le premier ne s'accompagne pas de prurit.

Enfin le diagnostic différentiel entre le pemphigus et l'impétigo reste basé sur cette circonstance que, dans le premier cas, il s'agit de vésicules ayant un contenu clair comme l'eau.

III. **Pronostic.** — Le pronostic est subordonné aux causes elles-mêmes de l'affection. Il faut le tenir pour aussi favorable dans le cas d'impétigo contagieux que, d'après l'expérience acquise jusqu'ici, il convient de le porter grave quand on a affaire à l'impétigo herpétiforme.

IV. **Traitement.** — Il faut d'une part, dans le traitement, s'attaquer à la maladie fondamentale ; d'autre part, on huile soigneusement les croûtes, ainsi qu'il a été indiqué pour le traitement de l'eczéma impétigineux, et, une fois les croûtes tombées, on enduit les points atteints d'onguents indifférents.

2. — Acné vulgaire.

Varus.

I. **Étiologie et Symptômes.** — La lésion essentielle de l'acné vulgaire consiste dans l'inflammation des glandes sébacées, et, en certains points, des follicules pileux, inflammation qui aboutit à la formation de papules rouges, boutons et pustules,

C'est avec raison qu'en se basant sur la forme et les causes de l'éruption, on distingue cinq variétés d'acné : acné disséminée, acné du front, acné des cachectiques, acné syphilitique, acné artificielle ou toxique.

A. — *Acné disséminée.*

L'acné disséminée est une maladie de la peau très répandue à laquelle peu de personnes échappent complètement. Mais ce n'est seulement que d'une manière exceptionnelle qu'elle apparaît dans l'enfance ; presque toujours, elle se développe quand la puberté s'établit, et dure souvent au delà de plusieurs années, de sorte que certains sujets en sont tourmentés jusqu'à leur 24e année et parfois encore plus longtemps. Même si l'on n'a pas recours à des moyens médicaux, la plupart du temps la maladie cesse peu à peu spontanément.

Les relations étiologiques entre le développement de la puberté et l'exanthème acnéique sont totalement inconnues. Mais qu'il en existe de semblables, c'est là une chose que l'on est conduit à admettre par la raison que beaucoup de femmes sont à chaque menstruation, à chaque grossesse, ou après chaque accouchement, atteintes d'acné.

Les notions suivant lesquelles une trop grande continence ou bien un abus des plaisirs vénériens, et une nourriture trop excitante, produiraient l'acné disséminée, sont dépourvues de fondement. L'acné se montre parfois à la suite de troubles des fonctions de l'estomac.

C'est sur la peau du front, de la poitrine et du dos qu'on rencontre les efflorescences caractéristiques en plus grand nombre et le plus constamment ; puis, mais plus rarement, aux bras et aux cuisses. Il n'y en a jamais ni à la paume des mains ni à la plante des pieds, parce que ces régions ne possèdent pas des glandes sébacées. V. Arlt a vu l'acné sur les conjonctives palpébrale et bulbaire.

Indépendamment de l'acné disséminée, on observe la plupart du temps de la séborrhée et une formation de comédons. Bien plus, on arrive en beaucoup de points à reconnaître que celle-ci aboutit à l'acné, évidemment, parce qu'en arrière du bouchon sébacé épaissi et tenace, qui pousse le comédon au dehors, il se produit, en conséquence de la rétention, une réaction inflammatoire. Au plus léger degré des altérations, on trouve une petite papule rouge qui porte, dans sa partie centrale, un comédon noir, *acné ponctuée*; mais, en d'autres points, il s'est déjà formé au-dessus des papules une vésicule suppurée, *acné pustuleuse*. D'autre part, il n'est pas rare que le processus inflammatoire atteigne la peau qui avoisine les glandes enflammées, et cela donne lieu à la formation de nodosités variant du volume d'un pois à celui d'un haricot et très douloureuse, *acné indurée*. Dans cette dernière variété de lésions, ce n'est souvent qu'au moyen d'une incision profonde avec le bistouri, qu'on parvient à donner issue au pus. Chez une dame que, de temps à autre, je soignais d'une induration acnéique située au niveau de l'omoplate, il survenait régulièrement un bubon sympathique au-dessous de la peau du dos avoisinante. Parfois, les papules, nodosités, pustules et comédons sont si nombreux qu'indépendamment des douleurs, ils produisent des déformations notables ; en certains cas, les nodosités présentent une disposition réciproque qui rappelle celle des grains du froment ou de l'orge, *acné hordéolaire*. Une observation exacte montre qu'il y a dans le développement des efflorescences, des périodes d'exacerbations et de rémissions ; et il arrive souvent qu'un malade croit pendant des semaines être débarrassé de la maladie, jusqu'au moment où une poussée nouvelle vient lui ôter ses illusions.

A l'examen microscopique des efflorescences, on reconnaît que le conduit excréteur du follicule sébacé est obstrué par du sébum épaissi, que le corps glandulaire proprement dit est dilaté et rempli par des granulations graisseuses, un détritus cellulaire, et des globules de pus. La peau qui entoure le follicule sébacé est aussi hyperhémiée et plus ou moins infiltrée de cellules rondes. Si l'on exerce sur la lésion de l'acné ponctuée une pression latérale, on voit d'abord sortir le bouchon sébacé avec son extrémité noire, puis le contenu laiteux ou suppuré, semblable à de la bouillie ou plus liquide, et qui est composé des mêmes éléments que nous avons décrits à la papule acnéique.

B. — *Acné frontale ou varioliforme.*

C'est Hébra qui, le premier, a donné une description minutieuse de l'acné frontale. Elle se différencie de l'acné vulgaire, quant à son mode d'apparition, en ce que la formation de comédons ne précède pas l'éruption acnéique. Ainsi que son nom l'indique, l'exanthème siège exclusivement sur la peau du front, et là, plus particulièrement, à la limite du cuir chevelu. Il est constitué par des papules aplaties et des pustules, qui présentent souvent dans leur partie centrale une petite croûte. Celle-ci arrive à être située plus profondément que le bord périphérique de la pustule primitive, qui constitue comme une sorte de paroi. La croûte, en tombant, laisse une cicatrice légèrement déprimée.

C. — *Acné des cachectiques.*

L'acné des cachectiques se développe à la suite de maladies longues, épuisantes, comme la phtisie pulmonaire, la scrofulose, etc. Il n'est pas rare qu'elle soit associée au *pityriasis tabescentium* et au *lichen des scrofuleux*. On l'a vue parfois apparaître consécutivement à la variole. Elle est vraisemblablement causée par l'hyperplasie de l'épithélium glandulaire des follicules sébacés, conséquence de la cachexie, et par l'irritation inflammatoire secondaire.

D. — *Acné syphilitique.*

Acné syphilitique (voyez in Syphilis, vol. IV).

E. — *Acné artificielle ou toxique.*

La plus connue parmi les variétés toxiques de l'acné, c'est l'acné du goudron, *acné picealis*. Elle apparaît soit après l'usage externe du goudron, soit après l'inhalation de vapeurs de goudron. Si l'on fait sur le tégument des onctions de goudron, on aperçoit dans les follicules sébacés des points noirs (particules de goudron accumulées) ; plus tard, apparaissent les lésions acnéiques. Le goudron, au contraire, a-t-il été inspiré, il est, selon toute vraisemblance, éliminé en partie par les follicules sébacés et détermine à leur niveau un processus phlegmasique. On a vu également l'acné survenir après l'usage de substances dérivées du goudron (créosote, benzine, résinone, pétrole), et aussi chez les ouvriers occupés dans les fabriques de paraffine ; mais, dans ce dernier cas, l'éruption ne se montre que sur les parties du corps découvertes, circonstance qui prouve en faveur d'une irritation et d'une altération directe de la peau. On sait encore que les préparations iodiques et bromiques donnent lieu à l'acné iodique et à l'acné bromique ; Adamkiewicz a démontré que, dans le 1er cas, il y avait dans les pustules de l'iode libre, et Guttmann que dans le 2e cas il y avait du brome. Enfin, on a vu l'acné déterminée par l'emploi de la pommade de chrysorabine.

Nous ajouterons qu'on observe une idiosyncrasie remarquable vis-à-vis des substances énumérées. D'autre part, selon beaucoup d'auteurs, l'acné bromique serait due à l'altération des préparations bromurées par de l'iode, mais c'est là une opinion qui est en contradiction avec les observations de Guttmann. Il n'est pas rare que l'acné s'accompagne de phénomènes généraux graves. Tilbury Fox a vu, dans un cas, l'acné se développer chez un nourrisson dont la mère, atteinte d'épilepsie, aurait été soumise à un traitement bromuré. Duckworth déclare que malgré la présence d'une acné bromique, il faut continuer l'usage du bromure, et qu'on fait disparaître l'éruption médicamenteuse en faisant subir à la peau des lotions avec de l'eau camphrée et en administrant à l'intérieur la solution arsenico-potassique.

Pour démontrer la présence de l'iode dans le contenu des pustules, on réunit le contenu de plusieurs pustules, on le dilue dans l'eau et on filtre ; puis, après addition préalable d'amidon, on ajoute une solution faible d'acide azotique fumant. S'il y a de l'iode, il est mis en liberté et colore l'amidon en bleu. Pour le brome, Guttmann exprime par pression le contenu des pustules et le dilue fortement dans l'eau et filtre. Le liquide filtré contient-il du brome, il se produit, par l'addition de la liqueur chlorée, une coloration jaune, parce que le brome est mis en liberté. Si maintenant l'on ajoute du chloroforme, celui-ci s'incorpore le brome et descend au fond du mélange dont les couches supérieures se décolorent.

Les altérations histologiques de l'acné bromique ont été étudiées avec un soin particulier par Neumann.

II. Diagnostic. Pronostic. Traitement.

— Le diagnostic de toutes les formes de l'acné vulgaire est facile ; il est à peine imaginable que l'on puisse commettre des méprises.

Le pronostic est bon en ce qui concerne les risques courus par l'existence, mais défavorable sous le rapport d'une guérison complète et définitive.

Au point de vue du traitement, il est nécessaire dans beaucoup de cas de se préoccuper de la prophylaxie, surtout quand il s'agit d'acné artificielle.

Quant au traitement proprement dit, il doit être interne ou, ce qui revient à peu près au même, causal et aussi local ou symptomatique.

Le traitement causal, quand on a affaire à l'acné des cachectiques, doit consister dans le large usage de l'huile de foie de morue, des préparations martiales, du quinquina et dans un régime bien approprié, moyens qui rendent un traitement local à peu près inutile.

Dans l'acné disséminée, il faut d'abord s'attaquer à la formation des comédons (comparez à ce sujet avec un chapitre suivant). Lorsqu'il existe des papules ou des indurations nombreuses, on étend sur de la toile de l'emplâtre hydrargyrique de l'épaisseur du dos d'un couteau et on recouvre pendant la nuit les points de la peau qui sont affectés. Le matin suivant, on lave soigneusement la peau avec un morceau de flanelle imbibée de savon de potasse d'Hébra. (Savon vert 100 grammes, faire fondre à une douce chaleur dans esprit de vin 1200 grammes, filtrer et ajouter huile de lavande et huile de bergamotte, ââ 2 gr. 5, M. et filtrer, pour l'U. E.) Quant aux indurations volumineuses, on les recouvre avec des cataplasmes, puis on les incise. Lorsqu'il existe un nombre considérable de pustules, il faut les percer et évacuer leur contenu. On applique ensuite dessus de l'emplâtre diachylon d'Hébra.

Le nombre des médicaments proposés est très considérable, et il n'y a là rien de surprenant, étant données la fréquence et la diversité de l'affection. Mais, d'autre part, cette multiplicité des agents thérapeutiques démontre qu'on ne possède aucun moyen spécifique radical. Nous citerons comme exemples : a) onctions et fomentations avec des préparations à base de sublimé (0,05-0,1 : p. 0/0); b) badigeonnages avec les teintures d'iode, de benjoin, ou de cantharide; c) le traitement avec les savons de soufre ou de glycérine; d) lait de soufre, carbonate de potasse, glycérine, esprit de vin dilué ââ, étaler sur la toile et l'appliquer le soir; le matin, enlever avec le savon (pâte soufrée de Zeissl); e) camphre 1 gr., gomme arabique 2 gr., soufre précipité, 10,0. Eau de chaux et eau de roses ââ, 100 gr. Le soir frictionner soigneusement (eau de Kummerfeld), etc. Le but que l'on vise par l'emploi de tous ces moyens, c'est d'obtenir une chute rapide des couches superficielles de l'épiderme et, par là, d'assurer la perméabilité des conduits excréteurs des glandes. On peut arriver à ce résultat par les frictions de la peau avec du savon vert, qu'on laisse appliqué sur le tégument pendant la nuit et qu'on enlève, le matin, par des lavages. Si l'on provoque une inflammation trop intense de la peau, on suspend un certain temps le traitement.

3. — Sycosis. Acné mentagre.

Bartfinne.

I. Étiologie. — On entend par sycosis un processus phlegmasique des follicules pileux, à évolution chronique, processus qui aboutit à la production de papules et de nodosités, à des infiltrations diffuses de la peau et à la formation de croûtes et de concrétions.

Le siège le plus fréquent de la maladie est la barbe; et c'est la raison pour laquelle on la trouve le plus souvent désignée sous le nom de *folliculite de la barbe*, que lui a donné Köbner. Plus rarement, elle atteint les sourcils, les cils, plus rarement encore les poils de l'aisselle, du pubis, ceux du nez, enfin, sa localisation la plus rare est le cuir chevelu. En cette dernière région, elle ne se développe pour ainsi dire jamais spontanément; presque toujours, elle est précédée d'un eczéma qui conduit à une inflammation secondaire des follicules pileux.

Il faut distinguer deux formes de sycosis : sycosis *parasitaire* et sycosis *non parasitaire*. Dans la première, les lésions inflammatoires sont produites par des champignons qui sont identiques au champignon de l'herpès tonsurant, *tricophyton tonsurans*.

Les causes spéciales du sycosis non parasitaire son inconnues. On a signalé comme telles : l'emploi d'un rasoir émoussé, l'état de malpropreté du visage, l'action irritante du tabac à priser, une alimentation fortement épicée, une vie de plaisir, mais ce sont là des circonstances dont l'influence nocive n'est pas démontrée et qu'on retrouve dans l'étiologie d'une foule de maladies fort diverses. En beaucoup de cas, ce sont des eczémas préexistants qui déterminent le sycosis, il en est ainsi non seulement pour le sycosis de la tête, mais aussi pour celui du nez. De même le coryza chronique aboutit facilement à la mentagre, quand la sécrétion nasale coule constamment sur la lèvre supérieure et irrite le follicule pileux.

Hébra a rattaché la cause spéciale du sycosis, à cette circonstance qu'un poil jeune plonge dans un vieux follicule pileux avant que le poil ancien soit tombé, et provoque de ce fait une irritation et une inflammation du follicule pileux. Werthheim met en cause une épaisseur trop considérable du poil, en raison de laquelle le follicule ne pourrait offrir une place proportionnée au diamètre transversal du poil.

Les causes du sycosis parasitaire sont plus faciles à dégager. Il s'agit toujours ici d'une contagion directe soit de l'animal (bœuf, cheval, chien) affecté d'herpès tonsurant à l'homme, soit de l'homme à l'homme.

Lücke dit, par exemple, que son assistant et lui furent atteints de sycosis parasitaire, après qu'ils eurent donné leurs soins à une malade de la policlinique qui avait elle-même un herpès tonsurant. On a vu maintes fois des épidémies étendues et de longue durée prendre naissance dans la boutique d'un barbier, où un malade avait été rasé sans qu'on eût eu soin ensuite de nettoyer et de désinfecter suffisamment le rasoir.

On a observé la maladie presque exclusivement chez les hommes, et seulement chez les hommes barbus. On a également constaté qu'une barbe très fournie, que des poils très épais sont des causes prédisposantes au sycosis. Il s'agit en général d'hommes qui ont dépassé la cinquantaine. Mais le sycosis parasitaire est plus subordonné aux influences du hasard et n'appartient pas à des périodes spéciales de la vie.

II. **Symptômes.** — Le développement des efflorescences s'accompagne en général d'une sensation de distension, de picotements, et de douleur au niveau des points atteints. Il se forme des papules et des nodosités qui sont traversées, à leur centre, par un poil. Les nodosités voisines se réunissent et constituent ainsi des plaques étendues et irrégulières. Sur les papules et les nodosités, des pustules se développent qui tantôt s'ouvrent spontanément, et tantôt se recouvrent en se desséchant de croûtes jaunes ou gris jaunâtre. Aux points où les poils plongent dans des pustules, on peut habituellement les arracher facilement et sans douleur au moyen de tractions opérées avec une pince. Le poil paraît épaissi à la racine, relâché et sa gaine radicale comme infiltrée de pus. Il est en beaucoup de cas brisé immédiatement au-dessus du bulbe. Quand il s'agit de sycosis parasitaire, souvent il paraît particulièrement sec, comme pulvérulent, fendillé et décoloré. Souvent aussi, on voit s'échapper, après qu'on l'a extrait, une gouttelette de pus crémeux par l'orifice ainsi constitué.

Si l'on fait tomber en les ramollissant les croûtes et les concrétions, on met souvent à découvert une surface cutanée rouge mais non suintante. Parfois, elle pousse des prolongements semblables à des productions condylomateuses ou donne lieu à des efflorescences qui rappellent tantôt comme aspect celui d'une chair bourgeonnante ou qui paraissent trouées comme un crible ; cette dernière condition permet de constater dans un certain nombre de ces orifices la présence de masses de pus. Lorsque le processus dure déjà depuis un certain temps, il peut se faire que certaines régions du tégument soient absolument glabres. Cette alopécie partielle est définitive, parce que les follicules pileux se sont atrophiés sous l'influence du processus phlegmasique. L'extension des lésions cutanées s'accompagne de l'engorgement des ganglions sous-maxillaires.

Dans le cas de sycosis non parasitaire, les lésions ci-dessus décrites sont exactement limitées aux régions pileuses, et quand la barbe est entière et longue, on ne peut les reconnaître et les apprécier qu'à la condition d'écarter les poils les uns des autres. Il en est autrement dans le sycosis parasitaire. Ici, la règle est plutôt que les efflorescences dépassent les limites des poils et envahissent les régions avoisinantes de la face et du cou. On voit se constituer les lésions propres à l'herpès tonsurant, reconnaissables à la présence d'un cercle nettement limité ou à des figures circulaires, qui paraissent recouvertes de vésicules ou de squames.

Le sycosis non parasitaire est, non rarement, une maladie de longue durée qu'on a vue se prolonger au delà de 30 années. Tantôt elle évolue lentement, tantôt rapidement ; tantôt elle reste limitée, tantôt elle envahit peu à peu une plus grande étendue. Par contre, le sycosis parasitaire affecte la plupart du temps une marche rapide.

III. **Diagnostic**. — Le diagnostic du sycosis est facile si l'on ne perd pas de vue que, dans le développement et l'extension des efflorescences, les poils jouent un rôle manifestement important. Le sycosis se différencie de l'eczéma en ce que, dans cette dernière affection, la peau est suintante, qu'elle est le siège d'une vive démangeaison, et que l'exanthème s'étend au delà des régions pileuses. Quant à la question de savoir s'il s'agit d'un sycosis para-

sitaire ou non parasitaire, elle est aisément résolue avec le secours du microscope, parce que dans le premier cas on constate sur les cheveux les mycéliums et les spores du trichophyton tonsurans (voyez fig. 1).

Des éléments du champignon, tantôt ce sont les mycéliums, tantôt les
spores qui prédominent.

On les rencontre tout d'abord entre la gaine radicale interne et le poil ;
plus tard ils pénètrent dans la gaine radicale et finissent par envahir la
substance même du poil. On obtient des préparations particulièrement nettes, si l'on a soin de maintenir le cheveu arraché de 15 à 20 minutes dans la
lessive de potasse (1 : 3). Mais, il ne faut pas se contenter d'examiner un
seul cheveu ; car sur 400 examens de cheveux Michelson et Schüppel n'ont
constaté les éléments du champignon que dans la proportion 1/20.

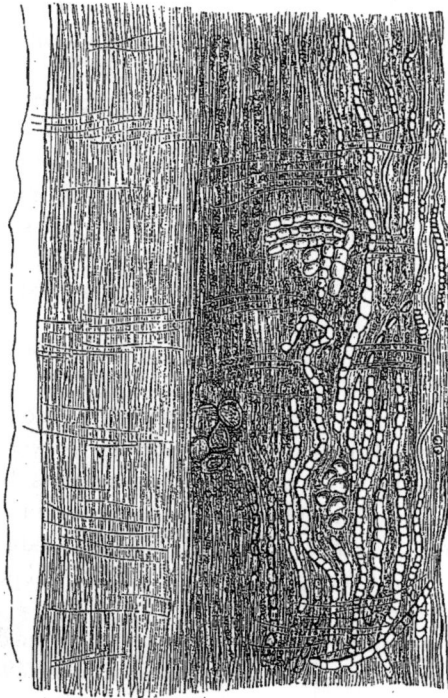

FIG. 1. — *Cheveu provenant d'une nodosité de sycosis parasitaire et contenant des champignons.*
La moitié seulement du cheveu est représentée.

IV. Pronostic. — Le pronostic de l'affection est favorable, parce qu'elle
ne met pas la vie en danger, qu'elle peut guérir spontanément et est accessible à la thérapeutique ; mais il existe une disposition aux récidives.

V. Traitement. — Il faut, pour traiter le sycosis non parasitaire, couper la
barbe au ras, lorsque la maladie est étendue. Il faut plus tard la raser tous
les jours, même lorsque le sycosis est guéri depuis longtemps, parce que

les récidives se produisent facilement. On ramollit et on détache les concrétions et les croûtes au moyen d'onctions huileuses répétées toutes les deux heures, on perce les pustules avec un bistouri pointu et l'on extrait tous les jours les cheveux qui s'enfoncent dans les pustules avec une pince à cils. Quand on procède à l'épilation, on a toujours soin de n'arracher qu'un poil à la fois et de tirer suivant la direction des poils. On n'épile pas dans les premières séances toute l'étendue de la surface atteinte, car l'opération provoque chez beaucoup de sujets des phénomènes d'excitation et même des pertes de connaissance, aussi longtemps qu'ils ne sont pas habitués à ce mode d'intervention. L'épilation est continuée tant qu'il se forme des nodosités et des pustules. Behrend a, dans ces derniers temps, employé avec succès la curette. Contre les infiltrations persistantes, nous conseillons l'emploi du diachylon d'Hébra, ou de l'emplâtre hydrargyrique, ou de la pâte soufrée de Zeissl (lait de soufre, carbonate de potasse, glycérine, alcool, ââ). En outre, dans beaucoup de cas, les scarifications suivies d'applications froides sont utiles.

Contre le sycosis parasitaire, Lücke préconise les onctions d'huile de térébenthine ; il a inutilement essayé sur lui-même le sublimé et la pierre infernale. On a également obtenu quelques succès de l'emploi de l'acide acétique et de l'application du lait de soufre.

APPENDICE

Hébra a, le premier, décrit sous le nom de *sycosis frambœsiforme*, une affection localisée à la limite de la nuque et du cuir chevelu. Elle débute par la formation de papules traversées par un cheveu. Par leur réunion, ces papules constituent une infiltration en forme de framboise, dans laquelle se trouvent des touffes de cheveux, et qui ne peut être détruite que par la cautérisation, le raclage, ou l'excision. Marche chronique, causes de nature peut-être mécanique, par exemple, les frottements exercés par le col de la chemise.

4. — Couperose. Acné rosée.

Goutte rose.

I. Symptômes et Anatomie pathologique. — L'affection siège exclusivement sur les régions dépourvues de poils. Le plus fréquemment, elle atteint le nez, puis les joues, le menton, ou la partie glabre du front. Mais, parfois, elle envahit d'une manière continue des portions plus considérables de la face, s'étend, comme on peut le constater particulièrement chez les chauves, jusqu'au-dessous des limites des cheveux, et gagne même jusqu'à la région latérale du cou.

Dans les plus légers degrés de la maladie, la peau présente une rougeur remarquable. C'est en certains points une coloration diffuse, mais en d'au-

tres on aperçoit des vaisseaux cutanés largement dilatés, sinueux et ramifiés. Cette rougeur s'accuse après les repas comme à la suite d'excitations
physiques ou psychiques et donne lieu à des sensations de chaleur ou de brûlure légère à la peau. Assez fréquemment, il existe en outre de la séborrhée.
Quand la maladie est limitée à l'extrémité du nez, elle fournit à peu près
l'impression d'un nez « *gelé* ». En beaucoup de cas, et principalement chez
les femmes, l'affection cutanée se maintient à ce degré le plus léger.

Lorsqu'elle le dépasse (nouveau stade que beaucoup d'auteurs appellent
deuxième degré de la maladie), il se développe sur les régions érythémateuses de la peau, des nodosités du volume d'une lentille à celui d'un pois,
mais non douloureuses, d'un rouge vif, qui produisent une altération de la
face encore plus accusée. En outre, viennent s'ajouter à ces lésions une
production abondante de comédons et les éléments éruptifs de l'acné vulgaire. Mais il ne se forme que rarement des pustules, et les nodules récemment développés n'aboutissent pour ainsi dire jamais à la suppuration.

Anatomiquement, le processus consiste dans une dilatation marquée et
dans une néoformation partielle de vaisseaux cutanés, dans une dilatation
des glandes sébacées avec rétention de leurs produits de sécrétion, et dans
la formation d'un tissu conjonctif gélatineux. Encore à ce degré, une guérison spontanée, par la résorption du tissu conjonctif nouvellement formé,
est possible. Il est vrai que c'est là une issue exceptionnelle, car il n'est pas
rare que l'affection dépasse encore ce nouveau stade.

On voit alors se développer — 3e degré de la maladie, selon beaucoup
d'auteurs, — des excroissances d'un volume plus considérable, qui le plus
souvent reposent sur une base large, plus rarement sont finement pédiculées
et paraissent pendre. La maladie attaque-t-elle le nez, elle y produit des déformations grossières. Le nez acquiert en certains cas le volume de deux
poings, prend l'aspect d'une grosse pomme de terre irrégulière, au point
qu'il devient impossible de retrouver les lignes d'un organe sain. En certains
cas, il s'incurve à la manière d'une trompe au-dessus de l'orifice buccal,
ou bien les ailes du nez pendent de chaque côté de la bouche comme le font
chez le coq les deux lambeaux membraneux situés de chaque côté du
bec, etc. On a désigné cet état sous le nom de « nez d'une livre » (*pfund-
nase)* ou de *rhinophyma.*

Hébra jun. a récemment tenté de faire du rhinophyma une affection idiopathique, indépendante de l'acné rosée, et constituée par une hyperplasie
du tissu connectif.

II. Étiologie. — En beaucoup de cas, l'affection est causée par un usage
immodéré de l'alcool. Les plus exposés entre les buveurs sont d'abord les
buveurs de vin, viennent ensuite les buveurs d'eau-de-vie, puis les buveurs
de bière. Hébra affirme que les vins ne possèdent pas la même influence
nocive. Les vins du Rhin et d'Autriche, qui se distinguent par leur richesse
en huiles éthérées et en acide tartrique, sont plus dangereux que les différentes qualités de vins alcooliques français, espagnols ou hongrois. On a également remarqué que les lésions acnéiques présentent des différences sui-

vant l'alcoolique employé. Ainsi, chez les buveurs d'eau-de-vie, le nez est presque toujours lisse et brun rouge, tandis que chez les buveurs de vin il présente des nodosités d'un rouge vif, et chez les buveurs de bière des excroissances cyanotiques.

L'acné se rencontre également chez des personnes sujettes à des troubles des organes de la digestion (estomac, intestin, foie, hémorrhoïdes).

Chez les femmes atteintes d'acné, l'affection est presque toujours liée à des troubles des organes de l'appareil de la génération (absence de la menstruation, maladies de matrice), ou à la chlorose. Chez beaucoup d'entre elles, la maladie est apparue à l'occasion d'une grossesse ou d'un accouchement.

On a vu parfois l'acné survenir à la suite de cures d'eaux froides prolongées.

Enfin, des influences nocives locales peuvent provoquer la maladie. C'est ainsi qu'on l'observe chez des personnes exposées au grand air, à l'action rayonnante du feu, ingénieurs, marchandes, cochers, forgerons, cuisiniers, etc.

Tandis que chez les femmes, l'acné apparaît le plus souvent à l'époque de la puberté ou de la ménopause, chez les hommes au contraire elle ne se développe que passé 35 ans.

III. **Diagnostic.** — Le diagnostic du sycosis est facile. Les méprises, bien que faciles à éviter, peuvent être faites avec les engelures, le lupus, le carcinome, la syphilis et le rhinosclérome.

Dans l'engelure, la peau présente une coloration rouge bleu, rouge clair, et il n'y a pas de veines cutanées dilatées.

Le lupus érythémateux se distingue par une formation abondante de squames et la production de cicatrices.

Le lupus vulgaire est caractérisé par des nodosités brun rouge, qui aboutissent facilement à l'ulcération et à l'atrophie cicatricielle de la peau.

Le carcinome se complique en général bien vite d'ulcération.

La syphilis possède également cette propriété. De plus, il faut chercher en d'autres points du tégument et des muqueuses des traces de syphilis.

IV. **Pronostic.** — Le pronostic est favorable, en ce sens que l'acné rosée ne met pas l'existence en péril. Mais l'affection est souvent très rebelle, parce que d'une part, il est difficile de supprimer les causes qui la produisent, ou bien parce que les sujets ne quittent pas leurs mauvaises habitudes. De plus, elle met femmes, ecclésiastiques et professeurs dans un grand embarras, parce qu'on est enclin à supposer chez eux des habitudes d'ivrognerie. En outre, il faut tenir compte de la *défiguration* considérable, qui parfois est portée si loin, que ces malades ont, dans un cercle étendu, une réputation malheureuse.

V. **Traitement.** — Il faut dans le traitement se baser sur la considération des circonstances étiologiques, et ce traitement étiologique suffit souvent à amener la guérison. Mais un traitement local peut aussi être indiqué.

Si l'affection est à son degré le plus léger, s'il n'existe par exemple qu'une simple rougeur, nous conseillons de badigeonner la peau chaque soir avec du collodion simple ou au sublimé (0,05 : 30). Nous avons également plusieurs fois retiré des avantages de l'emploi d'une pommade au tannin et à l'ergotine (Rp. onguent diachylon d'Hébra 20,0. Acide tannique. Ergotine : ââ 2,0. F.S.A.). En étaler sur de la toile de l'épaisseur du dos d'un couteau et l'appliquer chaque soir.

Contre le deuxième degré de la maladie, il est bon de recouvrir la peau avec l'onguent mercuriel, et, s'il existe une vascularisation excessive, de recourir aux scarifications pratiquées avec une aiguille en forme de lancette (voyez fig. 2). On a également retiré des bénéfices, dans les cas d'infiltration très accusée, de l'usage de la pommade soufrée de Zeissl ou des frictions avec le savon, ou des préparations iodées et sulfureuses.

Contre le troisième degré, on ne dispose que de moyens chirurgicaux ; c'est-à-dire qu'il faut extirper chirurgicalement les néoformations.

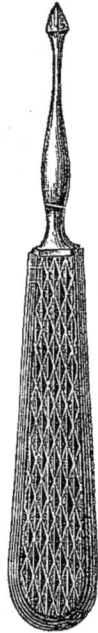

Fig. 2. — *Aiguille en forme de lancette pour les scarifications.*

E. — PHLEGMASIES CUTANÉES PRODUISANT LA FORMATION DE SQUAMES DERMATITES SQUAMEUSES

1. — Psoriasis.

I. **Symptômes.** — On désigne sous le nom de psoriasis une maladie chronique de la peau caractérisée par une formation abondante de squames, brillantes comme des perles de nacre. Quand on enlève les squames avec l'ongle, on met à découvert une base rouge, qui saigne facilement et qui d'ailleurs dépasse presque toujours les squames accumulées à la périphérie.

Quand on étudie de près le développement de ces efflorescences, on constate d'abord une plaque rouge, légèrement surélevée, qui, en quelques jours, se recouvre de squames épidermiques de plus en plus nombreuses et, simultanément, gagne en étendue. Les plus petites efflorescences apparaissent comme de petits points brillants, rappelant l'asbeste, *psoriasis ponctué.* Lorsqu'elles ont la grosseur d'une lentille, il semble qu'on ait arrosé la peau avec du mortier, d'où la dénomination de psoriasis *en gouttes* (psoriasis *guttata);* quand elles atteignent les dimensions d'un mark, on lui donne le nom de psoriasis *nummulaire* (psoriasis circonscrit ou discoïde). En beaucoup de points, les squames se détachent de la partie centrale, tandis qu'elles se multiplient à la périphérie, psoriasis *orbiculaire ou annulaire*. Il n'est pas rare que des plaques voisines fusionnent en donnant lieu à des figures sinueuses, semblables à des cartes de géographie, psoriasis *linéaire* (*gyrata*), (psoriasis *figuré* ou *géographique*). Quand au contraire le psoriasis occupe une surface étendue, on l'appelle psoriasis *diffus* (psoriasis *agria* ou *invétéré*). Il peut encore arriver, principalement dans les cas anciens, que les squames ne soient pas blanches, mais brunes ou noirâtres, psoriasis qu'on a décrit sous le nom de psoriasis *noir* (psoriasis *nigra* ou *nigricans*). Enfin, dans ces derniers temps, Anderson a décrit sous celui de psoriasis *rupioïde*, des efflorescences dans lesquelles la production des squames est si considérable, qu'elles s'amoncellent les unes sur les autres ainsi que des écailles d'huîtres.

Le plus souvent, les premières efflorescences se montrent aux coudes et aux genoux du côté de l'extension, et il est rare, dans les cas de psoriaris étendus, de trouver ces points respectés par la maladie. Puis vient le cuir chevelu, où l'on observe des amas épais de squames, au-dessus desquelles les cheveux forment les uns avec les autres une sorte de feutrage. A la limite des cheveux, les plaques psoriasiques empiètent souvent sur les régions correspondantes de la face. Très fréquemment aussi le pavillon de l'oreille et le conduit auditif externe sont atteints. Il est enfin des cas nombreux dans lesquels l'exanthème s'est étendu à toute la surface du corps. Il se produit au début des taches blanches, plus tard un épaississement des ongles ; l'ongle s'écaille et s'émiette. Il est de règle que les muqueuses ne soient pas atteintes, car ce que l'on appelle psoriasis buccal ou leucoplasie buccale (voyez vol. II) n'a de commun avec le psoriasis que le nom. De même les faces palmaires des mains et plantaires des pieds restent indemnes presque sans exception, mais elles sont très fréquemment affectées dans le psoriasis syphilitique. En certains cas, le psoriasis se développe sur les ongles.

L'évolution et l'extension de l'exanthème sont soumises à de grandes oscillations. Chez certains sujets, la maladie se réduit pendant toute la durée de la vie à quelques petites plaques, et pour cette raison paraît être purement accidentelle ; chez d'autres, au contraire, c'est à peine si quelques points de la peau sont respectés. On observe des rémissions et des exacerbations fréquentes. Parfois la maladie guérit spontanément et, pendant des mois et des années, les sujets restent indemnes d'accidents, jusqu'au jour où de nouvelles poussées éruptives se produisent. En général, on ne peut dégager aucune cause de la récidive ; mais chez les femmes, on l'a vu assez souvent survenir pendant la grossesse ou la lactation. Les émotions psychiques doivent exercer une influence fâcheuse, tandis qu'on a vu l'exanthème disparaître au cours de maladies de l'estomac ou dans des états adynamiques.

On a observé des exacerbations violentes de la maladie à l'occasion de mouvements de fièvre, de douleurs articulaires et de douleurs névralgiques. Souvent les malades n'accusent aucune souffrance subjective, mais beaucoup au début se plaignent de démangeaisons à la peau. Le psoriasis s'est-il développé à un degré considérable au niveau des grandes articulations, il n'est pas rare qu'il se forme sur ces points des rhagades sensibles, qui rendent les mouvements très douloureux. On trouve encore, quand on a affaire à des psoriasis invétérés, des érosions douloureuses de la peau, parfois même de l'ectropion. Les personnes atteintes d'un psoriasis ancien, étendu, transpirent en général très peu. On a aussi constaté une diminution de la sensibilité cutanée, et en beaucoup de cas l'existence de l'albuminurie. Quand l'affection est particulièrement rebelle et étendue, elle peut se compliquer d'anorexie, amener un épuisement progressif, une diarrhée fatigante, complications qui parfois aboutissent à une issue fatale.

Quand la guérison survient spontanément, les squames tombent et laissent à découvert une peau qui, au début, est le siège d'une rougeur et d'une congestion vives, mais qui peu à peu pâlit et revient à sa coloration normale. C'est seulement aux jambes qu'on voit, en beaucoup de cas, persister des taches pigmentaires.

White a vu, dans ces derniers temps, que le cancer épithélial peut se développer sur des plaques psoriasiques, surtout lorsque celles-ci affectent les éléments papillaires de la peau.

II. Étiologie. — On sait fort peu de chose sur les causes de la maladie. L'expérience enseigne que l'hérédité joue un rôle essentiel. Tantôt il s'agit d'une transmission directe par les parents, tantôt ce sont les grands parents ou des collatéraux qui ont eu du psoriasis. Mais il ne s'agit pas autant d'une transmission du psoriasis, en tant que psosiaris, que d'une disposition de la peau à la maladie psoriasique, qui exige pour se manifester l'intervention de certains agents externes.

Parmi ces derniers, se rangent en première ligne les blessures ; et c'est la raison pour laquelle les lésions psoriasiques se montrent d'abord, dans la plupart des cas, aux genoux et aux coudes, régions qui sont plus spécialement exposées aux pressions et aux frottements. Il convient de signaler ici les observations de Köbner, qui a réussi à provoquer chez des psoriasiques la production de figures quelconques sur des points qu'il avait au préalable soumis à l'action d'objets compresseurs. J. Neumann déclare que le psoriasis se surajoute assez souvent à un eczéma intertrigineux, reconnaissant lui-même comme facteur étiologique un traumatisme.

Tout ce que l'on a dit encore sur l'étiologie du psoriasis est invraisemblable ou non démontré. Ainsi, on a émis l'opinion que le psoriasis est un type morbide dégénéré de la syphilis. On a également mis en cause les écarts de régime, la scrofule, la tuberculose, le rachitisme, etc. Gowers prétend avoir vu le psoriasis se développer consécutivement à l'usage prolongé du borax.

Le psoriasis est une affection de tous les climats et de toutes les races. C'est avec l'eczéma, la maladie de la peau la plus commune. En général, elle ne se montre pas avant la sixième année de la vie ; et on ne l'observe que rarement, en tant que première atteinte, passé la quarantaine. Elle paraît être un peu plus fréquente chez les hommes que chez les femmes.

Les cas de psoriasis avant la 6ᵉ année sont des exceptions. Neumann l'a pourtant observé chez un enfant âgé d'un an, Zeissl chez un âgé de 8 mois et chez un autre de 2 ans 1/2, Elliot chez un de 13 mois et Stellwag chez un de 3 ans 1/2.

En ce qui concerne la contagiosité du psoriasis, les avis sont partagés. Pour ma part, j'ai fait deux fois à Berlin la remarque que, de deux camarades de lit, dont l'un était atteint de psoriasis, l'autre présenta aussi quelque temps après des lésions psoriasiques. Lassar prétend avoir déterminé chez des lapins une maladie analogue au psoriasis par l'inoculation sous-cutanée de squames.

Lang a, dans ces derniers temps, découvert dans le psoriasis un champignon qu'il appelle *epidermidophyton*, et, pour cette raison, il propose de ranger cette affection parmi les dermatomycoses. Il a également essayé d'interpréter les phénomènes cliniques dans le sens d'une dermatomycose.

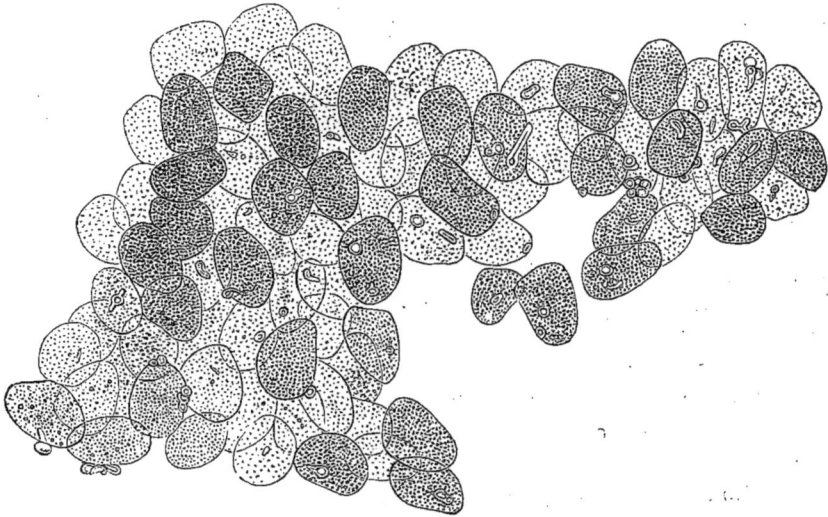

FIG. 3. — *Spores de la pellicule psoriasique*. D'après LANG.

A la vérité, il nous est impossible de confirmer les affirmations de Lang, et des auteurs exercés à ce genre de recherches et compétents contestent ses résultats. Mais, comme d'autres voix, celle d'Eklund par exemple, se sont prononcées dans un sens contraire, nous allons exposer brièvement la méthode de recherches adoptée par Lang, et décrire les conditions qu'il a trouvées. Le lecteur pourra ainsi utiliser les cas qui se présenteront à son observation pour se faire sur ce point une opinion personnelle.

Quand on détache au préalable les masses de squames accumulées sur une plaque psoriasique, on met à découvert une pellicule fine, transparente, que Lang appelle pellicule du psoriasis (psoriasishautchen). On enlève cette pellicule avec une petite pince et on la place dans une solution de potasse à 5 p. 0/0. Au bout de quelques minutes, les squames épidermiques sont gonflées et transparentes. On aperçoit alors entre elles des spores, rondes, ovales, étirées en longueur (voyez fig. 3). Mais si l'on place la pellicule dans une solution alcaline, faite avec parties égales d'eau et de glycérine, après 2 ou 3 heures, les spores de champignon germent, et donnent naissance à de longs filaments, rarement ramifiés, qui sont soit arrondis à leur extrémité, soit terminés en massue; et dans ce dernier cas ils ressemblent à la spore primitive (voyez fig. 4).

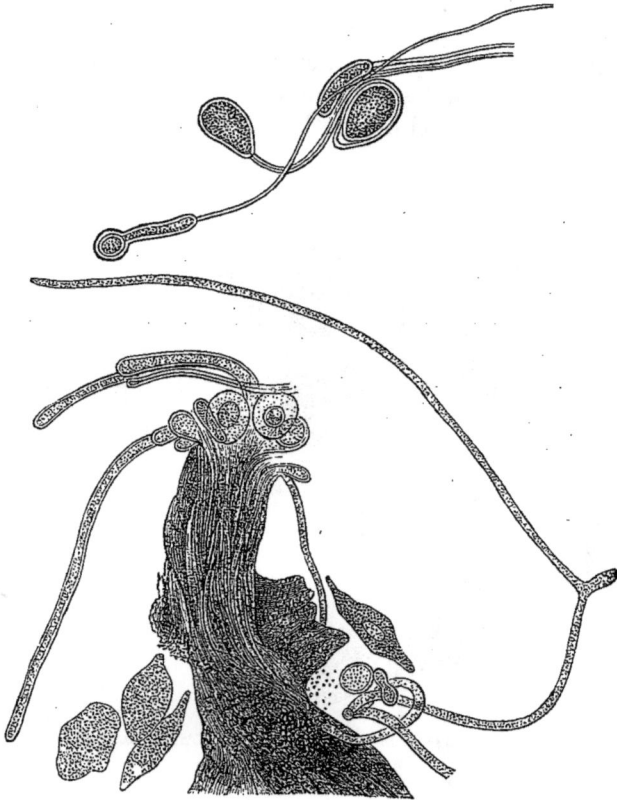

FIG. 4. — *Filaments de champignon de la pellicule psoriasique.* D'après LANG.

III. Anatomie pathologique. — Les altérations anatomiques de la peau dans le psoriasis ont été très exactement décrites par J. Neumann et plus récemment par Jamieson. Comme un certain nombre de ces lésions disparaissent sur le cadavre, il faut les étudier sur un morceau de peau prise sur le sujet vivant.

On a constaté sur la peau un allongement et un élargissement des papilles, une dilatation et une disposition en anses de ses vaisseaux, une migration abondante de globules blancs du sang et leur accumulation principalement au niveau de la paroi externe des vaisseaux. J. Neumann a également constaté que les glandes sudoripares étaient remplies de cellules rondes. Au réseau de Malpighi, on reconnaît que la couche, unique à l'état normal, des cellules épithéliales disposées en forme de palissades s'est subdivisée en plusieurs séries, les cellules épithéliales situées plus haut ont perdu leurs prolongements épineux ; enfin, on remarque une segmentation et une prolifération nucléaire.

IV. **Diagnostic.** — Le diagnostic du psoriasis est le plus souvent facile. On peut le confondre avec l'eczéma squameux, la séborrhée du cuir chevelu, le pityriasis rubra, le pemphigus foliacé, le lichen ruber, le lupus érythémateux, le lupus exfoliatif, le rupia, le psoriasis syphilitique, le favus et l'herpès tonsurant.

L'eczéma squameux se distingue du psoriasis parce qu'il s'accompagne de vives démangeaisons, qu'il suinte souvent, et qu'il est précédé par la formation de vésicules.

La séborrhée du cuir chevelu survient principalement chez les nouveaunés chez lesquels le psoriasis ne se développe pas. En outre, elle ne dépasse jamais les limites du cuir chevelu, et quand on enlève les croûtes qui sont solidement adhérentes, on ne met pas à découvert une surface cutanée rouge et saignante, elle a conservé son intégrité.

Le pityriasis se différencie du psoriasis par son évolution ; il conduit au marasme et à des maladies générales graves.

Il en est de même du pemphigus foliacé, dans lequel on constate en outre une formation de vésicules.

Dans le lichen ruber, les efflorescences sont plus petites (du volume d'une tête d'épingle), recouvertes de squames peu nombreuses et disposées par groupes.

Le lupus érythémateux se localise de préférence sur le nez et sur les joues ; quand on soulève les squames, on aperçoit, se détachant de leur face inférieure, des prolongements qui s'enfoncent dans les glandes sébacées. Le lupus laisse après guérison des cicatrices et des taches pigmentaires de la peau.

Le lupus exfoliatif provoque une formation moins abondante de squames ; si on les enlève, on découvre à la vérité une peau rouge, mais non saignante.

Le rupia, après enlèvement des croûtes, laisse apercevoir un ulcère cratériforme, dont le fond présente un aspect lardacé.

Le psoriasis syphilitique produit une formation de squames moins abondante ; les squames adhèrent solidement aux parties sous-jacentes ; la base n'est pas rouge vif, mais brun rouge ; en outre, indépendamment des traces de syphilis qu'on peut observer sur d'autres points, il faut tenir compte de la localisation du psoriasis à la région palmaire des mains et plantaire des pieds.

Enfin, le favus et l'herpès tonsurant, abstraction faite des autres caractères différentiels, sont reconnus avec le secours du microscope par la constatation du champignon spécifique.

V. **Pronostic.** — Le pronostic du psoriasis, par rapport à l'existence, est favorable, mais il est défavorable eu égard à une guérison complète. Car, s'il est, même en règle générale, possible de faire disparaître les lésions existantes, il est impossible d'éviter les récidives, et on ne peut être assuré de produire une guérison définitive.

VI. **Traitement.** — Il est bon pour combattre le psoriasis d'associer un traitement général et un traitement local. Sans doute, à ne se placer qu'au point de vue d'une dermatomycose, le dernier seul paraît justifié. Toutefois, l'expérience a montré que le psoriasis, à un faible degré, peut être guéri par le seul traitement interne avec l'arsenic.

En ce qui nous concerne, nous nous en sommes tenu presque exclusivement jusqu'à ce jour à la pratique simple que voici (Rp. Aq. amandes amères, solution arsenico-potassique ââ 5,0 M. S. A. 3 fois par jour de 5-10 gouttes après le repas ; commencer par 5 gouttes et augmenter d'une goutte tous les 3 jours). En outre, le psoriasique doit prendre chaque jour un bain à la température de 30° R. et d'une durée de deux heures, dans lequel on aura fait dissoudre de 100-200 grammes de sulfure de potassium. Immédiatement après le bain, on brosse les plaques psoriasiques avec du savon de soufre et de goudron de façon à enlever les squames le plus possible (Rp. savon vert, goudron liquide, lait de soufre, esprit-de-vin dilué, ââ 25. M. S. A. pour l'usage externe).

Le nombre des moyens internes et externes préconisés contre une maladie aussi réfractaire et aussi répandue que le psoriasis, est évidemment considérable. Nous n'en citerons ici que quelques uns :

a) *Moyens internes.* Indépendamment de l'arsenic, on a fait un grand usage des préparations iodiques et mercurielles. Récemment, on aurait, à plusieurs reprises, employé avec succès des substances antiparasitaires, comme l'acide phénique, l'acide salicylique, les préparations de goudron et le baume de copahu. Beaucoup d'auteurs préconisent le carbonate d'ammoniaque ou le phosphore, la teinture de cantharides, la teinture de maïs, etc.

Un changement brusque de régime amènerait aussi la guérison (diète exclusivement animale, Passavant). Elle serait également favorisée par beaucoup d'exercice au grand air.

b) *Moyens externes.* Comme méthode intermédiaire entre la médication interne et la médication externe, on dispose des injections sous-cutanées de solution arsenico-potassique, ou de telle autre solution arsenicale, avec lesquelles nous avons obtenu les résultats les plus satisfaisants. En beaucoup de cas, on a utilisé les douches, les enveloppements humides, les enveloppements caoutchoutés, les bains prolongés, les cures thermales à Aix-la-Chapelle, Bade près de Vienne, Leuk, Kreusnack, Tölz, Pfäffers, Ragaz, Gästein, Schlangenbad, etc. On a également eu recours aux frictions méthodiques au savon, au traitement par le goudron, les préparations iodiques, sulfureuses, et les cautérisations avec l'acide acétique ou le sublimé. Enfin, récemment, on a vanté les pommades à la crysarobine (10 : vaseline 50), à l'acide pyrogallique (5 : 50); au naphthol β (15 : vaseline 100), au thymol et à l'iodoforme.

2. — Pityriasis rubra. (Rothe Kleienflechte).

I. Symptômes. — Le *pityriasis rubra* est une affection rare de la peau, dont on doit à Hébra une connaissance plus exacte. Sans avoir présenté aucune sorte d'efflorescences, la peau devient rouge et desquame. Plus tard, elle est plus mince, elle paraît en quelque sorte comme trop étroite pour le corps et comme fortement étirée au-dessus des tissus sous-jacents. En conséquence, la physionomie présente un caractère d'impassibilité, qui lui donne l'apparence d'un masque. On voit en certains cas se produire de l'ectropion. De même les extrémités, les doigts et les orteils, prennent une attitude anormale, attitude intermédiaire à l'extension et à la flexion. Entre temps, on observe la formation de rhagades. Les malades se plaignent de chaleur à la peau. Les mouvements de la main et la marche sont difficiles. Parfois, les cheveux tombent au bout d'un certain temps. Tantôt la maladie débute en des points spéciaux du tégument, tantôt au contraire elle affecte dès le commencement une forme diffuse. En tout cas, elle a une tendance à se généraliser peu à peu à toute la surface du corps. Au début, ou à l'occasion d'exacerbations violentes, on observe des poussées de fièvre.

Presque toujours la maladie a une marche chronique, de sorte qu'on l'a vue durer plusieurs années. On a encore décrit des gangrènes partielles de la peau. Simultanément, il se produit un marasme de plus en plus croissant auquel succombent les malades.

II. Diagnostic. — Le pityriasis rubra se différencie de l'eczéma squameux en ce que la peau, dans la première de ces deux affections, n'est jamais suintante ni le siège d'un vif prurit, et qu'il n'est jamais précédé d'autres efflorescences. De même, son évolution seule permet de le distinguer facilement du psoriasis, indépendamment de ce fait, que dans ce dernier le marasme est exceptionnel. Dans le lichen ruber, la formation de squames s'associe à une formation de papules. Quant au lupus érythémateux, il se développe principalement à la face.

III. Anatomie pathologique. — Hébra jun. a institué des recherches anatomiques. Il a constaté au début une infiltration vive des couches superficielles de la peau par des cellules rondes, plus tard une atrophie de l'épiderme et du corps papillaire, une atrophie des glandes sébacées et sudoripares, et de la sclérose du tissu connectif de la peau. En ce qui concerne les organes internes, on a observé des lésions tuberculeuses des poumons et des lésions semblables du côté de l'intestin.

IV. Étiologie. — Les causes et la nature de la maladie sont inconnues.

Fleischmann invoque des troubles trophiques. Enfin, ce sont les hommes qui sont le plus fréquemment atteints.

V. Pronostic. — Jadis on tenait le pronostic pour absolument défavorable, mais on a rapporté dans ces derniers temps plusieurs cas de guérison.

VI. Traitement. — Pour le traitement interne, l'arsenic et l'acide phénique; pour le traitement externe, les bains et les embrocations huileuses.

F. — INFLAMMATIONS CUTANÉES A FORME PAPULEUSE
DERMATITES PAPULEUSES

1. — Prurigo. (Juckblattern.)

I. Symptômes. — Le prurigo est caractérisé par l'apparition de papules, disséminées, du volume d'une tête d'épingle à celui d'un grain de chènevis, qui ont la couleur de la peau saine ou une coloration rouge pâle. Ouvertes, elles laissent échapper un liquide séreux, clair. L'affection s'accompagne d'un prurit insupportable et a une marche chronique.

Les premiers symptômes se montrent fréquemment dans l'enfance, et le plus souvent vers la fin de la première année; ils peuvent, à partir de ce moment, persister pendant toute la vie. En beaucoup de cas, les premières manifestations de la maladie consistent en une urticaire rebelle et à retours fréquents. Puis, les papules sous-épidermiques caractéristiques du prurigo se constituent peu à peu; aussi est-il plus facile au début de les constater en promenant le doigt sur la peau, que de les reconnaître au moyen de la vue. Dans la suite, les papules proéminent de plus en plus au-dessus de la peau.

Elles se développent, en premier lieu et en plus grande quantité, aux jambes, puis aux cuisses, aux avant-bras, aux bras, et sur le tronc. A la face, elles sont également disséminées. Sur le cuir chevelu, elles ne se traduisent en général que par une desquamation vive, furfuracée de la peau, la sécheresse et la chute des cheveux. Il est remarquable que les régions articulaires, du côté de l'extension, genoux, aine, coudes, ainsi que le creux de l'aisselle, la paume des mains, la plante des pieds, restent indemnes de lésions.

Il n'est pas rare que les sillons cutanés soient plus profonds que dans les conditions normales. Presque toujours la peau est sèche, peu apte aux sécrétions sudorales, et recouverte souvent de squames.

Les malades sont surtout tourmentés par des démangeaisons, un prurit intolérable. Ce prurit n'est en général jamais plus vif que pendant la nuit, et particulièrement que lorsque les malades dorment sous des couvertures chaudes. Mais, même pendant le jour, on les voit souvent se gratter et s'écorcher.

Comme conséquence des frictions et du grattage, il se développe assez vite des efflorescences secondaires. Un certain nombre de papules écorchées portent à leur extrémité une croûtelle sanguine, tandis que d'autres se transforment en pustules. D'autre part, on voit apparaître sur des points qui étaient exempts de papules, de l'eczéma et de l'urticaire. Quand l'affection dure depuis longtemps, la peau prend une coloration brune (melasma), s'infiltre et s'épaissit au point qu'il est à peine possible de la soulever en un pli.

Une particularité bien digne de remarque, c'est l'engorgement ganglionnaire concomitant (bubon), qui, principalement dans la région inguinale, aboutit à la formation de nodosités du volume d'un œuf de pigeon et au delà. Les nodosités, dès qu'on déshabille les malades, apparaissent proéminentes et représentent, précisément, un signe à peu près caractéristique du prurigo. On a donné à ces nodosités le nom de bubon du prurigo (prurigobubonen). Il est rare que ces ganglions arrivent à suppuration et s'ouvrent.

On constate parfois sur les jambes des excroissances verruqueuses. En certains cas, il se produit une atrophie considérable de la musculature. L'état général lui-même peut être affecté, par la seule raison d'abord que le sommeil est troublé. Diéci aurait vu l'affection se compliquer d'albuminurie.

L'évolution de la maladie s'accompagne de rémissions et d'exacerbations fréquentes. En hiver, ses symptômes s'accentuent presque toujours, au contraire en été ils s'atténuent jusqu'à n'être plus qu'à peine appréciables. On a, en se basant sur l'intensité des symptômes, distingué entre un prurigo doux (prurigo *mitis*, *formicans*) et un prurigo grave (prurigo *ferox*, *agria*). Le premier ne précède pas, nécessairement, le second, et, de plus, le prurigo mitis peut, pendant toute la vie, conserver ce caractère de bénignité. Les cas de prurigo partiel sont rares.

II. Étiologie. — On ne sait rien sur les causes de la maladie. En beaucoup de cas, l'hérédité paraît jouer un rôle étiologique, en ce sens que la maladie se montre chez des frères et sœurs, ou chez des enfants dont les parents avaient eux-mêmes souffert de la même affection. Mais, comme le prurigo n'est presque jamais congénital, qu'il ne se développe jamais que vers la fin de la première année, on est conduit à admettre qu'il s'agit, dans cette transmission, plutôt d'une disposition héréditaire de la peau au prurigo.

On a encore signalé comme cause de la maladie une nourriture excitante, le rachitis, la scrofule, la tuberculose pulmonaire, et la pseudo-leucémie (?).

Sous le rapport du sexe, la maladie est plus fréquente chez les hommes que chez les femmes. Enfin, les enfants appartenant aux classes pauvres sont plus souvent atteints que ceux des familles riches.

III. Anatomie pathologique. — Les descriptions que l'on a faites des altérations anatomiques de la peau ne concordent pas. Selon Hébra, la modification essentielle consiste dans l'accumulation, au-dessous du réseau de Malpighi et entre les cellules qui le composent, d'une substance liquide, qui sert à la nutrition des cellules mais qui serait sécrétée en trop grande quantité. J. Neumann a surtout constaté une prolifération cellulaire dans le corps papillaire, une imbibition et une augmentation en volume des papilles par un exsudat inflammatoire, purement séreux.

Les modifications que Derby a constatées au cuir chevelu paraissent être d'une importance beaucoup plus secondaire. Chaque papule de prurigo serait traversée par un cheveu. En outre, Derby a décrit une hypertrophie du muscle érecteur des poils, un développement considérable de la gaine radicale externe et une dilatation en massue du follicule pileux. Gay a signalé une dilatation des espaces lymphatiques du derme. On a également indiqué : une multiplication des cellules du réseau de Malpighi, un processus de prolifération au niveau des glandes sudoripares, dans les cas anciens une atrophie des glandes sébacées et sudoripares, et un dépôt excessif de pigment dans les couches de la peau.

On a déclaré, à maintes reprises, que le prurigo est primitivement une névrose intéressant la sensibilité cutanée, et que les papules ne sont qu'une conséquence du grattage. Schwimmer au contraire assure que le prurigo est une trophonévrose. Enfin, récemment, Morison a soutenu avec une parfaite assurance que la formation des papules du prurigo est antérieure aux sensations prurigineuses, et c'est là une affirmation que notre expérience personnelle nous oblige de confirmer.

IV. Diagnostic.

— Le diagnostic du prurigo est facile, si l'on tient compte de la forme caractéristique et de la distribution des efflorescences, mais il faut surtout éviter de prendre les altérations secondaires de la peau pour une maladie primitive.

V. Pronostic.

— La maladie est susceptible de guérir, aussi le pronostic est-il favorable, quand on s'efforce de la combattre le plus tôt possible. Il n'est pas rare, en particulier chez les enfants, de voir survenir des guérisons durables. Mais lorsque l'affection est profondément enracinée, lorsqu'elle dure depuis plus de quatre ans, on est, à la vérité, souvent en droit d'espérer une amélioration, mais presque jamais une guérison complète.

VI. Traitement.

— Dans le traitement, il ne faut attendre que très peu de l'emploi des médicaments internes ; nous recommandons spécialement l'arsenic et l'acide phénique. S'il s'agit d'un sujet anémique ou scrofuleux, on prescrira le fer et l'huile de foie de morue.

Parmi les méthodes de traitement externe, nous considérons la suivante comme la plus simple et la plus sûre : frictionner le soir le malade avec du savon gris, lui faire prendre le matin un bain de 2 heures à la température de 30° R. et additionné de 100 à 200 grammes de sulfure de potassium ; oindre ensuite la peau avec de la vaseline phéniquée (3 : 50). Le plus souvent, l'épiderme se détache rapidement, tandis que le phénol apaise le prurit. Les bains et les onctions doivent être continués longtemps, même après que toutes les papules ont disparu.

O. Simon a, dans ces derniers temps, observé des résultats satisfaisants à la suite des injections sous-cutanées de pilocarpine. Par contre, Fleischmann préconise des injections sous-cutanées d'acide phénique. On a recours, en beaucoup de cas, au traitement du psoriasis, frictions au savon, embrocations avec le goudron, soufre et préparations sulfureuses, bains de sublimé, douches, cures d'eaux froides, enveloppement caoutchouté, cure par les bains, à Baden près Vienne, à Leuk, Aix-la-Chapelle, Gastein, Ragaz, Pfäffers, etc.

2. — Lichen des scrofuleux.

I. **Symptômes**. — Le lichen des scrofuleux est caractérisé par des papules du volume environ d'une tête d'épingle, d'un rouge pâle, livide, ou brun, qui portent à leur extrémité une petite squame. Si l'on enlève cette squame, on met à découvert l'orifice d'un follicule pileux dont les parties circumvoisines paraissent dressées à la manière d'une paroi. Ces papules sont, la plupart du temps, en amas ronds, rarement elles affectent les unes par rapport aux autres, une disposition circulaire. Elles sont le siège d'un prurit très modéré ou même nul, et disparaissent spontanément en même temps que se produit une desquamation furfuracée. Le développement et l'évolution de la maladie revêtent le type chronique, de sorte qu'elle se prolonge souvent pendant plusieurs années.

Les premières efflorescences se montrent d'ordinaire sur le dos, la poitrine et le bas-ventre, plus tard les extrémités sont envahies, surtout du côté de la flexion ; enfin, la face et le cuir chevelu peuvent être eux-mêmes affectés. Dans les cas où la maladie a pris un grand développement, il n'est pas rare de voir atteintes des régions étendues de la peau ; toutefois, il est presque toujours possible de reconnaître une formation de papules et des groupes de papules. En certains cas, on constate en outre de l'acné, et de l'eczéma, celui-ci plus spécialement localisé sur les parties génitales.

II. **Étiologie**. — On observe la maladie, le plus fréquemment, chez les enfants, et en particulier chez les garçons. Passé la 20e année, elle n'apparaît que d'une manière tout à fait exceptionnelle. Mais, il s'agit presque toujours d'enfants qui présentent des signes de scrofulose, comme par exemple, des engorgements ganglionnaires, des tuberculoses osseuses, etc., souvent les petits enfants se distinguent par une pâleur de la peau qui donne au toucher une sensation graisseuse particulière. Exceptionnellement, il se produit des altérations pulmonaires tuberculeuses. La relation prochaine qui existe, assurément, entre la scrofule et l'exanthème est inconnue.

III. Anatomie pathologique. — Anatomiquement, on constate, ainsi que Hébra l'a montré, une infiltration du derme avec des cellules rondes dans les points les plus rapprochés des follicules pileux et des glandes sébacées, et dans les papilles situées immédiatement auprès des follicules; des cellules rondes dans le follicule lui-même et une accumulation de cellules épidermiques dans l'orifice du follicule pileux.

IV. Diagnostic. — Le diagnostic est facile, car l'eczéma papuleux se distingue par un prurit violent et par le fait que les papules se transforment souvent en vésicules et en pustules. Quant au lichen syphilitique, il se développe de préférence sur le côté de l'extension des extrémités; en outre, les papules acquièrent souvent la grosseur d'un pois.

V. Pronostic. — Le pronostic est favorable, parce que la vie n'est pas menacée, et que l'affection n'est pas incurable.

VI. Traitement. — Le traitement consiste dans l'emploi interne et externe; huile de morue, à l'intérieur, matin et soir, une cuillerée à bouche; à l'extérieur, des onctions trois fois par jour. On recouvre ensuite avec une flanelle, pour que le linge en toile n'absorbe pas l'huile trop rapidement.

3. — Lichen ruber. (Rothe Schwindflechte.)

I. Symptômes. — Cette affection, tout à fait rare, de la peau, a été, pour la première fois, étudiée soigneusement par Hébra. Elle est caractérisée par la formation de papules, disséminées, saillantes, de la grosseur d'une tête d'épingle. Elles ont une couleur rouge pâle ou rouge brun, et sont tantôt acuminées et recouvertes d'une fine squame, tantôt plus aplaties et déprimées dans leur centre. On a voulu, en raison de ces différences, distinguer deux formes de l'affection, le lichen ruber *acuminé*, et le lichen ruber *plan*; mais, le plus souvent, les deux formes se combinent.

Les premières papules se montrent d'ordinaire sur la poitrine, au ventre, sur les parties génitales, ou aux extrémités du côté de la flexion. Peu à peu il s'en développe de nouvelles, et elles finissent par être si nombreuses, si rapprochées qu'elles sont en contact immédiat à leur périphérie. Grâce à ce processus, des régions étendues de la peau sont transformées en surfaces rouges, qui sont recouvertes par des squames épidermiques, plus ou moins nombreuses et épaisses. Au bout de plusieurs années, le tégument peut être devenu, presque en totalité, le siège de ces altérations. Les cheveux, le creux de l'aisselle et la région pubienne sont en général respectés; par contre, sur les autres points du corps, les poils tombent et sont remplacés par des poils laineux (Wollhaar).

L'éruption affecte parfois la disposition suivante : autour de papules centrales, se forment d'autres papules disposées en cercle, ou bien, en d'autres cas, les papules centrales s'atrophient en laissant à leur place des dépôts pigmentaires et des altérations cicatricielles, tandis qu'à la périphérie le processus continue à faire des progrès.

Dans les cas anciens, la paume des mains et la plante des pieds sont recouvertes par un épiderme épaissi, crevassé ; les ongles sont également épaissis, cassants, brunâtres ou lamelliformes. Souvent la peau, rouge et squameuse, est le siège d'une congestion diffuse et elle présente des rhagades douloureuses et saignantes ; les extrémités sont dans une attitude à demi fléchie et leurs mouvements sont limités.

A maintes reprises, on a observé sur la muqueuse buccale l'apparition de papules tantôt isolées, tantôt confluentes, qui parfois donnent lieu à la formation de plaques brillantes comme des perles de nacre. En certains cas, il survient des érosions. Il peut aussi arriver que l'affection de la muqueuse buccale précède celle du tégument externe.

Si le processus est abandonné à lui-même, il se produit une diminution des forces de plus en plus considérable, et la mort survient dans un marasme de plus en plus accusé. En général, les malades sont tourmentés par un prurit pénible, leur sommeil en est troublé, condition qui favorise la déchéance de l'organisme.

II. Étiologie. — On a observé la maladie plus souvent chez les hommes que chez les femmes. La plus grande fréquence est de la 10e à la 40e année. Il est rare qu'elle apparaisse plus tôt. Kaposi en a décrit un cas observé chez un enfant âgé de 8 mois. Les causes sont inconnues ; en tout cas, ni l'hérédité, ni la contagion ne sont en jeu. Lassar regarde le lichen ruber comme une maladie bacillaire (?) ; Tilbury Fox y voit une maladie du grand sympathique.

III. Anatomie pathologique. — Les recherches anatomiques n'ont révélé rien de spécifique, rien qu'on n'ait rencontré déjà dans d'autres affections. Nous citerons : l'infiltration des cellules de la peau par des cellules rondes ; l'atrophie des vaisseaux sanguins dans les papilles, mais parfois aussi leur dilatation ; en certains cas, une dégénérescence colloïde des parois vasculaires (Biesiadecki) ; au niveau des papules ombiliquées, il se produit une atrophie des papilles qui correspondent à la dépression ; un développement anormal de la gaine radicale externe du follicule qui envoie des prolongements sinueux ; l'hypertrophie du muscle redresseur du poil ; la division en filaments de l'extrémité la plus inférieure du poil ; une multiplication des cellules dans le réseau de Malpighi et dans l'épiderme.

IV. Diagnostic. — Le diagnostic d'un lichen ruber est la plupart du temps facile. Il se distingue de l'eczéma papuleux et squameux par le fait que celui-ci s'accompagne presque toujours d'une formation de vésicules et de pustules. Le psoriasis donne lieu à des squames épaisses. En outre, les plaques psoriasiques croissent par une augmentation en circonférence, tandis que les papules du lichen conservent toujours la même étendue. Le pityriasis ruber ne détermine pas une production de papules. Enfin, le lichen ruber se distingue du lichen des scrofuleux par l'absence d'une étiologie tuberculeuse et par une répartition différente des efflorescences.

V. Pronostic et Traitement. — On peut tenir le pronostic pour favorable, depuis qu'Hébra a découvert que le traitement par l'arsenic, administré à l'intérieur ou sous forme d'injections sous-cutanées, donne des succès certains. Nous préférons les injections sous-cutanées de la solution arsenicopotassique (1 : 10, une seringue). Pour les sujets dans le marasme, il faut en outre recommander un régime réparateur et les préparations martiales. Quand il existe un prurit intense, on fait matin et soir des onctions avec la vaseline phéniquée (3 : 30). Unna a conseillé dans ces derniers temps de substituer à l'arsenic la pommade suivante : Rp. onguent de zinc benzoïné 500, acide phénique 20, bichlorure de mercure 0,5, F.S.A. pour onctions en couches épaisses sur la peau matin et soir. Le malade couchera alors entre des couvertures de laine. On a signalé de plusieurs côtés de bons résultats obtenus à l'aide de cette pommade. Enfin, contre le lichen ruber de la muqueuse buccale, on a recours aux badigeonnages avec le sublimé.

DEUXIÈME PARTIE

ANOMALIES DE LA SÉCRÉTION DE LA PEAU

A. — ANOMALIES DE LA SÉCRÉTION DES GLANDES SUDORIPARES

1. — Augmentation de la sécrétion de la sueur. Hyperhidrose.

Ephidrosis.

La sécrétion exagérée de la sueur se manifeste soit sur tout le tégument, soit sur des régions circonscrites de la peau. De là, la nécessité d'établir une distinction entre l'hyperhidrose générale et l'hyperhidrose locale.

On observe fréquemment l'hyperhidrose généralisée chez des sujets ayant de l'embonpoint, riches en graisse, et qui, souvent, à l'occasion du moindre effort physique ou de l'élévation la plus insignifiante de la température extérieure, sont ruisselants de sueur. Les gouttes de sueur se montrent d'ordinaire en plus grande abondance dans des régions closes, par exemple, au creux de l'aisselle, dans le sillon interfessier, etc. En beaucoup de cas, cette sudation excessive entraîne d'autres modifications de la peau. Ainsi, on voit apparaître sur le tégument des vésicules qui, au début, sont transparentes comme de l'eau, puis rouges, troubles comme du petit lait, et entourées d'une zone rouge. En raison de leur origine, on a donné à ces efflorescences le nom de *sudamina*. Dans d'autres circonstances, la peau est comme macérée et légèrement rouge. Ces modifications se rencontrent de préférence en ces points où deux surfaces tégumentaires frottent l'une contre l'autre, et il en résulte des excoriations, de l'*intertrigo*. Quand ces frottements se produisent longtemps, ils se compliquent de démangeaisons fatigantes et même de douleurs vives.

On a maintes fois observé chez des personnes prédisposées à l'épilepsie des éruptions sudorales, profuses, généralisées, tantôt au moment des accès épileptiques, tantôt peu après. Et l'on a pu voir la guérison survenir consécutivement à l'emploi du bromure de potassium (Bull).

Nous laisserons ici de côté les sueurs excessives que l'on observe au cours de maladies internes, par exemple, celles que l'on voit se produire comme phénomène critique à la fin de processus fébriles aigus, celles qui apparaissent dans la phtisie pulmonaire, le rhumatisme articulaire aigu, etc. Il ne s'agit là, en effet, que d'un symptôme d'une de ces maladies, et non d'une affection cutanée idiopathique.

L'hyperhidrose locale, tantôt est unilatérale, tantôt elle se limite à une région très circonscrite du corps.

On a, à plusieurs reprises, observé l'hyperhidrose unilatérale au cours de maladies nerveuses. Ainsi, Meschede en a décrit un cas observé chez un dément. On l'a également vue se montrer au cours de la maladie de Basedow. Ebstein et Fränkel ont rapporté une observation dans laquelle l'hyperhidrose unilatérale, intéressant le côté gauche, coexistait avec des accès d'asthme. Cette observation présentait, en outre, un autre intérêt, car Ebstein fit voir que les ganglions cervicaux du sympathique du côté gauche se distinguaient des ganglions correspondants de son congénère de droite, par une richesse excessive en pigment des cellules ganglionnaires, et par un état ectasique des espaces vasculaires. Pikroffsky a relaté le cas d'un individu chez lequel il se produisait, régulièrement, à l'occasion des repas, une sudation unilatérale, occupant le côté droit du corps. Enfin, il convient de rappeler ici une observation de Kaposi, dans laquelle la sudation s'effectuait à la face d'un côté, et sur le tronc et les membres du côté opposé.

Les auteurs ont maintes fois avancé que les personnes atteintes d'hyperhidrose unilatérale, étaient d'un tempérament nerveux. Cette opinion concorde avec les notions physiologiques modernes, en ce sens qu'on a constaté que la sécrétion sudorale était sous la dépendance de faisceaux nerveux spéciaux.

En beaucoup de cas, l'hyperhidrose unilatérale n'occupe pas toute une moitié du corps, mais elle reste limitée à la face. Tandis qu'une moitié du visage paraît sèche et normale, l'autre moitié est rouge et turgescente, elle est plus chaude et baignée de gouttes de sueur. Mickle a observé les mêmes phénomènes chez les paralytiques. On a également constaté de ces transpirations unilatérales de la face, chez des sujets atteints de processus phtisiogènes du poumon avec de vastes cavernes, transpirations qui se faisaient du côté où siégeaient les cavernes. Donders parle d'un cas dans lequel l'éruption sudorale de la face accompagnait toujours l'acte de la mastication. Il en était de même dans une observation récemment communiquée par Grabowski, mais, dans ce cas, il existait antérieurement une blessure sur le côté de la face qui était le siège de la sudation.

Riehl a constaté, dans un cas analogue, que le ganglion supérieur du sympathique cervical était tuméfié et d'un rouge vif. A l'examen microscopique, on reconnut qu'il était infiltré de cellules rondes, qu'il contenait des vaisseaux fortement distendus, et qu'il était le siège d'une hémorrhagie punctiforme.

L'hyperhidrose locale se montre parfois en des points extrêmement circonscrits du tégument. Ainsi, Conignot a soigné une dame chez laquelle, à des heures très précises de la journée, l'éruption sudorale s'effectuait sur le dos de la main, et sur la face dorsale de l'avant-bras, le phénomène cessa consécutivement à l'emploi de la quinine. Chrestien a également rapporté une observation dans laquelle la portion supérieure de la main et de l'avant-bras se recouvrait, exclusivement, d'une transpiration abondante.

Parmi les hyperhidroses locales, celles qui se montrent aux creux de l'aisselle, à la paume des mains et à la plante des pieds, présentent une importance pratique.

Il n'est pas rare que l'excrétion exagérée de la sueur dans le creux de l'aisselle se laisse déjà reconnaître par l'aspect des vêtements, car, au niveau de cette région, ils prennent une coloration jaune rougeâtre. En outre, elle se complique d'une odeur désagréable, très gênante surtout pour les jeunes dames qui, en toilette décolletée, se livrent aux plaisirs de la danse. Assez souvent aussi, il se produit de l'intertrigo et des lésions eczémateuses de la peau. Le traitement consistera, en lotions pratiquées matin et soir, avec la solution suivante : acide tannique 0,50 cent. Alcool dilué 100 gr. ; on saupoudrera ensuite avec la poudre composée : acide salicylique, fleur de zinc ââ 10 gr. Talc en poudre 20 gr. M. S. A.

Dans l'hyperhidrose des mains, celles-ci sont humides, donnent une sensation de froid analogue à celle que fournit le contact de la peau des amphibies, et elle prend un aspect cyanotique. Si l'on examine la région palmaire, on aperçoit des gouttes de sueur au niveau des conduits excréteurs des glandes sudoripares. Les personnes atteintes de cette affection, laissent des traces humides sur tous les objets qu'elles touchent. Souvent, on les voit qui essuient précipitamment leur main avec leur mouchoir, avec leur vêtement, avant qu'ils ne la donnent. Quand l'hyperhidrose est intense ou persistante, l'épiderme se soulève sous forme de vésicules, ou bien il présente une coloration blanc mat, est macéré et se détache en lambeaux plus ou moins étendus. Ces mêmes phénomènes se rencontrent, avec une fréquence relative, chez des femmes chlorotiques, sujettes à des troubles de la menstruation ; aussi, en semblables circonstances, ne faudra-t-il pas négliger de recourir à l'emploi des préparations ferrugineuses. Fréquemment, l'affection disparaît spontanément, parfois il se produit des récidives.

Plus répugnante encore est l'hyperhidrose des pieds qui existe tantôt isolément, tantôt, mais dans de rares cas, en combinaison avec l'hyperhidrose des mains. La macération profonde de l'épiderme et sa desquamation donnent lieu à de vives douleurs et vont jusqu'à rendre parfois la marche impossible. Cette affection s'accompagne souvent d'une odeur fétide (bromidrose), que le malade répand autour de lui, et qui permet la plupart du temps de reconnaître qu'il est atteint de cette variété d'hyperhidrose. Hébra a dit, avec raison, que cette odeur pénible résulte de ce que le liquide sudoral dont s'imprègnent les chaussures, les bas et les chaussettes, entre en décomposition. On a considéré cette sueur anormale des pieds comme une sorte de dérivation favorable, de nature à prévenir l'éclosion d'autres maladies. A l'heure actuelle même, la suppression de cette sueur joue aux yeux du public, un rôle important dans l'étiologie d'affections très diverses. Mais le médecin ne doit mettre aucune hésitation à supprimer cette sécrétion pathologique.

Dans les cas légers, il suffira chaque jour de prendre des bains de pieds, de changer de bas et de saupoudrer les pieds (en particulier, au niveau des espaces interdigitaux) et les bas avec la poudre composée dont nous avons donné plus haut la formule. Dans les cas plus rebelles, on aura recours à l'onguent diachylon d'Hébra. On étale la pommade, l'épaisseur du dos d'un couteau, sur des bandes de toile dont on enveloppe tout le pied. On a soin de placer entre les orteils de petites pièces de bandes de toile, enduites de la même pommade. Cette pommade est renouvelée toutes les deux heures. Dans l'espace de 6 à 12 jours, l'épiderme macéré se détache, sous forme de lames cornées, tandis qu'on aperçoit à sa place un épiderme tendre et sain. Il est bon de continuer encore pendant quelque temps de saupoudrer les parties avec la poudre indiquée plus haut.

2. — Diminution de la sécrétion de la sueur. Anidrose.

Hyphidrosis.

La diminution exagérée de la sécrétion de la sueur, représente à peine une affection idiopathique, mais elle se manifeste la plupart du temps au cours et comme un symptôme d'autres maladies. Ainsi, on la rencontre dans le diabète sucré, le diabète insipide, et la néphrite interstitielle, pour la raison, sans doute, que l'organisme fait, à travers le filtre rénal, de grandes pertes d'eau. On observe aussi l'anidrose principalement chez les individus cancéreux et cachectiques.

En beaucoup de cas, l'anidrose est une conséquence d'autres maladies de la peau, mais il s'agit alors d'anidrose en quelque sorte partielle. Car ce sont seulement les points du tégument que la maladie a frappés, qui sont dépourvus de sécrétion sudorale. On observe ces mêmes phénomènes dans l'eczéma, le prurigo, le psoriasis, le lichen et l'ichtyose. Ces affections cutanées une fois guéries, les régions affectées récupèrent aussi la faculté de sécréter de la sueur.

Enfin, une influence nerveuse peut déterminer une anidrose. Ainsi, Strauss a signalé, dans le cas de paralysie faciale d'origine périphérique, une diminution de la sueur du côté paralysé, tandis que dans la paralysie faciale d'origine centrale, cette sécrétion ne serait pas modifiée. Mais, on a constaté sur les parties du corps atteintes de paralysie des effets différents, tantôt de l'hyperhidrose, tantôt de l'anidrose. Ces différences se produisent, vraisemblablement, suivant qu'il existe des conditions de paralysie ou d'excitation dans les faisceaux nerveux qui président à la fonction sudorale et qui accompagnent les nerfs périphériques.

3. — Modifications dans la qualité de la sueur. Paridrose.

Osmidrose. Bromidrose. Chromidrose. Hématidrose. Uridrose.

Eu égard à la qualité de la sueur, les anomalies peuvent se rapporter à l'odeur, la coloration ou la composition chimique du liquide sudoral.

a) On désigne sous le nom d'osmidrose toute odeur anormale de la sueur. Quant à la dénomination de bromidrose, beaucoup d'auteurs la réservent,

exclusivement, à celles qui ont un caractère de fétidité. Mais, ainsi que nous
en avons déjà fait la remarque à propos de l'hyperhidrose des pieds, il faut
distinguer entre la sueur qui, dès le moment de son excrétion, possède une
odeur désagréable, et celle qui ne l'acquiert que par suite de la décomposition du liquide sudoral. Les anciens médecins accordaient une certaine
importance aux cas appartenant à la première variété, et des autorités,
comme Schönlein et déjà avant lui Heim, déclaraient que les sujets atteints
de rougeole, scarlatine, variole, paludisme, syphilis, goutte..., etc., dégagent une odeur tellement caractéristique, qu'il serait possible de faire, à
coup sûr, le diagnostic rien qu'avec le nez. A nous, modernes, de semblables affirmations paraissent inconcevables. Il n'en est pas moins vrai qu'on
rencontre des cas d'osmidrose. Dans ces derniers temps encore, Frigerio a
communiqué l'observation de deux idiots, qui excrétaient une sueur dont
l'odeur rappelait celle du musc. Par contre, Szokalski a traité par l'enveloppement humide une dame nerveuse, chez laquelle pendant les 14 jours
de ce traitement, il s'établit une sueur qui avait une odeur de violette très
prononcée. Chez les urémiques, la sueur dégage parfois une odeur urineuse.
Mais il ne faut pas oublier que dans ces phénomènes, qui n'ont du reste
qu'une faible importance pratique, il faut aussi prendre en considération
la sécrétion des glandes sébacées.

b) On désigne sous le nom de chromidrose les faits dans lesquels la sueur
a une coloration anormale. Ces faits se présentent beaucoup plus rarement
qu'on ne les a décrits, parce qu'il se commet assez souvent, à leur sujet, des
méprises volontaires ou involontaires. On a relaté des observations de
sueurs jaunes, bleues, vertes et sanguines.

Il n'est pas rare chez les ictériques que les pièces du vêtement s'imprègnent de sueurs et prennent une teinte jaunâtre, cela tient à ce que, indépendamment des reins, les glandes sudoripares ont en particulier la mis-
sion de purifier le sang adultéré par les principes colorants de la bile.

On a souvent décrit des observations de sueur bleue, *cyanidrose*. Footh a
pu jusqu'en 1869, en rassembler 38 cas, dont le plus ancien remonte à
l'année 1709. Depuis, le nombre des observations s'est encore accru. La plupart du temps, il s'agissait de femmes (34 dans le relevé de Footh, soit 89 0/0),
qui souvent étaient anémiques et souffraient d'affections de l'utérus. La
sécrétion anormale de la sueur se manifestait d'une manière locale, le plus
fréquemment aux paupières, le plus rarement à la face dorsale de la main,
(cas de Germain), et soi-disant, jamais sur la surface postérieure du corps.
Dans une observation communiquée par Ipavic, on constata à l'examen
microscopique des amas de pigment amorphe. Scherer a dans un cas pensé
que la couleur bleue était due à du phosphate de protoxyde de fer; plus
récemment, on a signalé ses rapports avec l'indican. Bien plus! on a pensé
que l'anémie conduit à une production plus considérable d'indican, et que
l'indican formé en excès, est en partie excrété au dehors par les glandes
sudoripares. Il en était tout autrement dans une observation remarquable de
Bergmann, où la coloration bleue était produite par un champignon, dont
les spores contenaient un principe colorant bleu.

La sueur de sang, *hématidrose*, ne rentre pas, à proprement parler, dans ce sujet, car il s'agit de ruptures insolites de vaisseaux très fins, à la suite desquelles le sang s'épanche dans le voisinage des glandes sudoripares ou même dans leurs conduits excréteurs. Il faut se tenir en garde contre les supercheries, qui souvent sont favorisées par des personnes pieuses, pour amener la masse crédule à certains buts déterminés.

c) En ce qui concerne les anomalies qui se rapportent à la composition chimique de la sueur, parlons brièvement de l'*uridrose*. Il se fait dans cette affection une telle élimination de l'urée, au niveau du tégument, que cette substance se dépose sur la peau sous la forme de lamelles blanches. On a observé semblables phénomènes dans le cas de suppression de l'excrétion urinaire sous la dépendance du choléra, de processus inflammatoires du rein ; et, souvent, ils coexistaient avec des symptômes d'urémie.

B. — ANOMALIES DE LA SÉCRÉTION DES GLANDES SÉBACÉES

1. — Sécrétion augmentée. Séborrhée.

Schmeerfluss. Fluxus sebaceus. Steatorrhoe.

On a coutume de distinguer deux formes de séborrhée : la séborrhée *huileuse* et la séborrhée *sèche*.

Dans la séborrhée huileuse, des masses de graisse se déposent sur le tégument, tantôt elles lui donnent une sorte de brillant graisseux, ou bien elles s'accumulent sous la forme de squames épaisses et de croûtes. Par contre, la séborrhée sèche s'accompagne d'une chute abondante de squames épidermiques, minces, qui sont mélangées avec des gouttelettes de graisse. Les deux variétés ne s'excluent pas l'une l'autre, au contraire, elles se rencontrent parfois sur le même sujet.

Eu égard à son mode de répartition, on distingue une séborrhée générale et une séborrhée locale ; au point de vue pratique, cette dernière est la plus importante, et, suivant le cas, elle peut avoir comme siège d'élection le cuir chevelu, la face, l'ombilic, ou les parties génitales.

a) La séborrhée du cuir chevelu, *seborrhœa capillitii* (Gneis), se rencontre avec la plus grande fréquence chez les enfants, parce que la suractivité des glandes sébacées pendant la vie intra-utérine se prolonge encore immédiatement après la naissance. On constate que le cuir chevelu, sur une étendue plus ou moins considérable, est recouvert de squames graisseuses ou de croûtes ayant plusieurs millimètres d'épaisseur, qui tantôt présentent une coloration plutôt gris jaunâtre, tantôt plutôt vert grisâtre, ou noirâtre. La teinte sombre des squames est due aux impuretés qui se mélangent à la matière sébacée accumulée sur la peau. Ces dépôts ne dépassent jamais les limites du cuir chevelu. En beaucoup de cas, ils laissent apercevoir des inégalités et des fissures profondes. Ils dégagent souvent une odeur rance,

donnent une sensation particulière d'onctuosité, et, à l'examen microscopique, paraissent essentiellement composés de gouttelettes de graisse.
Quand on soulève les squames avec précaution au moyen d'une tige de bois,
on voit qu'au-dessous d'elles la peau est pâle et non altérée. Ce n'est que
dans le cas où les masses sébacées entrent en décomposition, et acquièrent de ce fait des propriétés irritantes, que la peau sous-jacente prend une
coloration rougeâtre, ou qu'elle devient eczémateuse et humide. Dans la
plupart des cas, les cheveux suivent facilement quand on détache les croûtes.

Dans le public, la croyance que la guérison de l'affection est suivie de conséquences fâcheuses, est très répandue. Aussi, l'occasion de suivre l'évolution naturelle de la maladie est-elle singulièrement favorisée. Voici ce qu'on
a observé : dans la seconde ou la troisième année de l'existence, la formation considérable de sébum s'arrête, les masses graisseuses accumulées se
dessèchent de plus en plus, s'émiettent, et tombent, tandis que les cheveux
repoussent en grand nombre. Quoi qu'il en soit, tout médecin éclairé s'efforcera de couper court, au plus vite, à l'affection. Dans ce but, quand il
s'agit de dépôts minces, on fera faire, matin et soir, sur les points atteints,
des frictions énergiques avec de l'huile d'olive, de l'huile d'amandes douces,
et de l'huile de foie de morue ou avec une autre substance grasse. Avant de
pratiquer une nouvelle friction, le malade se lavera soigneusement la tête
avec du savon vert. Lorsqu'on a affaire à des dépôts épais de masses graisseuses, on prescrit de larges onctions huileuses toutes les heures et l'usage
d'une coiffe de flanelle ; si après 12-24 heures, les concrétions se sont déta-
chées, on fait faire des lavages avec du savon. Enfin, pour prévenir une
récidive de l'hypersécrétion des glandes sébacées, il convient de continuer
encore pendant quelque temps les lavages au savon et les frictions avec
l'huile, matin et soir.

On peut confondre cette affection avec : a) l'*eczéma*, cependant ici, la peau
est rouge et humide, de plus l'eczéma ne s'arrête pas aux limites du cuir
chevelu ; b) le *psoriasis*. Mais, dans cette dernière affection, on trouve des
lésions psoriasiques sur d'autres points du tégument.

Il est rare que chez les adultes la séborrhée du cuir chevelu, *seborrhœa
capillitii*, atteigne ce degré élevé, que nous avons décrit même chez les nouveau-nés. Il est beaucoup plus commun d'observer chez eux, la forme sèche.
Elle s'accompagne en outre d'une chute abondante de squames épidermiques, blanches, contenant de la graisse. Elle importune les malades,
parce que leur cuir chevelu paraît squameux et sale, et qu'en dépit de
toute précaution, le col de leurs habits se recouvre de petites squames. On
a donné à cette affection le nom de pityriasis du cuir chevelu, *pityriasis
capillitii*. Souvent, elle se complique d'une chute abondante des cheveux
et peut entraîner la calvitie, l'alopécie. Si l'on arrête le mal, les cheveux
repoussent presque toujours.

En beaucoup de cas, les causes de la maladie restent introuvables. Dans
d'autres, elle est sous la dépendance de processus inflammatoires de la peau
(eczéma, érysipèle, variole) antérieurs ; dans d'autres encore, elle est liée à
une affection constitutionnelle (chlorose, syphilis). Parfois, elle se déclare

après un accouchement ou chez des femmes qui sont atteintes de troubles de la menstruation.

Quant au traitement, il comporte l'emploi de moyens locaux et généraux. Suivant le cas, on aura recours aux préparations ferrugineuses, iodiques ou mercurielles. Localement, on fera des frictions le soir avec l'alcool étendu, et le matin avec de l'huile. Il est, en outre, utile, chez les hommes, de faire couper les cheveux courts; cela permet aux médicaments d'agir directement et d'une manière plus efficace sur le cuir chevelu.

b) La séborrhée de la face se développe surtout au front, au niveau des régions temporales, sur le nez et le menton. Le plus souvent, on constate que les points atteints ont un aspect graisseux, brillant; la peau paraît grasse au toucher et elle laisse sur la toile et sur le papier brouillard des taches de graisse. Il est rare que la graisse s'accumule sous la forme de squames ou de croûtes. Souvent, les orifices glandulaires paraissent considérablement élargis, et laissent apercevoir des filaments graisseux de plus en plus proéminents. La poussière s'attache facilement à eux, en sorte que les malades présentent une sorte de pointillé noir et sale.

Dans la séborrhée nasale, les vaisseaux cutanés situés entre les glandes sudoripares se font remarquer par leur vive injection et leurs sinuosités. Il n'est pas rare que l'affection ne se montre qu'à l'époque de la puberté; et elle se développe, en particulier, chez les personnes brunes, d'une façon très accusée. Même traitement que dans la séborrhée du cuir chevelu. Les sourcils présentent parfois les lésions du *pityriasis capillitii*.

c) La séborrhée des parties génitales apparaît aux organes génitaux de l'homme, surtout quand il y a phimosis. Le smegma, excrété en abondance, s'accumule de préférence dans le sillon balano-préputial; néanmoins, le gland lui-même peut être en totalité recouvert de masses graisseuses. En été, ou par la marche, l'équitation, les produits excrétés subissent une légère décomposition; il se produit une inflammation du gland et du prépuce, balanite, balano-posthite, qui peut se compliquer d'excoriations ou de la formation de condylomes acuminés. Les sujets atteints de séborrhée génitale sont fréquemment sujets à l'herpès génital, ou bien les enfants éprouvent de vives démangeaisons qui les conduisent à des habitudes d'onanisme. Enfin, la stagnation du smegma peut aboutir à la formation de concrétions du prépuce.

Sous le rapport du traitement, on pourra être conduit à guérir un phimosis existant soit par la dilatation progressive, soit par une opération sanglante. Puis, on fera disparaître les amas de graisse au moyen d'onctions huileuses et l'on préviendra leur retour par des lotions savonneuses et l'interposition entre le gland et le prépuce de charpie enduite d'onguent à base de zinc ou de la pommade suivante, Rp. acide tannique 0,50 cent., vaseline 20 gr. F. S. A. pour l'usage externe.

On observe aussi chez les femmes, et en particulier chez les petites filles, la séborrhée génitale. Les masses sébacées s'accumulent autour du clitoris, et entre les grosses et les petites lèvres. Même traitement que plus haut.

d) La séborrhée générale se montre chez les adultes, la plupart du temps, comme conséquence de maladies chroniques, cachectisantes. Le tégument se recouvre en totalité de squames petites, fines, contenant de la graisse et ressemblant en partie à de la poussière. On désigne aussi cette affection sur le nom de pityriasis et, en considération des circonstances étiologiques, on lui réserve la dénomination de pityriasis *tabescentium*, pityriasis des tuberculeux, ou des scrofuleux. Le traitement consiste à fortifier le plus possible les malades, et à leur faire prendre des bains tièdes qu'on fait suivre de frictions avec des corps gras.

Chez les nouveau-nés, on constate, en certains cas, que la sécrétion exagérée de matière sébacée qui, durant la vie intra-utérine, aboutit à la formation du *vernix caseosa*, continue pendant les premiers jours de la vie. Les enfants sont comme revêtus d'une enveloppe mince, brillante, qui présente de nombreuses fissures et rhagades, de sorte que l'enveloppe anormale paraît en certains cas être divisée à la manière d'un écusson. On a donné à cet état pathologique la dénomination d'*icthyosis sebacea* ou de *cutis testea*. Il se complique, fréquemment, d'une impossibilité de l'alimentation et s'accompagne d'un abaissement de la température du corps. Il faut alors nourrir les enfants, lorsqu'ils refusent de prendre le sein, à la cuiller, mettre auprès d'eux dans leur lit des boules d'eau chaude, leur donner de 3-4 fois par jour des bains chauds — jusqu'à 34° R — prolongés, et frictionner toute la surface de la peau avec de l'huile.

2. — Diminution de la sécrétion sébacée. Astéatose.

Oligosteatosis.

La diminution de la sécrétion de la matière sébacée peut être congénitale ou acquise. La peau présente une sécheresse insolite, elle a une disposition très accusée aux érosions et aux rhagades, qui deviennent douloureuses et souvent saignantes. Elle desquame plus ou moins vivement et paraît rugueuse, d'où aussi le nom de *pityriasis simplex*.

Congénitale, elle est tantôt isolée, tantôt associée à d'autres affections congénitales de la peau, telles que le prurigo ou l'ichtyose. Acquise, elle se montre également dans certaines maladies cutanées, telles que le psoriasis, le lichen ruber, etc. On la rencontre limitée à la face dorsale des mains et des avant-bras chez les personnes qui se lavent souvent, et principalement quand l'eau est riche en principes calcaires ou qu'elle contient des lessives ou des savons irritants. On l'observe le plus souvent en hiver, parce que le froid a pour effet de diminuer la turgescence de la peau, et que la sécrétion sébacée est moins active qu'en été. Le traitement consiste dans tous les cas dans l'application sur la peau de matières grasses, de préférence la vaseline ou le cold-cream ; par contre, la glycérine, très en vogue dans le public, empire souvent, par la soustraction d'eau qu'elle opère, l'état existant et, dans le cas d'érosions, cause des souffrances. Il faut en outre renoncer aux occupations ayant sur cette affection une influence fâcheuse; les malades doivent se laver moins souvent pendant le jour et seulement avec de l'eau tiède, ou bien prendre un bain général tiède. De plus, en hiver, ils doivent porter des gants.

3. — Anomalies dans l'excrétion de la matière sébacée du tégument. Para-steatosis.

A. — Comédons. Mitesser.

I. Symptômes. — Les comédons se présentent sous forme de points noirs, qui correspondent aux conduits excréteurs des glandes sébacées, et qui, en certains endroits, s'élèvent quelque peu au-dessus du niveau du tégument voisin. Par la pression, le point noir s'échappe en dehors, et se trouve suivi d'un tissu filiforme, jaunâtre, tordu souvent en spirale, que les anciens auteurs tenaient pour un ver, d'où le nom de *mitesser*. En réalité, ce corps filiforme n'est que la matière sébacée de la peau retenue dans la glande, et l'examen microscopique nous montre qu'il est composé de graisse et de cellules épidermiques ayant subi la dégénérescence graisseuse. Parfois, on y rencontre des cristaux de cholestérine. En outre, ils contiennent fréquemment des poils follets et l'acare des follicules, *acarus folliculorum*. Unna prétendait avoir constaté que la partie antérieure noirâtre était constituée par des particules de bleu outre-mer, mais W. Krause s'est élevé contre cette opinion.

Il est évident que les comédons se développent surtout en ces points de la peau qui se distinguent par leur richesse en glandes sébacées. A ces régions appartiennent le front, le nez, les lèvres, la poitrine et le dos. Tantôt ils se montrent d'une manière isolée, tantôt ils s'accompagnent de séborrhée. En certains cas, ils sont si abondants que la peau paraît comme pointillée en noir, parfois ils sont en certains endroits si étroitement accolés les uns aux autres, qu'ils proéminent sous la forme de saillies cutanées verruqueuses, d'où les dénominations de *verrues sébacées* ou de *disques de comédons*. D'autre part, il n'est pas rare qu'ils se compliquent d'une inflammation des follicules sébacés, *acné*.

Küstner a insisté sur le développement régulier et abondant de comédons au niveau de l'extrémité nasale des nouveau-nés, chez lesquels cependant la coloration noire de l'extrémité antérieure du cylindre sébacé fait défaut.

II. Étiologie. — Les causes de la rétention de la matière sébacée ne sont pas toujours saisissables. En beaucoup de cas, elle est sous la dépendance d'une obstruction mécanique ainsi qu'on peut l'observer chez des sujets qui travaillent dans des fabriques de goudron et de pétrole ; semblable condition se rencontre chez des personnes qui, bien qu'ayant une peau très grasse, ne se lavent que rarement la face avec du savon. Dans d'autres circonstances, l'affection est le résultat de la sécrétion d'une matière sébacée anormalement concrète. Quand, en outre, on considère qu'elle se développe à un degré insolite chez des sujets anémiques et affaiblis, on ne peut rejeter la possibilité qu'une diminution de la force, qui, en conditions normales, règle la sécrétion de la matière sébacée, soit, en certains cas, la cause qui préside à la formation des comédons. Souvent, la maladie se montre à l'époque de la puberté, pour disparaître ensuite spontanément au bout de quelques années.

III. **Traitement**. — Le traitement consiste dans l'expulsion mécanique du comédon. Pour l'effectuer, on peut se servir d'une clé de montre ou bien exprimer le cylindre sébacé en le prenant entre deux ongles. Afin de réveiller la tonicité du follicule distendu, on fait ensuite pratiquer des frictions stimulantes.

Comme tous ces modes de traitement irritent la peau, il convient d'y recourir le soir. D'autre part, quand on a affaire à des sujets chlorotiques, scrofuleux ou anémiques, il ne faut pas négliger d'instituer un traitement général approprié.

B. — *Milium. Hautgries. Grutum. Strophulus albidus.*

I. **Symptômes et Anatomie pathologique**. — Le milium se présente sous forme de nodules de couleur jaune clair ou blanc grisâtre, qui souvent font saillie au-dessus du niveau de la peau. Quand on passe le doigt au-dessus, ils donnent une sensation de dureté et, par l'effraction de l'épiderme ou sous l'influence de la pression, ils laissent échapper un corpuscule blanc grisâtre. A l'examen microscopique, ce corpuscule présente une cavité qui renferme des cellules épidermiques disposées comme les squames d'un oignon et un noyau à contenu graisseux. Il se forme consécutivement à l'oblitération du conduit excréteur d'une glande sébacée, oblitération qui détermine l'accumulation dans un lobule ou dans la cavité commune d'une glande sébacée de cellules épidermiques n'ayant pas subi pour le plus grand nombre la dégénérescence graisseuse, et la distension de l'espace correspondant. L'épiderme se prolonge au-dessus des corpuscules de milium, aussi est-il absolument nécessaire qu'il soit complètement rompu, pour qu'on arrive sur leur contenu. Sous le rapport du siège, on distingue le milium du comédon en ce que ce dernier occupe exactement le canal excréteur de la glande sébacée.

En certains cas, on a trouvé des concrétions dans les nodules de milium. E. Wagner a décrit un cas de milium *colloïde*, c'est-à-dire, qu'il s'était produit là, par suite d'une dégénérescence colloïde des cellules épidermiques, des nodosités semblables à celles du milium.

On rencontre le plus fréquemment les nodosités miliaires à la peau des paupières et des régions avoisinantes, tempes et joues, puis aux lèvres, à la peau du pénis, et à la face interne des petites lèvres. A la couronne du gland, elles sont parfois si nombreuses et si confluentes qu'elles constituent une vraie maladie.

II. **Étiologie.** — En beaucoup de cas, les cicatrices cutanées sont le point de départ de la formation de corpuscules de milium, qui se développent en grand nombre au niveau de leurs limites périphériques. On voit encore les nodules miliaires se montrer sur les points de la peau qui, antérieurement, ont été le siège d'affections cutanées, par exemple après le pemphigus. Mais, en beaucoup de cas, il semble qu'il s'agit d'une anomalie de la sécrétion primitive, en raison de laquelle un nombre considérable de cellules épidermiques se déposent dans l'intérieur du lobule glandulaire, cellules qui ne subissent pas une transformation graisseuse et restent en place dans cette cavité.

Küstner a constaté une formation abondante de milium chez les enfants nés avant terme. Les nodules sont d'autant plus nombreux que l'âge de l'enfant se rapproche de la 30-32 semaine de la grossesse.

III. **Traitement.** — Quand les corpuscules de milium se développent en grand nombre à la face, ils déparent le visage. On doit alors inciser l'épiderme avec la pointe d'un fin bistouri, et exprimer, par pression, le contenu du milium.

TROISIÈME PARTIE

HYPERTROPHIE DE LA PEAU

A. — HYPERTROPHIE DU PIGMENT DE LA PEAU

1. — Nævus. (Muttermal.)

Les *nævi* sont toujours constitués par des accumulations congénitales de pigment dans la peau. Ils se présentent sous l'aspect de taches tantôt brunes ou brun noir, à surface unie et lisse, — *nævus spilus*, tantôt à surface irrégulière, verruqueuse, — *nævus verrucosus*; en certains cas, ils sont comme pédiculés et sont appendus à la peau à la manière de tumeurs *nævus mollusciformis seu lipomatodes*, parfois enfin, ils sont recouverts de poils hérissés, épais et foncés, *nævus pilosus*. Sous le rapport du nombre et de l'étendue, les nævi présentent de grandes différences. Il peut arriver qu'ils soient si nombreux que, par endroits, la peau est comme tigrée. Il n'est pas rare qu'on les trouve dans la zone de distribution de certains nerfs cutanés, aussi, comme il arrive dans l'herpès zoster, peuvent-ils se répartir, exactement, sur une moitié du corps. En raison de cette particularité, Th. Simon a proposé la dénomination de *nævus nerveux*. Et l'on a, pour cette raison, rapporté la formation du pigment à des troubles trophiques, interprétation en faveur de laquelle milite le fait, qu'en beaucoup de cas, il existe d'autres désordres nerveux manifestes. La plupart du temps, les nævi ont une tendance naturelle à s'accroître, il est rare qu'ils rétrocèdent spontanément. Parfois, à un âge plus avancé, il se développe dans leur tissu des éléments de sarcome et de cancer, foyer d'où une infection peut se propager à une foule d'organes. Les recherches anatomiques ont montré, qu'il ne s'agit pas seulement d'une accumulation de pigment dans la couche la plus inférieure des cellules épithéliales du réseau de Malpighi, mais, qu'en certains cas, il s'accomplit, dans les cellules et dans les vaisseaux oblitérés du chorion, une formation anormale de pigment. On ne peut songer à une extirpation chirurgicale des nævi que s'ils sont de petites dimensions, et, pour la pratiquer, on se servira du bistouri ou des ciseaux.

2. — Chloasma.

On désigne sous le nom de *chloasma* une formation de pigment *acquise*, laquelle constitue soit une affection primitive (idiopathique) de la peau, ou bien représente un symptôme d'une maladie cutanée.

Au chloasma idiopathique appartiennent les *éphélides*, le *lentigo* (sommerflecken ou sommersprossen). Ces modifications cutanées constituent des taches brun clair, allant jusqu'aux dimensions d'une lentille, qui se développent en nombre particulièrement considérable à la face, et surtout sur le nez et dans les régions des joues avoisinantes. Mais, comme on les observe aussi en certains points de la peau constamment protégés par les habits, par exemple aux avant-bras du côté de la flexion, aux parties génitales, on est bien obligé de reconnaître qu'elles n'ont pas pour unique cause l'action des rayons solaires. Les sujets à teint délicat, et surtout à cheveux rouges, sont d'ordinaire affectés d'éphélides. Celles-ci se montrent principalement au printemps et en été, tandis qu'en hiver elles pâlissent et même peuvent s'effacer complètement. Elles n'apparaissent, à peu près jamais avant la sixième année, mais jamais non plus passé 40 ans. En général, le traitement n'amène pas de guérison définitive. Il consiste essentiellement dans l'emploi des moyens qui déterminent une vive desquamation de l'épiderme, parmi lesquels se rangent : les frictions au savon, les badigeonnages iodés, et les attouchements avec le sublimé (0,5 : 50). L'épiderme se détache-t-il, on saupoudre la peau avec de l'amidon. Chez les personnes coquettes, l'occasion se présentera d'avoir recours aux fards pour dissimuler les altérations de la peau. Chez beaucoup de sujets, la maladie disparaît spontanément quand la puberté est accomplie.

Sous la dénomination de chloasma traumatique, on a désigné ces colorations de la peau, qui ont coutume de se produire sous l'influence d'une irritation mécanique du tégument. On les rencontre fréquemment dans ces régions sur lesquelles des bandages, des ceintures, des courroies ont exercé de la compression, pendant une période de temps prolongée. Il n'est pas rare non plus d'observer une accumulation insolite de pigment à la suite de grattages violents et répétés de la peau. Ce sont là des conditions qui se présentent assez souvent au cours des affections cutanées, chroniques et prurigineuses, par exemple, dans le prurigo, l'eczéma, la gale, la pédiculose. Les vagabonds, à cause de leurs défroques couvertes de vermine, offrent parfois une coloration si foncée de la peau qu'elle va jusqu'à prendre, en particulier dans la région dorsale, la teinte propre au tégument des mulâtres. On a encore appelé ces modifications de la coloration, *melasma, mélanodermie* ou *nigrities*, ou bien, dans les cas où la peau d'une couleur foncée anormale desquame, *pityriasis nigra*.

On entend par *chloasma calorique* la coloration foncée de la peau que beaucoup de personnes, souvent après quelques heures, présentent quand, soit pendant un travail à l'air libre, soit durant des marches, elles se sont exposées à l'action du soleil ou aux intempéries du temps.

Le *chloasma toxique* peut être produit par l'application sur la peau de substances irritantes. L'emploi des sinapismes ou des vésicatoires, laisse très fréquemment à sa suite une coloration brune du tégument, qui reproduit très exactement les contours de l'emplâtre, et qui, grâce à cette circonstance, est facilement reconnue. Aussi, en raison de ces altérations possibles de la peau, ne faut-il appliquer qu'avec circonspection des substances irritantes sur les points destinés à demeurer découverts.

Parmi les formes symptomatiques du chloasma, il convient de placer en première ligne le *chloasma utérin*. Il apparaît sous forme de taches de la peau, jaune brun, lesquelles se distinguent des taches analogues propres au pityriasis versicolor, en ce qu'elles sont brillantes, qu'elles ne desquament pas, et qu'elles ne contiennent pas le champignon, *microsporon furfur*, du pityriasis. On observe ce chloasma chez les femmes dont la menstruation est irrégulière ou imparfaite, ou qui souffrent de maladies de l'utérus ou des ovaires. Il se développe également chez beaucoup de femmes à l'occasion de la grossesse, *chloasma gravidarum*. Il rétrocède d'ordinaire à l'époque de la ménopause. Il détermine des altérations de la peau fort désagréables, parce qu'elles se produisent avec une fréquence marquée sur le front, les joues, les lèvres et le menton.

On entend par *chloasma des cachectiques* la coloration brune de la peau que l'on observe dans certains états marastiques, cachexie paludique, syphilitique, ou chez des sujets atteints de cancer ou de phtisie pulmonaire. Dans cette catégorie, rentre encore cette production excessive de pigment, qui tient une si grande place dans l'expression symptomatique de la maladie d'Addison.

Il n'est pas rare de voir des pigmentations anormales persister en certains points du tégument qui, pendant longtemps, ont été le siège d'affections chroniques de la peau.

APPENDICE

Au chapitre des hypertrophies pigmentaires de la peau, nous ajouterons une courte mention de ces pigmentations anormales du tégument, qui, en réalité, correspondent à une formation excessive de matières colorantes. A ce groupe, se rattachent la coloration ictérique de la peau et ces pigmentations foncées qui se manifestent après un usage prolongé du nitrate d'argent, et qui ont reçu la dénomination d'*argyrie*. Les auteurs français, et récemment Lewin, ont observé la coloration foncée de la peau chez les polisseurs sur argent.

B. — HYPERTROPHIE DE L'ÉPIDERME. KÉRATOSES

On a coutume, à l'exemple de Lebert, de ranger sous le nom de *kératoses* les affections cutanées, qui consistent essentiellement dans un état hypertrophique de la couche cornée. Tantôt cette altération existe d'une manière isolée, tantôt il s'y surajoute une hypertrophie des papilles cutanées.

Aux kératoses, qui se localisent dans la couche cornée, appartiennent une série d'affections cutanées, qui sont si bien connues, qu'elles réclament à peine une description spéciale. Si nous nous bornons ici à en citer seulement le nom, il faut en chercher la raison dans le fait que pour les guérir, il faut la plupart du temps recourir à des moyens chirurgicaux (cautérisation, incision). Dans cette catégorie rentrent les callosités (hautschwielen) que l'on voit le plus ordinairement se produire à la suite de pressions prolongées sur la peau, et rarement, en tant que lésions idiopathiques, par exemple, au pénis. A ces lésions, appartiennent les cors aux pieds (Leichdorn), qui ne sont autre chose que des callosités de la peau. Il faut encore signaler ici les cornes cutanées.

Parmi les kératoses dans lesquelles il y a participation du corps papillaire de la peau, il faut ranger : les verrues, les condylomes acuminés (siptze Feigwarze) et l'ichtyose (Fischschuppenausschlag). De ce nombre, seule la dernière maladie intéresse le médecin.

1. — Ichtyose. (Fischschuppenausschlag.)

I. **Symptômes et Diagnostic.** — L'ichtyose représente une maladie de la peau, chronique, et, la plupart du temps, congénitale, dans laquelle il se produit sur le tégument des dépôts épidermiques, plus ou moins épais.

Elle peut exister à des degrés très divers, et l'on est parti de là pour distinguer plusieurs variétés d'ichtyose. A son degré le plus léger, la peau se montre couverte de lames épidermiques, de forme irrégulière, et dont les limites sont nettement marquées par des sillons profonds. En outre, la peau fournit une sensation insolite de rugosité et de sécheresse, et elle a une disposition marquée à se dépouiller des squames épidermiques les plus superficielles. Cette forme représente *l'ichtyose simple*. Lorsque la portion centrale des lames ou squames épidermiques est déprimée, tandis que leurs bords sont légèrement soulevés, il s'agit de la variété qui, d'après la proposition de Schönlein, a reçu la dénomination d'ichtyose *scutulata*. En beaucoup de cas, les squames présentent, surtout dans leur portion périphérique, une transparence nacrée, condition pour laquelle Alibert a proposé le nom d'ichtyose *nitida*. Fréquemment, les éléments squameux prennent une coloration verdâtre ou gris verdâtre, en sorte qu'ils reproduisent à peu près l'aspect qu'offre la surface abdominale de beaucoup de serpents, ichtyose *serpentina* ou *cyprina*. Mais la maladie atteint son degré le plus avancé dans l'ichtyose *cornea* et l'ichtyose *hystria* ou *hystricismus*. Dans le premier cas, les squames épidermiques sont dures comme de la corne, épaisses et recroquevillées ; dans le second, par contre, elles forment des saillies, des prolongements épineux, d'où le surnom donné à ces malades d'hommes-porcs-épics. Il est évident que les lésions de ce dernier ordre s'accompagnent de déformations considérables ; en outre, les nodosités multiples offrent assez souvent une coloration presque noire.

On rencontre parfois, sur le même sujet, les variétés diverses de la maladie, parce que certains points de la peau subissent une atteinte de plus en plus profonde.

Sous le rapport de la répartition des lésions cutanées, il faut distinguer entre une icthyose *généralisée* et une ichtyose *locale* ; cette dernière est plus rare.

Les premières altérations de la peau se montrent d'ordinaire vers la fin de la première année de la vie, mais souvent encore beaucoup plus tard. Il est vrai que l'on a décrit dans ces derniers temps plusieurs cas d'ichtyose congénitale, toutefois des auteurs compétents pensent qu'il ne s'agissait pas des lésions de l'ichtyose, mais des produits d'une séborrhée. Les influences héréditaires, comme dans le psoriasis et le prurigo, se manifestent non pas immédiatement, mais seulement quelque temps après la naissance ; peut-être cela est-il dû à ce que les bains fréquents que l'on donne pendant la période de l'allaitement, retardent l'apparition de la maladie.

D'ordinaire, les coudes et les genoux, du côté de l'extension, sont les régions les premières atteintes ; ultérieurement, les altérations de la peau gagnent toujours de plus en plus en étendue, mais, presque sans exception, les articulations du côté de la flexion, le creux axillaire et les parties génitales, la paume des mains et la plante des pieds demeurent indemnes. A la face et au cuir chevelu, il survient une desquamation cutanée abondante, il en résulte que les cheveux offrent une sécheresse anormale et qu'ils ont une disposition à tomber. Les points de la peau affectés se distinguent encore par le fait qu'ils n'excrètent pas de sueur, tandis qu'il peut se produire des transpirations abondantes, au cas où les conditions extérieures sont favorables, dans les régions du tégument épargnées par la maladie. Beaucoup de malades sont tourmentés par un prurit insupportable. Parfois encore, on voit se former des rhagades profondes et douloureuses, qui cependant ne pénètrent que rarement jusque dans le derme et par suite deviennent saignantes. Ou bien, l'épiderme épaissi et tendu apporte un obstacle au libre jeu des articulations, en sorte que celles-ci restent d'une manière permanente dans un état de demi-flexion. Dans les cas d'ichtyose avancée de la face, on observe l'ectropion et un défaut de mobilité des paupières.

La marche de la maladie est chronique. La plupart du temps, l'affection persiste durant toute la vie. La guérison spontanée, ainsi qu'Hébra l'a observée à la suite d'une variole intercurrente, constitue l'exception. Mais il n'est pas rare qu'il se produise, de temps à autre, des exacerbations et des rémissions ; celles-ci, dans un cas soumis à mon observation, avaient lieu régulièrement durant les mois de l'automne.

En certains cas, on a vu l'ichtyose se combiner avec d'autres affections cutanées. Il n'est pas rare de voir se développer de l'eczéma, en conséquence sans doute de grattages violents. Mapother a décrit la coexistence chez une jeune fille âgée de 18 ans, de l'ichtyose avec le lupus, Hébra avec la rougeole et la variole.

Parmi les altérations des autres organes, Mapother signale l'hypertrophie du cœur, qu'il rattache aux troubles de la circulation cutanée. Nayler et Boeck ont observé de la polyurie, tandis que Mapother a vu chez une femme âgée de 42 ans, l'excrétion quotidienne de l'urine tomber à 600 grammes. Boeck a décrit dans un cas la formation de la cataracte et une rétinite pigmentaire, avec atrophie du nerf optique.

II. Étiologie. — Sur les causes de la maladie, on sait fort peu de chose. Dans beaucoup de familles, il y a hérédité de l'affection. Ainsi, Nayler a pu la suivre dans six générations.

Parfois, dans une famille, un certain nombre d'enfants seulement sont atteints par la maladie; en d'autres cas, elle frappe exclusivement l'un ou l'autre sexe. De même, il est des familles qui sont épargnées. Vers le milieu du précédent siècle, une famille Lambert a acquis une certaine célébrité historique; elle entreprit de se donner en spectacle dans différents pays, et fournit, par là, l'occasion d'étudier plus exactement la maladie.

Gaskoin déclare que l'ichtyose se montre souvent dans les familles qui sont sujettes à l'eczéma, l'asthme, la phtisie ou la goutte.

Parfois l'ichtyose est acquise, et en particulier, il se développe une ichtyose partielle dans ces points de la peau atteints d'affections cutanées chroniques.

Le jugement émis par Biett et Rayer, suivant lequel l'ichtyose serait plus fréquente chez les hommes que chez les femmes, a été, à bon droit, maintes fois contesté.

III. Anatomie pathologique. — Les altérations cutanées ne se limitent pas exclusivement à l'épiderme, mais elles intéressent aussi par irradiation sympathique le derme et le tissu cellulaire sous-cutané. Le pannicule adipeux paraît considérablement diminué, parfois même il a complètement disparu. Au niveau du chorion, ce qui frappe, c'est l'hypertrophie extrêmement accusée des papilles. Leurs vaisseaux ont une largeur insolite, et, dans certains cas, ils sont épaissis. On constate, à l'épiderme, un accroissement considérable de la couche des cellules cornées, tandis que les cellules à contenu muqueux du réseau de Malpighi, sont parfois réduites à une seule couche. Souvent on constate, dans les cellules épithéliales de la couche muqueuse, un grossissement du noyau. En outre, beaucoup d'auteurs ont remarqué le développement très accusé des prolongements épineux et l'abondance anormale de la substance naissante. En dedans et en dehors des cellules épidermiques, on rencontre maintes fois des grains de pigment bruns et noirs, sur lesquels on a réussi à obtenir en partie la réaction du fer. J. Neumann a constaté une atrophie de glandes sébacées. Les glandes sudoripares sont également atrophiées.

Il existe un certain nombre d'analyses chimiques de la peau. On avait, en effet, espéré en tirer des notions sur la nature de la maladie. Mais elles n'ont abouti à aucun résultat notable, et l'on peut à bon droit les passer ici sous silence.

IV. **Pronostic.** — Le pronostic est défavorable. Car, si l'on peut, à la vérité, amener une amélioration et même une guérison, celle-ci n'est jamais que transitoire. Les cas de guérison définitive représentent des exceptions; Hébra l'a vue se produire consécutivement à une atteinte de variole. La vie, ordinairement, n'est pas en danger.

V. **Traitement.** — Dans le traitement, on cherche par les frictions au savon vert pratiquées le soir, et par l'administration d'un bain chaud, 30° R., additionné de 250 — 500 grammes de carbonate de soude, à produire une vive desquamation épidermique; après le bain, on fait enduire la peau avec de la pommade phéniquée (3 : 50). On s'est efforcé de déterminer encore la chute de l'épiderme par les bains prolongés, les enveloppements de caoutchouc, les frictions avec l'huile de foie de morue ou la pommade à la résorcine (3—5—20 0/0 Andeer), etc. Un traitement interne est inefficace.

C. — HYPERTROPHIE DES POILS. HIRSUTIE

Polytrichie. Trichauxe. Hypertrichose.

L'hypertrichose consiste en ce que les cheveux ont un développement exagéré et sont en nombre excessif ou bien qu'ils apparaissent en des régions qui, en conditions normales, en sont dépourvues. Cette affection peut être congénitale ou ne se montrer que plus tard — hirsutie *congénitale*, h. *acquise*. Les principales formes de l'affection sont les suivantes.

a) Beaucoup d'enfants viennent au monde avec beaucoup de cheveux et de poils lanugineux, mais qui tombent presque toujours, au bout d'un certain temps.

b) En beaucoup de cas, tout le corps, y compris la face, est recouvert de poils, hirsutie *généralisée* (Dasytes). Il y a peu d'années encore, un paysan russe et son fils, ont parcouru l'Europe et se sont montrés en public en s'intitulant *hommes chiens russes*. Dans la plupart des cas, il y a hérédité. Il arrive en outre d'ordinaire que le développement des dents est imparfait, circonstance que l'on observe encore dans le développement anormal partiel des poils.

c) Il n'est pas rare que les poils poussent en abondance sur des taches pigmentaires (*nævi pilosi*), poils que l'on constate déjà au moment de la naissance ou qui se développent ultérieurement.

d) On observe parfois la croissance de la barbe chez la femme. Cette anomalie se rencontre surtout chez les femmes restées stériles ou chez celles qui sont sujettes à des troubles de la menstruation. De plus, ces personnes se font souvent remarquer par des goûts masculins.

e) Il se produit, en certains cas, un développement anormal de poils au niveau de blessures ou de lésions inflammatoires de la peau. On en a également constaté une formation anormale abondante sur des membres paralysés.

f) Beaucoup de personnes se font remarquer par un développement extraordinaire des poils de la barbe et des cheveux, qui parfois descendent jusqu'à la plante des pieds.

De ces préliminaires, il ressort que l'hirsutie peut produire des défigurations grossières. Quand il s'agit de poils peu abondants, on a recours à l'épilation qu'on pratique au moyen d'une pince à cils ; mais il faut la répéter dès que l'on constate le début d'une nouvelle pousse de poils. La guérison définitive n'est possible que par la destruction des bulbes pileux. Pour l'opérer, on a eu recours aux pâtes caustiques et à la galvano-caustique, mais il faut prendre garde de ne pas produire, par l'emploi de ces moyens, des cicatrices défigurantes.

D. — HYPERTROPHIE DES ONGLES (ONYCHAUXIS)

Les modifications qui sont les conséquences de l'hypertrophie des ongles appartiennent au domaine de la chirurgie. L'ongle croît tantôt en épaisseur, tantôt il prend une longueur et une largeur démesurées ; parfois, ces divers états se combinent. En certains cas, l'ongle paraît recourbé en forme de corne ou de griffe *(onychogryphose)*; dans d'autres cas, il est repoussé de la matrice unguéale, ou bien, en raison de sa largeur excessive, il produit de l'inflammation dans la rainure unguéale *(paronychie)*. L'ongle hypertrophié est la plupart du temps rugueux, cassant, bosselé et décoloré.

On peut ranger parmi les facteurs étiologiques les influences fâcheuses, locales : par exemple, la pression. Ou bien, il s'agit des effets de certaines affections chroniques de la peau, comme le psoriasis, le prurigo, le lichen, l'ichtyose, etc. Dans d'autres cas enfin, ce sont des maladies générales qui entrent en jeu, ainsi : la chlorose, la syphilis ou la phtisie pulmonaire.

E. — HYPERTROPHIE DU TISSU CONJONCTIF

Sclérème des adultes. Sclérodermie.

I. Symptômes. — La sclérodermie consiste dans une affection de la peau, à marche chronique, qui aboutit à un épaississement, une induration, une rétraction des régions du tégument affectées.

Les altérations apparaissent tantôt sous forme de plaques (sclérodermie partielle), tantôt elles constituent une maladie cutanée plus ou moins diffuse. Elle occupe, le plus souvent, la moitié supérieure du corps. Parfois, elle s'installe d'une manière insidieuse, en sorte que l'attention du malade est éveillée par une sensation de tension anormale, ou plus rarement par des douleurs rhumatoïdes. En d'autres cas, la constatation de la maladie a lieu d'une manière absolument fortuite. En certaines circonstances, la peau paraît au début légèrement œdémateuse, ou bien elle présentait préalablement des lésions érysipélateuses.

Au début de l'affection, la peau est d'ordinaire légèrement soulevée et le siège d'un empâtement œdémateux. Mais, en certains cas, elle présente un épaississement tellement accusé, qu'on ne peut la soulever en plis. Cet épaississement augmente de plus en plus ; en outre, elle est peu mobilisable, parce qu'elle adhère étroitement aux tissus sous-jacents : périoste, tendons ou fascias musculaires. L'aspect de la peau est tantôt normal, tantôt elle présente une décoloration insolite, parfois elle a la couleur de l'albâtre, ou bien elle a un teint rosé ou brun rouge. En certains cas, on constate sur le tégument des taches pigmentaires plus ou moins volumineuses, plus ou moins étendues ; en d'autres, au contraire, des régions qui sont remarquables par leur extrême pauvreté en pigment. D'autre part, la région périphérique des plaques scléreuses est parfois vivement injectée ; mais surtout, quand le processus est sur le point, en quelque sorte, de s'étendre aux parties voisines, il n'est pas rare de voir cette extension être précédée d'une réplétion des vaisseaux cutanés.

Plus la maladie dure depuis longtemps, plus elle s'étend, et plus aussi les altérations sont accusées aux régions primitivement atteintes. Les points de la peau qui, au début, étaient proéminents, se dépriment et peu à peu constituent des tramées solides, en forme de cordons, qui exercent sur les tissus correspondants une action compressive et constrictive. Il peut ainsi arriver que la poitrine soit divisée en deux régions, ou que la compression des vaisseaux veineux se traduise par de l'œdème. La peau peut également devenir mince comme du papier, d'un rouge vif, squameuse et extrêmement atrophiée.

Les fonctions de la peau peuvent rester entièrement intactes. La plupart du temps, on a constaté l'intégrité de l'excrétion sudorale et sébacée. De même la sensibilité cutanée était généralement conservée, et, exceptionnellement, émoussée. La température de la peau est tantôt élevée, tantôt abaissée, tantôt normale. Il n'est pas rare de voir aussi apparaître divers exanthèmes sur les régions sclérosées du tégument, acné, herpès zoster ou variole. Parfois, on observe des ulcérations, de la gangrène de la peau.

Il est évident que la peau scléreuse, rigide, constituant une enveloppe trop étroite, inextensible, peut donner lieu à des troubles fonctionnels et à des phénomènes de compression. Lorsque la face est le siège d'un sclérème diffus, le visage dépourvu de sillons, perd sa mobilité, il n'a plus d'expression, le jeu de la physionomie a disparu, il semble en quelque sorte que le malade vive constamment derrière un masque. Les mouvements des paupières deviennent difficiles, et elles peuvent être en état d'ectropion ; il se développe au niveau de la bouche des rhagades fort douloureuses et l'orifice buccal se rétrécit de plus en plus. Paulicki relate même un cas dans lequel on fut forcé d'extraire du maxillaire supérieur plusieurs dents, afin de rendre possible l'introduction de la nourriture. La situation du malade devient encore plus pénible, quand, par suite de lésions scléreuses au niveau des articulations du coude, de la main, des doigts, la mobilité des bras est presque complètement abolie, et que, pour cette raison, l'administration des aliments doit être confiée à une main étrangère.

Lorsqu'il s'agit d'un sclérème aigu de la région cervicale, les mouvements de la tête sont contrariés. Quand le sclérème se localise sur les extrémités, il aboutit à l'ankylose, entraîne la formation de rhagades douloureuses, détermine des attitudes vicieuses et amène de l'impotence. Le sclérème diffus conduit à la disparition des muscles, à l'atrophie et au raccourcissement des os. Quand la sclérodermie atteint la poitrine, les malades accusent des sensations de constriction, de resserrement, d'oppression. Le sclérème du pénis a été aussi observé, il rend l'érection impossible.

En beaucoup de cas, on a constaté des lésions semblables sur les muqueuses, langue, bouche, œsophage ; isolément aussi, sur la muqueuse laryngée et vaginale.

En général, la marche de la maladie est chronique, plus rarement elle a une évolution aiguë ; dans cette dernière éventualité, les modifications de la peau sont la plupart du temps précédées par un œdème cutané. Souvent, les points primitivement atteints récupèrent leur souplesse, tandis que de nouvelles régions sont affectées par le processus, ou bien, ces points redevenus souples subissent à nouveau les transformations scléreuses. La mort survient presque toujours au milieu des symptômes d'un marasme croissant. Leube et Eichhorst ont observé le sclérème de la peau dans la maladie de Basedow, tandis que Rossbach l'a décrit comme compliquant la maladie d'Addison.

II. Anatomie pathologique. — Les lésions anatomiques siègent principalement dans le derme et dans le tissu conjonctif sous-cutané. Par contre, l'épiderme, en dehors d'une prolifération, par endroits, des éléments du réseau de Malpighi et d'une accumulation de pigment, conserve à peu près son intégrité. Dans le derme, la modification essentielle consiste dans une prolifération et un épaississement des éléments conjonctifs et des fibres élastiques. Les vaisseaux sont en certains endroits rétrécis. Au niveau de leur paroi externe, mais aussi sur d'autres points, on observe des accumulations, sous forme de nids, de cellules rondes. De plus, dans le tissu cellulaire sous-cutané, on constate aussi une multiplication des éléments conjonctifs, tandis que le tissu adipeux proprement dit, disparaît. On y rencontre également des accumulations de pigment.

Toutes les autres lésions cutanées, paraissent être plutôt d'ordre secondaire. Parmi elles, se rangent : les dépôts pigmentaires dans l'épiderme, la dilatation des conduits excréteurs des glandes sudoripares, l'hypertrophie des fibres musculaires lisses, etc.

Indépendamment des lésions de la peau, on a parfois observé des lésions tuberculeuses dans les poumons ou dans d'autres organes, de la cirrhose du foie et du rein, et de l'hypertrophie du cœur. Heller a décrit l'oblitération du canal thoracique. Chiari a constaté que la moelle et l'appareil ganglionnaire avaient conservé leur intégrité, tandis que Westphal a observé la sclérose cérébrale (état purement fortuit).

III. Étiologie. — Touchant les causes de la maladie, on sait fort peu de choses. On a signalé comme telles, l'érysipèle, les lésions de la peau, les émotions et les refroidissements. L'observation a montré que l'affection était beaucoup plus fréquente chez les femmes que chez les hommes. Elle n'apparaît dans l'enfance que d'une manière exceptionnelle ; le plus souvent, elle se développe passé 25 ans. Sur un relevé de 62 cas, fait par Cruse, elle s'est rencontrée 12 fois seulement (environ 20 p. 0/0), dans un âge variant de 2 1/2 à 13 ans.

Cruse a même vu la maladie se développer dans un cas, peu de jours après la naissance ; l'enfant, né secrètement, avait été ensuite jeté dans un puisard, ou il avait longtemps séjourné.

Sous le rapport de la nature de la maladie, on est aussi peu avancé que relativement à ses causes. Beaucoup d'auteurs la considèrent comme une inflammation, d'autres la rapportent à une maladie des vaisseaux lymphatiques et à une stase de la lymphe, d'autres enfin, et parmi eux se rangent la plupart des auteurs modernes, y voient une névrose trophique. A la vérité, jusqu'à présent, on n'a pu réussir à démontrer aucune lésion constante du système nerveux lui-même. Dans ces derniers temps, Eulenburg a indiqué des rapports étroits entre la sclérodermie et l'hémi-atrophie faciale.

IV. Pronostic. — Le pronostic n'est pas favorable, bien qu'on ait rapporté quelques cas isolés de guérison. Parfois, la maladie empire d'une manière irrémédiable, et tue le malade par épuisement après des mois, ou même, ce qui est encore plus fréquent, après des années.

V. Traitement. — Dans le traitement de la sclérodermie, on peut, dans la plupart des cas, attendre quelques succès du massage, des frictions huileuses, de l'application sur le tégument de l'emplâtre mercuriel. Bülau a guéri la sclérodermie par le salicylate de soude (4 grammes par jour), dont il prolongea l'administration durant des mois. Beaucoup de médecins ont constaté l'action heureuse de la galvanisation du sympathique et des régions de la peau affectées ; mais ces résultats ont été contestés par d'autres auteurs.

Induration du tissu cellulaire des nouveau-nés. Sclérème des nouveau-nés.

I. Étiologie. — Le sclérème des nouveau-nés n'a de rapports avec la scléro-dermie des adultes que par certaines manifestations extérieures ; au double point de vue anatomique et étiologique, au contraire, il en diffère absolu-ment. Le plus habituellement, il atteint des enfants qui sont dans les pre-miers mois de la vie ; et ce n'est que rarement qu'on le voit apparaître du-rant la deuxième ou même la troisième année de l'existence. En quelques cas isolés, il était congénital. Il se montre avec la plus grande fréquence dans les mois froids de l'hiver, particulièrement chez les enfants de person-nes pauvres, qui négligent de prendre d'eux les soins dont ils ont besoin. Il n'est pas rare que l'on ait affaire à des enfants nés avant terme, qui sont venus au monde en état d'asphyxie et qui souffrent soit d'atélectasie pulmo-naire, de catarrhe bronchique, de broncho-pneumonie, de gastro-entérite ou d'affection organique congénitale du cœur.

II. Symptômes. — Les premières modifications de la peau se montrent en général aux mollets, puis le processus s'étend aux pieds, il gagne en outre par en haut les cuisses, la paroi abdominale, la poitrine, la face et les extré-mités supérieures. La plupart du temps, il existe au début de l'œdème et une rougeur légère du tégument. Puis la peau acquiert une rigidité spéciale, elle est difficilement dépressible, on ne peut la soulever en plis, elle est peu mobile et remarquablement froide. Elle est lisse, et tantôt légèrement rouge ou pâle comme la cire. La sensibilité cutanée est diminuée ou abolie. Plus les altérations du tégument sont étendues, et plus aussi les mouvements de l'enfant sont gênés. La face est-elle affectée, les traits deviennent raides, impassibles, le visage prend un aspect vieillot. La bouche peut à peine être ouverte et les enfants à la mamelle sont incapables de teter. Quand le sclé-rème est généralisé, il est possible, parfois, de soulever, en le prenant par la tête, l'enfant raide comme une planche,

Les enfants donnent une sensation d'algidité glaciale comme si l'on avait affaire à des cadavres congelés. La température tombe de plus en plus jus-qu'à 22° C. Le pouls est ralenti et faible. Le 2e bruit du cœur est à peine perceptible. La plupart du temps ces enfants gisent indifférents ; ce n'est que rarement qu'ils font entendre de faibles et plaintifs gémissements.

Il n'est pas rare, en outre, que l'on observe, comme conséquence de maladies d'autres organes, de la cyanose ou de l'ictère.

Dans la plupart des cas, la mort survient au milieu d'un état de collapsus de plus en plus accusé, coexistant avec une hypothermie de plus en plus grande. Plus rarement, les régions altérées récupèrent leur souplesse, et la guérison s'accomplit pendant que la température du corps se relève pro-gressivement. Mais, en certains cas, il ne s'agit que d'une amélioration tran-

sitoire. La mort peut survenir en quelques heures ; il est rare que la maladie
se prolonge au delà de deux semaines.

III. **Anatomie pathologique.** — Les altérations anatomiques consistent
essentiellement dans une induration du tissu cellulaire sous-cutané ; car,
les données relatives à l'atrophie du chorion et au dépôt de cellules rondes
dans ce même tissu, bien que correctes, visent des modifications qui sont
plutôt accidentelles. Demme a constaté en outre de la dégénérescence graisseuse du muscle cardiaque, Parrot des ecchymoses sur la muqueuse vésicale.
Langer dans ces derniers temps a fait la remarque, qu'indépendamment de
son développement abondant dans le tissu cellulaire sous-cutané, la graisse
des nouveau-nés se distingue par sa constitution chimique de celle des adultes.
D'après lui, elle contient une proportion plus considérable d'acides gras
solides, acides palmitique, stéarique, 31 0/0 au lieu de 10 0/0 comme chez
les adultes ; et, pour cette raison, elle est plus solide et fusible seulement à
des degrés de chaleur élevés. Par suite de cette composition chimique, et
sous l'influence d'un abaissement de la température, elle se solidifie et
durcit. Mais ces abaissements de la température peuvent se produire aisément en conséquence de troubles de la circulation cutanée, lesquels se
développent eux-mêmes facilement sous l'influence d'un des processus
pathologiques signalés dans l'étiologie.

IV. **Pronostic. Traitement.** — Le pronostic est très grave.
En ce qui concerne le traitement, on ordonne des bains chauds (37° C.)
répétés, dans lesquels on laisse l'enfant une demi-heure environ. Le bain,
au moyen de l'addition d'eau chaude, doit être maintenu à une température
constante. Il faut répéter les bains jusqu'à trois fois par jour. Après le bain,
on couche l'enfant dans un lit bassiné, on met auprès de lui des bouillottes
d'eau chaude. Puis, on s'efforce de l'alimenter artificiellement avec du lait
chaud, du bouillon et du vin. On fait des injections sous-cutanées de camphre en suspension dans de l'huile d'amandes. On a également proposé
d'avoir recours au massage et à la faradisation des muscles.

QUATRIÈME PARTIE

ATROPHIE DE LA PEAU

A. — ATROPHIE DU PIGMENT DE LA PEAU

Leucodermie. Leucopathie. Achromie.

Le défaut de pigment se manifeste par une blancheur insolite de la peau coloration anormale, tantôt circonscrite sous la forme de taches, tantôt diffuse. Cette anomalie est-elle congénitale, on la dénomme *albinisme*, si elle est acquise *vitiligo*.

Toutes les variétés de l'atrophie pigmentaire s'observent plus fréquemment dans la race noire que dans la race blanche caucasique.

a) L'albinisme *généralisé* se traduit extérieurement par une coloration de la peau, blanche, éblouissante. Les cheveux ont une coloration blanc jaunâtre, ils ont le brillant de la soie et ils participent au défaut de pigment. De même l'iris et la choroïde sont pauvres en éléments pigmentaires, et ils réfléchissent en rouge la lumière du jour. Beaucoup d'auteurs ont insisté sur le rôle de l'hérédité. Selon Arcoleo, il naîtrait en Sicile un grand nombre d'albinos.

b) Dans l'albinisme *partiel*, on constate la formation sur le tégument de taches jaunes. Le plus souvent, elles apparaissent aux parties génitales, au cuir chevelu, à la poitrine, au dos des mains et aux doigts; de plus, il n'est pas rare qu'elles se montrent sur des points symétriques. Les poils qui correspondent aux régions du tégument atteintes, sont également pauvres en pigment et ils sont gris ou blancs. Le plus souvent, les taches demeurent stationnaires, mais, en beaucoup de cas, elles gagnent peu à peu en étendue. Ces altérations de la peau, qu'on doit mettre en parallèle avec l'état moucheté des animaux, sont particulièrement accusées chez ces nègres auxquels on a donné le surnom de *nègres pies* (Elsterneger).

c) Le vitiligo, ou *achroma vitiligo*, paraît être dans la majorité des cas une affection cutanée idiopathique. Parfois, on a donné comme causes de son apparition des émotions, des maladies antérieures épuisantes, par exemple le typhus abdominal, et les blessures. Souvent, les phénomènes pathologiques apparaissent brusquement. Ainsi, Näcke déclare, à son propre sujet, qu'il remarqua les premières altérations cutanées pendant un voyage en chemin de fer. En général, la maladie se montre chez les adultes, en sorte que les faits, comme celui de Farnham qui a observé le vitiligo chez un enfant de 21 jours, constituent des exceptions; on en peut dire autant de celui de Hutchinson relatif à un garçon âgé de 8 ans. J'ai moi-même rencontré un cas de vitiligo très accusé chez une fille âgée de 5 ans. Les femmes seraient, dit-on, plus fréquemment atteintes que les hommes, toutefois les résultats de mon observation personnelle ne concordent pas avec cette donnée.

Le *diagnostic* de la maladie est facile. On aperçoit sur le tégument des taches d'un blanc jaunâtre, dont la périphérie est constituée par une ligne ayant une pigmentation fortement accusée. Dans un cas soumis à ma propre observation, je constatai qu'à peu près au centre de toutes les taches blanches, il existait une tache sombre, on eût dit que le pigment s'était condensé au centre et à la périphérie des plaques de décoloration.

Dès le principe, les taches sont petites, mais elles s'étendent progressivement de plus en plus, se rejoignent les unes les autres et, finalement, envahissent la plus grande partie du tégument. Aussi, les îlots de peau qui contiennent encore du pigment semblent-ils constituer l'altération la plus importante, plutôt que la blancheur anormale. Parfois, sans raison appréciable, on observe des périodes durant lesquelles les taches s'accroissent rapidement en nombre et en étendue, après quoi elles restent de nouveau longtemps stationnaires. En certains cas, elles suivaient très exactement la distribution des nerfs de la peau, circonstance en raison de laquelle on a lié leur production à des troubles névro-trophiques. Les fonctions de la peau restent intactes; seulement les poils implantés dans la région des taches participent souvent à cette raréfaction du pigment et deviennent d'un blanc éclatant.

Le vitiligo, en tant que manifestation symptomatique, se montre sur des points de la peau qui sont le siège de plaies et d'ulcérations. A cette variété appartient la coloration blanche des cicatrices cutanées de toutes sortes. On le voit aussi, non rarement, se produire dans les points sur lesquels les ceintures, les bandages ont exercé une compression prolongée. Parfois encore, il succède à des éruptions antérieures de la peau, par exemple, à des éruptions syphilitiques.

Tous ces états existent sans s'accompagner de douleurs spéciales. Ils sont pénibles aux malades, en raison des déformations qu'ils entraînent. Anatomiquement, on constate un défaut de pigment dans les couches les plus inférieures du réseau de Malpighi.

La *thérapeutique* est impuissante ; on s'efforce de dissimuler les taches achromiques de la face au moyen de fards.

B. — ALTÉRATIONS ATROPHIQUES DES POILS

1. — Décoloration des poils. Canitie.

Poliose.

La décoloration des poils peut être congénitale ou acquise, *canitie congénitale, canitie acquise*. Congénitale, elle se montre, ainsi que nous l'avons signalé précédemment, dans l'albinisme, quand l'albinisme est généralisé, elle intéresse tous les poils, tandis que dans les cas d'albinisme partiel, elle porte seulement sur les poils des régions qui sont pauvres en pigment. Cependant, on observe parfois de petites régions recouvertes de poils gris, constituant une anomalie congénitale qui n'a rien à faire avec l'albinisme.

Parmi les diverses variétés de canitie acquise, se range le grisonnement des cheveux produit par l'âge, *canitie sénile*. Elle débute ordinairement aux tempes, d'où elle s'étend aux cheveux et aux poils de la barbe. Dans beaucoup de familles, elle apparaît d'une façon remarquablement prématurée. Le processus tire son origine de cette circonstance que la papille du poil ne produit plus assez de pigment, en sorte que les couches corticales du poil en sont dépourvues. Aussi, le grisonnement commence-t-il au niveau de la partie bulbaire du poil, il se prolonge ensuite peu à peu jusqu'à l'extrémité. Parfois, dès le principe, les désordres de la formation du pigment ne sont que transitoires, ce qui fait que l'on rencontre de ces cheveux dits annelés, sur lesquels les parties grises et sombres alternent les unes avec les autres.

Quand le grisonnement apparaît en dehors de l'influence de l'âge, on le désigne sous le nom *canitie prématurée*. On a observé des faits se rattachant à cette variété, par exemple, à la suite de la fièvre typhoïde, de la syphilis, de l'érysipèle, etc., lorsque, sous l'influence de ces différents processus, les cheveux commencent par tomber, et qu'ils repoussent quelques temps après. Il n'est pas rare qu'ils soient devenus clairs et grisonnants. On rencontre également le grisonnement des poils au niveau d'éruptions et de cicatrices cutanées, de même que dans le vitiligo. On sait qu'on a, non sans raison, associé la canitie prématurée à une vie déréglée et aux fatigues intellectuelles excessives. Il existe aussi un grand nombre d'observations qui mettent en évidence le rôle de l'influence nerveuse. Ainsi, on a vu survenir le grisonnement prématuré des poils chez des sujets atteint d'hémicrânie ou de névralgie, et les altérations portaient précisément sur les poils appartenant aux zones de distribution des nerfs douloureux. Berger a rapporté un cas de canitie prématurée, localisée sur la moitié droite de la tête et ayant apparu après une paralysie faciale du côté droit. On a relaté la formation de cheveux annelés dans des cas de névralgie du trijumeau.

On a souvent rapporté des faits de grisonnement subit des poils, canitie qui aurait eu comme cause de vives excitations psychiques. Il est certain, qu'à cette question s'ajoute beaucoup de merveilleux. Cependant, on a, dans

ces derniers temps, relaté, à maintes reprises, des exemples dignes de confiance. Landois et Lohmer ont démontré, à l'occasion d'un de ces cas, la présence de gaz dans les poils, par contre, il est vrai, Kaposi prétend que l'accumulation de gaz se produit aussi dans les cheveux non grisonnants.

Ces mêmes cheveux blancs que l'on honore chez le vieillard, dans la jeunesse on cherche à les dissimuler. On a recours pour cela aux différents moyens de coloration, par exemple, au nitrate d'argent, à l'acide pyrogallique, aux préparations de plomb ou de fer. Déjà, le graissage abondant donne au cheveux une coloration plus sombre.

2. — Alopécie et oligotrichie.

A. — Alopécie congénitale et acquise.

L'absence complète de poils peut être congénitale ou acquise.

L'atrichie congénitale a été à maintes reprises rencontrée en association avec une dentition imparfaite ; souvent, les poils poussent durant la deuxième ou la troisième année.

L'atrichie acquise se développe souvent à la suite d'excitations psychiques violentes. Todd a rapporté le cas d'un individu qui, frappé par la foudre, perdit complètement cheveux et ongles ; chez une autre personne, l'alopécie survint comme conséquence d'une commotion cérébrale causée par une chute de voiture. Crisp a parlé de l'atrichie consécutive à la malaria, et à laquelle s'était surajoutée de l'anesthésie du côté gauche. On admet, en conséquence, que les désordres nerveux jouent un rôle dans la production de cet état pathologique. Il est, toutefois, des cas qui restent sans cause appréciable, comme j'en ai observé moi-même des exemples chez deux individus ayant toutes les commodités de la vie, joyeux de vivre, et menant une existence sobre. La chute des cheveux, *defluvium* ou *effluvium capillorum*, débute la plupart du temps à la tête, puis s'étend à la barbe, aux sourcils, aux cils, aux poils de l'aisselle, du pubis, de sorte que les malades finissent par être absolument dépourvus de poils. Ces modifications s'accomplissent parfois avec une rapidité surprenante, en quelques semaines. Il va de soi que ce processus s'accompagne de déformations considérables, considération à laquelle se joint le fait que la thérapeutique est impuissante, et qu'en conséquence, on peut à peine compter sur une pousse nouvelle de cheveux.

B. — Alopécie ou calvitie sénile.

La chute des cheveux, survenant dans l'âge avancé, rentre dans les processus physiologiques, alopécie ou calvitie sénile. La plupart du temps, elle est précédée par le grisonnement des cheveux. Elle débute soit à la limite des régions frontale et temporale et s'étend peu à peu vers le crâne, ou bien les premières régions atteintes correspondent au sommet de la tête. On désigne les régions dépourvues de poils, qui ont un aspect brillant et qui fréquemment aussi sont recouvertes de squames jaunâtres ou gris sale de matière sébacée accumulée, sous le nom de *Glatze* (chauve). Parfois le *defluvium* sénile intéresse la barbe ; mais en général l'accroissement de la barbe n'est pas troublé. Comme causes, on a invoqué les altérations séniles de la peau. V. Kölliker a en particulier signalé l'oblitération des vaisseaux de la papille du poil.

C. — *Alopécie ou calvitie prématurée.*

On désigne la chute des cheveux survenant dans le jeune âge, sous le nom d'alopécie ou de *calvitie prématurée*. En beaucoup de familles, il s'agit manifestement d'une disposition héréditaire ; en d'autres cas, au contraire, les influences nerveuses entrent en jeu, car, il ne subsiste aucun doute que le surmenage psychique, l'ennui, les soucis, l'hémicrânie, ne causent l'alopécie. On admet encore, qu'une vie déréglée, et en particulier, que les excès vénériens, sont une cause prédisposante à l'éclosion du processus.

En beaucoup de cas, l'alopécie survient à la suite d'une maladie infectieuse ou générale. Cela se voit aussi après la fièvre typhoïde, après les processus infectieux fébriles en général, dans la phtisie pulmonaire, le cancer et tous les états marastiques. On sait encore que beaucoup de femmes, après chaque grossesse, perdent beaucoup de cheveux. S'agit-il d'un processus transitoire, presque toujours les cheveux repoussent après un certain temps, et ils deviennent, parfois, aussi drus qu'ils l'étaient avant la maladie primitive.

L'alopécie est, en certains cas, la conséquence d'altérations locales du cuir chevelu. Il faut ici accorder une attention spéciale à cette alopécie qui s'ajoute souvent à la séborrhée du cuir chevelu : *alopécie furfuracée* ou *pityriasique.*

Elle peut avoir une origine banale ou syphilitique. De même, l'érysipèle du cuir chevelu, l'eczéma, le prurigo, le lupus, le psoriasis, le lichen, le favus et l'herpès tonsurant, la variole, le sycosis et les syphilides du cuir chevelu, se compliquent fréquemment d'alopécie, laquelle est incurable, lorsque ces divers états morbides ont détruit la papille du poil et le follicule pileux.

3. — Alopécie en aires ou de Celse.

I. Symptômes et Diagnostic. — Les altérations propres à l'*alopécie en aires* consiste en ce que, sur des régions circulaires, nettement délimitées, il se fait une chute complète des poils, en telle manière qu'à ce niveau, la peau paraît comme rasée (fig. 5). Peu à peu, la plaque gagne en étendue. Lorsqu'il existe plusieurs foyers, il arrive fréquemment que les foyers les plus voisins se rencontrent, et il en résulte des figures à surface glabre, dépourvue de poils, et à bords irrégulièrement découpés. Schul-

thess et Bender prétendent que ces plaques occupent parfois des points symétriques du crâne. Quand la maladie atteint un degré très avancé, elle peut
aboutir à la perte complète des cheveux ; la barbe peut aussi être le siège de
semblables altérations. Les poils, au niveau des limites des plaques glabres,
se distinguent souvent par leur défaut d'adhérence. Les points de la peau
dégarnis de poils paraissent normaux ; mais, en beaucoup de cas, on aurait
constaté une diminution de la sensibilité cutanée.

On a, il est vrai, décrit en ce qui concerne les poils, un grand nombre d'altérations, mais elles n'offrent par rapport à la maladie rien de caractéristique. Parfois, on a constaté la formation de champignons, et nous-même
nous avons pu, parmi un très grand nombre d'observations négatives, en faire
une positive. L'opinion émise par Sehlen que l'affection doit son origine
au développement de parasites est erronée ; d'une part, dans les observations de Sehlen, il ne s'agissait pas de l'*alopécie en aires*, et, d'autre part,
Michelson a fait voir qu'on peut isoler le parasite (schizomycète) dont parle
Sehlen, même de cheveux normaux. Parfois, l'affection est précédée de
douleurs névralgiques. Parfois aussi les malades sont remarquablement pâles, il présentent des accès épileptiques, de l'anesthésie sur le reste de la
peau, ou bien ils perdent tout à fait la mémoire.

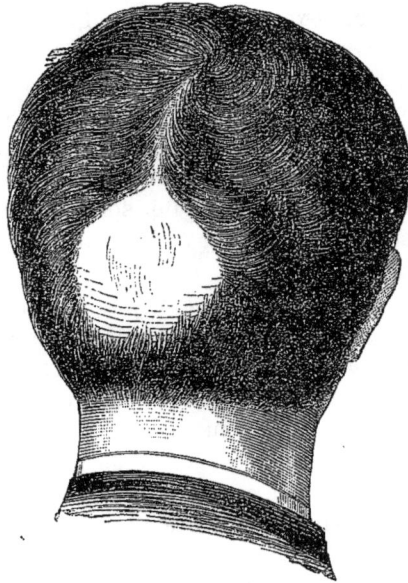

FIG. 5. — *Alopécie en aires, localisée sur l'occiput d'un homme âgé de 25 ans.* (Obs. personnelle.)

La marche de la maladie se prolonge durant des mois et des années. Souvent, il se produit de brusques arrêts dans la chute des cheveux, et l'on voit
pousser des poils lanugineux, puis des cheveux normaux.

II. **Étiologie.** — En général, on ne découvre aucune cause à l'affection.

Dans beaucoup de familles, on admet le rôle de l'hérédité (?). Quant à la nature de la maladie, elle est l'objet de nombreuses controverses. La plupart des auteurs modernes mettent en cause des troubles névro-trophiques, conception que Joseph a tâché d'affirmer par la voie expérimentale. Pour nous, toutefois, nous nous rangeons parmi la minorité des auteurs, qui attribuent à l'affection une origine parasitaire, au moins dans un certain nombre des cas.

III. Traitement. — Le même que contre l'alopécie commune.

4. — Fendillement des poils. Trichorhexis.

Trichoptilosis. Trichorhexis nodosa.

a) Il n'est pas rare de constater que les poils se fendillent à leur extrémité, *trichoptilosis*. Cette altération se montre plus particulièrement sur les poils longs, le plus souvent sur les cheveux longs des femmes, plus rarement sur les poils longs de la barbe des sujets fortement barbus. Il est probable qu'elle est sous la dépendance de troubles de la nutrition, en rapport peut-être eux-mêmes avec un accroissement exagéré des poils. Le traitement consiste à raccourcir les poils avec les ciseaux.

b) Il faut distinguer de la trichoptilose, la trichorexis noueuse. Celle-ci se montre presque exclusivement aux poils de la barbe, plus rarement aussi à ceux des sourcils. Les poils offrent, en certains points, des renflements en forme de nodosités, disposés comme un cordon de perles ou comme les grains d'un chapelet. Les cheveux, à la vérité, sont solidement fixés dans le follicule, mais ils se cassent aisément, soit d'une manière spontanée, soit par la traction au niveau des nodosités.

Ils se terminent, en conséquence, en certains points, par une sorte de bour-souflure sphérique, on dirait qu'ils ont été corrodés, ils ont un aspect frangé, et cette apparence ne va pas évidemment sans produire une défiguration considérable, surtout quand le processus intéresse une grande portion ou même la totalité de la barbe. Examinés au microscope, les lésions consistent au début dans un gonflement léger et fusiforme du poil. Plus tard, les cou-ches corticales éclatent au niveau de ces gonflements, tandis que souvent les portions médullaires se surchargent de gouttelettes graisseuses et se pressent de plus en plus en dehors. Mais, en beaucoup de points, les cellules médul-laires font entièrement défaut. Enfin, les fibres corticales appartenant à la moitié inférieure et à la moitié supérieure sont disposées les unes vis-à-vis des autres, comme deux pinceaux ou deux balais qui se pénétreraient. Les causes de la maladie sont inconnues. Les données suivant lesquelles il fau-drait voir dans cette affection les effets de la présence de parasites dans les poils n'ont pas trouvé confirmation. Beigel met en cause le développement de gaz dans les poils. Wolfberg a raison quand, pour un certain nombre de cas, il incrimine des influences mécaniques, comme par exemple, les frictions qu'on fait subir aux poils pour les sécher quand on s'est lavé. J'ai moi-même guéri rapidement deux malades, en leur prescrivant simplement d'éviter soigneusement les frictions de la barbe après les lavages. Mais, la question de savoir si tous les cas de tricorhexis reconnaissent une telle origine, reste encore indécise.

APPENDICE

La formation de nodosités sur le trajet des poils se montre encore comme conséquence de dépôt de micrococcus, et en particulier sur les poils de l'aisselle (Behrend), mais ces phénomènes n'ont aucune importance.

Sous le nom d'*aplasia pilorum intermittens* ou *moniliformis*, Behrend décrit des faits dans lesquels, sur certains points des poils, les portions corticale et médullaire s'atrophient, de telle sorte que les parties intermédiaires ont l'aspect de gonflements fusiformes.

C. — ATROPHIE DU TISSU DERMIQUE

Peau parcheminée. Xérodermie.

Les recherches les plus minutieuses sur la xérodermie ont été entreprises par Kaposi. Cet auteur reconnaît deux variétés de la maladie ; dans l'une, il y a formation de pigment ; dans l'autre, cette formation fait défaut. La peau paraît anormalement distendue, elle est mince, brillante, ou bien elle est recouverte de squames lamellaires. Elle a conservé la sensibilité, mais elle ne se laisse que difficilement soulever en plis. Les membres sont limités dans leurs mouvements et maintenus dans une attitude de demi-flexion ; à la face, on observe de l'ectropion et des altérations morphologiques du nez, de l'orifice buccal.

La forme qui s'accompagne de production de pigment, se complique en plusieurs cas de cancer ou de sarcome de la peau ; l'autre variété atteint le plus souvent les extrémités supérieures, plus rarement les inférieures. Le pronostic, eu égard à la guérison, n'est pas favorable. Le traitement consiste dans l'application sur la peau de substances grasses.

CINQUIÈME PARTIE

NÉVROSES DE LA PEAU. NÉVROSES CUTANÉES

Démangeaisons. Prurit cutané.

I. Étiologie. — Le prurit apparaît dans beaucoup de maladies de la peau comme un symptôme incommode. Mais ici, nous ne voulons envisager que cette variété de prurit qui est indépendante de toute lésion du tégument, et qui constitue en quelque sorte un trouble fonctionnel, idiopathique, de la sensibilité des nerfs de la peau. On observe ce phénomène très fréquemment, dans l'âge avancé, *pruritus senilis*; peut-être est-il alors le résultat d'un processus de régression sénile de la peau. En d'autres cas, il est la conséquence de maladies générales ou de maladies locales d'organes internes, par exemple du diabète sucré, de la maladie de Bright, de l'ictère, du cancer, des maladies du foie et de l'estomac, des affections de la matrice et des ovaires. Il faut, pour cette raison, se faire une véritable règle d'examiner, dans le cas de prurit, les urines sous le rapport de l'albumine et de la glycose, et d'explorer tous les organes au point de vue de la possibilité de l'existence d'un cancer. Parfois, quand il y avait une affection cancéreuse, on a observé le prurit dans un stade tout à fait précoce de la maladie. Beaucoup de femmes éprouvent des démangeaisons intolérables durant l'état de grossesse, et même, d'après Head, le prurit qui survient pendant la seconde moitié de la gestation provoquerait parfois l'avortement.

Duhring décrit, sous le nom de *pruritus hiemalis*, des cas de prurit qui, chez beaucoup de personnes, se développent durant les jours froids de l'automne et de l'hiver. On a également vu le prurit apparaître à la suite de fortes excitations psychiques.

II. Symptômes. — Dans les circonstances signalées plus haut, il s'agit presque toujours d'un prurit généralisé. Tantôt il existe d'une manière permanente un léger prurit, tantôt le prurit apparaît plutôt sous forme d'accès. Dans cette dernière occurrence, il semble qu'il se développe surtout pendant la nuit, ou par l'action de vêtements chauds portés dans des appartements chauffés, et durant le sommeil sous des couvertures épaisses. De même, les émotions psychiques, l'appréhension, la crainte d'un nouvel accès, suffisent à le provoquer. Souvent, les malades s'endorment fort tranquillement, mais, pendant la nuit, ils sont réveillés, et ne peuvent plus se rendormir. Chez beaucoup de personnes, le phénomène est tellement violent, qu'elles évitent les réunions de société, parce qu'elles n'ont pas le libre loisir d'opposer le grattage à l'irritation prurigineuse. Je connaissais à Berlin un homme, atteint d'un cancer de l'estomac, qui, lorsqu'il était obligé de sortir, toutes les 10 à 15 maisons entrait dans les couloirs et, là, se grattait avec les doigts ou se frottait contre les murs jusqu'à presque s'écorcher. Les malades sont souvent pâles, amaigris, et singulièrement agités ; ces accidents peuvent conduire jusqu'à la démence et même au suicide.

Il va de soi que le grattage laisse sur la peau des traces, boutons, nodosités, pustules, excoriations. Il est, en certains cas, fort difficile de décider lequel a précédé, du prurit ou de l'exanthème.

III. **Pronostic.** — Le pronostic n'est favorable que lorsqu'il est possible de supprimer la cause du prurit. En conséquence, il est défavorable lorsqu'il est lié à la sénilité, au cancer, au mal de Bright, etc.

IV. **Traitement.** — Il faut avant tout s'efforcer de dégager la cause du prurit; d'autre part, on fait matin et soir sur la peau des applications de vaseline phéniquée (3 p. 50) et, à l'intérieur, on fait prendre du bromure de potassium associé à l'extr. de belladone et à l'acide phénique.

Rp. Brom. de potassium.......................... 10 gr.
     Ext. de belladone.......................... 0, 30
     Acide phénique.......................... 1. (!)
F. s. a. 50 pilules dont on prendra 2, quatre fois par jour.

On a encore conseillé un grand nombre d'autres moyens, et il était impossible qu'il en fût autrement dans une affection aussi commune et aussi rebelle, ainsi : esprit de vin dilué 100, acide phénique 3. M. s. a. Trois fois par jour des lotions ou des frictions avec l'éther, l'alcool ou le chloroforme ; ou l'usage interne de la vératrine, de l'hydrate de chloral, de la morphine ; les douches ou les bains additionnés de soude ou de sublimé, etc.

SIXIÈME PARTIE

PARASITES DE LA PEAU. DERMATOSES PARASITAIRES

A. — PARASITES ANIMAUX. DERMATOZOONOSES

1. — Gale. (Scabies.)

I. Étiologie et Anatomie pathologique. — Sous le nom de gale, on désigne un eczéma artificiel. Il se produit en partie, directement, sous l'influence de l'irritation de la peau déterminée par un acare, *acarus scabiei, sarcoptes hominis*, et en partie, indirectement, par la raison que les individus atteints de gale souffrent d'un prurit insupportable et qu'ils irritent la peau par le grattage.

Il est plus que probable que la gale a existé dans les temps les plus reculés, et, en réalité, on dit avoir trouvé dans le vieux testament des descriptions de la maladie. Le fait qu'un parasite intervient dans l'affection correspond à une notion que l'on peut suivre jusque dans le 12e siècle. Mais, jusque dans ces derniers temps, on avait vu dans le parasite quelque chose de secondaire, de presque accidentel, tandis qu'on plaçait les véritables causes de la maladie dans des anomalies de la constitution. De là, la crainte qu'on avait jadis de combattre vigoureusement la gale, et l'opinion erronée que la suppression de l'exanthème avait sa répercussion sur les organes internes, et que les métastases de la gale pouvaient mettre l'existence en péril.

L'insecte de la gale, *sarcoptes hominis, acarus scabiei*, appartient à la famille des acariens et à la classe des arachnoïdes.

Les femelles sont plus grosses que les mâles (femelles 0,27-0,45 millim. comme longueur, 0,20-0,35 millim. comme largeur; mâles 0,23-0,25 millim. de long., 0,16-0,20 millim. de larg.). Elles se présentent à l'œil nu, sous la forme d'un nodule irrégulièrement rond, gris, légèrement transparent, lequel se trouve à la limite des objets visibles, et qui, comprimé entre deux ongles, se laisse écraser en produisant un léger bruit. Sur tout individu atteint de gale, on rencontre un nombre beaucoup plus grand d'acares femelles que mâles. Examiné au microscope, l'acare se montre sous forme d'un animalcule, rappelant par sa configuration celle de la tortue, et qui, fréquemment, avec ses huit pattes et son extrémité céphalique antérieure exécute des mouvements de pendule. L'animalcule devient transparent, sans éprouver du reste aucune autre altération, quand on ajoute à la préparation de la solution de potasse.

Sur la face dorsale (fig. 6), on aperçoit à la partie antérieure la tête. Celle-ci porte deux paires de mandibules, à trois articles, semblables à des pinces d'écrevisses, et en dehors de celles-ci, deux palpes à trois articles, qui sont pourvues de soies. Les faces latérales présentent de nombreux étranglements. A leur niveau paraissent deux paires antérieures et deux paires postérieures de pattes. Les pattes antérieures sont à cinq articles et portent à leur extrémité libre une ventouse pédiculée (*ambulacra*) ; au con-

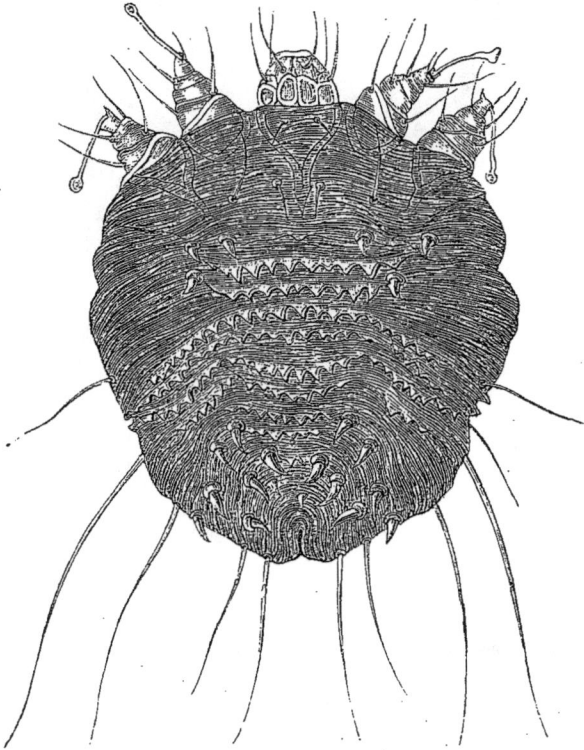

FIG. 6. — *Insecte de la gale, femelle pubère. Face dorsale.* Gross. 300 fois. D'après KAPOSI.

traire, celles de derrière ne sont qu'à trois articles et se terminent par une longue soie, sans ventouse. Sur la large surface dorsale, on aperçoit, indépendamment de très nombreux sillons, une série d'épines, dont les moyennes sont dirigées en avant, et les postérieures en arrière suivant une ligne convexe. En outre, on observe une série d'épines longues et plus ou moins acuminées, qui sont implantées sur des bourrelets annulaires. A l'extrémité abdominale postérieure, elles sont disposées sur quatre séries longitudinales au nombre de 14.

On peut, sur la face abdominale de l'acare femelle, suivre facilement, en partant de la tête, l'œsophage. Près de l'extrémité abdominale postérieure se trouve une fente, qui conduit dans le vagin destiné à la copulation, tandis que, suivant Gudden, il existe un peu plus en avant une deuxième fente ou vagin pour la ponte. Souvent, on aperçoit dans la cavité abdominale des œufs plus ou moins développés (fig. 7). A l'extrémité abdominale

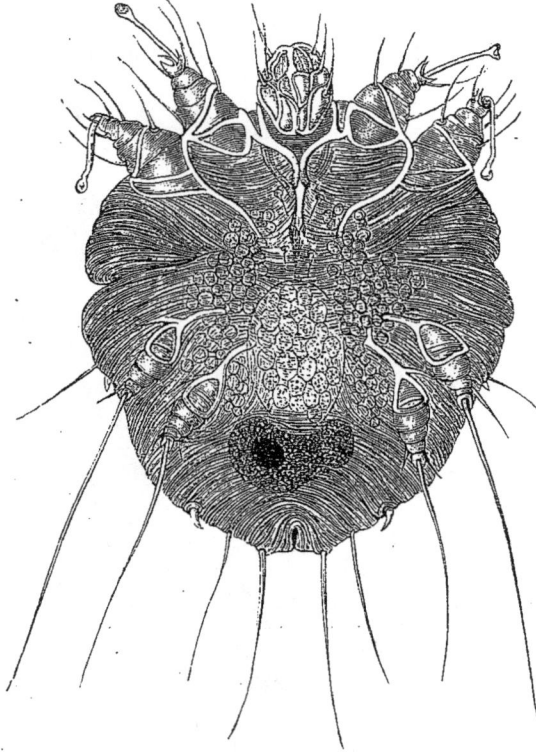

FIG. 7. — *Acare femelle pubère, vu du côté de sa face abdominale.* Gross. 360 fois. D'après KAPOSI.

postérieure, se trouve l'orifice anal, sur les côtés duquel proéminent de longues soies. Il n'existe pas d'organes respiratoires ; aussi, les acares peuvent-ils vivre longtemps malgré la privation absolue d'air ; par exemple, sous l'huile. La durée moyenne de la vie de la femelle varie de 20-60 jours.

L'insecte mâle se distingue de la femelle, non seulement par son plus petit volume, mais aussi en ce que la paire de pattes la plus postérieure est pourvue d'une ampoule pédiculée, tandis que la troisième paire, comme chez l'animalcule de l'autre sexe, est armée d'une longue soie. En outre, le nombre des épines et spinules implantés sur le dos est moindre que chez la femelle. On constate sur la surface abdominale un pénis en forme de fourchette, qui s'implante dans une gaine en chitine, disposée en fer à cheval (voir fig. 8). Krämer a le premier découvert l'acare mâle.

Kaposi pense avoir surpris l'acte de la fécondation. Il vit, sous le champ du microscope, deux acares accouplés ventre contre ventre. Il est probable qu'une seule copulation suffit à la production d'un grand nombre d'œufs capables de se développer. Le nombre de ces derniers est évalué à 50 ; en un jour, un ou deux seraient déposés. D'après Gudden, les acares mâles mourraient de 6-8 jours après la copulation.

Lorsqu'un acare femelle a été fécondé, il se creuse un sillon, *milbengang*, à travers la couche cornée jusque dans le réseau de Malpighi. On a pu étudier le fait, quand, intentionnellement, on a déposé un acare vivant sur le tégument. Et les dangers d'une contamination ultérieure attribuables à cette méthode d'expérimentation sont à peu près nuls ; car, s'agit-il d'un acare mâle ou d'un acare femelle non fécondé, la propagation est en général impossible. D'autre part, un seul acare femelle fécondé ne peut causer des dommages importants. L'acare se creuse en quelque sorte avec ses mâchoires un passage jusqu'aux couches les plus profondes de l'épiderme. Ce n'est que rarement que le sillon de l'acare suit un trajet rectiligne ; le plus souvent, il est contourné, en forme d'S, ou bien il rappelle par sa disposition le pas d'une vis. Souvent, il est imprégné de séborrhée ou de matières colorantes, de sorte qu'il apparaît sous la forme d'une raie plus vivement ponctuée en noir. L'acare se tient toujours à l'extrémité du sillon, et il n'est pas rare, que l'on puisse le reconnaître, à l'œil nu, sous l'apparence d'un point plus clair. Si l'on pique à ce niveau avec une aiguille, on réussit souvent à extraire l'animalcule, à le déterrer en quelque sorte. La longueur moyenne d'un sillon est de 0,5 — 1 centim, mais on en a observé de beaucoup plus longs, et allant jusqu'à 5 centim. Un acare peut, en un jour, creuser jusqu'à 0,5 millimètres.

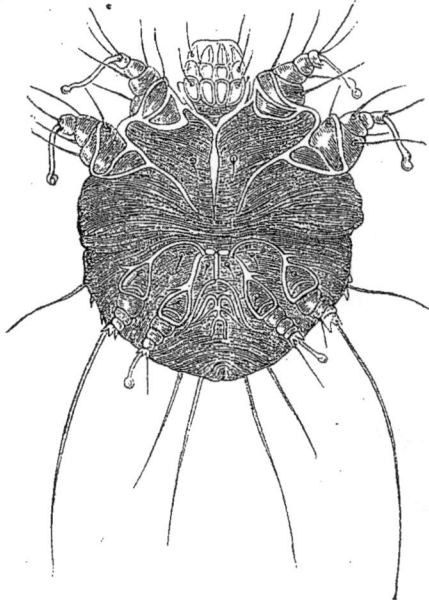

FIG. 8. — *Acare mâle côté du ventre.* Gross. 300 fois. D'après KAPOSI.

La configuration exacte d'un sillon se laisse facilement constater, quand, par une coupe superficielle, on le sépare du tégument et qu'on l'examine au microscope. On constate que le sillon, à son extrémité supérieure, (*Kopfende*), au niveau de la surface épidermique, commence par une dilatation légèrement infundibuliforme, mais qu'il finit, à son extrémité profonde (Schwanzende, queue du sillon) par une légère excavation. Toujours, l'acare se rencontre à l'extrémité en cul-de-sac du sillon.

A mesure qu'il s'enfonce plus profondément dans l'épiderme, l'acare

laisse des œufs en arrière. Il est évident que les œufs les plus âgés se rencontrent dans la proxi-
mité de la surface épi-
dermique, ou, ce qui re-
vient au même, de l'ori-
fice d'entrée du sillon
acarien, tandis que les
plus jeunes se trouvent
tout près de l'acare mère.
Ces conditions, du reste,
ressortent du seul aspect
des œufs, car plus on se
rapproche de la porte
d'entrée du sillon, plus
les œufs deviennent vi-
sibles, et plus aussi le
développement progres-
sif des acares apparaît
nettement (fig. 9).

Le nombre des œufs
contenus dans un sillon
peut s'élever à 50 ; mais,
en moyenne, on en peut
compter de 10-15-20. On
trouve mêlés aux œufs
des débris de fèces. Par
le dépôt des œufs, l'aca-
re femelle semble s'être
fermé le retour à la surface épidermique. Il meurt
lorsqu'il a déposé un nombre d'œufs assez grand.

Si l'acare s'efforce de
pénétrer de plus en plus
profondément dans la
peau, c'est par la raison
qu'il ne rencontre d'élé-
ments nutritifs que dans
les cellules molles du
réseau de Malpighi. C'est
aussi parce que l'inflam-
mation qu'il provoque,
au cours de son travail
de mineur, dans les cel-
lules épidermiques envi-
ronnantes, amène celles-ci à dessiccation, en sorte que l'insecte ne peut

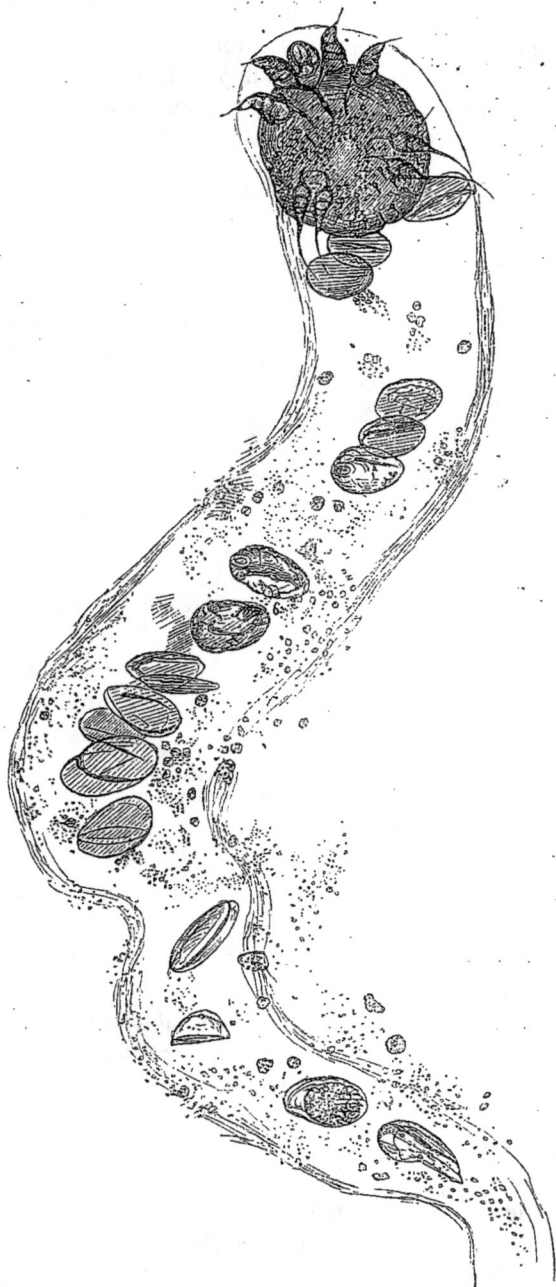

FIG. 9. — *Sillon pris sur la peau d'un espace interdigital.* Gross. 25 fois.
(Obs. personnelle. Clinique de Zurich.)

continuer à vivre qu'à la seule condition de chercher toujours des couches
fraîches d'épithélium. L'irritation causée par l'acare se manifeste encore
par le développement, au-dessous du sillon et dans le tissu dermique,
d'altérations phlegmasiques, et la production de papules, vésicules et pustules, qui soulèvent en certains points le sillon.

On tient pour fermement assuré, qu'il n'est d'acares femelles que ceux
qui se creusent des sillons. Quant aux mâles, on les rencontre la plupart
du temps au voisinage des sillons, dans les dépressions superficielles de
l'épiderme.

Les œufs de l'acare ont la forme d'un ovale allongé, leur grand axe est

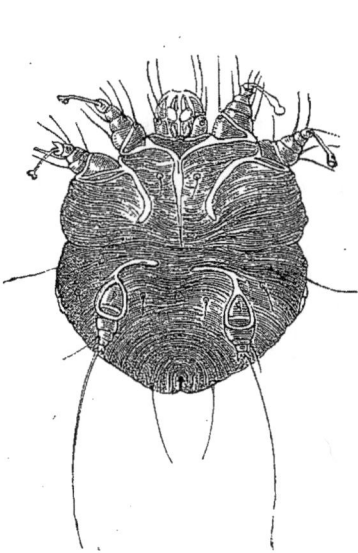

FIG. 10. — *Larve d'acare à 6 pattes.* Surface
abdominale.

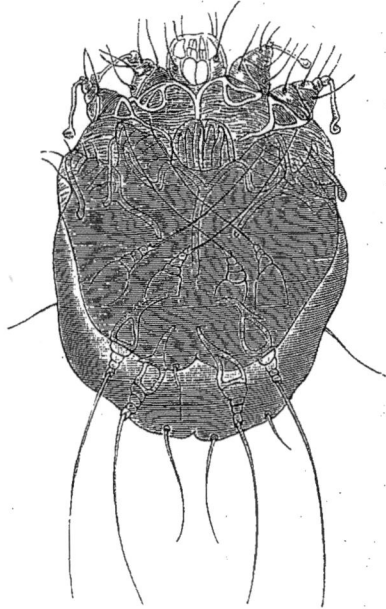

FIG. 11. — *Larve d'acare.* Deuxième mue. D'après
KAPOSI.

dirigé transversalement par rapport à celui du sillon; ils mesurent en
longueur 0,16 et en largeur 0,11 millim. Sur les plus jeunes, par conséquent ceux qui sont le plus près de l'acare, on peut apercevoir un processus actif de segmentation, tandis que sur les plus anciens, on reconnaît
déjà les rudiments de la tête et des pattes. En moyenne, il s'écoule de
6 à 12 jours, avant qu'un œuf, en passant d'abord évidemment par l'état
de larve, n'ait abouti au développement d'un acare.

La larve d'acare (fig. 10 et 11), quand elle a brisé l'enveloppe de l'œuf,
accède à la surface de l'épiderme en franchissant l'orifice d'entrée du
sillon. Il est vrai que beaucoup d'auteurs prétendent avoir constaté sur
la paroi du sillon des ouvertures, à travers lesquelles les larves parvien-
draient à l'extérieur. En moyenne, elles ont 0,15 millim. de long. sur

0,10 millim. de larg. Souvent, on constate la présence, dans un sillon, de plusieurs larves libres. La larve a-t-elle atteint la surface épidermique, elle s'y creuse un nid superficiel, où elle attend son complet développement.

La larve acarienne se distingue de l'acare adulte en ce qu'elle n'a que six pattes et qu'elle ne possède aucun caractère distinctif sexuel. Elle fait trois, et suivant beaucoup d'auteurs, quatre mues. Dès la première, la jeune larve acquiert 8 pattes. Après la troisième, elle est devenue pubère, et dès ce moment, le cycle de développement, que nous avons décrit précédemment, se répète. Selon Gudden, la première mue s'effectue du 14e au 17e jour de la vie, puis les mues se succèdent à intervalles de 6 jours, et chaque mue dure 5 jours.

Comme il s'agit dans la gale d'une maladie cutanée parasitaire, il s'ensuit que celle-ci n'est jamais autochthone, mais qu'elle ne s'installe que par le dépôt préalable d'acares psoriques. De plus, presque sans exception, il est nécessaire, pour que la gale se communique, d'un contact long et intime avec un galeux. Le plus souvent, la transmission s'effectue durant le sommeil en commun dans un même lit. Elle ne se fait qu'exceptionnellement par le contact des mains; c'est grâce à cette particularité que les médecins, en dépit de l'examen des sujets psoriques, restent presque toujours épargnés. Il n'est pas rare, à la vérité, que l'affection se transmette des nourrices ou des mères aux nourrissons, au cas même où ils ne dormiraient pas dans le même lit, et cela, parce que la mamelle est un siège de prédilection pour les acares et que la tétée demande toujours un temps prolongé. C'est à tort qu'on a nié la transmission par les linges de toilette; elle s'effectue par les objets de literie, les linges de corps, et les gants. Bien plus! ce n'est pas sans raison que l'on a pensé que la transmission particulièrement fréquente de la gale dans les auberges à l'usage des vagabonds, est due en partie à la malpropreté habituelle des linges de lit dont on se sert en semblables lieux.

Mais la voie de transmission de l'homme à l'homme n'est pas la seule. On peut en effet la contracter du contact des animaux. Ce que les vétérinaires désignent sous le nom de psore (Räude), n'est en partie autre chose que la gale. Car, l'opinion qu'il s'agit dans ces cas, sans exception, d'autres espèces d'acares psoriques ne s'est pas confirmée. On a observé la gale chez le chien, le chat, le bœuf, le mouton, le lapin, le renard, le chameau, l'éléphant, etc.

L'expérience a appris que certaines professions créent une prédisposition à la gale, ainsi pour les cordonniers, les forgerons, les boulangers et les tanneurs, tandis que d'autres paraissent conférer l'immunité, par exemple, pour ceux qui font les cigarettes, etc.

En hiver, les cas de gale se multiplient d'ordinaire. Le fait tient peut-être d'une part à ce que les galeux consentent seulement, à cette époque de l'année, à se soumettre à un traitement de la gale, et d'autre part, peut-être aussi à ce que les vagabonds recherchent alors des asiles pour dormir et, de ce fait, favorisent une transmission plus large de la gale. On observe l'affection plus fréquemment chez les hommes que chez les femmes, pour la raison vraisemblablement que les premiers s'exposent plus souvent aux causes de transmission.

II. Symptômes. — Il faut, en ce qui concerne les modifications de la peau qui accompagnent la gale, distinguer les efflorescences qui sont réellement produites par l'acare, des lésions secondaires, effets du grattage et de l'irritation mécanique de la peau.

Les lieux de prédilection des acares sont évidemment ceux où la couche cornée de l'épiderme est fine et où les cellules du réseau de Malpighi sont molles et, conséquemment, riches en principes nutritifs. A cette catégorie, appartiennent la peau des espaces interdigitaux, la surface de flexion des articulations des doigts et de la main, chez les enfants et les personnes à peau délicate, la paume des mains et l'ombilic (en particulier chez les femmes), les parties génitales, la région trochantérienne, la région anale, celle des genoux et le bord interne des pieds. Les acares se rencontrent en nombre particulièrement considérable chez les personnes que leur métier force à garder longtemps la position assise, par exemple chez les cordonniers. En général, les acares s'accumulent sur ces points de la peau qui sont soumis à une pression prolongée, ainsi chez les femmes, au niveau de la région comprimée par les cordons des habits, ou bien en ces points qui sont serrés par une courroie, un bandage. Hébra a observé un sillon acarien sur la muqueuse de l'urèthre. En général la face est épargnée, sauf chez les enfants à la mamelle, lorsqu'ils ont contracté la maladie de nourrices ou de mères atteintes de gale, parce que, dans ces cas, le visage représente en quelque sorte la voie d'effraction par lequel s'effectue la transmission de la maladie.

Les lésions produites par l'acare et celles dues au grattage ne se rencontrent pas toujours sur les mêmes points. Le prurit provoqué par l'acare s'irradie toujours en des régions absolument dépourvues d'insectes psoriques; rien d'étonnant alors, si le malade gratte également ces régions et s'il les enflamme mécaniquement. Les efflorescences siègent de préférence sur les parties du tégument qui sont le plus accessibles à la main. On les rencontre surtout à la face antérieure de la poitrine, de l'abdomen, sur la face interne des cuisses et au creux poplité, mais le plus souvent, elles commencent en haut à la hauteur des mamelons, et finissent, en bas, au niveau des genoux.

Les efflorescences qui compliquent le *scabies* consistent en papules, vésicules, pustules, croûtes et excoriations.

On désigne sous le nom de *gale de Norwège* des cas d'une intensité remarquable et invétérés, dans lesquels il se développe, même sur le visage et sur le cuir chevelu, des croûtes épaisses. De plus, les ongles des doigts participent au processus, et, par suite, ils se décolorent, se subdivisent en lamelles, se cassent, s'épaississent et laissent voir au microscope, après préparation avec une solution de potasse, exactement d'ailleurs comme les croûtes, des œufs innombrables, des larves et des nids d'acares (fig. 12).

Parmi les complications de la gale, il faut citer en première ligne les engorgements ganglionnaires, bubons, qu'on a rencontrés au voisinage d'eczémas étendus. Et même, dans le cas de modifications cutanées considérables sur le pénis, on a vu se produire la suppuration des bubons.

Les psoriques, la plupart du temps, ne se plaignent que d'un prurit intolérable, prurit qui d'ordinaire apparaît la nuit et sous l'influence de la chaleur du lit. Les galeux sont-ils atteints d'une affection pyrétique, les douleurs prurigineuses cessent, parce que les acares adultes sont tués par l'élévation de la température. Mais la température redescend-elle au chiffre normal, les œufs déposés dans les sillons se développent, et les phénomènes symptomatiques de la gale se montrent de nouveau. Il est évident que ces circonstances paraissent de nature à fournir un fondement à l'opinion ancienne, suivant laquelle la maladie fébrile serait causée par la gale, et ne serait qu'une métastase psorique.

III. **Diagnostic.** — En général, le diagnostic de la gale est facile. Mais, en

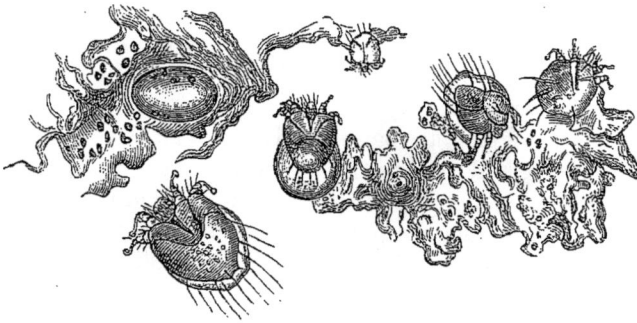

FIG. 12. — *Croûtes de gale de Norwège.*

réalité, il ne devient absolument formel que lorsqu'on a démontré, par l'examen microscopique, la présence d'acares, d'œufs ou de larves. Suffisamment caractéristiques sont les sillons qu'il faut, en particulier, rechercher dans les espaces interdigitaux et sur la peau du pénis. Quand la gale dure depuis longtemps, il peut arriver que les sillons soient tellement écorchés, qu'on ne puisse reconnaître ni sillons ni acares. Cependant, même en semblable occurrence, il est habituellement aisé de reconnaître la maladie, si l'on tient compte du mode de répartition des efflorescences. Pratiquement, en tous cas, il convient, lorsqu'il y a doute, d'admettre qu'il y a gale, car le mode de traitement n'a rien de dangereux, et, qu'en agissant d'autre sorte, on laisse à la maladie l'occasion de s'étendre.

IV. **Pronostic.** — Le pronostic est absolument favorable, parce qu'on est en mesure de tuer sûrement les acares et, par ce moyen, de supprimer les causes des altérations cutanées.

V. Traitement. — Le traitement de la gale doit remplir deux indications, savoir : tuer les acares et guérir l'eczéma dont ils sont les facteurs.

Pour satisfaire à la première nécessité, on prescrit des frictions matin et soir, pendant deux jours, avec du baume du Pérou (Rp. baume du Pérou et styrax liquide, ââ 50 gr. M. S. A. pour frictions matin et soir). A partir du troisième, on fait prendre durant trois jours consécutifs, un bain chaud et des frictions au savon. En outre, dès le troisième jour, il faut changer les linges de corps et de literie et les soumettre à une ébullition prolongée. Enfin, tous les autres vêtements, quand la chose sera possible, devront être exposés à la vapeur chaude, afin de tuer les animalcules sur les linges et sur les habits.

Pour la cure de l'eczéma, nous conseillons, après la destruction des parasites, les frictions huileuses, les pommades indifférentes, ou bien les moyens employés d'ordinaire contre l'eczéma. Le danger d'éprouver une récidive, se produit, pendant toute la vie, dès qu'une occasion à la transmission des acares s'établit.

Le nombre des moyens conseillés contre la gale est extrêmement considérable, et il est évident que ce nombre est encore susceptible d'augmenter. Nous nous contenterons de mentionner les suivants : baume du Pérou, styrax liquide, acide phénique, naphtol, naphtaline, benzine, huile de bergamote, l'huile de staphysaigre, le soufre, le mercure, la chaux, le savon, le goudron, etc. Des remèdes pour les frictions, nous citerons en particulier les suivants :

> Rp. Chaux vive   25
> Soufre citrin   50
> Faire bouillir avec eau de fontaine . . . .   500 gr.

Jusqu'à réduction à 300 grammes. (Solution de Vlemingkx, d'après Hébra.)

> Rp. Fleur de soufre. Huile de cade.   20
> Savon vert. Axonge   40

M. S. A. pour frictions. (Pommade de Wilkinson, d'après Hébra.)

> Rp. Styrax liquide. Fleur de soufre. Craie blanche . . . .   10 gr.
> Savon vert. Axonge . . . .   20 gr.

M. S. A. pour l'usage externe (Pommade de Weinberg), etc.

Quand, sous l'influence des frictions, la peau s'enflamme vivement, il peut se produire de l'albuminurie, mais le fait est rare.

Santopadra soumet pendant six heures la peau des psoriques au courant faradique, et il déclare que l'étincelle électrique tue les œufs et les acares. Si l'affirmation est juste, on doit admirer comment l'électricité se laisse utiliser contre tout (!)

2. — Acare des follicules. (Haarsackmilbe.)

Demodex folliculorum. Simonea folliculorum. Macrogaster platypus.

Chez beaucoup de personnes, on trouve dans les glandes sébacées et dans les follicules pileux, l'acare des follicules, sans qu'il existe d'ailleurs aucune altération de la peau. On le rencontre surtout dans les régions glabres, en conséquence au front, sur les joues, le nez, la lèvre supérieure, et au niveau du conduit auditif externe. Pour l'observer, on exprime au moyen d'une spatule ou par la pression exercée avec les doigts la matière sébacée de la peau, puis on étend celle-ci, après addition d'une goutte d'huile, sur la lamelle porte-objet.

L'animalcule, qui en lui-même n'est pas dangereux pour l'homme, avait déjà été vu par Henle en 1841 ; cependant, la plupart du temps, on cite Simon comme l'ayant découvert le premier, bien que celui-ci ne l'ait décrit qu'en 1842. On discute encore la question de savoir s'il faut considérer l'animalcule comme acare. On en compte jusqu'à 20 dans un seul follicule ; ils ont toujours la tête dirigée vers le fond du follicule. Les caractères anatomiques (voir fig. 13) sont : animalcule vermiforme, ayant l'apparence d'un cylindre allongé ; 0,08 — , 0,12 mill. de long. sur 0,02 mill. de larg. ; à l'extrémité céphalique, deux mandibules et deux palpes latérales ; à la région pectorale quatre paires de pattes ; la partie postérieure du corps a trois fois la longueur de la partie antérieure.

On a décrit encore des acares plus petits et à six pattes, peut-être ne s'agit-il que des stades divers de développement du même animalcule.

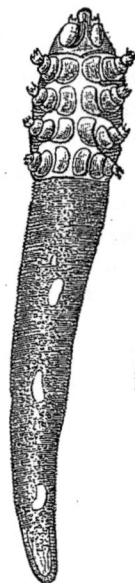

FIG. 13. — *Acare des follicules.* Agrandi.

Transmis à des animaux, il produirait des altérations considérables de la peau. On a trouvé en outre chez les animaux d'autres acares des follicules, lesquels sont le point de départ de phénomènes pathologiques graves.

3. — Poux. Pediculi.

Il y a lieu d'étudier trois espèces différentes de poux : a) le pou de la tête *pediculus capitis* ; b) le pou du corps ou des vêtements, *p. vestimentorum* ; c) le pou du pubis (Filzlaus), *p. pubis* ou *phthirius inguinalis*.

A. — Pou de la tête. P. capitis.

I. Anatomie pathologique et Symptômes. — Le pou de la tête (voir fig. 14 et fig. 15) habite exclusivement sur le cuir chevelu. Le mâle atteint jusqu'à 1 mm. de long., la femelle jusqu'à 2 mm. Tous les deux possèdent six pattes pourvues de crochets; aussi sont-ils bien disposés pour saisir fortement les cheveux. On rencontre toujours plus de poux femelles que de mâles.

La copulation s'effectue de telle manière que la femelle s'accroupit sur le mâle. La femelle pond jusqu'à 60 œufs ou lentes. Elle les dépose successivement sur le cheveu de bas en haut, et les y fait solidement adhérer au moyen

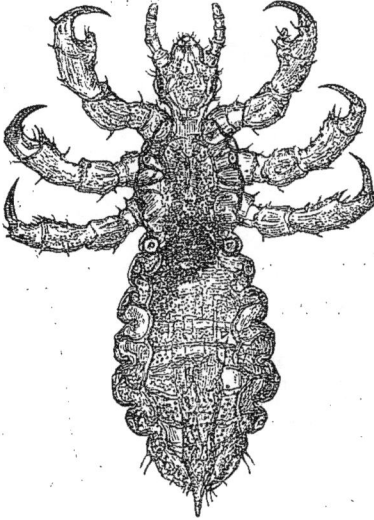

Fig. 14. — *Pou mâle*. Gross. 25 fois. D'après une préparation personnelle.

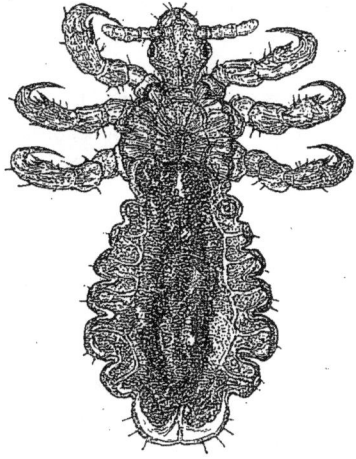

Fig. 15. — *Pou femelle*. Le ventre est fortement distendu par le sang aspiré. D'après une préparation personnelle.

d'une gaine de chitine qui enveloppe le poil (voir fig. 16). Il en résulte que les œufs les plus rapprochés de la racine des cheveux sont les plus âgés. Les jeunes éclosent au bout de 3-8 jours et ont pris toute leur croissance après 18-24 jours. Pour se faire une idée de la fécondité du pou, il suffit de savoir que la femelle peut, en l'espace de 6 semaines, donner jusqu'à 5,000 rejetons.

Les altérations qu'on observe au cuir chevelu sont celles d'un eczéma artificiel. Elles ont pour point de départ le prurit que produisent les poux. Le pouilleux irrite mécaniquement le cuir chevelu par le grattage. Il arrive encore qu'en se peignant, il ménage les points lésés; en conséquence, les poux trouvent, dans l'intérieur des cheveux conglomérés et sur la peau saignante et recouverte de pustules ou de croûtes, des conditions favorables à leur pullulation. Les cheveux forment finalement des faisceaux épais, enchevêtrés, agglutinés entre eux par du pus, des croûtes et du sang, qui dégagent parfois une odeur repoussante et suffisamment caractéristique. Vient-on à dissocier superficiellement quelques cheveux, on met à découvert de véritables fourmilières de poux. Les ganglions situés dans le voisinage s'engorgent ; les malades, du fait d'un prurit intolérable, sont privés de sommeil, ils perdent l'appétit, leurs forces déclinent.

En général, la région occipitale est vivement intéressée. La totalité du cuir chevelu offre-t-elle l'aspect d'un feutrage épais et indissociable, on désigne cet état sous le nom de *plica polonica* (Weichselzopf). En tout état de cause, il faut savoir que des poux peuvent facilement se développer, même chez des personnes très fortunées et soigneuses, quand elles font une maladie longue et qu'elles ne peuvent être peignées chaque jour, par exemple à la suite de couches.

II: **Diagnostic et Traitement.** — Pour établir le diagnostic, il faut en particulier prendre en considération la présence des lentes ; plus celles-ci sont rapprochées de l'extrémité des cheveux et plus l'affection dure depuis plus longtemps.

Le traitement consiste à graisser les cheveux avec de l'onguent mercuriel, ou bien à les huiler avec : Rp. huile de pétrole 100, huile d'olive 40 grammes. Baume du Pérou 10 grammes, F. S. A. Pour l'usage externe. Par ce moyen, d'abord les poux et les lentes sont tués. Mais, il faut ensuite, en démêlant et en peignant les cheveux, enlever les poux morts. Les gaines de chitine adhèrent

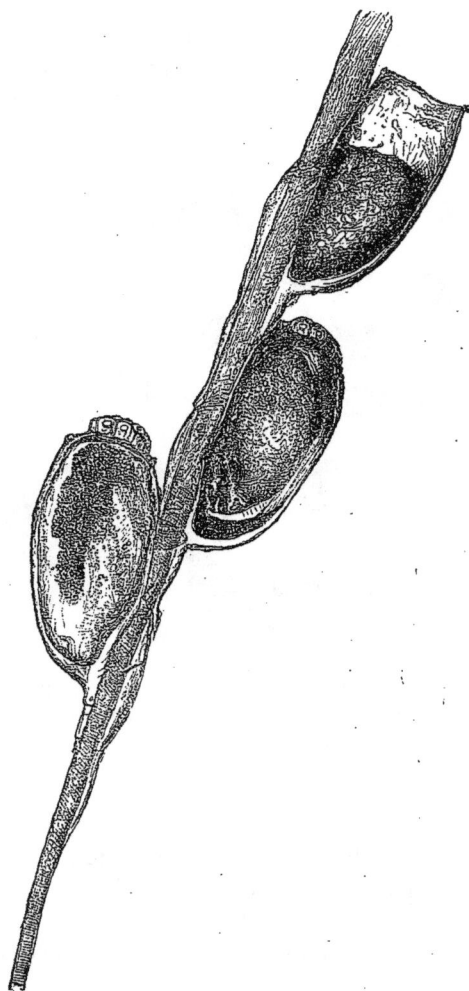

FIG. 16. — *Cheveu avec une enveloppe de chitine et des lentes,* (Obs. personnelle.)

solidement aux cheveux, mais elles suivent facilement, si l'on a soin de laver les cheveux avec du vinaigre. Les embrocations huileuses suffisent enfin pour la cure de l'eczéma.

B. — *Pou des vêtements.*

I. **Symptômes et Anatomie pathologique.** — Parmi les différentes espèces de poux auxquels l'homme est sujet, le pou des vêtements est le plus volumineux, car il atteint une longueur de 3-5 mm. (voy. fig. 17). Il habite dans les plis des vêtements, et en particulier dans ceux de la chemise. Aussi, faut-il surtout les rechercher au niveau du cou, entre les omoplates, sur le sacrum, aux fesses, sur la face externe des cuisses et près des articulations de la main. Ils déposent leurs œufs, disposés en série et sous forme de chape-

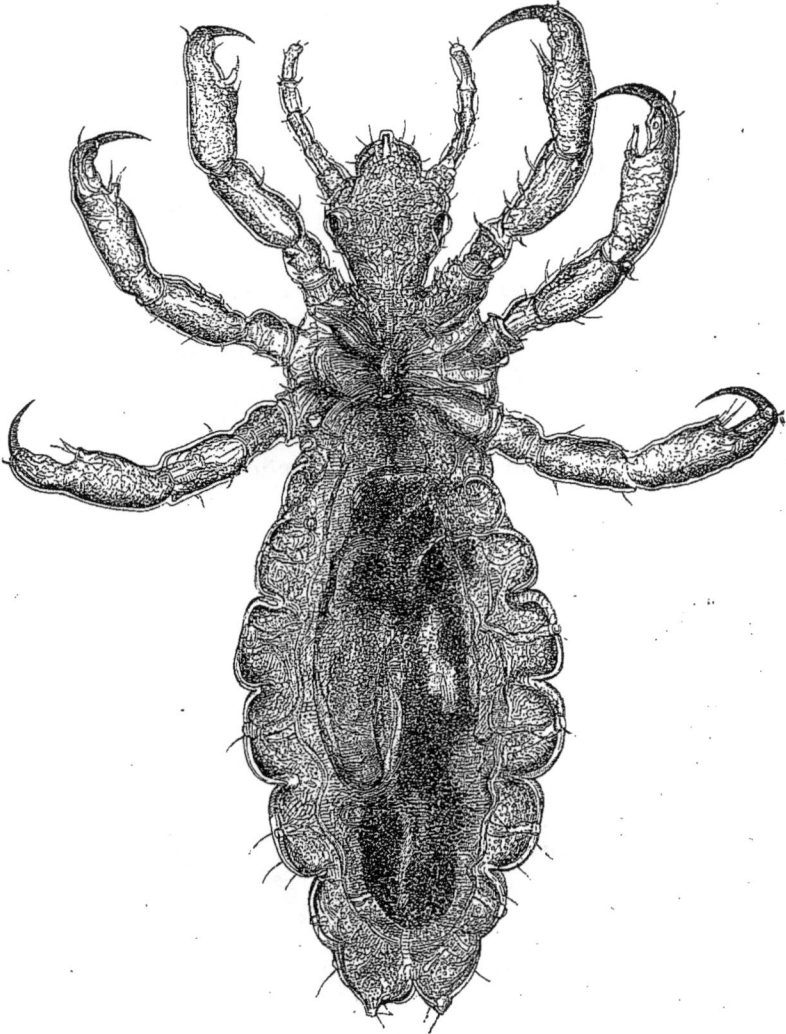

FIG. 17. — *Pou des vêtements femelle. Le ventre fortement distendu par le sang aspiré.* D'après une préparation personnelle.

let, dans les plis des vêtements. Ils ne quittent leur retraite que lorsqu'ils veulent chercher sur la peau leur nourriture, et ils attaquent la peau avec leurs mandibules. Presque jamais, on ne les rencontre sur la peau après qu'on a fait déshabiller les malades ; mais il faut les rechercher dans les plis des vêtements. Par leur piqûre, ils provoquent du prurit et la sortie de boutons. Les personnes, qui, pendant un certain temps, ont été atteintes de poux des vêtements, présentent des lésions à vif, des croûtes, des pustules, des excoriations, et en outre des furoncles et des ulcères étendus, de formes diverses, et qui siègent dans les régions du corps qui correspondent à l'habitat ordinaire des poux, par exemple : entre les épaules, à la taille, au sacrum, aux fesses et sur la face externe des cuisses. Les efflorescences, en guérissant, laissent d'abord après elles des cicatrices blanches. Plus tard, il se produit une pigmentation diffuse, brune ou même absolument noire, que l'on peut facilement confondre avec la maladie d'Addison.

II. **Étiologie.** — Le plus souvent les poux de vêtements existent chez les vagabonds, qui se tiennent malproprement, et qui couchent dans des endroits sales.

III. **Traitement.** — Il consiste à porter les vêtements sur lesquels les poux ont trouvé leur *habitat,* dans une étuve chauffée à 60°-65°. Les parasites sont ainsi détruits. Quant aux lésions exanthématiques qu'ils ont pu déterminer, on les traite par les moyens ordinaires.

C. — *Pou du pubis. Pediculus pubis. Phthirius inguinalis ou Morpion.*

Le morpion est le pou le plus petit, 1 mm. de long (voyez fig. 18). Il habite le plus souvent sur les poils du pubis. Mais il peut également se rencontrer

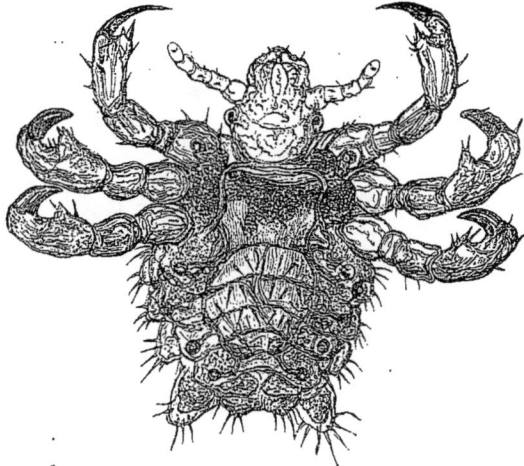

FIG. 18. — *Pou du pubis.* Gross. 25 fois. (D'après une préparation personnelle.)

sur les poils de l'aisselle, des membres, de la barbe, et des cils. Par contre, on ne le trouve pas sur le cuir chevelu. La plupart du temps, il se transmet pendant l'acte du coït. Il étreint le poil, tandis qu'il fouille avec sa tête dans le follicule pileux, et qu'il y puise sa nourriture. Il donne lieu ainsi à du prurit, et, par le grattage, il se développe de l'eczéma. Même traitement que pour le pou de tête.

4. — Puce. (Flöhe.)

A. — Puce commune. Pulex irritans.

La puce commune, *pulex irritans*, choisit principalement pour habitat les plis du linge de corps. Sa piqûre produit sur la peau une hémorrhagie punctiforme, entourée d'une zone hyperhémiée. La tache centrale persiste même sous la pression, tandis que l'auréole environnante se décolore. De plus, cette dernière s'efface très vite, tandis que la pétéchie du typhus abdominal persiste durant plusieurs jours. Les personnes malpropres, négligentes, peuvent être couvertes de piqûres de puces. Si elles sont mal en train, si elles ont beaucoup de fièvre, la présence des piqûres peut, en temps d'épidémies de fièvre typhoïde, créer des difficultés de diagnostic. Il faut surtout prendre en considération le mode de répartition des pétéchies, puis voir si un grand nombre d'entre elles ne sont pas entourées d'une zone rougeâtre, et si, par cette particularité, elles ne se trahissent pas comme étant sûrement des piqûres de puce. Chez les personnes à peau fine, et particulièrement chez les enfants, la piqûre provoque l'apparition de plaques d'urticaire. Bergh a trouvé récemment des larves de puces dans les squames d'un malade atteint de psoriasis.

Comme traitement, il faut conseiller de faire la chasse aux puces et d'appliquer sur la peau des poudres insecticides.

B. — Puce chique. Puce de sable. Pulex penetrans.

La puce chique, *pulex penetrans*, se rencontre en Amérique, où elle habite le plus souvent les rives sablonneuses. La femelle pénètre dans la peau, s'abreuve de sang, et produit après quelques jours (2-5) des altérations inflammatoires de la peau, qui peuvent aller jusqu'à l'ulcération, la gangrène, et même jusqu'à l'érysipèle. On a observé de la lymphangite, et même le tétanos ; l'extirpation chirurgicale devient nécessaire.

5. — Punaise. (Cimex lectularius.)

Acanthia lectularia.

La punaise provoque par sa piqûre de l'urticaire. De plus, il n'est pas rare qu'il se développe, par action réflexe, des efflorescences ortiées étendues ; les malades sont tourmentés par des démangeaisons pénibles. Comme conséquence du grattage, les plaques d'urticaire deviennent le siège d'excoriations et sont recouvertes de croûtes. Du reste, le diagnostic n'est pas toujours facile.

6. — Filaire de Médine. (Peitschenwurm.)

La filaire de Médine (voyez fig. 20) se rencontre principalement sur les côtes occidentales de l'Afrique. On dit qu'elle peut atteindre une longueur de 1 mètre. Elle siège dans le tissu cellulaire sous-cutané, où elle arrive très vraisemblablement après avoir cheminé à travers l'organisme. Il est probable qu'elle est ingérée en même temps que l'eau, et que, passée dans le sang, elle est transportée ensuite à la périphérie. Elle a l'aspect d'une corde à boyau et détermine dans la peau des abcès, des ulcérations et de la gangrène. Elle cause de la fièvre, et provoque même l'apparition de convulsions. Se montre-t-elle au niveau d'une surface ulcérée, il faut l'enrouler autour d'une baguette, et s'efforcer de l'extraire progressivement, en consacrant plusieurs heures à cette opération.

7. — Cysticerque de la peau. Cysticercus cellulosæ.

Les cysticerques de la peau se présentent sous la forme de tumeurs rondes ou légèrement aplaties, qui d'ordinaire acquièrent la grosseur d'une aveline. La plupart du temps, elles sont insensibles à la pression, donnent une sensation spéciale de consistance cartilagineuse, et offrent un certain degré de mobilité. Il est extrêmement facile de les confondre avec des ganglions engorgés, et le diagnostic ne peut être sûrement établi, que si l'on opère l'excision. On obtient alors une vésicule d'un blanc pâle qui, incisée, laisse écouler un liquide clair, et porte sur sa surface interne la tête qui déjà, extérieurement, est reconnaissable à un épaississement et à une dépression de la vésicule. Cette tête, examinée au microscope, paraît fréquemment être animée de vifs mouvements. Pour ce qui a trait à son aspect, voyez vol. II, fig. 41 et 42.

Souvent les cysticerques existent par centaines sur le même individu, tandis que, dans d'autres cas, il ne s'en trouve que quelques-uns. Si l'on observe longtemps les malades, on constate la diminution et la disparition des cysticerques en certaines ré-

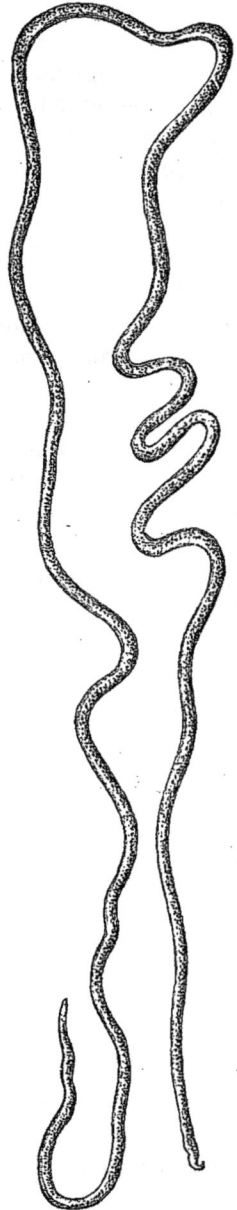

FIG. 19. — *Filaire femelle.*
Volume normal.

gions, tandis qu'on en voit apparaître de nouveaux sur d'autres points. Souvent, il se rencontre des cysticerques dans divers organes, par exemple, dans le cerveau, les yeux ou dans d'autres viscères internes. Aussi peut-on voir se produire divers symptômes, tels qu'accès épileptiformes, troubles de la vue, etc.

Il est rare que les sujets atteints de cysticerques cutanés soient en même temps porteurs du tænia. L'infection spontanée ne serait admissible que si les proglottides venus, par un mouvement rétrograde, de l'intestin dans l'estomac, étaient dissous par le suc gastrique.

Le traitement consisterait dans l'extirpation des nodosités, mais, pratiquement, il n'est applicable que pour un petit nombre de parasites.

APPENDICE

Comme parasites plutôt accidentels de la peau, citons : a) la tique commune, *ixodes ricinus*, qui vit principalement dans les forêts de sapin, et b) le lepte automnal ; il habite dans les buissons et sur beaucoup de plantes herbacées. Les deux animalcules pénètrent dans la peau et causent du prurit et de la douleur. Il existe encore toute une série d'insectes que l'on rencontre comme parasites de la peau.

B. — PARASITES VÉGÉTAUX. DERMATOMYCOSES

1. — Pityriasis versicolore.

I. **Symptômes et Étiologie.** — Le champignon qui donne lieu au pityriasis versicolore a été découvert en 1846 par Eichstedt et il a reçu de Robin le nom de *microsporon furfur*. Il se développe dans les couches cornées les plus superficielles, et, d'après Gudden, il pénètre aussi dans la partie épidermique du follicule pileux.

La peau atteinte apparaît couverte de taches jaune clair, orange, brun, ou brun sombre ; elles sont peu ou nullement brillantes, et, dans les cas anciens, elle apparaissent squameuses, fissurées. Elles se laissent aussi facilement détacher et enlever par le grattage avec l'ongle. Elles laissent alors à découvert un chorion rouge et souvent saignant par de petits orifices.

Si l'on porte les squames enlevées sur une plaque porte-objet, qu'on y ajoute une goutte de solution de potasse (1 : 3), et qu'on attende de 10-15 minutes que les cellules épidermiques aient gonflé et soient devenues transparentes, les éléments du champignon deviennent nets. Ils se présentent sous la forme d'amas ronds de gonidies sphériques dont le diamètre est de 0,005-0,007 millim., et qui laissent apercevoir, à leur intérieur, un tissu nucléaire ou un protoplasma granuleux (voyez fig. 20). En outre, on y voit des mycéliums qui, par points, présentent des ramifications. Les anciens sont pourvus de cloisons transversales et, dans certaines de leurs portions, ils renferment un ou plusieurs noyaux. En beaucoup de points, on observe que les gonidies rondes émettent des mycéliums, tandis que sur d'autres, ce sont les mycéliums qui émettent les gonidies.

Les taches produites par le microsporon se montrent, presque sans exception, sur les régions couvertes du corps. Le plus souvent, elles apparaissent en premier lieu sur la poitrine, puis elles s'étendent, mais progressivement, sur la nuque, l'abdomen et le dos. On pourra également en rencontrer dans le creux de l'aisselle, dans les poils du pubis, du pli de l'aine et sur la face interne des cuisses, au point où touche le scrotum. Sur les membres, elles se développent principalement au niveau de la surface de flexion des articulations. Kirchner, dans ces derniers temps, en a vu sur

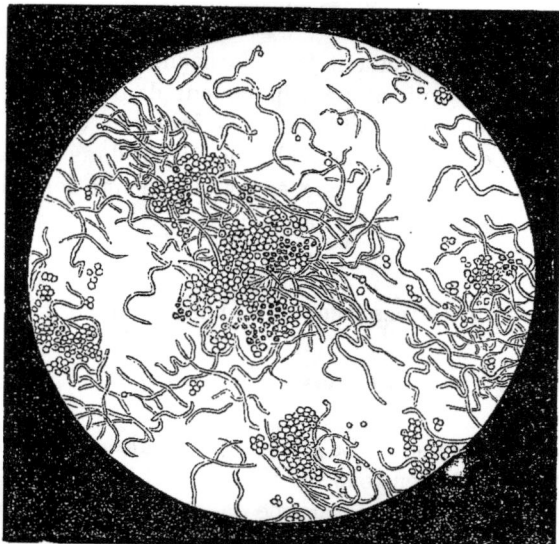

Fig. 20. — *Microsporon furfur. Mycéliums et conidies préparés avec une solut. de potasse.* Gross. 25 fois

le conduit auditif externe. Enfin, ce n'est que d'une manière exceptionnelle qu'elles se montrent sur le visage, et on n'en voit jamais sur les mains et sur les pieds.

Souvent ce sont des régions étendues de la peau qui présentent les altérations précédentes ; seulement, à la périphérie, la tache est irrégulièrement dentelée, ce qui, concurremment avec la présence de taches disséminées plus petites, dont les dimensions peuvent s'abaisser aux dimensions d'une tête d'épingle, donne la pensée que les efflorescences étendues résultent de la fusion de taches plus petites. Parfois, la peau a un aspect moucheté ou tigré, ou bien la partie centrale d'un certain nombre de taches est complètement guérie, tandis que la lésion gagne de plus en plus vers la périphérie.

Les douleurs subjectives font absolument défaut, ou bien, principalement quand ils transpirent, les malades accusent un prurit léger. La plupart du temps, ce qui ennuie le plus les malades, c'est que, lorsqu'ils ont dû retirer leurs vêtements, par exemple pour prendre un bain, leur affection attire sur eux l'attention.

On n'observe la maladie ni chez les enfants ni chez les vieillards ; aussi, voit-on se produire la rétrocession spontanée d'un pityriasis versicolore antérieur chez des sujets qui touchent à la vieillesse, peut-être parce que la peau, qui a subi les modifications séniles, n'est pas en état de fournir aux champignons des principes nutritifs suffisants pour se développer. Mais il se produit des exacerbations et des rémissions, ces dernières pouvant aller jusqu'à une guérison temporaire. Plusieurs fois, j'ai vu la pullulation des champignons augmenter en hiver, ce qui peut-être est en rapport avec l'usage de vêtements plus chauds. Moins les personnes se baignent souvent et plus elles sont disposées aux transpirations, plus facilement, aussi, elles sont sujettes au pityriasis versicolore. Il en est de même de celles qui portent des gilets de flanelle, quand elles n'en changent que rarement ; mais il faut tenir compte en outre d'une prédisposition individuelle. On croyait jadis, à tort, que la phtisie pulmonaire créait une semblable prédisposition. Köbner a réussi à inoculer sur sa peau et sur celle de lapins le microsporon furfur ; cependant, la transmission d'homme à homme n'a lieu qu'exceptionnellement. J'ai, toutefois, chez des personnes mariées, observé, sûrement, à plusieurs reprises ce mode de contagion.

II. Diagnostic. — Le diagnostic n'est pas difficile, car la desquamation facile de la tache pityriasique permet de la distinguer des autres taches pigmentaires de la peau ; en outre, il n'est pas difficile de mettre en évidence, au moyen du microscope, le champignon caractéristique.

III. Traitement. — Le traitement a pour base les soins de propreté et l'emploi de divers cosmétiques. On fera frictionner, plusieurs jours de suite, la peau avec du savon vert ou bien avec la pommade : Rp. Savon vert. Lait de soufre liquide. Esprit de vin dilué ââ 25 grammes. M. S. A. Pour frictions le soir, et on lave soigneusement le matin avec un morceau de flanelle. Le traitement ainsi dirigé, aboutit à une vive desquamation de l'épiderme et à l'enlèvement mécanique des champignons. Mais, on ne doit négliger aucun point atteint, parce qu'il pourrait devenir le point de départ d'un nouveau développement de la maladie ; il faut en particulier soigneusement traiter les régions pileuses de l'aisselle et du pubis. Malgré ces précautions, les récidives sont fréquentes au bout d'un certain temps.

2. — Favus. (Erbgrind.)

Honigwabengrind. Tinea favosa, lupinosa ou vera. Porrigo favosa ou scutulata. Dermatomycosis achorina. KÖBNER.

I. Symptômes et Anatomie pathologique. — La nature parasitaire végétale du favus a été découverte en 1839 par Schönlein ; pour rendre hommage à cet auteur, Remak proposa de donner au champignon favique le nom, aujourd'hui presque universellement adopté, d'*achorion ou d'oïdium de Schönlein*.

Les altérations faviques se localisent presque toujours sur le cuir chevelu ; se montrent-elles en d'autres régions du corps, elles partent, comme au cuir chevelu, des follicules pileux. Rarement, le favus affecte la substance unguéale, *onychomycosis favosa*.

A la tête, ce que l'on observe d'abord, ce sont des points jaunes, sous-épidermiques, à peine de la grosseur d'une tête d'épingle, et qui sont traversés par un cheveu. Peu à peu, le foyer initial augmente en circonférence, jusqu'à acquérir les dimensions d'une lentille, d'un pois et même d'une pièce de dix pfennigs. D'autre part, indépendamment de leur coloration jaune soufre, jaune paille, jaune miel, ils affectent une forme spéciale, qui résulte de ce qu'ils présentent, en leur partie centrale, une dépression ou ombilication, tandis que leurs bords sont légèrement relevés. Ils ont ainsi une disposition en godet, d'où le nom de *favus scutulatus* ou *favus urceolaris*. On désigne chaque godet sous le nom de *corps favique*.

Aussi longtemps que l'affection consiste en corps faviques disséminés, on dit qu'on a affaire à un favus *discret* ; par contre, quand plusieurs foyers se trouvent si rapprochés les uns des autres qu'ils fusionnent et constituent des agglomérations étendues, il s'agit d'un favus *confluent*. Dans les cas anciens, la totalité du cuir chevelu peut être atteinte. En semblables conditions, on a comparé, et non à tort, l'aspect général de l'affection à un gâteau de miel. Mais, il n'est pas rare que les premiers dépôts sur la peau, aient perdu leur couleur soufre primitive, et qu'ils aient pris un ton plus jaune blanc, gris clair ou gris sale.

Les progrès que fait le développement des masses faviques s'accompagne d'altérations importantes du cuir chevelu et des cheveux. Car, si dès le principe les champignons trouvent un habitat et réussissent à se développer exclusivement dans l'espace infundibulaire, qui se rencontre à l'entrée du follicule, en sorte qu'ils sont ainsi entourés d'une enveloppe épidermique, cependant, ils arrivent très rapidement à gagner en profondeur dans le follicule pileux. Et, en partie par la pression, action mécanique, en partie par la destruction de la papille du poil, processus nutritif, ils amènent des altétions dans les poils. Avant tout, ils s'insinuent entre les gaines radicales externe et interne, traversent plus tard la cuticule du poil, parviennent dans la couche corticale et pénètrent cette dernière plus ou moins. La plupart du temps les mycéliums l'emportent en nombre (fig. 24). Les poils paraissent secs, dépourvus de brillant, comme poussiéreux ; ils se brisent facilement, se fendillent, cèdent sans provoquer de douleur à une faible traction, ou bien ils tombent spontanément. Le bulbe pileux est-il détruit, une régénération des cheveux est impossible, aussi les régions atteintes peuvent-elles rester pour toujours glabres. Et, pour les mêmes raisons, le favus, une fois guéri, peut laisser à sa suite une alopécie plus ou moins complète.

Si, dans les premiers stades du favus, on enlève le corps favique, on met souvent à découvert un chorion rouge et légèrement suintant. Plus tard, le

chorion se recouvre d'un épiderme jeune, de sorte que si l'on enlève de nouveau la croûte favique, on aperçoit une région tapissée d'un épithélium brillant et délicat, qui donne presque l'impression d'un tissu cicatriciel. On
aurait, en certains cas, observé, comme conséquence d'une atrophie mécanique, une légère dépression de la voûte du crâne. On a, en outre, constaté
une atrophie des glandes sébacées, de la dégénérescence kystique de ces

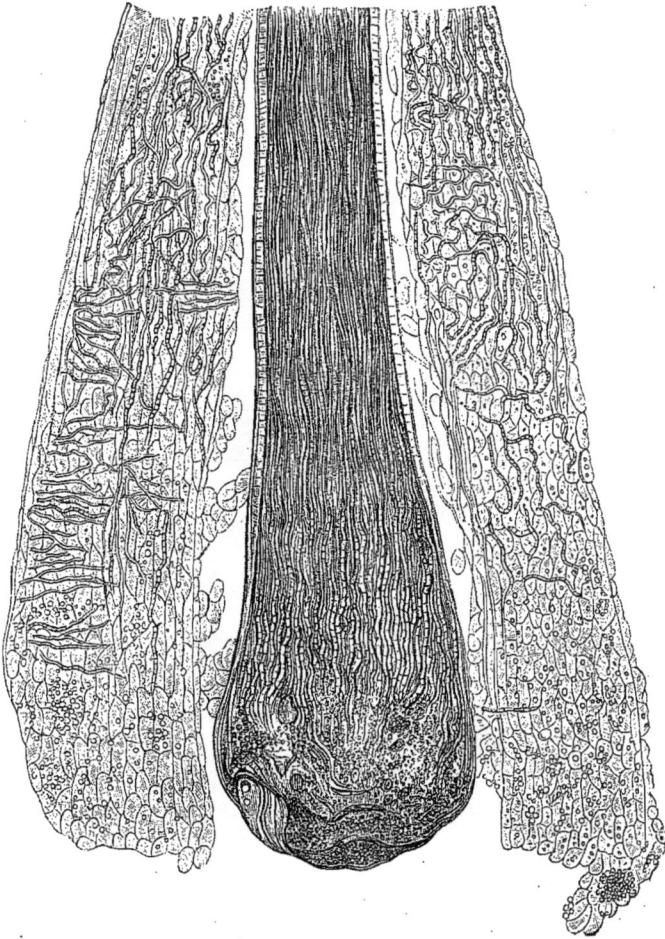

FIG. 21. — *Cheveu et gaines radicales traversées par des conidies et des mycéliums.* D'après KAPOSI.

mêmes organes (Unna) et, dans des cas peu nombreux, des ulcérations de
la peau.

Le développement du favus s'accompagne de prurit. Mais, la plupart du
temps, les malades sont surtout affligés de la défiguration produite par la maladie, et ils s'efforcent d'en dissimuler les altérations au moyen de coiffes, de mou-
choirs de tête. Parfois, il se surajoute aux lésions précédentes de l'eczéma du
cuir chevelu, lequel se complique d'engorgement des ganglions avoisinants.

On a vu l'*herpes tonsurans* et le *favus* exister simultanément sur le même individu.

Chez les personnes malpropres, le favus peut persister 30 ans et au delà. Les masses faviques s'agglomèrent en croûtes épaisses ; par endroits, elles peuvent bien tomber spontanément, mais, en général, la chose est rendue impossible par l'enchevêtrement des cheveux.

Les corps faviques se laissent facilement briser entre les doigts. Ils répandent une odeur fétide, de moisissure, que l'on a comparée à celle de l'urine de souris. Si l'on mêle des parcelles de favus avec de l'eau ou avec de la solution de potasse, et qu'on examine le mélange au microscope, on reconnaît facilement, qu'indépendamment de cellules épidermiques modifiées, de gouttelettes graisseuses, de détritus granuleux et de schizomycètes, elles contiennent

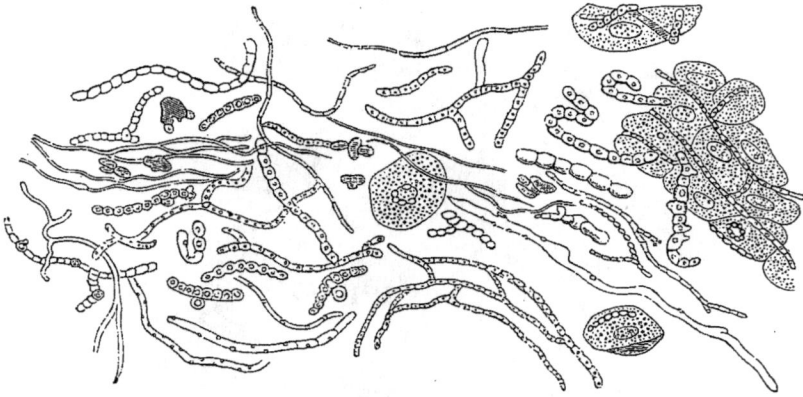

FIG. 22. — *Achorion de Schönlein. Couche inférieure d'un corps favique.* D'après KAPOSI.

en substance les conidies et les mycéliums de l'*achorion de Schönlein* (voyez fig. 21). D'autre part, il existe des différences morphologiques entre les portions superficielle et profonde du corps favique, car, dans la dernière, les conidies dominent, tandis que les mycéliums l'emportent dans l'autre. Les conidies sont tantôt rondes, tantôt elles sont cylindriques, en forme de tonneau, tandis que les mycéliums représentent des filaments cloisonnés, et ramifiés en certains points. En outre, on aperçoit, en certains endroits, des mycéliums aux extrémités desquels des séries de conidies se sont séparées.

En ce qui concerne ses attributs botaniques, on assimile l'achorion de Schönlein à des champignons qui représentent un type intermédiaire entre les moisissures, les champignons-ferments et les schizomycètes. On a, depuis les tentatives de culture entreprises par Grawitz, absolument abandonné l'opinion, soutenue autrefois même par Hébra, suivant laquelle les champignons du pityriasis versicolore, du favus et de l'herpès, seraient identiques dans leur forme élémentaire. Vouloir, par le seul examen des éléments isolés des champignons, décider si tel ou tel appartient au pityriasis, au favus, ou à l'herpès tonsurant, rentre assurément parmi les questions insolubles. En outre, cliniquement, on n'a jamais démontré, d'une manière certaine, une transformation de l'une dans l'autre des trois dermatomycoses dont il s'agit. On n'a pu réussir à déterminer, par l'inoculation du pityriasis, le développement du favus ou de l'herpès tonsurant et *vice versâ*. En semblables recherches, il faut mettre beaucoup de circonspection. D'autre part, Köbner a constaté dans des tentatives d'inoculation du champignon favique, que le développement du vrai favus était précédé d'une éruption vésiculeuse, qu'on pourrait facilement confondre avec l'herpès tonsurant. Il la nomme période prodromique herpétique du favus. Depuis longtemps, d'ailleurs, Remak avait démontré que les champignons étaient transmissibles, et qu'ils constituaient l'essence même de la maladie. Grawitz déclare, avec raison, que toutes les peaux ne se prêtent pas aussi bien aux tentatives d'inoculation.

Les godets faviques se développent-ils en d'autres points du corps que sur le cuir chevelu, ils se détachent en général plus tôt, et on peut compter sur une guérison spontanée. Toutefois, même dans ces cas, il existe des exceptions. Ainsi, Michel a décrit un cas de favus ayant duré 20 ans, et, dans une observation française, il s'agit d'un favus qui s'était étendu sur la totalité presque complète de la surface dorsale et sur la partie supérieure des membres inférieurs. Dans ces derniers temps, Kaposi a relaté une observation d'un favus qui, dans l'espace de 3 semaines, avait envahi toute la surface du corps. Le malade, un berger, succomba à un phlegmon. A l'autopsie, on constata une phlegmasie diphtéro-croupale de la muqueuse gastro-intestinale, laquelle avait été produite par un développement de favus, *gastro-entérite favique*.

Dans le favus des ongles, onychomycose favique, l'ongle paraît épaissi, terne, fendillé et cassant. Il s'écaille en partie, et dans les parcelles enlevées, après addition de solution de potasse, on peut reconnaître des champignons de l'achorion de Schönlein. L'infection se fait probablement par le grattage du cuir chevelu recouvert de favus ; parfois, le favus est déjà guéri dans cette dernière région, de sorte que le favus de l'ongle paraît exister d'une manière indépendante.

II. Étiologie. — Que la maladie se contracte par la voie de la contagion, cela, d'après les idées modernes, ne peut soulever le moindre doute. Elle est ou bien transmise par les animaux qui sont sujets au favus ou communiquée de l'homme à l'homme. On observe le favus avec une fréquence spéciale chez la souris ; Th. Simon a même fait une communication sur une épidémie de favus qui sévit sur les souris à Hambourg. La transmission directe du favus de la souris ou du rat à l'homme représente une éventualité rare ; le plus souvent, ce sont les chats, ayant contracté le favus de souris, qui deviennent les agents de la contagion. On a encore observé le favus chez le lapin, le chien, la poule, le bœuf, et même chez le canard (Gigand). La contagion de l'homme à l'homme se produit surtout dans les familles et parmi les camarades de lit. D'ailleurs, il ne faut pas s'exagérer le rôle de la contagion, car il faut que les champignons arrivent sur le derme à nu, ou qu'ils pénétrent dans les follicules. Plus la malpropreté est grande et plus aussi sont considérables les dangers de la contagion, c'est pour cette raison que la maladie se rencontre plus fréquemment parmi les gens pauvres. Mais, elle s'éteint actuellement de plus en plus. On l'a observée, à l'époque actuelle, particulièrement en France. Les personnes atteintes de séborrhée, contractent plus facilement le favus. Le plus souvent, la maladie se rencontre chez les enfants ou chez les sujets au-dessous de 25 ans ; enfin, elle est plus commune chez les hommes.

III. **Diagnostic.** — Le diagnostic du favus, avec le secours du microscope, est en général facile ; aussi, les méprises avec la séborrhée, le psoriasis, l'eczéma ou le lupus sont à peine concevables.

IV. **Pronostic.** — Le pronostic est favorable, mais il est impossible d'obtenir la repousse des cheveux dans les points qui en ont été dégarnis, lorsque les follicules pileux sont détruits.

V. **Traitement.** — Pour le traitement du favus du cuir chevelu, on huile toutes les deux heures les croûtes faviques et on les recouvre d'un linge de flanelle imbibée d'huile, jusqu'à ce que les croûtes se détachent et se laissent enlever complètement. Cela obtenu, on lavera soigneusement, matin et soir, le cuir chevelu avec du savon vert. Après chaque lotion savonneuse, on enlève, soit avec les doigts, soit avec une pince à cils, tous les cheveux qui paraissent être altérés et tous ceux qui se trouvent dans le voisinage immédiat des godets faviques primitifs. Car, à défaut de cette dernière précaution, le favus se développerait, de nouveau et très vite, aux dépens des champignons restés dans les follicules. On lave ensuite avec un linge de toile imbibé d'une solution alcoolique de sublimé (0,2 : 100). En général, le traitement doit être continué durant 4-12 semaines. Mais il faut, encore, pendant des semaines après la guérison, tenir le malade en observation, et, dans le cas de récidive, on reprendra aussitôt le traitement.

Pour enlever les cheveux, on faisait appliquer autrefois sur le cuir chevelu une calotte enduite de poix, qu'on enlevait ensuite, tout d'un coup, en même temps que les cheveux qui y adhéraient.

Pour tuer les champignons, on conseille, indépendamment du sublimé : l'acide phénique, l'acide salicylique, le soufre, le goudron, la créosote, la benzine, le baume du Pérou, le styrax, la térébenthine, le pétrole, etc.

Dans le favus des ongles, il faut enlever les points malades, et aussi couper avec les ciseaux dans les portions en apparence saines, puis badigeonner avec du collodion au sublimé (1 : 20).

Le favus localisé sur d'autres points du corps est justifiable du traitement du favus crânien.

3. — Herpès tonsurant. (Scheerende Flechte.)

Tinea tondens. Trichomyces ou dermatomycosis tonsurans.

I. Anatomie pathologique et Symptômes. — Le champignon de l'herpès tonsurant reçut de Malmsten, qui le découvrit au même moment que Gruby en 1844, le nom de *trichophyton tonsurans.*

Ce champignon ne trouve pas seulement des substances nutritives sur le cuir chevelu, mais aussi sur d'autres régions du corps démunies de poils, ou, pour parler plus exactement, pourvues de poils lanugineux. A la barbe, il produit les lésions du *sycosis parasitaire.* Et, dans ces régions qui sont toujours à couvert et humides, par exemple entre le scrotum et la portion supérieure de la face interne des cuisses, dans le creux axillaire ou au-dessous des plis pectoraux, il produit les lésions de l'eczéma marginé (Hébra) ou *érythrasma* (Bärensprung). Il se développe encore parfois dans la substance unguéale, *onychomycosis tonsurans.*

Sur le cuir chevelu, et sur la plupart des autres régions cutanées, les altérations de la peau déterminées par le champignon affectent trois formes, que l'on désigne habituellement sous les noms de a)herpès tonsurant *vésiculeux*; b) herpès tonsurant *maculeux*, et c) herpès tonsurant *squameux*. Le dernier type apparaît toujours comme correspondant à un stade ultime des deux précédents; d'ailleurs, l'herpès tonsurant vésiculeux et l'herpès squameux représentent vis-à-vis l'un de l'autre deux affections non exclusives; le premier représente le degré le plus élevé du développement du champignon sur le tégument.

Dans l'herpès tonsurant vésiculeux, il se forme d'abord une vésicule, petite, claire, trouble comme du petit lait ou même suppurée, dont le volume le plus souvent ne l'emporte pas sur celui d'une tête d'épingle. Cette vésicule se dessèche bientôt en une squame mince, tandis qu'à la périphérie, il se développe un cercle de vésicules nouvelles. Dès que celles-ci se sont également transformées en squames minces, on en voit apparaître des cercles nouveaux, en sorte que les altérations cutanées s'étendent de plus en plus, de même que les cercles onduleux produits, par la chute d'une pierre, à la surface de l'eau. Du fait de ce processus, les cercles acquièrent parfois une surface plus grande que celle de la paume de la main. Tandis que dans les zones périphériques, on peut constater une production encore manifeste de vésicules, les parties centrales, primitivement affectées, montrent les modifications d'un herpès tonsurant squameux. Bien plus, il arrive que le centre lui-même est déjà entièrement guéri, et qu'il offre un aspect tout à fait normal. Plusieurs cercles voisins viennent-ils à se rencontrer, ils fusionnent en certains endroits et réalisent souvent des figures rappelant des chaînes ou des cartes géographiques. Dans les cas anciens ou négligés, la maladie peut intéresser la presquea totalité de là surfae du tégument.

Il faut évidemment rechercher le champignon, cause première de l'herpès tonsurant dans les couches périphériques des lésions cutanées, parce que les parties centrales peuvent déjà être guéries. Dans l'herpès *squameux*, c'est dans les squames, et dans l'herpès *vésiculeux*, dans le revêtement épidermique de la vésicule qu'on le rencontrera ; mais cette recherche demande beaucoup d'attention et des tentatives réitérées. Pour rendre la préparation microscopique nette, on ajoute un peu de solution de potasse (1 : 3), ce qui amène le gonflement et la transparence parfaite des cellules épidermiques, conditions à la faveur desquelles les champignons ressortent nettement.

Comme les champignons faviques, ceux de l'herpès tonsurant consistent en conidies se présentant sous la forme d'éléments ronds, ovales, en forme de tonneau, granuleux ou nucléaires, et en mycéliums filiformes (fig. 23). Ceux-ci sont souvent cloisonnés, ramifiés, et à protoplasma semé de vacuoles ou de noyaux. En général, cependant, les mycéliums témoignent d'une disposition moins grande à se ramifier que ceux du favus. Les éléments constitutifs du champignon siègent entre les cellules de la couche cornée

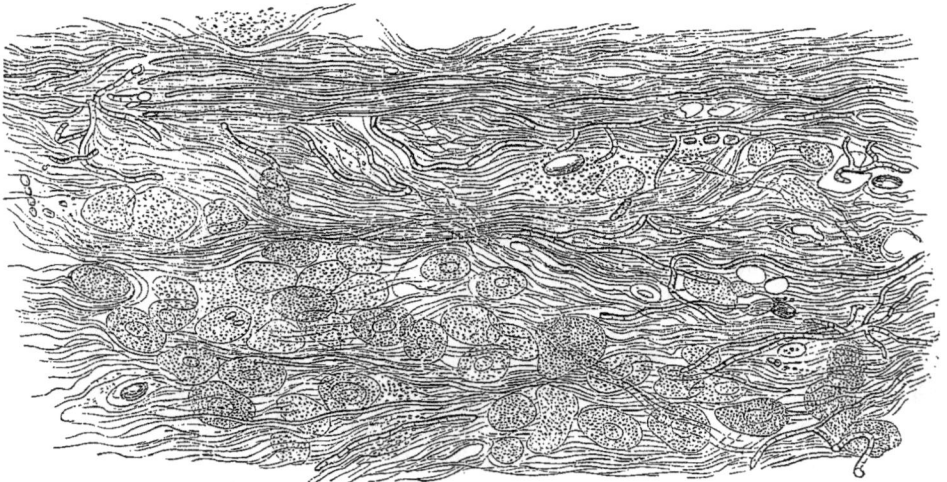

Fig. 23. — *Squame épidermique de l'herpès tonsurant squameux, contenant plus de mycéliums que de conidies.* D'après Kaposi.

et les cellules les plus superficielles du réseau de Malpighi ; jamais elles ne pénètrent dans le chorion.

Quant à l'histoire naturelle du *trichophyton tonsurans*, ce que nous avons dit de l'achorion de Schönlein, lui est applicable.

L'herpès tonsurant du cuir chevelu se manifeste le plus souvent sous la forme squameuse. Souvent les cercles dépassent les régions pileuses, et se montrent, çà et là, sur la peau du front ou de la nuque. Dans le domaine des disques, les cheveux se cassent facilement, et pour cette raison, on trouve dans le cuir chevelu des plaques alopéciques. Ces plaques ne sont recouvertes que de tronçons de cheveux en partie effilochés, de là la dénomination d'herpès *tonsurant*, parce que les plaques donnent l'impression d'une tonsure mal pratiquée ou négligée. Les cheveux cèdent facilement à la traction et, à l'examen microscopique, particulièrement quand on a eu soin de traiter la préparation par une solution de potasse, on reconnaît que les champignons se sont insinués entre les gaines radicales du follicule pileux, et que, même après effraction de la cuticule, ils ont pénétré dans la substance corticale (voyez fig. 24). En général, il n'y a pas destruction de la papille du poil, aussi

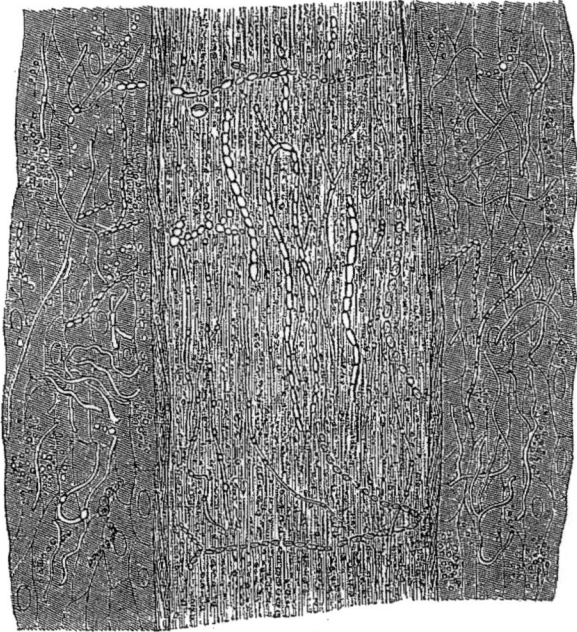

FIG. 24. — *Cheveu dans l'herpès tonsurant.* D'après KAPOSI.

les cheveux repoussent-ils quand on a supprimé les champignons.

Duckworth, le premier, a fait la remarque, plus tard confirmée par Behrend, que dans l'herpès tonsurant les cheveux traités par le chloroforme, prennent, aussi loin qu'ont pénétré les champignons, une coloration crayeuse, particularité qui ne s'observe jamais dans le favus. Si l'on fait alors sur les cheveux des applications d'huile, ils récupèrent leur coloration normale. Contrairement, d'ailleurs, à ce qui a lieu dans le favus, les champignons pénètrent plus haut dans la portion extra-folliculaire du poil, tandis qu'ils s'enfoncent d'ordinaire moins profondément dans le follicule pileux.

Sous l'influence de l'onychomycose tonsurante ou trichophytique l'ongle ternit, se fendille, devient cassant, s'épaissit. L'affection peut finalement entraîner la chute de l'ongle. On ne la rencontre qu'aux ongles de la main, où elle se communique par auto-infection par le grattage des points du tégument atteints d'herpès trichophytique. En certains cas, l'herpès cutané est déjà guéri, tandis que l'onychomycose persiste. L'onychomycose trichophytique est plus commune que l'o. favique. Si l'on racle de la substance

unguéale, et qu'on la rende transparente par l'addition de potasse caustique, les éléments du champignon apparaissent nettement (voyez fig. 25).

Que le sycosis parasitaire offre un développement très actif d'herpès tonsurant dans les poils de la barbe, c'est là un fait que Köbner a démontré
d'une manière certaine. Nous nous sommes déjà occupé de la maladie précédemment.

Le même auteur a également fourni la preuve que l'eczéma marginé d'Hébra
n'est rien autre chose que l'herpès tonsurant. V. Bärensprung a donné à cette
même affection le nom d'*érythraśma*. Il est vrai que dans ces derniers temps
il s'est, à plusieurs reprises, élevé des doutes sur la question de savoir,
s'il est juste de l'identifier entièrement avec l'herpès tonsurant.

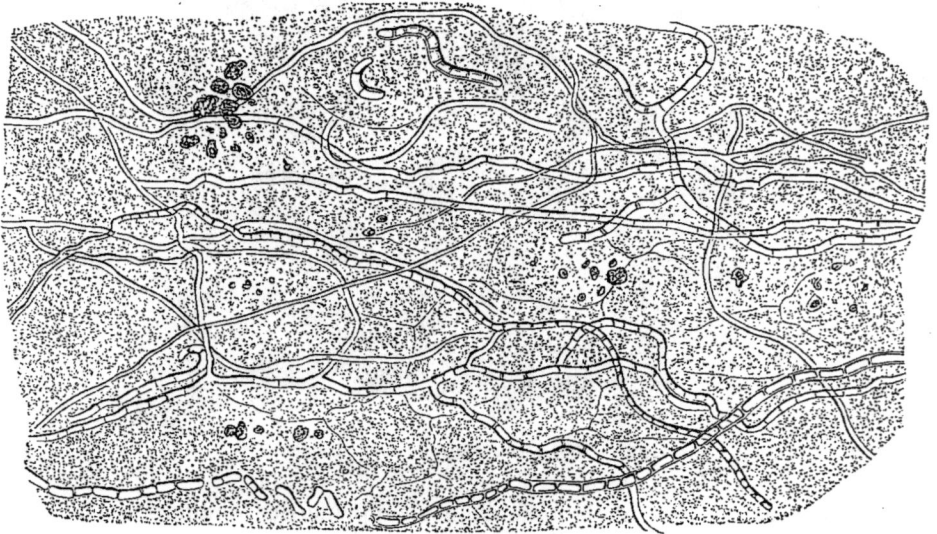

FIG. 25. — *Onychomycose trichophytique*. Préparation avec la potasse. D'après KAPOSI.

On l'observe le plus souvent à la surface interne du scrotum et de la cuisse,
d'où elle s'étend vers la symphyse ou encore plus haut; elle peut encore se
développer en arrière du côté du périnée et même dans la région sacrée.
Plus rarement, elle apparaît dans le creux axillaire, la dépression ombilicale
ou même sur d'autres points du corps. On observe des points de la peau
hyperhémiés, qui sont recouverts de vésicules, de pustules, de squames et
de croûtes, et qui, à la périphérie, sont limités par un contour accusé et
dentelé. En beaucoup de cas, on reconnaît qu'ils proviennent de cercles
trichophytiques. A l'examen microscopique, on trouve dans les squames des
champignons qui, d'après Hébra, ne pénètrent jamais dans les follicules
pileux. L'aspect particulier qu'offre l'eczéma marginé doit tenir à ce que
les points atteints, étant à couvert, sont continuellement dans une atmosphère de chaleur humide, ou bien à ce qu'à l'eczéma antérieur, s'est sur-
ajouté un herpès tonsurant.

La durée de l'herpès tonsurant peut atteindre plusieurs années, toutefois on constate des guérisons spontanées.

Les douleurs subjectives consistent en un prurit qui n'est cependant pas constant.

II. **Étiologie**. — Qu'il faille rechercher les causes de l'herpès tonsurant dans la présence de champignons, on a démontré le fait maintes fois par l'inoculation. La contagion d'individu à individu est plus fréquente que dans le favus, parce que les champignons prennent avec facilité et qu'ils végètent aisément. Aussi, dans les familles, dans les établissements d'éducation et les casernes, la maladie a-t-elle parfois un caractère endémique. Plusieurs fois, le foyer de propagation a été la boutique d'un coiffeur et elle a eu pour cause l'usage d'instruments mal nettoyés ; j'ai connaissance d'une épidémie de cette nature qui se produisit dans ma ville natale, à Königsberg, et qui atteignit plusieurs personnages très haut placés. En d'autres cas, la maladie est transmise par des animaux, car on l'a observée chez le chien, le chat, le cheval, le bœuf, le veau et le lapin. On a encore observé l'herpès tonsurant chez des personnes qui vivent dans des appartements humides, qui emploient habituellement des linges de corps et de literie insuffisamment secs, qui usent de cataplasmes chauds ou se livrent à des pratiques d'hydrothérapie. La maladie a sa plus grande fréquence au printemps et en automne, ainsi que par les temps humides ; plus souvent que le favus, l'herpès tonsurant sévit au milieu des conditions d'existence les meilleures, mais il partage avec lui la propriété de frapper de préférence les enfants et les adolescents.

III. **Diagnostic. Pronostic. Traitement.** — Le diagnostic est facile, quand on constate des champignons. Le pronostic est favorable. Le traitement est d'une manière générale celui du favus ; toutefois on atteint, la plupart du temps, plus rapidement le but dans l'herpès tonsurant.

Dr R. Labusquière,

Secrétaire de la rédaction
des *Annales de Gynécologie et d'Obstétrique.*

LIVRE VI

MALADIES NERVEUSES

PREMIÈRE PARTIE

MALADIES DE LA MOELLE ÉPINIÈRE

A. — MALADIES DE LA SUBSTANCE MÊME DE LA MOELLE

A. — *Maladies non systématiques.*

1. — Anémie de la moelle.

I. Étiologie. — Les observations cliniques d'anémie de la moelle sont
très pauvres : on y invoque principalement l'analogie avec les expériences
de pathologie expérimentale, et c'est un rapprochement plus ou moins
exact, mais surtout théorique.

Les causes de l'anémie de la moelle sont tantôt *locales*, tantôt *générales*.
Parmi les premières, il faut citer la *compression*, l'*embolie* ou la *thrombose de l'aorte abdominale* et la *compression de la moelle elle-même ;*
mais, dans ce cas, les manifestations de l'anémie ne sont que postérieures à
celles de la compression médullaire. L'anémie médullaire de cause générale
peut résulter de pertes sanguines considérables (hématémèses, entérorrha-
gies, hématuries, métrorrhagies), d'hémorrhagies puerpérales, d'épistaxis,
profuses, etc. Il faut rapprocher des hémorrhagies, la cachexie et les spoliations humorales qui résultent des suppurations prolongées, etc. Dans
la chlorose également, dans ces états qualifiés d'hydrémie, d'oligocythémie,
peut survenir le syndrome de l'anémie médullaire.

Il est probable, que, dans certains cas, l'anémie médullaire est produite
par un *spasme vasculaire :* mais on ne sait rien de précis sur ce point.
C'est l'explication, toutefois, que Brown-Séquard incline à donner des cas
de paralysie médullaire, dite *réflexe;* en ce cas, l'origine du spasme artériel est périphérique.

Nous devons dire quelques mots des recherches expérimentales. Dès 1667, Stenon provoqua, par la compression de l'aorte abdominale chez les animaux, la paralysie des muscles volontaires, des sphincters et de la sensibilité : tout dernièrement, Schiffer a rapporté ces phénomènes aux résultats de l'anémie médullaire. Mais, comme la compression de l'aorte détermine aussi, naturellement, l'anémie des nerfs périphériques, on pouvait rapporter les symptômes à cette anémie nerveuse périphérique. Seulement, il faut dire qu'à la suite de l'anémie isolée des nerfs périphériques, les phénomènes paralytiques se montrent beaucoup plus tard qu'à la suite de la compression de l'aorte abdominale, parce que la moelle réagit plus vite au manque de sang que les nerfs. Küssmaul et Tenner, dans leurs belles recherches sur les convulsions épileptoïdes, ont déterminé l'anémie de la moelle en liant les deux artères sous-clavières et en comprimant la crosse de l'aorte.

II. **Anatomie pathologique.** — Dans l'anémie de la moelle, la substance médullaire frappe par la pâleur de son aspect; sur une coupe transversale, on ne distingue plus ce ton rosé brillant, propre à la substance blanche : le piqueté sanguin a disparu; la substance grise centrale a pâli, et paraît comme effacée. Le plus souvent, la moelle est ramollie, déliquescente; plus rarement, sa consistance est augmentée.

En dehors du cordon médullaire, l'anémie porte naturellement aussi sur les *enveloppes de la moelle*, puisque les vaisseaux sanguins traversent les méninges, avant de pénétrer dans le tissu nerveux : seulement, les plexus veineux qui rampent dans le tissu conjonctif graisseux périduremérien sont parfois anormalement développés et gorgés de sang.

D'ailleurs, il faut prendre garde que les altérations *post mortem* de la moelle peuvent donner le change; surtout si l'on n'a pas de fortes présomptions en faveur de l'idée d'une anémie médullaire, et si le cadavre est resté longtemps couché sur le dos, exposé à une température assez élevée.

III. **Symptômes.** — Supposons une interruption subite de la circulation dans une région étendue, le plus souvent dans la région lombaire de la moelle, produite, par exemple, par une embolie de l'aorte abdominale. Aussitôt apparaissent la paralysie musculaire des *extrémités inférieures*, la perte de la sensibilité, et de l'irritabilité réflexe, la paralysie du rectum et de la vessie. Nerfs et muscles perdent leur réaction électrique. En même temps, le pouls crural s'efface ou disparaît. Les extrémités se refroidissent, se gangrènent, à moins qu'il ne s'établisse une circulation collatérale assez rapide et assez riche dans son développement.

Si, au contraire, l'anémie médullaire résulte d'un *appauvrissement général du sang*, c'est à elle qu'on doit attribuer l'état de parésie, la paralysie, le tremblement, l'hyperesthésie, l'anesthésie, les paresthésies et l'exagération des réflexes; puisque l'on peut voir apparaître et se développer tous ces symptômes, dans les conditions générales susdites, et, inversement les voir disparaître, quand s'améliore la dyscrasie sanguine. Et il ne faut pas s'étonner que ces phénomènes se limitent, dans leur apparition, aux membres inférieurs, puisque la plus grosse part de l'activité fonctionnelle de la moelle dépend précisément de la région lombaire de l'organe.

IV. Diagnostic. — Reconnaître l'anémie médullaire n'est pas toujours facile : en élucider la cause est encore plus difficile. Parfois le résultat du traitement décidera la question : par exemple, dans la chlorose, où l'on voit rapidement les symptômes céder à l'administration du fer.

V. Pronostic. — Il est défavorable, s'il survient des troubles nutritifs dans la moelle, troubles marqués par l'apparition des symptômes d'une lésion matérielle de l'organe.

VI. Traitement. — Le traitement est, avant tout, causal et symptomatique. Brown-Séquard recommande le *décubitus dorsal*, avec la tête haute et les extrémités relevées. On a aussi essayé l'application sur le rachis, de sacs pleins de sable chaud ou de bouilloires pleines d'eau chaude. On peut encore conseiller, dans l'espoir d'augmenter l'afflux sanguin vers la moelle, la *strychnine*, l'*opium* et le *nitrite d'amyle*. On a cherché aussi à obtenir une dilatation des vaisseaux médullaires au moyen du *courant galvanique* : et, surtout, d'après Hammond, par le courant ascendant (par conséquent, le pôle positif appliqué sur les lombes, et le négatif plus haut). Dans l'anémie, la chlorose et autres états analogues, il faut conseiller la bonne nourriture et les préparations de fer et de quinquina. Pour tout le reste, la conduite à suivre est purement symptomatique.

2. — Hyperhémie de la moelle.

I. Anatomie pathologique. — Le terme de hyperhémie de la moelle est très en faveur, et d'un usage courant parmi les médecins, qui, amateurs des finesses diagnostiques, n'hésitent pas à faire des distinctions d'ordre si rare et si subtil. Mais, en réalité, nos connaissances sur l'hyperhémie de la moelle sont nulles.

Une moelle *hyperhémiée* se signale, naturellement, par une réplétion sanguine anormale. Sur une coupe transversale, la substance blanche est d'une couleur gris rosé : on y aperçoit un riche piqueté sanguin, et on y reconnaît un nombre extraordinaire de vaisseaux, fortement injectés, et parfois aussi manifestement tortueux; en certains endroits, il y a même de véritables extravasations. Quant à la substance grise, elle étonne par sa coloration rouge, parfois d'un rouge presque brun. La *consistance* de la moelle varie : tantôt elle est diminuée, tantôt elle est augmentée. Sur les coupes durcies, au microscope, on peut facilement reconnaître une injection extrême des vaisseaux, qui distend même jusqu'aux plus fins capillaires.

L'hyperhémie des enveloppes de la moelle est étroitement liée à l'hyperhémie de la substance, d'où le vieux nom de « *pléthore méningo-spinale* ». Sur les méninges, on remarque une vive rougeur, une réplétion sanguine extraordinaire des vaisseaux, et, parfois, des dilatations veineuses et des varicosités serpentines qui rampent dans le tissu péridureméerien ; le processus peut aller jusqu'à l'hémorrhagie ; si l'hyperhémie dure plus longtemps, jusqu'à l'état trouble et l'épaississement du tissu, ou jusqu'à la pigmentation, vestige des extravasats sanguins antérieurs.

Il n'est pas rare de trouver une *augmentation du liquide céphalo-rachidien*, qui, parfois, est devenu trouble et, en certains endroits, sanguinolent.

Dans certains cas, on pourra constater au niveau de l'émergence des racines nerveuses, de l'hyperhémie et même du sang extravasé. Mais il faut faire remarquer ici qu'on peut être induit en erreur par la *position du cadavre*. Ainsi, il peut fort bien avoir existé, pendant la vie du sujet, de l'hyperhémie de la moelle et de ses enveloppes, lorsque, sur le cadavre, les artérioles seront vides, et que seuls regorgeront de sang les canaux veineux, surtout les plexus veineux du tissu conjonctif péridureméerien. Et inversement, l'autopsie de la moelle pourra donner l'illusion de l'hyperhémie, là où elle n'a jamais existé pendant la vie. Les apparences peuvent n'être qu'un simple phénomène cadavérique. On comprend, en effet, que, grâce à un décubitus dorsal longtemps prolongé du sujet, il se produise une décomposition cadavérique et une imbibition par la matière colorante du sang, qui déterminent une hyperhémie *post mortem*, par conséquent artificielle, et dont il faut se méfier.

II. Étiologie. — On a l'habitude de ranger sous deux grands chefs distincts les causes de l'hyperhémie de la moelle, suivant qu'il s'agit d'une hyperhémie artérielle, active, fluxionnaire, congestive, ou, au contraire, d'une hyperhémie par stase *veineuse, passive*.

L'hyperhémie *artérielle* de la moelle survient à la suite de refroidissements, de commotions, d'inflammations, et dans le cours de certaines maladies infectieuses (variole, érysipèle, typhus, malaria, etc.). On doit aussi ranger parmi les causes de ce genre d'hyperhémie : les accès de fatigue corporelle, et l'excitation violente de la moelle par l'*onanisme* ou le *coït* trop souvent répétés. Dans quelques cas, des processus fluxionnaires du côté de certains organes abdominaux amènent l'hyperhémie de la moelle : par exemple, les congestions menstruelles et hémorrhoïdaires, ou bien l'hyperhémie médullaire s'établit à la suite de la suppression de flux menstruels ou hémorrhoïdaires. Parfois, l'hyperhémie est sous la dépendance d'agents *toxiques* ; et on a pu l'observer dans l'empoisonnement par l'oxyde de carbone, l'alcool, la strychnine, le nitrite d'amyle ou les cyanures.

L'hyperhémie, *par stase*, de la moelle, peut être la conséquence de la stase généralisée du sang dans les maladies du cœur et des poumons ; ou bien la stase veineuse tient à des causes plus locales, comme les obstacles à la circulation porte, les tumeurs abdominales, l'utérus gravide.

Il faut ranger aussi parmi les causes d'hyperhémie passive tous les *états convulsifs*, comme l'épilepsie, le tétanos, l'éclampsie, l'urémie, la rage, les convulsions asphyxiques et agoniques, au cours desquelles surviennent souvent, surtout dans le tissu cellulaire périduremérien, de l'hyperhémie et des hémorrhagies, auxquelles on attribue à tort, bien trop souvent, les états morbides que nous venons de citer.

III. **Symptômes**. — On ne peut pas établir de distinction clinique entre l'hyperhémie *artérielle* et l'hyperhémie *veineuse* de la moelle. Presque toujours ce sont les extrémités inférieures qui sont seules touchées ou du moins pour la plus large part intéressées. Les symptômes sont : une sensation de poids, de tension, de douleur, dans la colonne vertébrale, à la pression extérieure ; une sensation constrictive qui enserre le tronc ; des douleurs irradiées dans les extrémités, de l'hyperesthésie, des paresthésies, rarement de l'anesthésie ; des secousses dans certains muscles, rarement des paralysies complètes ; de l'exagération des réflexes et de l'excitabilité galvanique.

La paralysie du rectum et de la vessie n'a pas été souvent signalée. Hammond range au nombre des symptômes, les *érections*. La maladie évolue sans fièvre. Si la partie supérieure de la moelle cervicale est atteinte, des troubles peuvent apparaître du côté de la respiration et du cœur, avec des modifications correspondantes du pouls.

Parfois s'ajoute à l'hyperhémie de la moelle celle du cerveau ; en ce cas, ce sont les signes de cette dernière qui dominent le tableau morbide.

Brown-Séquard dit que le *décubitus dorsal*, surtout avec la tête haute et les pieds élevés, exagère les manifestations morbides : celles-ci, au contraire, s'atténuent si le malade se couche sur le ventre, ou se met sur ses pieds : ce serait une conséquence de la répartition différente du sang dans les deux cas. D'autres attribuent, au contraire, à la *station debout* l'exagération des phénomènes paralytiques, parce que le liquide céphalo-rachidien, plus abondant encore qu'à l'état normal, s'accumule dans les parties inférieures du canal, et exerce ainsi sur les derniers segments médullaires une compression plus forte.

Les symptômes sont sujets à des mutations souvent très rapides, et sont d'une extraordinaire mobilité : mais ils peuvent aussi (et cela se conçoit aisément, suivant la nature des causes de l'hyperhémie) traîner des semaines, des mois et des années. La mort n'est à craindre que si les parties supérieures de la moelle cervicale participent à la lésion, ou si, à l'hyperhémie, s'ajoutent l'hémorrhagie et le ramollissement de la substance médullaire.

IV. **Traitement**. — On doit, avant tout, s'efforcer de suivre, dans le traitement, les indications causales. Pour combattre l'hyperhémie médullaire, les ventouses ou les sangsues (au nombre de 10 à 20) sur la colonne vertébrale, sont un bon moyen : on peut poser les sangsues encore à l'anus ou dans le vagin, au nombre de 5 à 10. On peut encore employer les applications de vessies de glace sur le rachis, les pédiluves ou maniluves sinapisés, pour attirer l'hyperhémie ailleurs, et l'éloigner de la moelle ; à l'intérieur, ergotine à hautes doses ou belladone. Dans son lit, le malade adoptera le décubitus ventral ou latéral : une alimentation légère est aussi indiquée, et il faut veiller à ce qu'il se produise tous les jours une selle copieuse. Dans les maladies du foie ou de l'intestin, on se trouvera bien d'une cure à Carlsbad, à Ems, à Kissingen, à Homburg, Tarasp, etc. Dans les cas chroniques, l'hydrothérapie, les bains de mer ou d'eaux salées méritent d'être essayés.

3. — Hémorrhagie de la moelle.

Apoplexie spinale. Hématomyélite.

I. **Étiologie.** — Les hémorrhagies *primitives* de la substance médullaire sont *rares*, et même *tellement rares*, que quelques auteurs, de la compétence et de l'autorité de Charcot et de Hayem, par exemple, ont voulu en écarter la possibilité. En tout cas, on rencontre bien plus fréquemment les hémorrhagies *secondaires*, notamment comme lésion surajoutée à l'inflammation préalable de la moelle ; et c'est cette combinaison qu'exprime le terme d'*hématomyélite*.

Parmi les causes de l'hémorrhagie médullaire primitive, il faut citer les *blessures*, qui déterminent une hémorrhagie traumatique de la moelle ; par exemple une chute, un choc, un coup sur le rachis ou sur le siège, les plaies pénétrantes de la colonne, les fractures et les luxations vertébrales.

Dans d'autres cas, ce sera un effort corporel exagéré, par exemple l'acte de soulever une lourde charge, etc... Chez quelques malades, le *froid* paraît avoir été la cause de la lésion. Parfois, il y a une relation étroite entre l'hémorrhagie médullaire et le *coït*, ou l'excitation sexuelle exagérée, ou l'apparition ou la suppression d'hémorrhagies menstruelles ou hémorrhoïdales, ou encore la stase veineuse consécutive aux affections du cœur, du poumon ou du foie.

Il faut également parler des maladies antérieures de la moelle, ou des lésions limitées, situées dans le voisinage immédiat de celle-ci, et qui favorisent la production d'hémorrhagies médullaires : telles sont les lésions tuberculeuses ou cancéreuses des vertèbres, les tumeurs des méninges ou les mêmes lésions dans le parenchyme même de la moelle : mais alors, dans ce cas, les hémorrhagies qu'elles déterminent peuvent déjà être appelées des hémorrhagies secondaires de la moelle.

Pour les hémorrhagies primitives du cerveau, il est bien connu qu'elles sont étroitement liées à la formation et à la rupture d'anévrysmes miliaires des artérioles cérébrales : rien d'analogue n'a été recherché, relativement à la pathogénie des hémorrhagies médullaires. Liouville est le seul à prétendre avoir vu dans la moelle la même chose que dans le cerveau. Quoi qu'il en soit, l'expérience enseigne que les hémorrhagies primitives de la moelle paraissent échapper bien plus que les hémorrhagies cérébrales à l'influence de l'*âge* ; tandis, en effet, que l'hémorrhagie cérébrale atteint son maximum de fréquence au delà de 40 ans, l'hémorrhagie médullaire, au contraire, n'est pas rare entre 20 et 40 ans. Les hommes y sont plus sujets que les femmes.

II. Anatomie pathologique. — Il n'est pas rare, dès que l'on a incisé et récliné la dure-mère, de pouvoir reconnaître, à travers le mince feuillet de la pie-mère, le foyer hémorrhagique intra-médullaire. Le foyer apparaît alors, et saute pour ainsi dire aux yeux, sous l'aspect d'une masse bleu noirâtre ; située sous la pie-mère ; parfois même il a repoussé en dehors la pie-mère, que le raptus sanguin a comme boursouflée. On a même été, dans un cas, jusqu'à décrire la *rupture* de la pie-mère, l'issue du sang dans l'espace sous-arachnoïdien, et le farcissement hématique de la pie-mère et de l'arachnoïde. Sur une coupe transversale de la moelle, le foyer hémorrhagique paraît plus ou moins bien circonscrit et limité. D'ailleurs, étant donné l'étroit calibre du canal vertébral, on comprend qu'on ne peut faire mention d'un foyer hémorrhagique dans la moelle, sans donner à entendre qu'une hémorrhagie, grosse comme une amande ou une noisette par exemple, sera forcément des mieux limitées et des plus étroitement circonscrites.

La statistique a démontré que les régions de la moelle le plus fréquemment atteintes d'hémorrhagie sont la *partie supérieure* de la moelle cervicale ou de la moelle *dorsale*. Le plus souvent, on ne trouve qu'un foyer hémorrhagique, et, plus rarement, plusieurs. Ce n'est que par exception que l'hémorrhagie a lieu dans la substance grise ; et dans celle-ci même, il est rare encore qu'elle intéresse les cornes antérieures. Parfois, et le cas n'est pas exceptionnel, la lésion comprend toute la largeur de la coupe d'un segment médullaire.

Enfin, dans certains cas, qui constituent une rareté, on a affaire à une forme particulière d'hémorrhagie médullaire, à laquelle Levier a donné le nom « *d'hémorrhagie tubulaire* » (Röhrenblutung). Dans ce cas, le sang ne s'est pas répandu suivant le sens transversal, mais suivant l'axe longitudinal de la moelle, et il a suivi, dans sa distribution, au sein de la substance blanche, les tractus longitudinaux des fibres nerveuses. Certaines variétés de ces hémorrhagies tubulaires peuvent s'étendre sur une longueur de plus de 10 centimètres.

Le foyer apoplectique offre une apparence dont le détail dépend surtout de l'âge de la lésion. Les foyers *récents* sont d'une couleur noir rougeâtre : plus tard, ils deviennent brun rougeâtre, brunâtres, et même jaunâtres, ocreux : ces changements de couleur sont en rapport avec la destruction progressive des hématies et la dissolution graduelle de leur matière colorante. Dans les foyers hémorrhagiques récents, le sang est en partie coagulé, et alors le caillot se trouve tantôt au milieu, tantôt à la périphérie du foyer. La substance nerveuse est le siège d'un ramollissement rouge ou jaune, de nature inflammatoire ; et, aux limites de la lésion, elle est refoulée et dilacérée. Au bout d'un certain temps, le foyer sanguin passe par des modifications, semblables à celles que l'on connaît pour les foyers apoplectiques cé-

rébraux. Autour de l'extravasat se forme, aux dépens de la névroglie du
tissu nerveux avoisinant, une sorte de capsule conjonctive : puis, le sang se
liquéfie de plus en plus, et il est peu à peu remplacé par de la sérosité : il se
forme ainsi ce qu'on appelle un *kyste apoplectique*. Dans les hémorrhagies
moins considérables, s'organise, avec les progrès de la résorption du sang,
une sorte de cicatrice conjonctive, le plus souvent très pigmentée, et qui
témoigne ainsi des hémorrhagies antérieures : c'est la *cicatrice apoplectique*.

Les hémorrhagies médullaires s'accompagnent assez souvent d'altérations méningées : nous l'avons déjà indiqué plus haut. Outre les hémorrhagies méningées, dont nous avons fait mention, il peut quelquefois se produire
des inflammations fibrineuses et même purulentes.

Une hémorrhagie médullaire peut être compliquée ou suivie d'altérations
inflammatoires et de dégénération secondaire du névraxe. Cette dégénération prouve clairement alors que le foyer hémorrhagique a intéressé toute
l'étendue transversale, toute l'épaisseur du segment médullaire. Il faut chercher cette dégénération secondaire dans des points différents, au-dessus et
au-dessous du foyer hémorrhagique : au-dessus de la lésion, elle intéresse le
cordon cunéiforme interne du cordon postérieur (cordon de Goll), et le faisceau cérébelleux direct ; au-dessous elle siège dans les faisceaux pyramidaux latéraux et antérieurs (faisceaux pyramidaux, directs et croisés).

Nous verrons d'ailleurs le détail exact de ces altérations dans un chapitre
ultérieur, celui des *dégénérations secondaires de la moelle.*

III. **Symptômes.** —La caractéristique symptomatique de l'hémorrhagie médullaire, c'est l'apparition *soudaine* (apoplectiforme) de phénomènes paralytiques : ceux-ci constituent à eux seuls tout ou presque tout le tableau
clinique. Ils varient naturellement dans chaque cas particulier, suivant le
niveau et l'étendue de l'hémorrhagie. Puisque nous parlons de l'étendue du
foyer hémorrhagique, disons que, la plupart du temps, on constate des
symptômes qui indiquent une destruction totale d'un segment transversal de
la moelle : cependant, on connaît aussi le syndrome d'une lésion unilatérale
de la moelle (paralysie et hyperesthésie de l'extrémité du côté lésé, anesthésie du côté sain) ; dans d'autres cas, on observe des symptômes en rapport
avec la participation, exclusive ou du moins prédominante, des cornes antérieures, plus rarement des cornes postérieures, à la lésion ; et même, dans
des cas exceptionnels, les symptômes laissaient supposer l'existence de
foyers hémorrhagiques *multiples*.

En règle générale : les symptômes surviennent *brusquement*, dès le
début, sans prodromes, tantôt dans la période de veille, tantôt pendant le
sommeil. Quelquefois, mais plus rarement, le début est précédé, quelques
heures ou quelques jours auparavant, par des phénomènes morbides, révé-
lateurs de l'hyperhémie de la moelle ou des méninges : tels sont des
tiraillements dans la région sacrée, de la difficulté à mouvoir le rachis, une
sensation de poids, des paresthésies dans les extrémités, etc., etc.

La plupart des malades accusent, au début des symptômes, une douleur plus ou moins vive au niveau du rachis, douleur qui semble correspondre au siège de l'hémorrhagie. Mais elle ne tarde pas, au bout de quelques heures, à céder, peut-être parce que l'irritation et la distension des méninges ont cédé elles-mêmes. Quelquefois, la pression exercée sur le rachis, au niveau de l'hémorrhagie, réveille de la douleur.

En même temps que la douleur apparaissent habituellement des *paralysies*, qui, suivant la hauteur du foyer, intéressent soit seulement les extrémités inférieures, soit les quatre membres à la fois : en règle générale, ce sont des paraplégies, et, plus rarement, des hémiplégies ou des monoplégies spinales. La paralysie, souvent, est complète d'emblée ; dans d'autres cas, incomplète au début, elle augmente rapidement d'intensité dans les heures qui suivent. Elle porte sur les muscles et la sensibilité, et elle intéresse aussi le rectum et la vessie. Les muscles paralysés obéissent aux mouvements passifs ; on a donc affaire à une paralysie *flasque* ou *flaccide*.

Les *réflexes* sont, dans les premiers temps, souvent affaiblis ou supprimés ; mais si, au bout de quelques jours, la moelle s'est remise de l'ictus apoplectique, et que, par la destruction totale d'un segment médullaire, il y ait interruption complète du névraxe, on verra s'établir, dans le territoire sous-jacent à la lésion, les signes d'une exagération de l'activité réflexe. Au contraire, l'abolition des réflexes persistera, si une hémorrhagie profonde et étendue intéresse la moelle lombaire ; ou bien si les racines nerveuses, au niveau de leur émergence médullaire, sont atteintes et frappées par là d'incapacité fonctionnelle : dans ce dernier cas, on ne constatera l'absence des réflexes que dans la section anatomique restreinte correspondante à la lésion médullaire.

Tout cela s'explique aisément : car la condition nécessaire à la production d'un réflexe réside dans l'arrivée à la moelle d'une excitation périphérique, et dans le renvoi de cette excitation sur les conducteurs du mouvement par l'intermédiaire de la substance grise.

La destruction des cornes antérieures ou des racines antérieures se traduit par une *atrophie rapide* des muscles paralysés, et l'apparition de la réaction de dégénérescence à l'exploration électrique.

On a parfois observé, dans les muscles paralysés, des *contractions spontanées;* ces contractions sont liées aux processus irritatifs sous-jacents à l'hémorrhagie.

On a décrit souvent des *troubles vaso-moteurs et trophiques*, dans les membres paralysés : tels que : élévation anormale de la température (pouvant atteindre jusqu'à 2°), érythème, œdème, sueurs profuses ; ou même, au milieu de sueurs généralisées, absence de sueurs sur les membres paralysés.

Souvent, et en peu de temps, surviennent l'hématurie et l'albuminurie.

Au moment de l'attaque, contrairement au tableau de l'hémorrhagie cérébrale, la conscience conserve presque toujours son intégrité. L'abolition de la conscience n'est possible, en effet, que si l'hémorrhagie siège bien au-dessus du renflement cervical de la moelle ; la lésion atteint alors un degré extrême de gravité. Dans certains cas, peuvent survenir des phénomènes de *choc*. Dans ces conditions-là, il semble néanmoins difficile d'admettre qu'on puisse confondre la lésion avec une hémorrhagie cérébrale, si l'on réfléchit que dans ce cas les nerfs crâniens, et notamment le nerf facial, conservent toujours intacte leur activité fonctionnelle.

Les symptômes, au début, évoluent toujours *sans variations thermiques* : les jours suivants, à la vérité, survient quelquefois une légère élévation de température (stade de réaction). On n'assiste à de hautes ascensions fébriles que dans les périodes dernières de la maladie, s'il survient de la cystite, avec décomposition ammoniacale de l'urine, des phénomènes de décubitus, et consécutivement à ces altérations, des lésions ammoniémiques et septicémiques.

La mort peut survenir presque subitement, si l'hémorrhagie siège assez haut pour intéresser la moelle allongée, et particulièrement le centre respiratoire. Dans d'autres cas, si l'hémorrhagie est voisine du renflement cervical, apparaissent, consécutivement à la lésion du nerf phrénique, les signes d'une *paralysie diaphragmatique* qui tue par asphyxie progressive. Mais il faut dire aussi que la maladie peut traîner des semaines, des mois et même jusqu'à deux ans. Et, comme nous l'avons dit plus haut, dans certains cas aussi, sous l'influence du décubitus aigu (sacrum, trochanters, malléoles), ou de la cystite et de la décomposition ammoniacale de l'urine, la mort survient, au milieu de hautes températures, de phénomènes septicémiques, et des progrès de la cachexie consécutive.

IV. **Diagnostic.** — Pour faire le diagnostic d'une hémorrhagie médullaire, il faut retenir et méditer avant tout les deux points suivants : d'abord le début *soudain, brusque* (apoplectiforme) des symptômes, et ensuite la prédominance des phénomènes de *paralysie*. En effet, si les *hémorrhagies méningées*, elles aussi, éclatent brusquement, n'ont-elles pas, comme signes dominants, des symptômes d'excitation, tels que la douleur, les convulsions, etc. ? Dans la *myélite centrale hémorrhagique*, il se développe aussi en peu de temps des paralysies durables ; mais, dans ce cas, on peut facilement suivre la marche successive, et les progrès graduels de la lésion. La *poliomyélite antérieure aiguë* se distingue par la fièvre et le caractère moins soudain du début de la paralysie, par l'absence de troubles sensitifs, par l'intégrité motrice du rectum et de la vessie, et surtout par l'absence de décubitus. L'*hémorrhagie cérébrale* se distingue facilement par la paralysie des paires crâniennes, notamment du facial : en outre, dans le cas d'hémorrhagie cérébrale, la plupart du temps, la paralysie revêt la forme hémiplégique. Les *paralysies consécutives* à l'*anémie* par obstruction de l'aorte abdominale, s'accompagnent de modifications majeures du pouls crural.

Reconnaître le *siège* d'une hémorrhagie médullaire est, la plupart du temps, chose facile. Déjà le siège de la douleur, ou le niveau de la douleur constrictive qui enserre le tronc, laissent présumer le lieu de la lésion. Si l'hémorrhagie intéresse la moelle lombaire, il existe de la paraplégie, avec paralysie du rectum et de la vessie, et, la plupart du temps, abolition des réflexes, parce que tous les segments inférieurs de la moelle participent au processus morbide. On a observé quelquefois du priapisme.

Si c'est la moelle dorsale qui est atteinte, les symptômes sont les mêmes avec cette différence que les réflexes persistent et sont même exagérés, et qu'il s'ajoute au tableau clinique de la paralysie cutanée et musculaire des parois abdominales.

Une hémorrhagie de la moelle cervicale détermine de la paralysie des quatre membres, et, parfois, du nerf phrénique. Si l'hémorrhagie siège encore plus haut, apparaissent alors des symptômes bulbaires, tels que troubles oculo-pupillaires, ralentissement ou accélération du pouls, dysphagie, etc.

V. Pronostic. — Le pronostic est défavorable; car, en admettant même que la lésion aboutisse à la résorption du sang et à la cicatrisation du foyer, le malade n'en reste pas moins exposé à des paralysies définitives et à des contractures concomitantes dans les muscles paralysés; il ne faut pas compter, en effet, sur une régénération complète des éléments nerveux détruits, et il ne faut pas oublier ce que nous avons déjà dit, que la mort est une éventualité imminente dès le début de la maladie, et peut terminer la scène, suivant un mécanisme variable dans sa rapidité et dans son action.

VI. Traitement. — A toute hémorrhagie médullaire se joignent des symptômes de *congestion* que l'on doit combattre par les moyens que nous avons déjà indiqués plus haut; ainsi, on appliquera dix à vingt sangsues ou autant de ventouses scarifiées sur le rachis, ou bien cinq à dix sangsues à l'anus

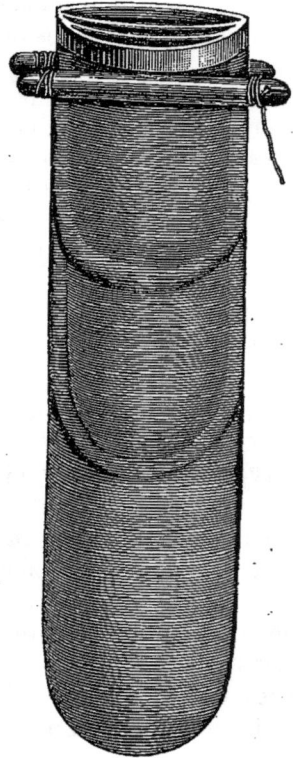

FIG. 26. — *Réservoir en caoutchouc de Chapman*, 1/4 grand. naturelle.

ou dans le vagin. On recommandera un régime léger et en même temps fortifiant ; on aura soin d'exiger du malade *une selle chaque jour*. Le malade devra, autant que possible, garder un repos prolongé : il sera couché sur le réservoir de Chapman, rempli de glace ; ou, à défaut de celui-ci, sur un matelas d'eau. A l'intérieur, on donnera de l'iodure de potassium (à la dose de 5 gr. pour 200 gr. d'eau ; trois cuillerées à bouche par jour) pour activer la résorption du sang épanché.

Au bout de six à dix semaines, une fois la période aiguë franchie, on applique le *courant galvanique* (trois séances par semaine ; on mettra le pôle positif pendant cinq minutes sur le point correspondant à la lésion, et ensuite, pendant cinq autres minutes, le pôle négatif ; l'électrode indifférent étant placé sur le sternum).

Le réservoir en caoutchouc de Chapman (voyez fig. 26) est un précieux instrument dans le traitement des affections de la moelle. Voici en quoi il consiste : trois vessies de caoutchouc, de forme allongée, sont superposées, et de telle sorte que la vessie inférieure étant plus longue que l'intermédiaire, et celle-ci plus longue que la supérieure, ces trois vessies se dépassent les unes les autres de cette différence de longueur. On emplit l'appareil de glace de façon à ce que la glace, dans chacun des réservoirs, atteigne l'extrémité inférieur du réservoir sus-jacent. Les malades reposent très commodément sur cet appareil, qui s'adapte bien aux formes de la colonne vertébrale.

Il est un *principe* dont il ne faut pas se départir, dans l'emploi de tous les appareils de caoutchouc analogues à celui-ci : on ne doit jamais les appliquer à même la peau des malades; il faut toujours, au contraire, interposer, entre le caoutchouc et les téguments, un tissu léger et fin, à titre de protection, un tissu de laine, par exemple ; sans cette précaution, la peau ne tarde pas à s'enflammer, et cette complication est à redouter et à éviter chez les myélitiques plus que chez toute autre catégorie de malades. Il ne faut pas non plus oublier de vider l'appareil, et de le remplir à nouveau de glace, aussitôt que le contenu en est fondu; sans quoi, l'eau ne tarde pas à s'échauffer, et le réservoir n'agit plus que comme un épithème chaud.

APPENDICE

Les hémorrhagies *capillaires*, punctiformes, de la moelle ne peuvent guère se révéler en clinique ; car, elles sont si petites qu'elles n'arrivent généralement ni à déterminer de destruction notable, ni à provoquer de compression des éléments nerveux importants de la moelle. Cependant si elles sont très nombreuses et très rapprochées les unes des autres, elles forment par leur agglomération une sorte de lésion en foyer, et, dans ce cas, il faut s'attendre à constater chez le malade des phénomènes de paralysie.

Il n'est pas rare d'observer de semblables hémorrhagies sur une coupe de moelle et alors la lésion siège, surtout ou même exclusivement, dans la substance grise. Il est rare que ces petites hémorrhagies excèdent le volume d'un fin piqueté ; leur nombre varie, et parfois devient considérable. Elles se distinguent du pointillé sanglant dû à la section des petits vaisseaux, à l'aide d'un simple filet d'eau, ou encore par le frottement du doigt, qui suffit à les effacer. Elles siègent spécialement dans les gaines lymphatiques adventices, périvasculaires de la moelle ; ces gaines se sont dilatées, par places, en forme d'ampoules ; et elles arrivent même à se rompre, de telle sorte qu'elles livrent à l'issue extérieure du sang un libre passage.

Dans bien des cas, ce n'est là qu'un phénomène *agonique*. Dans d'autres cas, ces hémorrhagies se produisent au cours d'affections *convulsives* (épilepsie, tétanos, éclampsie, rage, etc.) et on a pu les provoquer expérimentalement, dans l'empoisonnement par la strychnine. Il n'est pas rare qu'on les rencontre intimement associées aux hémorrhagies méningées. Enfin, on constate souvent des hémorrhagies capillaires de la moelle, dans les maladies *infectieuses* ou les maladies générales graves, où s'observe la dissolution du sang ; par exemple, dans le typhus, la variole, le choléra, le scorbut, l'atrophie jaune aiguë du foie, l'intoxication phosphorée, etc.

Bert, Rosenthal, et, plus récemment, Blanchard et Regnard, ont provoqué des hémorrhagies de la moelle chez les animaux, par le séjour dans un air *raréfié* ; et ces hémorrhagies furent si nombreuses qu'elles donnèrent lieu à des paralysies chez les animaux en expérience.

Des paralysies ont été plusieurs fois observées chez les ouvriers employés aux constructions de ponts, de canaux ou de tunnels, lorsque ces hommes après être longtemps restés dans l'atmosphère comprimée du milieu où ils travaillaient, remontaient tout à coup à l'air libre, c'est-à-dire dans un air *relativement raréfié*. Les constatations anatomo-pathologiques relatives à ces cas, sont jusqu'à présent rares, celles qu'on doit à Leyden et ensuite à Fr. Schultze n'ont cependant pas pu démontrer l'existence d'hémorrhagies médullaires.

Leyden a fait une constatation du plus vif intérêt : il a constaté l'existence, dans la moelle, de très nombreuses lacunes, autour desquelles il a remarqué des agglomérations de cellules particulièrement volumineuses ; il tient ces cellules pour des globules sanguins altérés et décolorés. Leyden invoque, pour expliquer cette lésion lacunaire, les expériences de Hoppe, qui a prouvé que chez les animaux qui ont séjourné dans un air raréfié, sous la cloche pneumatique, les gaz du sang s'échappent en partie du sérum sanguin, et déterminent par ce fait de graves lésions.

4. — Inflammation aiguë de la moelle. Myélite aiguë.

I. Étiologie. — L'étiologie de l'inflammation aiguë de la moelle est assez limitée. C'est une maladie qui s'observe surtout dans la période *moyenne* de la vie, entre 15 et 30 ans. D'après quelques auteurs, elle serait plus fréquente chez l'homme que chez la femme.

Certaines conditions générales défavorables créent pour cette maladie autant de causes prédisposantes : citons parmi ces conditions *prédisposantes* l'abus de boissons alcooliques, la misère, la débauche, l'excès dans les fatigues corporelles, le travail et le séjour dans des lieux humides, les cachexies, la syphilis, etc. Dans ces conditions, il suffira de la moindre occasion, d'une atteinte, qui, dans d'autres circonstances, aurait été insignifiante, pour faire éclater cette grave myélopathie.

Au point de vue étiologique, la myélite est primitive ou secondaire.

A la myélite aiguë *primitive*, appartiennent les deux variétés, *rhumatismale* et *traumatique*, de la maladie. Koths et Leyden ont aussi montré que l'on doit ranger au nombre des causes possibles de la maladie les violents ébranlements psychiques, tels que la *frayeur*, par exemple : et Brieger a récemment publié à cet égard une observation fort instructive, prise à la clinique de von Frerichs. En outre, il faut ajouter à la liste des causes de l'affection : les excès vénériens, l'onanisme, la suppression des flux menstruel ou hémorrhoïdal, et même de la sueur des pieds ; bien souvent, disons-le, l'authenticité réelle de telles causes n'est pas suffisamment prouvée ; et il y a des cas enfin, où la cause originelle de l'affection échappe à l'interrogatoire le plus minutieux.

On ne peut douter que le *refroidissement* soit souvent la cause occasionnelle de l'inflammation aiguë de la moelle. C'est ainsi que la maladie éclate parfois immédiatement à la suite d'un sommeil prolongé sur la terre humide, d'un bivouac, d'un refroidissement de tout le corps, etc., etc. Mais, à ce propos, c'est encore un problème de savoir si le refroidissement suffit, à lui seul, pour déterminer la maladie, ou bien s'il ne fait que favoriser, par l'hyperhémie et les processus analogues qu'il provoque, le développement et la virulence de certains organismes inférieurs, pathogènes de l'inflammation.

La myélite *traumatique* s'observe encore plus fréquemment que la rhumatismale. Elle survient à la suite des plaies piquantes, tranchantes ou contuses de la moelle, dans les fractures et les luxations des vertèbres, et les lésions consécutives à ces traumatismes, etc. Parfois même, il suffit d'un violent ébranlement de l'axe médullaire ou du corps tout entier, pour provoquer une myélite aiguë. Il faut ranger aussi à côté des myélites d'ordre traumatique, celles qui surviennent immédiatement après un surmenage physique excessif.

La myélite aiguë *secondaire* est consécutive, dans bien des cas, aux lésions antérieures des vertèbres ou des méninges, elle complique, par exemple, souvent, la tuberculose ou le cancer du rachis, ou les inflammations, les hémorrhagies ou les tumeurs des méninges. Citons ici également la myélite *par compression*, dont nous ferons une étude complète dans un des chapitres suivants.

Parfois, le processus de la névrite ascendante envahit, directement ou non, la moelle ; et, dans ce cas, la névrite peut être idiopathique, ou secondaire à des affections périphériques, surtout aux affections de l'intestin ou de l'appareil génito-urinaire. Bien des cas de paralysie dite réflexe n'ont d'autre origine que le développement d'une névrite de ce genre.

Quelquefois l'évolution d'une myélite aiguë est en rapport avec des lésions anciennes de la substance même de la moelle, hémorrhagies ou tumeurs ; elle est rare, au cours du tabes ou de la sclérose en plaques.

Elle peut survenir aussi pendant le cours ou sur le déclin, à titre de phénomène terminal, de certaines maladies *infectieuses* aiguës ou chroniques, telles que la diphtérie, la pneumonie, la fièvre typhoïde, le rhumatisme articulaire aigu, la rougeole, la variole, la pyohémie, la fièvre puerpérale, le charbon (Baumgarten), l'impaludisme et surtout la syphilis. Il est possible aussi qu'il y ait quelque rapport entre la phtisie pulmonaire et certains cas de myélite. Nothnagel a observé la myélite aiguë à la suite d'un cas de bronchectasie.

Quelquefois, la myélite aiguë frappe les *cachectiques*, au cours de leur consomption, et on a pu l'observer également au cours des néphrites chroniques (Mannkopf).

II. Anatomie pathologique. — Il n'est pas encore possible, actuellement, dans l'étude de la myélite aiguë, d'établir une distinction entre la myélite *parenchymateuse* et la myélite *insterstitielle*. Tout ce que l'on sait, c'est que les lésions débutent par le tissu interstitiel (vaisseaux et névroglie) ; mais les altérations de la substance nerveuse propre de la moelle s'y joignent si intimement, que, la plupart du temps, on rencontre l'association et le mélange de ces deux ordres de lésions. C'est la moelle dorsale de beaucoup le plus fréquemment atteinte ; puis, par ordre de fréquence, la moelle lombaire et la moelle cervicale. Aussi, d'après le siège de l'inflammation, distingue-t-on une myélite cervicale, une myélite dorsale, et une myélite lombaire.

Presque toujours, c'est dans la substance grise que se remarquent les premières altérations, constituant ainsi une myélite *centrale* ; ces lésions peuvent rester limitées à l'axe gris, et parfois aussi intéresser toute la longueur de cet axe, constituant alors une myélite centrale diffuse. Dans d'autres cas, le processus inflammatoire s'étend à la substance blanche ; tantôt la totalité du segment médullaire est prise (*myélite aiguë transverse*) ; tantôt il n'y a qu'un petit foyer imflammatoire (*myélite aiguë circonscrite*). Dans ce cas, le foyer peut affecter une disposition telle qu'il n'intéresse exactement qu'une moitié de la moelle ; alors, on observera chez le malade les symptômes d'une lésion unilatérale de la moelle. Tantôt il n'y a qu'un seul foyer, tantôt il y en a plusieurs (myélite aiguë *disséminée, multiple, en îlots*) ; et les dimensions de ces foyers peuvent être si petites qu'il faut l'examen microscopique pour les reconnaître, sur une moelle fraîche, ou mieux encore durcie. Il est rare que l'inflammation se limite à la périphérie de la moelle ; on n'observe cette localisation que dans le cas de lésions antérieures des méninges, et c'est ce qui constitue la *péri-myélite* ou *méningo-myélite aiguë*.

Lorsque la myélite aiguë a atteint un certain degré, les parties enflammées de la moelle tranchent déjà sur les autres, à l'examen macroscopique, par des changements de consistance et de couleur. La consistance de ces points, en effet, est diminuée, ramollie ; c'est le ramollissement inflammatoire de la moelle, la *myélomalacie inflammatoire*. Mais, à ce propos, il faut bien se garder de rapporter à l'inflammation tous les ramollissements de la moelle ; car on doit établir une distinction absolue entre la myélomalacie inflammatoire et la myélomalacie non inflammatoire ou cadavérique. Les altérations *post mortem*, en effet, suffisent à produire dans la substance médullaire des ramollissements, dépourvus de toute signification morbide ; on trouve surtout ces ramollissements dans la moelle dorsale des cadavres, qui, pendant les fortes chaleurs de l'été, sont restés longtemps couchés sur le dos. Pour démontrer l'origine inflammatoire d'un ramollissement de la moelle, il faut y constater d'autres particularités, que nous allons dire.

Le degré de ramollissement varie. A la coupe, on voit saillir et s'écouler sur le couteau les parties ramollies, qui donnent l'idée d'une bouillie plus ou moins déliquescente ; dans certains cas, c'est plutôt une émulsion qu'une bouillie ; et par places, au lieu de la substance normale de la moelle, le sac pie-mérien semble contenir du liquide. Le dessin des formes de la substance grise, à la coupe pratiquée au niveau des foyers inflammatoires, paraît *brouillé* ou tout à fait effacé (voyez fig. 27). De même que dans le cerveau, les points de ramollissement offrent ici une coloration différente suivant l'âge de l'inflammation ; et l'on distingue par conséquent les ramollissements médullaires *rouges, jaunes* et *gris* (Leyden).

Dans le ramollissement inflammatoire rouge, les foyers enflammés offrent une coloration rouge vif, rouge brun, chocolat. On remarque souvent, tout alentour, de nombreux extravasats sanguins ; et on trouve, dans les foyers mêmes, un nombre extraordinaire de ces extravasats : c'est ce qui constitue l'hématomyélite (*Myélite hémorrhagique* ou *apoplectiforme*).

La résorption graduelle et les métamorphoses de la matière colorante du sang, avec la stéatose progressive du tissu médullaire compromis par la lésion, voilà ce qui donne lieu aux apparences du *ramollissement jaune*, dont le nom rappelle la couleur. Enfin, le pigment finit par disparaître presque tout entier, et le *ramollissement gris* est constitué ; il s'y ajoute, en outre, la résorption des éléments stéatosés et un processus de néo-cicatrisation conjonctive inflammatoire.

Une myélite transverse, qu'elle soit unilatérale ou totale, peut donner lieu, au bout d'un certain temps, à une dégénération secondaire ascendante et descendante de la moelle. Pour voir le détail de ces lésions consécutives. il faut se reporter au chapitre dans lequel nous traiterons des dégénérations de la moelle.

L'examen microscopique de la moelle est absolument indispensable, quand il s'agit d'un foyer de minimes dimensions ; car il n'y a que le critérium histologique qui puisse permettre d'affirmer l'intégrité anatomique d'une moelle.

On pratique l'examen histologique sur une moelle *fraîche* ou sur une moelle *durcie*. Dans le premier cas, on se sert de coupes minces, faites à main levée, qu'on examine dans une solution a 5/100 de sel marin ou dans de la glycérine diluée. On fera bien de mettre toujours fort peu de matière à examiner sur la lame porte-objet, et on la dissociera finement, on la répartira bien régulièrement avec des aiguilles sur la lame.

Pour durcir la moelle, on se sert de bichromate de potasse, de chromate d'ammoniaque, ou de liqueur de Müller. On ne doit commencer le durcissement, qu'après avoir pratiqué, sur toute la longueur de la moelle, deux incisions médianes divisant la dure-mère rachidienne, et après avoir, par des coupes régulières, séparé la moelle en segments longs de 3 à 5 cent. Ensuite, on plonge la moelle, pendant 8 jours, dans une solution au 1/100 des sels indiqués ; toutes les semaines, on élève le titre de la solution de 1/100, et on la concentre ainsi, graduellement, jusqu'à ce qu'elle atteigne le titre de 5/100. Au bout de 8 à 12 semaines, la moelle doit avoir acquis une consistance suffisante pour permettre les coupes. Leyden recommande de faire précéder l'immersion de la moelle dans les solutions chromiques, d'un bain de 24 heures dans de l'alcool rectifié. Malgré toutes les précautions possibles, il pourra bien arriver que les parties malades demeurent molles et tellement dissociables, qu'elles s'émietteront pour ainsi dire sous le rasoir ou le microtome.

Nous recommandons spécialement le durcissement de la moelle dans l'*acide chromique* ou les *sels de chrome*, et voici pourquoi : en général, les foyers d'inflammation, situés dans la moelle, se distinguent, même à l'œil nu, du tissu normal qui les environne, par leur coloration jaune clair ; le tissu normal étant coloré en jaune foncé ou jaune verdâtre (voyez fig. 27). Or, si l'on vient, en les agitant dans l'eau, à enlever aux coupes minces de la moelle la coloration jaune des solutions chromiques, qu'on les colore ensuite au carmin ou à la nigrosine, qu'on les déshydrate avec l'alcool, qu'on les éclaircisse avec l'huile d'œillette ou de térébenthine, ou avec la créosote, et qu'enfin on les monte dans le baume de Canada, on voit les parties malades, auparavant jaune clair, perdre cette couleur, et prendre au contraire une couleur rouge ou bleue intense, qui les fait, pour ainsi dire, sauter aux yeux de l'observateur. Cela tient à ce que les foyers enflammés, pauvres en tubes nerveux, sont au contraire riches en tissu conjonctif, et l'on sait l'avidité toute spéciale de ce tissu pour les matières colorantes. Si l'on pratique plusieurs coupes successives, étagées, dans la hauteur de la moelle, on arrive vite et facilement à se faire une idée nette de l'extension du processus inflammatoire. Ajoutons d'ailleurs que la technique que nous venons d'indiquer convient à l'étude de toutes les lésions médullaires, en général.

Les lésions histologiques du début de la myélite aiguë s'observent sur les vaisseaux et la névroglie.

Les *vaisseaux sanguins*, surtout les petites veinules, apparaissent extraordinairement dilatés, gorgés de sang, irrégulièrement variqueux par places, et quelquefois tortueux. Leur paroi est épaissie, offre un éclat particulier, *hyalin* ; parfois elle présente une sorte de striation, avec multiplication des noyaux dans son épaisseur.

Les gaines lymphatiques périvasculaires sont très élargies, sur une plus ou moins grande partie de leur étendue, et, dans l'espace lymphatique qu'elles limitent, on aperçoit des globules sanguins, rouges ou blancs, dont la présence anormale en ce point est due manifestement à la *diapédèse* et à l'effraction du vaisseau concentrique à la gaine. Et ce n'est pas tout : le processus d'émigration et d'extravasation globulaire ne s'arrête pas là : il traverse même la gaine lymphatique ; et c'est ainsi que l'on trouve, disséminées par places entre les vaisseaux, des agglomérations de leucocytes et d'hématies.

Certains cas de myélite aiguë ne sont vraisemblablement pas de nature inflammatoire, mais consécutifs à un ramollissement nécrobiotique, provoqué par l'embolie ou la thrombose des vaisseaux de la moelle (consultez à ce propos le chapitre suivant).

Pendant que les altérations que nous venons de décrire s'accomplissent déjà se sont montrées des lésions du tissu conjonctif interstitiel, de la *névro-*

glie. L'élément cellulaire de la névroglie augmente de nombre et de volume, les noyaux s'y multiplient. Il est bien possible, d'ailleurs, qu'une part de cette formation cellulaire nouvelle ne soit que des globules blancs du sang émigrés. Quant à la substance intercellulaire même de la névroglie, elle se gonfle et se diffuse entre les cellules et les fibres nerveuses.

Coupe partant à 4 cent. au-dessus du milieu du renflement cervical de la moelle.

2 centim. au-dessus du milieu du renflement cervical. — Dégénération secondaire des cordons de Goll et des faisceaux pyramidaux cérébelleux directs.

Commencement du renflement cervical.

Milieu du renflement cervical.

Commencement de la moelle dorsale.

Fin du tiers supérieur de la moelle dorsale.

Fin du tiers moyen de la moelle dorsale.

Fin de la moelle dorsale.

Commencement de la moelle lombaire.

Milieu du renflement lombaire.

Cône médullaire.

Entre temps, pareilles lésions attaquent les tubes nerveux et les cellules ganglionnaires. La myéline des tubes se coagule, se segmente en boules, puis en granulations, et change de composition chimique intime, puisque, chose qui n'arrive jamais sur les tubes nerveux sains, les segments provenant de la fragmentation de cette myéline se colorent par le carmin. Finalement, elle subit une atrophie totale, elle disparaît.

Pendant ce temps, le cylindraxe des tubes nerveux subit, lui aussi, des altérations morphologiques insolites ; il devient le siège, en certains points, d'une dilatation fusiforme considérable : et cette altération, d'après les recherches de Charcot, peut survenir rapidement, dès le début de l'inflammation. Ces renflements se montrent parfois, échelonnés sur un même cylindraxe, les uns à la suite des autres ; c'est ce que l'on a décrit sous le nom d'*altération moniliforme*. Le cylindraxe perd ainsi sa structure normale, sa striation ; il devient plus homogène, se gonfle et prend une apparence *vitreuse* ; de petits kystes, des vacuoles, se forment à son niveau ; on a décrit aussi souvent une prolifération anormale de noyaux nouveaux. Enfin, le cylindraxe subit la désintégration granuleuse, se résorbe et s'atrophie complètement.

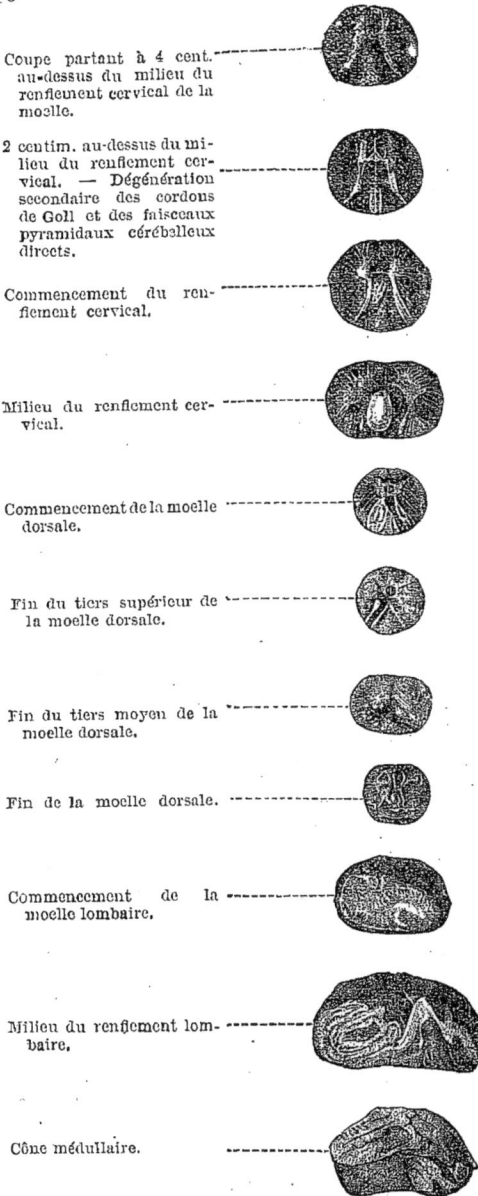

FIG. 27. — *Myélite aiguë étendue, avec formation d'abcès dans toute l'étendue du segment lombaire de la moelle.* — Homme de 27 ans. Grandeur naturelle. Moelle durcie dans la liqueur de Müller. (Obs. personnelle. Clinique de Zurich.)

Les altérations des cellules ganglionnaires sont les suivantes : et, pour plus de clarté, notre description s'applique aux grandes cellules ganglionnaires multipolaires des cornes antérieures. Les cellules perdent leur structure granuleuse et fibrillaire en même temps, et revêtent l'apparence de corps tuméfiés, homogènes et vitreux : on y observe des vacuoles ; leurs prolongements deviennent informes, épais, et se détachent parfois du corps de la cellule ; leur nucléole devient indistinct, on le trouve même quelquefois en voie de division et de prolifération ; et enfin le noyau même se trouble de plus en plus.

Les vacuoles se produisent à la suite de la liquéfaction du protoplasma, et, finalement, les progrès de la désintégration granuleuse et de la stéatose du corps cellulaire aboutissent à la résorption et à la disparition de la cellule.

Souvent aussi, on a noté une riche *pigmentation* des cellules ganglionnaires malades. D'ailleurs, toutes les cellules n'en arrivent pas ainsi à l'atrophie complète : une partie d'entre elles se transforme en granulations petites, sphériques, dépourvues de prolongements, qui semblent pouvoir persister fort longtemps sous cette forme, Förster a même observé la *calcification* des cellules.

Deux causes contribuent surtout à déterminer toutes ces lésions des éléments nerveux de la moelle : c'est, d'une part, les *troubles circulatoires*, et, de l'autre, la *compression* du tissu nerveux par le tissu conjonctif interstitiel en voie de prolifération et d'hypertrophie.

Insistons ici sur un phénomène très important, dans le tableau anatomopathologique de la myélite aiguë : nous voulons parler de l'apparition d'une foule de corps granulo-graisseux : la présence de ces corpuscules n'est pas due seulement, il est vrai, à l'inflammation, elle se remarque aussi au cours de tout processus nécrobiotique. Ce sont de petits corpuscules sphériques, entièrement constitués par de fines gouttelettes de graisse, dont quelques-uns même contiennent une ou plusieurs gouttes de myéline, et dans lesquels le carmin permet de reconnaître la présence d'un noyau. Les préparations de moelle aux *sels de chrome* ne sont pas favorables à l'étude de ces corpuscules, qu'on reconnaît au contraire avec une extrême facilité sur les coupes traitées avec la *potasse*. Sur les préparations montées dans le baume de Canada et l'huile de térébenthine, ces corps perdent leur contenu graisseux, et n'offrent plus alors que l'apparence de globules vésiculeux, contenant un noyau.

Le nombre de ces cellules granulo-graisseuses est extraordinaire. Dans les raclages de moelles fraîches, ce sont elles qui constituent la plus grande partie de la préparation. On les trouve, tantôt libres dans les espaces intercellulaires, tantôt en grand nombre dans les gaines lymphatiques périvasculaires.

Pour nous, et nous croyons bien ne pas nous tromper, la signification de ces cellules est toute spéciale, et nous en donnons une interprétation absolument différente de l'opinion commune. Nous leur attribuons un rôle de première importance dans la résorption des masses de graisse produites par la destruction des fibres et des cellules nerveuses. Il est évident que la graisse est une substance dont le passage dans les vaisseaux sanguins est extraordinairement difficile, au moins d'une façon générale. Pour que la résorption de la graisse fût possible, n'était-il pas nécessaire qu'il existât des cellules *mobiles, voyageuses*, capables de se gorger de gouttelettes graisseuses, de se créer une voie ensuite dans les gaines lymphatiques périvasculaires, et de se débarrasser là de leur charge de graisse? Ces cellules migratrices tirent même une partie de leur origine, pour nous, des vaisseaux, et il se peut même que les cellules de la névroglie deviennent mobiles, dans le but que nous indiquons. Il n'est pas invraisemblable aussi, qu'il résulte, de la destruction des fibres et des cellules nerveuses, des corps *amiboïdes*, sur lesquels les corps cellulaires détruits se déchargent de leurs déchets, pour en faciliter l'écoulement. On peut d'ailleurs observer à la chambre humide, à une température voulue, les mouvements amiboïdes des cellules granulo-graisseuses, et les suivre au microscope.

A côté de ces cellules granulo-graisseuses, on observe encore des corpuscules *amyloïdes*, entassés les uns sur les autres; la signification de ces corpuscules est encore aussi inconnue que leur genèse.

Il arrive quelquefois aussi que l'on constate, dans les foyers enflammés, une sorte d'*exsudat coagulé*, qui se présente comme une masse vitreuse, colloïde, visqueuse, siégeant en partie dans les gaines lymphatiques, et surtout sur la paroi externe des vaisseaux, en partie même à l'état libre, dans les espaces intercellulaires.

Un mot, enfin, des métamorphoses des *hématies*. Les hématies extravasées se dissolvent peu à peu, progressivement; leur substance colorante se cristallise en aiguilles ou en tablettes; à moins qu'elle n'imbibe, en se diffusant au loin, les cellules granulo-graisseuses ou des gouttes de graisse plus volumineuses, et c'est ainsi qu'on voit assez souvent celles-ci colorées par l'hématine, dans les gaines lymphatiques périvasculaires.

En règle générale, les enveloppes de la moelle, surtout la pie-mère, participent à l'inflammation de la substance médullaire. La pie-mère apparaît colorée en rouge vif, infiltrée de sérosité, parfois même de pus. Plus tard, se surajoutent l'épaississement et l'hypertrophie de la membrane. D'après Fr. Schültze, ce serait surtout dans les myélites aiguës, d'origine syphilitique, qu'on retrouverait cette vive participation des méninges et du système vasculaire, au processus morbide.

Les racines nerveuses ont aussi leurs altérations : c'est d'abord de la rougeur et de la tuméfaction, parfois même, d'après Mannkopf, des dilatations fusiformes; plus tard, c'est une coloration grise et, au microscope, de la multiplication des noyaux et la dégénérescence des fibres nerveuses.

On a aussi observé des lésions dégénératives sur les nerfs périphériques; dans les muscles, il y a prolifération anormale des noyaux, exagération marquée de la striation transversale, et, plus rarement, stéatose.

Parmi les lésions des *organes éloignés* que l'on rencontre au cours de la myélite aiguë, citons particulièrement les phénomènes du décubitus, portant surtout sur la région sacrée; l'inflammation, l'hémorrhagie, l'ulcération, la desquamation partielle de la muqueuse des voies urinaires, surtout de la vessie et des bassinets; la fétidité extrême de l'urine, qui subit dans la vessie la décomposition ammoniacale; assez souvent des abcès multiples dans le parenchyme rénal, abcès dans lesquels Hayem a démontré la présence de schizomycètes provenant vraisemblablement de l'urine, et cause de la formation de ces abcès. On a aussi plusieurs fois constaté des hémorrhagies dans l'atmosphère périnéphrétique, hémorrhagies reproduites expérimentalement par Brown-Séquard chez les animaux auxquels il donnait une myélite aiguë; enfin, de la bronchite, de la pneumonie et de l'hypostase pulmonaire.

Nous devons faire ici encore mention de quelques formes particulières de myélite aiguë.

La vivacité, l'intensité de l'inflammation, peut aboutir à la formation d'un foyer de suppuration circonscrite, d'un abcès médullaire (*myelitis apostematosa*). Le cas est rare, à la vérité, et ne se présente guère que si la myélite est d'origine traumatique, et si des corps étrangers restent fixés dans la moelle. Leyden a montré qu'on provoque très facilement des abcès intramédullaires chez les animaux, en leur injectant dans la moelle, par une ouverture pratiquée dans le rachis, une solution d'arsénite de potasse. Hamilton avance, d'après les expériences qu'il a faites sur les animaux, qu'une partie des globules du pus de ces abcès se forme aux dépens des cylindres-axes détruits.

Si la durée du processus inflammatoire se prolonge, des *kystes médullaires* peuvent se former. Les départements nerveux enflammés, ramollis, deviennent de plus en plus liquides; il ne reste bientôt plus, à leur place, qu'une sérosité laiteuse, analogue à une émulsion; cette sérosité finit par devenir claire, transparente; autour d'elle, la névroglie ambiante prolifère; si bien qu'autour de la collection liquide se forme une capsule conjonctive, et le kyste est constitué. Ce kyste est souvent multiloculaire, et il contient des détritus amorphes, ou des éléments nerveux stéatosés.

Dujardin-Beaumetz, à qui nous devons une excellente monographie de la myélite aiguë, distingue, sous le nom de *myélite hyperplastique*, une forme particulière, dans laquelle les lésions inflammatoires interstitielles prédominent, et où les points malades, enflammés, présentent une consistance plutôt augmentée et dure que ramollie.

Dans certains cas et alors, le plus souvent, la maladie prend l'allure chronique, le foyer inflammatoire, primitivement ramolli, se transforme en tissu de sclérose : au microscope, on trouve dans ce tissu induré une prolifération et une multiplication considérable des cellules de la névroglie, peu d'éléments nerveux, et une foule de cellules granulo-graisseuses et de corpuscules amyloïdes : le plus souvent, au niveau de ces altérations, le tissu médullaire paraît atrophié et affaissé.

III. **Symptômes.** — Le début des symptômes est tantôt soudain, tantôt précédé, pendant quelques heures ou quelques jours, de prodromes. Ceux-ci sont souvent d'abord d'une nature générale et indéterminée : ce sont des frissonnements, de l'élévation de la température, de l'anorexie, de la soif, de l'abattement, de l'inquiétude, de la somnolence, etc. Quelquefois, on dirait l'invasion d'une maladie infectieuse aiguë : un frisson violent et unique ouvre la scène, puis survient une haute élévation thermique, et se développent alors les symptômes manifestes de la myélite aiguë, dans une évolution rapide et frappante. Chez les enfants, le début est souvent marqué par des convulsions générales.

On doit soupçonner une affection aiguë de la moelle, lorsqu'à ces symptômes se joignent des *troubles nerveux* : fourmillements dans les extrémités, sensations de chaud, de froid, de chatouillement, douleurs lancinantes, lassitude musculaire, etc : il faut noter aussi parfois, comme symptômes de début, la *rétention*, et, plus rarement, l'*incontinence d'urine*.

Souvent, on observe des signes locaux, au niveau de la moelle, ou plutôt du rachis. Les malades se plaignent d'une douleur, siégeant en un point limité du rachis, et correspondant au niveau du foyer pathologique. Cette douleur tantôt est spontanée, permanente, tantôt est provoquée par les mouvements du rachis, par la pression ou la percussion, par l'application d'une éponge imbibée d'eau chaude, ou du pôle négatif d'un courant galvanique.

Beaucoup de malades accusent aussi une sensation constrictive, enserrante, circulaire, qui, partant du point douloureux, étreint l'abdomen et le thorax : ce phénomène est dû à l'irritation des racines nerveuses au niveau de la lésion.

Parfois, on note, comme symptôme précoce, de la *douleur précordiale*.

Puis, les troubles nerveux vont s'accentuant et deviennent encore plus marqués. Les symptômes d'*excitation* tels que la douleur, l'hyperesthésie cutanée, les convulsions et les contractures musculaires, appartiennent le plus souvent à la première période de la maladie et sont d'une durée éphémère ; au contraire, ce sont les *paralysies* qui commandent le tableau symptomatique. Des douleurs peuvent apparaître, à caractère habituellement névralgique ; et ces douleurs, parfois, sont très localisées ; elles affectent, par exemple, les articulations. Elles peuvent même survenir au moment où les nerfs sensitifs et moteurs sont déjà paralysés, de telle sorte qu'apparaît le syndrome de l'anesthésie douloureuse ; ce syndrome est produit, évidemment, par l'irritation des conducteurs sensitifs, au niveau de leur origine centrale, par la lésion inflammatoire.

Comme nous l'avons déjà dit, les *paralysies musculaires* constituent un symptôme capital de la myélite aiguë. Ces paralysies peuvent être absolues, ou simplement incomplètes (parésies) ; les muscles paralysés sont mous, flasques ; la paralysie a le type *flaccide*.

L'*étendue* de la paralysie dépend de l'étendue et du siège de la lésion centrale. Supposons une myélite transverse lombaire, il y aura paraplégie et paralysie du rectum et de la vessie. Si la myélite transverse est dorsale, à ces symptômes s'ajoutent la paralysie des parois abdominales, et les malades sont incapables de faire un effort, de *tousser*. C'est alors, on le comprend, que la plus légère bronchite peut mettre le malade en danger de mort, par la stagnation des produits de sécrétion bronchique et ses conséquences mécaniques.

Si la lésion siège dans le renflement cervical, la paralysie s'étend aux membres supérieurs et aux muscles du thorax. Par là se trouve entravé l'acte respiratoire, et la respiration diaphragmatique s'exagère par compensation. Parfois d'ailleurs une myélite cervicale peut ne déterminer de paralysie que dans les membres supérieurs, respectant alors les membres inférieurs ; on a dans ce cas affaire à une paraplégie cervicale.

Enfin, si nous supposons que la lésion inflammatoire intéresse la partie supérieure de la moelle cervicale, des symptômes apparaissent, qui révèlent de graves désordres fonctionnels du côté des nerfs bulbaires : rétrécissement de l'une des deux ou des deux pupilles (*myosis spinal*), ralentissement du pouls, par excitation du vague (dans un cas, nous avons noté 28 pulsations à la minute), dysphagie, glossoplégie, par paralysie de l'hypoglosse, et, rougeur et hyperthermie des téguments de la face et du cou, par paralysie du sympathique ; parfois névrite optique descendante et atrophie papillaire consécutive ; en de certains cas, excès douloureux de palpitations cardiaques. Mais le plus grave danger, dans la myélite cervicale, réside dans la possibilité de la paralysie du phrénique, qui entrave et arrête la respiration, et détermine la mort *par asphyxie*.

La nutrition des muscles paralysés peut rester longtemps intacte ; il se produit alors seulement un peu d'atrophie par inaction, si la paralysie a duré longtemps. Mais, dans certains cas, les masses musculaires s'amaigrissent rapidement, s'atrophient de bonne heure ; et cela se produit toujours, lorsque la lésion a détruit, sur une étendue notable, la substance grise, et particulièrement les grandes cellules ganglionnaires trophiques des cornes antérieures, ou intéressé les racines nerveuses correspondantes.

Dans ce cas alors, on observe, et pour la même raison, des changements caractéristiques dans la réaction électrique des muscles paralysés : ceux-ci, en effet, sont le siège de la réaction de dégénérescence ; on sait, au contraire, que, s'il ne s'agit que d'une simple atrophie consécutive à une inaction prolongée, la réaction électrique ne subit qu'une *diminution lente*, à peine marquée, et absolument égale pour les deux électricités faradique et galvanique.

La sensibilité de la *peau* subit diverses atteintes. Parfois, au début, elle est ou diminuée ou abolie, pour certaines sensations : plus tard, s'établit en général une *anesthésie cutanée complète*. Parmi les troubles sensitifs, on a observé le retard dans les perceptions. Charcot décrit, sous le nom de *dysesthésie*, ce phénomène par lequel, à une excitation localisée, par exemple, une piqûre d'épingle, certains malades accusent une sensation irradiée, diffuse, pouvant occuper toute l'aire d'un membre.

Les *troubles vaso-moteurs* sont la règle presque constante. Au niveau des membres paralysés, apparaissent des rougeurs, ou de la cyanose, de l'hyperthermie (pouvant dépasser 1° C.), l'absence de sueurs, etc. Brieger a vu les parties paralysées rester absolument *sèches*, et résister à la *sudation*, alors qu'il l'a provoquait artificiellement sur le sujet par des

injections de pilocarpine. Cette sécheresse des départements paralysés est
la règle générale, mais elle est susceptible d'exception.

Lorsque la maladie est ancienne, au niveau de la paralysie, le corps
pâlit, se refroidit, et il n'est pas rare de voir survenir de l'œdème de la
peau et du gonflement des articulations.

Puis surviennent généralement des *troubles trophiques* : de l'érythème, des éruptions vésiculeuses ou bulleuses, une violente desquamation
épidermique, et surtout du décubitus aigu. Ces lésions du décubitus intéressent, dans l'immense majorité des cas, le sacrum, puis, bientôt après,
les trochanters, les malléoles ou les talons. La peau rougit, se couvre
ensuite d'éruptions bulleuses, phlycténoïdes, et enfin les tissus sont dévo-
rés par une gangrène dont les progrès sont effrayants dans leur rapidité ;
le processus destructif atteint les vertèbres, les traverse, et envahit inévitablement les méninges et la moelle : la mort est alors fatale.

Certainement, la pression des parties favorise ces phénomènes de décubitus, et cela se comprend ; mais ceux-ci peuvent éclater seuls, n'avoir
aucune relation avec elle, et se développer par le seul fait des troubles de
l'innervation trophique. On rattache avec raison ces troubles trophiques à
la lésion des cornes postérieures et des régions avoisinantes des cordons
postérieurs de la moelle, car on ne les constate jamais dans les affections des cornes antérieures, par exemple, dans la *poliomyélite antérieure*.

Les modifications des *réflexes* varient. Si la myélite s'est étendue à
toute la moelle lombaire, il va de soi que la destruction de l'appareil réflexe
entraîne l'abolition permanente des réflexes des membres inférieurs. Si la
lésion médullaire siège plus haut, en raison de la gravité de l'atteinte
générale portée à la moelle, il se peut qu'au début de la maladie, les
réflexes soient diminués ou abolis aux membres inférieurs ; mais lorsque
la moelle s'est remise de l'ictus morbide, les réflexes s'exagèrent ; puis ils
disparaissent de nouveau, quand l'inflammation médullaire s'étend et fait
de nouveaux progrès. Les modifications des réflexes cutanés et des réflexes
tendineux sont absolument parallèles.

Très fréquemment, et dès le début, l'*urine* subit des modifications
importantes et remarquables : ces altérations urinaires sont si précoces et
si intenses, qu'on a voulu les expliquer, non point par la stagnation de
l'urine, mais, dans une certaine mesure, par le mécanisme des troubles trophiques. L'urine devient trouble, albumineuse, sanglante, ammoniacale, et
bientôt apparaissent des phénomènes de septicémie et de pyohémie accompagnés de fièvre intense. Engelken, dans la myélite dorsale, a trouvé du
sucre dans l'urine.

La paralysie du *rectum* et de la *vessie* survient tantôt dès le début,
tantôt à une période plus tardive de la maladie. Cette paralysie est précoce
dans la myélite lombaire. Elle se manifeste d'abord, c'est la règle ordinaire,
par de la rétention d'urine (paralysie du muscle vésical, detrusor vesicæ) ;
puis, un peu plus tard, aussitôt que le sphincter vésical permet le passage
de l'urine accumulée, le malade pisse par regorgement. Ou bien le double

appareil musculaire de la vessie est entièrement paralysé; alors l'urine s'écoule incessamment, et la vessie néanmoins ne peut plus se vider complètement; il y a rétention incomplète et incontinence. Mêmes phénomènes du côté du rectum ; au début, constipation opiniâtre, plus tard, incontinence et selles involontaires.

Le *priapisme* n'est pas rare, dans la myélite cervicale ou dorsale; les érections sont le plus souvent flasques, mais douloureuses : on a décrit aussi des éjaculations involontaires.

La *marche* et la *durée* de la myélite aiguë comportent bien des variations. Ainsi les phénomènes de paralysie peuvent apparaître soudainement, la nuit, par exemple ; en l'espace de quelques heures, de quelques jours, ils s'étendent, soit en haut (myélite ascendante), soit en bas (myélite descendante), soit des deux côtés à la fois ; puis apparaissent des troubles

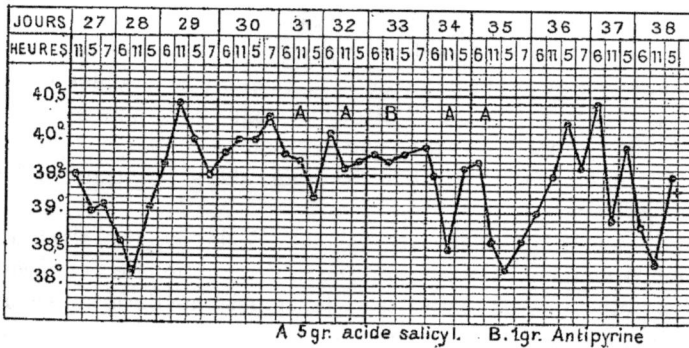

Fig. 28. — *Courbe thermique d'une myélite aiguë primitive, survenue chez un homme de 27 ans.* (Obs. personnelle. Clinique de Zurich.)

d'innervation, du côté de la moelle allongée ; souvent la température s'élève, affecte les allures de la température des maladies infectieuses fébriles (fig. 28), et atteint des chiffres extrêmes : alors, par le fait de cette excessive hyperthermie ou par asphyxie, la mort s'ensuit à bref délai ; c'est ce qu'on observe notamment dans la myélite hémorrhagique, et l'on a même donné à cette forme de myélite, le nom de *myélite apoplectiforme suraiguë* (fig. 28).

Dans d'autres cas, la maladie se prolonge au delà de deux à trois semaines ; la mort arrive par épuisement général, par décubitus, par ammoniémie, par septicémie ou pyohémie, ou par le fait d'une pneumonie intercurrente.

Mais on a des exemples de myélite, où la maladie a évolué, suivant le mode subaigu, en plusieurs semaines, et même davantage encore.

Les auteurs français décrivent une forme de myélite (*myélite récurrente, myélite à rechutes*) qui se caractérise par des récidives, séparées quelquefois par des intervalles de plusieurs mois (Pierret).

Si la maladie devient chronique, certaines paralysies disparaissent, tandis que d'autres persistent. Ce retrait des paralysies est possible, dans les

cas où, au bout d'un certain temps, certaines parties de la moelle se dégagent et se libèrent de la compression qu'elles subissent du fait de l'œdème,
ou des exsudats inflammatoires. Lorsque l'on voit survenir des convulsions,
des contractures dans les muscles, de l'exagération dans les réflexes tendineux, on peut annoncer sûrement la dégénération secondaire dans la
moelle.

L'heureuse issue de la maladie est si peu probable, qu'il n'y faut pas songer. Une telle pensée ne serait pas inadmissible, si la moelle était susceptible de se régénérer suffisamment; mais nous savons que la clinique et
l'expérience nous interdisent cette espérance.

IV. Diagnostic. — Le diagnostic est, le plus souvent, facile. La *méningite
spinale aiguë* se distingue par la prédominance des symptômes d'excitation
sur les symptômes de paralysie. L'*apoplexie spinale* et l'*hémorrhagie
méningée* ont un début plus brusque ; et, dans le cas d'hémorrhagie, surviennent aussi les signes d'une violente excitation ; ces deux maladies sont
susceptibles d'une remarquable amélioration, dans la suite de leur évolution.
On peut confondre aussi la myélite ascendante avec la *paralysie aiguë de
Landry* ; mais, dans cette dernière maladie, les réactions électriques restent
normales, et le processus morbide évolue plus rapidement. On n'admettra
pas non plus une *névrite diffuse multiple,* car, dans ce cas, les muscles
paralysés et les nerfs perdent leur excitabilité électrique. Il ne saurait non
plus y avoir de confusion avec une *paralysie hystérique* (quoique parfois le
diagnostic puisse présenter des difficultés) : on sait que la paralysie hystérique frappe surtout les femmes, et s'accompagne généralement d'autres stigmates d'hystérie. Il ne faut pas oublier le diagnostic étiologique qui a ici
une grande importance, et, avant tout, songer à la syphilis.

Nous supposons maintenant établi le diagnostic de myélite aiguë : une
autre question se pose dans le diagnostic, c'est celle de la *hauteur de la
lésion.* On arrivera à la déterminer en interrogeant les points douloureux du
rachis, la distribution de la paralysie motrice, et surtout l'étendue de l'anesthésie entourée. On examinera cette anesthésie, de bas en haut, à l'épingle,
et les limites du territoire anesthésié correspondant, à peu de chose près, au
niveau du foyer de la lésion médullaire : celle-ci sera située un peu plus
haut que l'anesthésie. On peut établir, en règle générale, que l'anesthésie,
dans la myélite lombaire, atteint jusqu'au nombril, en hauteur. Dans la
myélite dorsale inférieure, elle remonte jusqu'à l'extrémité inférieure du
sternum : dans la myélite dorsale supérieure, elle atteint l'épaule, et dans la
myélite cervicale, s'étend jusqu'aux membres thoraciques. D'ailleurs, dans
un des chapitres suivants, à propos de la compression de la moelle, nous
discuterons avec plus de détails ces localisations, avec des observations à
l'appui.

Reste enfin à déterminer l'*étendue transversale de la lésion* sur la coupe
de la moelle ; voici comment on y arrive : la paralysie motrice dénote que la
lésion intéresse surtout les cordons latéraux, et particulièrement la partie
interne de ces cordons ; on sait, en effet, que c'est dans les cordons pyrami-

daux latéraux qu'on localise les principales voies de la motilité. Si, à la paralysie motrice, s'ajoutent une atrophie rapide et la réaction de dégénérescence dans les nerfs et les muscles paralysés, c'est, ou que les grosses cellules ganglionnaires des cornes antérieures de la moelle sont détruites (*poliomyélite antérieure*), ou que le courant fonctionnel est interrompu dans les racines rachidiennes antérieures. C'est la dernière hypothèse qui prévaut, si le malade accuse de vives douleurs et une sensation de constriction et d'enserrement du tronc, car de tels symptômes indiquent la souffrance des racines nerveuses postérieures intéressées dans la même lésion.

Dans les deux cas, d'ailleurs, les réflexes cutanés et tendineux sont abolis dans le territoire de la lésion. Les troubles de la sensibilité dénotent la lésion du système postérieur de la moelle, cordons, cornes ou racines nerveuses postérieures : à ceux-ci s'ajoutent aussi les troubles trophiques de la peau.

V. Pronostic. — Le pronostic est défavorable dans presque tous les cas de myélite aiguë, et pour bien des raisons. En effet, la lésion d'abord peut tuer rapidement le malade ; ensuite les moindres altérations engendrées par le processus morbide ne sont guère susceptibles de réparation. Enfin la lésion tend à se diffuser en longueur et en largeur dans la moelle. Parmi les symptômes mortels, citons surtout : le décubitus, la décomposition alcaline de l'urine, la paralysie phrénique, et les troubles d'innervation bulbaire.

VI. Traitement. — On ne peut songer à la possibilité d'un traitement causal de la myélite aiguë, que si la syphilis est en cause. Dans ce cas, on pratiquera des frictions mercurielles (5 gr. de pommade, par jour) et on donnera à l'intérieur l'iodure de potassium (3 cuillerées à bouche par jour, d'une solution contenant 5 gr. d'iodure pour 200 gr. d'eau). Beaucoup de médecins recommandent aussi le calomel à l'intérieur. Au moindre soupçon de syphilis, on doit mettre en œuvre le traitement mercuriel et ioduré ; et avec d'autant plus de raisons, que, même en dehors de la syphilis, le mercure doit être recommandé, à bien des points de vue, comme un médicament antiphlogistique des plus efficaces et des plus puissants. Le succès du traitement se fait attendre plus ou moins longtemps ; en tous cas, on n'abandonnera pas le traitement antisyphilitique, chez certains malades, avant qu'il se soit écoulé 4 à 8 semaines depuis le début de la médication ; on accordera une période, de 4 semaines environ, d'interruption et de repos dans le traitement, et on le reprendra une seconde fois, et même une troisième et davantage encore, pendant le même laps de temps.

On peut encore songer à instituer un traitement causal, dans les myélites aiguës consécutives à la suppression du flux menstruel ou hémorrhoïdal ; on posera alors de 4 à 8 sangsues sur le col utérin ou à l'anus.

Mais l'immense majorité des cas ne réclame que le seul traitement possible, le traitement *symptomatique* : celui-ci nécessite encore qu'on l'étudie en détail après le traitement causal.

Il faut d'abord accorder grande attention aux prescriptions diététiques, au *régime* des malades. Ceux-ci doivent reposer sur un lit parfaitement uni, et, par conséquent, surveillé chaque jour, et refait avec soin : par là on évitera les pressions et les causes adjuvantes du décubitus. Autant que possible, il faut que les malades évitent le décubitus *dorsal*, et adoptent le décubitus *latéral* ou *ventral*. Il faut aussi pratiquer chaque jour sur la peau des lavages à l'alcool ou à l'eau de Cologne, pour augmenter la résistance des téguments à l'irritation et aux pressions extérieures : si la peau rougit et si les lésions du décubitus commencent, il faut recouvrir les endroits blessés de diachylon bien lisse, bien adhérent, découpé en croix de Malte, qu'on renouvellera tous les matins. Les malades auront un rond en caoutchouc pour amortir la pression, au niveau du siège ; et on interposera entre ce rond et le siège un linge de laine ; il ne faut pas, en effet, que les malades y reposent directement, le contact serait trop irritant pour la peau.

Si l'on arrive auprès de malades, atteints déjà de lésions rapidement progressives de décubitus, un bain simple permanent rendra les plus grands services. Le malade reposera sur des sangles dans sa baignoire, dont l'eau sera maintenue à une température constante de 28° à 30° Réaumur, et il restera dans ce bain en permanence.

Les matelas résistants, durs, et les couvertures légères sont préférables, sous bien des rapports, aux lits de plumes épais.

Dans le cas de rétention d'urine, il faut pratiquer trois cathétérismes par jour, à intervalles réguliers ; et il faut s'assurer avec le soin le plus rigoureux de la propreté de la sonde : sans quoi, on expose le malade à la fermentation de l'urine et à la septicémie et à des accidents mortels. Aussi, on tiendra la sonde plongée en permanence dans une solution phéniquée à 5 0/0.

Si, au contraire, les malades ont de l'incontinence, il faut donner aux hommes un urinal permanent, et mettre les femmes sur un bassin garni de caoutchouc. Nous ne conseillons pas la sonde à demeure.

Il peut arriver que, le malade urinant goutte à goutte, par regorgement, la vessie se distende par rétention : c'est là de la fausse incontinence ; et, dans ce cas on est obligé de recourir au cathétérisme. En tous cas, il faut prendre grand soin que la peau ne baigne pas dans l'urine, car cette irritation favorise beaucoup les lésions du décubitus.

Si l'urine se décompose et fermente, et dégage cette puanteur fétide, si désagréable à l'entourage du malade, il faut recueillir les urines dans un vase où on aura mis un peu de naphtaline, cette simple précaution suffira à faire disparaître complètement l'odeur urineuse.

Nous avons aussi retiré le plus grand bénéfice de l'administration à l'intérieur de la *naphtaline*, à la dose de 0,50 centigr. toutes les deux heures : malheureusement, chez certains malades, ce médicament détermine une si violente strangurie, et surtout une sensation si insupportable de brûlure dans l'urèthre, voire même de l'albuminurie, que l'on est forcé de suspendre la médication. Alors, nous administrons le *salol*, à la dose de 1 gr., toutes deux les heures : c'est à ce médicament que nous donnons la préférence. On peut aussi ordonner du chlorate de potasse, de l'acide salicylique et d'autres substances analogues ; on pratique, concurremment, des lavages réguliers de la vessie, lavages courts, rapides, pour lesquels nous renvoyons au 2e volume, au point de vue de la technique à suivre.

Contre la *constipation*, qui peut se présenter, il faut lutter, par les moyens que nous avons indiqués page 232 du 2e volume, et à l'aide desquels on obtiendra une évacuation quotidienne de l'intestin.

Si, par les progrès de l'affection, les malades ont de l'incontinence des matières fécales, il faut prendre grand soin qu'au moment de leurs évacuations, ces malades aient un bassin sous eux, afin d'éviter la souillure des téguments par les matières fécales et l'irritation qui en résulte. Si, malgré toutes ces précautions, les malades se sont salis, il faut les laver au plus vite et complètement. Quant à l'emploi de la chaise percée, nous ne le recommandons pas.

L'*alimentation* des malades doit être fortifiante, légère et d'une digestion facile : le thé, le café et les boissons alcooliques fortes doivent être défendus.

Enfin, il est permis, mais seulement après s'être bien pénétré de l'importance majeure des recommandations générales que nous venons de donner, de recourir à un traitement dirigé contre la lésion médullaire. Ce traitement peut être interne et externe.

Il nous faut avant tout parler du traitement *antiphlogistique local*. La meilleure façon de l'appliquer, sans contredit, est de recourir à l'usage du réservoir à glace de Chapman, que nous avons décrit précédemment (fig. 26) ; on appliquera cet appareil au niveau de la colonne vertébrale chez les myélitiques, avec des bandes et des lacs de caoutchouc ; parce que ces malades, le plus souvent, reposent dans le décubitus latéral ou abdominal. Nous considérons comme moins pratique l'application de vessies de glace sur le rachis, ou l'emploi de sacs à eau, qu'on est obligé de renouveler plusieurs fois par jour, parce qu'ils s'échauffent rapidement.

Outre les réfrigérants, on peut mettre en œuvre les *dérivatifs* sur la colonne vertébrale. Parmi ceux-ci, nous mettons en première ligne les frictions excitantes, alcooliques ou autres, sur la région du rachis : par exemple, l'emploi de l'esprit d'angélique composé, l'essence de moutarde, la teinture de cantharides, le chloroforme (chloroforme, 10 gr., liniment volatil, 40 gr. en frictions matin et soir).

En revanche, nous considérons comme dangereux l'emploi des moyens suivants, parce qu'ils favorisent l'apparition du décubitus : les ventouses scarifiées, les sangsues, vésicatoires, frictions à la pommade stibiée, moxas, sétons, pointes de feu. Il faut aussi user avec prudence des badigeonnages iodés sur le rachis ; nous conseillons plutôt les frictions à la pommade iodurée ou iodoformée (1 pour 15) ou l'emploi du collodion iodoformé (iodoforme 1 gr., collodion élastique 15 gr.)

Arrivons maintenant à la thérapeutique *interne*. Parmi les médicaments, l'iodure de potassium est celui que l'on emploie le plus souvent (à la dose, par exemple, de : iodure de potassium, 5 gr. ; eau, 200 gr., 3 cuillerées à soupe de cette solution par jour). Pourtant il ne faut pas compter outre mesure sur l'efficacité de cet agent. Chez les anémiques, il faut donner, de préférence, les préparations iodo-ferrugineuses ; par exemple le fer réduit associé à l'iode en nature, le sirop d'iodure de fer ; ou bien, on peut prescrire :

Lactate de fer........................ } ââ 10 gr.
Iodure de potassium .... }
Poudre de guimauve.................. Q. S.

Pour 100 pilules ; en prendre 2 à 3, après le repas, trois fois par jour.

Brown-Séquard prétend que la belladone et l'ergotine sont de bons médicaments pour combattre l'hyperhémie médullaire.

Si les malades souffrent de crampes trop violentes dans les jambes, ou de douleurs trop aiguës, il ne faut pas hésiter à les soulager par les injections sous-cutanées de morphine.

Lorsque la période aiguë de la maladie est passée, et que les symptômes ont pris un caractère subaigu ou chronique, on peut recourir à l'emploi de la neurine ; pourtant disons que les opinions sont très partagées, et non sans raison, sur l'efficacité de ce médicament. On peut encore citer, parmi les agents à employer, le nitrate d'argent, le chlorure double d'or et de sodium, le strychnine, l'arsenic et le phosphore.

Rp. Nitrate d'argent..................... 0,30 centigr.
    Poudre de guimauve.................. Q. S.
Pour 30 pilules, 3 pilules par jour.

Rp. Chlorure d'or et de sodium............. 0,50 centigr.
    Extrait de douce-amère................ Q. S.
Pour 30 pilules, 3 pilules par jour.

Rp. Azotate de strychnine.............. 0,50 centigr.
    Poudre de guimauve.................. Q. S.
Pour 30 pilules, 3 pilules par jour.

Rp. Liqueur de Fowler.................. } ââ 5 gr.
    Eau de laurier-cerise................ }
5 à 10 gouttes, après le repas, 3 fois par jour.

Mais ce qui constitue, à cette période de la maladie, l'indication thérapeutique dominante, c'est l'*électrisation* : cependant ce traitement ne peut convenir qu'aux malades chez qui tout phénomène d'excitation fait défaut.

Il ne peut être question que du courant galvanique pour l'électrisation directe du foyer morbide. Il faut aussi éviter les courants trop forts, trop excitants ; il ne faut pas faire plus de deux à trois séances par semaine, et chaque séance ne doit pas durer plus de cinq minutes. Si l'on n'a affaire qu'à un seul foyer pathologique dans la moelle, on applique perpendiculairement les deux pôles en alternant le sens du courant de temps à autre : il ne faut se servir que de gros électrodes, sans quoi le courant électrique n'atteindrait nullement la moelle. Dans les cas de foyers pathologiques multiples et étendus, on appliquera sur le rachis des courants alternativement ascendants et descendants.

On a maintes fois recommandé la *galvanisation du sympathique cervical*, afin d'amener la résorption des produits inflammatoires, par les réactions vaso-motrices ainsi provoquées. Pour ce, on applique un électrode sur le sternum ou sur les dernières vertèbres cervicales, et l'autre sur la région cervicale latérale, juste sous l'angle du maxillaire inférieur.

On doit s'efforcer de combattre, autant que possible, l'atrophie par *inertie* des muscles paralysés en faradisant ces derniers : c'est aussi le courant faradique qui doit être employé contre la paralysie de la vessie et du rectum.

Lorsque les malades commencent à remuer leurs membres et à s'en servir, il faut les garder de l'excès dans lequel ils sont tentés de tomber : cette recommandation a d'autant plus d'importance, que beaucoup se figurent que les marches prolongées assouplissent et mobilisent leurs jambes : les malades, au contraire, devront observer, le plus longtemps possible, le repos du corps et de l'esprit ; ils devront surtout éviter le *coït*, à la suite duquel on a souvent observé l'aggravation des lésions médullaires.

Les malades qui peuvent être facilement transportés doivent entreprendre en été des cures thermales. Le plus souvent les bains salés sont indiqués (Nauheim, Rehme ou Kissingen), ou bien les eaux bicarbonatées et sulfatées sodiques et ferrugineuses (Elster, Franzensbad, Marienbad, Cudowa) ; aux anémiques conviennent les sources ferrugineuses légères. Il faut ne conseiller qu'avec prudence les eaux thermales de Ragaz, Pföffers, Wildbad-Gastein et Teplitz ; les cures hydrothérapiques froides ont parfois de bons effets. Souvent, il est nécessaire de répéter la cure. En tous cas il faut éviter les bains trop chauds, trop longs, ou trop fréquents. La température du bain ne doit pas dépasser 28° R. La durée du bain ne doit pas excéder 10 à 15 minutes, et on ne doit pas, au début tout au moins, répéter les bains plus de 3 à 4 fois par semaine.

5. — Myélite chronique.

I. **Étiologie.** — Les cures de toute myélite chronique sont exactement celles de toute myélite aiguë, aussi renvoyons-nous le lecteur au chapitre précédent. Pourtant, il faut noter ici l'existence plus fréquente d'une prédisposition nerveuse *acquise* ou *héréditaire*. Pourquoi, dans un cas, se développe-t-il une myélite aiguë, dans un autre une myélite chronique ? C'est un problème dont les données, le plus souvent, nous échappent ; pourtant il faut accorder ici quelque influence soit à la moindre intensité de l'excitation morbide, soit au contraire à la répétition plus fréquente de cette excitation, soit aussi au mode de résistance de l'individu.

II. **Anatomie pathologique.** — Tout d'abord nous devons faire une remarque qui s'applique à la myélite chronique bien plus légitimement encore qu'à la myélite aiguë : c'est que l'on n'a le droit de conclure à l'existence ou à l'absence d'un foyer de myélite chronique qu'après l'examen microscopique.

L'observateur le plus exercé et le plus attentif peut à l'œil nu croire absolument saine une moelle où le microscope révélera du premier coup des lésions étendues. Aussi existe-t-il d'anciennes observations où sont notés de graves symptômes médullaires, et, à la section, l'absence de toute lésion appréciable.

A la vérité, il arrive souvent que les foyers d'inflammation chronique de la moelle se révèlent de suite à l'examen microscopique par des changements manifestes dans la consistance, le volume et la couleur du tissu médullaire : généralement, ces lésions consistent dans une dureté exagérée, une sclérose évidente : au niveau des lésions, la moelle, à la pression et à la coupe, est exceptionnellement résistante et rappelle quelque peu la consistance du blanc d'œuf cuit.

En même temps les foyers d'inflammation chronique sont d'habitude réduits de volume, et le cordon médullaire est tantôt effondré ou aplati à leur niveau, tantôt rapetissé dans toute sa circonférence. Les parties malades se reconnaissent à leur coloration grise ou gris jaunâtre, à leur translucidité ; quelquefois, on peut apercevoir immédiatement au-dessous de la pie-mère ces places grises. Souvent les méninges sont, au niveau des foyers enflammés, épaissies, soudées entre elles, anormalement vascularisées ; la pie-mère ne se laisse que difficilement séparer de la substance médullaire ; en certains points, cette séparation entraîne des lambeaux adhérents du tissu nerveux à la membrane.

Le siège de la myélite chronique est comme celui de la myélite aiguë, par ordre de fréquence, d'abord et de beaucoup le plus souvent, la région dorsale, puis la région cervicale et enfin le renflement lombaire. La distribution et l'étendue des lésions reconnaissent les mêmes lois que dans la myélite aiguë ; nous en avons déjà parlé.

D'après l'étendue et le nombre des foyers inflammatoires, on distingue une myélite chronique *circonscrite*, une *transverse*, une myélite à *foyers multiples*, disséminés, en plaques, etc. La myélite disséminée, caractérisée par de nombreux foyers de phlegmasie chronique, est, ainsi que l'a montré Leyden, plus fréquente qu'on ne le croit.

On doit se garder de confondre la myélite disséminée avec la dégénération secondaire de la moelle, qui s'ajoute également aux foyers d'inflammation chronique de la moelle, mais secondairement, et seulement dans certaines conditions déterminées et bien connues. Lorsque la lésion intéresse surtout ou exclusivement la substance grise, la maladie prend le nom de *myélite chronique centrale*.

Hallopeau a fait une bonne étude d'une forme particulière de myélite chronique centrale, sous le nom de *sclérose périépendymaire* : dans ce cas, la lésion se localise principalement dans le tissu conjonctif immédiatement sous-jacent au canal central de la moelle, tout autour de l'épendyme.

En opposition avec cette forme, citons-en une autre dans laquelle la lésion n'intéresse que les segments périphériques de la substance blanche : c'est la myélo-méningite chronique (*périmyélite chronique, sclérose annulaire de la moelle*). Cette forme succède souvent, mais non toujours, à une méningite antérieure.

Beaucoup plus rarement, les lésions de la myélite chronique se présentent sous l'aspect d'un *ramollissement chronique de la moelle*, de *myélomalacie chronique*. Il peut aussi arriver, qu'à la suite de la résorption des produits inflammatoires, il y ait formation de cavités, *syringomyélie*. Les cavités remplies de sérosité peuvent atteindre des dimensions considérables ; ou bien, dans d'autres cas, elles donnent à la moelle un aspect finement pointillé, criblé, si bien qu'on a parlé d'une *myélite en crible*.

Avec toutes ces variétés de formes anatomiques que nous venons de mentionner, nous sommes encore loin d'avoir épuisé l'histoire de la myélite chronique. A la myélite chronique ressortissent en effet encore d'autres maladies, qui demandent une description spéciale, détaillée, à cause des particularités soit anatomiques, soit cliniques, que présente leur histoire : nous n'avons ici qu'à citer leurs noms : la *sclérose en plaques*, par exemple, et la *poliomyélite*.

C'est dans le tissu conjonctif interstitiel que se font tout d'abord remarquer, au microscope, les lésions de la myélite chronique. Divers auteurs, particulièrement Hallopeau, ont entrepris de départir sévèrement les lésions interstitielles des lésions parenchymateuses ; mais la plupart des histologistes font remarquer que cette distinction dépasse de beaucoup la limite de nos connaissances réelles.

La névroglie présente une augmentation manifeste de son tissu interstitiel et de ses éléments cellulaires. Les cellules étoilées et les cellules araignées deviennent bien plus visibles et bien plus nombreuses ; elles apparaissent souvent grossies, gonflées, et contiennent plusieurs noyaux ; on aperçoit en outre des cellules à un stade de développement peu avancé et même des cellules embryonnaires. Le tissu interstitiel change peu à peu de structure et devient fibrillaire.

Les vaisseaux sont épaissis par places ; leurs noyaux sont plus nombreux, et, en certains endroits, stéatosés ; les gaines lymphatiques sont d'une largeur extraordinaire, et remplies de granulations pigmentaires, graisseuses, et, par places, de globules blancs, plus rarement de globules rouges. Quelquefois on observe des dilatations moniliformes des vaisseaux ; en d'autres endroits ceux-ci sont pleins de caillots.

Il peut parfaitement ne pas y avoir de granulations graisseuses ; en tous cas, celles-ci sont remarquablement plus rares que dans la myélite aiguë ; on ne les rencontre souvent qu'à la périphérie du foyer inflammatoire. On aperçoit plus souvent des corps amyloïdes.

Sur les fibres nerveuses, le travail d'atrophie porte tout d'abord sur la gaine des tubes. Le cylindre est souvent le siège de dilatations fusiformes ; et il oppose fréquemment au travail destructeur une résistance exceptionnellement longue. Il arrive souvent que l'on trouve dans les foyers inflammatoires de nombreux cylindres-axes dépourvus de gaine, sclérosés et hypertrophiés. Les cellules ganglionnaires sont la plupart du temps rapetissées, fortement granuleuses et pigmentaires, et souvent elles se ramassent en petites masses globuleuses ; en d'autres endroits, on observe dans leur intérieur des vacuoles.

En certains cas, on a signalé des lésions d'atrophie et de sclérose dans
les racines nerveuses médullaires, notamment dans les racines antérieures,
et même dans les nerfs périphériques. Les muscles subissent aussi quelquefois l'atrophie dégénérative.

Des lésions s'observent, au cours de la myélite chronique, dans les
organes éloignés ; parmi ces lésions, citons celles de la vessie et des voies
urinaires, des reins ; la pneumonie, la tuberculose, la bronchite, l'hypostase
pulmonaire, le décubitus, etc.

III. Symptômes. — Il n'est pas rare que la myélite chronique ait un début
aigu et *fébrile* ; ou bien que la maladie ne mérite vraiment l'épithète de
chronique, qu'après un certain nombre de poussées aiguës qui se succèdent
les unes aux autres ; cependant parfois l'évolution de la maladie est dès le
début lente et traînante. Le tableau symptomatique est naturellement à peu
près le même, dans la plupart des cas, que celui de la myélite aiguë ; surtout si l'on fait abstraction du mode habituellement progressif de début et
de développement des phénomènes morbides. Il nous suffira donc de faire
ici seulement quelques remarques cliniques.

Des *paresthésies* ouvrent souvent la scène (sensations de froid, de chaud,
de chatouillement, de fourmillements, etc.). Puis s'ajoutent, la plupart du
temps, des douleurs névralgiques, souvent d'une grande intensité, et parfois localisées en de certains points, par exemple au niveau des articulations.
Beaucoup de malades accusent une douleur locale dans le dos ou bien une
sensation de ceinture, de corset, de constriction.

Peu à peu, apparaissent des paralysies de la sensibilité et de la motilité :
ces paralysies sont rarement complètes dès le début de l'affection.

Au commencement, la *paralysie motrice* ne s'accuse que par de la fatigue à la suite des mouvements, puis, plus tard, par une faiblesse, une
impotence musculaire véritable. A la suite des progrès du symptôme, les
malades arrivent à ne plus pouvoir avancer que lentement, maladroitement ; ils heurtent leurs pieds contre les moindres inégalités du sol, contre
les tapis, par exemple ; si bien qu'ils sont en continuel danger de tomber.
Finalement, la motilité se perd presque complètement, et les malades sont
incapables de se tenir debout, et de se servir de leurs bras D'habitude la
paralysie débute par les extrémités inférieures ; plus rarement, il s'agit
d'une paraplégie cervicale, auquel cas, les quatre membres sont pris en
même temps.

Il peut aussi se produire une hémiplégie spinale, et même la paralysie
d'un seul membre (*hémiparaplégie*), à condition qu'un foyer unique et circonscrit occupe dans la moelle le lieu nécessaire à la production de ce
symptôme.

Parfois, la paralysie, d'abord limitée aux extrémités inférieures, gagne
progressivement ensuite les supérieures. La lésion peut même intéresser
les nerfs bulbaires, et provoquer ainsi des phénomènes de dysphagie, de
vomissement, de dyspnée, de palpitations cardiaques, du ralentissement du
pouls, des phénomènes pupillaires, etc.

Dans certains cas, la paralysie du rectum et de la vessie, apparaît à titre de symptôme précoce : en tous cas, celle-ci ne peut pas tarder à se montrer. Notons encore le priapisme, la spermatorrhée et l'impuissance.

Pour ce qui est des troubles des *réflexes*, de la *nutrition* et de l'*excitabilité électrique*, nous ne pourrions que répéter ce que nous avons déjà dit, à propos de la myélite aiguë.

Il n'est par rare d'observer ultérieurement, des raideurs et des *contractures* dans les muscles paralysés, et alors les *réflexes tendineux* sont exagérés : ce phénomène est peut-être en rapport avec la dégénération secondaire des cordons latéraux, et rappelle le tableau de la sclérose primitive de ce cordon.

La *durée* de la maladie peut atteindre un grand nombre d'années, comme l'ont établi les belles observations, si longtemps poursuivies, de Leyden, que l'on peut lire dans les leçons cliniques que ce professeur a écrites sur les maladies de la moelle. Quelques malades ont vécu, 10, 20 ans et plus encore, avec une myélite chronique.

La lente et chronique évolution de la maladie est parfois traversée par de *subites exacerbations fébriles*, qui laissent après elles presque toujours une aggravation des symptômes, surtout des paralysies. D'un autre côté, Erb dit avoir observé une amélioration de la maladie, à la suite d'une fièvre typhoïde et d'une scarlatine.

La maladie se *termine* de bien des manières, mais jamais par une guérison parfaite. Dans les cas les plus favorables, on observe bien le retrait de certains symptômes, mais la persistance de quelques autres. Quelquefois la maladie prend tout à fait à l'improviste, une allure aiguë : les symptômes de la myélite aiguë apparaissent ; la lésion monte rapidement, et tue le malade par la paralysie des nerfs bulbaires, surtout du vague.

D'autres malades, s'en vont d'épuisement progressif. Chez d'autres, apparaissent les signes du décubitus, de la cystite, de la décomposition ammoniacale des urines, des phénomènes de pyohémie et de septicémie, de l'urosepticémie. Dans certains cas, le tableau morbide change, et se transforme dans celui du syndrome de la sclérose en plaques.

IV. — Le **Diagnostic**, le **Pronostic** et le **Traitement**, sont les mêmes que pour la myélite aiguë.

6. — **Ramollissement de la moelle consécutive à l'embolie et à la thrombose.**

Myélomalacie embolique et thrombotique.

I. **Anatomie pathologique**. — Nous avons exposé plus haut, avec détails, que, très souvent dans la myélite aiguë, plus rarement dans la myélite chronique, les segments médullaires intéressés par la phlegmasie se faisaient remarquer par la diminution de leur consistance, leur mollesse, pouvant parfois aller jusqu'au déliquium. Il nous faut maintenant distinguer de cette forme inflammatoire du ramollissement médullaire, de cette myélomalacie inflammatoire, une autre forme de ramollissement; c'est celle dans laquelle l'oblitération des vaisseaux, soit par des corps migrateurs (*embolie*), soit par des coagulations sanguines sur place (*thrombose*), provoque la nécrose du tissu médullaire; car cette nécrose se traduit aux yeux et à la palpation exactement comme dans les inflammations, par la mollesse du tissu nerveux et le changement de coloration de la coupe.

La coloration rouge, jaune ou grise du foyer de ramollissement est produite, à la suite de la rupture des vaisseaux embolisés ou thrombosés, par l'extravasat sanguin; la matière colorante des globules rouges extravasés imbibe progressivement le foyer intéressé, jusqu'à ce qu'elle ait été résorbée par la suite. Rien n'est plus difficile, parfois, que de dire, avec certitude, si un foyer myélomalacique est de nature inflammatoire ou nécrosique. Il ne faut pas oublier que, dans un foyer primitivement inflammatoire, des thromboses secondaires peuvent s'être formées dans quelques vaisseaux; et, inversement, un foyer primitivement embolique ou thrombosique peut provoquer secondairement une inflammation ultérieure du tissu médullaire environnant. Il n'y a, dans ce cas, que l'absence complète de caillots obturateurs dans les vaisseaux, qui pourrait faire rejeter l'hypothèse de myélomalacie nécrobiotique; encore est-il nécessaire de pratiquer un examen microscopique minutieux, car on comprend qu'il ne s'agit ici que de forts petits vaisseaux.

Au demeurant, l'aspect microscopique d'un foyer de ramollissement nécrobiotique médullaire est le même que celui d'un foyer de ramollissement inflammatoire : prolifération des cellules de la névroglie, infiltration granulo-graisseuse, stéatose et dissolution des tubes nerveux, dégénération des cellules, présence de corps amyloïdes, le tout mélangé à l'extravasat des globules rouges, voilà ce qu'on observe dans les deux cas. Les dimensions du foyer de ramollissement varient : tantôt il s'étend sur quelques centimètres, et intéresse la totalité de la coupe transversale de la moelle; tantôt il est tout petit, et mérite le nom de capillaire.

II. **Étiologie.** — Elle est peu élucidée. Leyden décrit des foyers de nécrobiose médullaire dans l'*endocardite ulcéreuse aiguë*, et Panum en a provoqué chez les chiens par des embolies expérimentales. Des thromboses peuvent apparaître dans le cours de maladies graves, à titre de thromboses marastiques, par exemple, dans la *pyélite* (Hamilton). Ces thromboses peuvent résulter aussi de la compression de la moelle : parfois leur origine paraît toute spontanée et succède vraisemblablement à une altération antérieure de la paroi vasculaire.

III. **Symptômes.** — Si les foyers de ramollissement succèdent à des embolies ou à des thromboses capillaires, il peut ne pas y avoir le moindre symptôme révélateur de la lésion (Leyden). Au contraire, on voit apparaître par la suite les phénomènes morbides, si ces petits foyers sont assez nombreux et assez rapprochés pour déterminer par leur fusion un gros foyer secondaire (Weiss). Les symptômes sont alors ceux de la myélite aiguë, et le tableau se déroule aussi rapide si, dès le début, il existe un foyer de ramollissement considérable.

IV. — Le **Diagnostic**, le **Pronostic** et le **Traitement** sont ceux de la myélite aiguë.

7. — Sclérose en plaques.

Sclérose multiple cérébro-spinale. Sclérose insulaire, multiloculaire, disséminée, etc.

I. **Étiologie.** — L'histoire clinique de la sclérose en plaques commence avec les observatiens de von Frerichs (1849). Ce pathologiste a donné là, comme dans bien d'autres parties de la science, la marque de son originalité. Charcot et son école ont complété le tableau symptomatique de la maladie, et ont rendu le diagnostic plus facile et plus assuré, grâce à leurs travaux : puis d'assez nombreuses observations de sclérose en plaques ont été publiées, surtout en France et en Allemague, si bien qu'actuellement on ne doit plus ranger cette maladie parmi les raretés de la clinique.

La sclérose en plaques *débute* le plus souvent entre 15 et 35 ans ; elle est extrêment rare à partir de 45.

D'après Charcot et Marie, l'affection ne doit pas être rare chez *les enfants*, où elle surviendrait entre 3 et 4 ans ; il faudrait, pour donner la preuve de cette assertion, consulter des statistiques nécroptiques ; et celles-ci font défaut malheureusement. Pollak dit avoir observé une fois la maladie congénitale ; je possède une observation analogue ; mais il me manque, comme à Pollak, la vérification nécroptique.

Le *sexe* n'a pas d'influence sur la fréquence de la maladie, ainsi qu'il ressort de nombre d'observations détaillées : pourtant Charcot prétend que les femmes sont plus souvent atteintes que les hommes.

On a invoqué dans quelques cas l'influence de l'*hérédité*. Von Frerichs avait déjà observé la maladie chez deux frères, et depuis, des observations analogues ont été publiées.

Beaucoup d'auteurs établissent une certaine relation causale entre la maladie et les *refroidissements*, l'humidité, les *traumatismes* et les *ébranlements psychiques*.

La *grossesse* est une condition prédisposante. J'ai traité à la clinique de Zurich une femme qui avait vu se développer la maladie à la suite de sa septième couche : les accouchements, chez elle, s'étaient succédé à de courts intervalles, et au dernier, elle avait souffert d'une hémorrhagie abondante.

La maladie succède parfois aux *infections* graves, telles que la fièvre typhoïde (Ebstein), la variole (Westphal), le choléra (Charcot), la scarlatine, la rougeole, l'érysipèle, la pneumonie, la coqueluche, la diphtérie, la dysenterie (Marie), l'ictère, etc. Schuster a récemment publié une observation, où la maladie paraît s'être développée par le fait de la syphilis, et avoir presque cédé au traitement antisyphilitique.

Quelques faits tendent à établir un certain rapport entre l'*hystérie* et le développement ultérieur de la sclérose en plaques.

II. **Anatomie pathologique.** — Ce qui caractérise anatomiquement le type de la sclérose en plaques, c'est l'existence de foyers inflammatoires chroniques disséminés, et irrégulièrement répartis dans le cerveau et la moelle. Les cas dans lesquels la lésion était limitée exclusivement soit à l'encéphale (forme cérébrale), soit à la moelle (forme spinale), sont tellement rares qu'il ne faut pas compter avec eux.

Le *nombre* et le *volume* des foyers de sclérose sont sujets à de grandes variétés. Dans de certains cas, le nombre dépasse cent, dans d'autres, les lésions sont rares et il faut les chercher. Nous donnons plus bas une figure, empruntée à Leyden, dessinée à demi-grandeur naturelle : on peut y voir des foyers scléreux, aussi nombreux qu'ils le sont en moyenne, dans les cas ordinaires (fig. 29). Chaque foyer de sclérose, considéré en particulier, varie d'une grandeur à peine visible jusqu'à une étendue de 5 à 10 cent. et même davantage. Il y a des foyers si petits, qu'il faut le microscope pour les découvrir et les constater ; d'ailleurs, l'examen histologique est de rigueur dans les cas douteux ou obscurs ; ce n'est que par des coupes méthodiques de la moelle et du cerveau que l'on peut se rendre compte de l'étendue et de la nature des lésions.

Les foyers superficiels s'aperçoivent aisément à travers la pie-mère, où ils tranchent par leur coloration gris jaunâtre, ou gris perle, ou gris bleuâtre. Tantôt ils font saillie sur la surface voisine, tantôt au contraire ils sont affaissés et déprimés. En général, ils se produisent encore par une consistance plus ferme que celle du tissu médullaire normal ; plus rarement, ils sont gélatineux, mous, riches en suc ; dans ce cas, ce serait, pour Zenker, l'état jeune de la lésion.

Sur les coupes, les foyers scléreux prennent parfois une coloration rose vif, qui rappelle la couleur de la chair de saumon : par le raclage, on en obtient un suc plus ou moins abondant. Examinés sur des coupes de la moelle, ces foyers ont une forme tantôt circulaire, tantôt ovalaire, tantôt absolument irrégulière ; et, à l'œil nu, ou à un faible grossissement, ils sont séparés du tissu sain par des contours très nets (fig. 29 et 30). Sans doute, l'aspect des lésions n'est pas toujours identique à ce que nous venons de décrire, car on observe toutes les transitions de l'état sain à l'état morbide.

Il arrive parfois que l'on aperçoit quelques îlots de tissu scléreux, mélangés au tissu voisin, qui, lui, présente des altérations moins prononcées ; néanmoins Buchwald a tort, lorsqu'il prétend que c'est la règle, et que la sclérose en plaques n'est qu'une sclérose diffuse, où l'inflammation est seulement plus prononcée en certains points. A un examen plus attentif, on reconnaît, dans nombre de foyers, des points et des stries jaunes (vaisseaux sclérosés et stéatosés) ainsi que des espaces correspondant à des fibres médullaires dégénérées.

La répartition des lésions est très irrégulière. Dans la *moelle*, c'est la substance blanche qui est le plus souvent atteinte ; et là, les lésions prédo-

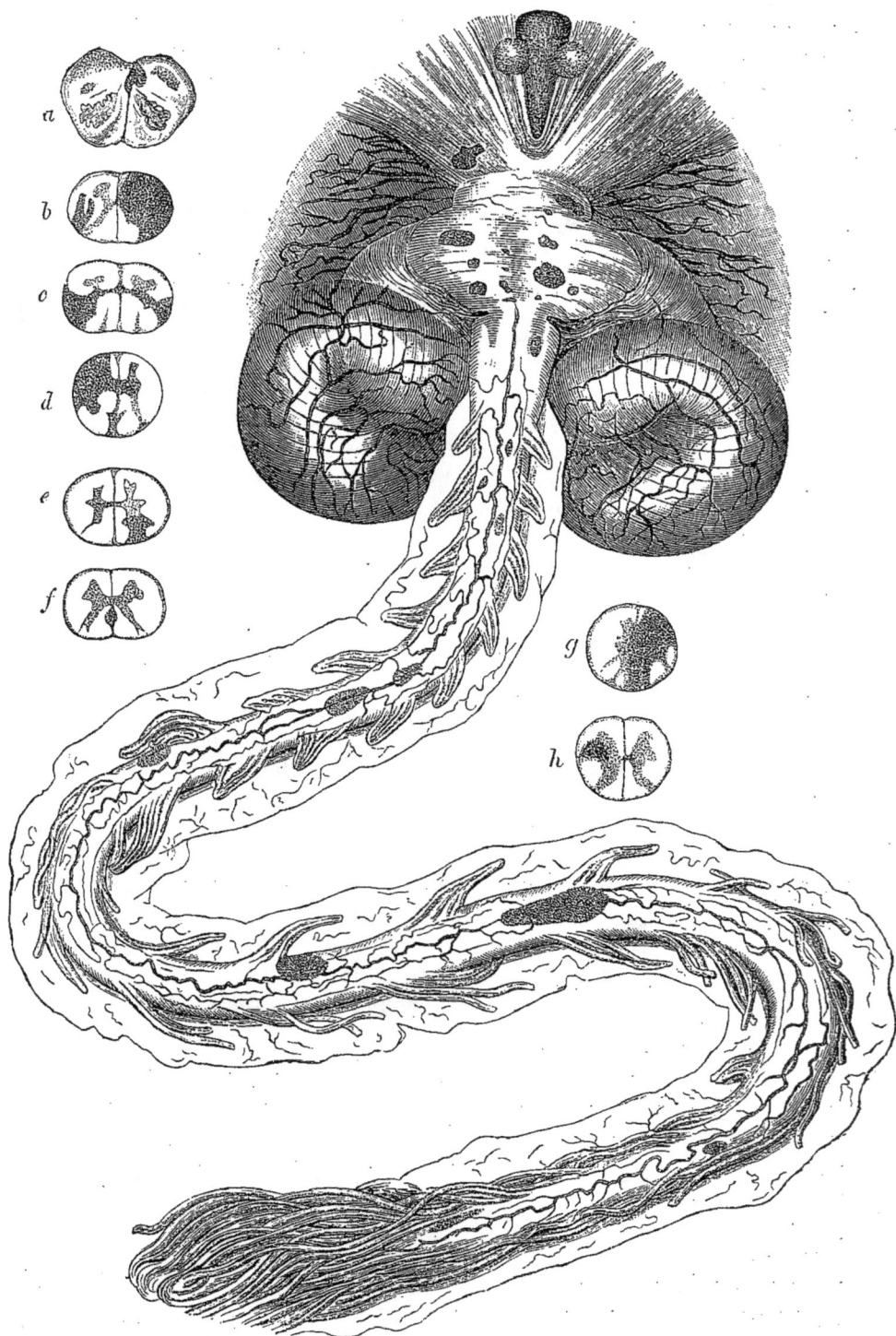

FIG. 29. — *Moelle et partie inférieure du cerveau dans un cas de sclérose en plaques.* — D'après LEYDEN. 1/2 grand. naturelle. Les îlots de sclérose sont indiqués par la teinte plus foncée. *a — h* Coupes de la moelle à diverses hauteurs. *a* Moelle allongée ; *b, c* région cervicale ; *d, e* région dorsale ; *g, h* région lombaire.

minent tantôt à gauche, tantôt à droite ; parfois elles sont symétriquement
distribuées, de chaque côté : quelquefois elles se limitent particulièrement
dans un cordon déterminé. Quant à la dégénération secondaire de la moelle,
elle manque ici d'ordinaire même lorsque les foyers de sclérose sont situés
sur le trajet des faisceaux conducteurs. Schultze explique cette exception
par la persistance des cylindres-axes au sein des foyers morbides ; grâce à
cette permanence des cylindres-axes, il n'y a souvent pas, en réalité, de
destruction des voies conductrices.

La *moelle allongée* et la *protubérance* sont très souvent intéressées par
le processus morbide ; et la lésion a vraiment une prédilection marquée

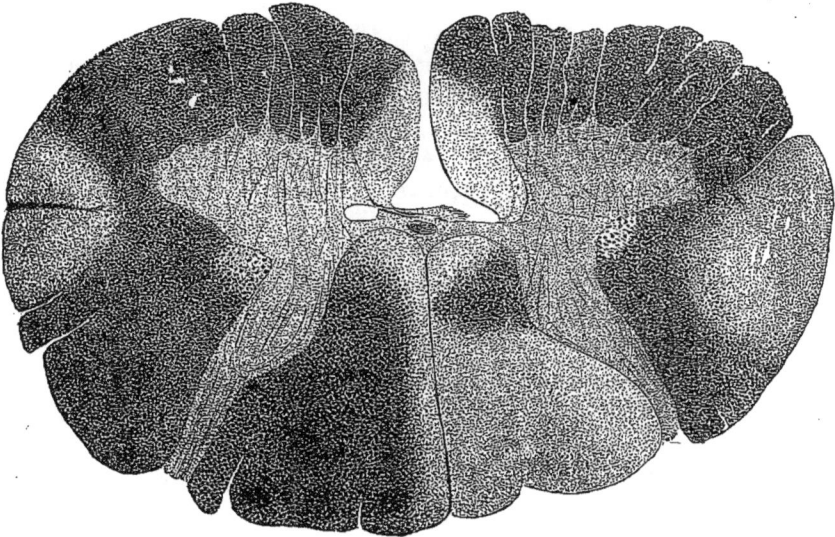

FIG. 30. — *Coupe transversale du renflement cervical de la moelle. Sclérose en plaques.* — Préparation traitée
par l'acide osmique. Les espaces clairs des cordons médullaires représentent les espaces sclérosés. Gross.
10 fois. D'après BRAMWELL.

pour le plancher du quatrième ventricule ; les noyaux des nerfs bulbaires
se prennent, et alors on observe des phénomènes paralytiques et des troubles fonctionnels, en rapport avec ces lésions.

Souvent, le cervelet reste indemne ; s'il présente des foyers de sclérose,
c'est presque toujours dans la substance blanche, et il est rare que les lésions empiètent sur l'écorce. Il en est de même pour le cerveau. On y trouve
les foyers scléreux le plus souvent dans la paroi des ventricules latéraux,
le corps calleux, le centre ovale, la substance blanche ; on peut en trouver
aussi dans le corps strié et la couche optique.

Il est rare qu'à la nécropsie on trouve, jointes à la sclérose en plaques,
les lésions de *sclérose diffuse* dans le cerveau (Schultze, Siemens, Zacker,
Greiff.) Dans ce cas, la clinique avait constaté le mélange des symptômes
de la sclérose en plaques et de la paralysie générale progressive.

Parfois, les *méninges* sont saines ; d'autres fois, au niveau des lésions médullaires, elles présentent des épaississements, une congestion intense, et elles se soudent entre elles.

Des plaques de sclérose grises peuvent siéger aussi sur les *nerfs crâniens* (optique, moteurs oculaires, trijumeau, hypoglosse, etc.), et sur les racines médullaires. On en a quelquefois observé, paraît-il, sur les *nerfs périphériques* ; mais ce fait demande confirmation.

Parfois, on a observé, dans les muscles, de l'atrophie dégénérative et de la stéatose, principalement lorsque les lésions médullaires intéressaient les cornes antérieures. Leyden a décrit des altérations de sclérose dans les muscles. Parmi les lésions qui peuvent atteindre les autres organes, il faut citer le décubitus, la cystite, la pyélonéphrite, la pneumonie, la phtisie pulmonaire, la bronchite, et parfois des lésions osseuses et articulaires.

Les lésions microscopiques de la sclérose en plaques sont semblables à celles de la myélite chronique. Leur trait caractéristique réside dans la *prolifération du tissu conjonctif*, parallèle à la *destruction des éléments nerveux*. Dans les foyers les plus récents, on constate la tuméfaction des cellules, puis la multiplication des noyaux. Ensuite le tissu interstitiel prolifère , et bientôt la névroglie devient exceptionnellement riche en noyaux et en cellules ; cette richesse cellulaire provient, en partie de la multiplication des éléments normaux du tissu, en partie, ainsi que l'a récemment démontré Ribbert, de la diapédèse des globules blancs du sang. En beaucoup d'endroits, on trouve, contre la paroi extérieure des vaisseaux, des amas de cellules embryonnaires. Enfin, le tissu interstitiel se change en tissu conjonctif fibrillaire dense. Schüle et Köppen ont observé une fois une prolifération diffuse de la névroglie dans la moelle ; mais c'est là un cas exceptionnel. Parallèlement, s'établissent des lésions sur les *vaisseaux*. Ceux-ci apparaissent épaissis irrégulièrement, élargis par places, et l'on constate la multiplication de leurs noyaux, et, au niveau de leur gaine lymphatique dilatée par endroits, des cellules et des granulations graisseuses ou des amas considérables de gouttelettes de graisse. Sur la paroi extérieure des vaisseaux, il est fréquent de constater des amas de cellules granulo-graisseuses ; en d'autres points, on observe un plus ou moins grand nombre de cristaux aciculaires de nature graisseuse. Le nombre de ces éléments granulo-graisseux varie beaucoup, et il est presque nul au niveau des vieux foyers. Alors ce sont les corps *amyloïdes* groupés en certains points, à côté les uns des autres.

L'accroissement exceptionnel du tissu conjonctif, et les lésions vasculaires entraînent naturellement un état de souffrance des éléments nerveux. La gaine des tubes nerveux s'altère et se détruit, pendant que les cylindres-axes se sclérosent, après avoir présenté des dilatations fusiformes sur leur trajet et des modifications particulières dans leur réfringence. Ils opposent à la lésion une résistance extrêmement longue et tenace, et on les trouve souvent intacts au milieu des foyers les plus anciens et les plus étendus.

Au niveau des cellules ganglionnaires, on observe souvent la présence d'un pigment jaunâtre abondant (*dégénération pigmentaire*, d'après

Charcot). Ces cellules deviennent granuleuses, se ratatinent, perdent leur prolongement et se changent peu à peu en petits éléments sphériques, embryonnaires; en certains points on observe aussi des formations de vacuoles dans leur intérieur.

Nous avons, jusqu'à présent, décrit les lésions, telles que nous les avons rencontrées dans la majorité des cas. Certains auteurs placent le point de départ des lésions dans les cellules nerveuses et tiennent la prolifération de la névroglie pour secondaire à la destruction du parenchyme nerveux médullaire. Pour d'autres, c'est par les vaisseaux que débutent les lésions qui s'étendent de là à la névroglie et aux tubes nerveux à la fois; et ce ne serait pas là un processus inflammatoire, mais un processus plutôt *dégénératif*. Il n'est pas impossible que ces différents modes de début et d'évolution des lésions se rencontrent tous en réalité; en effet, on a observé que la lésion débutait par les vaisseaux, lorsque la sclérose survenait à la suite d'une maladie infectieuse.

III. **Symptomatologie.** — Les symptômes de la sclérose en plaques sont extrêmement variés; et les différents cas cliniques de cette affection sont à peine comparables entre eux. Il ne pouvait guère en être autrement, dans une maladie où les lésions ne suivent aucune loi dans leur nombre et dans leur distribution. Ce sont tantôt les symptômes *cérébraux*, tantôt les *médullaires* qui débutent et qui dominent dans le tableau clinique.

A la vérité, quelques symptômes caractéristiques ne manquent guère le plus souvent. Parmi ceux-ci nous rangeons : le *tremblement intentionnel*, le *nystagmus*, les *troubles de la parole* (parole scandée), les symptômes de *parésie* et les *ictus apoplectiformes*.

Au *début* de la maladie, les symptômes sont le plus souvent d'une nature très indéterminée. Beaucoup de malades se plaignent de sensations de pression, de douleur, ou de vertige, dans la tête; chez d'autres, ce sont des accès répétés de vomissements et de gastralgie (*crises gastriques*); chez d'autres malades, c'est la moelle qui se révèle intéressée la première, par des troubles dans les extrémités inférieures, surtout des paresthésies et des douleurs névralgiformes. Généralement, ces symptômes se développent *lentement*; ce n'est que lorsque la maladie survient à la suite des infections graves, qu'elle affecte un début brusque et soudain.

La situation ne tarde pas à s'affirmer dans toute sa gravité, lorsque les symptômes de paralysie apparaissent. Ces paralysies sont surtout *motrices*; les paralysies sensitives font quelquefois défaut, durant tout le cours de la maladie. Les malades se fatiguent vite à la marche, ils butent à chaque instant aux plus petites aspérités du sol. La parésie augmente peu à peu, gagne le tronc et les extrémités supérieures, et monte quelquefois plus haut.

Un des symptômes les plus particuliers, consiste dans le *tremblement intentionnel* : chaque mouvement voulu s'accompagne d'un tremblement très marqué. Lorsque le malade se lève de son lit ou de son siège, le corps est pris d'une oscillation la plupart du temps dirigée d'avant en arrière et d'arrière en avant. Lorsqu'on invite le malade à incliner ou à tourner la tête, celle-ci oscille irrégulièrement en tous sens. Si le malade veut se servir d'une canne pour marcher, celle-ci est jetée à droite et à gauche du point d'appui, par des mouvements de tremblement du bras. Si l'on demande au patient de toucher légèrement avec les doigts la tête d'une épingle fixée, ou de piquer une épingle dans un trou fait d'avance, ou de rapprocher les unes des autres les extrémités de ses doigts, alors apparaissent des mouvements de zig-zag et de tremblement interminables. Plus l'individu approche du but indiqué, et, par conséquent, plus il concentre son attention et sa volonté sur l'objet de ses mouvements, plus le tremblement s'accuse et s'accentue. Ce tremblement cesse presque toujours avec le *repos*.

Pour bien des motifs, ce symptôme devient insupportable au malade. Il trouble la sécurité de sa marche, attire l'attention de l'entourage sur lui, l'empêche de plus en plus d'écrire, de s'habiller, de se déshabiller, de manger ; de telle sorte qu'il ne peut accomplir les besoins journaliers et les plus nécessaires de la vie, sans le secours d'un étranger.

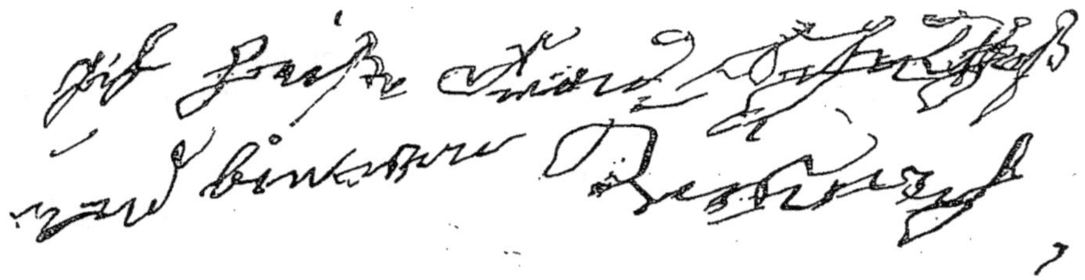

FIG. 31. — *Autographe d'une femme de 33 ans atteinte d'une sclérose en plaques datant de 9 ans.* La phrase signifie : Ich Heisse Frau Schulthess und bin von Küssnach. (Obs. personnelle. Clinique de Zurich.)

On peut très bien suivre les progrès de l'affection d'après les caractères de l'écriture qui devient de plus en plus griffonnée et illisible (fig. 31). Dans les cas les plus avancés, le malade est le plus souvent dans l'impossibilité absolue d'écrire, parce que sa plume court sur le papier sans suite et sans règle. Le tremblement intentionnel est un *symptôme tellement remarquable* de la sclérose en plaques, que, lorsqu'il manque, le diagnostic devient d'une difficulté très grande et parfois insurmontable.

Charcot a expliqué le rapport entre ce tremblement et la lésion de la sclérose en plaques, qui consiste, comme on sait, en des foyers de sclérose avec intégrité longtemps persistante des cylindres-axes, au sein même des foyers morbides. L'impulsion motrice volontaire se transmettrait par poussées, en quelque sorte intermittentes, le long de ces cylindres jusqu'aux groupes musculaires. Il nous paraît moins vraisemblable que ces symptômes dépendent de la lésion de certains segments du système nerveux central, où l'on a constaté des altérations de sclérose, comme la protubérance ou des territoires encéphaliques plus élevés encore.

Hammond fait observer que le tremblement intentionnel *manque* dans la sclérose purement médullaire (?). Cette explication est assez difficile à accepter, parce que le tremblement intentionnel manque dans beaucoup d'autres affections du cerveau, ensuite parce qu'il est d'une régularité si constante et d'une apparition si précoce dans la sclérose en plaques (quoique dans cette maladie la distribution des lésions défie toutes règles) qu'il faudrait toujours admettre une lésion constante d'un point déterminé du névraxe dès le début de la maladie, pour rendre compte du phénomène.

Un symptôme d'une importance diagnostique égale à celle du tremblement intentionnel, et peut-être susceptible de la même interprétation pathogénique, est le *nystagmus*.

Lui aussi ne se révèle que lorsqu'on invite les malades à fixer un objet déterminé ou à suivre des yeux un point mobile. On observe alors, que les yeux sont agités de secousses latérales à droite et à gauche. Le nystagmus se rencontre dans la moitié des cas environ, et l'on ne sait encore si l'apparition de ce symptôme tient à des lésions périphériques (*sclérose des nerfs moteurs de l'œil*) ou au contraire à des lésions centrales (*altérations du bulbe, des tubercules quadrijumeaux ou de la protubérance*).

Un symptôme bien remarquable consiste dans une *altération particulière de la parole*. Les malades ont une parole lente, traînante; ils marquent chacune des syllabes, qu'ils séparent les unes des autres; ils scandent les mots, ont un débit d'une monotonie désespérante, et fréquemment leur voix affecte un ton élevé et un timbre pleurard. Souvent, par la suite, leur langage devient incompréhensible, à cause de la paralysie et de l'atrophie des muscles de la langue, des joues et des lèvres. C'est la prononciation des consonnes, l, p, g et t qui est d'abord altérée.

Leube, dans une observation, a constaté, à l'examen laryngoscopique, que, pendant la phonation, la fermeture de la glotte se trouvait interrompue par reprises brusques et courtes, et il établit un rapport entre ce fait et les troubles de la parole. De son côté, Lomikowski décrit des *tremblements des cordes vocales*. Il faut ajouter qu'il y a aussi, à tenir compte de lésions intéressant l'origine et le trajet du grand hypoglosse.

Dans beaucoup de cas, surviennent, au cours de la maladie, des *ictus apoplectiformes*. Ceux-ci apparaissent, tantôt au début, tantôt à une période plus avancée de l'affection. Dans une observation de Léo, ils atteignirent le chiffre de sept. Ces accidents ont, la plupart du temps, un début brusque; ils s'accompagnent de troubles intellectuels, mais il est rare qu'ils entraînent la perte absolue de la conscience; ils se terminent parfois au milieu de *convulsions épileptoïdes*; on observe, au cours de ces ictus, une élévation considérable de la température, pouvant atteindre 40 à 42°; et les crises laissent souvent à leur suite une *hémiplégie* qui ne tarde pas à se dissiper au bout de quelques jours. Très fréquemment, après ces accidents, on constate l'aggravation de la maladie : aussi a-t-on attribué l'apparition de ces ictus à la formation de nouveaux foyers de sclérose dans l'encéphale.

On a observé des *ictus épileptiformes*, plus rarement, il est vrai, que les apoplectiformes. Comme ceux-ci, ils laissent quelquefois à leur suite une hémiplégie qui s'améliore et s'efface en quelques jours.

Jusqu'ici nous n'avons signalé que les symptômes capitaux de la maladie. Il nous reste maintenant à énumérer une série de symptômes que nous allons exposer d'après l'ordre anatomique de leurs foyers d'origine, médullaires, bulbaires ou cérébraux.

Les troubles de la *sensibilité* sont, comme nous l'avons déjà dit, très inconstants. Ils peuvent manquer tout à fait ou se borner à de la paresthésie ; l'anesthésie complète est exceptionnelle.

Au niveau des muscles, la *parésie* est d'une observation plus fréquente que la paralysie complète. Parfois s'établissent, dès le début, de la rigidité et de la *contracture*, et cela spontanément, ou bien, dans d'autres cas, à l'occasion de mouvements voulus.

Les contractures augmentent progressivement ; leurs sièges de prédilection sont les muscles du mollet et les adducteurs de la cuisse. Mais, dans la suite, elles envahissent aussi les fléchisseurs et entraînent des *attitudes vicieuses* du membre inférieur, qui font du malade un véritable infirme, immobilisé au lit, incapable de mouvement, en dehors de l'aide d'un étranger, et dont la démarche rappelle celle des sujets atteints de tabes spasmodique (voyez plus loin). Enfin on assiste au développement d'une véritable *ataxie*. Les symptômes ataxiques n'apparaissent que lorsque la lésion a compromis, sur une assez grande étendue, les cordons postérieurs, et notamment les bandelettes externes (voyez *tabes dorsalis*). On voit par là qu'on peut confondre l'affection avec le tabes dorsalis.

Les *réflexes* sont, dans la majorité des cas, très exagérés, non pas les réflexes cutanés, mais les tendineux. La plus légère percussion du tendon rotulien provoque une série de secousses musculaires cloniques intenses dans la cuisse correspondante, parfois même dans l'autre cuisse. Le phénomène du pied s'observe aussi dans toute son intensité, et la brusque flexion du gros orteil arrête instantanément le développement du réflexe, comme l'on sait.

On peut mettre en évidence l'exagération des réflexes au niveau du membre supérieur (biceps, triceps). La paralysie *vésico-rectale* survient parfois dès le début de l'affection ; en tout cas, aux périodes plus avancées de la maladie, elle s'installe définitivement : et alors le malade est exposé aux complications habituelles : cystite, pyélo-néphrite, ammoniémie, septicémie pyohémie.

Du côté des *fonctions génitales*, on observe une impuissance progressive.

Il nous faut citer aussi les troubles *vaso-moteurs*, de la pigmentation cutanée, des perversions dans la température, dans la sécrétion sudorale, l'apparition d'œdèmes, etc.

Puis surviennent toute la série des *troubles trophiques* : lésions de décubitus (urticaire généralisée dans un cas cité par Obernier), herpès, exanthème bulleux, desquamation cutanée, production exagérée de poils, épaississement et exfoliation des ongles, arthropathies, frappant surtout les petites articulations, celles des phalanges, etc., etc.

Parfois, on observe une atrophie rapide de certains muscles avec abolition de la réaction faradique.

Ce symptôme est en rapport avec la lésion destructive des cellules gan-glionnaires des cornes antérieures.

Au niveau des muscles contracturés, on observe parfois l'exagération de la réaction galvanique.

Si les lésions s'étendent à la moelle allongée, des symptômes apparaissent qui rappellent, plus ou moins fidèlement, le tableau clinique de la *paralysie bulbaire progressive*. La langue s'embarrasse dans ses mouvements et s'atrophie ; la parole devient si incompréhensible, que les malades en sont réduits à de véritables grognements, et qu'ils ne peuvent se faire comprendre que par le secours de l'écriture ; des troubles de déglutition surviennent, les fonctions de l'épiglotte s'accomplissent imparfaitement et les malades s'étranglent fréquemment ; les lèvres s'atrophient et ne se ferment plus ; puis surviennent des palpitations cardiaques, de la dyspnée et des accidents qui entraînent la mort (*paralysie du vague*).

Parfois, on a observé du *diabète sucré* au cours de la sclérose en plaques (Weichselbaum, Edwards, Stricker, Jürgens). Souvent surviennent des paralysies intéressant différents nerfs crâniens ; et alors, on observe des symptômes en rapport avec le nerf intéressé : *dysacousie* et *surdité* (chez un de mes malades, vertiges et douleur dans l'oreille droite), *agustie uni* ou *bilatérale, anosmie, ptosis, paralysie des muscles de l'œil* (diplopie), *mydriase* ou *myosis*, d'un ou des deux côtés : le myosis s'observe, la plupart du temps, aux périodes avancées de l'affection. Beaucoup de malades accusent des sensations d'étincelles, des éblouissements, de l'amblyopie progressive ; il est rare que cette amblyopie aille jusqu'à l'amaurose.

On constate souvent du *rétrécissement du champ visuel*, portant surtout sur la moitié externe de la rétine ; ces troubles fonctionnels varient beaucoup, dans le cours de la maladie. Parinaud fait observer que l'activité réflexe de l'iris non seulement est conservée, mais encore est souvent exagérée, contrairement à ce qui se passe dans l'ataxie locomotrice ; cependant cette règle comporte des exceptions. A l'examen ophtalmoscopique, on trouve de *l'atrophie du nerf optique*, une blancheur anormale de la papille et un rétrécissement considérable des vaisseaux rétiniens.

Uhthoff a constaté de l'atrophie de la pupille, dans 25 0/0 des cas, et dans 16 0/0 une névrite optique manifeste. Eulenburg a publié récemment une observation, dans laquelle l'atrophie optique avec amaurose complète avait précédé de 5 ans l'apparition des premiers symptômes médullaires. Gnauck rapporte un fait semblable.

Parmi les symptômes cérébraux, viennent en première ligne, les *vertiges*. Ces vertiges affectent, la plupart du temps, le type rotatoire. Les malades voient tout tourner autour d'eux, ou se sentent eux-mêmes entraînés dans un mouvement circulaire. Dans beaucoup de cas, ce vertige n'est pas d'origine centrale, mais résulte d'une paralysie des muscles de l'œil, avec diplopie consécutive.

Souvent, on observe des *troubles remarquables de l'intelligence* : les malades rient et pleurent sans motifs, le rire est entrecoupé d'inspirations sonores, et bruyantes. Il arrive fréquemment aussi, que les facultés intellectuelles baissent; les malades deviennent apathiques et hébétés, et ils portent sur leur visage une expression remarquable d'indifférence et de paresse. Chez quelques-uns, cet état va jusqu'à prendre les proportions d'une vraie psychopathie, et dégénère en manie, en démence, en sitiophobie, délire des grandeurs, délire des persécutions, etc.

Charcot distingue *trois périodes* dans le cours de la maladie : c'est une division qui ne manque pas d'utilité pratique et dont le schéma cadre assez bien avec la réalité. La première période s'étend jusqu'à l'apparition des contractures musculaires, qui forcent le malade à s'aliter. La seconde est marquée par les symptômes caractéristiques de l'affection, et dure souvent plusieurs années ; la troisième période est celle de la cachexie finale.

La *durée* de la maladie s'étend souvent au delà de 20 et même de 30 ans, et son évolution est entrecoupée de *rémissions* et d'*exacerbations* fréquentes ; les rémissions sont souvent si remarquables qu'elles donnent jusqu'à l'espoir de la guérison, mais cet espoir est toujours démenti par la suite. Vulpian a observé une amélioration frappante des symptômes, à la suite d'une variole intercurrente.

La *guérison* n'a jamais été observée. La mort arrive à la suite des progrès du marasme, des lésions du décubitus, de la paralysie vésicale et de ses conséquences, ou bien à la suite d'un ictus apoplectiforme, ou bien par des phénomènes de paralysie bulbaire, ou enfin par l'effet d'une maladie intercurrente, d'une bronchite, d'une pneumonie, d'une tuberculose pulmonaire, etc. etc.

IV. **Diagnostic.** — Le diagnostic de la sclérose en plaques se fera à l'aide des symptômes suivants : *nystagmus, troubles de la parole, vertiges, ictus apoplectiformes,* et surtout *tremblement dans les mouvements intentionnels.* On ne peut guère confondre la maladie avec les affections où il existe aussi des tremblements.

Parmi celles-ci, on distinguera la *paralysie agitante* par les signes différentiels suivants : dans cette maladie, le tremblement persiste au repos, il n'intéresse presque jamais la tête, il s'exagère aux mouvements intentionnels, et même les malades peuvent l'interrompre un certain temps par la volonté ; les troubles de la motilité sont moins accentués, ceux de la sensibilité font défaut, ainsi que la paralysie vésico-rectale. D'ailleurs la maladie ne s'observe guère qu'au delà de 40 ans.

La *chorée* se distinguera facilement, par le caractère de ses mouvements qui sont à grands rayons et persistent au repos ; en outre les paralysies et les troubles de la sensibilité font défaut. Le tremblement des *alcooliques* et des cachectiques (saturnisme, hydrargyrisme, cancer), sont des tremblements vibratoires, à courts rayons.

Westphal a publié récemment deux observations, dans lesquelles les symptômes de la sclérose en plaques s'étaient montrés pendant toute une année, et où l'autopsie avait révélé l'intégrité absolue du névraxe. Kilian a observé un cas semblable ; on possède aussi un cas analogue de Langer, mais ce dernier sans examen microscopique de la moelle. Il existe donc une *névrose* qui reproduit le tableau clinique de la sclérose en plaques si fidèlement, que l'on ne peut la distinguer de l'affection organique qu'elle simule. Seules, les lésions du fond de l'œil pourraient permettre d'affirmer l'existence du caractère organique de la maladie.

Mais il existe une autre série de cas, bien opposés à ceux que nous venons de citer, où l'existence anatomique de foyers multiples de sclérose en plaques ne s'est révélée par aucun des symptômes capables de rappeler le tableau clinique de la maladie. C'est à Charcot que l'on doit les premières observations de ces cas exceptionnels ; peut-être même ces exceptions sont-elles presque aussi fréquentes que la règle. De tout ceci, il résulte que le diagnostic de la sclérose en plaques n'est pas toujours facile.

Pour les lésions de ce dernier genre, les auteurs français ont proposé le terme de *sclérose en plaques fruste ;* nous préférons à cette dénomination celle de *sclérose atypique.* Dans ces cas on ne constate parfois que des symptômes cérébraux (*céphalées, ictus apoplectiformes ou épileptiformes, vertiges*) et à l'autopsie on trouve une sclérose étendue, même dans la moelle, d'autres cas rappellent à s'y méprendre le tableau d'une myélite vulgaire, etc. La sclérose en plaques peut fort bien également simuler le *tabes dorsalis* lorsque les symptômes d'ataxie s'ajoutent au syndrome de la sclérose. Pour établir le diagnostic différentiel, on pensera que les réflexes tendineux sont abolis dans le tabes, que les troubles sensitifs prédominent, et que l'on constate l'intégrité à peu près complète de la force musculaire au cours de cette affection.

Le *tabes spasmodique* et la *sclérose latérale amyotrophique* peuvent aussi être confondus avec l'affection ; mais on n'oubliera pas que le début de la sclérose latérale amyotrophique se fait d'ordinaire par les extrémités supérieures.

Il est quelquefois très difficile de distinguer la sclérose en plaques de la *paralysie générale progressive ;* surtout si l'on songe que les deux affections peuvent fort bien se combiner sur le même malade ; et même, dans la paralysie générale progressive pure, on peut observer du tremblement, des troubles de la parole, de l'inégalité pupillaire et des ictus apoplectiformes.

V. Pronostic. — Le pronostic est défavorable. Nous sommes tout à fait désarmés contre la maladie, et nous assistons impuissants le plus souvent aux progrès de son évolution.

A la vérité, il peut y avoir des rémissions prolongées, mais celles-ci ne donnent guère au malade que le bénéfice d'une vie purement végétative.

VI. Traitement. — Le traitement est celui des myélites.

8. — Tumeurs et néoplasmes de la moelle.

I. Anatomie pathologique. — Les tumeurs de la moelle sont rares et difficiles à reconnaître pendant la vie du malade ; aussi n'ont-elles qu'un intérêt clinique très restreint. Nous nous bornerons à quelques brèves remarques à leur sujet.

Les plus fréquentes, relativement, sont les *gliomes*, dont Reininger a récemment réuni dix-neuf cas dans la science; les *sarcomes* purs sont rares et l'on ne peut citer d'exemples certains de carcinomes primitifs.

On a décrit aussi des cholestéatomes (Chiari), des myxo-sarcomes et des fibro-sarcomes. Pour les tubercules et les gommes de la moelle, voir vol. IV, Tuberculose et syphilis.

Les *gliomes* siègent le plus souvent au niveau des renflements de la moelle, et, contrairement aux tubercules, le plus souvent au niveau du renflement cervical. L'origine des gliomes est interstitielle pour Virchow, pour Klebs, au contraire, elle est parenchymateuse (névrogliome). Ces tumeurs sont parfois très vasculaires, et on y remarque un piqueté et des extravasats ou des kystes sanguins (gliomes télangiectasiques). On rencontre aussi des tumeurs mixtes, myxogliomes, gliosarcomes (West-phal).

Le volume de ces tumeurs varie de la grosseur d'un grain de chènevis à celle d'une aveline; parfois, elles atteignent un diamètre beaucoup plus considérable. Leur forme est, le plus souvent, sphérique ou ovalaire; parfois, un des diamètres prédomine beaucoup, et la tumeur s'étend sous toute la longueur de la moelle. Souvent très nettement séparées du tissu médullaire environnant, parfois même enkystées, ces tumeurs peuvent aussi, mais plus rarement, se confondre insensiblement avec le tissu nerveux, de telle sorte que ce dernier semble, pour ainsi dire, infiltré par le néoplasme. Elles présentent, à la coupe, des points de ramollissement tellement prononcé que la moelle semble avoir subi une dégénérescence kystique plus ou moins étendue, et que les lésions rappellent celles de la myélite.

Le tissu médullaire contigu à la tumeur est souvent ramolli, et le ramollissement peut s'étendre en haut et en bas du néoplasme. On peut observer aussi à la suite d e la destruction des cordons médullaires une dégénération secondaire de certains faisceaux conducteurs.

II. Symptômes. — Les tumeurs de la moelle peuvent fort bien rester latentes, en dépit de leur volume parfois considérable, lorsqu'elles envahissent lentement les différents segments du névraxe, sans compromettre brusquement la structure et les fonctions de celui-ci.

Dans d'autres cas, surviennent les symptômes les plus variés des *myélopathies aiguës* et *chroniques*, de sorte que les données cliniques sont tout à fait insuffisantes pour établir le diagnostic. Lorsque la tumeur augmente rapidement de volume, ou qu'elle est le siège d'une hémorrhagie soudaine, ce sont des symptômes d'*hématomyélite* qui apparaissent; et, le plus souvent, on constate les signes d'une compression plus ou moins brusque de la moelle. Parfois, ce sont des symptômes de myélite transversale, ascendante ou descendante. La lésion des cordons postérieurs ou latéraux provoque des symptômes ataxiques ou spasmodiques; celles des cellules ganglionnaires des cornes antérieures, des symptômes d'atrophie musculaire progressive ou de paralysie spinale atrophique, aiguë, subaiguë ou chronique (poliomyélite).

On a décrit aussi des symptômes de lésion unilatérale de la moelle. En dehors de ces faits, on assiste à un syndrome médullaire qui échappe à toute classification. Parfois on songe à la lésion de tout autre organe plutôt qu'à une tumeur de la moelle : ainsi Hasse a cité l'exemple d'une tumeur du renflement cervical qui avait donné l'idée d'une tuberculose pulmonaire latente, à cause des symptômes dyspnéiques qu'elle avait provoqués ; et l'exemple d'une autre tumeur du renflement lombaire, très douloureuse, qui avait été prise pour un anévrysme de l'aorte.

La maladie peut *durer* plusieurs années. La mort survient par les progrès du marasme, ou par des phénomènes liés à la dégénération secondaire de la moelle.

III. Étiologie. — Les causes des tumeurs médullaires sont généralement inconnues. On a donné comme telles les traumatismes, les refroidissements, la grossesse, l'infection puerpérale et les commotions psychiques.

IV. Diagnostic. Pronostic. Traitement. — Le diagnostic des tumeurs médullaires est, le plus souvent, impossible. En général, on devra se contenter du diagnostic : *affection médullaire*. La distinction entre les tumeurs intra et extra-médullaires n'est pas possible.

Le *pronostic* est mauvais.

Le *traitement* est, d'habitude, purement symptomatique, et à peu près analogue à celui des myélites. L'arsenic peut être de quelque utilité.

APPENDICE

Cysticerques de la moelle. — Parmi les tumeurs médullaires, il faut citer les parasites de la moelle, récemment décrits par Hirt. Déjà, antérieurement, Westphal avait observé des cysticerques dans les méninges rachidiennes. On ne connaît rien de précis sur les symptômes de l'affection. Hirt, dans son observation, dit que la tumeur parasitaire avait donné lieu à un syndrome très complexe et très obscur.

9. — Formation de cavités dans la moelle. Syringomyélie et hydromyélie.

I. Anatomie pathologique. — Les cavernes de la moelle peuvent être congénitales ou acquises. Leur étendue longitudinale et transversale varie beaucoup : tantôt elles s'étendent sur toute la longueur de la moelle, du quatrième ventricule au cône terminal, tantôt elles n'en occupent qu'un très petit segment. A la coupe, les cavités se présentent sous l'aspect soit d'une petite perte de substance, soit d'une caverne spacieuse, de forme allongée, sphérique ou irrégulière, pouvant atteindre le diamètre d'une plume d'oie environ. Lorsqu'on les étudie sur une série de coupes, on constate de grandes variations dans leur volume et dans leur siège. Les cavités sont tantôt très rapprochées les unes des autres, tantôt plus espacées ; parfois leur intérieur est traversé par des brides réticulaires.

C'est dans la moelle cervicale et dorsale qu'elles sont le plus étendues ; si bien que tout l'organe ne représente plus parfois qu'un sac informe, à contenu fluide et tremblotant. Le liquide contenu est le plus souvent clair, séreux et pauvre en éléments cellulaires ; il est rare qu'il soit louche ou teinté par le sang.

La paroi des cavités est, dans beaucoup de cas, constituée par un tissu conjonctif compact ; ce tissu apparaît, au microscope, composé par des cellules richement étoilées, par une substance intercellulaire de nature fibrillaire, des cellules granulo-graisseuses libres, des détritus pigmentaires et des vaisseaux sanguins à parois épaisses. Ces capillaires sont quelquefois très fragiles ; aussi observe-t-on souvent des hémorrhagies à leur niveau.

Dans d'autres cas, la cavité renferme une masse gélatineuse, d'un gris translucide, constituée par une substance intercellulaire molle, et des cellules étoilées et ramifiées ; en ce cas on n'observe point de parois proprement dites. La caverne est quelquefois remplie de cette masse gliomateuse, et les apparences qu'y révèle le microscope démontrent que la caverne est consécutive au ramollissement d'une masse *gliomateuse*.

La paroi interne de la cavité est quelquefois revêtue d'un épithélium cylindrique, comme le canal central de la moelle, notamment lorsque la cavité n'est qu'une dilatation de ce canal ; mais en général il n'y a point d'épithélium.

Relativement à leur *siège*, ces cavités sont situées, le plus souvent, entre les cordons postérieurs, mais elles se déplacent fréquemment dans leur trajet ; de telle sorte qu'elles s'étendent, le long de la commissure postérieure, dans les cornes postérieures, ou bien qu'elles envahissent d'autres segments de la substance grise. Elles sont souvent tout à fait indépendantes de l'épendyme ; dans d'autres cas, leur trajet intéresse ce canal. Dans leur voisinage, on observe souvent de la sclérose, surtout au niveau des cordons cunéiformes internes ; on trouve aussi, dans les cordons cunéiformes externes de la substance blanche postérieure, des foyers de myélite aiguë et chronique ; des lésions dégénératives des grandes cellules ganglionnaires des cornes antérieures. Naturellement, on trouve souvent des déviations et des déformations du cordon médullaire (fig. 32).

II. **Étiologie.** — Th. Simon a prétendu distinguer la *syringomyélie* de l'*hydromyélie*, en n'appliquant cette dernière dénomination qu'aux formations cavitaires résultant de la dilatation du canal central.

D'après les recherches de Leyden, qui concordent avec les observations récentes de Langhans, les dilatations du canal central seraient plus fréquentes qu'on ne le croyait jusqu'à présent ; et celles-ci (il s'agit des cavités congénitales) se forment soit par le gonflement inflammatoire du tissu conjonctif qui entoure le canal central et le ratatinement consécutif de ce tissu qui revient sur lui-même (*sclérose periépendymaire*, Hallopeau), soit par les troubles circulatoires consécutifs aux tumeurs (Langhans).

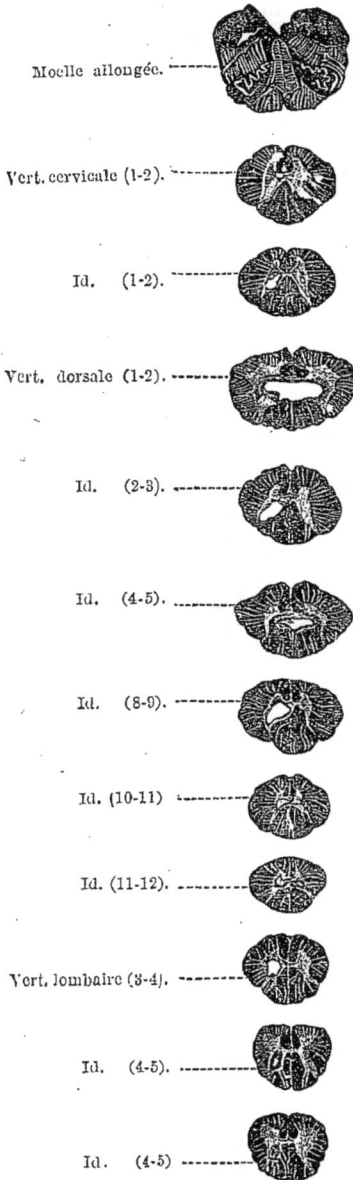

Moelle allongée.

Vert. cervicale (1-2).

Id.   (1-2).

Vert. dorsale (1-2).

Id.   (2-3).

Id.   (4-5).

Id.   (8-9).

Id.   (10-11)

Id.   (11-12).

Vert. lombaire (3-4).

Id.   (4-5).

Id.   (4-5)

Th. Simon et Westphal ont démontré que les cavités médullaires se forment par le ramollissement des tumeurs et la résorption consécutive de leurs éléments ; mais Leyden et Langhans remarquent avec raison que ces auteurs ne tiennent pas compte dans leur théorie, des néoformations inflammatoires, ni des coagulations secondaires (Langhans) que l'on trouve à la périphérie des cavernes. Cependant, nous croyons que la plupart des cas de syringomyélie ont leur origine dans le ramollissement secondaire d'un gliome étendu de la moelle.

Les hémorrhagies et les ramollissements inflammatoires de la moelle peuvent aussi, par le processus de résorption, donner lieu à la formation de cavernes.

Th. Simon établit aussi un rapport entre l'affection et les adhérences méningitiques.

Eichhorst et Naunyn ont vu, chez des chiens nouveau-nés, s'établir une syringomyélie typique à la suite de la section transversale de la moelle, en un point déterminé. On observait d'abord la formation d'une fente, remplie de liquide, entre les cordons postérieurs, puis au niveau des cordons antérieurs, et enfin à la partie postérieure des cornes antérieures, mais toujours seulement au-dessus de la lésion expérimentale. Depuis, Leyden a refait la même expérience.

III. Symptômes. Diagnostic. Traitement. — La lésion n'a pas jusqu'à présent d'intérêt clinique.

On a souvent observé des formations cavitaires considérables, qui n'avaient donné lieu à aucun symptôme pendant la vie.

Fig. 32. — *Syringomyélie chez une femme de 29 ans*. Grandeur naturelle. (Obs. personnelle.)

Nous donnons le dessin d'un cas qui nous est personnel, relatif à une femme de 29 ans (voyez fig. 32). La malade n'a présenté aucun symptôme médullaire, et pourtant la lésion s'étendait du bulbe au renflement lombaire qui était même intéressé.

Récemment, il est vrai, on a essayé d'établir le tableau clinique auquel donnent lieu de telles lésions (Fürstner et Schultze).

Voici ce qu'on observerait le plus souvent : une atrophie lentement progressive des extrémités supérieures, des troubles partiels de la sensibilité, surtout de la sensibilité à la douleur, de la température, de la nutrition, des troubles vaso-moteurs et trophiques, éruption bulleuse sur la peau, gangrène symétrique (Hochenegg), l'abolition des réflexes tendineux, plus rarement de la rigidité des muscles et des contractures. Ultérieurement, apparaissent des symptômes bulbaires.

Le *traitement* est purement symptomatique.

B. — *Traumatismes de la moelle.*

1. — Commotion de la moelle.

Eisenbahnlähmung. Paralysie des accidents de chemins de fer.

I. Étiologie. — On décrit, sous le titre de commotion de la moelle, tous les accidents médullaires, provoqués par un violent ébranlement de tout le corps ou principalement du rachis, sans lésions des vertèbres ni des méninges. Les causes directes de ces accidents sont *les chutes, les coups* ou *les chocs* intéressant directement le rachis ou lui transmettant leurs effets indirectement si le traumatisme a porté sur le siège, les pieds ou les mains. Tout récemment, l'attention du monde médical s'est portée sur les phénomènes de commotion médullaire provoqués par les accidents de chemins de fer, que les médecins anglais ont dénommés *railway spine*. On constate, dans ces cas, une disproportion absolue entre la gravité des symptômes et la lésion causale ; et Rigler explique cette contradiction dans les faits, par les différents facteurs de l'état morbide en pareil cas : en effet, dans les accidents de chemin de fer, les symptômes médullaires ne sont pas uniquement dus à la commotion *mécanique*, mais encore à l'*émotion* et à la *secousse morale* produite par l'accident.

Erichsen a démontré que les troubles morbides se montraient beaucoup plus graves chez les voyageurs qui avaient, au moment de l'accident, le dos tourné dans la direction du choc, que chez ceux qui dormaient couchés et étendus au même moment ; ceux-là même peuvent ne pas éprouver la moindre commotion nerveuse. D'ailleurs, on a récemment remarqué que les mécaniciens et les conducteurs de chemins de fer pouvaient parfois présenter eux-mêmes des symptômes *spinaux* et cela, sans avoir souffert de violentes commotions consécutives aux accidents de chemins de fer ; de sorte que l'on peut dire que des chocs minimes, mais longtemps répétés, sont capables de troubler l'activité fonctionnelle de la moelle.

II. Anatomie pathologique. — Les lésions médullaires peuvent fort bien faire défaut, si la mort survient peu de temps après l'accident. C'est ce que Leyden a parfaitement démontré tout dernièrement : il s'agissait d'un sujet, mort cinq jours après l'accident, chez lequel l'examen le plus minutieux de la moelle n'avait pas révélé la moindre lésion. Remarquons ici que la commotion peut fort bien n'avoir provoqué que des lésions purement *moléculaires* dans le territoire nerveux de la moelle, et c'est là une condition suffisante pour en abolir l'activité fonctionnelle.

Fischer a observé un cas analogue, où la mort était survenue deux jours après l'accident.

Chez d'autres malades, on peut trouver des hémorrhagies dans la substance médullaire même, et aussi dans les méninges. Si ces épanchements sont abondants et considérables, ils peuvent provoquer dans le tissu nerveux des phénomènes d'inflammation et de ramollissement. Dans d'autres cas encore, à la suite d'une commotion, se développent progressivement des symptômes de méningite chronique, de myélite ou de myélo-méningite ; et, dans ce cas, comme une observation remarquable de Leyden en fait foi, les lésions anatomiques concordent avec l'affection constatée. Leyden, en effet, mentionne un cas, dans lequel la mort était survenue trois ans après l'accident, au milieu de symptômes médullaires de plus en plus graves ; l'autopsie révéla un foyer d'inflammation tuberculo-caséeuse dans le tissu cellulaire péridurémérien, et une myélite aiguë du renflement cervical, avec dégénération secondaire classique, ascendante et descendante. Les lésions s'étaient propagées, par les trous rachidiens, au plexus brachial gauche. Dans une autre observation, due à Obersteiner, on a constaté un *ramollissement jaune* de la moelle ; mais cette observation n'est pas très probante.

On a signalé encore, comme conséquence possible des commotions médullaires, le développement de tumeurs et notamment de *gliomes.*

III. Symptômes. — Les symptômes de la commotion médullaire sont extraordinairement variables dans leur expression, leur marche et leur durée. D'ailleurs les lésions anatomiques trouvées à l'autopsie sont de nature à faire pressentir cette variété dans les symptômes.

Dans une première série de cas, l'accident est immédiatement suivi de phénomènes de *choc*, qui entraînent la mort en quelques heures ou quelques jours : petitesse du pouls, dyspnée, refroidissement, cyanose, syncope, paralysies et anesthésies, incontinence des matières, etc.

Dans une série d'autres cas, les phénomènes de début sont les mêmes, peut-être moins accentués ; mais, progressivement, les symptômes de collapsus s'amendent, les malades se relèvent peu à peu, les paralysies s'améliorent, et, finalement, la guérison complète survient en quelques jours ou quelques semaines.

Dans un troisième groupe de faits, la guérison survient complète ou à peu près, mais seulement au bout d'une année.

J'estime comme particulièrement instructives, au point de vue pratique, les observations, dans lesquelles les symptômes morbides faisaient à peu près ou même complètement défaut, immédiatement après l'accident, et où, quelques semaines et même quelques mois après, apparaissent les signes d'une affection chronique des méninges, de la moelle, ou de ces deux organes à la fois. Il est permis de supposer que, dans ces cas, la commotion accidentelle n'a fait que mettre en jeu une *prédisposition morbide latente*, et dérouler les symptômes pathologiques dont des hasards plus heureux auraient peut-être empêché le développement. Il survient alors, tantôt des phénomènes méningitiques (*symptômes d'excitation*), tantôt des signes d'une lésion de la moelle même (*symptômes de paralysie*).

Les symptômes les plus fréquents sont les *paresthésies*, la *faiblesse* et l'*impotence musculaires*, les *tremblements*, la *paralysie vésico-rectale*. Parfois, le tableau clinique rappelle celui de la sclérose en plaques (Westphal). D'autres fois, celui du tabes spasmodique, ou, comme dans un de mes cas, celui du tabes dorsalis, etc. La mort est fatale, se fît-elle attendre même plusieurs années.

Si la commotion a frappé le cerveau en même temps que la moelle, les symptômes cérébraux sont parfois tellement prédominants, qu'ils masquent l'expression de l'ébranlement médullaire. Les *facultés intellectuelles* subissent la plupart du temps une forte atteinte; les malades changent de caractère, leur jugement se trouble, ils deviennent excitables, misanthropes, distraits et perdent la mémoire; ils sont sujets aussi aux vertiges, aux céphalées, aux syncopes, à l'insomnie, à des frayeurs subites. Un de mes malades avait, à chaque mouvement de la tête, la sensation d'un corps qui roulait dans l'intérieur de son crâne. Quelquefois il survient des accès épileptiques plus ou moins francs. Chez d'autres malades, s'établissent parfois, ultérieurement, des variétés de délire, qui dégénèrent en manie et en paralysie générale.

Wharton Jones a constaté, dans quatre cas, de l'*amblyopie*, consécutive à l'atrophie des nerfs optiques; Oppenheim a observé aussi l'atrophie optique, l'abolition du réflexe irien, et, très souvent, du rétrécissement concentrique du champ visuel, sans troubles de l'accommodation.

IV. Diagnostic.

IV. **Diagnostic.** — Le diagnostic de la commotion médullaire est facile, lorsqu'il existe un rapport évident entre le développement des symptômes spinaux et une commotion récente du corps, en général, ou du rachis. A la vérité, on peut penser à des hémorrhagies méningées ou médullaires, mais dans le premier cas, ce sont les symptômes d'excitation qui prédominent dès le début, et dans le second, au contraire, les symptômes de paralysie.

Il est utile ici de mettre en garde les médecins contre la tendance de certaines personnes à *exploiter* les accidents de chemins de fer, afin de s'assurer, par la suite, à l'aide d'une indemnité, le confort de l'existence. D'un autre côté, j'ai connaissance de certains cas malheureux, dans lesquels des individus, atteints de troubles graves cérébro-spinaux, consécutifs à un de ces accidents, avaient été injustement traités de simulateurs et déboutés de leur plainte. Schulz recommande, dans les cas douteux, d'explorer l'état des réflexes tendineux, qui seraient, en pareille occurrence, tantôt augmentés, tantôt affaiblis, mais toujours modifiés (?).

V. Pronostic. — Le pronostic est toujours sérieux. Parfois les symptômes s'aggravent contre toute attente ; ou bien l'accident n'a d'abord pas de suites, et ce n'est que longtemps après qu'apparaissent les premiers symptômes médullaires. D'autres fois, les troubles apparus s'amendent ; puis, survient une aggravation soudaine et bientôt mortelle.

En tout cas, le pronostic dépend de la gravité des symptômes, et il est particulièrement défavorable, lorsque des lésions graves paraissent intéresser la substance médullaire.

VI. Traitement. — Si, après une commotion médullaire, les symptômes de choc prédominent, il faut mettre en jeu la médication *stimulante* et *excitante* : frictions et fomentations cutanées, administration de café, de cognac, de vin, de camphre, de musc, de valériane, d'ammoniaque, etc.

Si la maladie prend une allure chronique, il faut recourir aux *fondants* (iodure de potassium, iode), bains ferrugineux, etc.

Pour le reste, le traitement est purement symptomatique, comme dans les myélites.

2. — Compression de la moelle.

I. Étiologie. — Le tableau clinique qui se déroule à la suite d'une compression lente de la moelle est, dans tous les cas, si comparable à lui-même au point de vue clinique, qu'il est bon d'en donner une description générale commune, malgré la multiplicité des causes étiologiques. Les causes de compression de la moelle dépendent tantôt de productions morbides qui, de l'extérieur du rachis, se sont frayé un chemin le long des racines nerveuses jusque dans le canal vertébral, tantôt de lésions des vertèbres, tantôt de lésions du tissu périduremérien, tantôt de lésions des méninges, tantôt enfin, de lésions de la moelle elle-même.

Parmi les lésions du premier genre il faut citer les *néoplasmes* et les *exsudats inflammatoires* qui se sont frayé un chemin, jusque dans le canal rachidien, à travers les trous intervertébraux. Dans deux cas, qui me sont personnels, ce fait s'est produit à la suite d'une pleurésie tuberculo-caséeuse. Seeligmüller a observé un cas dans lequel, au cours d'un cancer du rein, des productions cancéreuses avaient pénétré dans le canal rachidien, à travers les trous intervertébraux, et déterminé la compression de la moelle. Parfois, des *anévrysmes de l'aorte abdominale* usent les corps vertébraux et se mettent en contact direct avec la moelle. Pareil processus peut s'observer dans les échinocoques de l'abdomen.

Parmi les lésions vertébrales, il faut citer, parmi les plus fréquentes, la *tuberculose des vertèbres*. Plus rare déjà est le *cancer vertébral* qui est le plus souvent secondaire, et bien rarement primitif. Lorsqu'il est secondaire, il faut chercher le foyer primitif dans les organes thoraciques, l'œsophage, ou, mais moins souvent, dans l'estomac, les reins ou les ganglions lymphatiques prévertébraux, etc. Quelquefois, les lésions syphilitiques des os produisent la compression médullaire ; d'autres fois celle-ci succède à des ostéomes, à des exostoses, à des luxations ou des arthrites chroniques, ou des ankyloses des vertèbres, etc. Dans d'autres cas cette compression est due à une hyperostose de l'apophyse odontoïde de l'axis.

Parmi les lésions des méninges et du tissu cellulaire péridurémérien, les exsudats inflammatoires, les néoplasmes et les parasites sont aussi fré-

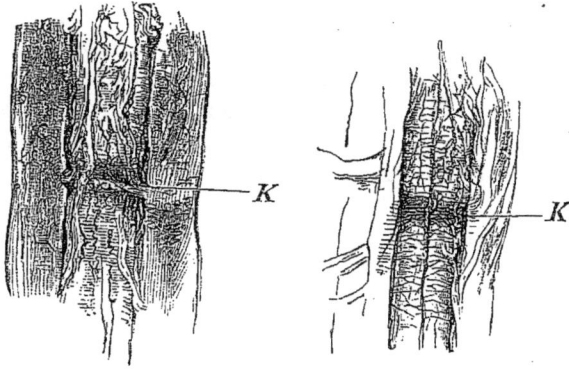

FIG. 33. — FIG. 34. — *Compression annulaire et rétrécissement de la moelle, consécutifs à un cancer vertébral, chez une femme de 34 ans.* Grandeur naturelle. Dessin d'après une préparation fraîche. Interruption complète de la conduction médullaire.

FIG. 33. — Vue antérieure. — FIG. 34. — Vue postérieure de la moelle.
La dure-mère a été incisée et réclinée en dehors. (Obs. personnelle. Clinique de Zurich.)

quents les uns que les autres. Dans certains cas, le foyer primitif de la lésion est dans les vertèbres, puis le processus gagne les méninges, dont l'épaississement comprime la moelle : c'est ce qui arrive, par exemple, dans la tuberculose des vertèbres.

La compression de la moelle, consécutive aux affections de la moelle elle-même, est *rare*. Parmi ces affections, citons surtout les *tumeurs* (gliomes, sarcomes, carcinomes, tubercules et gommes) ; notons aussi la syringomyélie et l'hydromyélie. Cette étiologie si variée explique que la compression de la moelle puisse se rencontrer à tout âge et dans les deux sexes. Elle survient, chez les enfants, surtout par le fait de la tuberculose, et, chez les adultes, surtout par le fait du cancer des vertèbres.

Pour que toutes ces lésions produisent la compression de la moelle, il faut avant tout qu'elles aient rétréci la lumière du canal rachidien. Mais là n'est pas la seule condition nécessaire à l'expression clinique d'une compression de la moelle.

Dans beaucoup de cas, en effet, ces lésions provoquent des phénomènes inflammatoires au niveau des méninges, des racines nerveuses, et de la moelle même, et les symptômes qui résultent de ces lésions phlegmasiques ne peuvent pas se distinguer des symptômes de la compression du névraxe.

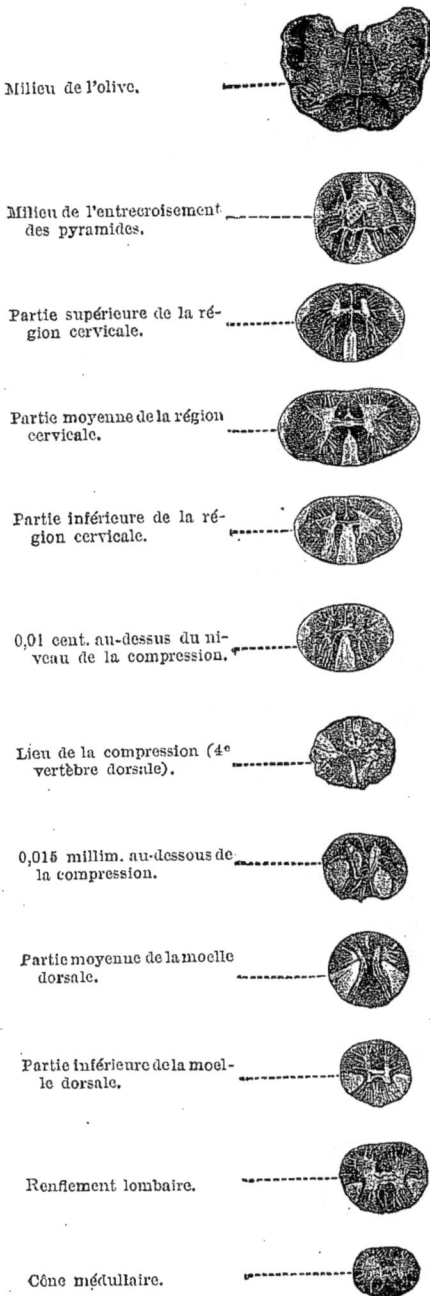

II. **Anatomie pathologique.** — Les lésions anatomiques de la moelle consistent dans un aplatissement et un rétrécissement du cordon médullaire, au niveau de la compression. Tantôt cette lésion est unilatérale, tantôt elle intéresse toute la circonférence de la moelle, qui, dans certains cas, peut être réduite au diamètre d'une plume de corbeau. Souvent, au-dessous de la lésion, la moelle est épaissie, et présente une dilatation fusiforme. La gravure ci-dessous est empruntée à une observation de ma clinique de Zurich. Il s'agit d'un cancer de la quatrième vertèbre dorsale, chez une femme de 34 ans ; la moelle était, sur une très petite étendue, emprisonnée par le néoplasme, et avait subi de ce fait un rétrécissement annulaire (fig. 33 et 34).

Mais ce sont là des altérations mécaniques, qui sont loin de jouer, en général, le rôle principal dans la pathogénie du syndrome clinique ; car les cas sont extraordinairement rares, dans lesquels on constate les symptômes d'une myélite par compression, et où l'autopsie ne révèle que le fait mécanique de la compression avec un minimum de lésions inflammatoires. Ce qu'il y a de plus important, ce sont ces lésions inflammatoires, qui portent sur les méninges, les racines nerveuses et la moelle, en irradiant du niveau de la compression ; ou bien les ramollissements nécrobiotiques de la moelle secondaires à la compression des vaisseaux et à l'anémie consécutive.

Milieu de l'olive.

Milieu de l'entrecroisement des pyramides.

Partie supérieure de la région cervicale.

Partie moyenne de la région cervicale.

Partie inférieure de la région cervicale.

0,01 cent. au-dessus du niveau de la compression.

Lieu de la compression (4e vertèbre dorsale).

0,015 millim. au-dessous de la compression.

Partie moyenne de la moelle dorsale.

Partie inférieure de la moelle dorsale.

Renflement lombaire.

Cône médullaire.

FIG. 35. — *Myélite par compression secondaire à une tuberculose de la quatrième vertèbre dorsale.* Homme de 62 ans. Grandeur naturelle. Moelle durcie dans la liqueur de Müller. (Obs. personnelle. Clinique de Zurich).

Ainsi s'explique l'apparition possible de phénomènes de compression médullaire, dans les cas où l'autopsie ne révèle aucune compression véritable,
et même où l'on constate la tuméfaction et l'augmentation du volume du
névraxe.

Lorsque l'on trouve, comme c'est la règle, un aplatissement et un rétrécissement de la moelle, celle-ci, sur les coupes, apparaît, au niveau de la
lésion molle et déliquescente, parfois extrêmement pâle et d'un gris transparent, parfois très injectée ; bref, on constate les caractères d'un ramollissement nécrobiotique, ou d'une myélite transverse.

Le dessin de la substance grise est le plus souvent brouillé et comme effacé
(voyez fig. 35). La maladie dure-t-elle plus longtemps, la consistance de la
moelle change alors ; le tissu se durcit et se sclérose. En même temps, au-
dessus et au-dessous du segment médullaire intéressé, apparaît une dégénération secondaire, qui, assez souvent prédomine de l'un des côtés de la
moelle (voyez fig. 35).

On a beaucoup étudié les lésions microscopiques de la myélite par compression. Le processus est le plus souvent *interstitiel* ; les cellules de la
névroglie augmentent de nombre et de volume, leurs noyaux prolifèrent ;
la substance intercellulaire augmente aussi. Au niveau des capillaires, on
constate l'épaississement des tuniques, la multiplication des noyaux et de
la stéatose. Au niveau des tubes nerveux, on remarque la dégénérescence
granuleuse et l'atrophie progressive de la gaine, l'altération vacuolaire et
la destruction ultérieure des cylindres-axes ; au niveau des cellules ganglionnaires, la prolifération des noyaux, la formation de vacuoles, la pigmentation et des lésions atrophiques.

Si l'on pratique l'examen microscopique après durcissement, il est facile
de s'assurer qu'au voisinage de la compression se produisent le plus souvent des foyers inflammatoires et dégénératifs irrégulièrement disséminés.

Des lésions inflammatoires et atrophiques intéressent aussi les racines
nerveuses et les ganglions intervertébraux. L'inflammation précède
l'atrophie. Les méninges, au niveau de la compression, sont tantôt *très
rouges*, tantôt *très anémiées* ; elles sont souvent épaissies et unies entre elles
par des adhérences récentes. La lésion des méninges peut jouer un rôle de
premier ordre dans le tableau de la myélite par compression, surtout lorsque cette compresion est consécutive à la tuberculose vertébrale ; il ne faut
pas croire que c'est la déviation du rachis qui, dans ce cas, comprime la
moelle ; car on voit souvent les gibbosités les plus monstrueuses n'entraîner
que *peu* ou *pas de paralysie* ; et, au contraire, les phénomènes de paralysie survenir et prédominer, alors que l'on ne peut constater aucune déformation appréciable du rachis. Ce qui produit ici la compression de la moelle,
ce sont les phénomènes d'inflammation des parties externes de la dure-
mère rachidienne (*pachyméningite externe*) ; cette lésion détermine, autour de la moelle, sur une plus ou moins grande étendue, une constriction
annulaire qui enserre le cordon nerveux. Il est rare que la tuberculose vertébrale détermine une suppuration assez étendue, dans l'espace périduremérien, pour provoquer une compression de la moelle.

III. Symptômes. — L'évolution clinique de la myélite par compression peut se diviser en *trois périodes* : une période de *prodromes*, une d'*irritation* et une de *paralysie.*

Le stade des prodromes varie dans son expression suivant la cause de l'affection. Dans le stade d'excitation, les symptômes sont ceux de l'irritation des méninges, des racines nerveuses et de la moelle elle-même. Les symptômes de la troisième période sont produits par une compression extrême du névraxe, et par l'interruption fonctionnelle du courant nerveux.

Ces trois stades de l'affection ne sont pas toujours très distincts en clinique ; ils se combinent souvent entre eux et se mélangent. Il n'est même pas nécessaire que le processus clinique suive cette loi de succession.

Nous ne voulons pas entreprendre ici une description du stade des *prodromes.* Disons seulement qu'il se caractérise surtout par les signes suivants : *douleurs spontanées,* ou *provoquées par la pression,* au niveau du point malade, *sensibilité aux mouvements, déformation du rachis.*

Une fois entrée dans la période d'*excitation* inflammatoire, surtout si la lésion intéresse les racines nerveuses, la maladie se caractérise principalement par des *douleurs névralgiformes.* Celles-ci irradient dans les extrémités ou étreignent le tronc (*douleurs en ceinture*) ; elles se localisent parfois en de certains points, les articulations par exemple, surviennent ou s'exagèrent surtout la nuit, et peuvent atteindre une intensité atroce. Les mouvements et les commotions du rachis les exagèrent assez souvent.

Le territoire des nerfs intéressés est souvent le siège d'hyperesthésies et de paresthésies (fourmillements, sensation de froid). Charcot a observé aussi de la *dysesthésie.*

Les *troubles trophiques* s'observent également ; herpès zoster, exanthèmes bulleux, décubitus aigu, arthropathies, etc. Il survient souvent des secousses spasmodiques, des contractures, de la raideur dans les muscles. Kahler et Pick ont décrit, dans une observation, des symptômes ataxiques. Peu à peu, surviennent, et prédominent de plus en plus, des symptômes de *paralysie* : Ils apparaissent parfois presque subitement comme un ictus apoplectique ; ce sont presque toujours des paralysies flasques ; elles sont produites, comme nous l'avons dit, par une forte compression des racines nerveuses et de la moelle, et il est extraordinaire de voir à quelles variations fréquentes elles sont sujettes en bien ou en mal, sans qu'on puisse reconnaître le moindre changement dans la lésion anatomique qui comprime les voies nerveuses. On voit par là quelle extrême importance ont les phénomènes inflammatoires dans la pathogénie de ces paralysies et de quelle indépendance ils jouissent vis-à-vis des causes mécaniques de la compression puisqu'ils peuvent se modifier en dehors de celles-ci.

En général, du niveau de la compression dépend le *siège* de la paralysie. La compression de la région cervicale peut n'entraîner que la paralysie des bras, en épargnant les extrémités inférieures. C'est la *paralysie cervicale,* surtout si la paralysie dépend d'une lésion intéressant moins la moelle elle-même que les racines du plexus brachial.

Il est rare que l'on constate les symptômes d'une *hémiplégie spinale,* c'est-à-dire la *paralysie* et l'*hyperesthésie* d'un côté (côté de la compression) et l'*anesthésie* de l'autre. On sait que c'est là le syndrome auquel donne lieu la compression *unilatérale* de la moelle.

Les troubles fonctionnels *recto-vésicaux* sont précoces dans les lésions de la moelle lombaire, et se caractérisent d'abord par la rétention d'urine et la constipation, ensuite par l'incontinence. Comme la paralysie des membres, celle de la vessie et du rectum est sujette à des rémissions et à des aggravations remarquables ; je l'ai même vue plusieurs fois disparaître tout à fait pendant un certain temps. La paralysie des membres et celle de la vessie et du rectum subissent d'ailleurs des variations parallèles et contemporaines.

L'hyperesthésie du début fait place, progressivement, à de l'*anesthésie cutanée*, mais cette anesthésie est rarement complète. Et il est remarquable de voir combien la sensibilité est souvent peu touchée, alors que les troubles moteurs ont acquis une intensité extrême.

J'ai observé, à plusieurs reprises, le fait suivant : chez des sujets, où l'autopsie n'a révélé plus tard qu'un rétrécissement annulaire de la moelle, le territoire anesthésique situé au-dessous de la lésion, était séparé du territoire supérieur, où la sensibilité était indemne, par une zone limite, transversale, large de 2 à 3 centim., où l'on ne constatait qu'une diminution de la sensibilité. Mais ce qui est le plus intéressant, c'est que la bande intermédiaire à ces deux territoires ne dessinait pas autour du corps une *ceinture régulière*. En prenant la peine de bien déterminer les limites de cette zone, par un dessin attentif, il était facile de reconnaître qu'elles affectait une direction onduleuse, remarquablement uniforme et régulière dans son dessin, chez la plupart des malades. De la disposition du graphique il ressort aussi que les deux lignes frontières ne subissent pas des élévations et des abaissements parallèles, au contraire, à chaque abaissement de la ligne inférieure, qui limite l'anesthésie, correspond une élévation de la ligne supérieure qui limite le territoire encore sensible. Parfois les deux lignes étaient distantes l'une de l'autre de 9 centim. Il faut que je rappelle que les limites de ces territoires sensitifs sont sujettes à quelques variations suivant qu'on les détermine en explorant la peau de bas en haut ou au contraire de haut en bas (fig. 36). On peut s'expliquer cette régularité de délimitation de la zone anesthésique par la régularité de la distribution des nerfs cutanés ; et l'existence de cette zone, par ce fait que cette bande cutanée reçoit les branches nerveuses de plusieurs racines médullaires successives, de telle sorte que, lorsqu'une interruption fonctionnelle se trouve réalisée dans la conduction médullaire, au niveau d'un segment déterminé, il existe une certaine zone de peau qui reçoit ses nerfs seulement de la racine rachidienne immédiatement susjacente à la lésion ; l'acuité sensitive doit donc y être émoussée, absolument comme si les filets de l'innervation cutanée participaient, au niveau de cette zone, à la souffrance des racines rachidiennes malades situées plus bas.

On peut observer aussi du *retard* dans la perception sensitive.

Les douleurs névralgiques les plus violentes peuvent coïncider avec la paralysie sensitive, ce qui réalise le syndrome de l'*anesthésie douloureuse* qu'on observe surtout dans le cancer vertébral. Ce phénomène dénote l'excitation des origines centrales des racines nerveuses ; et les effets de cette excitation sont projetés à la périphérie, dans le territoire intéressé, suivant la loi de l'extériorisation sensitive.

Si les paralysies motrices ou sensitives sont liées à la *compression des racines rachidiennes*, elles sont circonscrites, et s'accompagnent de perte de l'excitabilité réflexe des branches nerveuses intéressées. Les muscles atteints s'atrophient rapidement et la réaction de dégénérescence se montre.

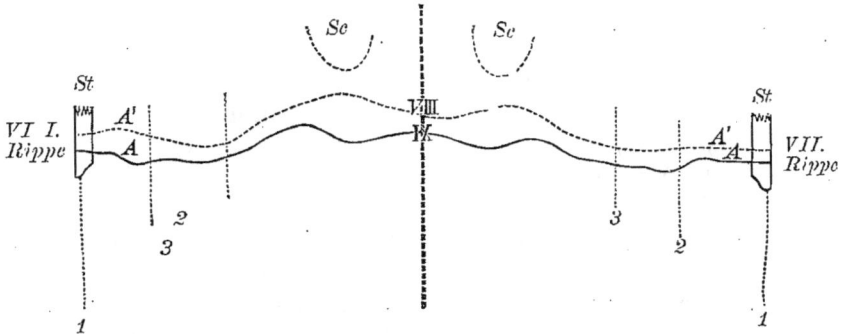

FIG. 86. — *Graphique des limites de la zone anesthésique, dans la compression annulaire de la moelle, à la hauteur de la 4e vertèbre dorsale.* (7e cote).

A. Limite supér⁰ du territoire complètement anesthésique. A'. Limite de la bande de sensibilité amoindrie. — Sc. Omoplates. — St. Sternum. — 1. Ligne médiane. — 2. Ligne mamelonnaire. — 3. Ligne axillaire. — VIII. — Apophyse épineuse de la 8e vertèbre dorsale. — IX. Apophyse épineuse de la 9e vertèbre dorsale. Réduction au 1/10e du dessin pris sur le corps du malade. (Obs. personnelle. Clinique de Zurich.)

Si, au contraire, elles sont liées à la *compression de la substance médullaire* même, alors les troubles sensitifs et moteurs affectent, la plupart du temps, la distribution paraplégique, et les réflexes cutanés et rotuliens sont très exagérés. Les réflexes sont, au contraire, abolis, si c'est la moelle lombaire qui est comprimée, ou si des lésions profondes se sont étendues de haut en bas dans la substance grise, toutes conditions qui interrompent les voies conductrices des réflexes.

Au niveau des membres paralysés, s'observent parfois des *troubles vasomoteurs* remarquables : pigmentation, hyperthermie de la peau, troubles dans la sécrétion sudorale.

Même lorsque les symptômes de paralysie sont très accentués, on peut encore espérer une guérison complète ou presque complète, et l'amélioration survient souvent très vite. Je connais une jeune dame, qui, à la suite d'une tuberculose vertébrale, était restée complètement paralysée des membres inférieurs, pendant plusieurs années, et qui avait fait plusieurs séjours dans les stations minérales sans résultat ; au bout de trois ou quatre ans, apparurent, au moment où l'on s'y attendait le moins, des mouvements involontaires dans les orteils, et en quinze jours, l'amélioration avait fait de tels progrès que la malade pouvait traverser seule le Kursaal pour aller prendre ses repas.

Naturellement, dans ces cas, il ne faut pas croire à la régénération rapide des éléments nerveux médullaires comprimés et détruits par la lésion ; ce n'est pas dans la moelle qu'une régénération nerveuse aussi complète peut se produire ; mais d'après toutes les recherches qui ont été faites à ce sujet, lorsque la compression de la moelle cesse tout à coup, les quelques éléments nerveux qui subsistent encore au niveau de l'étranglement suffisent à rétablir le courant fonctionnel médullaire.

Cette notion résulte encore des recherches de Charcot. Mais l'auteur français explique le rétablissement des fonctions par la *régénération* des éléments nerveux.

Souvent, on observe des alternatives répétées d'amélioration et d'aggravation dans les symptômes. D'autres fois l'évolution morbide prend une allure de plus en plus mauvaise, et l'affection s'aggrave progressivement. La mort survient dans les progrès du marasme, par le fait du décubitus, de la cystite, de la pyélonéphrite, de l'ammoniémie, de la septicémie et, mais plus rarement, par des symptômes paralytiques d'ordre bulbaire.

Si, à la myélite par compression, s'ajoutent des lésions dégénératives secondaires de certains cordons médullaires, les muscles, qui, jusque-là, n'étaient le siège que d'une paralysie *flasque* et *molle* présentent de la raideur, des secousses et des contractures ; celles-ci prédominent, au début, au niveau des extenseurs des membres inférieurs ; plus tard elles gagnent les fléchisseurs ; la cuisse est fortement fléchie sur le bassin et la jambe sur la cuisse, de sorte que le talon est en contact avec la face inférieure de la cuisse.

Les dégénérations secondaires peuvent aussi produire des symptômes de paralysie ascendante ; par exemple, un foyer de sclérose de la moelle lombaire ou thoracique peut provoquer de la paralysie des membres supérieurs (après avoir déterminé de la paraplégie). On sait en effet que la dégénération secondaire peut intercepter par ses progrès la conduction nerveuse au niveau des membres supérieurs.

IV. **Diagnostic.** — Relativement au fait de la compression médullaire, le diagnostic est facile ; relativement à la cause de cette compression, il est plus délicat, surtout lorsque l'on ne constate rien d'anormal du côté du rachis et que l'anamnèse n'apprend rien. Il est mort, il y a peu de temps, dans mon service, un homme qui présentait des symptômes de myélite par compression, et chez lequel l'autopsie m'a révélé une tuberculose des premières vertèbres dorsales ; pourtant l'examen clinique le plus minutieux ne m'avait permis de constater aucune saillie ni aucune douleur à la pression, au niveau de la colonne vertébrale. Je renvoie au chapitre de la myélite aiguë pour les éléments du diagnostic relatifs à l'étendue et au siège de la compression.

V. **Pronostic.** — Le pronostic dépend surtout de la *cause* de la compression ; il est naturellement défavorable, lorsque celle-ci échappe à la thérapeutique ; l'amélioration et même la guérison peuvent survenir dans de certains cas, notamment dans la tuberculose vertébrale ; et ces cas ne sont même point exceptionnels.

VI. Traitement. — On doit s'efforcer de combattre les causes de la compression par des moyens appropriés. Le reste du traitement est identique à celui de la myélite aiguë et chronique.

3. — Plaies de la moelle.

I. Étiologie. — En général, les plaies de la moelle sont liées à des traumatismes extérieurs. Il n'est pas rare pourtant qu'un coup, ou qu'un choc, portant sur le rachis, détermine un traumatisme grave de la moelle, sans qu'on aperçoive rien d'anormal au niveau des parties molles ou du rachis. Il peut arriver aussi que des instruments aigus (couteau, poignard, épée, etc.) blessent la moelle en pénétrant entre les vertèbres, surtout au niveau des segments cervical et lombaire, et cela, sans lésion des pièces osseuses.

Les causes relativement les plus fréquentes des blessures de la moelle, sont les *fractures* et les *luxations des vertèbres*. Tantôt des esquilles osseuses piquent la substance médullaire : tantôt les changements de rapports des pièces osseuses produisent, par le fait du rétrécissement du canal rachidien, une forte compression de la moelle. En certains cas, pareil accident est préparé de longue main par d'anciennes lésions des vertèbres, le plus souvent une lésion *tuberculeuse*. Si cette lésion intéresse l'atlas ou l'axis, il peut arriver qu'un brusque mouvement de la tête luxe l'apophyse odontoïde, qui s'enfonce en arrière dans la moelle. Quelquefois c'est un affaissement de vertèbres minées par la tuberculose qui produit une grosse gibbosité, un rétrécissement du canal rachidien et des lésions consécutives de la moelle.

Souvent il s'agit, au contraire, de plaies piquantes, coupantes ou contondantes de la moelle, liées le plus souvent à un traumatisme vertébral de même nature.

Charcot a observé la *rupture de la moelle* chez les nouveau-nés, produite par une traction trop forte de la tête, au cours des manœuvres obstétricales.

II. Anatomie pathologique. — Les lésions médullaires varient suivant la nature du traumatisme, et d'après le temps écoulé entre le traumatisme et la mort. Car les blessures de la moelle entraînent toujours des lésions secondaires, d'autant plus marquées que la survie des sujets est plus longue.

S'il ne s'agit que d'une plaie *piquante* ou *coupante*, suivie de mort rapide, on constate une plaie béante, obstruée la plupart du temps par des caillots rouges. A la suite de la solution de continuité de la moelle, il se produit aussitôt une *rétraction* des deux bouts du cordon sectionné, rétraction d'ailleurs démontrée par la pathologie expérimentale. Aussitôt après, au niveau des deux extrémités, se produisent de l'exsudation séreuse, du ramollissement de la substance nerveuse, et une stéatose des éléments cellulaires, très nettement reconnaissable au microscope; puis, progressivement, s'organise un tissu conjonctif riche en cellules, analogue à la névroglie, qui prolifère de haut en bas entre les deux extrémités médullaires, et assure ainsi la réunion de la moelle, par une sorte de tissu cicatriciel. On ne sait s'il est possible de parler ici d'une *régénération* des éléments nerveux. La clinique autorise une telle hypothèse; en tout cas, après la section expérimentale de la moelle, on observe, chez les jeunes chiens, la néoformation de quelques fibres nerveuses.

On trouve quelquefois, dans la plaie médullaire, des débris de l'instrument vulnérant, et ces corps étrangers peuvent provoquer des *abcès médullaires*.

En cas de survie prolongée, après la blessure, on observe des dégénérations secondaires ascendantes et descendantes.

D'autres traumatismes médullaires s'accompagnent de contusion, de destruction, de broiement de la moelle; dans ce cas, on trouve aussi de la stéatose, du ramollissement et des dégénérations secondaires.

Les méninges peuvent être intéressées dans le traumatisme, ou tout à fait indemnes; quelquefois, cette intégrité des méninges contraste avec la gravité des lésions de la substance médullaire.

III. **Symptômes.** — La symptomatologie des plaies médullaires dépend surtout des faisceaux nerveux intéressés et anéantis dans leurs fonctions par le traumatisme. En général, on observe de la paraplégie sensitivo-motrice, de la paralysie recto-vésicale et des troubles de l'excitabilité réflexe : en somme, les signes d'une section transversale de la moelle. Il faut y ajouter des *troubles vaso-moteurs:* pigmentation, hyperthermie, hyperhidrose de la peau : Il peut y avoir du *priapisme*, des *érections molles*, parfois *douloureuses;* ce symptôme est fréquent, surtout dans les plaies de la région cervicale ou thoracique; il fait défaut, au contraire, lorsque le traumatisme porte au-dessous de la troisième vertèbre lombaire.

On a aussi observé des *pertes séminales*, et Fürbringer a récemment constaté une spermatorrhée de trois jours, chez un homme de 69 ans, qui avait eu la moelle dorsale détruite par une blessure. L'apparition de tous ces phénomènes est précoce, et l'évolution morbide très rapide.

Naturellement les symptômes varient suivant le niveau de la lésion, et nous allons les résumer brièvement dans leurs traits essentiels.

Quand la lésion médullaire porte *au-dessus du renflement cervical*, la mort peut être immédiate. Si le malade survit, les quatre membres sont paralysés dans leur motilité et leur sensibilité; les réflexes sont parfois affaiblis ou abolis, dans les instants qui suivent la blessure, par suite de l'intensité du choc; mais au bout de quelque temps, quand la moelle se réveille, pour ainsi dire, ils s'exagèrent. Fréquemment, au début, on observe de la rétention des matières, puis le rétablissement de leur cours, et enfin de la paralysie vésico-rectale, suivie de cystite, de pyélo-néphrite, d'empoisonnement urineux, de décubitus et de septicémie mortelle. La respiration s'embarrasse à cause de la paralysie des muscles thoraciques et abdominaux;

et s'il y a de la paralysie phrénique, les troubles respiratoires les plus graves s'ensuivent, qui entraînent la mort en peu de temps par suffocation. Souvent la dysphagie, les vomissements, le ralentissement du pouls, l'inégalité pupillaire révèlent la souffrance du bulbe. On doit noter aussi l'état de la *température* : car on a souvent observé une hyperthermie considérable. Naunyn et Quincke ont étudié avec soin cette question ; et ils ont démontré expérimentalement l'existence de fibres nerveuses thermo-modératrices prenant leur origine dans le cerveau et descendant dans la moelle.

Les plaies médullaires qui intéressent le *renflement cervical* déterminent aussi la paralysie sensitivo-motrice des quatre membres, des troubles identiques à ceux que nous venons de décrire, du côté des réflexes de la vessie et de l'intestin, des troubles respiratoires en rapport avec la paralysie des muscles thoraciques et abdominaux. Il ne manque que les symptômes provoqués par les lésions des nerfs crâniens ; mais les troubles pupillaires prédominent (*centre cilio-spinal*).

Les plaies de la *moelle dorsale*, se caractérisent par l'intégrité des membres supérieurs et la localisation des troubles moteurs, sensitifs et trophiques aux membres inférieurs. Du côté de la vessie et du rectum, mêmes symptômes que plus haut. Le niveau de la lésion se déterminera par l'exploration des limites de l'anesthésie de bas en haut ; quelquefois le territoire anesthésique est surmonté d'une zone d'hyperesthésie manifeste. Nieden a observé, dans un cas où la blessure siégeait à la hauteur de la première vertèbre dorsale, une hypothermie remarquable (35°,1, dans le rectum, le lendemain de l'accident ; 27°,5 le jour de la mort).

Les blessures de la *moelle lombaire* sont caractérisées par la paraplégie, la paralysie persistante de la vessie et du rectum (au début, rétention ; plus tard, incontinence), et l'exagération permanente des réflexes. Les muscles paralysés s'atrophient rapidement, et perdent la réaction faradique.

Si le traumatisme n'a pas intéressé toute la largeur de la moelle, et qu'une moitié seulement de celle-ci soit frappée dans ses fonctions, on constate le syndrome particulier de la lésion unilatérale de la moelle que nous décrirons dans le chapitre suivant.

La maladie peut se *prolonger* des semaines, des mois et même des années, en dépit parfois de la gravité du traumatisme. Ainsi Schaw a décrit un cas où, après une section complète de la moelle, la vie s'était prolongée 22 ans ; mais ce sont là des exceptions. La mort en général ne se fait pas attendre : et la cause immédiate n'en est pas dans la blessure médullaire, mais dans les progrès de la cachexie ultérieure consécutive, de la paralysie vésicale et du décubitus. La guérison est *extrêmement rare :* pour quelques auteurs, elle serait due à la régénération médullaire, pour d'autres, au rétablissement des fonctions par les régions du névraxe qui ont échappé au traumatisme. Mais la guérison n'est possible que si la blessure a été partielle et relativement légère.

IV. Diagnostic. Pronostic. Traitement. — Le diagnostic est facile, quand

l'on voit s'établir une paraplégie sensitivo-motrice durable, à la suite d'une blessure du rachis.

Le pronostic est défavorable, car on ne peut guère espérer la guérison.

Quant au traitement, il s'adressera d'abord à la cause directe de la maladie. Les indications de la *trépanation du rachis* sont discutées par les chirurgiens : plusieurs d'entre eux tiennent cette opération pour inutile et dangereuse. Pour le reste, la conduite à tenir est purement symptomatique : préparations iodées et mercurielles à l'intérieur, précautions minutieuses relatives à l'incontinence des matières, à la possibilité du décubitus ; et, plus tard, application de courants continus, pour activer la résorption des produits morbides et peut-être la régénération de la moelle.

4. — Hémi-section de la moelle.

Paralysie de Brown-Séquard.

I. **Étiologie.** — Au point de vue clinique, les cas dans lesquels une moitié latérale du segment médullaire se trouve déchue de ses fonctions, se traduisent par un syndrome si caractéristique et si constant avec lui-même, et cela indépendamment de la lésion causale, qu'il nous paraît légitime de leur consacrer un chapitre distinct, et de les réunir tous dans une étude d'ensemble. On a donné le nom de *paralysie de Brown-Séquard* à ce syndrome, parce que cet auteur a eu le mérite d'en faire le premier une étude exacte. Le nombre des observations relatives à ce syndrome, augmente tous les ans, et pourtant bien des points importants du problème attendent encore une solution définitive.

Le plus souvent la moelle s'est trouvée divisée latéralement dans la moitié de sa largeur, et cela par le hasard du traumatisme, par un coup de couteau, de poignard, d'épée. Ces cas peuvent être considérés avec raison comme des affections traumatiques de la moelle ; mais, ce ne sont pas les seuls qui peuvent provoquer l'apparition des symptômes caractéristiques d'une lésion unilatérale de la moelle ; il faut joindre à ces causes traumatiques les fractures, les luxations, les exostoses et les néoplasmes des vertèbres ; il faut ajouter aussi les exsudats inflammatoires, les hémorrhagies et les tumeurs des méninges, ainsi que les foyers de myélite, de sclérose, d'hémorrhagie de la moelle, et les néoplasmes.

Rosenthal et Paoluzzi ont observé un cas, dans lequel l'affection s'était déclarée à la suite d'un refroidissement.

II. **Symptômes.** — Ce qui donne au tableau morbide de la lésion son trait *caractéristique*, c'est une paralysie *motrice*, siégeant du même côté que la lésion et coïncidant avec une paralysie *sensitive* du côté opposé. Si le foyer morbide est très élevé, les deux membres du même côté sont paralysés du mouvement, et la sensibilité est abolie du côté opposé, les limites de l'anesthésie étant exactement représentées par la ligne médiane, et ne dépassant pas, en haut, le niveau de la lésion ; c'est donc une *hémiplégie spinale, avec anesthésie croisée ;* si la lésion siège dans la moelle dorsale, les phénomènes se limitent naturellement aux membres inférieurs que l'on trouve paralysés, celui du côté de la lésion, dans le mouvement, celui du côté opposé, dans la sensibilité.

Le *début* des symptômes caractéristiques est brusque, en cas de traumatisme ; parfois, au contraire, progressif, si l'étiologie est différente. Dans

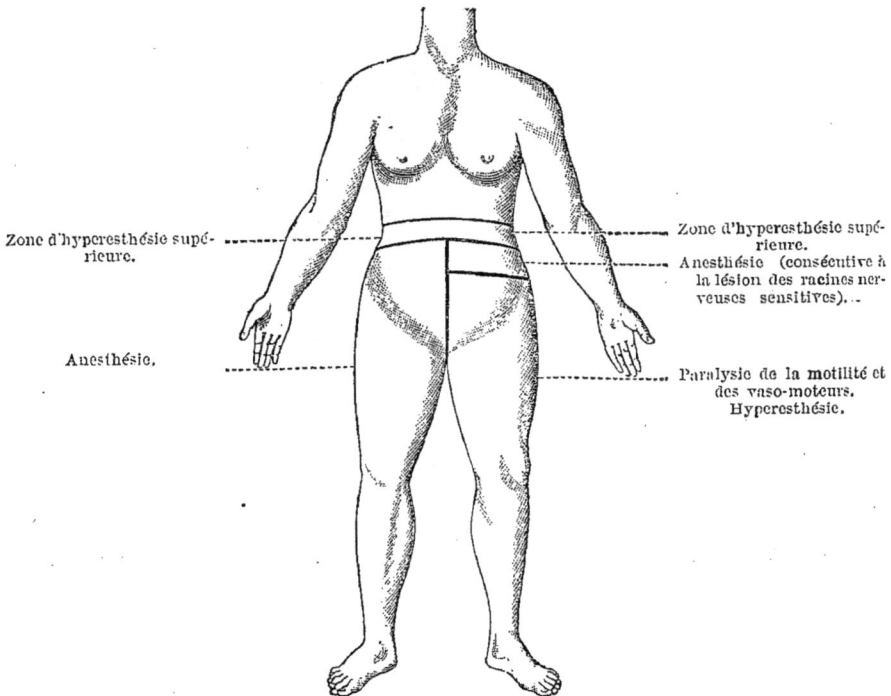

Zone d'hyperesthésie supérieure.

Anesthésie.

Zone d'hyperesthésie supérieure.
Anesthésie (consécutive à la lésion des racines nerveuses sensitives)...
Paralysie de la motilité et des vaso-moteurs.
Hyperesthésie.

FIG. 37. — *Schéma des symptômes d'une lésion unilatérale gauche de la moelle dorsale.*

ce dernier cas, les signes peuvent, par la suite des choses, devenir plus ou moins manifestes et pathognomoniques, ou bien ils peuvent perdre leur caractère topographique si spécial, par l'extension de la lésion à l'autre moitié de la moelle.

Nous croyons nécessaire de nous étendre un peu plus longuement sur ce syndrome clinique, et de préciser davantage le caractère des symptômes, pour bien départager ce qui revient, dans les phénomènes qu'on observe, à la moitié blessée, et à la moitié saine du segment médullaire intéressé.

Du côté du corps correspondant à la lésion, on observe la paralysie *complète* ou *presque complète* de tous les muscles dont les nerfs partent d'un point situé au-dessous de la lésion ; cette paralysie n'intéresse donc pas seulement les muscles des membres, mais encore, suivant la hauteur du foyer morbide, les muscles *abdominaux* et *thoraciques*.

En même temps, du côté paralysé, on observe une *hyperesthésie* remarquable, qui porte en général sur tous les modes de la sensibilité : les sensibilités au tact, à la douleur, à la température, au chatouillement, à l'électricité, sont toutes exagérées et affinées du côté paralysé.

Bernhardt a constaté, dans un cas, la conservation du sens musculaire ; d'autres observateurs, au contraire, en ont observé l'abolition. La sensibilité électro-musculaire est quelquefois fortement diminuée.

A la limite supérieure du territoire hyperesthésique, est annexée une étroite zone d'anesthésie (voyez fig. 37). Cette zone d'anesthésie s'explique par la destruction des racines nerveuses postérieures directement intéres-sées par le traumatisme. Et des deux côtés du corps s'observe une bande étroite d'hyperesthésie cutanée qui surmonte le tout (voyez fig. 37).

Il faut ajouter à ces symptômes, des *troubles vaso-moteurs*, tels que rougeur et hyperthermie de la peau. (La différence de la température entre les deux côtés pouvant atteindre 1° centigrade.)

Si la lésion siège très haut dans la moelle cervicale, on observe, du côté lésé, des phénomènes de paralysie sympathique : rougeur et hyperthermie du pavillon de l'oreille et de la moitié de la face, rétrécissement de la pupille, demi-occlusion des paupières, retrait du globe oculaire, injec-tion de la conjonctive, épiphora et même hyperhémie du fond de l'œil (Salmon).

On a observé aussi de l'hémicrânie.

Lanzoni a constaté, dans un cas, de la paralysie faciale du côté de la lésion ; mais son observation n'est pas probante.

Des troubles trophiques apparaissent fréquemment, mais non toujours ; ils doivent dépendre, avant tout, de l'état des racines rachidiennes. On doit à Joffroy et à Salmon, ainsi qu'à Vignes, des observations où survint du décubitus aigu. Suivant la topographie des lésions, au niveau des racines nerveuses, on peut observer de l'atrophie rapide et la perte de l'excitabilité faradique dans les groupes musculaires intéressés ; des douleurs articu-laires du côté paralysé, liées à des hémarthroses (Alessandrini). Ces lésions précèdent de peu la mort des malades.

Les muscles paralysés s'*atrophient* au bout d'un certain temps par leur inaction prolongée, à défaut de troubles trophiques plus rapides comme ceux que nous avons cités.

On a souvent observé l'exagération des réflexes cutanés et tendineux, la paralysie recto-vésicale (au début rétention, plus tard incontinence), des érections (Fischer), l'impuissance génitale.

Du côté opposé à la lésion, les *phénomènes sensitifs* méritent toute notre attention ; il s'établit généralement une anesthésie complète, plus rarement une anesthésie partielle ; seul le *sens musculaire* est conservé. Si l'on cherche à établir exactement les limites de cette anesthésie, on constate l'existence d'une étroite bande d'hyperesthésie bilatérale symétrique bordant en haut le territoire anesthésique (voyez fig. 37).

Les malades accusent souvent une sensation de constriction autour du tronc, qui correspond au niveau de la lésion, ainsi que des douleurs et des paresthésies qui se montrent dans les membres, tantôt d'un seul côté, tantôt des deux côtés à la fois.

La *motilité* est, ordinairement, tout à fait conservée ; quelquefois, mais rarement, on observe une légère parésie. Les réflexes sont conservés.

D'ailleurs, pas de troubles vaso-moteurs, sauf, mais rarement, un peu d'élévation de température du côté opposé à la lésion. On a souvent observé, du côté anesthésique, du décubitus aigu, consécutif à des troubles trophiques.

Ces symptômes peuvent disparaître, si la lésion causale le permet. D'après Brown-Séquard, contrairement à ce qui se passe dans les nerfs périphériques, les fonctions *motrices* réapparaissent plutôt que les *sensitives*.

Dans d'autres cas, les troubles persistent ; il se développe de la cystite, de la décomposition de l'urine et les malades succombent ; ou bien le processus morbide s'étend de plus en plus, les symptômes de la lésion unilatérale perdent leur caractère pathognomonique, et font place au tableau clinique d'une section transversale ou d'une lésion diffuse de la moelle.

C'est dans les lésions de la moelle dorsale que le tableau clinique offre le plus de netteté. Dans les lésions du renflement cervical, la paralysie du membre supérieur n'atteint souvent que certains groupes musculaires déterminés, parce que les nerfs de ces muscles sont situés relativement loin les uns des autres dans cette région ; et la distribution des nerfs de la peau est telle que le territoire des zones d'hyperesthésie et d'anesthésie n'est pas circulaire, mais très irrégulier dans ses limites. Pareille variété dans les symptômes se montre lorsque la lésion est située dans la partie inférieure de la moelle lombaire.

III. Diagnostic. Pronostic. Traitement.

— Le diagnostic d'une lésion unilatérale de la moelle est facile ; parce que s'il s'agissait d'une lésion cérébrale les phénomènes apparaîtraient du côté de la lésion, les nerfs crâniens seraient intéressés.

Dans l'hémiplégie sensitive d'origine hystérique, les organes sensoriels participent à l'anesthésie.

Le pronostic et le traitement sont étroitement liés à la lésion causale.

IV. Physiologie pathologique.

— L'étude des lésions unilatérales de la moelle offre un intérêt de premier ordre, parce que ce genre de lésions est pour ainsi dire une *expérience* instituée sur l'homme par la nature, et que l'on peut mettre à profit pour étudier, dans la moelle, le trajet suivi par les courants nerveux.

Les faisceaux moteurs, issus d'abord des circonvolutions frontale et pariétale ascendantes, se concentrent dans la capsule interne, se dirigent dans le pied du pédoncule cérébral, traversent la protubérance, et, dans le bulbe, au niveau de la décussation des pyramides, passent, pour la plus grande part, du côté opposé de la moelle. Dans le névraxe, ils occupent le segment postérieur des cordons latéraux, pénètrent de là dans la substance grise, et, par les racines rachidiennes antérieures du même côté, vont finalement gagner leurs territoires d'innervation respectifs. Par conséquent, la lésion d'une moitié latérale de la moelle doit déterminer la paralysie de tous les nerfs moteurs émanés des points situés au-dessus de la lésion et la paralysie sera de même côté que la lésion.

Il faut pourtant remarquer qu'au niveau de la décussation des pyramides, l'entre-croisement des faisceaux moteurs n'est pas total, il reste un petit-nombre de fibres nerveuses motrices, qui ne s'entre-croisent pas et descen-

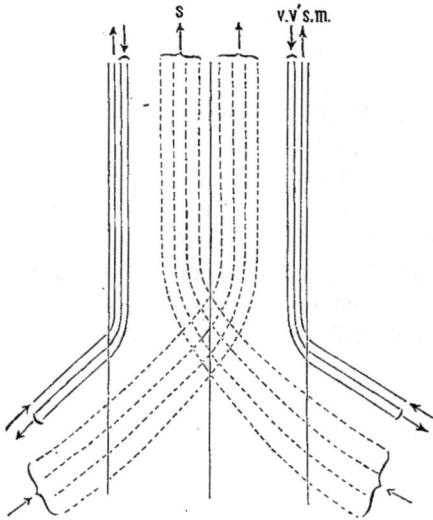

FIG. 38. — *Schéma du trajet des fibres nerveuses mé-. dullaires.* D'après BROWN-SÉQUARD.

V. Fibres motrices non entre-croisées dans la moelle — V' Fibres vaso-motrices non entre-croisées dans la moelle. — SM. Fibres non entre-croisées, affectées au sens musculaire. — S. Fibres sensitives entre-croisées.

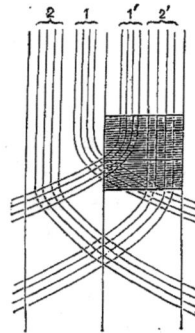

FIG. 39. — *Schéma destiné à expliquer la zone anesthésique située du côté de la lésion médullaire.*

Le foyer morbide (carré foncé) intercepte toutes les fibres nerveuses sensitives gauches sous-jacentes à lui. A droite, au contraire, il n'intéresse que quelques racines sensitives. D'après BROWN-SÉQUARD.

dent dans la moelle directement, du côté qui correspond à l'hémisphère céré-bral d'où elles tirent leur origine. Ces quelques fibres constituent le *cordon pyramidal direct* ou faisceau pyramidal antérieur, qui, dans les cordons antérieurs, est situé juste contre le sillon longitudinal antérieur. Ce faisceau nerveux subit un entre-croisement dans l'intérieur même de la moelle, et passe ainsi de l'autre côté du névraxe.

On voit donc par là qu'il est possible de voir apparaître à la suite d'une lésion unilatérale de la moelle, des paralysies motrices du côté opposé à la lésion : mais des paralysies atténuées, des *parésies*. Flechsig a démontré que, dans certains cas, le faisceau pyramidal direct l'emportait sur l'autre ; comme dans d'autres cas, il peut être d'une exiguité extraordinaire : la paralysie de la lésion unilatérale de la moelle pourra donc, suivant les cas, siéger du côté opposé à la lésion et déroger ainsi à la règle ordinaire. Il faut admettre un entre-croisement dans la moelle, des faisceaux sensitifs ; car, ce n'est qu'ainsi qu'on peut comprendre l'anesthésie croisée dans une lésion unilatérale de la moelle. Nous renvoyons au schéma ci-dessous, dressé par Brown-Séquard, du trajet des fibres nerveuses dans la moelle (voyez fig. 38).

Peut-être doit-on admettre aussi un entre-croisement des fibres nerveuses trophiques dans la moelle, parallèle à celui des fibres sensitives.

Quant aux fibres nerveuses vaso-motrices, et à celles du sens musculaire, elles ne doivent point s'entre-croiser dans la moelle, puisqu'elles sont paralysées du côté de la lésion.

D'après Brown-Séquard, les fibres nerveuses affectées aux différentes sortes de sensibilité s'entre-croisent à des hauteurs différentes dans la moelle, et suivant un ordre déterminé ; ainsi de bas en haut, s'entre-croiseraient, successivement, dans la moelle, les fibres affectées aux sensations de contact, puis celles du chatouillement, ensuite celles de la douleur et enfin les fibres de la température.

L'hyperesthésie du côté correspondant à la lésion médullaire s'explique, pour quelques auteurs, par l'irritation des fibres sensitives au niveau de la blessure ; pour d'autres, elle serait en rapport avec une paralysie des centres d'inhibition médullaire.

Enfin, pour expliquer l'étroite zone d'anesthésie située du même côté que la paralysie dans les lésions unilatérales de la moelle, il faut se reporter à un autre schéma de Brown-Séquard (voyez fig. 39). La lésion médullaire est représentée par le carré foncé ; et, à l'inspection de la gravure, on reconnaît facilement que la lésion ne frappe d'incapacité fonctionnelle que les fibres nerveuses sensitives comprises directement dans son foyer ; tandis qu'on doit constater la paralysie de toutes les fibres sensitives qui passent de l'autre côté de la moelle au-dessous de la lésion, et traversent dans leur passage le segment médullaire intéressé par cette lésion.

C. — *Maladies systématiques de la moelle.*

MALADIES SYSTÉMATIQUES SIMPLES

1. — Dégénérescence grise des cordons postérieurs. Tabes dorsalis.

Phtisie dorsale. Consomption médullaire. Sclérose des cordons postérieurs. Sclérose funiculaire postérieure. Leucomyélite postérieure chronique. Ataxie locomotrice progressive.

I. Étiologie. — De toutes les affections de la moelle, c'est la dégénérescence grise des cordons postérieurs qui est la plus fréquente. Elle constitue un objet de terreur pour les malades, et le plus souvent est une occasion pour le médecin de constater son impuissance thérapeutique. Depuis longtemps l'attention médicale a été attirée sur cette affection ; il ne faut donc pas s'étonner si cette maladie a été jusqu'à présent l'objet d'études minutieuses et approfondies. Malheureusement il est encore, malgré tant de travaux, bien des points obscurs dans son histoire.

La maladie est bien plus fréquente chez les *hommes* que chez les *femmes*. Les statistiques de certains auteurs accusent jusqu'à huit hommes pour une femme. C'est une maladie de l'*âge moyen* de la vie, elle se développe surtout entre 30 et 40 ans; il est exceptionnel de la voir se déclarer après 50 ans, ou chez les enfants. Il y a bien quelques observations de cette maladie chez des enfants de 2 et 3 ans, mais sans nécropsie à l'appui.

Parmi les causes du tabes dorsalis, celle à laquelle on donne la plus grande importance est la *syphilis acquise*. Il ressort, à la vérité, de nos propres recherches et des observations de Leyden, de Westphal et d'autres auteurs, que Fournier, et plus tard Erb, ont été tentés d'exagérer l'importance de ce facteur étiologique; mais d'un autre côté, on ne peut pas nier qu'une syphilis antérieure soit très fréquente dans l'anamnèse des tabétiques; et surtout, que, dans certains cas, un traitement sévère et prolongé par les frictions mercurielles ait donné d'étonnants résultats, capables de guérir une maladie si désespérante pour la thérapeutique; aussi peut-on presque se féliciter, quand on est tabétique, d'avoir eu la syphilis.

L'expérience a démontré que le tabes dorsalis survient surtout lorsque les manifestations primitives et secondaires de la syphilis ont été légères et de courte durée; enfin surtout lorsque les malades ont été soumis à un traitement spécifique *insuffisant* et *négligé*. Généralement, les premiers symptômes tabétiques n'apparaissent que cinq, souvent dix, parfois même vingt ans après les accidents syphilitiques. Beaucoup d'auteurs prétendent qu'il n'y a pas une relation directe de cause à effet entre la syphilis et le tabes dorsalis; mais que, par le fait de la syphilis, la moelle se trouve mise dans des conditions de faiblesse et d'opportunité morbide telles qu'à la moindre occasion elle se laisse envahir par le tabes.

Parfois le tabes dorsalis frappe les deux conjoints d'un ménage; dans ce cas l'interrogatoire permet de retrouver la syphilis dans les antécédents du mari, et la femme est très suspecte de contagion conjugale, si l'on tient compte de sa stérilité et de nombreuses fausses couches antérieures.

La syphilis *héréditaire* paraît aussi pouvoir compter parmi les causes de la maladie, d'après les observations de Fournier et de B. Remak. Remak a publié trois observations, dans lesquelles trois hérédo-syphilitiques, une fille de douze ans et deux garçons de 14 et 16 ans, avaient été atteints de tabes; malheureusement, la nécropsie manque dans ces trois cas. Les observations de Fournier concernent des adultes tabétiques, par le fait de l'hérédo-syphilis.

Dans beaucoup de cas, l'ataxie locomotrice est consécutive à des *maladies infectieuses aiguës*, telles que la pneumonie, la fièvre typhoïde, le rhumatisme articulaire aigu, le choléra, la dysenterie, la variole, etc.

D'après Tuczek, il existait un tabes dorsalis d'origine *toxique*. Cet auteur aurait vu se développer cette forme de la maladie à la suite de l'intoxication chronique par le seigle ergoté, l'ergotine; Leyden cite des observations analogues dans le cours de la pellagre, que l'on a souvent attribuée à l'usage du maïs altéré. On a aussi incriminé, comme cause possible de tabes, l'usage immodéré du tabac; mais cette hypothèse aurait besoin d'une confirmation plus solide.

Parmi les autres causes de l'affection, on a souvent cité le *refroidissement*, mais, à ce propos, on ne doit pas oublier que l'influence du froid n'agit ici, et n'aboutit à engendrer la maladie, qu'à la façon de toutes les autres influences nuisibles ; lorsque la moelle se trouve placée dans des conditions exceptionnelles de faiblesse et de moindre résistance, par le fait d'une tare congénitale ou d'une infériorité acquise.

En les réduisant ainsi au rôle de causes occasionnelles de la maladie, on peut citer ici les conditions suivantes : *surmenage et traumatisme, commotions du rachis* ou du corps en général, *commotions psychiques, frayeurs, spoliations humorales, accouchements répétés et successifs, allaitement prolongé, excès génitaux*, etc.

Peut-être faut-il établir un rapport possible entre la maladie et la *suppression des hémorrhagies menstruelles* ou *hémorrhoïdaires*, ou même de la sueur des pieds (?).

Westphal, dans une série d'observations approfondies et très soignées, a démontré qu'il n'était pas rare de voir se développer le tabes dans le cours de la paralysie générale progressive.

L'*hérédité* paraît, dans certains cas, jouer un rôle considérable ; l'hérédité nerveuse, par laquelle se transmet de génération en génération une excitabilité anormale du système nerveux central. Carré, par exemple, a publié une observation où l'on voit la grand'mère, la mère, sept enfants et neuf autres membres de la même famille être atteints de tabes.

Certaines *professions* prédisposent à la maladie, et cela, par le mode d'action des causes qui favorisent l'éclosion de la maladie ; ce sont les professions de soldat, de chasseur, de guide, d'homme de peine, d'ouvrier travaillant au feu ou à l'eau, etc. J'ai constaté aussi que les *médecins* étaient assez souvent atteints de tabes dorsalis.

II. Anatomie pathologique. — Au début de cette étude, nous devons, pour la dégénérescence grise des cordons postérieurs, faire la même remarque que pour la plupart des autres affections médullaires. Le microscope est indispensable, dans certains cas, pour établir l'existence de la lésion ; car il arrive souvent que la clinique ayant constaté les symptômes les plus caractéristiques du tabes confirmé, et à l'autopsie cependant, la moelle paraisse saine à l'œil nu ; c'est dans ces cas-là, que l'examen microscopique révèle souvent des lésions très étendues, qui avaient échappé au simple regard. Il est vrai que ce sont là des cas exceptionnels, car dans la règle, les lésions sont évidentes à l'œil nu.

La lésion, dans ce cas, saute aux yeux par des changements dans la *forme*, la *couleur* et la *consistance* de la moelle. Celle-ci, au niveau de sa face postérieure, paraît aplatie et réduite de volume ; et, lorsque la pie-mère a conservé sa transparence, on aperçoit, au travers d'elle, au niveau des cordons postérieurs, un tissu gris, gris perle, ou gris jaunâtre, qui offre au doigt généralement une dureté insolite, et quelquefois, mais plus rarement, une mollesse anormale ; il est vrai que, souvent, ces altérations sont dissimulées par les lésions propres de la *pie-mère*. Celle-ci, au niveau des segments médullaires malades, est épaissie, opaque, trouble, anormalement vascularisée, parfois fortement pigmentée, et soudée avec l'*arachnoïde* et la *dure-mère* ; ces deux derniers feuillets eux-mêmes, présentent souvent des épaississements et des opacités ; parfois aussi des incrustations calcaires. Si la lésion intéresse toute la circonférence de la moelle, on trouve souvent une grande quantité de *liquide céphalo-rachidien,* dont la sécrétion a été très exagérée.

A la coupe, on trouve la coloration gris perle ou gris jaunâtre, au niveau *des cordons postérieurs,* c'est-à-dire des cordons situés entre les racines postérieures. Ces parties sont souvent transparentes à la coupe ; tantôt extraordinairement dur et compact, tantôt, au contraire, mou, succulent et gélatineux, le tissu offre, au niveau de la lésion, de grandes variétés dans son aspect et sa consistance. Les lésions prédominent à la

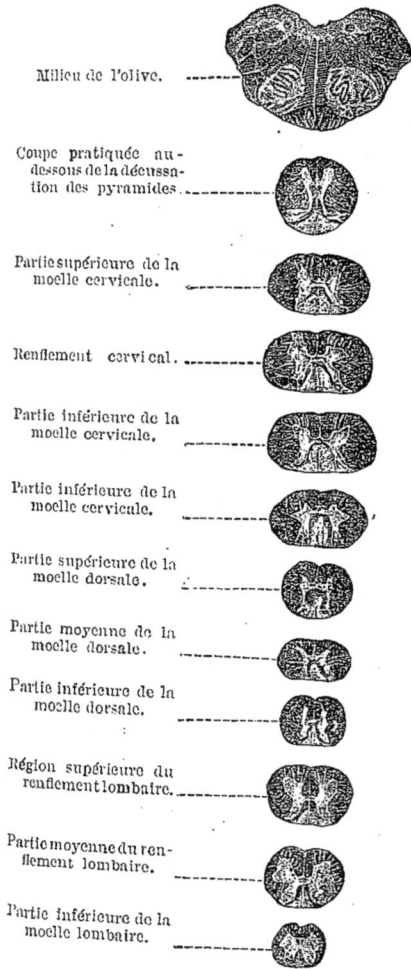

Milieu de l'olive.

Coupe pratiquée au-dessous de la décussation des pyramides.

Partie supérieure de la moelle cervicale.

Renflement cervical.

Partie inférieure de la moelle cervicale.

Partie inférieure de la moelle cervicale.

Partie supérieure de la moelle dorsale.

Partie moyenne de la moelle dorsale.

Partie inférieure de la moelle dorsale.

Région supérieure du renflement lombaire.

Partie moyenne du renflement lombaire.

Partie inférieure de la moelle lombaire.

FIG. 40. — *Dégénérescence grise étendue des cordons postérieurs, chez un homme de 62 ans.* — Coupe de grandeur naturelle, sur une moelle durcie dans la liqueur de Müller. Les parties malades tranchent sur le reste par leur coloration claire (action du liquide de Müller). (Obs. personnelle. Clinique de Zurich.)

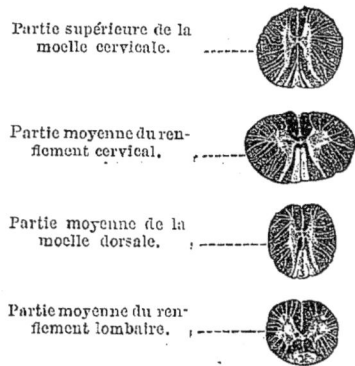

Partie supérieure de la moelle cervicale.

Partie moyenne du renflement cervical.

Partie moyenne de la moelle dorsale.

Partie moyenne du renflement lombaire.

FIG. 41. — *Tabes au début chez un homme de 47 ans.* — Coupes de grandeur naturelle, sur une moelle durcie dans la liqueur de Müller. (Obs. personnelle. Clinique de Zurich.)

partie supérieure de la moelle lombaire et à la partie inférieure de la moelle dorsale (voyez fig. 40 et 41). Dans le segment inférieur de la moelle lombaire, elles se limitent souvent aux *cordons cunéiformes externes (cordons de Burdach)* qui, comme l'on sait, sont situés contre les cornes postérieures ;

au contraire, dans la moelle cervicale, les lésions siègent uniquement dans
les cordons *cunéiformes internes (cordons de Goll)*. Les cas dans lesquels
les lésions sont plus accentuées dans la moelle cervicale que dans la moelle
dorso-lombaire constituent, à vrai dire, une exception.

Même dans les foyers où la lésion est au degré le plus avancé, dans les
cordons postérieurs, on peut toujours trouver quelques îlots de tissu sain et
intact, surtout dans le voisinage immédiat de la commissure grise postérieure
et des cornes postérieures. On peut poursuivre les lésions, en haut, jusque

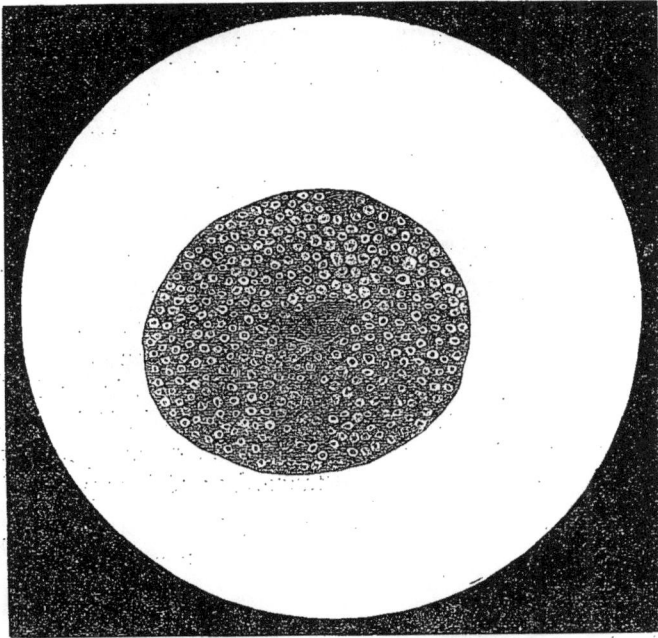

FIG. 42. — *Coupe transversale d'une racine rachidienne inférieure, dans un cas de tabes;* même malade que fig. 40. Gross. 275 fois. (Obs. personnelle. Clinique de Zurich.)

dans la moelle allongée, sur le plancher du 4ᵉ ventricule, où elles s'éteignent
progressivement. Dans quelques cas isolés, on a pu les retrouver dans les
couches périphériques de la *protubérance* et dans les *tubercules quadrijumeaux*, mais c'est là l'extrême limite supérieure de leur extension.

Les *racines rachidiennes postérieures* sont rapetissées, atrophiées,
grisâtres, et offrent aussi, au microscope, les mêmes lésions que la moelle
(voyez fig. 42 et 43). Les lésions cependant ne s'étendent jamais au delà des
ganglions intervertébraux. Au niveau de ces ganglions, comme au niveau
des racines rachidiennes antérieures, on n'a pas encore constaté avec certitude de lésions indéniables. Au niveau de la queue de cheval, on constate souvent des fibres ténues transparentes et grisâtres, qui correspondent aux
racines rachidiennes postérieures atrophiées.

Les *nerfs crâniens* sont souvent atteints de dégénérescence grise ; c'est la dégénération du nerf optique qui est la plus fréquente et la mieux connue, notamment grâce aux savantes études de Leber. Elle débute dans le voisinage du globe oculaire, au niveau des couches périphériques du tronc nerveux, et de là peut s'étendre progressivement, en passant par les bandelettes optiques, jusqu'aux corps genouillés. Des lésions semblables ont été constatées au niveau des nerfs moteurs de l'œil, du trijumeau, du glosso-pharyngien et de l'hypoglosse. On a même décrit, récemment, des lésions atrophiques du pneumo-gastrique et de ses branches. Quelquefois ces lésions intéressent les noyaux d'origine de certains nerfs crâniens, sur le plancher

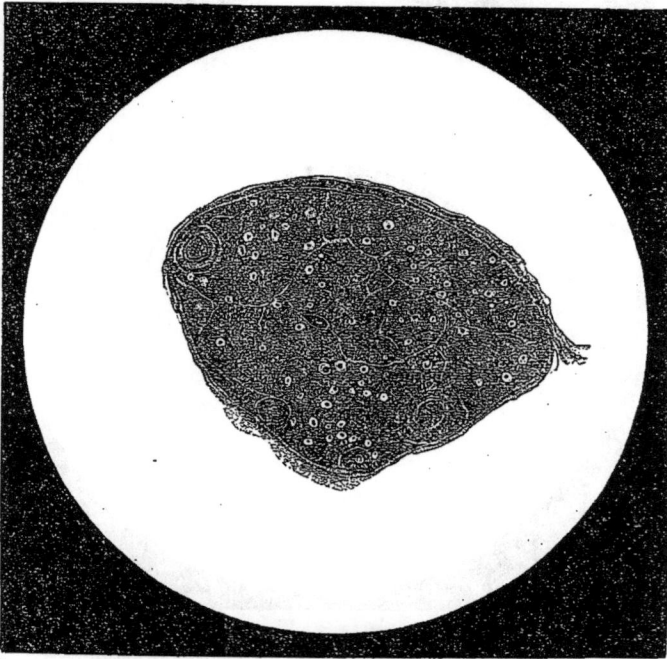

FIG. 48. — *Coupe transversale d'une racine rachidienne postérieure.*

du 4º ventricule. Il n'existe de *lésions cérébrales* que si, à l'affection médullaire, s'ajoute la paralysie générale progressive. On a beaucoup cherché à déceler les altérations du *sympathique*, mais sans grand résultat, car on n'y a trouvé que des lésions inconstantes, banales, et souvent aucune lésion.

Au niveau des *nerfs périphériques*, l'atrophie des tubes nerveux et la sclérose interstitielle ont été décrites pour la première fois par Steinthal (1844) et par Friedreich ; puis la question a pris récemment un intérêt de premier ordre à la suite des travaux de Westphal, de Déjerine, de Pitres et Vaillard, et de Sakoki. Il ressort de ces études qu'il peut apparaître, au cours du tabes, des névrites dans les nerfs les plus variés, dans ceux des membres aussi bien que dans ceux des viscères. Le processus morbide débute généralement au niveau des extrémités osseuses, et paraît responsable des anesthésies circonscrites de la peau, de l'analgésie, des troubles trophiques cutanés (mal perforant, plantaire, exanthèmes, dystrophie et chute des ongles), des paralysies motrices, des arthrophies musculaires qui peuvent accompagner ces paralysies, des atropathies, de la fréquence des fractures spontanées et peut-être aussi des crises viscérales que l'on observe dans l'ataxie locomotrice progressive. Nous donnons dans la fig. 44, un type de névrite intense du nerf tibial gauche observée par nous, chez un tabétique de 47 ans, qui mourut, peu de temps après, des suites d'un mal perforant plantaire gauche. La coupe a été pratiquée sur le nerf, très haut, au niveau du creux poplité.

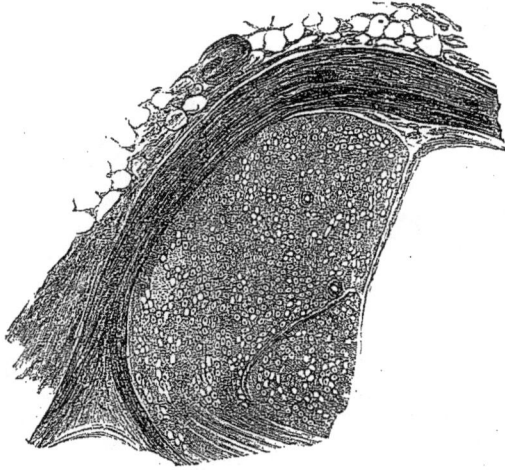

FIG. 44. — *Névrite du nerf tibial gauche, chez un homme de 47 ans, atteint de mal perforant plantaire.* Préparation traitée par la nigrosine. Gross. 275 fois. (Obs. personnelle. Clinique de Zurich.)

Les lésions dégénératives et atrophiques peuvent intéresser aussi les nerfs des muscles.

Au microscope, au niveau des cordons qui ont subi la dégénérescence grise, on constate la *destruction des fibres nerveuses*, et la présence d'un tissu conjonctif, tantôt à mailles larges, grossières, et à éléments cellulaires rares, tantôt à structure fibrillaire fine et délicate (voyez fig. 45); en certains points, ce tissu a tous les caractères d'un tissu conjonctif fibrillaire dense,

Les cellules granulo-graisseuses font totalement défaut en certains points; dans d'autres au contraire, on les observe en plus ou moins grand nombre. Les corpuscules amyloïdes sont très nombreux, et parfois, la quantité de ces corps est telle, qu'on ne voit pas autre chose sur tout le champ de la préparation.

Quant aux vaisseaux, ils sont épaissis et infiltrés d'une grande quantité de noyaux dans leurs parois. Au niveau des gaines lymphatiques, et en dehors même des vaisseaux, s'accumulent des gouttelettes de graisse et des cellules granulo-graisseuses. Les tubes nerveux ont en partie disparu; ceux

qui persistent ont une gaine de Schwann en partie détruite et résorbée,
de telle sorte que le cylindre, réduit lui-même de volume, est mis
à nu.

On discute beaucoup sur la *nature* de ces lésions. Pour Leyden, elles
sont primitivement *dégénératives* et non inflammatoires, portent d'abord
sur les tubes nerveux, et n'affectent que secondairement le tissu conjonctif.
C'est une opinion qui compte des partisans de plus en plus nombreux. Pour
d'autres auteurs, en particulier pour Charcot et son école, les lésions sont,
au début, de nature *inflammatoire*, et portent primitivement sur la substance nerveuse, les lésions conjonctives étant aussi, pour ces auteurs,
secondaires. Il s'agit donc pour eux ici, d'une myélite chronique, parenchymateuse, funiculaire.

Une troisième opinion, est celle des auteurs qui considèrent la lésion

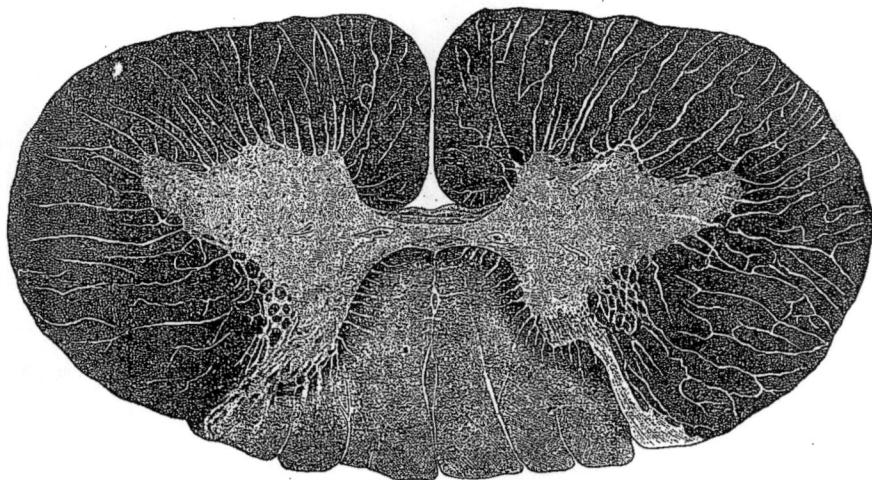

FIG. 45. — *Coupe transversale de la moelle, au niveau du renflement cervical dans un cas de tabes.* Même
malade que fig. 40. Préparation traitée par la glycérine potassique. Gross. 15 fois. (Obs. personnelle. Clinique
de Zurich.)

comme une myélite chronique primitivement *interstitielle*. Enfin, il est une
quatrième série d'auteurs, qui n'ont aucune théorie particulière sur le début
des lésions, et pour qui la localisation primitive du mal ne peut guère se
distinguer dans la majorité des cas.

Plusieurs observateurs attribuent le processus pathologique à des altérations vasculaires primitives. Adamkiewicz s'est fait tout récemment le cham-
pion de cette idée; et pourtant, les préparations de cet auteur sont en contradiction avec les inductions théoriques qu'il avance.

Enfin Arndt a émis, dans une théorie hasardée, l'opinion que le processus
morbide aurait pour causes premières la stase et l'engorgement lymphatiques.

Pour quelques histologistes, le début des lésions serait situé en dehors de la moelle. Ce serait une inflammation de l'*arachnoïde* et de la *pie-mère*, une méningite spinale postérieure primitive, qui s'étendrait ensuite à la moelle. Mais on peut objecter que, dans les autopsies de tabes récents, les lésions phlegmasiques des méninges font totalement défaut.

En général, les cornes postérieures participent au processus morbide. Elles apparaissent atrophiées, pauvres en tubes nerveux, en partie détruites, étouffées par la prolifération conjonctive, masquées par des dépôts pigmentaires jaunâtres abondants, etc. Ce sont ces lésions qui produisent l'*anesthésie* que l'on observe habituellement chez la plupart des tabétiques.

Macroscopiquement déjà, on distingue, dans la moelle dorsale, la colonne

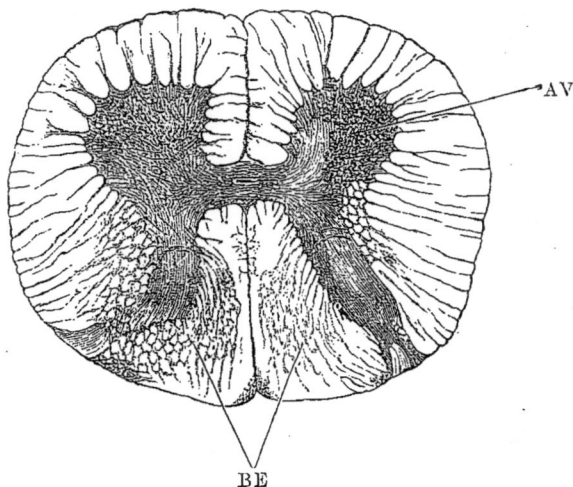

FIG. 46. — *Coupe transversale de la moelle, au niveau du renflement cervical, dans un cas de tabes avec atrophie de la corne antérieure droite.* D'après CHARCOT. Gross. 5 fois environ.

AV. Corne antérieure droite atrophiée. — BE. Bandelettes externes.

de Clarke, à cause de la coloration grise de ses éléments. Au microscope, on constate l'atrophie et la disparition des tubes nerveux, l'accroissement du tissu conjonctif, mais, en général, à côté de ces lésions, la persistance des cellules ganglionnaires à ce niveau.

La plupart du temps, le processus morbide s'est étendu des cordons postérieurs aux *cordons latéraux*. Parfois ils montent jusque dans les *pédoncules cérébelleux inférieurs;* d'autres fois au contraire, la lésion attaque plus profondément les cordons latéraux, et peut gagner même les *cordons antérieurs*. C'est à cette dernière lésion qu'il faut attribuer les paralysies tabétiques, quand elles apparaissent; et beaucoup d'auteurs soutiennent avec conviction que les symptômes d'ataxie sont liés aux lésions des pédoncules cérébelleux; mais cette dernière opinion prête à de sérieuses objections.

Charcot et Pierret ont démontré que la lésion se fraye parfois une voie jusqu'aux *grandes cellules ganglionnaires des cornes antérieures;* mais cette extension du processus morbide est loin d'être constante. C'est aux altérations du système spinal antérieur qu'il faut rapporter les atrophies musculaires et l'apparition de la réaction de dégénérescence.

L'évolution du tabes est tellement chronique, et les altérations sont tellement avancées, quand on fait l'autopsie, qu'il est bien difficile de déterminer avec certitude le point de départ primitif des lésions : il est rare en effet d'avoir à faire les nécropsies de tabes au début. Charcot et son école localisent le début de la maladie dans les *bandelettes externes des cordons postérieurs (faisceaux de Burdach)*; et, à ce niveau même, les lésions débutent en un point très circonscrit, dans les couches du faisceau de Burdach immédiatement contiguës aux cornes postérieures (voyez fig. 47 et 48). C'est à la lésion de ce point si limité que serait lié le symptôme capital du tabes, l'ataxie. Toutes les autres lésions de la maladie sont secondaires, notamment la dégénérescence des cordons de Goll, qui n'est elle-même qu'une dégénération ascendante secondaire.

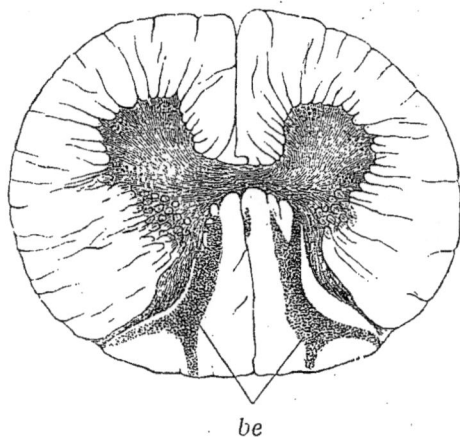

be   be

Dégénération grise des bandelettes externes, dans un cas de tabes au début. D'après CHARCOT.

FIG. 47. — Partie moyenne de la moelle cervicale.   FIG. 48. — Partie inférieure de la moelle thoracique. — *be.* Bandelettes externes.

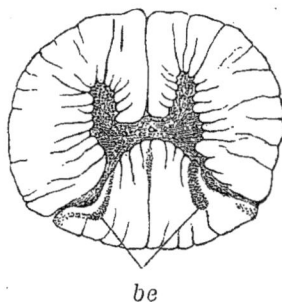

Tout récemment Strümpell a voulu élucider la raison du caractère systématique des lésions du tabes, et il est arrivé à des conclusions assez originales qui sont les suivantes :

Les lésions *débutent* dans la moelle lombaire, dans les couches moyennes des cordons postérieurs, symétriquement et des deux côtés ; il reste, entre les points malades et la commissure grise postérieure en avant, et entre ces mêmes points et la surface extérieure des cordons postérieurs en arrière, de petits territoires que respecte la lésion (voyez fig. 49).

Avec les progrès de la maladie, le processus *s'étend en arrière*; mais, la plupart du temps, il reste encore une petite surface, de forme ovale, ou triangulaire, située contre le sillon longitudinal postérieur, qui n'est pas touchée (voyez fig. 50). La partie antérieure des cordons postérieurs reste à peu près indemne.

Au niveau de la moelle dorsale, le début des lésions apparaît sur deux points latéraux, d'où s'irradient les fibres nerveuses dans les cornes postérieures. En outre, de très bonne heure, on constate deux bandes médianes de sclérose, situées le long du sillon longitudinal postérieur (voyez fig. 51). La dégénérescence de la totalité des cordons postérieurs n'a lieu que plus tard ; et ce sont surtout les parties externes de ces cordons qui opposent à la dégénérescence la résistance la plus prolongée.

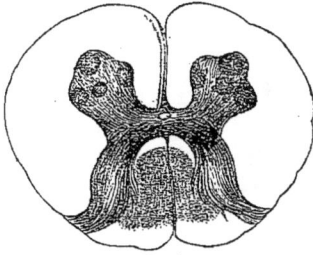

Fig. 49. — *Début des lésions dans la moelle lombaire. Tabes.* D'après STRUMPELL. Gross. 2 fois.

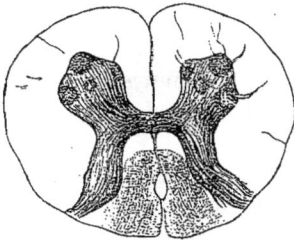

Fig. 50. — *Lésions plus avancées dans la moelle lombaire. Tabes.* D'après STRUMPELL. Gross. 2 fois.

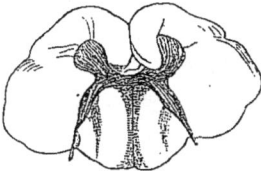

Fig. 51. — *Début des lésions dans la moelle dorsale Tabes.* D'après STRUMPELL. Gross. 2 fois.

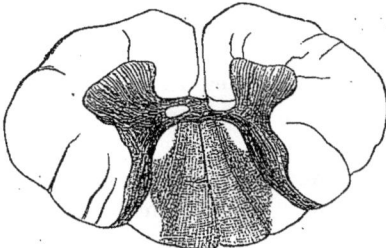

Fig. 52. — *Lésions du tabes, dans la moelle cervicale.* D'après STRUMPELL. Gross. 2 fois.

Au niveau de la moelle cervicale, les lésions intéressent d'abord la partie postérieure des cordons de Goll. Puis, le processus gagne en étendue ; mais, très longtemps encore, on aperçoit, indemnes de toute lésion, deux points antérieurs et deux points postérieurs, à la périphérie des cordons postérieurs ; et ce sont les points antéro-externes qui résistent le plus longtemps (voyez fig. 52). Il résulte donc de ces observations, que l'on peut considérer l'ensemble de la dégénération des cordons postérieurs comme une lésion des petits systèmes de fibres unis entre eux par les courants fonctionnels communs ; que le tabes nous apparaît comme une maladie systématique, non pas simple, mais complexe, et que le problème est loin d'être élucidé.

Dans quelques cas, outre la dégénération des cordons postérieurs, on a trouvé dans la moelle des foyers *isolés* de sclérose et de myélite, indépendants de la lésion systématique (Leyden, Wolf).

III. **Symptômes.** — Parmi les symptômes du tabes, il en est un qui prime tous les autres, par l'importance et la régularité de son apparition, c'est l'*incoordination des mouvements volontaires*, l'*ataxie* ; et cette ataxie contraste avec la conservation à peu près absolue de l'énergie musculaire. Ce symptôme peut être pendant longtemps précédé de prodromes nombreux, avant d'apparaître dans toute son évidence. Le tabes est le type d'une maladie chronique, puisque la durée peut en dépasser trente ans et même davantage. On s'est efforcé bien des fois de distinguer plusieurs périodes dans la maladie. De toutes ces divisions, nous retiendrons, comme étant la plus naturelle et la plus simple, celle de Leyden, qui reconnaît *trois périodes* dans le tabes : une période de *névralgies*, une d'*ataxie* et une de *paralysie*.

Le symptôme capital de la 1re période *(période névralgique ou préataxique)* c'est l'apparition de douleurs névralgiformes, auxquelles peuvent se joindre des paresthésies, des paralysies des muscles oculaires, de l'inégalité pupillaire, de l'atrophie optique et de l'amaurose, la perte des réflexes patellaires, des anesthésies, des troubles fonctionnels de la vessie et du rectum et des arthropathies. La durée de cette période peut varier de quelques semaines à quelques années (quelquefois plus de 10 ans).

Dans la 2e période *(période ataxique)* ce sont les symptômes d'ataxie qui prédominent et attirent de plus en plus l'attention. L'incoordination des mouvements débute presque toujours dans les membres inférieurs ; puis gagne de là fréquemment les membres supérieurs, par lesquels elle ne débute que bien rarement. Cette période peut durer aussi quelques années.

Le début de la 3e période *(période de paralysie)* est marqué par l'immobilisation permanente au lit des pauvres malades qui ne peuvent plus se servir de leurs jambes. Pour beaucoup de ces malheureux, la mort est une délivrance qui se fait attendre trop longtemps, et cette mort est provoquée par les progrès du décubitus, la paralysie vésicale, la décomposition alcaline de l'urine, l'ulcération et la gangrène de la muqueuse vésicale, la pyélo-néphrite ; elle survient alors au milieu de phénomènes de pyohémie et de septicémie. Dans d'autres cas, et très souvent, les malades succombent à la tuberculose pulmonaire ; d'autres fois s'accuse un marasme général, dû à une diarrhée profuse, aux vomissements incoercibles qui accompagnent les crises gastriques. Les malades meurent quelquefois d'affections intercurrentes et particulièrement de fièvre typhoïde.

Dans un cas qui m'est personnel, j'ai vu la mort suivre à brève échéance une chute insignifiante, qu'avait faite le malade, et la mort survint au milieu de symptômes de choc. Chez une autre de mes malades, c'est un *mal perforant plantaire* qui fut l'accident terminal. Leyden a observé parfois un délire aigu suivi de coma, comme accidents ultimes du tabes.

Nous allons maintenant passer en revue chacun de ces symptômes en particulier, afin d'en faire une étude plus détaillée.

Les *douleurs névralgiformes* appartiennent aux symptômes les plus constants et les plus précoces. Généralement elles affectent le type fulgurant, térébrant, lancinant, ou constrictif. Leur intensité est parfois si violente qu'elle arrache au malade des cris déchirants. Leur siège est presque toujours profond, rarement superficiel ou cutané ; la peau paraît souvent hyperesthésiée au niveau des points douloureux. Tantôt ces douleurs se cantonnent dans des territoires nerveux déterminés, comme, par exem-

ple, celui du sciatique, tantôt elles prennent le type hémicrânien, ou bien
siègent dans les articulations, et échappent à toute topographie nerveuse
anatomique. Elles s'exagèrent souvent *la nuit*, et sont sujettes à des rémissions et à des exacerbations, suivant la température, la saison, la pression
barométrique, l'état de l'atmosphère, etc. Elles augmentent avec les dépressions barométriques et en hiver.

En général, les premières douleurs apparaissent dans un des deux membres inférieurs et plus tard elles intéressent les deux extrémités. Elles en
imposent souvent, pendant longtemps, pour des douleurs *rhumatismales*,
de la *sciatique*, jusqu'à l'adjonction d'autres symptômes, qui ouvrent les
yeux du médecin sur la réalité d'un tabes au début, longtemps méconnu.
Dans ce cas, la sciatique bilatérale doit éveiller les soupçons. Au niveau
des membres supérieurs, les symptômes douloureux sont beaucoup plus
rares ; lorsqu'ils apparaissent, c'est, de préférence, dans le territoire du
cubital.

Les douleurs persistent souvent dans le cours ultérieur de la maladie.
Elles sont parfois si intenses, si continues, ou si répétées, qu'elles constituent un intolérable supplice pour les malades, et que certains auteurs ont
décrit comme une forme particulière de la maladie, *le tabes douloureux*.

La plupart des malades accusent aussi, soit autour de la poitrine, soit
autour du ventre, des sensations de constriction et des douleurs en ceinture,
parfois très intenses et s'exagèrent jusqu'à acquérir un caractère angois-
sant.

Il peut survenir aussi des névralgies viscérales, de violentes gastralgies
accompagnées de vomissements (*crises gastriques*), de la cuisson et du
ténesme dans l'urètre et dans le rectum, des selles aussi douloureuses que
dans la dysenterie, etc.

Les paresthésies sont presque toujours observées dans cette période ; leur
apparition est, en général, très précoce ; ce sont des sensations de froid,
de chaud, de chatouillement, de fourmillements. Beaucoup de malades se
plaignent de ne plus sentir comme d'habitude la *plante de leurs pieds* en
marchant, d'avoir la sensation d'une semelle de caoutchouc ou de feutre épais,
de croire toujours marcher sur de la laine, des plumes, ou sur des outres
remplies d'eau. Généralement, les paresthésies se montrent d'abord dans
les extrémités inférieures, dans l'une des deux d'abord, dans les deux ensuite,
prédominent d'un côté ou de l'autre, et s'accusent surtout dans les jambes
et les pieds ; ultérieurement, elles gagnent les membres supérieurs et peuvent même s'étendre à tout le corps, de telle sorte que les malades se plaignent de perdre la sensation de résistance et de contact des choses, et qu'ils
se figurent flotter dans l'air, alors qu'ils sont assis ou couchés.

L'hyperesthésie n'est pas très fréquente ; comme nous l'avons dit, elle
se surajoute quelquefois sur la peau, aux douleurs névralgiformes, et,
comme celles-ci, se montre très variable dans son siège.

Leyden a décrit comme un symptôme d'hyperesthésie, cette sensation,
qu'on retrouve chez quelques malades, de *piqûres d'aiguille* ou d'irritation
douloureuse de la peau, portée quelquefois à un degré extrême d'acuité.

Les douleurs dorsales sont assez rares. M. Meyer a attiré l'attention sur l'existence de points douloureux à la pression sur le rachis, et il paraît que ce médecin se serait fort bien trouvé du traitement électrique dirigé contre cette douleur; mais en somme, c'est là un symptôme exceptionnel.

D'après Leyden l'*anesthésie* est un des symptômes constants du tabes; mais, une recherche minutieuse et complète est quelquefois nécessaire pour le déceler. Dans beaucoup de cas, cette anesthésie est partielle; mais elle peut devenir absolue avec les progrès de la maladie. C'est aux pieds, aux jambes qu'elle est le plus prononcée; elle prédomine souvent d'un côté. Au début de la maladie, elle se limite quelquefois à un territoire cutané circonscrit, comme le périnée, par exemple, ou la face postérieure et latérale de la cuisse, le scrotum, etc. C'est le sens du chatouillement qui paraît être le premier perdu, puis le sens du tact et celui de la douleur; enfin, sont intéressés, en dernier lieu, les sens de la pression, du lieu et de la température.

Un symptôme assez fréquent consiste dans le *retard de sensations*, qui peut atteindre jusqu'à 5 secondes chez quelques malades; ce retard peut être aisément mesuré avec un métronome, à l'aide duquel on comptera l'intervalle du temps écoulé entre l'excitation et la sensation.

Pour ces sortes de mesures, la montre à secondes n'est pas un instrument assez précis. Hertzberg et Nothnagel ont constaté aussi un retard dans les sensations de température.

Naunyn a récemment décrit des *sensations redoublées* (Doppelempfindungen); c'est-à-dire que le malade, après une seule piqûre, accuse d'abord une sensation de douleur, puis, après un certain intervalle de temps, une seconde sensation douloureuse, plus vive que la première. E. Remak a observé que, chez un malade, une piqûre d'aiguille était ressentie, d'abord comme un simple contact, et, après une certaine pause, comme une douleur.

Fischer a attiré l'attention sur l'existence de la *polyesthésie* : une piqûre simple sur un malade, dont les yeux sont fermés, est parfois accusée comme une série de piqûres multiples et simultanées. Berger a constaté dans les premières périodes du tabes l'existence de ce qu'il appelle l'hyperesthésie *paradoxale* : dans ce cas, de faibles excitations de la peau sont perçues tandis que des excitations plus fortes ne le sont pas.

E. Remak a insisté sur la facilité et la rapidité d'épuisement des nerfs sensitifs : ainsi, après le passage d'un courant faradique sur la peau, le malade, au bout d'un certain temps, ne sent plus. Si l'on renforce progressivement le courant, il arrive un moment où la sensibilité reparaît, puis s'efface de nouveau. Mendelsohn a démontré que la réaction électrique des nerfs sensitifs cutanés est pervertie dans le tabes. On observe souvent aussi le prolongement et la *fusion des sensations* (Nachempfindung); des excitations qui se suivent rapidement se confondent en une seule. Toutes ces recherches sont très délicates et demandent beaucoup de soin.

Un fait assez curieux est celui sur lequel Leyden a appelé l'attention : c'est que l'anesthésie tabétique n'intéresse pas que la peau, mais qu'elle frappe aussi les aponévroses, les tendons et les muscles. La *perversion du sens musculaire* est importante à noter ici ; elle compte d'ailleurs parmi les symptômes les plus curieux.

Si l'on ordonne au malade de fermer les yeux ; qu'on lui élève lentement la jambe à une certaine hauteur, et qu'on lui commande de lever l'autre à la même hauteur, on le voit commettre les erreurs d'appréciation les plus grossières. Il est absolument incapable de retrouver dans son lit sa propre jambe, lorsqu'on a imprimé quelque mouvement au membre, le malade ayant les yeux fermés ; si l'on place une de ses jambes sur l'autre, il ne peut désigner quelle est la jambe qui est située sous l'autre. De même, les yeux étant toujours fermés, il ne peut savoir quel membre est plus fléchi que l'autre, lorsque l'on a imprimé à ses deux membres une attitude de flexion inégale des deux côtés. Il ne peut non plus exécuter avec ses doigts les mouvements un peu complexes qu'on peut lui ordonner.

Le sens de l'énergie musculaire paraît au contraire conservé, d'après Leyden. Pour s'en assurer, on n'a qu'à suspendre deux poids inégaux à chacun des pieds du malade, celui-ci ayant les yeux fermés, à lui ordonner de les soulever, et d'apprécier la différence des deux poids. La sensibilité électro-musculaire, c'est-à-dire cette sensation particulière qui se manifeste dans les muscles contractés sous l'influence du courant faradique peut n'être pas altérée ; dans certains cas cependant, elle est très diminuée.

Le *symptôme de Bracht-Romberg* est lié à la perversion du sens musculaire, dans la majorité des cas. Voici en quoi consiste ce signe : Quand le malade a les yeux fermés ou qu'il se trouve dans l'obscurité, il est dans un équilibre tellement instable, en marchant, qu'à chaque pas il manque de tomber ; et beaucoup de malades sont absolument incapables de faire un pas dans l'ombre. Quand il fait jour, l'œil est évidemment en état de suppléer en quelque mesure au défaut du sens musculaire. Le manque d'équilibre des malades s'accuse davantage, lorsqu'on leur commande de se tenir debout, les pieds rapprochés l'un de l'autre. Il arrive souvent que ce sont les malades eux-mêmes qui remarquent l'apparition de ce symptôme, parce qu'il leur arrive quelquefois de perdre l'équilibre quand ils sont obligés de fermer les yeux, par exemple, au moment de leur toilette quand ils se lavent la figure.

L'état des *réflexes cutanés* et *tendineux* est important à étudier ici.

Les réflexes cutanés (réflexes plantaire, crémastérien, mamillaire, etc.) n'ont presque rien de caractéristique. On observe tantôt leur exagération, tantôt leur affaiblissement, tantôt leur retard, tantôt enfin leur intégrité. A l'exploration de la sensibilité, ils peuvent d'ailleurs induire le médecin en erreur, parce que si la piqûre, de la plante du pied, par exemple, provoque, par voie réflexe, des secousses dans la jambe, le malade confond la sensation des contractions musculaires avec la perception de la piqûre cutanée.

Les travaux de Westphal ont mis en lumière, parmi les réflexes tendineux, les modifications du *réflexe patellaire* auxquelles ils ont donné une importance diagnostique de premier ordre. On sait les différents procédés pratiques, à l'aide desquels on peut explorer l'état de ce réflexe, et quel est le résultat presque constant de cet examen chez les personnes bien portantes. Chez les tabétiques, au contraire, ce réflexe est presque toujours aboli ; et il faut dire que ce signe, à la fois si simple et si fidèle, doit être rangé parmi les symptômes les plus précoces du tabes. L'apparition de ce phénomène est liée à la présence de foyers scléreux dans les segments périphériques des cordons postérieurs de la moelle lombaire supérieure ou des segments intermédiaires à la moelle lombaire et à la moelle dorsale.

La conservation du réflexe patellaire, dans les cas de tabes avéré, est un fait exceptionnel (Westphal, Claus, Hirt, Berger) ; dans ce cas, l'absence du symptôme signifie que la sclérose n'a pas encore envahi ou n'a presque pas encore touché la moelle lombaire, puisqu'elle a respecté le territoire bien circonscrit, dont les lésions entraînent la perte du réflexe rotulien. Quelquefois le réflexe est aboli d'un côté et conservé de l'autre ; et l'unilatéralité du symptôme répond à l'inégalité des lésions dans les deux moitiés du segment médullaire.

Les troubles *vaso-moteurs*, *sécrétoires* et *trophiques* peuvent faire défaut pendant tout le cours de la maladie. Quelquefois on a constaté des troubles vaso-moteurs : les malades accusaient, au niveau des membres inférieurs, une sensation de froid ; et la température cutanée locale était en effet abaissée. On a aussi constaté l'apparition d'œdèmes cutanés circonscrits très prononcés.

Parmi les troubles sécrétoires, il faut noter l'*hyperhidrose* unilatérale ou localisée, et le *ptyalisme*.

Parmi les troubles trophiques, citons des *érythèmes*, l'*herpès*, les *éruptions papuleuses* ou *bulleuses*, la possibilité du *décubitus aigu* avec toutes ses conséquences, la *desquamation intense de l'épiderme* (Povley), des lésions d'*ichtyose*, observées par Ballet et Dutil sur les territoires cutanés anesthésiques, hyperesthésiques, ou qui avaient été le siège, antérieurement, de vives douleurs ; des *ecchymoses cutanées* (Straus) de la *pigmentation cutanée* ou pileuse, du *vitiligo*, de l'épaississement, des altérations fissuraires et de la desquamation des ongles des pieds, principalement du gros orteil ; même la *chute de ces ongles*, avec ou sans hémorrhagie sous-unguéale antérieure ; la *chute des dents*, en rapport avec les altérations des fibres trophiques du trijumeau, et précédée d'ailleurs d'hyperesthésie ou d'anesthésie de la dent malade (Margirandière).

Le pannicule graisseux et les muscles peuvent rester longtemps en fort bon état ; et souvent, ce n'est qu'après un long séjour au lit qu'on peut constater l'amaigrissement et l'atrophie des muscles par inaction. Au contraire, il se déclare une atrophie musculaire rapide, accompagnée de la réaction de dégénérescence, surtout au niveau des membres supérieurs, lorsque les cellules ganglionnaires des cornes antérieures sont intéressées et compromises par la lésion. D'après Charcot et d'autres auteurs, un bon signe diagnostique précoce du tabes, consiste dans l'*hémi-atrophie de la langue*, coïncidant avec des paralysies des muscles oculaires.

Charcot et son école rangent au nombre des troubles trophiques ces lésions particulières dont les *articulations* sont le siège, et qui se montrent souvent de très bonne heure, et quelquefois, mais rarement, à une période

tardive de la maladie. D'autres auteurs ne voient dans ces lésions articulaires que le simple effet de traumatismes auxquels les malades seraient particulièrement exposés, à cause de l'anesthésie des régions.

C'est l'articulation du genou qui est le plus souvent prise; puis viennent,
par ordre de fréquence, celles de l'épaule, l'épaule droite surtout, du
coude, de la hanche et du poignet. L'arthropathie est apyrétique et indo-
lente; le principal symptôme est une tuméfaction considérable de la jointure,
accompagnée parfois d'un gonflement œdémateux diffus, qui s'étend très
loin sur le membre. En quelques semaines ou quelque mois, cette tuméfaction peut disparaître sans autre conséquence, car elle est due à l'accumulation, dans la cavité articulaire, d'un liquide séreux ou séro-sanguin;
mais, dans d'autres cas, il peut survenir de l'usure des extrémités

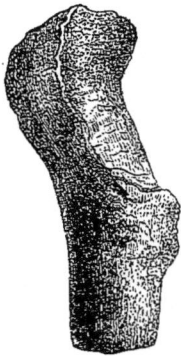

FIG. 53. — *Tête humérale usée dans un cas de tabes.*   FIG. 54. — *Humérus normal.*
D'après CHARCOT.

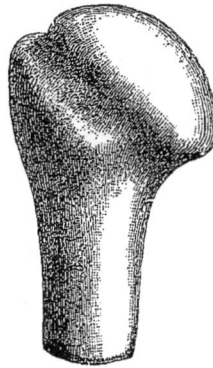

cartilagineuses et osseuses de l'articulation; on entend alors des cra-
quements à la mobilisation de la jointure, et il se produit des luxations
spontanées complètes, qui frappent le membre d'impotence fonctionnelle.
Nous donnons (fig. 53) la reproduction d'un humérus tabétique, comparé à
un humérus normal, d'après Charcot. La suppuration ou la perforation de
l'article est d'ailleurs très rare.

Charcot a signalé aussi, dans quelques cas, la *fragilité anormale des os*,
et la possibilité de fractures spontanées, dont Bruns a rassemblé récemment
trente cas chez les tabétiques; le plus souvent, ces fractures surviennent
dans les membres inférieurs, principalement à la cuisse ; elles récidivent
souvent, et le cal, qui succède à leur consolidation, est quelquefois excessivement volumineux.

Blanchard a pratiqué l'examen microscopique du squelette dans les cas
d'arthropathie et de fractures spontanées, et il a constaté la disparition
des sels de chaux et la raréfaction du tissu osseux dans le voisinage des
canalicules de Havers ; les lésions raréfiantes étaient plus prononcées dans
le voisinage du canal médullaire de l'os.

Le *pied tabétique* est aussi une conséquence des altérations articulaires et osseuses dont nous parlons. Le scaphoïde et le premier cunéiforme font une forte saillie en dedans, et le métatarse fait saillie en dehors, de telle sorte qu'il se produit un ressaut caractéristique au niveau de l'interligne tarso-métatarsien. Dans un de ces cas Charcot et Féré ont constaté un état spongieux anormal, du ramollissement et des déformations de tous les os du pied ; et tout récemment Chauffard a encore constaté d'autres troubles trophiques et vaso-moteurs du pied, comme le mal perforant, l'hyperhidrose, l'hyperthermie et la chute des ongles.

Joffroy a décrit, il y a peu de temps, le *pied-bot tabétique* ; c'est un pied varus-équin, qui se produit à la suite de la perte de la tonicité musculaire.

König a observé chez un homme du spondylolisthésis et chez un autre malade, des déformations vertébrales.

Erb et Hoffmann ont indiqué récemment la fragilité anormale et la déchirure possible du tendon d'Achille chez les tabétiques, à la suite du moindre faux pas.

Citons encore parmi les autres troubles sécréteurs et trophiques le varicocèle (Hutchinson, Jackson), la tuméfaction (Buch) ou l'atrophie (Fournier) du testicule, le mal perforant plantaire et même palmaire d'après Terrillon. J'ai eu l'occasion de voir dans mon service un cas de myosite ossifiante, que Schwarz a décrit. Le malade en question est mort à la suite d'un mal perforant plantaire, et nous en fîmes l'autopsie.

Les troubles de la *motilité* ont une extrême importance dans le tableau clinique du tabes. Dans beaucoup de cas, il survient, à titre de symptôme précoce, des paralysies de certains nerfs périphériques, par exemple du nerf sciatique poplité externe (N. peroneus), du nerf radial, etc.

Le début de ces paralysies est parfois soudain, et leur apparition se lie quelquefois, mais non régulièrement, à celle de la réaction de dégénérescence ; généralement elles disparaissent complètement, en quelques semaines ; ne s'accompagnent pas de troubles sensitifs ; elles sont liées vraisemblablement à des lésions dégénératives des nerfs périphériques, et peuvent être considérées comme étant analogues aux paralysies soudaines des muscles moteurs de l'œil, du tabes. La paralysie faciale a été observée, mais rarement ; quelquefois, ces paralysies affectent la forme hémiplégique, ou paraplégique. Leyden les considère, et non sans raison, comme des phénomènes d'épuisement. Chez les malades qui sont alités depuis longtemps les muscles des membres perdent progressivement leur énergie par le fait de l'inaction, et les malades accusent, au moindre effort, une sensation de fatigue avant l'apparition des paralysies. Il est exceptionnel de constater dans le tabes, des paralysies graves et permanentes ; celles-ci n'apparaissent qu'au moment où la lésion a envahi les cordons latéraux ou les cellules ganglionnaires des cornes antérieures ; auquel cas on observe, en outre, dans les muscles paralysés l'atrophie et la réaction de dégénérescence.

Quoique les malades soient encore en état d'exécuter des mouvements énergiques, ils sont néanmoins incapables de *coordonner* ces mouvements ; c'est là le signe de l'incoordination motrice ou de *l'ataxie*.

La démarche des malades met le symptôme ataxie dans toute son évidence ; en effet les tabétiques marchent les jambes étendues, raides, exécutent de grandes enjambées, frappant le sol de leurs talons, et toutes les fois qu'ils lèvent ou qu'ils abaissent leurs jambes, procèdent par des mouvements de brusque détente, de ressort, c'est l'*ataxie locomotrice*. Leur démarche est incertaine, et les malades sont incapables de placer leurs pieds l'un devant l'autre, sur une ligne droite ; ils titubent et avancent en zig-zag. Il leur est impossible de marcher sans dévier entre les raies parallèles d'un plancher. Tous ces troubles s'accusent davantage dans de certaines circonstances, par exemple, les brusques mouvements de rotation du corps, sur lui-même, l'ascension d'un escalier, le saut d'un ruisseau, etc. ; ils s'exagèrent aussi dans l'obscurité, ou quand le malade a les yeux fermés, et il est facile de voir avec quel soin et quelles craintes le malade suit des yeux chacun de ses mouvements.

Avec les progrès du symptôme, les malades en arrivent à ne plus pouvoir tenir seuls sur leurs jambes. Ils ont besoin d'abord d'une canne, plus tard de deux cannes ; puis, il faut les soutenir par les bras, quand ils marchent, et ils finissent par imprimer à leurs pieds des mouvements si incoordonnés et si brusquement lancés, qu'ils sont immobilisés pour toujours dans une chaise roulante et dans le lit. Althaus a fait remarquer que le mouvement *de recul* est particulièrement difficile aux tabétiques.

L'ataxie n'épargne pas toujours les membres *supérieurs ;* et l'incoordination s'y manifeste par l'irrégularité et la maladresse des mouvements, quand les malades veulent saisir un objet, enfiler une aiguille, etc. Au degré extrême de l'affection, les malades ne peuvent plus ni écrire, ni s'habiller, ni s'alimenter eux-mêmes, et il faut les servir comme des enfants.

Des signes d'ataxie apparaissent quelquefois dans le territoire de certains nerfs crâniens. La parole devient ataxique ; on observe dans les muscles des yeux du *nystagmus*, qui s'oppose à la fixité du regard.

Les symptômes d'incoordination ne se montrent pas que dans les mouvements, on les observe aussi *au repos* : c'est l'*ataxie statique*. Ainsi les malades, à la station debout, ne se sentent à peu près sûrs de leur équilibre, qu'en élargissant autant que possible leur base de sustentation, en écartant les jambes ; s'ils rapprochent leurs pieds l'un de l'autre, ils se mettent à vaciller, et manquent, la plupart du temps, de perdre l'équilibre. Beaucoup d'entre eux, ne se sentent assis en sûreté que sur un fauteuil ; sur un siège sans dossier, leur corps oscille, perd l'équilibre, et les malades manquent de tomber, c'est l'*ataxie sessile*.

On peut observer l'atténuation ou même la disparition de l'ataxie, si, spontanément, ou à la suite de maladies intercurrentes graves, la faiblesse musculaire est devenue telle, que l'ataxie ne puisse même plus se manifester.

L'excitabilité électrique des muscles ne subit pas toujours d'atteintes sérieuses.

On a beaucoup discuté sur les *causes* de l'ataxie : jusqu'à présent, la pathogénie du symptôme n'est pas très claire. La plus satisfaisante des théories actuelles, est peut-être celle de Leyden, qui n'invoque que des facteurs connus, pour expliquer les phénomènes.

Pour Leyden, l'ataxie n'est que la conséquence de l'anesthésie si étendue que l'on observe dans le tabes. C'est donc une ataxie d'origine *sensitive*; et ce n'est pas seulement l'anesthésie cutanée, mais surtout l'affaiblissement ou la perte du sens musculaire, qui concourent à la produire. On a bien objecté des cas de tabes avec ataxie, et sans aucun trouble de sensibilité : ces cas ne sont pas acceptés par Leyden. Pourtant, que de fois ne trouve-t-on pas sans anesthésie une ataxie très accentuée ; ou, réciproquement, de l'anesthésie sans ataxie (Niemeyer et Spāth).

Friedreich attribue l'ataxie à la paralysie de certains faisceaux nerveux affectés à la coordination motrice : ces faisceaux transmettraient, par voie centrifuge, à la périphérie, les impulsions coordinatrices, émanées des centres cérébraux coordinateurs, à travers les cordons postérieurs de la moelle (pour d'autres auteurs plus modernes, à travers les pédoncules cérébelleux latéraux ?). Ce serait donc là de l'ataxie d'origine *motrice*. Mais, jusqu'à présent, on n'a pas encore démontré l'existence de fibres nerveuses affectées à la coordination des mouvements. Cyon avait déjà proposé une théorie plus solide, d'après laquelle l'ataxie serait consécutive à l'interruption des voies réflexes dans la moelle.

Les *crampes musculaires* sont rares, et semblent, la plupart du temps, indépendantes des névralgies, de même que les contractures, qui ne sont pas d'une observation fréquente.

Chez un homme, mort il y a quelques semaines dans mon service, j'ai observé, au niveau des bras, des *tremblements vibratoires*, analogues à ceux de la paralysie agitante. Ce tremblement avait débuté quelques jours seulement avant l'admission de cet homme à l'hôpital ; le malade mourut huit jours après. A l'examen microscopique de la moelle, on ne trouva que les lésions habituelles du tabes.

Oppenheim, et, tout récemment Stinzing, ont décrit des mouvements associés, de la *syncinésie*, dans le tabes. Le malade de Stinzing exécutait, à chaque secousse de toux, un violent mouvement de flexion dans le genou, et il était incapable de s'opposer à ce mouvement.

Les troubles fonctionnels de la *vessie* et du *rectum* comptent parmi les symptômes les plus fréquents et les plus précoces du tabes. Tantôt, c'est de l'incontinence, souvent provoquée par les mouvements ou les émotions, tantôt c'est de la rétention ; il y a, de ce côté, des alternatives remarquables d'amélioration et d'aggravation. A une période avancée de la maladie, la vessie peut être complètement paralysée, et alors, la stase et la décomposition ammoniacale de l'urine déterminent de la cystite, de la pyélite, des abcès du rein, et de la septicémie.

Du côté du rectum, on observe l'incontinence ou une constipation opiniâtre.

Nous avons décrit déjà les accidents douloureux de la vessie et du rectum, liés au ténesme et à la strangurie.

Les *troubles oculaires* sont fréquents et d'une grande importance diagnostique. Ce sont des paralysies de certains muscles, qui se traduisent par du ptosis, du strabisme, de la diplopie et du vertige. Le nerf le plus souvent pris est le moteur oculaire commun (3e paire), puis le moteur oculaire externe (6e paire) ; beaucoup plus rarement, le nerf pathétique.

On observe souvent un rétrécissement extraordinaire des pupilles, dont le diamètre se réduit parfois à celui d'une pointe d'épingle (*myosis spinale*). D'autres fois, c'est l'inégalité pupillaire que l'on observe. En même temps, la pupille ne réagit plus, ou presque plus, à la lumière ; le réflexe pupillaire est aboli, et cependant l'iris conserve la faculté de s'accommoder aux distances ; il se contracte quand le malade fixe des objets rapprochés ou qu'il fait converger ses axes oculaires ; il se dilate au contraire dans la vision éloignée. On connaît le moyen de constater l'abolition du réflexe irien. Un autre procédé consiste à chercher, par une excitation sensitive, à provoquer la dilatation de la pupille, qui se produit toujours à l'état normal, en pareil cas ; tandis que chez les tabétiques, elle fait défaut. Quelquefois, il est vrai, l'insensibilité de l'iris à la lumière ne coïncide pas avec l'insensibilité de ce diaphragme aux excitations sensitives. L'*abolition du réflexe irien* constitue un symptôme d'une valeur diagnostique de premier ordre, et l'importance de ce signe est d'autant plus grande, qu'il peut être compté le plus souvent au nombre des symptômes précoces de la maladie. Il est vrai qu'il peut se rencontrer aussi dans d'autres maladies du système nerveux ; par exemple, dans la démence paralytique et dans la syphilis. Il a été dénommé du nom de celui qui l'a découvert, *symptôme de Robertson*.

Quelques malades sont extrêmement incommodés par la lumière, aussi les voit-on toujours suivre le côté des rues le moins éclairé.

Souvent, et à titre de symptôme précoce, s'observe de l'*affaiblissement de la vue*, de l'*amblyopie*, qui peut parfois dégénérer en cécité complète; et quelquefois ces symptômes précèdent, dans leur apparition, de plusieurs années celle des premiers signes manifestes d'ataxie. A l'ophtalmoscope, on trouve une blancheur anormale de la pupille optique, du rétrécissement des artérioles rétiniennes, et la lamina cribrosa tranche sur le fond de l'œil par sa coloration éclatante. Ainsi l'examen ophtalmologique peut être, dans les cas douteux, d'une *extrême utilité* pour le diagnostic : par contre la thérapeutique n'en retire aucun bénéfice.

L'étude détaillée de la marche des lésions oculaires démontre qu'il s'établit un rétrécissement progressif du champ visuel, rétrécissement non concentrique d'ailleurs, mais irrégulier, et procédant par secteurs rétiniens. Il se produit aussi des troubles particuliers dans la perception des couleurs; certaines d'entre elles, d'abord le rouge et le vert, ne sont plus perçues; le jaune et surtout le bleu résistent en général longtemps.

Sous le nom de *crises viscérales*, on décrit certains accidents douloureux, ou autres, qui surviennent, de temps en temps, au niveau de tel ou tel appareil, et quelquefois intéressent plusieurs organes à la fois. Ces symptômes ont été découverts et bien étudiés par les auteurs français, qui ont décrit des crises gastriques, laryngées, pharyngées, rénales et urétrales, capables de simuler toutes les affections organiques possibles. Les crises le mieux, et depuis le plus longtemps connues, sont les crises *gastriques*. Elles consistent dans une gastralgie violente, accompagnée de vomiturations et de vomissements. Ces vomissements, alimentaires au début, deviennent muqueux ensuite, et enfin bilieux. La durée de ces crises varie de quelques heures à quelques jours ; ces accidents provoquent une dépression nerveuse considérable, et peuvent, dans certains cas, devenir par eux-mêmes mortels.

On observe parfois, en même temps que les crises gastriques, de la diarrhée et, chez les femmes, des métrorrhagies. James Russel a noté de l'oligurie, diminution de l'excrétion de l'urée, et de l'albuminurie, surtout lorsque les douleurs avaient été très intenses. D'après Buzzard, les crises gastriques sont surtout fréquentes chez les tabétiques à arthropathies ; et, pour cet auteur, les deux phénomènes sont liés à des lésions situées dans le bulbe, au voisinage du noyau d'origine du pneumogastrique.

L'apparition de ces symptômes est parfois *précoce*, ils surviennent dans la période préataxique ; mais ils peuvent réapparaître, de loin en loin, dans les périodes ultérieures. Je me souviens d'avoir vu, à Göttingen, un vétérinaire, atteint de violentes crises gastriques, prises pour une manifestation d'une gastrite chronique vulgaire, traitées depuis trois ans, sans succès, par les eaux de Carlsbad, alors qu'il s'agissait manifestement d'un tabes en pleine évolution.

Lépine a décrit des crises gastriques *indolores*, qui se manifestent par des vomissements abondants et continus, capables de mettre la vie en danger par leur caractère incoercible.

D'après Sahli, les matières vomies sont très riches en suc gastrique, et, d'après cet auteur, cette hypersécrétion gastrique serait sous la dépendance du système nerveux central.

Les crises gastriques se manifestent, chez certains malades, par une inappétence et une anorexie invincibles.

Les crises *intestinales*, qui ont été constatées quelquefois, se manifestent par des accidents de diarrhée et souvent par des coliques douloureuses.

On a aussi observé des crises de sialorrhée et d'hyperhidrose.

Les crises *pharyngées* sont constituées par des accidents de dysphagie.

Les crises *bronchiques* se manifestent par un sentiment d'oppression, de l'angoisse respiratoire, et des accès de suffocation.

Leyden a tout récemment appelé l'attention sur les crises *cardiaques*, dont la symptomatologie est celle de l'*angine de poitrine* (douleurs précordiales, irradiées dans le bras gauche, arythmie, faiblesse du pouls, syncope imminente, pâleur du visage, etc.). Vulpian a appuyé cette description de son autorité.

Les crises *laryngées* sont des accidents de dyspnée, de toux spasmodique, d'accès de suffocation avec cyanose, en somme un tableau qui dénote la souffrance du bulbe. Souvent, ces crises simulent la laryngite striduleuse, ou les accès de coqueluche. Au laryngoscope, on trouve la paralysie d'une corde vocale ou des deux muscles crico-aryténoïdiens postérieurs. La mort est quelquefois provoquée par un accès de suffocation.

Dans quelques cas, on observe, dans le tabes, à titre de symptôme précoce, la paralysie des muscles crico-aryténoïdiens postérieurs qui se manifeste par des accidents de *dyspnée inspiratoire*.

Oppenheim dit avoir souvent rencontré un point douloureux à la pression, situé sur le bord interne du muscle sterno-mastoïdien, chez les malades affectés de crises laryngées ou gastriques.

Les crises *rénales* consistent en de vives douleurs lombaires, avec rétraction testiculaire, diminution de la sécrétion urinaire (Raynaud), en somme, le tableau de la colique néphrétique. Après les crises, l'urine ne contient pas cependant ni sang ni pus. Ces accidents peuvent durer jusqu'à huit jours. Nous avons mentionné plus haut la possibilité des crises *uréthrales*.

L'apparition de ces crises est attribuée par les uns, à des dégénérescences des nerfs périphériques, par les autres, à des lésions des noyaux centraux des nerfs crâniens.

Les *troubles de la circulation* ne font pas défaut. On a surtout insisté sur la fréquence du pouls chez les tabétiques, sur le dicrotisme, constaté par Eulenburg au sphygmographe. Berger et Rosenbach ont signalé la coïncidence fréquente du tabes et de l'insuffisance aortique, et Letulle, Anyel et Bouveret ont confirmé cette remarque ; Grasset a trouvé, sur cent cas de tabes, vingt-quatre fois des insuffisances valvulaires ; mais ces insuffisances ne portaient pas seulement sur les valvules aortiques ; l'auteur n'en conclut pas moins à une relation directe entre les insuffisances valvulaires et l'affection médullaire. Il pense que c'est par voie réflexe, que se constituent ces insuffisances, chez les tabétiques qui souffrent de crises douloureuses fréquentes ; mais on peut objecter que bien des tabétiques ont des valvules malades sans avoir souffert beaucoup de leur tabes ; Bouveret attribue le tabes et les lésions valvulaires à une seule et même cause, surtout à la syphilis.

Il est rare d'observer des troubles dans la sphère des nerfs crâniens, si l'on excepte les nerfs oculo-moteurs et optiques. On a signalé maintes fois des tintements d'oreille, de la dureté de l'ouïe, des hallucinations auditives, et même la surdité ; du côté des autres nerfs, de la perversion olfactive ou de l'anosmie ; des vertiges assez fréquents, d'après Marie et Walther, chez les tabétiques qui ont des lésions des fibres acoustiques en rapport avec les canaux demi-circulaires ; de l'anesthésie trifaciale ; et des paralysies ou des contractures dans le domaine de la 7e paire.

On observe aussi des troubles dans les *fonctions génitales*, surtout chez les hommes. Au début de la maladie apparaît souvent une exagération morbide de l'appétit génital, des pertes séminales, un priapisme extraordinairement tenace, des pollutions fréquentes, que suffisent à provoquer l'approche ou même la simple vue d'une femme. Puis, peu à peu, la puissance génitale baisse, les érections deviennent rares, courtes, molles, et le malade finit par devenir impuissant. Chez les femmes, au contraire, la menstruation persiste ; et j'ai souvent vu des femmes, atteintes depuis bien des années des formes les plus sévères de tabes, concevoir et mettre au monde de robustes enfants.

L'état psychique subit aussi l'atteinte de la maladie. D'après la plupart des auteurs, l'intelligence des tabétiques serait particulièrement calme et lucide ; cependant, à un examen un peu plus approfondi, il ne s'agit là, chez beaucoup de malades, que d'une sorte d'hypochondrie, et, chez d'autres, la tranquillité d'esprit n'est qu'un effet de la maladie. Il n'est pas rare de voir se développer des maladies mentales confirmées : ainsi Moelie a trouvé 17 cas d'affections mentales sur 89 tabétiques (19 0/0), hypochondrie dans trois cas, délire de persécution dans 4 cas, et paralysie générale progressive dans les 10 autres ; mais nous savons que cette dernière maladie peut être aussi primitive, et se compliquer secondairement de tabes.

Bernhardt a récemment signalé la possibilité d'ictus apoplectiformes, plus rares, il est vrai, dans le tabes que dans la sclérose en plaques. J'ai eu, dans mon service, à Zurich, il y a peu de temps, un malade qui avait été atteint d'un de ces ictus, mais chez lequel l'hémiplégie a persisté. Schliper a publié deux observations de tabes avec accès épileptiques.

Oppenheim, Reumont et Fischer ont récemment signalé l'apparition du *diabète sucré* au cours du tabes. Il n'est pas impossible d'admettre un rapport entre le diabète et l'existence de foyers de sclérose dans la moelle allongée, d'autant plus que les malades présentaient des troubles fonctionnels du côté de certains nerfs bulbaires. Dans l'observation d'Oppenheim, le diabète sucré s'accompagnait aussi d'albuminurie.

Pour donner une idée de la fréquence relative de chaque ordre de symptômes dans le tabes, nous renvoyons au tableau suivant dressé par Bernhardt (58 cas) et par Erb (56 cas).

	BERNHARDT	ERB
1. Perte des réflexes rotuliens	100 0/0	98 0/0
2. Douleurs lancinantes	79.5 »	92.5 »
3. Paralysie de la vessie	74.1 »	81 »
4. Paralysie des muscles de l'œil	39.6 »	38.7 »
5. Myosis	27.2 »	54 »
6. Abolition du réflexe irien	48.4 »	50 »
7. Atrophie optique	10.3 »	12.4 »
8. Troubles de la sensibilité	85.9 »	—
9. Analgésie	31.6 »	69 »
10. Retard dans la perception des impressions douloureuses.	34.4 »	89.5 »
11. Symptôme de Bracht-Romberg	90.2 »	83.5 »
12. Sensation de faiblesse générale	92 »	97.9 »
13. Ataxie	94.1 »	100 »
14. Impuissance ou faiblesse génitale	43.7 »	78.4 »
15. Arthropathies	9.6 »	—
16. Crises gastriques	5.2 »	—

Citons encore, comme complications exceptionnelles du tabes, l'*anémie progressive pernicieuse* (Leichtenstern) et le *rein flottant* (Krieger).

IV. **Diagnostic.** — Le diagnostic du tabes n'offre aucune difficulté, lorsque les symptômes sont bien nettement développés, que leur groupement est suffisant, et surtout lorsque les phénomènes d'ataxie ont apparu.

Il est de toute importance de savoir dépister un tabes au début, parce que c'est seulement à cette période qu'on peut espérer quelque résultat de la thérapeutique ; ajoutons que c'est à cette période aussi que le médecin est exposé à confondre les symptômes prédominants, avec des accidents de *rhumatisme,* de *migraine,* de *sciatique,* de *gastrite,* d'*hypochondrie* ou d'*hystérie.* A ce point de vue, l'examen du réflexe rotulien, l'état des pupilles, l'apparition des paralysies oculo-motrices, les troubles sensitifs circonscrits, le symptôme de Brach-Romberg, la paralysie vésico-rectale, seront du plus grand secours pour le diagnostic. Cependant, on ne doit pas oublier que parfois, même dans les cas de tabes avéré, l'abolition du réflexe patellaire peut, comme nous l'avons déjà dit, faire défaut ; et que, d'un autre côté, le signe de Westphal peut exister en dehors du tabes. En tout cas, l'erreur diagnostique, avec les différentes affections que nous venons de citer, est d'autant plus facile à commettre, que des symptômes propres au tabes peuvent, en dehors de toute lésion scléreuse de la moelle, venir ajouter à la confusion en se joignant au tableau clinique de ces affections.

Il faudra d'abord faire le diagnostic diflérentiel du tabes et des *accidents neurasthéniques.* A ce propos, Kowalewski a publié une observation, dans laquelle le frère d'un tabétique, atteint de neurasthénie, éprouvait tous les malaises subjectifs de son frère, avec tant de fidélité que l'en crut un moment chez lui au début du tabes. Mais un examen attentif démontra chez cet homme l'intégrité des réflexes tendideux, des pupilles, des muscles oculaires, de la vessie et du rectum, etc. Les membres des familles neurasthéniques, et, même, d'après Möbius, les vieillards, peuvent fort bien ne plus avoir de réflexes rotuliens et cela sans lésion médullaire. D'un autre côté, si les malades se plaignent de douleurs dorsales, il est à priori déjà bien probable, qu'il ne s'agit point d'un tabes, car l'on sait combien, dans cette maladie, les douleurs dorsales sont rares. Il n'est pas de médecin un peu consulté qui ne sache combien de personnes s'imaginent à tort être tabétiques.

En raison de certains symptômes communs aux deux maladies, il faut se garder de confondre le *diabète sucré* et le tabes. En effet, les deux maladies peuvent avoir à leur actif : l'abolition des réflexes patellaires ; des paralysies oculo-motrices, de l'amblyopie, des névralgies, de l'anesthésie, de l'analgésie, de l'hyperesthésie, des paresthésies, des troubles trophiques de la peau, des poils, ou des dents, des symptômes analogues avec crises laryngées ou gastriques, de la faiblesse ou de l'impuissance génitales, de la fatigue musculaire, de l'incertitude de la démarche, de la paresthésie plantaire, et même des phénomènes pupillaires. On fera le diagnostic par l'examen de l'urine. N'oublions pas cependant la coïncidence possible du tabes et du diabète.

Certaines formes de *pseudo-tabes toxiques* présentent des symptômes qui ont beaucoup de rapport avec ceux du diabète, notamment le *pseudo-tabes alcoolique.* En effet, chez les alcooliques, le réflexe rotulien fait souvent défaut. On constate aussi chez eux des douleurs névralgiques, de l'anesthésie, des paresthésies, une démarche ataxique, le symptôme de Brach-Romberg, du myosis, un réflexe pupillaire insuffisant ou même absent et des troubles vésico-rectaux. Le diagnostic différentiel peut donc être très difficile, quoique, dans l'alcoolisme, ces troubles soient imputables, le plus souvent, non pas à des lésions médullaires, mais à des névrites périphériques. On fera le diagnostic par les notions étiologiques, l'absence de paralysies oculaires et l'existence du tremblement alcoolique. En outre, l'abstinence de l'alcool améliore souvent, quoique parfois très lentement, l'état des malades ; les réflexes patellaires réapparaissent, et le malade peut guérir complètement.

D'autres *intoxications* peuvent revêtir la même expression symptomatique, par exemple, les intoxications par le sulfure de carbone (Barbes), le plomb, l'arsenic, et le lathyrus sativa ou le lathyrus cicera.

Dans l'*extrême vieillesse*, les réflexes patellaires peuvent faire défaut, et l'on peut observer aussi des paresthésies et de la faiblesse musculaire ; mais, dans ce cas, d'après ce qu'avance Schreiber, on peut faire réapparaître les réflexes rotuliens en frottant la peau de la jambe ou en faisant, dans la région lombaire, une injection sous-cutanée d'un sel de strychnine.

A un examen superficiel, on peut confondre avec le tabes l'*ataxie cérébelleuse*, car les lésions du cervelet peuvent déterminer de l'incoordination des mouvements. Mais, dans l'ataxie cérébelleuse, les réflexes tendineux sont conservés, et, de plus, outre les symptômes d'ataxie, on en observe d'autres, caractéristiques des lésions cérébelleuses, telles que : des vomissements opiniâtres, de la céphalée occipitale, des vertiges, de la tuméfaction de la papille optique, etc.

Enfin, il nous faut encore mentionner les *ataxies aiguës* qui se déclarent parfois au cours des maladies infectieuses aiguës, la diphtérie surtout, et, mais plus rarement, la variole, la fièvre typhoïde ou d'autres infections graves. On court d'autant plus de risques de confondre l'ataxie aiguë consécutive à la diphtérie avec le tabes, que, après la diphtérie, l'abolition des réflexes patellaires peut persister pendant des mois, qu'il peut exister aussi des anesthésies, des paralysies des muscles, des membres ou des yeux, et que l'on peut également constater dans ce cas le symptôme de Bracht-Romberg. Mais le réflexe irien n'est pas aboli ; le malade a présenté antérieurement une angine diphtérique, souvent de la paralysie du voile du palais (altération nasonnée de la parole, rejet fréquent, par le nez, des aliments liquides et solides) et quelquefois il existe de la paralysie de l'accommodation oculaire ; d'ailleurs l'affection guérit en quelques semaines ou quelques mois.

Tout récemment, Déjerine a prétendu que le tableau clinique du tabes pouvait être causé par des dégénérescences des nerfs périphériques ; la maladie, dans ce cas, mériterait, d'après lui, le nom de *tabes des nerfs périphériques*.

V. Pronostic. — Le pronostic du tabes est éminemment défavorable, et les quelques exemples de guérison que citent certains auteurs sont trop rares pour modifier en quoi que ce soit la fatalité de cet arrêt. Tout au plus est-il permis d'espérer une amélioration problématique, et, très exceptionnellement, une guérison complète, dans les cas où la maladie reconnaît pour cause la syphilis. Et encore, même dans les cas de guérison, voit-on persister l'abolition des réflexes patellaires. On doit se considérer comme heureux, si l'on parvient à lutter avec succès contre certains symptômes ; et, parmi ceux-ci, il en est beaucoup, qui, comme l'amaurose notamment, ne sont susceptibles d'aucune amélioration.

VI. Traitement. — Les cas dans lesquels on soupçonne l'origine syphilitique de la maladie réclament le traitement par le mercure et les iodures. On doit être prévenu que, dans les premières semaines du traitement mercuriel (5 gr. d'onguent mercuriel en frictions tous les jours), les symptômes *peuvent empirer ;* il n'en faut pas moins persévérer avec patience dans la médication, car il arrive quelquefois qu'elle est suivie d'une amélioration extraordinaire. Il ne faut pas négliger non plus l'emploi de l'électricité. On se trouvera bien aussi de joindre au traitement un séjour thermal aux eaux de Nauheim et de Tölz.

En l'absence de la syphilis, l'indication thérapeutique devient purement symptomatique. On appliquera ici les méthodes de traitement qui conviennent aux *myélites.* Wünderlich a préconisé le *nitrate d'argent ;* mais on ne peut administrer ce médicament pendant longtemps sans voir apparaître des phénomènes d'argyrisme ; et c'est dans ces conditions seulement, et à cette dose, que le médicament produirait son effet utile. *L'ergotine* a aussi été proposée, mais Tuczek a montré, qu'avec ce médicament, aux symptômes tabétiques s'ajoute un empoisonnement chronique par le sel ergoté ; et l'on a vu en outre l'administration de ce médicament être suivie d'accidents fort inquiétants, par exemples de paralysies subites.

Dans certains cas, les malades se trouvent bien, en été, du séjour dans les montagnes, en hiver, d'une station dans les établissements spéciaux climatériques du midi. L'effet de ces cures est d'ailleurs moins destiné à guérir la maladie, qu'à soutenir le plus possible les forces des malades.

Nous avons dit que le traitement par l'électricité pouvait donner quelques résultats. Le plus souvent, le courant galvanique suffit ; sa direction sera ascendante ou descendante ; on l'applique sur la moelle même ; on pourra aussi diriger le courant de la moelle au sympathique, ou de la moelle aux racines rachidiennes. S'il existe des points douloureux à la pression sur le rachis, on appliquera sur eux le pôle positif. Rumpf a récemment recommandé l'emploi du pinceau faradique. Si l'on applique le courant galvanique, il faut éviter les courants trop forts, ne pas électriser chaque fois plus longtemps que cinq à dix minutes, et pas plus souvent que tous les deux jours. Il faut employer de gros électrodes.

Si l'on veut établir un courant de la moelle au sympathique, il faut appliquer le pôle négatif juste au-dessous et en arrière de l'angle de la mâchoire, sur le ganglion cervical supérieur du sympathique, et promener le pôle positif, lentement, de haut en bas, le long du rachis, sur les côtés des apophyses épineuses, en interrompant les applications de l'électrode par de courtes pauses. On électrisera chaque côté du rachis pendant trois minutes.

Si l'on veut électriser les racines rachidiennes, il faut appliquer l'électrode à une courte distance des apophyses épineuses, le long de la colonne, en procédant de haut en bas.

La *faradisation par le pinceau* doit se pratiquer, d'après Rümpf, avec un courant énergique. Le pinceau remplace le pôle négatif. Il faut le promener sur la peau du tronc, du dos et des membres, à plusieurs reprises, jusqu'à rubéfaction intense ; et l'on doit répéter l'application du pinceau, deux fois à chaque séance ; la séance durera dix minutes et sera quotidienne, ou répétée seulement tous les deux jours.

C'est contre la *paralysie vésico-rectale* que le traitement électrique donne les meilleurs résultats.

Il y a peu de temps, on a fait grand bruit autour de l'*élongation du nerf sciatique*. Cette méthode de traitement, appliquée au tabes, n'a plus guère qu'un intérêt historique. Tout récemment, il est vrai, Lépine a recommandé l'élongation non sanglante des nerfs, surtout à titre de médication calmante.

Certains symptômes seront heureusement combattus par la morphine et les narcotiques ; mais il faut se méfier de l'abus du médicament, et ne pas laisser entre les mains des malades de la morphine et la seringue de Pravaz.

2. — Paralysie spinale spasmodique (Erb). Sclérose latérale de la moelle (Berger). Tabes dorsal spasmodique (Charcot).

I. Étiologie. — Au tableau clinique que l'on décrit sous le nom de paralysie spinale spasmodique, sont attachés les noms de Turk, de Charcot et de Erb : car c'est à ces auteurs que l'on doit l'isolement du groupe morbide en question. A la vérité, si l'on a pu penser, au début, que ce tableau symptomatique représentait une entité morbide, l'expérience ultérieure a démontré que cette entité morbide est exceptionnellement admissible et que, dans l'immense majorité des cas, il ne faut voir dans ce syndrome, qu'une complication surajoutée aux lésions les plus diverses de la moelle. C'est le mérite de Leyden d'avoir apporté cette démonstration, que l'expérience de chaque jour rend de plus en plus évidente.

La maladie se montre plus souvent chez les hommes que chez les femmes, le plus souvent entre 30 et 50 ans ; nous parlons ici des cas de paralysie spinale spastique primitive, idiopathique. On a cité comme cause ordinaire de la maladie, les refroidissements, le surmenage, les commotions psychiques ou corporelles, etc. Il faut ajouter ici l'influence de l'*hérédité* et peut-être les arrêts de développement de la moelle ; en tout cas, la prédisposition native et le nervosisme jouent un rôle important dans l'éclosion de la maladie.

L'affection n'est pas exceptionnellement rare chez les *enfants*. D'après une statistique très soignée de Naëf, on en trouve environ un cas sur mille enfants malades ; il faut ajouter que la maladie, de date récente, était inconnue des vieux auteurs. Dans beaucoup de cas, on a cité comme causes prédisposantes, la *naissance avant terme*, l'*accouchement laborieux* ou *par le forceps*, et des traumatismes de la tête ou du cou. D'autres fois on peut accuser la *syphilis héréditaire*, et c'est ainsi que l'on peut observer la maladie chez plusieurs enfants d'une même famille.

Demme prétend que le début de la paralysie spinale spastique peut être soudain, instantané ; mais la maladie peut être déjà déclarée et ne s'accuser néanmoins qu'aux premiers pas de l'enfant qui s'essaie à marcher.

L'étiologie de la paralysie spinale spastique, secondaire, symptomatique, se confond avec celle des autres affections organiques de la moelle.

Citons entre autres causes : les myélites par traumatisme, par compressions ou autres, les paralysies syphilitiques de la moelle, la paralysie spinale consécutive aux maladies aiguës (Leyden), l'hydromyélie, l'hydrocéphalie

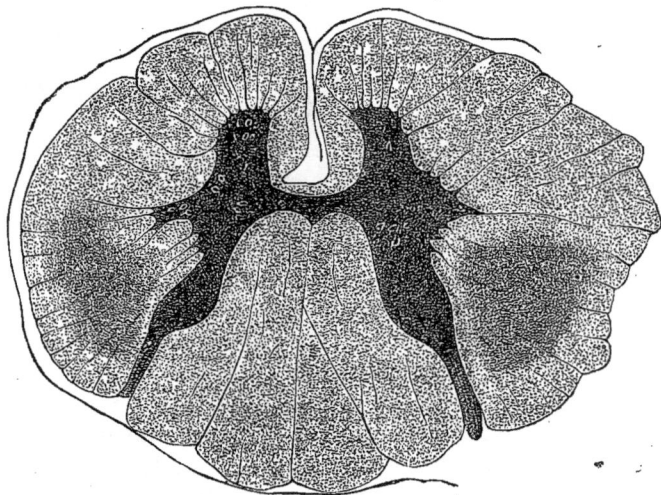

FIG. 55. — *Lésions de la paralysie spinale spastique idiopathique.* D'après BRAMWELL.
Les parties dégénérées, situées dans les cordons latéraux, sont ombrées. Segment dorsal supérieur.
Gross. 10 fois.

interne, le saturnisme (G. Frerichs), etc. Ajoutons que l'on peut observer des symptômes *spastiques* dans la sclérose en plaques, dans les lésions médullaires systématisées (sclérose du cordon latéral, des pédoncules cérébelleux, des cordons de Goll) et aussi, mais plus rarement, dans le tabes.

II. Anatomie pathologique. — Erb, se fondant sur une induction théorique heureuse, avait attribué les premiers cas observés de paralysie spinale spastique, idiopathique, à la lésion des cordons latéraux de la moelle, et les nécropsies de V. Stoffella et surtout de Morgan, de Dreschfeld et de Bramwell, ont paru confirmer cette opinion.

Le cas de V. Stoffella concerne une dame de 78 ans, à l'autopsie de laquelle on trouva une sclérose des cordons latéraux, développée à son maximum dans la moelle lombaire et la partie inférieure de la moelle dorsale, moins accentuée dans la moelle cervicale. La lésion intéressait le département postérieur des cordons latéraux, et empiétait un peu, en dedans, sur les cornes postérieures, en dehors, sur la pie-mère. Malheureusement, l'examen microscopique n'a pas été pratiqué. Nous donnons ici (fig. 55) la reproduction du dessin, que l'on trouve chez les auteurs anglais, d'après Bramwell. On y voit que la dégénération est limitée au territoire des faisceaux pyramidaux latéraux. Les cas de ce genre offrent des rapports anatomiques étroits avec la dégénération grise des cordons postérieurs, et le problème se pose, ici comme dans le tabes, de savoir si le début des lésions est interstitiel ou parenchymateux, si la nature de ces lésions est inflammatoire ou dégénérative. Chez les enfants, le processus doit reconnaître pour cause une évolution incomplète du faisceau pyramidal. Westphal s'est demandé si, dans le tableau clinique de la paralysie spinale spastique, on pouvait admettre comme constante la participation des cordons latéraux de la moelle.

III. Symptômes.

III. Symptômes. — Dans les cas simples, les symptômes de la paralysie spinale spastique sont : la *parésie*, puis, plus tard, la *paralysie,* avec rigidité et contracture des muscles des membres inférieurs, l'*exagération des réflexes tendineux* et la *démarche spasmodique.* Les troubles de la sensibilité, de la vessie et du rectum, les paralysies des nerfs crâniens manquent complètement.

Les premiers phénomènes apparaissent, en général, dans les membres inférieurs ; ils s'étendent de là, progressivement, aux muscles du tronc et aux membres supérieurs. Il est rare que l'affection débute par en haut, et progresse ensuite vers le bas. Il est encore plus rare de voir les symptômes se localiser à un membre, ou revêtir le type hémiplégique. Le premier symptôme dont se plaignent les malades, est une sensation de faiblesse et de fatigue, causée par la marche. Puis s'ajoute au tableau une remarquable *raideur des muscles* qui apparaît à l'occasion des mouvements aussi bien actifs que passifs. Les membres opposent à la flexion et à l'extension qu'on cherche à leur imprimer, une résistance particulière, que chaque tentative exagère encore. Quelques malades ont aussi des crampes musculaires.

Peu à peu, s'établissent les *contractures.* Celles-ci intéressent, à la cuisse, les extenseurs et les adducteurs ; à la jambe, surtout les fléchisseurs, de telle sorte que le pied se met en varus-équin. Naturellement, les jambes étant toujours raides comme deux tiges inflexibles, la marche s'en trouve fort embarrassée. Les malades ne peuvent bientôt plus soulever le pied du sol, et glissent sur les orteils en marchant ; pour avancer, ils jettent le bassin à droite et à gauche, le haut du corps tendu en avant, et donnant souvent l'impression de personnes qui se disposeraient à exécuter un saut en avant. Les cuisses ne se meuvent que difficilement, l'une à côté de l'autre, parce qu'elles sont énergiquement rapprochées l'une de l'autre par la contracture des adducteurs.

Lorsque les malades sont assis, leurs pieds reposent par les orteils sur le sol, et la jambe est agitée continuellement d'un tremblement vibratoire ; en marchant, les malades sautillent, parce que le moindre attouchement du sol par la pointe du pied provoque cette trépidation toujours imminente (voyez fig. 56 et 57). Il arrive un moment où les contractures musculaires atteignent un degré tel, que la marche devient impossible, même avec des cannes, même avec le soutien d'une personne ; alors les malades s'alitent, et il peut arriver que les contractures envahissent les fléchisseurs et déterminent une flexion vicieuse, très prononcée et permanente, du membre inférieur au niveau de la hanche, du genou et du pied.

Des troubles analogues peuvent apparaître au niveau des membres supérieurs, du tronc et des muscles vertébraux. Ils s'opposent au redressement du corps, à la station, ou du moins y mettent les plus grands obstacles. L'excitabilité électrique des muscles se montre tantôt inaltérée, tantôt légèrement diminuée.

La *sensibilité cutanée* est intacte, dans les cas simples. Il est même assez rare d'observer, au cours de la maladie, de légères douleurs lancinantes au

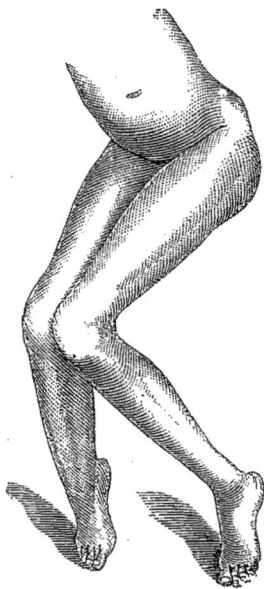

FIG. 56. — *Type de la marche dans la paralysie spinale spastique.* D'après ADAMS.　　FIG. 57. — *Type de la station debout dans la paralysie spinale spastique.* D'après LITTLE.

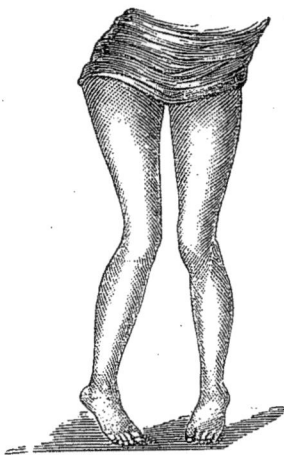

niveau du sacrum ou dans les membres. Chez plusieurs malades on observe de la paresthésie, ou quelquefois une sensibilité particulière à l'impression du froid.

Les troubles vaso-moteurs et trophiques font défaut.

Les *réflexes cutanés* sont normaux, quelquefois légèrement exagérés, mais parfois aussi affaiblis.

Au contraire, on trouve constamment une *exagération considérable des réflexes tendineux.* C'est au tendon du quadriceps fémoral que se constate le mieux le phénomène. Mais on peut l'observer aussi sur beaucoup d'autres tendons (tendon d'Achille, du biceps fémoral ou brachial, du biceps bra-

chial, des supinateurs, des extenseurs et des fléchisseurs de l'avant-bras).
On observe aussi, dans toute son évidence, le phénomène du pied, avec
l'arrêt des contractions par la flexion brusque du gros orteil. D'ailleurs,
la trépidation qui se produit spontanément dans la marche des malades,
reconnaît le même mécanisme pathogénique.

Pas de troubles du côté de la *vessie*, du *rectum*, et des *organes génitaux*,
tout au plus se produit-il un peu de parésie vésicale, à la dernière période
de la maladie.

Nous pourrions encore citer toute une série d'autres symptômes qui peuvent s'ajouter au tableau de la paralysie spéciale spastique, mais ceux-ci sont
indépendants, dans leur pathogénie, de la lésion fondamentale de ce tabes.

La maladie peut affecter une allure aiguë, subaiguë, ou chronique. La
durée oscille entre quelques semaines et quelques années ; elle peut dépasser 30 ans. Si l'affection est primitive, idiopathique, la mort n'a guère lieu
que par une maladie intercurrente.

IV. Diagnostic. — La maladie est facile à reconnaître, et l'on ne peut
guère la confondre avec une autre, en présence des symptômes cardinaux qui
la caractérisent. Le diagnostic entre les deux formes *primitive* ou *secondaire* de l'affection, se fait par la considération des symptômes et des circonstances accessoires que révèlent l'interrogatoire et les notions étiologiques.

V. Pronostic. — Dans la forme secondaire, le pronostic dépend de la lésion
causale ; dans la forme primitive, il est relativement favorable, car on a
quelquefois vu l'affection guérir et, dans certains cas, assez rapidement.

VI. Traitement. — Le meilleur traitement de la paralysie spinale spastique, idiopathique, consiste dans l'application, sur la moelle, du *courant
galvanique*, suivant le mode indiqué à propos du tabes. On peut recommander aussi les bains chauds (30° R.) et l'iodure de potassium ; les bains
salés et sulfureux et l'hydrothérapie peuvent être de quelque utilité. Plusieurs
fois, surtout chez les enfants, on a retiré de bons résultats des ténotomies
et de l'orthopédie.

Le traitement des formes secondaires de la maladie se confond avec celui
de l'affection causale. Southam dit avoir obtenu une guérison par l'élongation nerveuse.

**3. — Paralysie spinale aiguë des enfants. Polio-myélite antérieure aiguë
infantile.**

*Paralysie infantile. Paralysie essentielle de l'enfance. Inflammation aiguë
des colonnes grises antérieures de la moelle.*

I. Étiologie. — La maladie dont nous allons parler est spéciale à l'enfance.
De toutes les maladies de cet âge, elle est une des plus fréquentes, puisque,

si l'on s'en rapporte à certaines statistiques hospitalières, elle figure pour 8 0/0 sur la liste des maladies communes infantiles.

Le plus souvent, elle apparaît à partir du 6e mois, jusqu'à la 4e année. Elle est rare chez les *nourrissons*, avant la dentition, quoique Duchenne fils l'ait observée une fois, chez un enfant de douze jours, et une autre fois, chez un nourrisson d'un mois. Après l'âge de 7 ans, la maladie devient exceptionnelle.

Les garçons paraissent plus souvent atteints que les filles ; sur 75 cas, Seeligmüller a compté 44 garçons (59 0/0) et 31 filles (41 0/0).

On ne connaît guère les causes directes de la maladie.

La plupart des données étiologiques sont ici incertaines.

On a observé que la maladie est plus fréquente *en été*, de mai à septembre.

Je dois ajouter qu'il m'est souvent arrivé d'avoir à traiter, en même temps, plusieurs paralysies infantiles, venues ensemble de localités voisines. Il est certain que l'affection rappelle, à beaucoup de points de vue, une maladie *infectieuse*, surtout lorsque l'on réfléchit à la brusquerie de son début, au mode hyperpyrétique de son invasion, et à la profonde atteinte portée à ce moment à l'état général.

Il n'est pas démontré avec certitude que l'influence *héréditaire* soit un facteur étiologique. Parfois on voit pourtant plusieurs enfants d'une même famille, ou des jumeaux, être atteints de la maladie ; et parfois aussi, des frères et sœurs des petits malades sont morts, antérieurement, au milieu d'accidents éclamptiques. D'autres fois, on retrouve dans les antécédents des familles, des maladies mentales ou d'autres affections du système nerveux.

On a beaucoup exagéré l'influence de la *dentition difficile ;* on avait même donné autrefois à la maladie le nom de *paralysie de dentition*. On a beaucoup insisté aussi sur l'importance étiologique du froid, du surmenage et des traumatismes, les fatigues de la marche par exemple.

On attribue aussi une action défavorable aux vives commotions psychiques, à la peur.

Il n'est pas rare que la maladie se déclare au déclin ou dans le cours des infections, telles que la pneumonie, la bronchite, les angines, la diphtérie, la rougeole, la scarlatine, la variole, la gastrite aiguë, la dysenterie, la fièvre typhoïde.

Souvent, la maladie débute *brusquement*, pendant la nuit, sans cause occasionnelle appréciable. Les enfants se sont couchés bien portants et dispos, et, subitement, dans le cours de la nuit, la paralysie les frappe pendant leur sommeil et ils se réveillent infirmes ; d'où le nom que certains auteurs anglais avaient donné à la maladie de *paralysis in morning*. (West). On pensait, autrefois, que les enfants mal venus, rachitiques et scrofuleux étaient particulièrement prédisposés à la maladie : cette opinion a été reconnue inexacte.

On s'est demandé pourquoi la polio-myélite antérieure aiguë avait une telle prédilection pour l'enfance. Ce problème n'est pas encore résolu. Quelques auteurs ont voulu expliquer le fait, en disant que la moelle des enfants est normalement congestionnée, et, par là, prédisposée aux inflammations. Lange attribue la maladie au surmenage fonctionnel dont la moelle est le siège chez les enfants, qui sont dans l'âge où l'on apprend les mouvements de la marche et de la préhension.

II. Anatomie pathologique.

— Les notions touchant les lésions anatomiques fondamentales de la paralysie spinale aiguë des enfants ne datent guère que de ces vingt dernières années. Auparavant, on plaçait le siège anatomique de la maladie, tantôt dans les muscles *(paralysie myopathique)*, tantôt dans les *nerfs périphériques,* tantôt dans le *cerveau* ou dans la *moelle* ; tantôt on considérait l'affection comme une paralysie réflexe ; tantôt enfin, on pensait qu'elle ne reconnaissait aucune lésion anatomique visible, ce qui avait valu à la maladie l'ancienne dénomination de *paralysie essentielle de l'enfance.* On sait aujourd'hui que la maladie est due à une inflammation aiguë de la substance grise de la moelle ; que la lésion a sa localisation essentielle et exclusive dans les cornes antérieures, et son trait caractéristique, dans la destruction des grandes cellules ganglionnaires, motrices et trophiques, de ces cornes antérieures.

Coupe de la partie supérieure du renflement lombaire, 6 millim. plus haut, 36 millim. au-dessus du filum terminal.

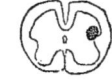

Coupe du renflement lombaire, pratiquée 10 millim. plus haut.

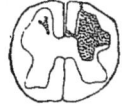

Coupe de la partie moyenne du renflement lombaire, 7 millim. plus haut.

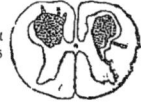

Coupe transversale du cône médullaire, 13 millim. au-dessus du filum terminal.

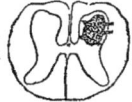

Limite des moelles dorsale et lombaire, 7 millim. au-dessus de la coupe précédente.

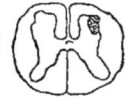

FIG. 58. — *Distribution des foyers morbides dans la substance grise de la moelle ; paralysie spinale aiguë des enfants.* Gross. 2 fois. D'après ROTH.

Leyden a récemment démontré qu'en dehors des cas classiques, typiques, il en existe encore d'autres, dont l'expression clinique est identique au tableau de la paralysie infantile en question, et dont la lésion anatomique est cependant différente. Dans ces cas, l'inflammation atteint d'abord les méninges et la substance blanche, et n'envahit que secondairement la substance grise et les grandes cellules ganglionnaires. Laissant de côté ces exceptions, nous ne nous attacherons, dans la description qui va suivre, qu'à la forme classique de la maladie.

L'examen microscopique est nécessaire pour l'appréciation des lésions. Comme la maladie n'est pas en général mortelle, il est bien rare qu'on ait l'occasion de pouvoir examiner des moelles fraîches de paralysie infantile. La plupart des examens portent sur des malades dont la lésion remonte à plusieurs années, parfois à plus de 60 ans.

L'examen le plus favorable a trait à un enfant dont la maladie remontait à deux mois (Roger et Damaschino).

Naturellement, les lésions anatomiques varient d'après la date de leur début.

Sur les préparations de moelles relativement récentes, on trouve, dans les cornes antérieures, un, ou plutôt plusieurs *foyers de myélite* qui siègent de préférence dans les renflements cervical et lombaire. Ces foyers, tantôt unilatéraux, tantôt bilatéraux, ont des dimensions qui varient extrêmement : elles sont parfois d'une extrême exiguïté, parfois d'un diamètre de 3 à 4 centim., et même davantage ; leur coloration est généralement d'un rouge brunâtre ou grisâtre ; leur consistance est molle. Nous donnons ici une gravure, empruntée à Roth, qui représente la distribution des lésions, au niveau du renflement lombaire, chez un enfant de 2 ans, mort d'une angine diphtérique, onze mois après le début de l'affection paralytique (voyez fig. 58).

Au microscope, au niveau des foyers de polio-myélite, on constate de suite une réplétion anormale et des altérations des parois des vaisseaux

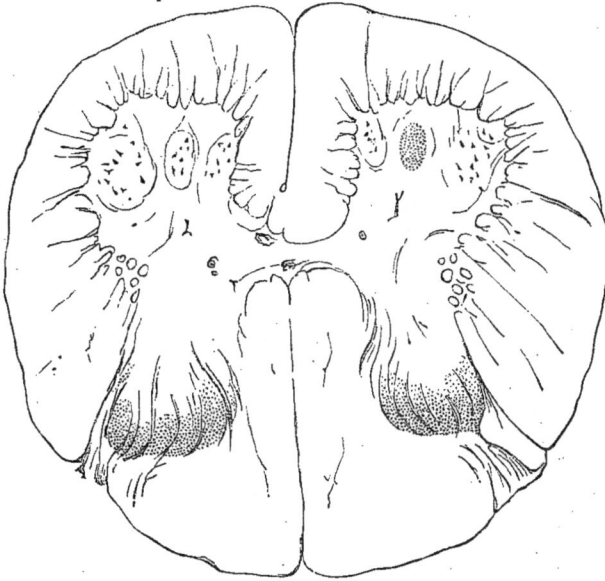

FIG. 59. — *Paralysie spinale aiguë de l'enfance. Coupe transversale du renflement lombaire de la moelle.* Sclérose et atrophie des cellules ganglionnaires du groupe cellulaire moyen de la corne antérieure droite. Gross. d'environ 10 fois. D'après CHARCOT.

sanguins, et la prolifération de la névroglie. Au niveau des vaisseaux, on observe des dilatations anévrysmatiques de loin en loin, un épaississement irrégulier et une richesse anormale en noyaux, des parois ; au niveau des gaines lymphatiques, des cellules granulo-graisseuses, des leucocytes, et quelquefois, mais plus rarement, des cristaux d'hématoïdine ; au niveau de la paroi extérieure des vaisseaux sont souvent amassées des cellules granulo-graisseuses, dont on observe, en outre, au sein de la lésion, un plus ou moins grand nombre. Leyden, dans un cas, en avait constaté la complète absence ; à leur place, il trouva des cellules épithélioïdes, qu'il assimila aux cellules granulo-graisseuses, au point de vue de leur genèse. La névroglie prolifère, et devient très riche en éléments cellulaires. Les cellules ganglionnaires des cornes antérieures se détruisent, et disparaissent en certains points ; plusieurs subissent l'altération vasculaire. On constate aussi l'atrophie et la disposition des tubes nerveux anastomosés, qui rayonnent des cornes antérieures.

Pour Charcot, le processus morbide débute par les cellules ganglionnaires. Ce serait donc une *myélite parenchymateuse* particulière. Pour d'autres auteurs, l'inflammation débute par le tissu conjonctif (*myélite interstitielle*) ; les cellules ganglionnaires ne s'altèreraient que secondairement. Pour une troisième catégorie d'auteurs, la lésion est à la fois, dans son début et dans son évolution, *interstitielle* et *parenchymateuse*. En

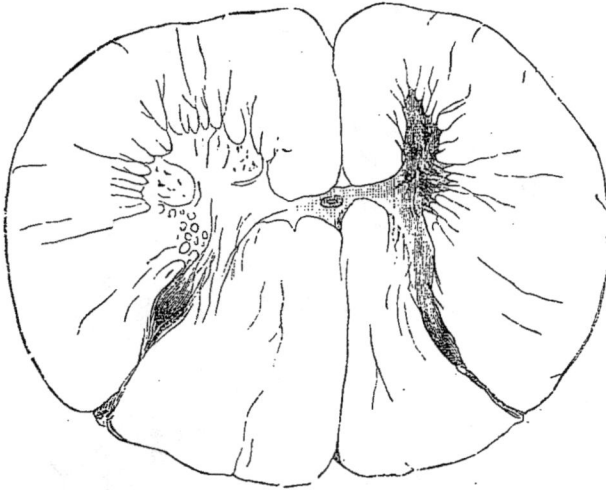

Fig. 60. — *Paralysie spinale aiguë de l'enfance.* Coupe transversale de la moelle cervicale. La corne antérieure droite est sclérosée, atrophiée ; le cordon blanc antéro-latéral du même côté est réduit de volume. Le bras droit était paralysé. Mort 50 ans après le début de la maladie. Gross. environ 10 fois. D'après CHARCOT.

tout cas, comme le montre la figure que nous empruntons à Charcot, il y a des préparations, sur lesquelles la lésion est strictement et uniquement localisée à certains groupes de cellules ganglionnaires (voyez fig. 59).

Quand la maladie date d'au moins une année, les foyers de myélite sont durcis et sclérosés. Parallèlement, on observe l'atrophie et la diminution de volume de la corne malade, et souvent les cordons médullaires correspondants diminuent de volume et augmentent (voyez fig. 60). Au microscope, on constate l'absence, et souvent sur une grande étendue, des cellules ganglionnaires des cornes antérieures ; ou bien, celles qui restent présentent des altérations pigmentaires jaunâtres, amyloïdes, scléreuses (Rosenthal).

Parfois, les foyers de myélite se transforment en espaces vacuolaires, et l'on rencontre des cavités remplies de sérosité, et traversées par les mailles d'un réticulum conjonctif plus ou moins riche.

Il n'est pas rare de constater l'extension des lésions dégénératives dans les cordons latéraux, parfois même dans les cordons antérieurs. Dans de certains cas, les colonnes de Clarke même étaient attaquées.

Du côté des cornes postérieures, pas ou presque pas de lésions ; du côté des racines postérieures, jamais de lésions. Au contraire, du côté des racines antérieures, au niveau des foyers malades, on observe des lésions d'atrophie. Ces racines sont réduites de volume, offrent une transparence grisâtre, et, au microscope, on constate la destruction des tubes nerveux et l'accroissement du tissu conjonctif interstitiel. Mêmes altérations dans les nerfs périphériques.

Les *muscles* correspondant aux segments médullaires malades offrent une coloration rouge pâle et rappellent l'apparence de la chair de saumon ou de grenouille. Plus tard, leur coloration passe quelquefois au rouge brunâtre, à un ton qui rappelle celui des feuilles mortes. Au microscope, on constate au début l'amaigrissement des fibres et l'augmentation des noyaux du sarcolemme (Leyden a constaté quelques fibres hypertrophiées, éparses au milieu des autres éléments atrophiés) ; on trouve, sur quelques fibres, des altérations segmentaires, semblables à la dégénérescence typhique des muscles, bien connue depuis les travaux de Zenker. La striation transversale s'efface ensuite de plus en plus, des granulations graisseuses apparaissent, le tissu conjonctif interstitiel augmente, abonde en noyaux, et, parfois, devient tellement adipeux, que le volume général des masses musculaires, au lieu de diminuer, semble beaucoup augmenter.

A la coupe, des muscles ainsi altérés semblent parfois n'être qu'une masse de graisse, dans laquelle sont éparses, de loin en loin, quelques bandelettes pâles et isolées de tissu musculaire, relativement bien conservé.

Dans d'autres cas, et ce n'est pas l'exception, on n'observe point de *stéatose* ; les muscles sont alors transformés en cordons fibreux conjonctifs, ratatinés. Déjerine a trouvé, dans un cas, une *atrophie complète des nerfs intermusculaires*, avec gonflement des noyaux au niveau des gaines de Schwann.

Le *pannicule adipeux* est généralement développé outre mesure au niveau des membres paralysés, et ce développement exagéré contraste avec l'atrophie générale des vaisseaux, des tendons, des aponévroses et du squelette. L'atrophie des os porte sur la substance compacte, et, parfois, elle atteint un tel degré que les tiges osseuses deviennent aussi flexibles et aussi fragiles que dans l'*ostéomalacie*. Très souvent, les apophyses d'insertions musculaires et tendineuses sont très peu développées, et les surfaces articulaires sont usées et déformées.

Les viscères n'offrent rien de particulier. Sander, et, tout récemment, Rumpf, ont signalé, dans un cas, une atrophie relative des circonvolutions cérébrales psycho-motrices correspondantes à la paralysie, ainsi que l'arrêt de développement des membres paralysés, à la suite de l'inaction.

III. **Symptômes.** — Les symptômes de la paralysie spinale aiguë de l'enfance sont faciles à reconnaître. En voici le résumé : apparition subite de *paralysies flasques*, non progressives, mais d'emblée complètes, *atrophie rapide* des muscles paralysés, réaction de dégénérescence précoce dans les muscles et les nerfs malades, *abolition des réflexes cutanés* et *tendineux*. Avec cela, intégrité de la sensibilité et des fonctions de la vessie et du rectum, et absence de troubles trophiques de la peau.

Les paralysies musculaires, symptôme primitif et solennel de la maladie, apparaissent tantôt insidieusement, sans réaction ; tantôt avec un cortège de phénomènes fébriles et cérébraux.

Dans quelques cas, c'est par hasard que l'on remarque la paralysie. Les enfants ont fait un court séjour au lit, et, quand ils veulent se lever, ils en sont incapables. D'autres fois, le symptôme n'apparaît qu'à l'occasion du retard de la marche, de la maladresse des mains, de l'impotence d'un membre, parfois aussi de la froideur insolite, de la coloration cyanique, ou de l'état de contracture des parties malades : ce sont là les motifs qui décident les parents à conduire leur enfant au médecin.

Il est arrivé à tout médecin expérimenté d'être appelé auprès d'enfants dont l'entourage hésite à reconnaître l'état de souffrance, alors que l'examen médical, le plus superficiel, suffit à faire découvrir des paralysies et des déformations graves, de date évidemment déjà très ancienne. C'est surtout chez les nourrissons que le début de la maladie passe inaperçu : pareille omission est plus rare chez les enfants qui peuvent marcher et se mouvoir tout seuls. Souvent, l'interrogatoire apprend que les enfants s'étaient couchés sains et dispos, et que c'est le matin, au réveil, qu'ils ont été trouvés paralysés.

Dans d'autres cas, le début de la maladie est comme foudroyant ; ou bien il est précédé de quelques jours de malaise général, d'abattement, d'inappétence, d'agitation pendant le sommeil, de grincements de dents, de convulsions épileptiformes. Les petits malades perdent la conscience, sont agités de convulsions, parfois baignés de sueur, et pris d'une fièvre violente. Les convulsions peuvent durer une ou plusieurs heures ; dans quelques cas, plus rares, elles se répètent à intervalles déterminés, et sont souvent prises pour des convulsions d'origine dentaire. Lorsque ces convulsions ont disparu, la parésie ou la paralysie des muscles apparaît ; dans d'autres cas, il est vrai, ces symptômes de début échappent à l'observation, mais une anamnèse soigneuse peut souvent retrouver les traits déguisés du premier acte morbide qui a passé inaperçu.

Quelquefois, on observe, au début, une violente crise diarrhéique, ou des vomissements ou une angine fébrile.

La fièvre peut, une fois les convulsions disparues, se prolonger encore quelques jours, tantôt un, tantôt deux ou trois jours ; plus rarement, une semaine et même davantage. La température oscille entre 39° et 40° C. On a souvent essayé d'établir un rapport de cause à effet entre la fièvre et les convulsions, mais les convulsions peuvent apparaître avec une fièvre insignifiante, et, d'un autre côté, une fièvre élevée peut persister quelque temps après les convulsions ; aussi sommes-nous tenté d'admettre une hyperhémie des centres corticaux ou convulsifs, contemporaine du développement de l'hyperhémie médullaire.

Les enfants plus âgés accusent, au début de la paralysie, des sensations de *tressaillement dans le dos* et des *douleurs dans les membres para-lysés*. Quelquefois, on observe aussi au début, de l'hyperesthésie de la peau.

La paralysie musculaire attaque plus souvent les membres inférieurs que les supérieurs, surtout le membre inférieur gauche. Affectant fréquemment la forme paraplégique, quelquefois la forme hémiplégique (*hémiplégie spi-nale*), la maladie peut frapper aussi le bras d'un côté, et la jambe de l'autre (*hémiplégie spinale croisée*) ; elle n'atteint que rarement à l'exclusion des autres, les deux membres supérieurs (*paraplégie cervicale*).

Les muscles du tronc, du dos, de l'omoplate, plus rarement ceux du cou, peuvent participer à la paralysie. Il est tout à fait exceptionnel de voir les muscles de la face, intéressés comme dans le cas de R. Volkmann (*atrophie unilatérale de la face*) ; Seguin a publié aussi une observation dans laquelle le muscle temporal était intéressé.

L'étude attentive et suivie de la distribution des paralysies, montre que certains groupes musculaires sont préférés par la lésion et intéressés par elle suivant certaines lois de groupement constantes. Ces lois cliniques démontrent que la lésion se localise volontiers dans certains segments de la moelle, et, de plus, qu'en des points préférés par la lésion, sont groupés, tout près les uns des autres, les centres médullaires de différents groupes musculaires.

On doit à E. Remak une étude approfondie de ces rapports. Cet auteur distingue en effet dans les membres supérieurs deux types de la maladie : 1° le type du *bras*, formé par les muscles deltoïde, biceps, brachial antérieur et supinateurs ; 2° le type de l'*avant-bras*, constitué par les extenseurs en général, et qui se distingue par l'intégrité des supinateurs. Selon toute vraisemblance, dans la moelle, les centres respectifs des extenseurs et des fléchisseurs de l'avant-bras occupent des sièges relativement éloignés l'un de l'autre : le premier, dans la partie moyenne du renflement cervical (4e et 5e racines cervicales), le second plus bas (8e paire cervicale et dorsale).

Au niveau des membres inférieurs, dans le cas de paralysie du territoire musculaire du nerf crural, on constate, le plus souvent, l'intégrité du muscle sartorius ; dans la paralysie du muscle quadriceps fémoral, il n'est pas rare de voir intéressé le muscle tibial antérieur, qui, au contraire, est respecté, en général, dans la paralysie spinale du territoire du sciatique poplité externe. Ce phénomène plaide aussi en faveur d'une localisation spéciale des centres musculaires dans la moelle. D'après Kahler et Pick, il existe dans la moelle un centre des muscles du mollet, situé dans le voisinage de la 4e et de la 5e racine dorsale.

Au début, la paralysie frappe souvent la musculature de tout un membre ; puis, les jours ou les semaines qui suivent, la paralysie se retire peu à peu, se localise, soit pour disparaître complètement, soit pour se cantonner dans certains muscles. Évidemment, les muscles dont les cellules ganglionnaires médullaires ont été tout à fait détruites, sont frappés de paralysie durable, tandis que les paralysies transitoires sont produites par des altérations éphé-mères de ces mêmes cellules dans la moelle, telles qu'un œdème inflammatoire passager. Tel est le mécanisme probable des paralysies dites *temporaires* (Kennedy).

Dans des cas particulièrement heureux, mais malheureusement rares, les paralysies s'effacent complètement avec le temps, et la maladie guérit d'elle-même.

La paralysie dont il s'agit est une paralysie *molle, flaccide*. Les muscles paralysés sont souvent *sensibles à la pression*. Ils deviennent le siège d'une atrophie rapide et profonde, dont on peut suivre facilement les progrès de semaine en semaine, et qui aboutit quelquefois en six mois seulement, à la destruction totale des muscles : le membre est alors réduit à son squelette et ressemble à un vrai bâton.

Lorsque les muscles malades sont le siège d'une *adipose* considérable, leur *atrophie* peut se masquer derrière la graisse ; et même, leur volume s'accroît dans des proportions extraordinaires. Souvent on a observé des contractions fibrillaires dans les muscles atrophiés.

Dans le territoire paralysé, les réflexes cutanés et tendineux sont complètement abolis si la paralysie est étendue, parce que les mouvements réflexes sont liés à l'intégrité des cellules ganglionnaires des cornes antérieures ; ces réflexes peuvent persister dans les paralysies partielles, parce que leur transmission est possible des voies sensitives aux foyers moteurs respectés par la lésion ; et dans ce cas encore, ils sont affaiblis.

La *vessie* et le *rectum* ne sont pas touchés ; tout au plus observe-t-on, au début de la maladie, de l'incontinence, rarement de la rétention et de la paresse rectale.

La peau est habituellement très refroidie, d'une coloration livide, cyanique, parfois œdémateuse, ou fissurée, squameuse ; elle se couvre quelquefois de sueurs froides. Des ulcérations et des engelures s'y montrent facilement.

J. V. Heine a fait des recherches sur la température des membres paralysés ; c'est à cet auteur, d'ailleurs, que l'on doit les premières études sur la paralysie infantile (1840). La différence de la température entre les deux membres atteint jusqu'à 15° C.

D'après Tastières, au moment de la période fébrile du début, le membre paralysé doit être plus chaud de 1 à 2° C. que le membre sain ; puis, plus tard, se produit un refroidissement progressif du côté malade.

Coutts a publié récemment deux observations, où il mentionne du gonflement des articulations du pied dans les membres paralysés, et il l'attribue à une influence trophique d'origine médullaire. Les muscles et les nerfs paralysés présentent exactement les mêmes phénomènes que ceux que nous avons décrits à l'occasion de la paralysie faciale périphérique. Dans les deux cas en effet, il s'agit d'une atrophie dégénérative neuro-musculaire. Il se produit donc de la réaction de dégénérescence.

C'est à Duchenne, de Boulogne, que l'on doit les premières études de ces troubles électriques. Cet auteur, à la vérité, ne s'était servi que du courant *faradique ;* Salomon a poursuivi ces recherches avec le courant *galvanique*, mais c'est à Erb que nous devons la mise au point actuel de nos connaissances à ce sujet.

Les troubles de la réaction électrique se montrent quelques jours après l'apparition de la paralysie. Duchenne, dans un cas, a pu les observer dès le début ; dans un autre cas, ils n'étaient point encore apparus au troisième jour de la maladie ; mais au cinquième ils étaient manifestes.

Comparée à celle des muscles sains, l'irritabilité mécanique des muscles paralysés se montre exagérée.

Nous avons déjà signalé le caractère total des lésions atrophiques qui portent sur un membre ; on a même observé la diminution du pouls au niveau des parties atrophiées. Quand la maladie frappe un membre dans la première enfance, elle détermine l'arrêt de sa croissance, et le réduit souvent, en partie ou en totalité, à des formes rudimentaires. C'est ainsi que la différence de longueur entre le membre sain et le membre malade peut dépasser 20 cent. ; mais, généralement, elle n'atteint pas d'aussi fortes proportions. Dans certains cas, au contraire, Seeligmüller a observé un allongement anormal des os dans les membres paralysés.

La maladie détermine des *déformations* remarquables, à la production desquelles concourent plusieurs facteurs. Dans quelques cas, il faut les attribuer à la contracture des muscles non paralysés. Ces contractures se développent, parce que les muscles sains, pour exécuter leurs mouvements, ont besoin de l'antagonisme de certains muscles, qui justement leur fait défaut à cause de la paralysie. D'autres fois, on ne peut plus invoquer la même pathogénie, car c'est au niveau des membres paralysés qu'apparaissent les contractures. Il faut encore invoquer l'influence de la pesanteur, en vertu de laquelle les extrémités se dévient et sont entraînées en bas. Il faut aussi compter avec la déviation fonctionnelle, pour ainsi dire, et les mauvaises habitudes prises, au jour le jour, par les membres infirmes, et avec les positions vicieuses des extrémités articulaires, Seeligmüller a vu les contractures apparaître dès la 4e semaine de la maladie.

Du côté du pied, on observe le plus souvent la position en *équin* ou en *varus-équin*, plus rarement en *valgus-équin* ou en *valgus*. Du côté du genou, on observe le *genu-valgum*, par le mécanisme suivant : la jambe se trouve, à la longue, fléchie sur la cuisse en avant de sa position naturelle. Les contractures au niveau de la hanche sont rares. Mais on observe souvent de la scoliose ou de la lordose, rarement de la cyphose, par paralysie partielle des muscles du dos.

Dans quelques cas, la contracture des muscles grand pectoral et grand dorsal limite les mouvements de l'épaule ; et, quelquefois, la paralysie du muscle deltoïde relâche l'épaule à un tel degré, que celle-ci devient une véritable articulation de polichinelle, et que le bras ballotte au degré de la pesanteur. Cette mobilité anormale de l'articulation peut aussi se produire à la hanche et au genou.

Au niveau du coude, de la main et des doigts, il est rare de constater des contractures. On observe souvent des *luxations des phalanges*. Une infinité de mendiants infirmes, qui invoquent la commisération publique sur nos places et dans les rues, doivent leurs malformations et leur infirmité à la paralysie infantile. On connaît les appareils plus ou moins ingénieux, à l'aide desquels ils cherchent à remédier à leur impotence, les chariots à roues par lesquels ils suppléent à la paralysie, etc.

Le *début* de la paralysie spinale de l'enfance est la plupart du temps aigu, très rarement subaigu ; dans ce dernier cas, les paralysies se développent en quelques jours. Parfois, on observe des exacerbations aiguës, suivies de nouvelles paralysies consécutives. La vie ne court aucun risque, la plupart du temps, et bien des malades, en dépit des paralysies les plus complètes et des déformations les plus mutilantes, atteignent un âge très avancé. Quelques-uns d'entre eux, cependant, sont frappés, dans la suite, d'autres maladies nerveuses, comme le tabes, l'atrophie musculaire progressive, la sclérose en plaques, la sclérose amyotrophique, l'épilepsie ou l'idiotisme.

IV. **Diagnostic.** — Le diagnostic de la maladie est facile, lorsque l'on se trouve en présence des symptômes cardinaux que nous avons examinés. On devra faire le diagnostic différentiel avec les affections suivantes :

a) L'*atrophie musculaire progressive*. Mais celle-ci est bien rare, chez les enfants, en dehors des formes héréditaires, myopathiques, qu'elle peut revêtir ; de plus elle se développe très lentement.

b) La *pseudo-hypertrophie des muscles*. Mais cette maladie ne se développe que progressivement, et la diminution de volume des muscles fait défaut.

c) La *paralysie spinale spastique*. Dans ce cas, au niveau des parties malades, on n'observe ni la disparition des muscles, ni la réaction de dégénérescence ; au contraire, on constate l'exagération des réflexes tendineux, qui, dans la paralysie infantile, sont abolis ou restent normaux.

d) Les *paralysies obstétricales*. Celles-ci datent de la naissance, et sont consécutives à un accouchement irrégulier et laborieux ; de plus, elles s'accompagnent, presque toujours, de troubles de la sensibilité.

e) La *myélite aiguë, centrale, ou transverse, la myélite par compression*. Mais, dans ces affections, existent habituellement des troubles sensitifs, souvent des troubles fonctionnels de la vessie et du rectum, des troubles trophiques de la peau, l'exagération des réflexes cutanés, l'absence de la réaction de dégénérescence, de l'atrophie musculaire, etc. De plus, dans beaucoup de cas, le début est progressif.

f) La *polymyélite dégénérative*. Mais, dans ce cas, on constate des troubles de la sensibilité et l'intégrité de la vessie et du rectum.

g) Les *luxations de la hanche et de l'épaule*. Chez les enfants mous et rachitiques, la *faiblesse des muscles et des os*. Il suffit de songer à ces confusions possibles, pour éviter l'erreur.

V. **Pronostic.** — Il est défavorable. La vie, il est vrai, ne court aucun risque ; mais les paralysies sont à peu près incurables, et les déformations, bien difficiles à corriger, lorsque le traitement est institué trop tard.

Lorsqu'on a l'espérance de restaurer la motilité dans certains muscles, il faut s'assurer de l'état de l'irritabilité électrique de ces muscles. D'ailleurs on doit perdre l'espoir de la possibilité de toute restauration fonctionnelle, dans les muscles dont la paralysie date de plus de 6 à 9 mois.

VI. **Traitement.** — Le traitement varie, naturellement, suivant les différentes périodes de la maladie. Au moment de la fièvre et des convulsions du début, on se trouvera bien d'un *bain chaud* (28° R.) de 30 minutes de durée, avec des *lotions froides*, et ensuite l'application d'une *vessie de glace*, sur la tête de l'enfant.

La fièvre une fois disparue, et l'inflammation aiguë de la substance grise de la moelle rendue manifeste par l'apparition des paralysies musculaires, l'application de glace sur le rachis, l'emploi de l'appareil de Chapman combattront la violence de la phlegmasie.

On pourra aussi user de sangsues, de ventouses scarifiées, de dérivatifs de tout genre, de frictions avec des liquides alcooliques, de vésicatoires, etc. Il faut veiller, en outre, à l'évacuation quotidienne du rectum ; et on donnera à l'intérieur, dans le but d'aider à la résorption des produits inflammatoires, de l'iodure de potassium à la dose de trois cuillerées à café, par jour, d'une solution de 5 gr. de sel pour 200 gr. de véhicule. D'autres médecins ordonnent, dans le même but, de l'ergotine ou la belladone.

Après la disparition des symptômes les plus aigus, on poursuivra le même but par le *courant galvanique ;* on emploiera de grosses électrodes, en plaçant au niveau du foyer médullaire, d'abord le pôle positif, ensuite le pôle négatif, chacun des deux pendant 2 à 3 minutes. Si l'on a des raisons de soupçonner l'existence de plusieurs foyers (paralysie des 4 membres) il faut entreprendre chaque foyer l'un après l'autre, ou bien placer un pôle sur chacun d'eux, et intervertir le courant au bout de 2 à 3 minutes.

Nous recommandons aussi les bains de mer chauds, les bains ferrugineux et l'hydrothérapie, de même que le séjour des montagnes ou la vie à la campagne.

On combattra les paralysies à l'aide de l'électricité. On n'appliquera le courant faradique que sur les muscles qui répondent au courant. Il faut mouiller fortement les électrodes, les appliquer avec une certaine force, et user de courants intenses, capables de traverser la peau et le pannicule adipeux. Plusieurs fois, nous nous sommes bien trouvé de l'emploi simultané du courant galvanique sur la moelle, et du courant faradique sur les muscles. Toutes les six ou huit semaines, il faut interrompre le traitement électrique, qui peut provoquer, au bout d'un certain temps, une légère irritation nerveuse. L'emploi à l'intérieur, et en injections sous-cutanées, de la strychnine, a aussi été recommandé contre les paralysies.

Les frictions stimulantes combattront heureusement les troubles vasomoteurs de la peau.

On luttera contre l'apparition et la persistance des déformations par la gymnastique, le massage, les ténotomies, et les appareils orthopédiques.

4. — Paralysie spinale ou polio-myélite antérieure, aiguë, subaiguë et chronique, des adultes.

Inflammation aiguë, subaiguë et chronique des colonnes antérieures médullaires des adultes.

Le processus morbide, dont nous allons parler dans les pages suivantes, offre, avec la paralysie spinale aiguë de l'enfance, tantôt une identité absolue, tantôt d'étroites analogies. Ce sont des exceptions cliniques, sur lesquelles l'attention médicale a récemment été attirée, en raison de leur grand intérêt.

A. — Paralysie spinale aiguë des adultes.

I. Étiologie. — La paralysie spinale aiguë des *adultes* se confond complètement, aux points de vue clinique et anatomique, avec la paralysie spinale des *enfants*. Les hommes y sont plus sujets que les femmes. Müller a compté 34 hommes pour 13 femmes. Elle apparaît, le plus souvent, avant 30 ans. Au nombre de ses causes, on a donné les *refroidissements*, le *surmenage*, l'alcoolisme et les excès génitaux. Plusieurs fois, l'affection s'est montrée à la suite des maladies infectieuses aiguës, notamment la fièvre puerpérale. Il faut compter aussi parmi ses facteurs étiologiques probables, *l'hérédité*, la *tuberculose* et la *syphilis*.

II. Symptômes. — Exactement comme dans la paralysie atrophique des enfants, le début s'annonce par un état fébrile général ; mais les *convulsions* font défaut ; vraisemblablement à cause de la plus grande résistance de l'organisme des adultes. La scène clinique peut s'ouvrir par un violent frisson, accompagné d'hyperthermie, de céphalalgie, de délire, de stupeur, parfois de vomissements et de diarrhée, et souvent d'un état typhique caractérisé. Bramwell a observé, dans un cas, de *l'aphasie transitoire*. La fièvre dure, en général, plus longtemps que chez les enfants ; parfois jusqu'à deux semaines, d'après Müller, en moyenne sept jours. Les malades accusent souvent des sensations de douleur dans le dos, et de tiraillement dans les extrémités.

En quelques heures, parfois en une nuit, rarement en quelques jours, se déclare une paralysie musculaire *flasque*, plus ou moins étendue. Cette paralysie peut se localiser sur certains groupes musculaires d'un membre ou sur tout un membre, affectant la forme soit paraplégique, soit hémiplégique, soit croisée, elle peut ne porter que sur les muscles de l'épaule, du tronc ou du dos, rarement sur ceux du cou et presque jamais sur ceux de la face. Dans quelques cas isolés, les muscles de la respiration furent atteints et la mort survint par suffocation.

Dans quelques cas heureux, les paralysies disparaissent, progressivement et complètement, en quelques semaines ou quelques mois ; ce sont des paralysies temporaires. Dans d'autres cas, elles ne disparaissent qu'au niveau de certains muscles, laissant complètement paralysés, ou au moins parésiés, le reste des muscles primitivement atteints.

Les muscles paralysés sont souvent sensibles à la pression et s'atrophient rapidement.

On observe ici, comme dans la paralysie spinale des enfants, l'altération caractéristique de l'*irritabilité électrique*.

Les fonctions de la *vessie* et du *rectum* restent normales ; au début de la maladie, on observe parfois de la paralysie vésicale ; l'*activité génitale* reste intacte. La peau, par suite de troubles vaso-moteurs, se montre, au niveau des territoires paralysés, froide, sèche, souvent livide, quelquefois œdématiée. La sensibilité de la peau est conservée. On observe seulement, au début, des paresthésies, et même de l'hyperesthésie. Pas de troubles trophiques cutanés.

Les réflexes sont *abolis* quand tout un membre est paralysé ; autrement, ils sont affaiblis ou normaux.

Comme les adultes ont des os achevés et des articulations solides, on ne peut observer chez eux, comme chez les enfants, l'arrêt de croissance du squelette, et le relâchement des articles ; en revanche, on observe des contractures, comme chez les enfants, et, quoiqu'à un moindre degré, des déformations consécutives.

III. **Anatomie pathologique. Diagnostic. Pronostic. Traitement.** — Le pronostic est bon en ce sens que la vie, la plupart du temps, ne court pas de danger, quoiqu'une issue fatale et rapide soit, à la rigueur, possible.

L'anatomie pathologique, le diagnostic et le traitement sont les mêmes que ceux que nous avons exposés à propos de la paralysie spinale des enfants.

B. — Paralysie spinale subaiguë et chronique des adultes.

I. **Étiologie** — Contrairement à la forme aiguë, la forme *subaiguë* et *chronique* de la paralysie spinale des adultes se déclare habituellement à un âge avancé, le plus souvent entre 30 et 50 ans ; Erb l'a cependant observée, récemment, chez un enfant de 6 ans. L'étiologie est à peu près la même que celle des formes aiguës ; parfois on ne peut trouver aucune cause saisissable. Remak a montré que parfois la maladie peut reconnaître pour cause l'intoxication saturnine.

II. **Symptômes.** — En général le début est progressif, sans atteinte grave de l'état général. Le malade se fatigue dès qu'il marche, ressent de la lourdeur des membres : puis la paralysie musculaire apparaît, généralement d'abord dans les membres inférieurs ; plus tard cette paralysie gagne, en passsant par le tronc, les membres supérieurs (*type ascendant*) ; la marche inverse des paralysies est rare (*type descendant* de Duchenne). La paralysie se localise à certains groupes musculaires, à un ou à deux membres, ou à une partie d'un membre. Le plus souvent elle débute par les extenseurs de la jambe, et aussi par les extenseurs de l'avant-bras. Ce qui distingue les formes subaiguë et chronique, de la forme aiguë de la paralysie spinale, c'est la marche progressive des symptômes paralytiques de groupes en groupes musculaires. Lorsque, d'ailleurs, la maladie traîne depuis quelques semaines, quelques mois ou quelques années, elle peut être dite, suivant le cas, subaiguë ou chronique.

Il n'est pas rare de voir les muscles de la nuque intéressés ; et même, lorsque la paralysie gagne les noyaux d'origine des nerfs de la moelle allongée, des symptômes bulbaires se déclarent, qui peuvent déterminer la mort du malade.

Outre son caractère *progressif*, la paralysie possède encore celui de toute paralysie atrophique aiguë. Elle est toujours *flasque* et s'accompagne de *contractions fibrillaires* dans les muscles malades. En quelques semaines ou quelques mois, les paralysies peuvent rétrocéder et se guérir complètement ; ce sont alors des paralysies temporaires. Dans d'autres cas, elles ne disparaissent qu'en partie ; et d'autres muscles deviennent le siège d'une atrophie rapide et profonde. En outre, des contractures et de la sclérose des muscles peuvent apparaître ; parfois l'atrophie de ces organes est *masquée* par une adipose excessive. Au début, on observe l'exagération de l'irritabilité mécanique des muscles. Quant à l'irritabilité électrique, elle subit le même sort que dans la paralysie spinale de l'enfant.

Lorsque les paralysies s'améliorent c'est suivant une marche inverse de celle de leur invasion ; elles disparaissent donc, d'abord, au niveau des bras, ensuite au niveau des jambes ; à la jambe, on observe souvent la paralysie permanente des muscles innervés par le nerf sciatique poplité externe.

Parfois, au début de la maladie, on note quelques *troubles vésicaux*, mais ceux-ci ne tardent pas à disparaître, et il est remarquable de constater l'intégrité fonctionnelle persistante de la vessie et du rectum.

Quelques malades accusent des paresthésies, quoique, objectivement, la sensibilité cutanée reste normale. On observe quelquefois la tuméfaction au niveau des articulations et des gaines tendineuses, mais pas de troubles trophiques sur la peau.

Les *réflexes cutanés*, comme les musculaires et les tendineux, sont abolis en cas de paralysie complète d'un membre, sinon ils sont affaiblis ou restent normaux.

La mort survient au bout d'une à 4 années, dans les cas progressifs.

III. Anatomie pathologique. — Le nombre des examens de moelle est très restreint dans cette affection. Tous les auteurs s'accordent à dire qu'il s'agit là, avant tout, d'une destruction des cellules ganglionnaires des cornes antérieures, d'une atrophie des mêmes cellules dans les colonnes de Clarke et dans les segments antérieurs des cornes postérieures (Aufrecht). Pour les uns la névroglie ne subit aucune altération ; pour les autres, elle prolifère, se peuple de noyaux de nouvelle formation ; on observe aussi la multiplication des noyaux au niveau des parois vasculaires, ainsi que l'atrophie des fibres nerveuses irradiées des cornes antérieures et des racines antérieures. Dans les cordons médullaires, on peut observer des lésions dégénératives comme dans les nerfs périphériques et les muscles paralysés.

IV. **Diagnostic.** — Le diagnostic n'est pas toujours facile surtout quand la maladie remonte à de longues années. On pourra la distinguer de l'*atrophie musculaire progressive* par l'antériorité de la paralysie sur l'atrophie ; par le caractère total et massif de la paralysie atrophique, qui n'intéresse jamais certains faisceaux seulement d'un muscle, à l'exclusion des autres ; par la marche plus lente, mais par le pronostic moins favorable, relativement à la vie, de l'atrophie progressive, et enfin par l'impossibilité de guérison soit spontanée, soit due au traitement de cette dernière maladie. Ajoutons que dans l'atrophie musculaire progressive, la réaction de dégénérescence n'apparaît habituellement, qu'au niveau de certaines parties des muscles, surtout des faisceaux le plus profondément atteints.

La *sclérose latérale amyotrophique* se distinguera par l'état rigide et spasmodique des muscles ; et, avant tout, par l'exagération des réflexes tendineux.

La *polynévrite dégénérative* se distinguera par l'existence des troubles de la sensibilité.

L'interrogatoire fera la part de l'*intoxication saturnine*, si celle-ci est en jeu.

V. **Pronostic.** — Favorable quant à la vie, le pronostic est mauvais, quant à la restitutio ad integrum des parties atteintes.

VI. **Traitement.** — Identique à celui des formes aiguës de la maladie. En cas de saturnisme, il faut ordonner de l'iodure de potassium à l'intérieur, et des bains sulfureux.

5. — Atrophie musculaire progressive. Amyotrophie spinale progressive.

Poliomyélite antérieure chronique disséminée.

I. **Étiologie.** — On sait quelle est la caractéristique de cette maladie : destruction progressive des *muscles de la volonté*, débutant au niveau des membres supérieurs, frappant certains muscles d'abord partiellement, les détruisant faisceaux à faisceaux, sans s'accompagner d'ailleurs de phénomènes paralytiques particuliers, mais d'une soustraction de la force musculaire parallèle à la destruction de la substance contractile, évoluant sans troubles de la sensibilité cutanée ni des fonctions de la vessie et du rectum.

Mais la maladie possède une autre caractéristique d'ordre anatomique ; les symptômes sont produits par une inflammation chronique primitive des cornes antérieures et surtout des grandes cellules ganglionnaires de ces cornes, dans la moelle.

Généralement, l'affection survient à un âge relativement *avancé*, et surtout entre 30 et 50 ans. Il est vrai qu'on a cité des exemples, d'après lesquels le début de la maladie remonterait à l'enfance, surtout lorsqu'il s'agit du développement héréditaire de la maladie dans certaines familles ; mais, actuellement, on est disposé à distraire de la forme médullaire classique de l'atrophie musculaire progressive, ces cas héréditaires auxquels nous faisons allusion. On les considère comme des cas d'une autre affection, dont l'expression symptomatique extérieure offre les plus grandes analogies avec celle de l'atrophie musculaire progressive, mais qui possèdent une autonomie indiscutable, et qui doivent être séparés de l'atrophie musculaire progressive, parce que c'est une affection primitive des muscles, dans laquelle la moelle est toujours respectée. D'ailleurs, dans un chapitre ultérieur, nous nous réservons de donner des observations de cette affection, que nous rangerons parmi les maladies des muscles, sous le nom d'*atrophie musculaire progressive myogène ou myopathique.*

L'atrophie musculaire progressive d'origine médullaire est plus fréquente chez l'homme que chez la femme, parce que l'homme s'expose, plus que la femme, aux conditions étiologiques de l'affection.

On observe en effet, assez souvent, un certain rapport entre le surmenage de certains muscles ou certains groupes musculaires déterminés, et le développement de la maladie ; aussi n'est-il pas étonnant de constater la fréquence relative de l'atrophie musculaire progressive chez les *manœuvres* et chez les ouvriers employés à de rudes travaux. D'ailleurs, la règle qui veut que les premiers symptômes de la maladie apparaissent à la *main droite* est intervertie chez les gauchers, où le début de l'atrophie s'observe parfois à la main gauche.

Dans d'autres cas, ce sont les traumatismes ou les refroidissements, parfois aussi, l'onanisme ou les excès vénériens, que l'on invoque comme facteurs étiologiques de l'affection.

On dit aussi avoir vu quelquefois l'atrophie musculaire progressive se développer à la suite des *maladies infectieuses* (rougeole, scarlatine, variole, choléra, rhumatisme articulaire aigu, fièvre typhoïde, fièvre puerpérale, syphilis, et même, d'après Johnsen et Clarke, vaccination). Mais il nous paraît s'établir ici une confusion avec l'atrophie musculaire progressive et les paralysies et atrophies musculaires, consécutives aux myélites ou aux névrites infectieuses, ou avec les lésions des muscles mêmes. Nous en dirons autant de l'action étiologique attribuée au plomb et à l'arsenic.

On a souvent aussi incriminé l'*hérédité* ; mais il s'agit alors surtout de l'atrophie musculaire progressive *myopathique*, que l'on tend à séparer actuellement, comme nous l'avons déjà dit, de la forme médullaire de la maladie.

II. **Symptômes.** — Toute la symptomatologie de l'affection consiste dans l'*atrophie progressive* et l'impotence consécutive des muscles. Le début régulier des lésions se fait par les muscles interosseux et la musculature des éminences thénar et hypothénar (fig. 61) : par conséquent, les symptômes consistent d'abord dans la *raideur* et la *maladresse des doigts*, surtout marquées à l'occasion des mouvements délicats, comme ceux de l'écriture, des travaux d'aiguille, de la musique, etc. Le froid exagère ces symptômes ; la chaleur, au contraire, et la friction des muscles les atténuent notablement : ces troubles musculaires peuvent acquérir chez certaines personnes indolentes et paresseuses une intensité considérable, avant que les malades se décident à consulter le médecin. Ainsi, je citerai l'exemple, qui m'est personnel, d'une jeune domestique de la campagne, qui prétendait souffrir,

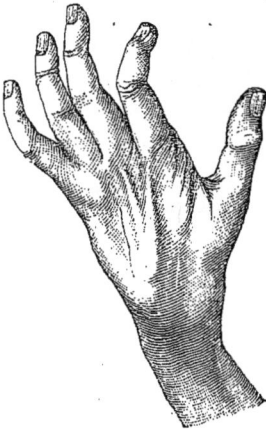

Aspect du dos de la main, avec les dépressions correspondant aux espaces interosseux atrophiés, dans l'atrophie musculaire progressive, chez une femme de 34 ans. (Obs. personnelle. Clinique de Zurich.)

FIG. 61. — Main gauche.   FIG. 62. — Main droite.

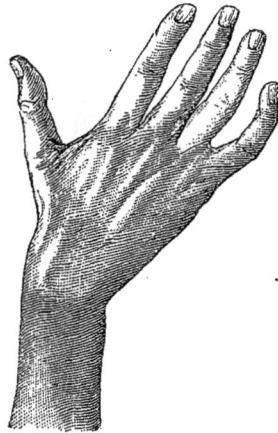

depuis deux ans, de douleurs articulaires dans les hanches, alors qu'il s'agissait d'une atrophie musculaire très avancée des bras, qui commençait à envahir les membres inférieurs ; aucun médecin n'avait encore été consulté à cet égard.

Tout récemment encore, j'étais appelé en consultation auprès d'un homme de la plus haute société, qui, après une chute de wagon, avait été frappé d'une prétendue attaque d'apoplexie. Il ne s'agissait là aussi que d'une atrophie musculaire progressive des membres, très avancée, qui, au bout de neuf mois, s'est compliquée de phénomènes bulbaires, et terminée six mois plus tard par la mort.

D'après Eulenburg, le premier muscle frappé est le premier interosseux ou adducteur du pouce. Puis l'ensemble des muscles interosseux s'atrophie, de telle sorte que, sur le dos de la main, les espaces interosseux représentent autant de profondes dépressions (fig. 61 et 62). Les éminences thénar et hypothénar, considérablement amaigries, perdent la rondeur de leur relief, et s'applatissent de telle sorte, que les os, dessinés et saillants sous la peau, se laissent facilement compter (fig. 63 et 64). Alors, se produisent des attitudes vicieuses des doigts.

Au niveau de l'éminence thénar, l'atrophie et l'impotence frappent, généralement, d'abord les muscles adducteur et opposant du pouce, et déterminent par là l'impotence des mouvements correspondants du pouce. Par suite de la prédominance des extenseurs et adducteurs du pouce, ce dernier s'immobilise en abduction et flexion, et il se dévie ainsi du côté du dos de la main ; de telle sorte que la main prend une forme et une attitude que l'on a

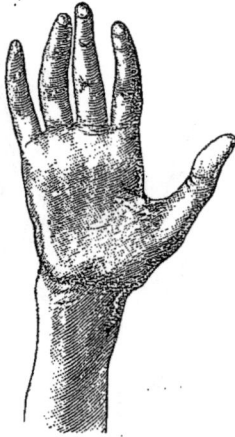

Aspect de la paume de la main, avec l'atrophie des éminences thénar et hypothénar, chez la même malade que plus haut.

FIG. 63. — Main droite.   FIG. 64. — Main gauche.

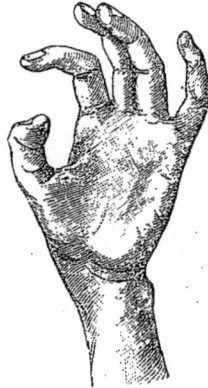

comparées à celles de la main du singe : c'est la *main de singe*. L'atrophie et l'impotence des muscles interosseux, d'un côté, et, de l'autre, la prédominance des lombricaux donnent à la main l'attitude d'une *griffe* : les phalanges sont en extension forcée sur le métacarpe, tandis que les phalangines et les phalangettes sont fortement fléchies sur les phalanges. Il ne faut pas croire cependant que la main en griffe soit caractéristique de l'atrophie musculaire progressive ; elle n'indique qu'une chose, paralysie des interosseux. Ainsi, par exemple, elle peut aussi se produire dans la paralysie traumatique du cubital ; cependant, d'après Duchenne, dans ce cas, elle se distinguerait par la prédominance de la paralysie sur le médius et l'annulaire (voyez fig. 65 et 66).

Lorsque l'atrophie a détruit les lombricaux, il se produit un aplatissement général de toute la paume de la main ; cependant, par suite de l'action de l'extenseur des doigts, les premières phalanges restent toujours en extension sur le métacarpe.

Parfois, la lésion intéresse, dans le même moment, les muscles de la main et le deltoïde. C'est au niveau de ce muscle, en particulier, qu'il est

facile de s'assurer que la lésion ne porte pas en même temps et parallèlement sur la totalité de la masse musculaire, mais que, au contraire, elle
procède, dans tous les muscles, *fasciculairement* pour ainsi dire, et fibre à
fibre. Dans le deltoïde, ce sont surtout les deux tiers, postérieur et moyen,
qui sont frappés les premiers.

Lorsque tout le muscle est atrophié, l'épaule offre une forme plate et angu-
leuse où font saillie les reliefs pointus des apophyses osseuses. Naturellement, les mouvements du bras souffrent en proportion de cette atrophie ;
et si la lésion frappe, en outre, les muscles de l'omoplate, on voit alors

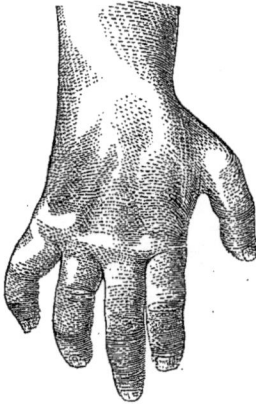

FIG. 65. — *Main en griffe de l'atrophie mus-*
culaire progressive. D'après DUCHENNE.

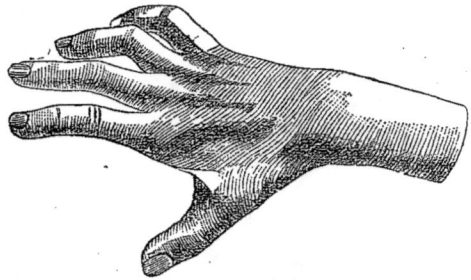

FIG. 66. — *Main en griffe, par paralysie des interosseux,*
consécutive à un traumatisme du nerf cubital.

pendre le bras le long du tronc, comme une tige inerte, incapable de mouvements spontanés, et à laquelle la brusque rotation du corps ou les grands
mouvements latéraux du tronc, peuvent seuls imprimer des mouvements
oscillatoires.

Le relâchement extrême des ligaments et l'atrophie du deltoïde peuvent
produire une subluxation de la tête humérale, et, par l'étirement de la capsule fibrineuse, une articulation de polichinelle.

Dans d'autres cas, l'atrophie frappe aussi les muscles de l'avant-bras, notamment les extenseurs ; les supinateurs restent généralement intacts ;
mais il participent à l'atrophie, si les fléchisseurs sont intéressés. Comme
dans la poliomyélite antérieure, la lésion donne lieu ici à la production de
certaines *attitudes musculaires typiques.* Parfois l'amaigrissement musculaire devient tel, que l'avant-bras ne semble plus qu'un squelette recouvert
par la peau, et que l'espace interosseux, radio-cubital, se dessine sous l'aspect d'une gouttière profonde (fig. 67 *bis* et 68).

Des muscles du bras, c'est le triceps qui est attaqué le dernier, et il persiste encore souvent, alors que tout le membre supérieur est presque dé-
charné.

Le début le plus fréquent des lésions a lieu à la main *droite* ; il est plus
rare qu'il ait lieu à gauche, ou des deux côtés à la fois. Il est remarquable

de voir, dans la majorité des cas, lorsque les muscles d'un côté du corps sont pris, les muscles symétriques de l'autre côté s'atrophier, avant que le processus morbide s'étende à des groupes musculaires situés plus haut ou plus bas.

Ce fait semble indiquer que la lésion médullaire s'étend d'une moitié à l'autre d'un segment médullaire, dans le sens transversal, avant de gagner d'autres segments, en bas ou en haut dans le sens longitudinal.

En général, ce n'est que lorsque l'atrophie des bras a atteint un degré *extrême*, que se prennent les muscles de l'omoplate et du tronc. Voici, d'après Duchenne, la marche suivie par l'atrophie : segment inférieur du tra-

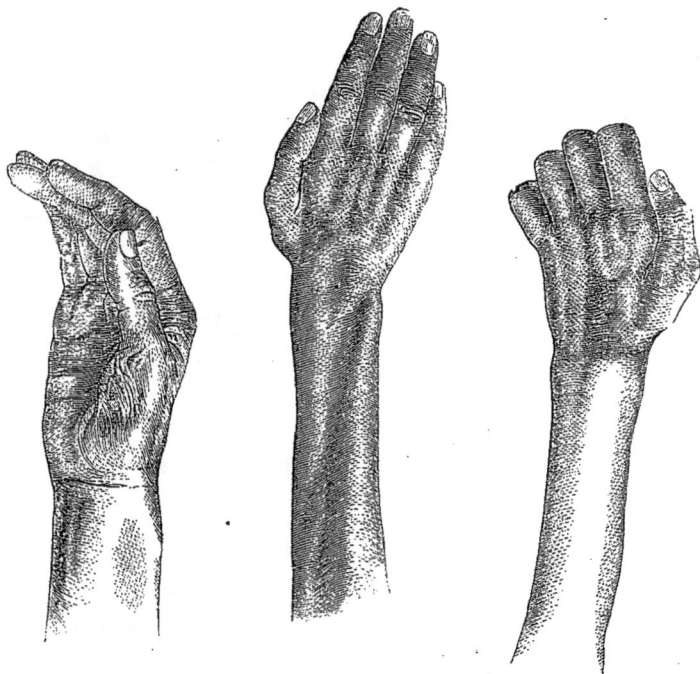

FIG. 67.   FIG. 67 *bis.*   FIG. 68.

Aspect de la main et de l'avant-bras dans 3 cas d'atrophie musculaire. D'après DUCHENNE.

Dans la figure 67 l'atrophie a débuté par les muscles de l'éminence thénar. Dans les figures 67 *bis* et 68 les muscles de l'avant-bras sont détruits par l'atrophie progressive qui s'est généralisée dans ce cas en deux années.

pèze, grand pectoral, grand dorsal, rhomboïde, scapulaire, extenseurs et fléchisseurs de la tête, muscles profonds du dos, muscles thoraciques, enfin muscles du cou, et muscles rotateurs de la tête. Au niveau du tronc, la lésion est souvent, au début, unilatérale ou prédominante d'un côté ; elle produit, en conséquence, des déformations du rachis, de l'épaule et une attitude vicieuse de la tête.

Si les muscles des lombes sont atteints, le dos subit une courbure insolite à convexité intérieure, et, dans la station debout, une perpendiculaire abaissée de l'épaule, tombe en arrière du sacrum (fig. 69).

Si au contraire les muscles abdominaux sont atrophiés, la moindre bronchite peut mettre la vie en danger, par faiblesse de la toux, impossibilité d'expulsion des sécrétions bronchiques, et suffocation mortelle. Par le fait de l'impotence des muscles abdominaux peut aussi se produire une forte incurvation du dos en avant, mais dans ce cas, la verticale abaissée de l'épaule, tombe au milieu du sacrum (voy. fig. 70). On observe parfois aussi l'atrophie du diaphragme.

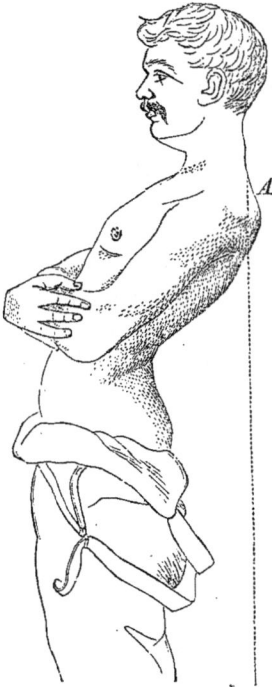

FIG. 69. — *Attitude du corps, dans l'atrophie des muscles lombaires, au cours de l'amyotrophie.* D'après DUCHENNE.

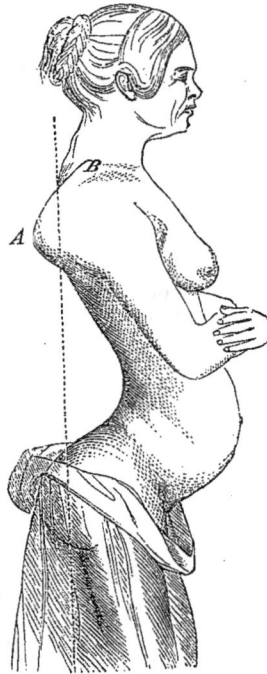

FIG. 70. — *Attitude du corps, dans l'impotence des muscles abdominaux, consécutive à l'amyotrophie progressive.* D'après DUCHENNE.

Les extrémités inférieures ne sont généralement atteintes qu'en dernier lieu. C'est au niveau du quadriceps fémoral que la lésion se montre la plus profonde et la plus précoce. Les muscles ischiatiques et gastro-cnémiens sont plus rarement intéressés. L'atrophie épargne les muscles du cou et de la tête.

Les *contractions fibrillaires*, surtout fasciculaires, des muscles, comptent parmi les symptômes presque constants de la maladie. Elles se reconnaissent à leur caractère instantané et soudain, et à l'irrégularité de leur apparition. Elles n'intéressent jamais tout un muscle à la fois, mais apparaissent tantôt sur une portion, tantôt sur une autre ; ce phénomène s'observe particulièrement bien chez les gens amaigris. Si l'on excite les muscles, soit en exposant à l'air la région, soit en soufflant dessus, soit en les frappant, soit en les électrisant, les contractions acquièrent une intensité remarquable, elles sont d'ailleurs, dans les différents cas, très différentes dans leur énergie et leur étendue, et apparaissent parfois au niveau de muscles qui n'offrent encore aucun signe visible d'atrophie. Leur mécanisme pathogénique n'est pas élucidé. On admet que le phénomène est identique aux contractions des muscles qui vont mourir ; mais ce n'est guère là qu'une comparaison poétique ; car la mort, dans ce cas, peut se faire attendre plusieurs années. Elles sont dans certains cas, si intenses, qu'elles provoquent des mouvements involontaires dans les doigts, les bras et les jambes.

L'*irritabilité électrique* des muscles malades correspond, en général, au degré de l'atrophie. Tant qu'il existe encore de la substance musculaire, la réaction électrique du muscle persiste.

Des recherches minutieuses, que l'on doit au talent de Erb, ont démontré, qu'au cours de l'atrophie progressive des muscles, il s'établit une réaction de dégénérescence partielle au niveau des faisceaux musculaires partiels malades, et que ce n'est que plus tard que la réaction de dégénérescence se montre complète. On conçoit quelle précision et quelle expérience consommée demandent ces recherches à l'expérimentateur.

On sait en quoi consiste le phénomène, récemment découvert par R. Remak, des *contractions diplégiques ;* lorsque l'on applique dans la fossette mastoïde, ou dans la région avoisinante de la nuque, une anode de petite dimension, et que l'on place entre les omoplates une grosse électrode plate, en faisant passer le courant, on observe dans le bras du côté opposé à l'anode, des mouvements plus ou moins intenses. Mais nous considérons ce phénomène comme n'ayant un rapport que très éloigné avec notre sujet, et nous ne lui attribuons aucune importance dans l'atrophie musculaire progressive.

Les réflexes cutanés et tendineux suivent les progrès de la destruction musculaire dans leur diminution ; ils disparaissent au degré extrême de l'affection.

On n'observe pas de troubles de la *sensibilité cutanée*. Tout au plus les malades se plaignent-ils d'une vive sensation de froid au niveau des extrémités atteintes.

La *vessie* et le *rectum* restent indemnes dans tous les cas.

On a observé plusieurs fois des altérations dans la composition de l'*urine*. Ainsi Rosenthal a trouvé trois fois de la diminution de la créatinine ; dans un cas aussi, N. Weiss a confirmé cette observation ; il ne trouve que 0,081 de créatinine au lieu de 0,85 par jour. Quant aux autres analyses, elles paraissent entachées d'erreur ou d'incertitude. Ainsi Lanze trouve de la diminution de l'urée, tandis que V. Bamberger trouve la quantité de l'urée normale, de l'augmentation des sels de chaux et des sulfates, et de la diminution de l'acide urique et des phosphates. Dans six cas, empruntés à la clinique d'Ebstein, de Cassères a constaté aussi de la diminution des phosphates.

On a souvent constaté des *troubles oculo-pupillaires*. Un myosis uni ou bilatéral, une réaction paresseuse de l'iris à la lumière, et notamment la perte de sa faculté accommodatrice.

Landouzy a observé, dans un cas, des troubles dans les muscles moteurs de l'œil ; et on a aussi constaté une fois la diminution de l'acuité visuelle et des troubles de nutrition de la cornée.

Quand l'atrophie arrive au dernier degré, la peau de la région se refroidit et se cyanose, on a parfois constaté au thermomètre un fort abaissement de la température locale (jusqu'à 5° C.). Certains auteurs prétendent avoir constaté, au début de la maladie, une élévation thermique (jusqu'à 0,5° C.) et l'abaissement de la température ne se manifesterait qu'avec les progrès de l'atrophie. Souvent, des troubles trophiques cutanés apparaissent ; von Balmer a fait récemment une bonne étude de ces lésions, sur lesquelles nous n'insisterons pas. On a aussi observé une sécrétion sudorale excessive, surtout dans les cas à marche rapide, ou aux périodes avancées de la maladie. Notons encore le gonflement des articulations et la tuméfaction des phalanges.

L'état général est peu touché ; quelquefois on observe des mouvements fébriles que Friedreich appelle *fièvre de résorption*, et qu'il explique par la résorption des substances chimiques résultant de la désintégration musculaire.

L'évolution de la maladie est *très lente*, et la durée en est de plusieurs années. Des moments de répit et d'exacerbation en traversent le cours, irrégulièrement. Plus la destruction des muscles avance, plus le malade devient infirme, impotent des bras et des jambes, il a besoin du secours d'autrui pour s'habiller, pour manger, pour se soutenir, etc. Aussi n'est-il pas étonnant de voir l'intelligence de ces malades s'engourdir et leurs pensées s'assombrir. Les facultés intellectuelles en général restent intactes.

La situation devient plus pénible encore, lorsqu'aux symptômes précédents s'ajoutent des phénomènes bulbaires, par l'extension du processus morbide des colonnes antérieures de la moelle à la substance grise homologue du bulbe. Quand les noyaux d'origine des nerfs, sur le plancher du 4e ventricule, sont intéressés, on assiste au tableau d'une paralysie bulbaire chronique, progressive, surajoutée à une atrophie musculaire progressive : atrophie et paralysie de la face, de la langue, du pharynx et du larynx, et troubles consécutifs de la parole, de la déglutition et de la respiration.

Dans quelques cas, au contraire, ce sont les symptômes de la paralysie bulbaire chronique progressive qui ouvrent la scène, et auxquels, plus tard, se surajoutent les phénomènes de l'atrophie musculaire progressive.

La mort survient, soit par le fait de maladies intercurrentes, soit par les progrès du marasme, soit par des complications bulbaires, qui tuent le malade par dysphagie, inanition, broncho-pneumonie ou asphyxie consécutive à la rétention des sécrétions bronchiques, etc.

III. Anatomie pathologique. — Cruveilhier, le premier (1855), découvrit,

dans l'atrophie musculaire progressive, la lésion de la substance grise de
la moelle. Plus tard fut établie la genèse myélopathique de la maladie,
grâce surtout à Charcot et à ses élèves. D'autres auteurs plaçaient le siège
de la maladie, tantôt dans le sympathique, tantôt dans les nerfs périphériques, tantôt dans les muscles mêmes. La dernière théorie (*théorie myopathique*) a trouvé dans Friedreich un défenseur convaincu ; et si ce dernier
auteur n'a pas démontré l'intégrité de la moelle dans tous les cas, il considère du moins les lésions médullaires, lorsqu'elles existent, comme secondaires et consécutives à la lésion primitive des muscles.

Pour Charcot, l'atrophie musculaire progressive est consécutive à une
atrophie primitive, chronique, des grandes cellules ganglionnaires des

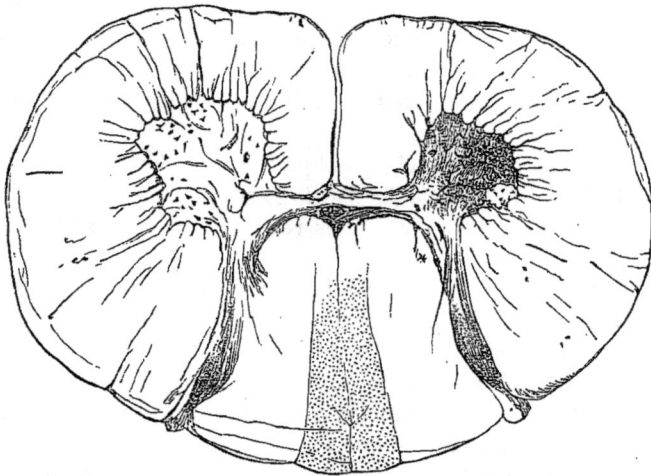

FIG. 71. — *Coupe transversale de la région cervicale de la moelle, dans un cas d'amyotrophie progressive.* La corne
antérieure droite et la moitié droite de la moelle sont rapetissées : les cellules ganglionnaires de cette corne
sont détruites, sauf quelques cellules ganglionnaires de l'angle postéro-externe de cette corne. Gross. environ 10 fois. D'après CHARCOT.

cornes antérieures de la moelle. Les auteurs français attribuent cette atrophie à des lésions inflammatoires, dont le terme est représenté par la dégénérescence pigmentaire et l'atrophie ou la sclérose, et finalement la destruction complète des éléments cellulaires en question : en somme, il ne s'agirait
là que d'une poliomyélite antérieure, chronique, parenchymateuse, progressive. On doit considérer comme secondaires les lésions de la névroglie
de la substance grise, telles que le gonflement et la multiplication des
noyaux des vaisseaux sanguins, la stéatose des parois de ces vaisseaux et
l'infiltration du tissu par des corps amyloïdes et des cellules granulo-graisseuses.

Pour d'autres auteurs, le début du processus serait interstitiel et parenchymateux ; à la vérité, ce sont là des questions d'ordre tout à fait secondaire. Au degré extrême de l'affection, on trouve, du côté où prédominent
les lésions, la corne antérieure détruite, et même toute la moitié correspondante du segment médullaire réduite de volume (voyez fig. 71).

On a plusieurs fois constaté la dégénération secondaire des cordons blancs de la moelle, surtout des cordons blancs latéraux.

Dans beaucoup de cas, les racines rachidiennes antérieures sont rapetissées, grisâtres, et, au microscope, présentent des dégénérescences graisseuses et atrophiques. Les mêmes lésions dégénératives ont été rencontrées dans les nerfs périphériques.

Les belles recherches de Friedreich sur les altérations des muscles, ont démontré que les lésions débutent dans le tissu conjonctif interfasciculaire au niveau du périmysium interne, où elles se manifestent par la multiplication des noyaux et l'augmentation de volume des cellules. De là, elles ne tardent pas à envahir la substance propre du muscle Au niveau du sarcolemme, on observe la multiplication, la segmentation, la division et la prolifération des noyaux ; puis, la substance musculaire elle-même s'atrophie progressivement, et de différentes manières : on observe en effet sur certaines fibres musculaires, la dégénérescence cireuse (*dégénération de Zenker*), sur d'autres, une tuméfaction trouble, sur d'autres, une dégénération striée, les fibres se divisent suivant leur longueur ; sur d'autres une segmentation transversale, les fibres se divisent en fragments transversaux ; sur d'autres, enfin, une segmentation élémentaire, ou, d'après Zenker, une atrophie discoïde : les fibres musculaires se divisent en leurs particules élémentaires. Enfin, on ne constate plus, à la suite des progrès de la destruction de la substance musculaire, qu'une accumulation de noyaux à l'intérieur du sarcolemme qui se confondent finalement avec le périmysium interne.

Nous répétons encore que ces lésions se localisent souvent à certains faisceaux déterminés d'un muscle. Si ces lésions sont très étendues, il se produit une extrême diminution de volume de l'organe. Les muscles atrophiés sont d'une pâleur insolite, quelquefois cependant, d'un rouge brunâtre remarquable ; cette dernière coloration tient à l'infiltration pigmentaire des fibres. Finalement, le muscle peut se transformer en une sorte de tissu tendineux (c'est la dégénérescence *fibreuse* ou *cirrhose musculaire*). On n'observe que rarement la stéatose des fibres, et l'adipose du tissu conjonctif interstitiel ; dans ce cas, le volume du muscle, au lieu de diminuer, augmente au contraire, dans des proportions plus ou moins grandes. Charcot dit n'avoir pu retrouver constamment les lésions musculaires décrites par Friedreich.

IV. **Diagnostic.** — Le diagnostic de l'atrophie musculaire progressive est généralement facile, lorsque l'on songe aux symptômes suivants : début de la maladie au niveau des petits muscles thénar, hypothénar et interosseux, intégrité de la sensibilité, processus fasciculaire de l'atrophie, caractère secondaire de l'impotence musculaire, apparition de contractions fibrillaires, absence de troubles vésico-rectaux, possibilité de symptômes bulbaires.

On pourra confondre la maladie avec :

a) La *destruction progressive des muscles*, à la suite de lésions primitives de la fibre musculaire même (*atrophie musculaire myopathique*). Le diagnostic différentiel se fera par les considérations suivantes : l'atrophie musculaire myopathique est souvent héréditaire, débute ordinairement dans la jeunesse, progresse, en général, et se distribue suivant une loi différente de celle de l'atrophie musculaire progressive myélopathique; elle frappe de très bonne heure les muscles des extrémités inférieures ; ou, dans d'autres formes, les muscles de la face ; l'évolution de l'atrophie myopathique est plus lente, ne s'accompagne pas généralement de contractions fibrillaires ni de réaction de dégénérescence ; enfin, au microscope, on constate, dans le cas d'affection myopathique, l'hypertrophie fibrillaire des muscles, sur les fragments musculaires excisés et enlevés aux malades. Voir plus loin, Maladies des muscles.

b) *La polynévrite dégénérative*, qui s'accompagne, lorsqu'elle est étendue et rapide, de paralysie et d'atrophie musculaires, qui peuvent offrir de lointaines analogies avec l'atrophie musculaire progressive. Mais, dans le cas de polynévrite, la paralysie précède l'atrophie. Il existe, en outre, la plupart du temps, des douleurs, des paresthésies, et des troubles sensitifs cutanés manifestes, de la sensibilité à la pression des muscles et des nerfs malades.

c) *La poliomyélite aiguë, subaiguë et chronique*, dans laquelle on peut observer des paralysies, de l'atrophie musculaire, la réaction de dégénérescence, avec l'intégrité de la sensibilité de la vessie et du rectum. Mais, la distribution des lésions s'éloigne beaucoup, ici, de celle de l'atrophie musculaire progressive ; en outre, la paralysie est antérieure à l'atrophie.

d) *Les amyotrophies arthropathiques*. Dans ce cas, on retrouvera toujours, comme point de départ de la lésion, une arthropathie antérieure.

e) Il nous faut enfin mentionner les *amyotrophies secondaires aux affections médullaires* (myélites, tabes, sclérose en plaques, tumeurs et hémorrhagies de la moelle, etc.). On fera le diagnostic différentiel par l'antériorité des symptômes d'une affection médullaire sur l'apparition des amyotrophies.

V. Pronostic. — Éminemment défavorable, car il est impossible de rétablir les muscles atrophiés dans leur état normal, et de s'opposer aux progrès de la maladie. Le pronostic vital est d'autant plus mauvais que le processus atrophique s'étend davantage et marche plus vite. En outre, une issue fatale peut être promptement amenée par des symptômes bulbaires. Il est vrai que la vie peut se prolonger bien des années ; mais les malades, infirmes pour toujours, vivent dans la menace d'une mort toujours imminente.

VI. Traitement. — D'abord, on ne doit pas négliger les mesures prophylactiques de la maladie. Il faut éviter le surmenage des muscles, et les offenses traumatiques qui peuvent déterminer, au niveau de ces organes, l'apparition de la maladie.

Lorsque l'affection est déclarée, on doit lui opposer la thérapeutique interne et externe, que nous avons exposée au chapitre des myélites ; mais,

EICHHORST.

à la vérité, sans grand espoir. Nous recommandons *surtout* un *massage méthodique* et une *gymnastique rationnelle.*

Le traitement par excellence, reste encore le traitement *électrique*, alors même que l'on n'obtient par ce moyen que l'état stationnaire des symptômes, et l'arrêt du processus morbide. Nous conseillons surtout le courant galvanique, appliqué sur la moelle : on emploiera de grosses électrodes, et l'on appliquera, pendant trois à cinq minutes, d'abord l'anode, ensuite le cathode, sur le foyer de la lésion ; ou bien on usera de courants médullaires, d'abord descendants et ensuite ascendants. On ajoutera à l'électrisation de la moelle la galvanisation périphérique des muscles intéressés ; on promènera le cathode sur les muscles malades, pendant qu'on laissera appliquée l'anode sur un point du corps indifférent ; on pourra même, si les 4 membres sont intéressés, appliquer les pôles sur les renflements cervical et lombaire de la moelle. On a recommandé aussi la galvanisation du sympathique cervical. Pour le traitement périphérique des muscles, on se trouvera bien du courant faradique, dont on se gardera bien d'exagérer l'intensité.

En tout cas, le traitement ne sera jamais suivi d'effets rapides ; la patience est ici nécessaire aussi bien au médecin qu'au malade. Et il ne faut pas s'étonner non plus, si les quelques progrès réalisés s'évanouissent tout à coup, et si la maladie reprend son cours, de nouveau, en dépit de tous les efforts.

A. — MALADIES SYSTÉMATIQUES, COMPLEXES, DE LA MOELLE

1. — Ataxie héréditaire. Maladie de Friedreich.

I. **Étiologie.** — A Friedreich revient le mérite d'avoir, le premier, attiré l'attention sur une forme particulière d'ataxie, à laquelle quelques auteurs ont donné le nom de *maladie de Friedreich.* Cette maladie est, la plupart du temps, *héréditaire ;* ainsi, neuf observations de Friedreich se répartissent sur trois familles ; et même, dans une nouvelle série publiée récemment par Immermann et Rütimeyer, onze cas se répartissent sur deux familles. Cependant tous les cas ne sont pas héréditaires. Certains auteurs mentionnent, comme causes de l'affection, l'*alcoolisme* ou l'*aliénation mentale* dans la famille ; dans d'autres cas, c'est à une maladie infectieuse antérieure que paraît devoir être rapportée l'éclosion de l'affection.

Contrairement à la statistique du tabes ordinaire, la maladie de Friedreich frappe plutôt le sexe féminin (7 femmes sur 9 cas) ; c'est le contraire pour Rütimeyer. La maladie débute entre quatre et sept ans (Rütimeyer) ou, d'après les observations de Friedreich, au moment de la puberté, de 12 à 18 ans.

II. **Symptômes et Diagnostic.** — Dès le début, l'ataxie occupe le premier plan de la scène clinique. Cette ataxie frappe promptement les extrémités supérieures ou intéresse en même temps les quatre membres. Contrairement à la loi du tabes ordinaire, on constate l'ataxie des muscles moteurs de l'œil, du nystagmus ataxique, et des troubles de la parole, à la suite de l'ataxie des muscles phonateurs. Au contraire, les lésions oculaires propres au tabes vulgaire (paralysies oculo-motrices, abolition du réflexe irien, amaurose), font ici défaut. En revanche, on a observé aussi des troubles vésico-rectaux et des lésions de décubitus.

Du côté de la sensibilité, les symptômes diffèrent aussi de ceux du tabes classique : les troubles sensitifs en effet, ou font totalement défaut, ou sont *très tardifs*. Il en est de même des douleurs lancinantes qui sont très rares, et des crises viscérales que l'on ne constate jamais.

Le symptôme de Bracht-Romberg est exceptionnel, les réflexes rotuliens sont abolis.

On a noté aussi la polyurie, la salivation et l'hyperhidrose, tous signes de troubles vaso-moteurs et sécrétoires. On n'a point encore constaté de troubles trophiques osseux ou articulaires. Dans quelques observations, les malades étaient sujets à des accès épileptiques ou atteints d'aliénation mentale.

Ultérieurement, se produisent des paralysies et des contractures musculaires, et consécutivement, des déformations vertébrales.

La maladie peut durer jusqu'à trente-deux ans.

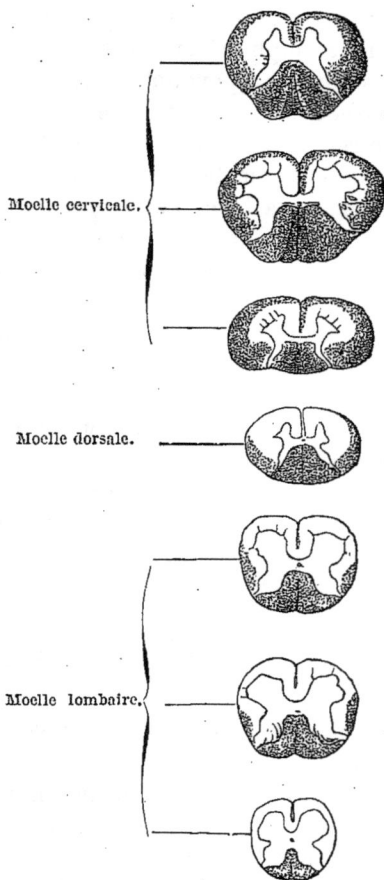

Moelle cervicale.
Moelle dorsale.
Moelle lombaire.

Fig. 72. — *Lésions médullaires dans l'ataxie héréditaire de Friedreich*. Les segments malades sont ombrés. D'après FRIEDREICH.

III. Anatomie pathologique. — Dans une nécropsie de la maladie de Friedreich, les lésions qu'on a trouvées ne se bornaient pas seulement à la dégénération des cordons postérieurs avec prédominance de la sclérose dans la moelle cervicale, mais elles s'étendaient, en outre, aux cordons latéraux et même, dans la moelle cervicale, aux cordons antérieurs (voyez fig. 86). S'agirait-il là d'un arrêt de développement de la moelle ?

IV. Traitement. — Peu efficace, identique d'ailleurs à celui du tabes.

2. — Dégénération secondaire des cordons de la moelle.

Au point de vue anatomique et physiologique, la dégénération secondaire des cordons de la moelle offre sans contredit un intérêt de premier ordre ; c'est certainement la clinique plutôt que l'anatomie qui en a établi l'existence et la localisation, et, c'est pourquoi nous resterons dans notre sujet en consacrant ici à ces lésions un court chapitre descriptif.

C'est à Türk que revient l'honneur d'avoir, pour ainsi dire, créé ce chapitre d'anatomie pathologique, honneur d'autant plus méritoire que cet auteur n'avait à sa disposition qu'une technique très imparfaite ; c'est lui qui a créé la distinction des dégénérations secondaires en *ascendante* et *descendante*.

Dans les pages suivantes, pour plus de clarté, nous exposerons, séparément et successivement, le *type descendant*, puis le *type ascendant*, et enfin le type *mixte* de la dégénération secondaire des cordons de la moelle.

A. — Dégénération descendante des cordons médullaires.

I. Étiologie et Anatomie pathologique. — La dégénération secondaire descendante des cordons médullaires est, le plus souvent, consécutive à des lésions du cerveau et chemine, dans la moelle, le long des faisceaux pyramidaux. Par conséquent, il faut chercher les lésions dans le segment postérieur des cordons latéraux, c'est-à-dire, dans le faisceau pyramidal croisé, et, en outre, dans les couches des cordons antérieurs les plus internes, celles qui sont situées de chaque côté du sillon longitudinal antérieur, c'est-à-dire dans les cordons de Türk (voyez fig. 73, 1 pvs et 3 psb). Ce sont là les deux chemins suivis par les faisceaux nerveux qui transmettent l'impulsion motrice, à travers la moelle, du cerveau à la périphérie.

Presque toujours, la lésion cérébrale est *unilatérale ;* par conséquent, dans la moelle, ne dégénère que le faisceau pyramidal correspondant. Cependant, comme le faisceau pyramidal croisé contient des fibres nerveuses qui, au-dessous de la décussation des pyramides, passent d'un hémisphère cérébral au côté opposé de la moelle ; comme, d'un autre côté, les fibres nerveuses, dans le faisceau de Türk, ont un trajet direct, et passent de l'hémisphère cérébral d'un côté au même côté de la moelle ; il s'ensuit, que, dans toute lésion unilatérale du cerveau, on trouvera la dégénération secondaire de la moelle dans le cordon de Türk du côté de la lésion causale, et, au contraire, dans le faisceau pyramidal croisé du côté opposé à la lésion.

Lorsque la lésion cérébrale est bilatérale, naturellement, la lésion dégénérative médullaire l'est aussi. Mais, dans ce cas, les deux foyers cérébraux sont, la plupart du temps, d'âge différent ; en conséquence, la lésion médullaire sera plus développée et plus avancée d'un côté que de l'autre.

Nous ne devons pas oublier d'ajouter qu'il existe de grandes variétés individuelles dans les rapports relatifs des faisceaux pyramidaux directs et croisés au point de vue de la quantité de fibres nerveuses que se partagent ces deux faisceaux : c'est là une notion bien établie à la suite des remarquables travaux de Flechsig.

Parfois, l'entre-croisement des fibres est complet dans les faisceaux pyramidaux croisés ; de telle sorte, qu'en cas de dégénération secondaire de ce côté, les lésions ne peuvent atteindre, dans le cordon de Türk, des fibres qui sont absentes. Au contraire, l'entre-croisement peut, en raison du volume insolite du faisceau, n'être pas complet au niveau de la décussation des pyramides. D'un autre côté Pitres a publié des observations, dans lesquelles les lésions cérébrales unilatérales avaient déterminé une dégénération secondaire dans les faisceaux pyramidaux croisés des deux côtés de la moelle. Il est clair que dans ce cas la répartition des fibres nerveuses s'était faite encore différemment dans le faisceau pyramidal.

Toutes les lésions du cerveau ne provoquent pas nécessairement la dégénération secondaire de la moelle, celle-ci ne se produit que lorsque les faisceaux pyramidaux moteurs sont interrompus en un point quelconque de leur trajet cérébral ou intéressés au niveau de leur origine centrale, dans l'é-

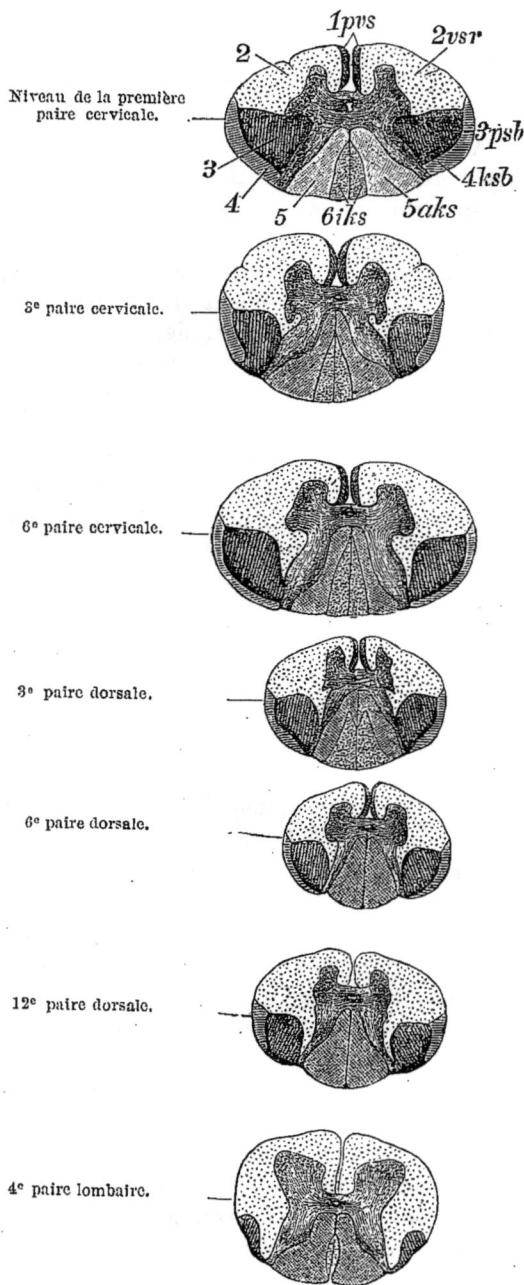

Fig. 78. — *Schéma de la topographie des principaux faisceaux conducteurs de la moelle*. — 1 *pvs*. Faisceaux pyramidaux directs (cordons de Türk). — 2 *vsr*. — Zones radiculaires antérieures. — 3 *psb*. Faisceaux pyramidaux croisés. — 4 *ksb*. Faisceaux cérébelleux directs. — 5 *aks*. Cordons cunéiformes externes (faisceaux de Burdach). — 6 *iks*. Cordons cunéiformes internes (cordons de Goll). Gross. 2 fois.

corce cérébrale. Si l'on suit le trajet central des faisceaux pyramidaux à
partir de la décussation des pyramides, on constate que le trajet suivi par
ces faisceaux est le suivant : la protubérance d'arrière en avant, l'étage
moyen et inférieur du pédoncule cérébral, la partie postérieure de la capsule
interne, la couronne rayonnante, et enfin l'écorce cérébrale, où ils trouvent,
au niveau des départements moteurs de celle-ci, leur terminaison centrale.

On sait que les départements moteurs de l'écorce cérébrale sont situés au
niveau des deux circonvolutions qui longent, de chaque côté, le sillon de

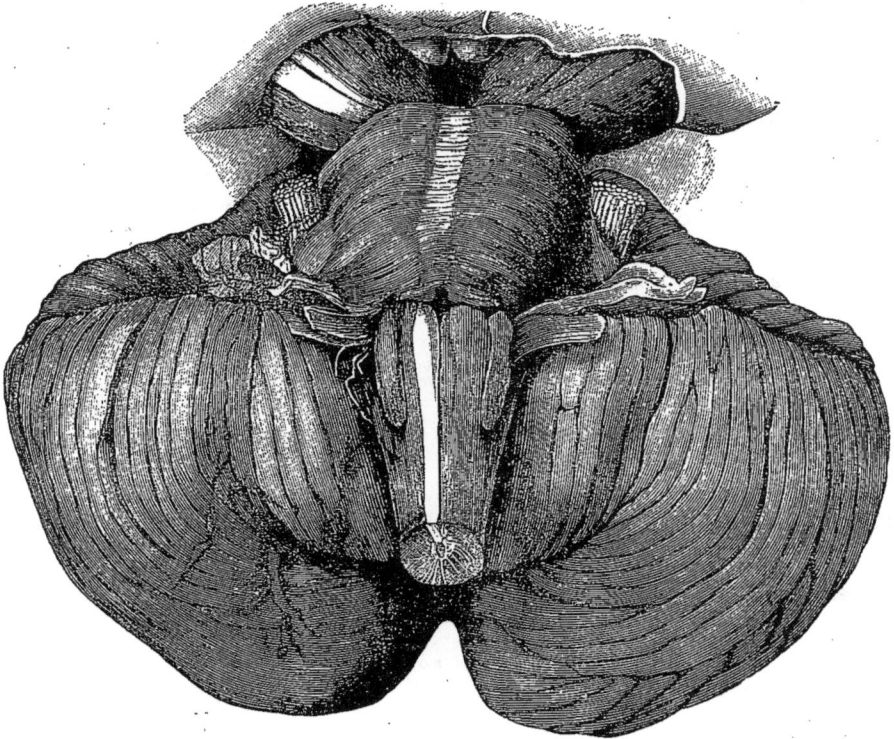

FIG. 74. — *Dégénération secondaire des faisceaux pyramidaux, chez un homme de 44 ans, consécutive à un foyer
d'hémorrhagie dans la région de la capsule interne du côté droit.* — Préparation par la liqueur de Müller.
Les cordons malades sont figurés en blanc. Grandeur naturelle. (Obs. personnelle. Clinique de Zurich.)

Rolando ; c'est-à-dire, au niveau des circonvolutions fronto-pariétales. Les
lésions qui ont pour siège un autre point quelconque de l'écorce, ou la
couche optique, ou le noyau lenticulaire du corps strié, etc., ne provoquent
point de dégénération secondaire de la moelle. Au contraire, Franck et
Pitres ont expérimentalement démontré, sur les chiens, que la destruction
des territoires moteurs de l'écorce cérébrale était invariablement suivie,
chez ces animaux, de dégénération secondaire de la moelle.

Si la lésion intéresse le faisceau pyramidal dans le cerveau même, la dégénération secondaire commence à partir du pédoncule cérébral, se poursuit dans la protubérance, et dans la pyramide correspondante au côté de la lésion cérébrale, au niveau de la décussation (voyez fig. 74).

On constate alors, au niveau de l'étage moyen, et même, mais plus rarement, au niveau du segment interne du pédoncule cérébral, un aspect grisâtre, gris jaunâtre ou gris brunâtre, transparent, du tissu nerveux. Le pédoncule est même parfois atrophié. La protubérance elle-même est réduite de volume; mais, à ce niveau, c'est surtout à la coupe transversale que l'on aperçoit bien, par contraste avec le côté sain, la réduction de volume et la coloration grise du côté malade. Il en est de même du côté des pyramides, où l'olive du côté malade apparaît beaucoup plus nette et plus visible que du côté sain.

Quant aux lésions de la moelle même, on ne les poursuit bien que sur des coupes successives; et, dans beaucoup de cas, lorsque l'on veut localiser exactement la lésion, l'examen microscopique est nécessaire. Ces lésions apparaissent bien nettement, lorsque auparavant on a fait durcir la moelle dans l'acide chromique ou dans les chromates, parce qu'alors les parties sclérosées de la moelle tranchent par une belle coloration jaune clair; cependant, il arrive quelquefois que le territoire coloré en jaune clair est plus restreint, dans ses limites, que la lésion dégénérative elle-même. Les foyers de sclérose, en raison

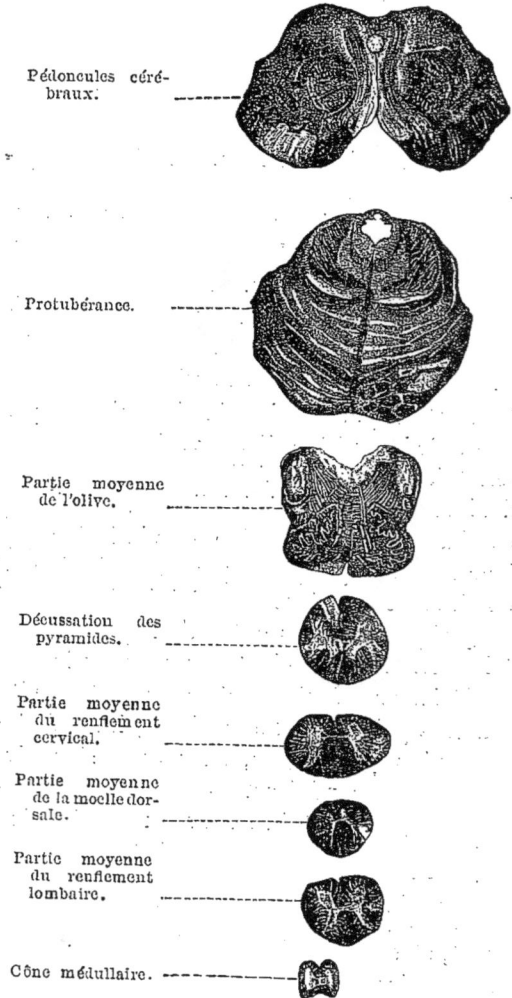

FIG. 75. — *Dégénération secondaire descendante du faisceau pyramidal latéral droit, consécutive à un ramollissement post-hémorrhagique de la capsule interne gauche.* Durcissement dans la liqueur de Müller. Grandeur naturelle. (Obs. personnelle. Clinique de Zurich.)

de leur richesse en tissu conjonctif et de leur pauvreté en fibres nerveuses, se colorent très bien par le carmin et les couleurs d'aniline.

Nous donnons, fig. 75, la topographie et la forme des lésions dans la moelle. On voit la diminution progressive de la dégénération, de haut en bas, le long du faisceau pyramidal direct, si bien que les lésions ne sont plus saisissables à la partie supérieure de la moelle lombaire.

Quant à la dégénération secondaire du faisceau pyramidal croisé de l'autre côté de la moelle, elle atteint son maximum d'étendue dans la moelle cervicale, où elle offre, à la coupe, une forme triangulaire ; dans la moelle dorsale, elle diminue déjà d'étendue, et, à la coupe, présente une forme circulaire ; dans la moelle lombaire, enfin, la forme des lésions, à la coupe, redevient triangulaire et la sclérose se rapproche progressivement de la pie-mère, à laquelle elle devient sous-jacente, alors que plus haut elle était séparée du feuillet méningé par le faisceau cérébelleux direct. A la hauteur des 3e et 4e paires sacrées, la lésion n'est plus du tout visible, elle disparaît (voyez fig. 75).

A l'examen microscopique, que l'on a d'ailleurs rarement l'occasion de pratiquer au début des lésions, on reconnaît que le processus débute au niveau des tubes nerveux. Kahler et Pick ont pu pratiquer cet examen quatorze jours après un traumatisme cérébral ; peut-être le début des lésions est-il encore plus précoce. Lorsqu'on réfléchit à la rapidité des progrès, et surtout à la localisation persistante et systématique des lésions, on a peine à admettre qu'il s'agisse là d'un simple processus inflammatoire, car dans une telle hypothèse, il est vraisemblable que la lésion empiéterait sur les territoires voisins, qu'elle envahirait dans son évolution. On est donc obligé d'admettre qu'il s'agit ici d'une atrophie dégénérative ; et cette hypothèse est d'autant plus probable, que la lésion sépare les conducteurs nerveux de leur centre trophique et que l'assimilation est parfaite, ici, de ces lésions à la dégénérescence des nerfs périphériques sectionnés.

Quelques auteurs ont émis l'opinion que les lésions étaient consécutives à l'inaction des conducteurs nerveux intéressés ; mais on peut objecter que ces lésions se développent beaucoup trop vite ; et, que d'ailleurs, en beaucoup d'autres points de l'organisme, il est facile d'observer des inactions beaucoup plus prolongées, sans qu'il s'ensuive pour cela de dégénérescences nerveuses secondaires.

Au niveau des tubes nerveux dégénérés on observe la destruction de la gaine de Schwann, et ensuite celle du cylindre-axe ; d'après Homen, l'atrophie du cylindre-axe serait même antérieure à celle de la gaine de Schwann (?). En tout cas, le tissu conjonctif interstitiel prolifère abondamment, et s'infiltre de cellules granulo-graisseuses et de corps amyloïdes. Les parois vasculaires s'épaississent, et on aperçoit, dans les gaines lymphatiques, un grand nombre de granulations graisseuses.

En général, la substance grise de la moelle n'est pas touchée. On peut trouver, il est vrai, mais rarement, la réduction de volume de la corne antérieure, du côté opposé au foyer cérébral, avec atrophie et disparition des cellules ganglionnaires : dans ce cas, on observe l'atrophie des muscles paralysés.

Au cas où les lésions sont très anciennes, on peut trouver une prolifération conjonctive abondante et la disparition des tubes nerveux au niveau des nerfs périphériques des membres paralysés à la suite de la lésion cérébrale, de la stéatose, du gonflement des noyaux du sarcolemme, et aussi de la sclérose ou de l'adipose interstielles au niveau des muscles correspondants.

II. Symptômes et Diagnostic. — On doit à Bouchard une étude approfondie de la dégénération secondaire descendante des cordons médullaires ; c'est lui qui, le premier, a attribué à ces lésions les phénomènes des contractures post-hémiplégiques ; récemment on a établi le même rapport de cause à effet, entre cette dégénération et l'exagération des réflexes tendineux.

Il n'y a plus de doute à ce sujet. Pourtant tout dernièrement j'ai recueilli, dans mon service, deux observations, dans lesquelles je n'ai pu trouver trace, contre toute attente, d'exagération des réflexes tendineux de contracture du côté paralysé, chez deux hémiplégiques, et, chez ces sujets, j'ai constaté, à l'autopsie, et la lésion était très nette même à l'œil nu, une dégénération secondaire descendante très étendue. Par conséquent, il peut exister entre la lésion et ces phénomènes cliniques un simple rapport de coïncidence ou de succession, et peut-être même, aucune relation causale.

III. Pronostic et Traitement. — Le pronostic de ces lésions est éminemment défavorable, parce qu'elles ne sont susceptibles d'aucune rétrocession. La guérison ne serait possible que par régénération nerveuse, et cette régénération n'est pas possible, surtout lorsque la lésion est ancienne.

Le traitement se confond avec celui de l'affection causale ; on peut recommander le courant galvanique, que l'on appliquera sur la moelle.

B. — Dégénération secondaire ascendante des cordons médullaires.

On n'observe de dégénération secondaire *ascendante* dans la moelle que dans le seul cas de lésion des racines rachidiennes postérieures ou des ganglions spinaux. Singer a provoqué expérimentalement cette dégénération par la section, chez les chiens, des racines rachidiennes postérieures ; on l'a très bien observée chez l'homme à la suite des lésions de la queue de cheval. Cette dégénération se limite aux deux systèmes de fibres médullaires suivants : d'une part, dans les cordons postérieurs, les cordons cunéiformes internes ou cordons de Goll ; d'autre part, dans les cordons latéraux, les faisceaux cérébelleux directs (voyez fig. 76).

On suit la lésion, dans les cordons de Goll, jusqu'au niveau des corps restiformes du bulbe, et, dans les cordons latéraux, on la suit jusqu'au cervelet. Cette dégénération ascendante est généralement bilatérale, comme on peut s'y attendre d'après la nature de la lésion causale. Pour expliquer cette dégénération, on dit que les cordons de Goll ont leur centre trophique dans les ganglions spinaux, et qu'ils se sclérosent aussitôt qu'ils sont séparés de ces ganglions. Plusieurs auteurs placent le centre trophique des faisceaux cérébelleux directs dans les colonnes de Clarke. Mais on ne sait encore si le courant nerveux qui traverse les fibres du faisceau cérébelleux direct est centripète ou centrifuge.

Jusqu'à présent, on ne connaît pas les symptômes cliniques de la dégénérescence des cordons de Goll. On est aussi peu instruit sur les symptômes à l'aide desquels on pourrait faire le diagnostic d'une lésion des faisceaux cérébelleux directs ; de sorte que l'on ne peut admettre l'existence d'une dégénération ascendante de la moelle que par induction expérimentale.

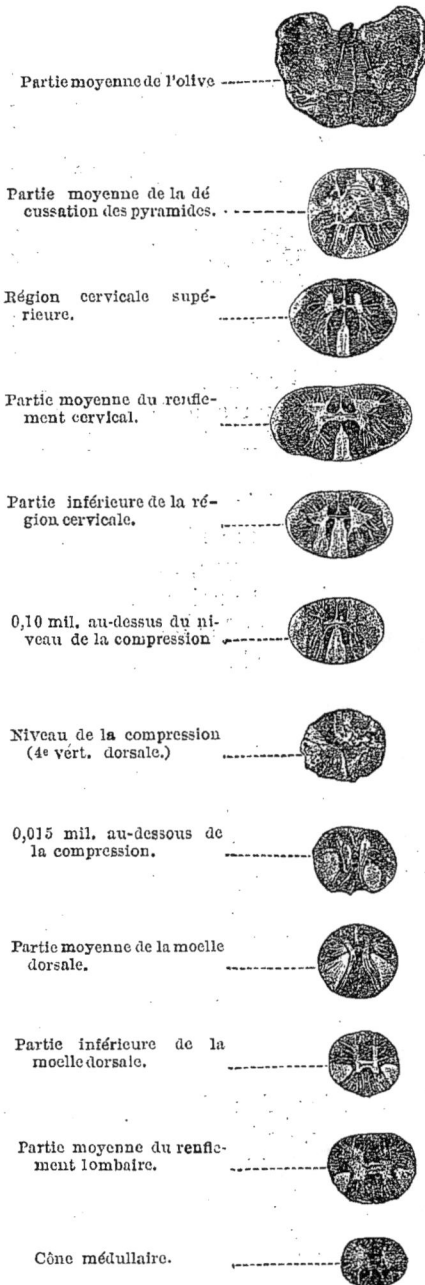

Partie moyenne de l'olive

Partie moyenne de la dé cussation des pyramides.

Région cervicale supérieure.

Partie moyenne du renflement cervical.

Partie inférieure de la région cervicale.

0,10 mil. au-dessus du niveau de la compression

Niveau de la compression (4e vért. dorsale.)

0,015 mil. au-dessous de la compression.

Partie moyenne de la moelle dorsale.

Partie inférieure de la moelle dorsale.

Partie moyenne du renflement lombaire.

Cône médullaire.

Fig. 76. — *Myélite par compression, secondaire à une tuberculose de la quatrième vertèbre dorsale.* Homme de 62 ans. Grandeur naturelle. Moelle durcie dans la liqueur de Müller. (Obs. personnelle. Clinique de Zurich.)

C. — Dégénération secondaire mixte des cordons médullaires.

On observe une dégénération secondaire mixte des cordons blancs dans le cas d'interruption de la moelle portant sur toute la coupe transversale ou sur plusieurs points d'un segment médullaire. Dans le premier cas, par exemple, à la suite de la compression transverse de la moelle, se développe au-dessus de la lésion une dégénération secondaire ascendante, au-dessous de la lésion une dégénération secondaire descendante ; par conséquent, dégénèrent : en haut, les cordons de Goll et les faisceaux cérébelleux directs ; en bas, les faisceaux pyramidaux directs et croisés.

Les faisceaux cérébelleux directs ne pourront dégénérer que si la lésion primitive siège dans la moelle dorsale ou cervicale ; car, ainsi qu'on le sait, les colonnes de Clarke, qu'on suppose être leur centre trophique, ne s'étendent pas en bas, au delà de la partie moyenne de la moelle dorsale. Il est à remarquer cependant que les dégénérations secondaires ne débutent point dans le voisinage immédiat du foyer primitif de la lésion ; à ce niveau même c'est plutôt une altération diffuse du segment médullaire que l'on observe. Plus haut, les lésions intéressent la totalité des cordons postérieurs ; et ce n'est qu'après, qu'elles finissent par se localiser aux cordons de Goll (voyez fig. 76).

Au niveau des altérations traumatiques diffuses de la moelle, on observe un aspect cribriforme, ponctué, ou même lacunaire, de la coupe du segment médullaire intéressé ; cet aspect est dû à la destruction des éléments nerveux, étouffés par la prolifération conjonctive. Cette dégénération intéresse naturellement à la fois les deux côtés de la moelle.

Si la lésion, au contraire, est unilatérale, comme dans cette belle observation de traumatisme médullaire unilatéral que l'on doit à Müller et à Ried, les conducteurs nerveux du côté correspondant dégénèrent seuls. Parfois s'établit une dégénération secondaire à la suite de petites lésions circonscrites de la moelle ; si ces petits foyers n'intéressent qu'un cordon latéral, naturellement on observe une dégénération descendante du faisceau pyramidal du côté malade, et ainsi de suite.

Westphal, Philipeaux et Vulpian, puis, après eux, Schiefferdecker et Homen ont entrepris, au sujet de ces dégénérations secondaires, des expériences toutes concordantes, et confirmatives des propositions que nous avons émises plus haut.

La rigidité et les contractures musculaires et l'exagération des réflexes tendineux doivent être rapportées, ici encore, aux lésions descendantes de la dégénération mixte.

Le *pronostic et le traitement* sont ceux de la lésion causale.

3. — Sclérose latérale amyotrophique.

I. Étiologie. — Sous le nom de sclérose latérale amyotrophique, Charcot a décrit un tableau clinique qui résulte, à peu près, de la combinaison d'une sclérose primitive des faisceaux pyramidaux croisés avec une lésion de même nature des grandes cellules ganglionnaires, des cornes antérieures de la moelle, et même de quelques noyaux d'origine des nerfs crâniens dans le bulbe, surtout de l'hypoglosse, du spinal et du facial. Au cours de son évolution clinique, la maladie se traduit par des symptômes variables, en rapport avec la localisation également variable des lésions.

On a cité comme causes de l'affection, le froid et l'humidité. Weir Mitchell a publié une observation où l'intoxication saturnine paraît avoir causé la maladie ; Seeligmüller a décrit des cas où l'affection avait frappé quatre frères, dont les parents eux-mêmes étaient cousins, et chez lesquels l'affection avait débuté dans la première année de la vie. Le plus souvent, la maladie se développe entre 25 et 50 ans, elle frappe les femmes plus fréquemment que les hommes.

II. Anatomie pathologique. — D'après Charcot, le processus débute dans les cordons latéraux, au niveau des faisceaux pyramidaux croisés. Les lésions atteignent leur maximum d'extension dans le segment cervical, et diminuent

progressivement, au fur et à mesure qu'on les examine plus près du segment lombaire (voyez fig. 77). Au fur et à mesure , également, que l'on descend dans la moelle, on remarque que les faisceaux dégénérés s'approchent
de la pie-mère, à laquelle ils finissent par devenir sous-jacents. En haut,
on retrouve les lésions dans les couches les plus inférieures de la protubérance, et même jusque dans le pied du pédoncule cérébral.

Dernièrement, Koschewnikoff et Charcot et Marie ont pu poursuivre la
lésion, à travers la capsule inter-
ne et la couronne rayonnante, jusqu'aux circonvolutions fronto-
pariétales, où la destruction des
grandes cellules ganglionnaires
pyramidales de l'écorce était manifeste, sans dégénérescence granulo-graisseuse concomitante.

Dans quelques cas, il n'y a pas
que les faisceaux pyramidaux
croisés qui sont intéressés; mais
la lésion porte aussi sur les faisceaux pyramidaux directs ou cordons de Türk.

Par l'intermédiaire de la lésion
des tubes nerveux, le processus
envahit, secondairement, la substance grise des cornes antérieures de la moelle. La névroglie prolifère,et, parallèlement, les cellules ganglionnaires s'atrophient et
disparaissent. C'est dans la région
cervicale que ces lésions sont
à leur maximum ; elles décroissent
plus bas, et font généralement
tout à fait défaut dans la moelle
lombaire. En revanche, elles s'é-
tendent aux cellules ganglionnai-

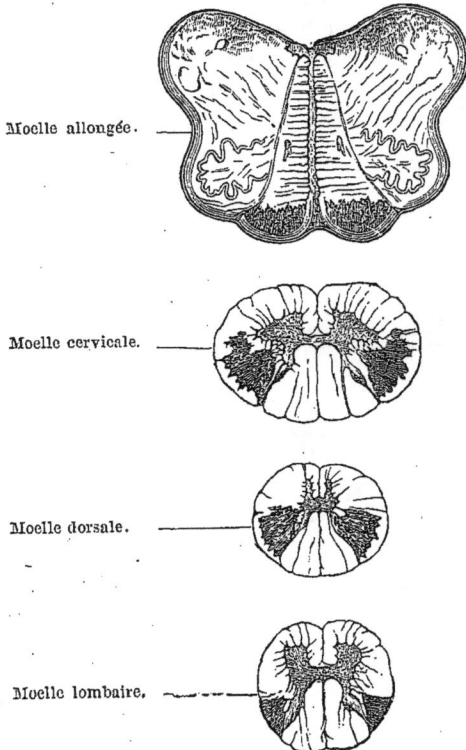

FIG. 77. — *Lésions de la sclérose latérale amyotrophique*. Les faisceaux malades sont ombrés. Grandeur naturelle. D'après CHARCOT.

Moelle allongée.
Moelle cervicale.
Moelle dorsale.
Moelle lombaire.

res des noyaux d'origine bulbaire, et déterminent l'atrophie de ces cellules
dans les noyaux de l'hypoglosse, du spinal et du facial.

Ce n'est pas sans raison que Leyden a fait observer que le processus
morbide n'est pas toujours aussi régulier que la description précédente
semblerait le faire supposer ; que ce processus peut parfaitement suivre une
marche inverse, et débuter par exemple, dans la substance grise, pour envahir ensuite la substance blanche.

Parfois même, les cordons postérieurs peuvent être intéressés par la lésion,
ainsi qu'il résulte d'une préparation de Leyden, sur laquelle on constate la dégénération grise des cordons de Goll (voyez fig.78).Moeli, et, récemment, Charcot
et Marie, ont publié des observations analogues. Giovanni Weiss a fait con-

naître un cas dans lequel il a constaté l'atrophie et la disparition des cellules ganglionnaires des cornes postérieures, et cet auteur attribue à ces lésions le décubitus qui s'était développé au niveau des trochanters ; il est vrai que les lésions du décubitus sont bien rares dans cette maladie.

D'après Charcot, le processus morbide consiste en des lésions inflammatoires, qui débutent exclusivement dans les tubes nerveux, et ne s'étendent que secondairement au tissu conjonctif interstitiel : c'est la même opinion que Charcot avait déjà émise à propos de la chronologie des lésions dans le tabes dorsalis. Au microscope, on constate, tout à la fois et ensemble, la prolifération de la névroglie, la disparition des tubes nerveux, l'épaississement des vaisseaux, et l'infiltration granulo-graisseuse et amyloïde. Peut-être en effet est-il plus juste de considérer, avec Charcot, la maladie comme une atrophie primitive des éléments nerveux, à laquelle s'ajoutent secondairement des lésions interstitielles.

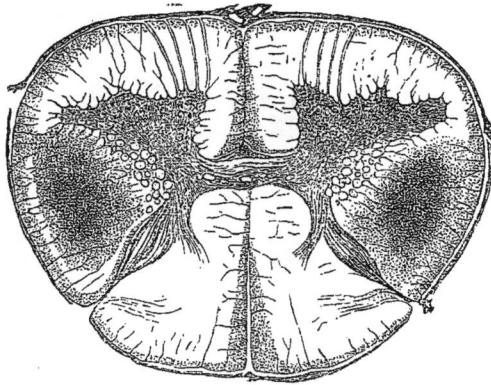

FIG. 78. — *Lésions de la sclérose latérale amyotrophique, avec participation des cordons de Goll.* Coupe pratiquée au niveau du renflement cervical. Les parties malades sont ombrées. Gross. de 5 fois. D'après LEYDEN.

Au niveau des tubes nerveux des racines rachidiennes antérieures, on observe des altérations atrophiques et dégénératives ; il en est de même au niveau des nerfs périphériques. Les muscles intéressés sont le siège d'atrophie, de sclérose, et souvent d'une adipose anormale ; cette infiltration adipeuse peut être telle, que, malgré la destruction de la substance propre du muscle, le volume de l'organe est plutôt augmenté (*lipomatose luxuriante*).

III. **Symptômes et Pronostic.** — Les symptômes de la sclérose latérale amyotrophique résultent du mélange des symptômes de la paralysie spinale spastique et de ceux de l'atrophie musculaire progressive avec paralysie bulbaire ; par conséquent, on ne constatera aucun trouble du côté de la sensibilité ni du côté de la vessie et du rectum.

La scène clinique s'ouvre généralement par des phénomènes de paralysie, de rigidité, de spasme et de contracture dans les muscles ; puis, survient une atrophie rapide. Le plus souvent, les membres supérieurs sont frappés les premiers, et les symptômes affectent ensuite une marche descendante ; pourtant l'atrophie musculaire épargne les jambes. En revanche, des symptômes d'atrophie et de paralysie envahissent la sphère de l'hypoglosse, du spinal et du facial ; plus rarement, celle d'autres nerfs crâniens, comme le moteur oculaire externe ou le trijumeau.

Il est plus rare d'observer le début des symptômes au niveau des membres inférieurs, et leur ascension ultérieure : il n'est pas fréquent non plus d'observer le début par des symptômes bulbaires.

Weir-Mitchell a publié un cas où la maladie affectait le type hémiplégique.

Au niveau des membres supérieurs, les premiers symptômes apparaissent tantôt sans prodromes, tantôt précédés de fourmillement, d'engourdissement ou d'autres paresthésies. Les malades accusant, au niveau des muscles des extrémités, une faiblesse qui augmente progressivement, et dégénère en parésie ou en paralysie confirmée. Puis surviennent de la raideur, des crampes et des contractures musculaires. Les bras se collent au tronc, en adduction forcée, et les mouvements que l'on imprime, passivement ou activement, à l'épaule, ne modifient cette attitude qu'au prix de certaines douleurs ; les avant-bras, au contraire, sont dans la demi-flexion et la pronation ; le plus souvent, la main est immobilisée par la contracture dans la pronation, avec flexion des doigts dans la paume (voyez fig. 79). Tous ces symptômes sont consécutifs à la lésion des faisceaux pyramidaux croisés ; puis la lésion de la substance grise s'affirme par l'atrophie rapide des muscles des bras ; et cette amyotrophie ne procède pas muscle par muscle, comme dans l'atrophie musculaire progressive classique ; elle frappe, au contraire, de gros groupes musculaires à la fois. Au cours de cette atrophie, on observe des contractions fibrillaires. Les muscles atrophiés sont sensibles à la pression, et présentent, le plus souvent, une réaction de dégénérescence partielle.

Si le processus s'étend aux muscles du tronc et du dos, il provoque de la raideur dans ces muscles, s'oppose aux mouvements de redressement du corps, empêche les malades de s'asseoir ou de remuer la tête, et les immobilise au lit.

Ainsi que la topographie anatomique des lésions pouvait le faire prévoir, on n'observe, en général, pas d'atrophie du côté des membres inférieurs, sauf cette atrophie par inaction que présentent les malades depuis longtemps alités.

Lorsque les membres inférieurs participent au processus morbide, les malades deviennent incapables de se mouvoir.

Par suite de la rigidité et des contractures musculaires, la marche prend la physionomie caractéristique de la *paralysie spinale spastique* ; les réflexes tendineux sont exagérés.

Si les phénomènes bulbaires apparaissent, on constate de l'atrophie et des contractions fibrillaires de la langue, d'où résultent l'embarras de la parole et de la difficulté de la déglutition. La paralysie des muscles du palais provoque de la dysphagie. La parole devient incompréhensible, la voix nasonnée.

Les lèvres s'atrophient, la bouche reste entr'ouverte et déviée, et la salive s'écoule constamment par les commissures. Les malades ont l'air pleurard ; le front est plissé tandis que le bas du visage est lisse, mort et sans expression. La paralysie des muscles du larynx amène des troubles de la déglutition et consécutivement de la broncho-pneumonie, et la mort arrive par suffocation. Charcot considère le *pronostic* comme fatal. La mort survient dans l'espace de un à trois ans. Quand la maladie débute dans l'enfance, Seeligmüller a observé qu'elle pouvait durer jusqu'à quinze ans. Weir

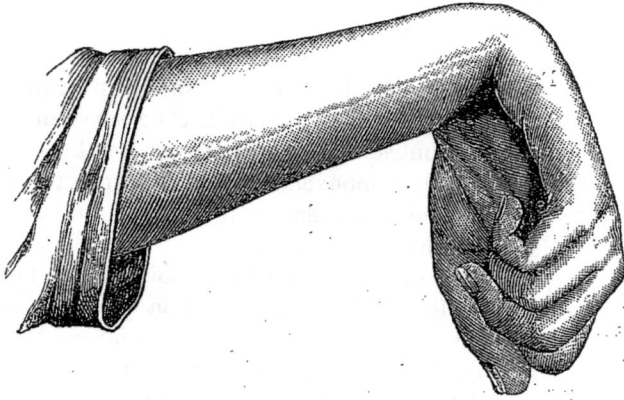

FIG. 79. — *Attitude du poignet et de la main dans la sclérose latérale amyotrophique.* D'après CHARCOT.

Mitchell a noté de l'amélioration, et même la guérison à la suite du traitement par l'iodure de potassium et les bains sulfureux.

IV. **Diagnostic.** — Il est facile, si on remarque que la maladie débute par les membres supérieurs, qu'elle produit d'abord de la parésie, suivie de l'atrophie musculaire généralisée, de contractures, de l'exagération des réflexes tendineux dans les extrémités inférieures.

On distingue la sclérose latérale amyotrophique de l'*atrophie musculaire spinale progressive* par les considérations suivantes ; dans cette dernière maladie la paralysie et l'atrophie marchent de pair, car l'atrophie est étroitement liée à la paralysie ; les muscles ne s'atrophient pas en masse mais par faisceaux, l'atrophie débute par les interosseux et les éminences thénar et hypothénar. Les muscles ne sont pas douloureux à la pression, il ne survient pas de rigidité musculaire, la maladie a une marche très lente (au delà de 30 ans), et n'est pas mortelle par elle-même ; elle est plus fréquente chez les hommes, et les réflexes tendineux diminuent progressivement jusqu'à disparaître.

Elle se distingue de la *pachyméningite cervicale hypertrophique* en ce que dans cette dernière affection, les symptômes d'excitation dominent au début, il se produit des troubles graves dans la sensibilité, enfin la guérison est possible. Nous donnerons plus de détails dans un chapitre suivant.

Leyden a observé des symptômes de sclérose latérale amyotrophique dans la myélite chronique cervicale, et Schültze dans un cas de gliome.

V. Traitement. — Il est le même que celui de la paralysie spinale spastique.

ERNEST DUPRÉ,

Interne des hôpitaux de Paris.

B. — MALADIES DES MÉNINGES RACHIDIENNES

1. — Inflammation de la face externe de la dure-mère. Pachyméningite spinale externe.

Péripachyméningite. Périméningite spinale.

I. Anatomie pathologique. — Les lésions dont nous nous occupons se rencontrent à la face externe de la dure-mère, dans le tissu cellulaire lâche et graisseux qui la sépare du canal osseux des vertèbres. Il s'agit, le plus souvent, de foyers inflammatoires circonscrits, le plus souvent, à la longueur de une à trois vertèbres, très rarement plus étendus. Quelquefois cependant on trouve des foyers multiples et séparés les uns des autres.

L'inflammation est toujours plus accentuée à la face postérieure, parce que c'est là que le tissu cellulo-graisseux périduremérien est le plus développé. Il faut peut-être aussi chercher la cause de ce siège d'élection dans un effet de la pesanteur, les malades restant toujours au lit, et conservant pendant très longtemps le décubitus dorsal. Quand l'inflammation siège à la région cervicale, elle a souvent tendance à la guérison, et il est rare de la voir s'étendre. Cela tient à ce que, plus on se rapproche du trou occipital, plus on trouve le tissu cellulaire diminué d'épaisseur. On sait que la dure-mère est si intimement appliquée aux os du crâne, qu'elle remplace, en quelque sorte, leur périoste interne.

Dans la plupart des faits observés, les lésions se présentent sous la forme d'un épaississement, ou d'une infiltration cellulaire à la surface externe de la dure-mère, et dans le tissu cellulaire qui l'entoure. On peut trouver les tissus malades plus ou moins rouges et gonflés. Dans d'autres cas, on trouve la surface externe de la dure-mère recouverte d'une membrane couenneuse, d'aspect presque fibrineux.

Dans quelques autopsies, on a trouvé de véritables foyers d'abcès. Il peut arriver aussi que l'on rencontre des masses solides, tuberculo-caséeuses, qui atteignent un volume assez considérable (fig. 80). Dans les cas à marche chronique, on doit s'attendre à trouver des épaississements ressemblant à de véritables excroissances, sur la face externe de la dure-mère.

Dans certains cas, l'inflammation a gagné la face interne de la dure-mère et produit du gonflement, de la rougeur, de l'infiltration et même de la suppuration ou des productions tuberculo-caséeuses. Quelquefois même l'arachnoïde et la pie-mère rachidienne peuvent prendre part au processus inflammatoire.

Pour comprendre l'enchaînement des phénomènes cliniques, il est important de connaître le point d'implantation des racines nerveuses sur la moelle. Dans quelques cas on observe simplement des phénomènes de compression qui se manifestent cliniquement, d'abord par des symptômes d'irritation, puis par la paralysie des organes. Dans d'autres cas la compression de la moelle conduit aux symptômes plus complexes de la *myélite par compression*, dont nous avons parlé dans un chapitre précédent.

II. Étiologie. — La pachyméningite spinale est presque toujours secondaire ; elle peut être d'origine rhumatismale, ou due à une tout autre cause. Lewitski en a dernièrement relaté un cas, consécutif à un traumatisme, et qu'il a considéré comme primitif, bien qu'on eût trouvé des abcès dans les muscles du dos. Le plus souvent, l'inflammation, partie d'un foyer au voisinage de la colonne vertébrale, pénètre par les trous intervertébraux dans l'espace extraduremérien. On a observé ces faits dans l'ostéite simple ou tuberculeuse des corps vertébraux, dans la pleurésie (Eichhorst), dans les tumeurs syphilitiques du pharynx, dans les suppurations du tissu cellulaire cervical (Mannkopf), dans les abcès du psoas (Traube) et dans les escarres profondes consécutives à un décubitus trop prolongé. On voit combien les causes peuvent être nombreuses, et que les inflammations de la cavité thoracique, abdominale ou pelvienne, aussi bien qu'une névrite peuvent devenir l'origine d'une pachyméningite externe. Il faut aussi toujours songer à la syphilis.

III. Symptômes. — En beaucoup de points les symptômes ressemblent à ceux d'une inflammation de l'arachnoïde et de la pie-mère, c'est-à-dire à la *méningite spinale*. Cela se comprend car dans les deux cas ils dépendent de la participation de la moelle et des racines nerveuses. Nous allons les énumérer brièvement. La plupart des malades se plaignent d'une *sensation de raideur dans le dos*, appréciable surtout dans la station debout ou assise, ou dans les tentatives de flexion ou de rotation de la colonne vertébrale. La pression sur les apophyses épineuses avec le doigt ou le plessimètre est douloureuse sur une étendue plus ou moins grande, suivant les progrès de l'inflammation. Souvent aussi les pressions sur la tête ou sur les épaules, ou le simple frôlement de la colonne vertébrale avec une éponge mouillée d'eau chaude, ou le passage du courant galvanique arrachent des cris aux malades.

Si la maladie est causée par une affection des os de la colonne vertébrale, on reconnaît toute la série des symptômes locaux : gonflement, rougeur, abcès fluctuants, etc.

Les malades se plaignent souvent aussi de *douleurs en ceinture*, produites par l'irritation des racines nerveuses efférentes.

Fréquemment les malades ressentent des douleurs intenses qui s'irradient le long de la colonne vertébrale ou dans les extrémités, avec phénomènes d'hyperesthésie et d'hyperalgésie, et quelquefois aussi de paresthésie (fourmillements, sensation de froid, etc.), avec accompagnement de mouvements cloniques et toniques et de contractures dans les muscles des membres. On aura de la paralysie et de l'anesthésie si les racines nerveuses efférentes subissent une compression quelconque. Les réflexes sont alors *abolis*, et on observe de l'amaigrissement des muscles paralysés. Quant à l'excitabilité électrique, elle est la même que dans les paralysies périphériques.

S'il y a compression de la moelle, il se produit, au-dessous de la partie comprimée, des paralysies motrices et sensitives avec paresthésie, exagération des réflexes, trouble des fonctions vésicales se traduisant, au début, par de la rétention, et plus tard par de l'incontinence d'urine, quelquefois aussi par de l'incontinence des matières fécales, puis des escarres dues au décubitus dorsal prolongé.

Voir dans un chapitre précédent les détails relatifs à la *compression de la moelle*.

La *marche* de la maladie est subaiguë ou chronique, quelquefois on constate de la fièvre, qui est presque toujours due à la maladie primitive.

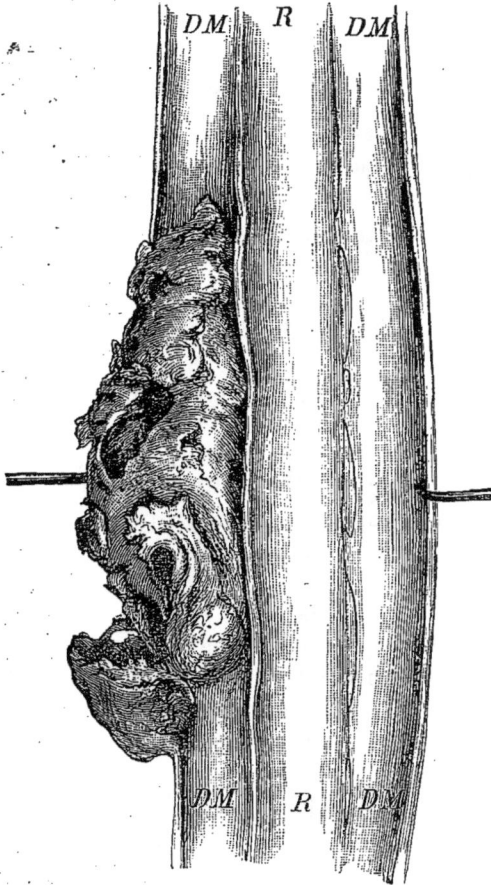

FIG. 80. — *Pachyméningite spinale externe au voisinage des V-VIIᵉˢ vertèbres thoraciques.* — Homme de 42 ans. Grandeur naturelle. Vue de la moelle par derrière. La dure-mère (DM) est tirée latéralement à gauche. On voit une masse caséeuse à la face externe de la dure-mère. Durant la vie, phénomènes de compression de la moelle (R). Début par une pleurésie caséeuse droite qui avait gagné par les trous intervertébraux le canal rachidien. (Obs. personnelle. Clinique de Zurich.)

IV. Diagnostic. — Le diagnostic présente de nombreuses difficultés, il faudra considérer principalement toutes les indications étiologiques. Le diagnostic avec la *méningite spinale vraie* se fait surtout par l'absence de raideur de la nuque; la région cervicale est presque toujours intacte.

V. Pronostic. — Dans tous les cas le *pronostic* est grave. La plupart du temps, le dénouement est fatal. Leyden admet cependant la possibilité de la guérison.

VI. Traitement. — Éloigner d'abord les causes, puis appliquer le traitement de la méningite spinale (voir plus haut).

2. — Inflammation de la face interne de la dure-mère. Pachyméningite spinale interne.

La pachyméningite spinale interne a surtout une marche chronique et se présente sous deux formes, soit sous celle de pachyméningite spinale *hypertrophique* ou sous celle de pachyméningite spinale *hémorrhagique*.

A. — Pachyméningite spinale interne hypertrophique.

I. Anatomie pathologique. — La pachyméningite spinale interne hypertrophique est produite par des formations inflammatoires ou des épaississements du tissu cellulaire de la face interne de la dure-mère. Dans la plupart des cas ces altérations se propagent à l'arachnoïde et à la pie-mère spinale, de sorte que la moelle est entourée d'un espace de 1 cent. à 1 cent. 1/2 d'un tissu cellulaire épais, quelquefois en couches concentriques, embrassant des espaces sains (fig. 81).

Les néoformations se développent surtout à la face postérieure, de là proviennent des adhérences avec les ligaments vertébraux postérieurs. Les altérations peuvent se limiter à certains points très circonscrits, le plus souvent au niveau du renflement cervical, dans sa moitié inférieure, d'où le nom de *pachyméningite cervicale hypertrophique* que Charcot a donné à la maladie.

Le danger de la maladie consiste en ce que certaines racines nerveuses et la moelle même sont comprimées et annulées dans leur fonctionnement. Aux phénomènes de compression de la moelle se joignent peu à peu ceux d'une myélite transverse, myélite par compression, qui elle-même peut aboutir à une dégénérescence secondaire ascendante et descendante de certains cordons de la moelle. Dans la myélite par compression c'est surtout la substance grise de la moelle qui est atteinte, et on la voit, ainsi que le montre la figure 81, parcourue par des canaux de néoformation qu'on trouve surtout à la partie qui correspond à la commissure grise; ils sont tapissés d'une membrane, et contiennent un fluide séreux.

II. Étiologie. — Cette maladie est *rare*; elle a surtout été étudiée par Charcot et son élève Joffroy. Parmi les causes, on cite les refroidissements, les habitations humides. L'abus de l'alcool peut aussi avoir une influence pernicieuse (Seeligmüller).

III. Symptômes. — On ne trouve toute la série des symptômes que lorsque les racines nerveuses efférentes sont comprimées, irritées ou paralysées ou quand la moelle subit une compression. Charcot distingue deux périodes à la maladie, une première, d'une durée de deux à trois mois, est la période d'*irritation*, la seconde, la période *paralytique* et *atrophique*.

Dans la période d'irritation, les malades se plaignent de douleurs siégeant à la partie supérieure de la colonne vertébrale, à la nuque, entre les épaules, dans les bras, et dans les grandes articulations. La pression sur la colonne vertébrale ne produit aucune douleur. La plupart des malades éprouvent une sensation de raideur dans la nuque, de constriction dans les parties supérieures de la poitrine. Les douleurs apparaissent habituellement par accès, et périodiquement en *augmentant d'intensité* à chaque nouvelle apparition.

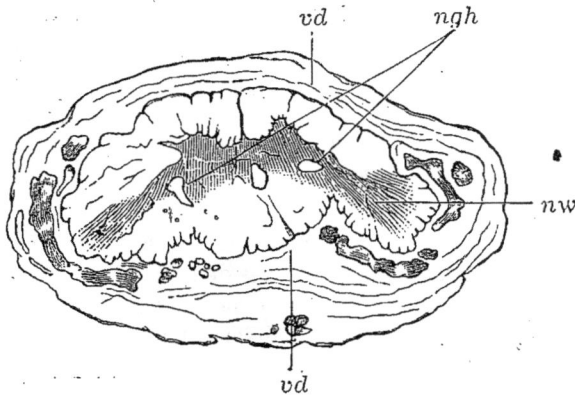

FIG. 81. — *Coupe transversale au milieu du renflement cervical dans un cas de pachyméningite spinale interne hypertrophique.*

vd. Dure-mère épaissie ; — *ngh.* Cavités néoformées dans la substance grise de la moelle ; — *nw.* Racines nerveuses. D'après CHARCOT.

Souvent on trouve aux membres supérieurs des signes d'hyperesthésie et de paresthésie. On observe aussi des *éruptions vésiculeuses* ou *bulleuses* sur la peau, avec desquamation très prononcée, et une sensation de rudesse au toucher. Il n'est pas rare de voir se produire des convulsions toniques ou cloniques, de la raideur musculaire et des contractures. Tous ces phénomènes peuvent être attribués à l'irritation des racines nerveuses qui traversent les parties hyperplasiées.

La deuxième période de la maladie s'annonce par la *paralysie* des muscles des membres supérieurs, par des *contractions fibrillaires* dans les muscles, par l'*amaigrissement* des muscles paralysés, par des troubles de la contractilité électrique semblables à ceux que l'on observe dans les paralysies périphériques (exagération des réflexes), et par des zones anesthésiques. En général la paralysie attaque les régions du cubital et du médian ; les extenseurs de l'avant-bras, innervés par le radial, prennent alors une prépondérance marquée, et la main se trouve alors en flexion dorsale (extension), tandis que les deuxièmes et troisièmes phalanges des doigts sont fléchies, position qui donne à la main l'aspect d'une *griffe* (fig. 82). Ce n'est que lorsque le foyer de la maladie siège plus haut que le radial est paralysé à son tour et que la paralysie des extenseurs laisse tomber la main dans la

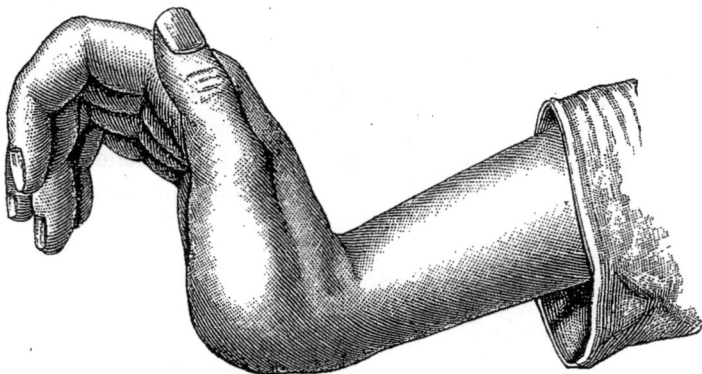

FIG. 82. — *Position habituelle de la main dans la pachyméningite cervicale hypertrophique.* D'après CHARCOT.

flexion (fig. 83). Tous ces phénomènes sont produits par la compression qui abolit les fonctions des racines nerveuses de la moelle.

Si à ces phénomènes se joignent ceux qui sont dus à la compression de la moelle, on voit les troubles de paresthésie et de paralysie s'étendre aux membres inférieurs, mais dans ce cas l'*atrophie* ne se manifeste qu'après un temps plus ou moins long et comme conséquence de l'inactivité des muscles.

La contractilité électrique est conservée. Il y a exagération des réflexes, diminution de la sensibilité, troubles vésicaux, escarres, etc.

La *durée* de la maladie est assez longue, elle peut affliger le patient pendant plusieurs années, mais elle peut néanmoins guérir, comme le démontrent plusieurs observations de Charcot et de Berger.

La maladie, dans un certain nombre de cas, s'est montrée comme complication de la *tuberculose.*

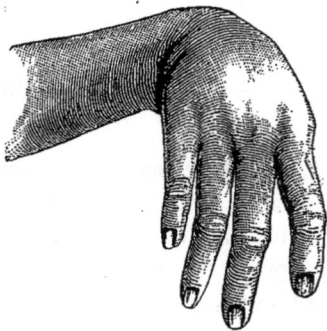

FIG. 83. — *Attitude de la main dans la paralysie du radial causée par la pachyméningite cervicale hypertrophique.* D'après ROSS.

IV. Diagnostic. — Le diagnostic de la maladie n'est pas très difficile. On pourrait dans la seconde période la confondre avec l'*atrophie musculaire progressive*, mais ici, la période d'irritation fait défaut, il n'y a pas de troubles de la sensibilité, l'atrophie progressive débute le plus souvent par les muscles de l'éminence thénar ou hypothénar, par les interosseux, elle s'étend ensuite aux noyaux gris des nerfs de la moelle allongée, et conduit ainsi à la paralysie bulbaire, tandis que la pachyméningite hypertrophique ne s'étend presque jamais à la moelle allongée, et produit aux membres inférieurs des phénomènes paralytiques, mais non des phénomènes d'atrophie rapide, ou des troubles de la contractilité électrique. On pourrait encore faire confusion avec la *sclérose latérale amyotrophique*, mais dans cette maladie encore la période d'irritation fait défaut ainsi que les troubles de la sensibilité ; elle a une marche plus rapide, elle atteint également les muscles des membres supérieurs et inférieurs et il est rare qu'elle devienne fatale par son extension à la moelle allongée.

Pour le diagnostic différentiel, il faut songer à la *tuberculose vertébrale*, aux *tumeurs* de la colonne vertébrale ou des méninges, à la *pachyméningite spinale externe*, car dans toutes ces maladies il existe de l'irritation et de la compression des racines nerveuses efférentes de la moelle, et de la moelle elle-même. L'attention doit surtout se porter sur les douleurs et les déformations de la colonne vertébrale, sur la tuberculose des ganglions lymphatiques des poumons et les tumeurs des autres organes.

V. Traitement. — Le traitement est le même que celui de la méningite spinale.

B. — Pachyméningite spinale hémorrhagique.

I. Anatomie pathologique et Étiologie. — La pachyméningite spinale hémorrhagique correspond à l'hématome de la dure-mère cérébrale. On trouve sur la face interne de la dure-mère spinale un dépôt membraneux plus ou moins étendu, et remarquable par sa grande vascularisation. Souvent les membranes forment plusieurs couches, entre lesquelles se trouvent des clapiers de sang ou des caillots. Suivant la date à laquelle remonte l'hémorrhagie, on trouve des masses de couleur rouge ou rouge brunâtre, ou jaune ictérique.

A l'examen microscopique on observe des cristaux d'hématoïdine et des globules rouges à divers degrés de dégénérescence. Le sang peut quelquefois être épanché en quantité assez grande pour comprimer les racines nerveuses spinales de la moelle. Il n'est pas rare de voir la pie-mère prendre part à l'hémorrhagie ; le liquide rachidien prend la couleur sanguine. Dans quelques cas la lésion s'étend dans toute la longueur de la moelle, tandis que dans d'autres elle est limitée à quelques foyers dispersés.

On trouve souvent des lésions analogues sur la dure-mère cérébrale, lésions d'ailleurs dues aux mêmes causes, c'est-à-dire aux affections mentales, à l'alcoolisme ; Leyden cite un cas dû à un traumatisme.

II. Symptômes et Diagnostic. — Dans beaucoup de cas, les symptômes ne se manifestent pas pendant la vie, et ce n'est qu'à l'autopsie que l'on découvre la lésion ; dans d'autres, on voit apparaître successivement des phénomènes d'irritation et de paralysie des racines rachidiennes, de compression de la moelle, de myélite par compression qu'on peut, d'après les commé-moratifs, rapporter à la pachyméningite hémorrhagique. On peut voir des phénomènes d'hémorrhagie méningée quand des vaisseaux de néo-membranes se rompent. Il se produit alors des hémorrhagies rapides et abondantes.

III. Traitement. — Le traitement est celui de la méningite spinale.

3. — Inflammation aiguë des méninges rachidiennes. Méningite spinale aiguë.

I. Étiologie. — Les inflammations aiguës de l'arachnoïde et de la pie-mère se voient rarement l'une sans l'autre, on leur a donné le nom de *méningite* ou *leptoméningite spinale*. Tantôt elles se limitent à la moelle ou à certaines de ces parties, tantôt elles s'étendent aux méninges cérébrales ; d'autres fois le processus inflammatoire débute par les méninges cérébrales et s'étend aux méninges rachidiennes. Dans ces deux derniers cas la méningite prend le nom de *méningite cérébro-spinale*.

Le développement simultané de la méningite cérébrale et de la méningite spinale s'observe surtout dans les cas de méningite épidémique ou tuber-culeuse ; ces deux variétés seront étudiées dans un autre volume (tome IV, p. 492 et 581), nous ne nous occuperons ici que de la méningite spinale propre.

On cite comme *causant* fréquemment cette maladie les refroidissements, le sommeil sur la terre humide, ou dans des demeures froides, le travail dans l'eau, les traumatismes. Il suffit quelquefois d'une légère commotion, le simple fait de soulever une charge trop lourde ou un effort musculaire excessif pour provoquer une méningite spinale ; à plus forte raison un trau-matisme violent. Comme autres causes, rappelons les *luxations* ou les *frac-tures des vertèbres*, les *plaies ouvertes* par instruments tranchants, piquants ou contondants, les *plaies par armes à feu*. Les formes primitives sont constituées par la méningite rhumatismale, traumatique ou spinale.

La forme secondaire est plus fréquente. Elle est produite par une inflamma-tion propagée. On cite souvent un cas relaté par Cruveilhier dans lequel une caverne pulmonaire s'était frayé un chemin jusque dans le canal vertébral et avait produit une méningite spinale. On a observé des circonstances ana-logues dans les cas d'escarre profonde. Mais il ne faut pas perdre de vue les données étiologiques importantes pour la pachyméningite spinale externe que nous avons indiquées plus haut.

Parfois la méningite spinale se manifeste dans le cours, ou comme com-plication des *maladies infectieuses* : pneumonie fibrineuse, fièvre typhoïde, choléra, dysenterie, fièvre puerpérale, endocardite ulcéreuse, etc. Hasse dit avoir vu la maladie se manifester à la suite du rhumatisme articulaire et mus-culaire.

On a cité comme causes, mais elles sont très douteuses, la suppression de la sueur des pieds, des hémorrhagies menstruelles et hémorrhoïdaires et l'arrêt brusque des exanthèmes aigus.

La méningite aiguë spinale est plus fréquente chez l'homme que chez la femme, dans l'enfance et l'adolescence que dans un âge plus avancé.

II. Anatomie pathologique. — Comme lésions anatomiques on distingue trois périodes : la première ou période *hyperhémique* et d'*exsudation au début*, la seconde d'*exsudation accomplie* et une période de *réparation*.

Cette division en périodes est commode pour la clarté de la description, mais il ne faut pas oublier que ce n'est qu'un schéma et que dans la réalité les phénomènes ne présentent pas cette netteté. Il est rare que la mort arrive dans la première période des lésions anatomiques. La pie-mère et l'arachnoïde sont alors rougeâtres, œdématiées. La rougeur est tantôt diffuse et uniforme, tantôt plus accentuée en certains points. On rencontre des foyers hémorrhagiques plus ou moins étendus, et plus ou moins nombreux. Les plus gros vaisseaux paraissent gorgés de sang à éclater. La surface de la pie-mère et de l'arachnoïde est épaissie, dépolie. Le liquide rachidien paraît trouble et contien des flocons.

Le passage de la première forme à la seconde se manifeste par la présence en certains points d'épanchements purulents ou fibrino-purulents qui s'épaississent et s'étendent de plus en plus, et on trouve à la surface de la pie-mère, de l'arachnoïde et même à la face interne de la dure-mère un enduit purulent ou fibrineux, et même parfois teinté de sang. Suivant les causes, ces enduits sont circonscrits ou s'étendent tout le long de la moelle. Les foyers que l'on trouve isolés sont situés de préférence à la face postérieure en vertu des lois de la pesanteur et ils sont plus rares à mesure qu'on approche de la moelle allongée. Même lorsqu'il y a méningite cérébrale en même temps que méningite spinale, le bulbe reste toujours intact.

Plus l'exsudat purulent est ancien, plus le liquide rachidien paraît trouble, floconneux et purulent.

Si la maladie, arrivant à sa troisième période, se termine par la guérison, les masses purulentes se résorbent peu à peu, mais il subsiste ordinairement de l'épaississement des méninges spinales pendant un temps encore assez long.

Pour bien comprendre la suite des phénomènes cliniques, il faut se souvenir que le processus inflammatoire ne se limite pas à la pie-mère et à l'arachnoïde, mais s'étend aussi aux tissus voisins, et ce n'est pas seulement à la surface de la pie-mère que l'inflammation étend ses ravages, mais aussi dans le tissu cellulo-graisseux périduremérien où l'on trouve des traces d'hémorrhagies.

A l'examen microscopique des racines nerveuses efférentes, on trouve de l'hyperhémie des vaisseaux sanguins, de l'infiltration du tissu cellulaire interstitiel, des cellules rondes et de la dégénérescence des fibres nerveuses.

On ne s'étonnera pas que la moelle elle-même participe à l'inflammation quand on se souviendra que la pie-mère envoie dans l'intérieur même de la moelle un nombre considérable de prolongements ramifiés qui constituent pour la masse nerveuse de la moelle une sorte de soutien solide. Macroscopiquement déjà on peut se rendre compte de ce phénomène en faisant des coupes transversales ; on trouve la moelle désagrégée, œdématiée, globuleuse, dans certains endroits injectée, tandis que dans d'autres elle paraît très pâle. Cependant, dans certains cas il faut pratiquer des coupes sur des portions durcies pour voir nettement les lésions parenchymateuses ou interstitielles qui sont quelquefois de très petite étendue. Par endroits, on trouve le cylindre-axe gonflé, d'un volume anormal, et les gaines ramollies. Dans les prolongements de la pie-mère à l'intérieur de la moelle on trouve les vaisseaux gorgés, les globules rouges décolorés, et la prolifération des éléments cellulaires.

Dans la substance grise de la moelle, les lésions secondaires sont moins accentuées que dans la substance blanche ; il est rare de trouver les ganglions pris.

Des lésions, même partielles, des racines nerveuses occasionnent des troubles durables (paralysies, atrophies) qui ne sont pas susceptibles de guérison. Aussi observe-t-on l'atrophie et la dégénérescence de la moelle, cette dernière notamment dans le territoire des cordons postérieurs.

III. Symptômes. — La méningite spinale aiguë débute parfois par des prodromes de nature banale : anorexie, frissons, malaise général, insomnie. Souvent la scène s'ouvre par un seul frisson, puis apparaît la fièvre, qui, bien que n'offrant pas le caractère de la fièvre typhoïde, peut atteindre 40° C.

Les symptômes de la méningite seule sont insignifiants ; la pie-mère étant une membrane richement innervée, on attribuera à son inflammation les douleurs siégeant le long de la colonne vertébrale, et la sensation de raideur, phénomènes qui s'accentuent quand le malade s'assied ou se tourne dans son lit, ou même quand il marche. Il n'y a pas en général d'exaspération douloureuse à la pression sur les apophyses épineuses, même à la percussion avec le plessimètre, quand on passe sur la région de la colonne vertébrale une éponge chaude, lorsqu'on frappe sur la tête et sur les épaules.

Tous les autres symptômes qui constituent le danger de la maladie sont sous la dépendance de l'irritation et plus tard de la paralysie des racines rachidiennes, ou de la participation de la moelle elle-même à l'inflammation. Presque tous les malades se plaignent non seulement de *douleurs le long de la colonne vertébrale*, mais aussi de douleurs lancinantes dans *les membres, la poitrine*, à la suite de l'irritation des racines postérieures de la moelle. Aux mêmes causes est due la sensation de *constriction en ceinture* qui, selon le siège de l'inflammation, se sent autour de la poitrine ou de la taille. Il se produit une *hyperesthésie* et une *hyperalgésie* de la peau qui occasionnent au patient des douleurs atroces au moindre attouchement ou pincement de la peau, ou lorsqu'on lui tire un poil. La sensibilité musculaire est aussi exagérée et arrache des cris au malade lorsqu'on pince un muscle entre les doigts. Il peut se produire des contractures musculaires réflexes, soit à la pression des muscles ou en faisant certains mouvements, ou spontanément comme conséquence de l'irritation directe des racines motrices de la moelle. Elles peuvent être toniques ou cloniques. On a observé de la raideur ou de la contracture musculaire siégeant surtout sur les extenseurs.

Lorsque le processus morbide gagne la moelle cervicale, les muscles du cou présentent des contractions toniques; on voit la nuque se raidir, la tête est plus ou moins fortement attirée en arrière, comme enchâssée dans les épaules ; l'occiput est enfoncé profondément dans les oreillers. Les mouvements actifs et passifs de la tête en avant, parfois même les mouvements de rotation sont limités ou même impossibles et les tentatives que fait le patient pour les exécuter réveillent de vives douleurs. On peut quelquefois en saisissant la tête dresser le corps entier comme un tronc d'arbre inflexible. Par contre, on peut exagérer encore la flexion de la tête en arrière sans réveiller aucune douleur.

La contracture des muscles dorsaux se manifeste par une courbure de la colonne vertébrale à convexité antérieure, on peut passer la main entre les reins et le lit, le corps ne reposant sur le matelas que par l'occiput et le sacrum.

La contracture des pectoraux entraîne une gêne de la respiration, tandis que celle des muscles abdominaux fait paraître l'abdomen rétracté.

Souvent il y a rétention d'urine, constipation, ce qu'on attribue à la contracture des sphincters de la vessie et du gros intestin. L'urine est évacuée en très petite quantité, elle est foncée et sédimenteuse.

Il n'est pas rare de voir des troubles du côté des pupilles : *rétrécissement anormal* ou *inégalité pupillaire* dus aux troubles d'innervation.

Les autres symptômes, accélération du pouls et de la respiration, dépendent plutôt de la fièvre que de la méningite.

Les symptômes que nous venons de décrire sont des symptômes d'*irritation*, et forment la première période de la maladie. La guérison peut en arrêter le cours, ou le processus continue son évolution et en arrive à la deuxième période ou période *paralytique*. Cependant ce passage ne se fait pas d'un seul coup et sans intermédiaire, au contraire, les phénomènes d'irritation et de paralysie se suivent de si près qu'il est quelquefois bien difficile d'établir une ligne de démarcation entre les deux périodes. Les phénomènes paralytiques font leur apparition lorsque les racines de la moelle sont lésées au point que tout fonctionnement leur devient impossible ; l'hyperesthésie et l'hyperalgésie sont remplacées par l'anesthésie et l'analgésie ; les muscles sont pris de parésie et de paralysie, les réactions électriques sont exagérées. Au bout de quelque temps on constate le début d'une dégénérescence atrophique. Il se produit des troubles dans les fonctions vésicales, d'abord de la rétention, et plus tard de l'incontinence. Souvent l'urine devient aqueuse, claire et abondante ; quelquefois on y a noté la présence du sucre.

Même lorsqu'elle en arrive à ces symptômes la maladie peut encore se terminer par la guérison, et cela dans un temps relativement très court lorsque les phénomènes paralytiques sont plutôt dus à la compression qu'à une lésion parenchymateuse des nerfs. Dans beaucoup de cas on voit persister des paralysies ou des atrophies de certains muscles ou de certains groupes musculaires, ou bien on se trouve en présence d'une série de symptômes d'une maladie spinale chronique. La vie est en danger dès que le processus inflammatoire se propage à la moelle allongée ; on s'en aperçoit quand le malade éprouve de la difficulté à déglutir et à parler, cette difficulté est souvent accompagnée de vomissements, les mouvements respiratoires deviennent irréguliers, et présentent parfois le type de la respiration de Cheyne-Stokes ; au début le pouls se ralentit, plus tard il devient insensible. La température du corps s'élève beaucoup. La mort peut survenir par suffocation, paralysie cardiaque, ou par hyperthermie.

La *durée* de la maladie peut être seulement de quelques jours, mais souvent elle se prolonge durant des semaines et des mois, et lorsque l'issue n'est pas fatale on voit quelques symptômes se prolonger pendant toute la vie.

IV. **Diagnostic.** — Avec tous les symptômes que nous venons de citer le diagnostic d'une méningite spinale aiguë est le plus souvent facile.

On la distingue du rhumatisme des muscles dorsaux parce que dans cette maladie les phénomènes graves et l'hyperthermie font défaut, la pression des muscles est douloureuse, les contractions musculaires, les troubles de la sensibilité dans les régions éloignées, les troubles de la vessie font défaut, et la maladie n'a qu'une durée relativement courte.

Les contractions musculaires persistantes et accusées pourraient faire croire au *tétanos*, mais dans cette maladie les troubles de la sensibilité et les troubles vésicaux font défaut et le plus souvent ce ne sont que les masséters qui sont contracturés, et les crampes sont augmentées par les irritations périphériques.

On peut encore confondre la méningite spinale aiguë avec la *myélite aiguë*, mais il faut se rappeler que dans la myélite les symptômes paralytiques se manifestent dès les premiers jours. Les douleurs dorsales sont moins accusées dans la myélite, l'hyperesthésie fait presque toujours défaut tandis que l'anesthésie apparaît très rapidement ainsi que la paralysie de la vessie et la fermentation ammoniacale de l'urine. La fièvre fait défaut ou est insignifiante, et on voit plus fréquemment que dans la méningite spinale apparaître des troubles trophiques de la peau.

V. **Pronostic.** — Dans la méningite spinale aiguë le pronostic est toujours sérieux, et la situation est d'autant plus grave que les phénomènes paralytiques sont plus accusés.

Lorsque les phénomènes d'irritation et de paralysie apparaissent avec propagation à la moelle allongée ou même au cerveau, la guérison est exceptionnelle. Quand les premiers dangers inhérents à la maladie aiguë ont pu être écartés, il n'est pas rare de voir persister des atrophies et des paralysies, ou finalement de voir la maladie s'établir avec un caractère chronique.

VI. Traitement. — Il est le même que celui que nous avons indiqué pour la myélite aiguë.

4. — Inflammation chronique des méninges de la moelle. Méningite spinale chronique.

I. Étiologie. — La méningite spinale chronique se développe d'abord insidieusement et d'une façon chronique, ou elle se manifeste par les symptômes d'une méningite spinale aiguë, de sorte qu'elle pourrait représenter un des modes de terminaison de l'inflammation aiguë, surtout lorsque les symptômes de l'inflammation récidivent à bref intervalle, avec addition pendant la période de convalescence, de quelques nouveaux troubles, qui empêchent la guérison complète de se produire. Qu'une méningite se manifeste chronique d'emblée, ou qu'elle se produise en passant par la forme aiguë, les causes sont les mêmes que celles de la méningite spinale aiguë.

Mais nous avons encore plusieurs causes étiologiques à mettre en lumière ; ainsi il n'est pas douteux que bien des cas de méningite spinale chronique soient dus aux *excès alcooliques*. Dans la *syphilis* et la *lèpre* on a noté des cas d'inflammation chronique des méninges spinales. D'après Köhler, les maladies chroniques des poumons, du cœur, et du foie, en favorisant les thromboses, prédisposent à la méningite chronique. Enfin l'inflammation des méninges rachidiennes est une complication fréquente et presque régulière de la plupart des maladies chroniques de la moelle, telles que tabes dorsal, scléroses étendues, myélites chroniques, etc. On désigne l'ensemble de ces maladies sous le nom de *myéloméningite*.

La plupart des auteurs contemporains considèrent dans ces derniers cas la méningite chronique comme la conséquence et la complication des maladies chroniques de la moelle. Leyden surtout, a insisté sur ce point que dans le tabes dorsal, tout au moins dans la première période, on omet généralement de faire mention des lésions des méninges rachidiennes. D'autres considèrent au contraire l'inflammation de la substance médullaire comme une conséquence de l'inflammation chronique progressive des méninges rachidiennes.

II. Anatomie pathologique. — Il est rare, dans la méningite spinale chronique, de trouver les lésions anatomiques propagées sur toute la longueur de la moelle, le plus souvent elles se limitent à un foyer plus ou moins étendu, parfois même elles forment plusieurs foyers. Dans la plupart des cas ce sont les parties inférieures qui sont touchées ; il est rare de trouver la partie cervicale malade, et les lésions inflammatoires, le plus fréquemment, sont plus accusées à la partie postérieure qu'à la partie antérieure de la moelle. Anatomiquement, l'inflammation chronique de la pie-mère et de l'arachnoïde se manifeste par un *épaississement*, et une apparence *tendineuse* du tissu. Les masses de tissu conjonctif néoformé peuvent atteindre une épaisseur de plusieurs millimètres, et sous le scalpel, elles donnent la sensation du cartilage. On rencontre même sur le tissu arachnoïdien des calcifications et des ossifications qui offrent la consistance de véritables plaques osseuses.

Dans beaucoup de cas les veines et les capillaires des régions enflammées sont gorgés de sang. Parfois on trouve des taches pigmentaires d'un brun rougeâtre, ou noires, conséquence des hémorrhagies. Néanmoins il faut se souvenir que, chez les vieillards, on peut rencontrer dans les régions cervicales, une pigmentation des méninges de la moelle.

Selon les cas, on peut trouver des adhérences assez étendues avec la dure-mère; souvent le liquide rachidien est en très grande quantité; il n'est pas rare de le voir trouble, floconneux et même quelquefois purulent; on peut même, dans ce cas, trouver sur les méninges des dépôts fibro-purulents.

Sur ces coupes transversales, on voit que les prolongements de la pie-mère dans la substance propre de la moelle sont très développés, et cela devient encore plus apparent sur des préparations durcies. L'union de la pie-mère avec la substance médullaire est tellement intime qu'il est absolument impossible de les séparer sans entraîner des parcelles de la moelle. Eu égard aux phénomènes cliniques il faut, dans la forme chronique comme dans la forme aiguë de la méningite spinale, songer à la participation des racines nerveuses, et de la substance propre de la moelle, plutôt qu'à celles de la dure-mère.

On remarque, sur la dure-mère, des épaississements, des adhérences et des calcifications. La face interne a souvent l'aspect mamelonné et granuleux, comme couvert de tubercules. Leyden a montré par l'examen microscopique, des amas de tissu conjonctif qui contiennent des éléments calcifiés qu'il a nommés *acervules*.

Les racines nerveuses sont souvent aplaties et atrophiées, comprimées par les nouvelles formations conjonctives inflammatoires. A l'examen microscopique on trouve souvent des traces de dégénérescence des fibres nerveuses.

Souvent aussi, on remarque sur la moelle, à l'œil nu, ou seulement au microscope, des foyers inflammatoires, sclérose en plaques, dégénérescence ascendante et descendante, ramollissement des fibres nerveuses, productions dans le tissu conjonctif interstitiel, etc.

III. **Symptômes.** — Les symptômes de la méningite spinale chronique, sont en beaucoup de points semblables à ceux de la méningite aiguë, car dans les deux cas ils dépendent de la participation des racines nerveuses et de la substance propre de la moelle. Mais dans la méningite chronique, l'apparition des symptômes est moins brusque, ils ont une intensité moins grande, ils présentent souvent des rémissions et des exacerbations, mais sans fièvre, sauf dans le cas de complications aiguës. Nous nous contenterons d'énumérer brièvement les symptômes en faisant remarquer que l'on peut se trouver en présence de phénomènes tantôt irritatifs, tantôt paralytiques, souvent même des deux à la fois.

Les malades se plaignent souvent de douleurs dans la région dorsale, de raideur de la colonne vertébrale, et si la lésion est située assez haut, de contracture du cou. La pression sur la colonne vertébrale n'augmente ordinairement pas la douleur. Mais au moindre mouvement celle-ci augmente d'intensité. Les malades se plaignent de *douleurs en ceinture*, de *douleurs fulgurantes dans les extrémités*. On voit souvent, au début de la maladie, des crises d'hyperesthésie ou de paresthésie, sensation de froid, fourmillements, etc. Plus tard, on a de l'anesthésie, qui naturellement est plutôt un retard de la sensibilité qu'une anesthésie complète. G. Fischer a plusieurs fois noté de la *polyesthésie*, c'est-à-dire que quand on appliquait sur un endroit quelconque du corps une pointe, le sujet en percevait deux. Quelquefois on observe des convulsions musculaires toniques ou cloniques, ou des contractures. La défécation ou la miction sont souvent interrompues. Lorsqu'il y a compression ou dégénérescence des fibres nerveuses, les phénomènes paralytiques dominent. Ils se manifestent plus souvent sous forme de *parésies* que de *paralysies*. Ces phénomènes augmentent dans le décubitus dorsal à cause de la plus grande hyperhémie qui en résulte, mais dans certains cas ils sont plus marqués dans la station debout, ce qui indique l'augmentation du liquide rachidien. Puis on voit apparaître l'atrophie par dégénérescence des muscles paralysés, avec troubles des réactions électriques, absence des réflexes, paralysie de la vessie et des intestins, escarres lorsque lorsque les racines nerveuses ou la moelle sont lésées.

La maladie peut *durer* des années. Elle peut se terminer par la guérison, ou laisser derrière elle des paralysies et des atrophies. D'autres fois on voit augmenter rapidement les symptômes funestes, l'inflammation gagne la moelle allongée, le patient meurt dans les souffrances que nous avons indiquées ou bien la mort survient à la suite des escarres, d'une cystite, ou de la décomposition ammoniacale de l'urine, de l'infection urineuse.

IV. **Diagnostic.** — Le diagnostic d'une méningite spinale présente parfois des difficultés très grandes, surtout dans les cas où il existe des lésions de la substance propre de la moelle, car alors il devient impossible de distinguer les symptômes spéciaux à chacune des deux maladies. En général on peut s'en tenir à ce qui a été dit plus haut pour le diagnostic différentiel avec la myélite. Souvent on pourrait confondre la première période de la maladie avec l'*ataxie locomotrice progressive*, mais il faut remarquer que, dans le tabes, il n'existe pas de phénomènes paralytiques, qu'on a habituellement des troubles pupillaires, et l'anesthésie la plus marquée, que le réflexe rotulien manque dès le début, que les douleurs fulgurantes sont très intenses, et que les phénomènes ataxiques apparaissent dès le début. Enfin on peut encore craindre de confondre la maladie qui nous occupe avec l'*irritation spinale*, qui se rencontre chez les sujets hystériques, anémiques et nerveux. Les phénomènes paralytiques font ici défaut, la colonne vertébrale est sensible à la pression, il n'y a pas de sensation de raideur, et les plaintes des malades ne concordent pas avec l'intensité des phénomènes.

V. Pronostic et Traitement. — Dans tous les cas le pronostic est sérieux. Pour le traitement, voyez la Méningite spinale aiguë.

5. — Hémorrhagies des méninges rachidiennes. Apoplexie méningée.

Hématorrachis.

I. Anatomie pathologique. — Les apoplexies des méninges peuvent avoir des sièges très divers. La plupart du temps, on les trouve dans le tissu lâche cellulo-graisseux péridurémérien, qui sépare la dure-mère du canal verté- bral. Elles remplissent alors la partie épidurale (voyez fig. 84, 1 epr) et ont reçu le nom d'apoplexies *épidurales* (*extra-méningées* d'après la termi- nologie française). Elles peuvent encore siéger dans la partie sous-durale

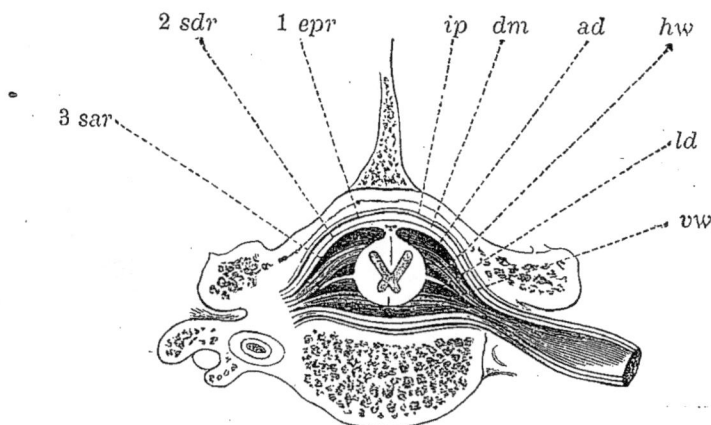

Fig. 84. — *Coupe schématique transversale de la colonne vertébrale et de la moelle.*
ip. Périoste interne de la vertèbre. — *dm.* Dure-mère spinale. — *ad.* Arachnoïde. — *hw.* Racine posté- rieure de la moelle. — *ld.* Ligament dentelé. — 1 *epr.* Espace épidural. — 2 *sdr.* Espace sous-dural. — 3 *sar.* Espace sous-arachnoïdien.

(voyez fig. 84, 2 sdr), c'est-à-dire dans l'interstice capillaire qui se trouve entre la dure-mère et l'arachnoïde. Les hémorrhagies de cette classe ont été nommées apoplexies *sous-durales* ou *arachnoïdiennes*. Cette dernière dénomination vient de ce que cette partie correspond au sac arachnoïdien des anciens auteurs. Enfin on trouve des hémorrhagies dans les mailles du tissu qui se trouve entre l'arachnoïde et la pie-mère, c'est-à-dire dans l'espace sous-arachnoïdien (voyez fig. 84, 3 sar), apoplexie *sous-arachnoï- dienne* qui se rencontre dans les canaux lymphatiques où le liquide cérébro- spinal se meut normalement.

Dans l'apoplexie *épidurale* ou *extra-méningée*, l'hémorrhagie s'étend rarement sur toute la longueur de la moelle. Ordinairement elle occupe quelques espaces vertébraux ou bien l'on trouve plusieurs foyers séparés. L'hémorrhagie siège sur la face postérieure, elle peut gagner aussi les côtés, mais il est rare de voir la dure-mère complètement entourée de sang. Quelquefois on trouve, sur la face externe de la dure-mère, et aussi dans son propre tissu, des taches sanguines et des hémorrhagies dans les racines nerveuses efférentes. Souvent dans les régions voisines, les vaisseaux de la dure-mère sont engorgés. Les lésions secondaires sont minimes ou font complètement défaut. L'évolution clinique des phénomènes démontre que toutes ces lésions peuvent disparaître. Les globules sanguins disparaissent, le caillot se décolore, et se résorbe comme cela arrive pour d'autres organes dans des conditions analogues. Quelques pigmentations et des adhérences peuvent persister seules. Dans les cas tout à fait graves, il reste des atrophies de certaines racines nerveuses de la moelle, et de graves lésions de la substance médullaire.

Dans l'apoplexie *sous-arachnoïdienne*, les lésions sont celles d'une pachyméningite hémorrhagique interne, la quantité de sang peut être très considérable. Parfois l'hémorrhagie est cérébrale, et n'a pénétré que secondairement dans l'espace sous-arachnoïdien spinal. Dans d'autres cas c'est surtout la face dorsale qui est atteinte, et il est très rare qu'il se produise des compressions de la moelle et des racines nerveuses efférentes.

II. Étiologie. — L'apoplexie méningée appartient à la classe des maladies *rares* ; elle est plus fréquente chez l'homme que chez la femme. Elle se produit quelquefois sans qu'on puisse reconnaître sa cause, *apoplexie méningée spontanée*. On l'a attribuée assez souvent à des traumatismes. Il n'est pas rare que les plaies par instruments piquants, coupants ou contondants, produisent des hémorrhagies méningées, ainsi que les commotions intenses de la colonne vertébrale et de la moelle. On a vu aussi des hémorrhagies méningées à la suite d'efforts corporels considérables tels que de soulever un poids très lourd, etc. On l'a trouvée chez le *nouveau-né*, causée probablement par les tractions exercées sur le fœtus.

Dans quelques cas l'hémorrhagie est due à des lésions de voisinage comme dans la *tuberculose* et le *cancer* de la colonne vertébrale, dans les anévrysmes de l'aorte ouverts dans le canal vertébral ou dans l'inflammation aiguë de la substance médullaire ou des méninges rachidiennes. On l'a observée à la suite de la rupture de l'artère vertébrale ou de l'artère spinale. Parfois elle est secondaire à une hémorrhagie cérébrale dont le sang a fusé vers les parties déclives.

Dans quelques cas, l'hémorrhagie est due à une congestion considérable, active ou passive des méninges rachidiennes, par exemple à la suite d'un arrêt brusque de l'hémorrhagie de la menstruation ou des hémorrhoïdes. Hasse cite la coïncidence de l'hypertrophie cardiaque et de l'apoplexie méningée. On cite également parmi les causes les grandes émotions. On constate aussi des hémorrhagies méningées chez des personnes mortes de tétanos, d'éclampsie, d'épilepsie, de chorée, d'hydrophobie ou d'asphyxie ; on a même cité, à tort, ces hémorrhagies comme conséquence habituelle des maladies convulsives. On a aussi observé des hémorrhagies dans les convulsions toxiques. En outre, les maladies chroniques des poumons, du cœur et du foie prédisposent aux hémorrhagies méningées par les troubles circulatoires auxquels elles donnent naissance.

Parfois les hémorrhagies méningées se produisent au cours des maladies infectieuses, par suite de l'affaiblissement du sang ou de la diathèse hémorrhagique, citons la fièvre typhoïde, le rhumatisme articulaire, la rougeole, la scarlatine, la variole, le scorbut, le purpura, etc.

Pas plus que dans les cas d'hémorrhagie cérébrale, on n'est fixé au point de vue des lésions vasculaires qui permettent l'hémorrhagie (dégénérescence graisseuse, athérome, anévrysmes miliaires ?)

III. Symptômes. — Chose importante à noter, l'apparition des symptômes de l'apoplexie méningée est *brusque*, elle n'est pas précédée de fièvre. Rarement on perçoit quelques prodromes qui font penser à l'hyperhémie des méninges rachidiennes et de la moelle, douleur dans les reins, pesanteur. Une légère poussée de fièvre peut se produire le deuxième et le troisième jour de la maladie par suite de l'inflammation occasionnée par l'hémorrhagie.

Contrairement à ce qui a lieu dans l'*apoplexie cérébrale*, la connaissance reste intacte dans l'hémorrhagie méningée rachidienne pure ; ce n'est que lorsque le siège de l'hémorrhagie est situé très haut, et lorsque l'hémorrhagie est considérable que l'on peut rencontrer la perte de connaissance.

Les malades ressentent subitement une violente douleur dans une région quelconque de la colonne vertébrale. Les douleurs s'irradient parfois le long de la colonne vertébrale et, selon le siège de la maladie, se distribuent dans les bras, la poitrine, le tronc et les membres inférieurs, ou en ceinture autour du thorax et du tronc.

La colonne vertébrale est insensible à la pression, mais la sensation de raideur est persistante, et lorsque l'hémorrhagie est située assez haut, il y a de la raideur du cou. Tous ces phénomènes proviennent ou de l'excitation immédiate des méninges, ou de l'irritation des racines nerveuses. Au cours de la maladie, les symptômes irritatifs et paralytiques sont simultanés ou se suivent de très près. Comme symptômes *irritatifs* on a l'hyperesthésie de la peau, de la paresthésie, des contractions musculaires toniques ou cloniques, et des contractures ; comme symptômes *paralytiques*, de l'anesthésie, rarement complète et des paralysies motrices.

Au début, les paralysies sont souvent insignifiantes, elles s'accentuent au bout de quelques heures à mesure que la masse sanguine augmente. Dans d'autres cas la paralysie rétrograde très rapidement à mesure que la masse qui faisait de la compression diminue de volume.

Lorsque les racines nerveuses sont comprimées pendant un temps assez long, on voit les muscles s'atrophier, les réactions électriques diminuer, l'excitation réflexe disparaître ; lorsque la substance médullaire est elle-même comprimée, il y aura de la paralysie de la vessie et des intestins, de la cystite et des escarres.

La maladie peut *durer* deux, quatre ou huit semaines et même quelquefois plus longtemps. Quelquefois la mort a lieu subitement comme symptôme initial. D'autres fois la lésion est située assez haut pour qu'il y ait irritation de la moelle allongée avec vomissements, difficulté de la déglutition, troubles pupillaires, gêne respiratoire, affaiblissement du pouls, hyperthermie considérable, et enfin mort.

Quelquefois la méningite par propagation à la moelle allongée détermine une issue fatale. Lorsqu'il y a participation de la substance médullaire la mort peut survenir à la suite des escarres, de la cystite, et de l'infection urineuse. Souvent la guérison est *incomplète* et on voit persister des paralysies ou des atrophies de certains groupes musculaires.

IV. Diagnostic. — Le diagnostic de la maladie est le plus souvent facile ; il faut surtout faire attention au début apoplectiforme, et à la marche apyrétique. La maladie se distingue d'une méningite spinale aiguë en ce que dans cette dernière il y a de la fièvre, les phénomènes d'irritation sont plus intenses, et les symptômes vont en s'aggravant. L'apoplexie méningée se distingue de la myélite aiguë et de l'hémorrhagie de la moelle en ce que, dans ces dernières, les douleurs manquent ou sont insignifiantes, les phénomènes paralytiques sont plus marqués, et bientôt apparaissent les troubles trophiques, les escarres, la paralysie de la vessie, l'infection urineuse, et la mort à brève échéance.

Dans la commotion spinale on ne remarque pas non plus beaucoup de phénomènes d'irritation. Mais le début est marqué par des paralysies accentuées.

Lorsqu'on est bien assuré de l'existence d'une hémorrhagie méningée il est le plus souvent assez facile d'en déterminer le *siège*.

Lorsque la moelle inférieure est prise, ce sont les membres inférieurs qui sont le siège des principaux phénomènes ainsi que la vessie et les intestins. Lorsque les lésions siègent à la partie cervicale, les phénomènes d'irritation et de paralysie atteignent les membres supérieurs. Il est impossible de diagnostiquer, pendant la vie, si l'on a affaire à une hémorrhagie de la dure-mère, sus ou sous-arachnoïdienne. Cette localisation dépend des causes qui ont produit l'hémorrhagie.

V. Pronostic. — Le pronostic de l'apoplexie méningée spinale n'est pas *très défavorable*, car on compte beaucoup de cas de guérison. La gravité du pronostic dépend de l'étendue de l'hémorrhagie, de son voisinage de la moelle allongée, et de la participation des racines nerveuses.

VI. Traitement. — Le traitement est le même que celui des hémorrhagies de la moelle.

6. — Tumeurs des méninges rachidiennes. Néoplasmes des méninges.

I. Anatomie pathologique. — Comme les hémorrhagies méningées, les tumeurs rachidiennes peuvent être épidurales, sus ou sous-arachnoïdiennes.

Cliniquement, le siège précis est sans importance ; dans tous les cas les symptômes sont sous la dépendance de l'irritation des méninges rachidiennes, et de la moelle, ou de la compression de ces parties par les progrès de la tumeur. Le canal vertébral, étroit et solide, est bien le terrain le plus favorable à ces compressions et une tumeur du volume le plus minime arrive à produire les phénomènes les plus graves. Les tumeurs de 10 cent. de long sur 4 à 5 cent. de large sont une exception. Pour que la tumeur puisse s'accroître sans entraîner de phénomènes de compression, il faudrait admettre qu'elle passe par les trous intervertébraux, et s'accroisse à l'extérieur du canal vertébral, ou que la substance propre des vertèbres soit détruite, et que la tumeur prenne sa place.

Le plus souvent les tumeurs prennent naissance dans la dure-mère rachidienne, tantôt sur sa face externe, tantôt vers l'espace sus-arachnoïdien

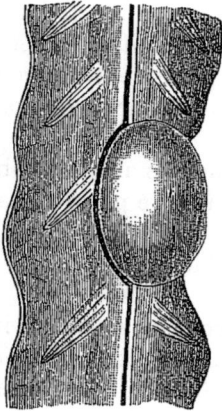

Tumeur partant de la dure-mère rachidienne. D'après CHARCOT.

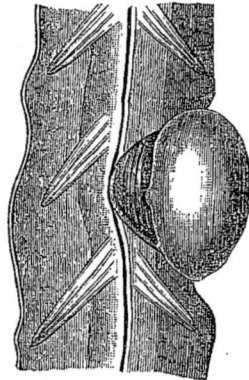

FIG. 85. — Vue par devant.   FIG. 86. — Vue de la moelle comprimée, après le soulèvement de la tumeur.

(sac *arachnoïdien des anciens auteurs*) de la face interne de la dure-mère.

Il est plus rare de les voir partir de la pie-mère, ou du tissu arachnoïdien. On trouve souvent dans leur voisinage des lésions inflammatoires des méninges. Elles sont le plus souvent rondes ou ovalaires, elles impriment souvent leur forme dans la moelle (voyez fig. 85 et 86).

La plupart du temps la tumeur est unique, il est rare qu'on en rencontre plusieurs. Dans quelques cas les tumeurs sont limitées aux méninges rachidiennes. Mais d'autres fois aussi on peut trouver, en même temps des néoplasmes dans la cavité crânienne, dans la colonne vertébrale, dans les organes voisins, ou dans d'autres régions plus éloignées.

Parmi les tumeurs des méninges on a trouvé des fibromes, des lipomes, des myxomes, des sarcomes, des mélanomes, des névromes, des tubercules, des syphilomes, des enchondromes, des ostéomes et des carcinomes. Le *cancer* est rarement primitif, il provient presque toujours de la propagation d'un cancer de la colonne vertébrale, ou de l'envahissement des masses cancéreuses à travers les trous intervertébraux ou encore de la métastase.

Au point de vue clinique, les foyers inflammatoires circonscrits et les hémorrhagies des méninges sont assimilables à de vrais néoplasmes.

Lorsque la tumeur prend un certain développement, et c'est là le vrai danger, elle produit une compression et une inflammation de la moelle qui peut aller jusqu'à la destruction.

Les racines nerveuses apparaissent, au début, tuméfiées, turgescentes, puis elles deviennent grises et s'atrophient. Lorsque la compression augmente, on trouve rarement une atrophie circulaire complète, la moelle paraît aplatie comme un ruban, elle s'enflamme, et produit la myélite par compression, siégeant au-dessous du point de compression, qui amène une dégénérescence secondaire dans les faisceaux pyramidaux latéraux à la partie inférieure ou dans les cordons cunéiformes internes, et les faisceaux latéraux du cervelet à la partie supérieure.

Il est rare de trouver, comme dans une observation de Cruveilhier, une dégénérescence purulente de la partie inférieure de la moelle.

II. **Étiologie.** — Les tumeurs des méninges se rencontrent le plus souvent chez l'homme, et surtout chez l'adulte. La plupart du temps les causes en sont inconnues. On a attribué plusieurs cas aux traumatismes ou à des refroidissements, mais il faut faire toutes réserves sur ces prétendus cas. Quelques auteurs ont incriminé la grossesse et l'état puerpéral ; d'après eux cet état faciliterait l'éclosion ou tout au moins le développement des tumeurs. Leyden croit qu'on pourrait imputer certains cas à de grandes émotions psychiques, comme la peur. Dans quelques familles les tumeurs sont héréditaires. La syphilis, la scrofule et la tuberculose sont naturellement la cause des tumeurs syphilitiques et des tubercules.

III. **Symptômes.** — En général, on ne trouvera de phénomènes douloureux que dans les cas de compression des racines nerveuses ou de la moelle elle-même. Quelquefois les malades éprouvent pendant plusieurs années la sensation de douleurs térébrantes dans la colonne vertébrale, douleurs que chaque mouvement exaspère, et qui paraissent produites par l'irritation que la tumeur produit sur les méninges. Parfois la pression réveille la douleur en certains points de la colonne vertébrale. Ces phénomènes d'irritation s'irradient et augmentent d'intensité au fur et à mesure que la tumeur s'accroît et que la compression agit sur une plus vaste étendue. Les malades se plaignent de douleurs en ceinture, de douleurs lancinantes dans les extrémités, avec hyperesthésie et paresthésie de la peau ; il peut y avoir des convulsions musculaires toniques et cloniques, de la raideur musculaire et des contractures. Cette période d'irritation s'atténue peu à peu, et fait place à une période de paralysie qui se manifeste par de l'anesthésie, de la parésie et de la paralysie des muscles. Si ces phénomènes dépendent d'une compression et d'une dégénérescence consécutive des racines nerveuses, on ne tardera pas à voir apparaître l'atrophie musculaire, la perte de l'excitabilité électrique et des réflexes.

Dans d'autres cas les phénomènes paralytiques indiquent la participation de la moelle. Lorsque la tumeur débute par la face antérieure des méninges rachidiennes, on verra plutôt des paralysies musculaires ; mais, lorsqu'elle se développe à la face postérieure, on aura des troubles de la sensibilité. De sorte que les symptômes varient suivant le lieu et le volume de la tumeur qui comprime la moelle.

Dans quelques cas, la compression et les troubles fonctionnels se limitent à une moitié seulement de la moelle et on n'a affaire qu'à des phénomènes de compression unilatérale, c'est-à-dire à de la paralysie et de l'hyperesthésie du côté de la compression et de l'anesthésie de l'autre côté. Tel était le cas des figures 85 et 86, empruntées à Charcot. Lorsque la tumeur interrompt complètement la conductibilité de la moelle, on aura de la paraplégie, de l'anesthésie, de la paralysie vésicale et intestinale, et de l'exagération des réflexes tendineux. Si, à la simple compression de la moelle, vient s'ajouter de la myélite par compression, qui gagne la moelle lombaire, on a la perte des réflexes, et on voit se produire bientôt l'atrophie des muscles paralysés, et la perte de leur excitabilité électrique.

On devra penser à de la dégénérescence secondaire descendante dans les faisceaux pyramidaux latéraux lorsqu'on se trouvera en présence de convulsions musculaires et lorsque les réflexes tendineux seront très exagérés.

La maladie peut subitement changer de forme dans sa *marche*, et un symptôme en remplacer un autre. Quelquefois on peut suivre pas à pas, durant la vie du malade, les progrès de la compression de la moelle rachidienne.

Généralement la maladie se termine par la mort, l'arrêt brusque des progrès ou la guérison de la maladie ne peut être espérée que dans le cas de lésions inflammatoires ou syphilitiques.

La *durée* de la maladie peut dépasser des mois et des années, Cerutti cite un cas où elle dura 15 ans. La mort apparaît au milieu des symptômes les plus divers. Quelquefois dans un marasme croissant, d'autres fois par l'apparition de la tumeur dans un autre organe. Chez d'autres malades, les escarres, la cystite, l'infection urineuse amènent l'issue fatale. Ailleurs c'est une méningite aiguë qui devient mortelle. Si la tumeur remonte assez haut, on voit apparaître des phénomènes d'irritation de la moelle allongée, des symptômes bulbaires qui entraînent la mort.

IV. **Diagnostic.** — De tous les symptômes que nous venons d'énumérer, il n'y en a pas un seul qui puisse avec certitude faire diagnostiquer une tumeur des méninges. Comme nous l'avons indiqué, les mêmes symptômes d'irritation et de paralysie font partie du cortège d'autres maladies. On ne pourra penser à attribuer ces symptômes à des tumeurs que lorsque d'autres organes seront pris par des tumeurs, ou qu'on aura affaire à des sujets scrofuleux, phtisiques ou syphilitiques. Dans les autres cas on pourra encore

penser à une tumeur des méninges lorsqu'on verra se succéder des symptômes de compression progressive de la moelle, partant d'un point circonscrit.

On ne devra se prononcer sur la nature d'une tumeur méningée, que
lorsqu'il y aura dans les régions voisines d'autres tumeurs de structure
connue, lorsque le malade aura des antécédents syphilitiques ou des lésions
spéciales de la moelle ou d'autres organes, ou enfin lorsqu'il existe des
tumeurs parasitaires sur d'autres points.

Le siège de la tumeur le long de la moelle est le plus souvent facile à
déterminer ; quelquefois c'est une déviation de la colonne vertébrale qui
l'indique. D'autres fois la pression est douloureuse en ce point ; on peut encore
penser, pour la localisation, aux douleurs en ceinture, aux douleurs excen-
triques, aux troubles de la sensibilité et aux paralysies.

Il est important de faire ici quelques remarques au sujet des tumeurs de
la queue de cheval. Les malades se plaignent de fortes douleurs dans les
reins, on constate des anesthésies circonscrites, de la paralysie et de l'atrophie des muscles paralysés, l'abolition de l'excitabilité électrique et des
réflexes, quelquefois de la paralysie de la vessie et du rectum. Les
symptômes spinaux manquent et on voit apparaître des symptômes seulement dans les régions de certaines racines nerveuses, et des nerfs périphériques.

V. Pronostic. — Le pronostic, dans la plupart des cas de tumeurs méningées, est défavorable, et il n'en est qu'un petit nombre qui permettent la
guérison ; il est très rare de voir les symptômes s'améliorer et s'arrêter dans
leur marche.

VI. Traitement. — Il est le même que celui des tumeurs médullaires.

APPENDICE

On peut encore citer comme néoformations des méninges rachidiennes
les tumeurs dues aux parasites animaux, échinocoques, cysticercus cellu-
losæ (cas de Westphal).

C. — MALADIES FONCTIONNELLES DE LA MOELLE. — NÉVROSES MÉDULLAIRES

1. — Irritation spinale.

I. Symptômes. — On désigne sous le nom d'irritation spinale, un ensemble complexe de symptômes qui se caractérise par des douleurs de la colonne
vertébrale, et auquel viennent s'ajouter les douleurs névralgiques de la peau
et des viscères, des troubles vaso-moteurs et sécrétoires, de la faiblesse
motrice, et même des troubles fonctionnels cérébraux, etc., sans lésion anatomique de la moelle.

L'étude de l'irritation spinale a fait des progrès durant ces dernières années ; autrefois on ne diagnostiquait que très rarement cette maladie. Actuellement on cherche à rassembler tous les symptômes sous le nom d'irritation spinale sans pour cela être bien d'accord sur les lésions anatomiques qui la constituent. Et en effet on n'a jamais trouvé de véritable lésion ; les uns admettent l'*anémie*, d'autres l'*hyperhémie* de la moelle, certains auteurs admettent tantôt l'une, tantôt l'autre ; d'autres encore déclarent que tout ce cortège de symptômes serait la conséquence d'une irritation méningitique, ou cherchent à attribuer l'origine au sympathique qui ne troublerait que secondairement la circulation médullaire, ou bien ils admettent simplement un trouble fonctionnel primitif de la moelle (G. Hirsch).

Dernièrement on a émis l'opinion que tous ces symptômes complexes ne dépendaient plus de la moelle, mais de troubles fonctionnels du cerveau.

Le symptôme le plus constant de l'irritation spinale est la *douleur* au niveau de la colonne vertébrale, le plus souvent de la moelle dorsale. Mais on la rencontre encore en d'autres endroits. C'est une douleur *spontanée*, mais réveillée par la pression sur les apophyses épineuses, et quelquefois les douleurs sont tellement intenses que les malades tombent en syncope ou en attaques épileptiformes. Les douleurs s'exaspèrent lorsqu'on touche la colonne vertébrale avec une éponge mouillée d'eau chaude, ou avec le pôle positif d'un courant galvanique.

Ensuite apparaissent les symptômes périphériques qui varient suivant les parties lésées de la moelle. Dans les lésions de la moelle cervicale, on observe des maux de tête, des étourdissements, des troubles de la vue, des bourdonnements d'oreille, de la salivation, l'hyperesthésie de la peau de la face, l'écoulement de la salive, de l'insomnie ; dans d'autres cas, au contraire, de l'assoupissement, des douleurs névralgiques de la face, du cou, des membres supérieurs, et de la partie supérieure du thorax, quelquefois des nausées et des vomissements. Parmi les symptômes d'irritation périphérique de la moelle dorsale, on note des palpitations cardiaques, des accès d'asthme, de la toux nerveuse, des névralgies intercostales, de la gastralgie, des vomissements, du hoquet. Comme symptômes d'irritation de la moelle lombaire, on observe des douleurs dans le dos, dans les membres inférieurs, la vessie et les intestins, l'utérus et les ovaires, de la strangurie, des urines aqueuses, etc., etc.

Souvent surviennent des paresthésies, des parésies musculaires, et des troubles vaso-moteurs.

La maladie peut durer plusieurs mois ou plusieurs années avec des rémissions, mais n'arrive jamais à produire une lésion sérieuse de la moelle. Il est très rare que la vie soit en danger.

II. **Étiologie.** — L'irritation spinale est surtout fréquente chez les femmes, (83 0/0 d'après Hammond sur 112 cas), c'est une maladie de la jeunesse, elle a sa plus grande fréquence entre 15 et 30 ans ; quelquefois elle marche de pair avec l'hystérie, la chlorose, l'anémie. On l'a attribuée au surmenage,

aux émotions psychiques, à la misère, aux maladies cachectisantes, à l'onanisme, aux excès vénériens, aux abus d'alcool, d'opium et à l'hérédité.

III. Diagnostic. — Il est assez facile, surtout lorsqu'on a examiné les
malades pendant un temps assez long ; au début on peut confondre l'irritation spinale avec la méningite ou les tumeurs méningées, avec l'anémie ou
l'hyperhémie des méninges, ou de la substance médullaire, ou même avec la
myélite ; la marche favorable de l'irritation spinale mettra bientôt fin à la
confusion. Dans le cas d'ostéite des vertèbres, ou de tumeur on trouverait
des points tuméfiés sur la colonne vertébrale.

IV. Traitement. — On préconisera le repos corporel et moral, une alimentation forte et digestive, dont Weir Mitchell, Playfair, Binsuanger, et
Burkhart ont vanté les effets : du quinquina, du fer, de l'huile de foie de
morue, des bains froids, le séjour au bord de la mer ou dans les montagnes,
l'électrisation galvanique le long de la moelle, courant descendant modéré,
pendant un temps très court l'anode et le cathode fixés de préférence sur
les vertèbres douloureuses. On a aussi employé avec succès le pinceau
faradique le long de la colonne vertébrale ou la galvanisation sur le crâne.
On a recommandé aussi la strychnine, le bromure de potassium, le zinc,
l'arsenic et l'opium ; on a appliqué sur la colonne vertébrale des dérivatifs, et même le thermocautère. Tous ces traitements mènent à de bons
résultats, lorsque, les causes étant bien déterminées, on a réussi à les
écarter.

2. — Paralysie spinale ascendante aiguë.

Paralysie de Kussmaul. Maladie de Landry.

I. Étiologie. — Les symptômes de la paralysie de Kussmaul-Landry sont
caractérisés par une paralysie progressive marchant de bas en haut, par la persistance de l'excitabilité électrique dans les muscles paralysés, par l'absence
de l'amaigrissement avec troubles de la sensibilité, par l'absence de la paralysie vésicale et rectale, et par le manque de lésions du système nerveux.

C'est une maladie rare qui s'observe plus fréquemment chez l'homme que
chez la femme, et se montre en général entre 20 et 40 ans. On en cite quelques cas chez des enfants et des vieillards.

La cause échappe souvent ; on l'a imputée aux *refroidissements*, à la
misère, aux *émotions psychiques*. Bablon l'a vue survenir à la suite d'un
coït debout. De toutes les observations connues, la plupart dépendent
d'une *maladie infectieuse aiguë*, telle que la pneumonie, la pleurésie, la
variole, la diphtérie, la fièvre typhoïde. On a souvent incriminé la syphilis.

La maladie a été décrite en même temps par Kussmaul et Landry (1859) ;
plus récemment Westphal (1876) en a fait une description meilleure.

II. Symptômes. — Les symptômes paralytiques débutent insidieusement ou sont précédés de prodromes, frissons, oscillations fébriles, tiraillements, douleurs de la colonne vertébrale et des membres, un sentiment de froid, des fourmillements, et autres symptômes de paresthésie.

Les phénomènes de paralysie motrice n'ont pas toujours une marche *ascendante*, ils débutent par les pieds d'un seul côté ou des deux à la fois dès le début, puis occupent successivement les muscles des cuisses et des jambes, puis les muscles abdominaux, dorsaux et thoraciques, les muscles de la main, du bras et de l'avant-bras. Ensuite on voit se prendre les muscles de la nuque, puis la paralysie gagne les nerfs bulbaires, et la mort survient par la difficulté de la déglutition, et l'asphyxie.

Westphal a décrit un cas dans lequel il n'y eut que des paralysies bulbaires ; les cas à évolution *descendante* sont rares.

La paralysie motrice commence d'abord par une sensation de *faiblesse* qui va en augmentant de plus en plus, pour se terminer par une paralysie complète. Les réflexes manquent, et on peut faire mouvoir les membres dans tous les sens, sans éprouver aucune résistance ; paralysie *flasque*. Au début les malades se servent d'un bâton ; puis bientôt sont obligés de garder le lit ; tout d'abord ils peuvent encore relever et fléchir les jambes, mais bientôt il leur est complètement impossible d'accomplir le moindre effort pour se mouvoir. Si les muscles du dos sont intéressés, il est impossible aux malades de se relever dans leur lit ; la paralysie des muscles abdominaux, cause des troubles de la défécation, de la toux, de l'éternuement, du rire, et de tous les phénomènes expirateurs. Peu à peu les mouvements des mains et des doigts sont embarrassés, puis la paralysie du bras devient complète, et gagne les épaules. Bientôt même les mouvements de flexion et de rotation de la tête deviennent impossibles, les malades meurent par asphyxie consécutive à la paralysie du phrénique.

En second lieu apparaissent les phénomènes *bulbaires*, la parole s'alourdit (paralysie de l'hypoglosse), le malade bégaie et devient incompréhensible. La paralysie des muscles du voile du palais et du pharynx rend la voix nasonnée et produit souvent la régurgitation des aliments dans la cavité pharyngo-nasale ; la nutrition devient tellement difficile qu'on est bientôt obligé de recourir à la sonde œsophagienne. La voix devient rauque et enrouée. Le pouls est parfois très fréquent, et on a de véritables accès de suffocation qui conduisent bientôt à la mort.

Les nerfs crâniens restent, en général, intacts. Il est rare de rencontrer de la parésie faciale, ou des paralysies des muscles de l'œil.

Les muscles paralysés conservent leur excitabilité électrique jusqu'au dernier moment, et si l'amaigrissement survient, ce n'est que lorsque la paralysie a duré très longtemps ; il se produit alors une sorte d'atrophie par inaction.

La sensibilité de la *peau* est en général peu modifiée. Les hyperesthésies sont plus rares que les anesthésies. Kahler et Pick, Emminghaus ont observé que la sensibilité pour la douleur, de même que pour la température, était retardée ; ils ont signalé les aberrations de la sensibilité. Dans quelques

observations figurent des troubles vaso-moteurs, de la rougeur, des sueurs
et de l'œdème de la peau. Il n'y a ni escarres ni autres troubles trophiques.
Les réflexes *cutanés* et *tendineux* sont intacts au début (d'après quelques
auteurs, ils seraient exagérés), mais ils diminuent lentement jusqu'à complète disparition.

La *vessie* et le *rectum* ne prennent pas part à la paralysie, bien qu'on
note, au début de la maladie, de la rétention passagère des urines, et de la
constipation opiniâtre due à la paralysie des muscles abdominaux.

A part ces troubles, l'état général peut rester satisfaisant. Parfois il y a
quelques mouvements fébriles, mais dans les cas typiques, la maladie est
apyrétique. On a noté aussi l'augmentation du volume de la rate, et l'albuminurie.

Le malade conserve malheureusement parfaite conscience de son état, ce
n'est que dans les cas où la température s'élève que l'on peut rencontrer du
délire.

La marche de la maladie est aiguë et progressive, parfois deux ou trois
jours suffisent pour produire une paralysie des membres, et amener une
paralysie bulbaire mortelle ; dans d'autres cas la maladie peut durer deux
ou trois semaines, et même plus longtemps. La mort arrive le plus fréquemment au milieu du second septénaire. Cependant ce dénouement n'est pas
fatal, on a vu quelquefois, contre toute attente, même après l'apparition des
symptômes bulbaires, des améliorations et même des guérisons. Habituellement les phénomènes paralytiques disparaissent d'abord dans les régions
où ils ont débuté. Mais il faut plusieurs mois pour que le malade puisse
recouvrer sa santé primitive.

On cite des cas, où après une rémission assez longue, la mort survenait
par une rechute.

III. Anatomie pathologique. — On n'a encore pu découvrir en aucun point
du système nerveux, ou de la moelle, une lésion caractéristique de la maladie.
On a prétendu trouver des lésions dans les cellules ganglionnaires des cornes postérieures de la moelle, mais dans ces cas il ne s'agissait pas d'une
paralysie de Kussmaul-Landry, car l'excitabilité électrique des muscles était
abolie. De même dans un cas décrit par Baumgarten, et qui probablement
était attribuable à l'infection purulente, on avait affaire à une myélite ascendante, et non à la maladie qui nous occupe. Déjerine dit avoir trouvé dans les
racines nerveuses postérieures des proliférations de tissu conjonctif et des
lésions atrophiques qu'il attribue, sans pouvoir le démontrer, à des lésions
des cellules ganglionnaires postérieures. Immermann a vu dernièrement
dans un cas les cellules ganglionnaires de la substance grise de la moelle
remplacées par des masses *amorphes*, avec des cellules à noyau autour des
vaisseaux des parties atteintes. Des hémorrhagies des méninges et de la
substance médullaire qu'il y trouva étaient probablement secondaires.

Il est à remarquer que souvent on a trouvé une augmentation du volume
de la rate, et l'engorgement des follicules gastriques, et des ganglions lymphatiques du mésentère, de sorte que Westphal a pensé que la maladie serait

la conséquence d'une infection inconnue. Dernièrement Curschmann a relaté un cas de paralysie ascendante au cours d'une fièvre typhoïde qu'on n'avait pas diagnostiquée du vivant du malade. L'examen microscopique de la moelle n'a rien montré d'anormal, mais, par la culture on arriva à trouver des bacilles de la fièvre typhoïde : on en trouva aussi plus tard dans la substance blanche.

IV. Diagnostic. — Le diagnostic de la maladie est facile, en se souvenant des symptômes. La maladie se distingue de la myélite ascendante en ce que dans la myélite il y a de la fièvre, et des troubles de l'excitabilité électrique des muscles paralysés. La myélite antérieure aiguë n'a pas un caractère progressif et conduit rapidement à l'amaigrissement des muscles et à la perte de l'excitabilité électrique. Ces deux derniers symptômes distinguent aussi la maladie de la poliomyélite subaiguë ou chronique. Dans la névrite aiguë multiple, on a des troubles de la sensibilité, et ici même la diminution de l'excitabilité électrique apparaît bientôt dans les muscles et les nerfs atteints.

V. Pronostic. — Dans tous les cas le pronostic est sérieux, mais on compte un certain nombre de cas de guérison. Plus la marche est aiguë, plus il y a de symptômes bulbaires, et par conséquent plus la mort est à craindre.

VI. Traitement. — Le traitement est particulièrement difficile, car on ne connaît ni le siège, ni la cause de la maladie. Si on croit avoir affaire à la syphilis on prescrira un traitement antisyphilitique énergique. (Onction avec l'onguent hydrargyrique, 50 gr. par dose et par jour. Iodure de potassium 50 gr. pour 200. Une cuillerée à bouche trois fois par jour.) Peut-être pourrait-on tirer quelque profit de ce traitement. On recommande en outre à l'extérieur, les pointes de feu, les ventouses, les sangsues, la vessie de glace, les pommades, la teinture d'iode et les dérivatifs de toutes sortes sur la colonne vertébrale, les frictions, les bains tièdes combinés aux douches froides ; à l'intérieur iodure de potassium, ergotine, atropine. On peut aussi appliquer les courants galvaniques (courant faible pendant 5 minutes tous les jours), surtout dans les marches lentes avec tendance à la guérison. Il se peut aussi que les phénomènes graves une fois écartés la guérison survienne, surtout pendant le séjour dans les montagnes, ou à la mer, ou par les cures d'eau froide.

3. — Paralysie réflexe.

I. Étiologie. — La paralysie réflexe est causée par les maladies des organes périphériques, dont l'influence sur les fonctions de la moelle est tellement importante qu'elles produisent des paralysies spinales ; leur origine est reconnaissable à ce qu'elles se manifestent sous forme de paraplégies. On a remarqué les paralysies réflexes surtout dans les maladies de l'appa-

reil génito-urinaire, et des viscères, on les a aussi observées après des traumatismes, des inflammations articulaires, et des refroidissements.

Parmi les maladies de l'appareil génito-urinaire qui causent la paralysie réflexe, il faut citer la cystite, l'inflammation de la vessie à la suite de l'absorption des cantharides, la rétention d'urine, la néphrite, et les calculs urinaires, parmi les troubles de l'appareil génital, la gonorrhée, le rétrécissement de l'urèthre, le phimosis, l'hypertrophie de la prostate, les abcès de la prostate, l'hydrocèle, les lésions et les traumatismes de l'utérus. Il faut encore mentionner les paralysies réflexes qui sont liées à des lésions du canal digestif, par exemple la dysenterie, plus rarement la diarrhée simple, l'abus des purgatifs, la constipation, les coliques, les vers intestinaux. On a aussi incriminé les paralysies consécutives au travail de la dentition.

Weir Mitchell, Morehouse et Keen ont observé des paralysies à caractère spinal après des plaies par armes à feu, sans que les membres paralysés fussent directement atteints.

Certains auteurs prétendent avoir vu les paralysies réflexes après des ulcérations de la peau ou des refroidissements (*paralysies réflexes à frigore*).

Les théories sur les causes de la paralysie réflexe sont multiples. Brown-Séquard admet une vaso-constriction réflexe des vaisseaux de la moelle qui produit la paralysie par anémie de la moelle (*théorie vaso-motrice*). Mais il est difficile de s'expliquer comment cet état de constriction peut durer des années. Jaccoud a proposé une *théorie d'épuisement* d'après laquelle les irritations périphériques empêcheraient les fonctions de la moelle. Aujourd'hui on tend à penser que les paralysies réflexes ont pour origine des lésions anatomiques visibles ; cette théorie a été établie cliniquement et expérimentalement par Leyden et ses élèves. Ce seraient des inflammations qui se propageraient des organes atteints à l'intérieur du canal vertébral, par les nerfs et les vaisseaux, de sorte qu'on aurait affaire tantôt à une névrite dégénérative ascendante et descendante, tantôt à des lésions méningitiques, tantôt à des processus myélitiques, tantôt à plusieurs lésions simultanément. Il faut naturellement admettre la possibilité des paralysies réflexes dans le vrai sens du mot, c'est-à-dire les cas où la paralysie disparaît dès que la cause est écartée, cas dans lesquels on ne peut pas songer aux lésions anatomiques du système nerveux.

II. Symptômes. — Les symptômes des paralysies réflexes varient selon que la névrite ou la méningite spinale ou la myélite sont en jeu. Nous renvoyons donc aux chapitres qui traitent de ces maladies.

III. Diagnostic. Pronostic et Traitement. — Le diagnostic ne sera pas toujours très facile. Le pronostic varie suivant la possibilité d'écarter les causes et surtout suivant l'existence de la myélite. Quant au traitement, il consiste à écarter les causes, surtout par le traitement des maladies nerveuses.

4. — Paralysie médullaire psychique.

Sous l'influence des émotions psychiques graves, on peut voir apparaître des phénomènes paralytiques sous forme de paraplégie à caractère spinal. *Paralysé par la peur* est de langage courant. Koths et Leyden ont montré dernièrement la grande influence de la peur sur l'origine des maladies de la moelle, même en tant que lésions anatomiques. Leurs observations furent recueillies durant le bombardement de Strasbourg. J'ai observé plusieurs fois des paralysies spinales fonctionnelles chez des personnes prises de peur en voyant tomber la foudre. Russel Reynold et plus récemment Reigel ont fait remarquer qu'il existe des paraplégies par pure imagination, surtout chez des personnes affaiblies préalablement.

Tantôt il s'agit de paralysie vertébrale, tantôt d'une sorte de faiblesse paralytique. La vessie et le rectum sont le plus souvent intacts. Les paresthésies ne sont pas rares, non plus que les anesthésies.

Le traitement doit être surtout d'ordre psychique. On prescrira cependant suivant les indications, du fer, du quinquina, l'électricité, les frictions froides.

5. — Crampe des écrivains.

I. Étiologie. — On observe le plus fréquemment la crampe des écrivains entre 20 et 40 ans ; on ne l'a pas encore observée chez les enfants et elle est très rare dans la vieillesse. La maladie est *très rare* chez la femme.

Les causes sont de nature diverse. Dans certains cas, l'affection est due à certaines dispositions nerveuses *héréditaires*. Comme l'épilepsie, l'hystérie et les psychopathies et autres névroses. Quelquefois même les malades ont été nerveux dès le jeune âge.

Gallard cite l'exemple d'un malade dont la mère et la sœur avaient la crampe, quoiqu'elles n'écrivissent pas beaucoup.

Chez quelques malades il s'agit d'un nervosisme *acquis* qui devient une prédisposition à la crampe ; on la rencontre chez les personnes adonnées à l'onanisme, et chez celles qui se livrent à la boisson ou font des excès de coït. Quelquefois la maladie disparaît lorsque les causes qui l'avaient produites sont écartées.

Des émotions violentes peuvent provoquer ou entretenir la maladie déjà commencée.

Quelques malades attribuent leur infirmité à un refroidissement ou même à un traumatisme. Par exemple un léger coup, ayant à peine touché les doigts, la pénétration d'une aiguille sous l'ongle, etc. On peut aussi incriminer les manches ou les manchettes trop étroites ou la pression du bouton de manchettes en écrivant.

Dans quelques cas très rares, on a cité comme cause l'inflammation des nerfs, le médian, le radial, le cubital, ou le plexus brachial.

Rudge décrit un cas dans lequel la crampe était en relation avec une périostite du bras. Le plus souvent la maladie vient de ce que le sujet écrit énormément ou de la mauvaise position de la main en écrivant.

La maladie se rencontre le plus fréquemment chez les hommes de lettres, les comptables, les bureaucrates. Naturellement la maladie est plus grave si elle est attribuable à des causes multiples.

Certaines observations datent de 1830, c'est-à-dire avant l'invention de la plume métallique ; et on l'observe aussi chez des personnes qui ne se servent de nos jours encore que de plumes d'oies. Certainement la fatigue de l'écriture, les plumes dures, une mauvaise position de la main ne font qu'accentuer les symptômes de la maladie.

II. **Symptômes.** — Les symptômes de la crampe des écrivains s'établissent en général lentement, parfois on observe en même temps que les premiers symptômes des douleurs de tête, des changements dans le caractère, de l'irritation, de la perte de sommeil et de l'appétit et de la dyspepsie nerveuse.

Les premiers troubles locaux sont une légère difficulté à écrire et peuvent durer des mois et des années. Mais ces symptômes s'accentuent plus ou moins rapidement et finissent par amener une incapacité complète. Les muscles atteints les premiers sont ceux qui servent à l'écriture, les interosseux, les lombricaux, le long fléchisseur du pouce, les extenseurs et les fléchisseurs de l'avant-bras ; la crampe peut s'étendre aussi aux muscles du bras, de l'épaule et même de la nuque. Tantôt quelques-uns seulement sont atteints, tantôt l'affection intéresse plusieurs groupes musculaires. Chaque cas a son type particulier.

Benedikt reconnaît trois sortes de crampes des écrivains qu'il a nommées : crampe *spasmodique*, crampe *avec tremblement* et crampe *paralytique*. Parfois la maladie débute par une de ces formes, puis les autres viennent s'y associer, ou elles se remplacent l'une par l'autre.

La crampe spasmodique se manifeste par des convulsions musculaires toniques, et rarement cloniques qui empêchent ou rendent difficile la tenue de la plume et sa direction.

Dans certains cas elle se produit au premier effort pour écrire, le pouce se fléchit dans la paume de la main. Dans d'autres cas on voit des contractures d'extension ou de flexion de l'index, accompagnées assez souvent de celles du médius. Si la crampe des extenseurs du pouce et de l'index existe en même temps, la plume tombe de la main, parfois la crampe atteint les abducteurs et l'opposant du petit doigt, et s'accompagne d'une douleur tellement intense que le malade ne peut plus écrire.

Quelquefois on voit des contractures dans les muscles fléchisseurs et extenseurs du carpe cubital, la main est tirée avec violence à la surface du papier. Il y a aussi des contractures des pronateurs et des supinateurs de l'avant-bras, de sorte que la main est prise d'un mouvement de va-et-vient sur le papier, rarement il y a comme conséquence des contractures des muscles de l'épaule.

La deuxième sorte de crampe se manifeste par du tremblement, qui ne se produit qu'au moment de l'écriture.

La crampe paralytique est mal dénommée car les phénomènes convulsifs font défaut, on devrait plutôt la nommer *paralysie des écrivains*. Elle se manifeste par une sensation de fatigue et de tension progressive et qui devient tellement forte que la main semble glacée sur le papier.

Les troubles de coordination dans les diverses formes de la crampe des écrivains prennent naissance dès que le sujet commence à écrire, et se continuent un certain temps après qu'il a cessé d'écrire. Quelquefois la peur de voir apparaître un accès, l'application à bien faire certains caractères, le sens même de ce que l'on écrit peuvent hâter l'apparition de la crampe. La force musculaire n'a subi aucune atteinte dans les muscles malades, et les malades peuvent encore exécuter certains travaux délicats, par exemple, enfiler une aiguille, jouer du piano, etc., sauf quelques exceptions. Les muscles atteints sont quelquefois douloureux à la pression.

L'excitabilité électrique du muscle atteint n'a presque pas varié : quelquefois elle est légèrement diminuée, d'autres fois augmentée. Gowers a noté quelques cas de disparition de l'excitabilité électrique, et de la sensibilité cutanée. On remarque quelquefois aussi en même temps que la crampe des écrivains, des crampes dans certains autres groupes musculaires : clignotement des yeux, bégaiement, crampes dans les muscles de la langue, tremblement des membres avec parésie.

Souvent les malades se plaignent de paresthésie, de sensation de froid, de chaleur, de fourmillements, de surdité, etc. On observe aussi parfois des anesthésies et des paresthésies de la peau. Quelques malades se plaignent de douleurs névralgiques, le plus souvent dans la région du nerf cubital et du nerf médian, la pression sur le trajet des nerfs du bras est douloureuse. Quelques auteurs prétendent avoir trouvé des renflements névritiques. On trouve aussi quelques points douloureux sur les os des bras ou sur les apophyses épineuses des vertèbres cervicales. Quelques auteurs ont relaté des troubles vaso-moteurs au début de l'accès, anémie, sensation de doigt mort.

La maladie fait des progrès rapides si les malades ne s'abstiennent pas d'écrire pendant un temps assez long et la maladie peut devenir incurable.

Plus la maladie s'accentue, plus l'écriture se modifie, de sorte qu'on peut presque suivre sur l'écriture les progrès de la maladie. Souvent elle ressemble à l'écriture d'un jeune enfant et devient complètement illisible.

Beaucoup de malades, au début, trouvent une amélioration en employant de gros porte-plumes ou en se servant de plumes d'oies ; d'autres modifient leur position en écrivant, ou maintiennent leur poignet avec la main gauche. D'autres même apprennent à écrire avec la main gauche. Il est arrivé quelquefois de voir apparaître aussi les convulsions à gauche ou, pendant que le malade écrit de la main gauche, les symptômes sont tellement douloureux à droite qu'il est complètement obligé de s'arrêter d'écrire.

III. Pathogénie. — On ne connaît encore rien des lésions anatomiques de la crampe des écrivains. Mais on doit admettre la participation de la moelle, car il est nécessaire pour que l'écriture soit correcte qu'il y ait coordination entre les muscles et les centres coordinateurs. Ces centres siègent dans le renflement cervical de la moelle. Son excitabilité normale, sa faiblesse seraient une explication des symptômes de la crampe des écrivains. Il est indispensable qu'il y ait lésion des centres moteurs de la moelle.

Dans quelques cas la lésion primitive siège dans le cerveau, d'où les maux de tête prodromiques, la sensation de compression du crâne, les vertiges, le malaise moral. Dans d'autres cas la lésion est périphérique et la maladie paraît être de nature réflexe comme la névrite, la périostite, les traumatismes, etc. La théorie ancienne qui admettait que la maladie était due à des troubles de la sensibilité musculaire ou de la peau a été abandonnée.

IV. Diagnostic. — Le diagnostic de la crampe des écrivains est aisé. Il est facile d'éviter la confusion avec le tremblement, la chorée, les mouvements désordonnés de l'écriture dépendant d'une lésion centrale. Mais pour appliquer le traitement il faut se rendre compte de la forme de la maladie et reconnaître les muscles atteints, il faut pour cela examiner attentivement le malade pendant qu'il écrit. On n'oubliera pas de rechercher les points douloureux au niveau des nerfs et des muscles.

V. Pronostic. — Le pronostic n'est pas favorable, la guérison est rare; elle n'est possible que lorsque les malades s'abstiennent complètement d'écrire; on le conseille toujours, et les malades ne suivent jamais cet avis. L'existence n'est pas en danger, mais malheureusement cette maladie frappe toujours des gens qui gagnent leur vie avec leur plume.

VI. Traitement. — Le traitement prophylactique consiste, pour les gens qui écrivent beaucoup, à se servir de bons instruments, à éviter les fatigues et les excès corporels.

Dès que la crampe a débuté, il faut proscrire l'écriture pendant plusieurs mois. S'il y a des antécédents héréditaires ou des prédispositions nerveuses, on prescrira du bromure de potassium, du fer, du quinquina, l'hydrothérapie, le séjour dans les montagnes ou au bord de la mer, et le massage régulièrement appliqué. Écarter les causes et traiter les lésions périphériques. S'il existe des points douloureux le long de la colonne vertébrale, appliquer, suivant l'indication de M. Meyer, l'anode d'un courant galvanique moyen (cathode sur le sternum), pendant cinq minutes tous les jours.

Le traitement par le courant galvanique est aussi celui qui a le plus de chances de succès. Si au cours de la maladie on voit survenir des troubles cérébraux, on ordonnera des courants faibles sur le crâne. On peut appliquer aussi un faible courant sur la colonne vertébrale le long de la moelle; on n'est pas bien fixé pour savoir si on doit appliquer un courant ascendant ou descendant, un courant continu ou interrompu; en outre on emploiera la galvanisation périphérique des muscles et des nerfs atteints et surtout des courants interrompus dans la forme tremblante et paralytique, des courants continus dans la forme tonique. On a aussi conseillé la galvanisation du sympathique cervical. M. Meyer a eu des succès par la galvanisation de certains muscles, mais on doit éviter ce traitement dans la forme spasmodique. Erb conseillait de porter sur la peau un élément galvanique. Dans tous les cas le traitement doit être continué longtemps. L'amélioration se perçoit surtout à l'écriture.

On a eu de grands succès par le massage et la gymnastique des muscles. Mais on fera bien de remettre les malades entre les mains des spécialistes. Wolff, à Francfort-sur-le-Mein, paraît être un des meilleurs.

Il est tout naturel que pour une maladie de cette importance on ait conseillé un nombre infini de traitements parmi lesquels nous citerons, les frictions alcooliques et narcotiques, les douches, les vésicatoires, les ventouses, les révulsifs de toutes sortes, vessie de glace, irrigation d'éther sur la colonne vertébrale, des narcotiques et des antispasmodiques à l'intérieur ou en injections sous-cutanées. Des appareils tels que bouchons, anneaux pour tenir le porte-plume, bandage autour du poignet, nouvelle méthode d'écriture, ténotomie, myotomie, extension des nerfs, etc...

APPENDICE

Des troubles analogues à ceux de la crampe des écrivains peuvent survenir dans d'autres métiers qui demandent l'action simultanée de groupes musculaires. Comme dans la crampe des écrivains, la force des muscles atteints n'est pas diminuée, mais les malades éprouvent des difficultés plus ou moins grandes dans l'exécution de leurs travaux. Benedikt a désigné tous ces cas sous le nom de *névrose coordinatrice des muscles*. Il suffira de donner quelques exemples, nous signalerons la crampe « des télégraphistes, des pianistes chez les jeunes femmes, ordinairement à la main droite qui travaille plus que l'autre ; la crampe des organistes, la crampe des violonistes qu'on peut rencontrer dans les deux mains, la crampe des harpistes et des guitaristes. La crampe des tailleurs et des cordonniers siégeant dans les muscles du bras et de la main, qui rend impossible le maniement de l'aiguille, des ciseaux et autres instruments. De même pour la crampe des forgerons, des teinturiers. Rance a décrit la crampe des maçons. Weir Mitchell a décrit celle des scieurs de long. Bouveret celle des *tisserands*. Chez les horlogers qui manient des pièces excessivement fines on a aussi observé des crampes. Il y a aussi la crampe des typographes, des dessinateurs et des graveurs. Chez ces derniers la crampe est produite par l'excès du travail à la loupe. De même la crampe des cigarières, des fleuristes, des laitières qui traient les vaches. On a noté aussi la crampe des caissiers, survenue en comptant de la monnaie ou des billets de banque, la crampe des couturières et des tricoteuses. Dernièrement j'ai eu à la clinique de Zurich une jeune fille de 16 ans dont la crampe était due à ce qu'elle enfilait 4,000 aiguilles par jour dans une fabrique.

Comme exemples de crampes dans les membres inférieurs on cite celle des organistes, des tourneurs et des piqueurs à la machine.

H. Schultze a cité la crampe des danseuses.

On a vu chez des clarinettistes des crampes dans la langue.

6. — Tétanie.

I. Étiologie. — La tétanie se manifeste par l'apparition de convulsions musculaires toniques qui se montrent par accès atteignant certains groupes musculaires, avec une grande excitabilité électrique et mécanique des nerfs de ces muscles.

La maladie se rencontre le plus souvent dans l'enfance, au moment de la dentition (1 à 3 ans) et plus tard au moment de la puberté (13 à 30 ans). Les cas, comme celui de Riegel, chez un homme de 40 ans, sont une exception.

Le sexe paraît sans influence. La *constitution* joue un rôle assez important, car les sujets rachitiques, anémiés et cachectiques y paraissent plus particulièrement disposés. Quelques auteurs attribuent une grande influence à *l'hérédité*. Mardoch a vu plusieurs frères atteints de tétanie. Bouchut dit que la maladie se manifeste chez des enfants dont les parents sont nerveux ou atteints de névroses.

Parmi les causes on cite les refroidissements, le travail et le séjour dans les habitations humides. Ce qui vient à l'appui de cette hypothèse, c'est qu'on a observé, en même temps que la tétanie, du gonflement des articulations et du rhumatisme.

Souvent la maladie paraît être un réflexe, consécutif à une irritation périphérique. On l'a notée à la suite de *l'ablation d'une dent*, de l'irritation produite sur les intestins par *les helminthes*, à la suite d'une irritation de l'appareil digestif, puis disparaître dès que la cause était écartée. On en a vu quelques cas après *suppression de la menstruation, la grossesse, les suites de couches, la lactation*. Weiss a vu plusieurs cas de tétanie à la suite de l'application de ventouses.

Dans quelques cas la tétanie arrive comme complication des *maladies infectieuses* ou au cours des maladies cachectisantes, de la pneumonie, de la fièvre typhoïde, de la parotidite, de la fièvre intermittente, du choléra, de la variole, de la diarrhée chronique.

Quelquefois la tétanie se produit à la suite de *fortes émotions morales*. Delpech a vu la maladie apparaître chez des femmes en couche qui avaient perdu leur enfant.

Dernièrement on a publié une observation de tétanie à l'état épidémique dans une école, un pensionnat. Les médecins attachés à de grands hôpitaux ou qui ont une clientèle très étendue savent que les cas de tétanie arrivent souvent par série ou à la suite les uns des autres.

Steinheim a décrit le premier la tétanie (1830). Plus tard Danoe puis Corvisart, qui lui donna son nom. Trousseau et d'autres médecins français l'étudièrent. En Allemagne, malgré la découverte de Steinheim on y attacha peu d'importance. Hasse la mentionné seulement dans son beau traité des maladies du système nerveux. Kussmaul (1872) a rappelé le premier l'intérêt sur cette question ; depuis, Erb (1873) a étudié les réactions électriques. La maladie paraît fréquente en France ; Kemp l'a vue souvent à Gênes. Dans la littérature russe, il n'y avait qu'un cas jusqu'en 1876, celui de Frey.

On a donné à la tétanie un grand nombre de synonymes : Tétanos intermittent, contracture rhumatismale des nouveau-nés, contracture musculaire idiopathique ou essentielle, etc.

II. Symptômes. — Avant les contractures musculaires de la tétanie on observe souvent des *prodromes*, sensations de fourmillements, de froid, de picotements, etc., dans les extrémités du membre qui sera plus tard touché. Ces sensations peuvent durer des semaines entières. Dans quelques cas rares il y a des troubles cérébraux, du vertige, des obnubilations, des bourdonnements d'oreilles et de l'amblyopie.

Les *contractures musculaires*, souvent, ne tardent pas à survenir, de préférence pendant la nuit, soit spontanément, soit après des fatigues musculaires ou intellectuelles. Dans les cas typiques elles se montrent sur les fléchisseurs des doigts et du poignet ; elles sont bilatérales, exceptionnellement unilatérales. Elles se montrent parfois sur les fléchisseurs de l'avant-bras. Les extenseurs sont exceptionnellement touchés, quelquefois d'une façon irrégulière, les contractures portent à la fois sur les fléchisseurs et les extenseurs.

Les extrémités du membre inférieur, les fléchisseurs plantaires, les muscles du mollet, et les extenseurs et les conducteurs de la cuisse sont aussi contracturés. Dans des cas rares, d'autres groupes de muscles, les muscles du dos, du ventre, du thorax, le diaphragme et même les muscles de la face, de la langue, du cou, du tube digestif, les sphincters vésicaux, peuvent se contracturer.

Dans les cas typiques l'attitude des doigts et de la main est si *caractéristique* qu'elle suffit à établir le diagnostic. Trousseau l'a comparée à celle de la main que l'accoucheur met en cône pour l'introduire dans les parties génitales.

Le pouce est dans l'adduction presque forcée, au milieu de la paume de la main. Les articulations phalango-métacarpiennes sont fléchies, les articulations des phalanges en extension. La paume est creusée et la main déviée en masse du côté du bord cubital.

Si les fléchisseurs de l'avant-bras sont pris, il y a demi-flexion de l'avant-bras sur le bras. Si le bras est touché, les adducteurs du bras sont contracturés et l'humérus collé le long du thorax, le coude étant quelquefois devant l'épigastre. La contracture est si énergique qu'on a vu le pouce, incrusté pour ainsi dire dans les doigts, amener une gangrène par compression.

Les contractures des autres groupes musculaires amènent les attitudes et des troubles faciles à concevoir ; quand les muscles pectoraux ou le diaphragme sont contracturés, il y a des *phénomènes d'asphyxie*, etc.

Les contours des muscles font souvent saillie sous la peau. Ils sont durs, ont la consistance du bois. Pendant la contracture on observe souvent des contractures fibrillaires. Les muscles sont plus ou moins sensibles à la pression. On arrive avec un certain effort à vaincre la contracture, mais sitôt qu'on abandonne le membre, il revient dans sa position première.

Pendant la durée de l'accès de tétanie la plupart des malades se plaignent de sensations diverses, sensations de froid, de brûlure, de picotements, de fourmillements, etc., etc. Le muscle contracturé donne la sensation d'un tiraillement douloureux, parfois il y a des douleurs névralgiques véritables tout le long des trajets des nerfs. Il y a aussi quelquefois des sensations de vertige, d'anémie cérébrale, bourdonnements d'oreille, etc., etc.

Sous le nom de *signe de Trousseau*, on décrit le phénomène suivant. La pression d'un trajet artériel ou nerveux du bras détermine un accès de tétanie. Si la pression dure une à deux minutes, il survient un accès qui cesse avec la pression. Dans beaucoup de cas la pression artérielle peut seule amener un accès, la pression d'un cordon nerveux étant insuffisante. Ce signe est excellent et ne fait qu'exceptionnellement défaut. Il faut avoir soin de comprimer quelque temps. Tant que persiste le signe de Trousseau on peut s'attendre à une réapparition d'accès spontanés de tétanie, eussent-ils disparu depuis des mois.

Le signe de Trousseau est moins constant au membre inférieur. On l'a aussi signalé, mais beaucoup moins souvent, sur les groupes musculaires du tronc et du cou.

L'augmentation de l'excitabilité électrique a été déjà signalée par Benedikt et Kussmaul, mais c'est Erb qui fit l'étude la plus remarquable de ce moyen de diagnostic de la tétanie. Ces recherches ont été d'ailleurs confirmées. Elles portent sur les nerfs, non sur les muscles. Par le courant galvanique on a au début les réactions suivantes Ka S Z et même An O Z. Bientôt après Ka S Te et An S Te. Ce qu'il y a de remarquable c'est qu'on peut arriver à An O Te.

Chvostek dit avoir deux fois observé Ka O Te.

Ces modifications des réactions électriques ont la même modification pronostique que le signe de Trousseau. Tant qu'elles persistent, l'accès de tétanie peut revenir. Le nerf facial n'est jamais pris.

L'augmentation de l'*excitabilité mécanique*, c'est-à-dire la production de contractions musculaires par une légère percussion, accompagne l'augmentation de l'excitabilité électrique, encore le plus souvent le facial reste indemne, mais on peut obtenir des contractions des muscles de la face en percutant ou en passant rapidement le doigt sur la peau du visage (Chvostek).

L'aspect d'un malade atteint de tétanie n'a rien de particulier. On a trouvé parfois de la fluxion des jointures, qui sont rouges et un peu œdématiées.

La *sensibilité cutanée* est le plus souvent légèrement diminuée. Manouvrier a constaté de la diminution de la sensibilité au chatouillement, au tact, à la douleur, à la température en dehors des attaques. Hasse a signalé que les attaques sont d'autant plus fortes que l'anesthésie est plus grande. Il a également observé la perte du sens musculaire. Il y a des points douloureux à la pression le long de la colonne vertébrale, et Spratly en a vu où la pression provoquait une attaque.

Bloch a décrit de l'herpès de la cuisse chez un tétanique ; les manifestations cessèrent avec l'herpès.

L'état général n'est pas changé. Il y a parfois des phénomènes dyspeptiques, de l'abattement, de la somnolence, ou au contraire des phénomènes d'excitation cérébrale. Il peut y avoir au moment des accès de la sueur et de la fièvre (40°).

La *durée* des contractures est variable. Elles durent tantôt quelques minutes tantôt plusieurs heures et même des jours entiers. Pendant le sommeil, les contractures persistent, elles sont seulement un peu plus faibles.

Le *nombre* des attaques est aussi très variable. Parfois unique, parfois espacées par des mois, parfois se succédant de jour en jour et d'heure en heure, de façon à simuler le tableau du tétanos. Les contractures se répètent parfois régulièrement à heures fixes.

La *terminaison* se fait en général par la guérison. Il reste souvent un léger degré de contracture et de parésie. Kussmaul a observé de la rétinite. Chez les enfants, la mort peut survenir par éclampsie au moment des accès.

III. Lésions anatomiques et pathogénie. — On ne connaît pas les lésions de

la tétanie. On a bien décrit des hémorrhagies des méninges rachidiennes, de la coloration sanguinolente du liquide céphalo-rachidien, de la sclérose de la moelle, et même de petites hémorrhagies microscopiques, de l'épaississement des vaisseaux, mais ce sont là des complications de la tétanie et non les lésions qui lui sont propres. Berger n'a rien trouvé dans les nerfs périphériques ; d'autres auteurs avaient trouvé de l'hyperhémie du névrilemme.

Le manque de lésions rend l'hypothèse de la nature pathogénique de la tétanie très difficile. On a pensé d'abord à une myopathie. Cette idée est universellement rejetée. La maladie a une origine nerveuse, mais faut-il incriminer l'encéphale, la moelle, le sympathique ou les nerfs périphériques ? La question ne saurait encore être résolue dans l'état actuel de nos connaissances. L'hypothèse la plus plausible est qu'il s'agit là d'une lésion médullaire primitive, siégeant dans les cellules des cornes antérieures, lésion d'où dépendent les altérations secondaires des nerfs périphériques.

IV. Diagnostic. — Le diagnostic de la tétanie est facile, en se basant sur la

triade que nous avons décrite, et par l'observation de contractions toniques intermittentes dans certains groupes de muscles. Le tétanos s'en différencie par le trismus du début. Les contractures hystériques ne présentent pas d'augmentation à l'excitabilité électrique. Il en est de même pour les crampes professionnelles. Les commémoratifs serviront à différencier la tétanie des contractures que l'on observe dans l'empoisonnement par le seigle ergoté.

V. Pronostic. — Il est presque toujours favorable. La tétanie peut durer plu-

sieurs mois néanmoins. La guérison sera parfaite après la disparition de la triade symptomatique (signe de Trousseau, etc.). Trousseau avait distingué trois degrés d'après l'intensité des accès. 1er degré : la tétanie est limitée aux extrémités et les symptômes généraux font défaut ; 2e degré : les muscles du tronc sont pris, les attaques sont plus fréquentes et plus marquées ; 3e degré : l'état général du malade est altéré.

VI. Traitement. — Différents traitements ont été proposés. Riegel a vu les attaques cesser par l'administration d'anthelminthiques. Si le malade est rhumatisant, l'iodure de potassium, le salicylate de soude et les bains de vapeur réussissent bien. S'il y a suppression des règles, on ordonnera des pédiluves chauds et des émissions sanguines.

Contre la maladie elle-même on a proposé une foule de médicaments. Citons le bromure de potassium, l'opium, la morphine, la belladone, le curare, l'éther, le chloroforme, la valériane, etc.

Les cures d'eau froide, les applications de glace sur la colonne vertébrale ont été également préconisées. On a retiré également de bons résultats de l'électricité, mais on ne peut pas encore donner avec certitude une bonne méthode de traitement. En tous cas, on recommandera le repos physique et intellectuel.

7. — Maladie de Thomsen. WESTPHAL.

Myotonia congenita.

I. Étiologie. — Ce qui caractérise la maladie de Thomsen, c'est que les muscles volontaires, une fois contractés, soit mécaniquement ou par l'action de la volonté ou de l'électricité, ne se relâchent pas, restent pendant un certain temps dans un état de contracture douloureuse ; il s'ensuit des troubles dans l'exercice fonctionnel des muscles.

C'est Thomsen (1876) qui a décrit la maladie sur lui et sa famille. Westphal a proposé de lui donner le nom de maladie de Thomsen. Elle avait été entrevue par Ch. Bell (1832) et décrite par Leyden en 1874. Erb en a donné en 1886 une excellente description (25 observations).

La maladie a reçu d'autres noms ; myotonia congenita (Strümpell), contracture tonique des muscles volontaires (Thompsen), paralysie spinale spastique hypertrophique (Seeligmüller) ; cette dernière dénomination donne comme siège de l'affection un des côtés de la moelle, ce qui dépasse l'état de nos connaissances actuelles.

L'*hérédité* joue un rôle très marqué. Thomsen l'a décrite sur 20 sujets appartenant à 5 générations de sa famille (famille de *dégénérés*). D'autres auteurs ont également insisté sur ce point. La peur (Schönfeld) a été incriminée comme cause occasionnelle.

II. Symptômes. — Ils sont limités aux muscles volontaires. Seeligmüller a cependant observé des troubles sensitifs (fourmillements, sensation de froid). Pas de troubles du côté de la vessie et du rectum. Ce sont les muscles des extrémités inférieures, puis du membre supérieur qui sont le plus touchés. La langue, la face, les yeux peuvent être pris aussi quand la maladie est généralisée. Les mouvements volontaires ne s'exécutent plus avec la précision voulue, les contractures non douloureuses des muscles peuvent faire obstacle aux mouvements. Si les malades veulent se lever et marcher, ils sont obligés de vaincre une résistance, ils éprouvent une sensation désagréable. Les contractures peuvent être assez énergiques pour renverser et faire rouler le malade à terre.

Si les malades ont pris un point d'appui, ils ne peuvent le lâcher à volonté. Dallidet et Pitres ont enregistré graphiquement la durée des mouvements musculaires dans la maladie de Thomsen.

La marche, la danse, la course, l'excercice donnent lieu aux sensations les plus pénibles et ne s'exécutent que très mal. Quand la langue est prise, il y a hésitation de la parole et difficulté de la mastication.

Le réflexe patellaire est diminué ou manque. Les tendineux réflexes sont parfois augmentés.

Les muscles sont souvent augmentés de volume, bien dessinés et saillants, mais peu vigoureux.

Tandis que la contractilité électrique des nerfs est *diminuée*, celle des muscles est *augmentée* : d'où la durée extraordinaire des contractions musculaires, qui durent près d'une demi-minute. La contraction tonique lente ne s'observe souvent pas. Si on électrise un tronc nerveux par un courant galvanique, on a dans les muscles innervés des contractions toniques avec un retard de 10 secondes. Si on électrise directement le muscle avec le courant faradique, on voit que l'excitabilité des muscles n'est pas changée, mais en employant un courant plus fort les contractions ont un retard de 20 secondes. Les muscles, à l'ouverture du courant, ont de petites contractions, courtes, très rapides, énergiques.

De même pour les courants galvaniques, pas de changements notables dans l'intensité de l'action électrique, mais modifications remarquables de cette action. Il n'y a de secousses qu'à la fermeture du courant, quel que soit le pôle employé, anode ou cathode. Pour exciter le muscle il y a un retard de 30 secondes dans la contraction.

Si l'on place un pôle sur la nuque et un autre dans le creux de la main on observe bientôt des contractions rythmées des fléchisseurs des doigts allant du cathode à l'anode. De même pour d'autres groupes de muscles. Ces remarquables modifications de la réaction électrique des muscles dans la maladie ont fait proposer par Erb le nom de *réaction myotonique*

On a observé des contractions fibrillaires.

Des mouvements musculaires exagérés, la fatigue, la chaleur, les excès de table et d'alcool aggravent les contractures en même temps qu'apparaissent des symptômes psychiques, la fièvre et l'affaiblissement généralisé. Beaucoup de malades ont recours à des artifices particuliers pour diminuer leurs souffrances, ils dansent ou courent.

Les premiers symptômes peuvent déjà s'observer *au berceau*. Les enfants atteints de maladie de Thomsen sont maladroits et gauches. Les symptomes caractéristiques ne s'observent ordinairement qu'à 20 ans. La maladie dure toute la vie, avec des alternatives de rémission et d'exacerbations.

III. Anatomie pathologique. — Les lésions ont été décrites par Erb. On harponna un fragment du biceps d'un des fils de Thompsen. Il n'y avait pas de lésions appréciables. Erb au contraire décrivit l'hypertrophie des fibres musculaires, l'augmentation des noyaux du sarcolemme, des vacuoles dans les fibres musculaires, une striation peu nette et un léger accroissement du tissu conjonctif. La maladie de Thomsen serait donc une *myopathie*. Cependant on peut penser, vu les symptômes médullaires, qu'il s'agit d'une affection *centrale*. L'explosion de la maladie après une excitation psychique peut faire incliner dans ce sens. On n'a pas fait encore d'examen des centres nerveux.

IV. Diagnostic. — Il est facile, et il a d'ailleurs une valeur pratique, les sujets étant impropres au service militaire. On se basera sur les symptômes décrits ci-dessus et sur les réactions électriques des muscles. C'est surtout ce dernier moyen qui permettra de différencier la maladie de Thomsen de *l'hypertrophie musculaire*.

V. Pronostic. — La vie du malade n'est jamais en danger, du fait de la maladie, mais il n'y a pas de cas de guérison connue.

VI. Thérapeutique. — Le traitement est inefficace. On recommandera une gymnastique appropriée, les bains et l'électricité.

8. — Contractions saltatoires. V. BAMBERGER.

Deux observations de Bamberger (1859), deux de Guttmann, une de Frey et Kussmaul, deux de Gowers et récemment une de Kollmann forment tout ce qu'on sait sur cette rare maladie. On ne l'a observée que sur des personnes *nerveuses dégénérées*.

La maladie est facile à reconnaître. Les malades sont agités de contractions cloniques qui, quand ils sont debout, les font sauter constamment tantôt sur un pied, tantôt sur l'autre. Rarement les muscles du cou et de la nuque sont pris. Ces contractions sont accompagnées parfois de douleurs, parfois précédées d'aura. Pas de paralysies, pas de troubles sensitifs, sauf de la sensibilité le long de la colonne vertébrale. Guttmann en pressant la colonne vertébrale pouvait amener des accès. La lésion est une excitabilité réflexe exagérée des cellules ganglionnaires des cornes antérieures. Frey croit à une myélite systématisée ; Erb, à une paralysie spinale. Il a eu des améliorations spontanées, mais le plus souvent la guérison n'a pas lieu. On a em-

ployé contre cette maladie les bains, la glace le long de la colonne vertébrale, les narcotiques, etc., etc.

9. — Paramyoclonus multiplex. FRIEDREICH.

I. Étiologie. — Décrite par Friedreich en 1881, sous le nom de paramyo-
clonus multiplex, cette rarissime affection ne compte encore dans la science
que 4 cas, celui de Friedreich, un de Lœwenfeld, un de Seeligmüller, et un
de Remak. La maladie consiste en contractions cloniques, symétriques, sans
que la nutrition, l'excitabilité électrique ou mécanique et la force des muscles
soient atteintes. Rien d'anormal dans les nerfs. L'observation de Friedreich
portait sur un ouvrier de 50 ans qui rapportait sa maladie à un accès de
frayeur. Celle de Seeligmüller sur un homme de 24 ans, qui l'avait depuis
son enfance. Celle de Lœwenfeld et Remak sur de jeunes garçons de 10 à
11 ans. Le malade de Remak avait eu la diphtérie.

II. Symptômes et Diagnostic. — *Prodromes* : Quelques sensations de
tiraillements dans les muscles des extrémités chez le malade de Friedreich.
Période d'état : On observe des contractions cloniques, violentes, se suivant
rapidement, 40-50 fois par minute, parfois si rapides, qu'elles arrivent à
amener une contracture douloureuse. Les contractions des muscles non symétriques ne coïncident pas tout à fait avec celles des muscles symétriques.
Le nombre des muscles touchés varie. Dans l'observation de Seeligmüller
le visage, la langue et le crémaster étaient pris. Les muscles du ventre, le
diaphragme étaient touchés et leurs contractions entrecoupaient la respiration. Les contractions n'amènent aucun mouvement dans les membres, mais
les mouvements provoqués pendant la contraction sont très douloureux.
Dans d'autres cas, les extrémités, la tête étaient violemment secouées par
les contractions musculaires.

Ces contractions survenaient au repos chez le malade de Friedreich, après
des efforts musculaires chez celui de Seeligmüller. La volonté a quelque
action sur elles. Les excitations psychiques, la constipation exaspèrent
l'accès.

Rien n'est changé dans l'état ou les propriétés des muscles, ainsi que de
leurs nerfs.

La sensibilité de la peau est intacte, sauf chez le malade de Seeligmüller
(douleur à la pression le long de la colonne vertébrale, hyperesthésie de la
région sacro-lombaire), et chez celui de Lœwenfeld qui accusait de la douleur
aux extrémités et de l'engourdissement des doigts. Le réflexe patellaire seul
est exagéré, les autres indemnes. Pas de troubles vaso-moteurs ou sécrétoires, sauf chez le malade de Seeligmüller qui avait les mains cyanosées et
sueurs abondantes.

La marche de la maladie comporte des rémissions et des exacerbations.
Les rémissions peuvent durer plusieurs années.

III. Pronostic et Traitement. — Le pronostic ne semble pas défavorable. Les courants galvaniques le long de la moelle guérirent rapidement le malade de Friedreich. Celui de Seeligmüller fut aussi promptement guéri par un courant énergique appliqué sur les points douloureux de la colonne vertébrale.

DEUXIÈME PARTIE

MALADIES DU BULBE

1. — Paralysie bulbaire progressive. Paralysie labio-glosso-laryngée.

I. Étiologie. — La paralysie bulbaire progressive reconnaît comme cause la fonte des cellules ganglionnaires des noyaux d'origine des nerfs du plancher du 4ᵉ ventricule (noyaux de Stilling). Ce processus se traduit cliniquement par de *l'atrophie* et de la *paralysie* des muscles innervés. On sait que les cellules nerveuses des noyaux de Stilling correspondent anatomiquement et physiologiquement aux cellules nerveuses des cornes antérieures de la moelle. On est donc amené à établir une analogie entre la paralysie labio-glosso-laryngée et l'atrophie musculaire progressive par la similitude des lésions et l'analogie des symptômes. On a décrit deux formes, l'une *primitive*, l'autre *secondaire*. La première se développe spontanément, se propage assez souvent à la moelle, avec les symptômes de l'atrophie musculaire progressive. La forme secondaire succède à l'atrophie musculaire progressive, ou à la sclérose latérale amyotrophique; elle a les mêmes causes que ces maladies.

La paralysie labio-glosso-laryngée, sans être commune, ne constitue cependant pas une grande rareté. On en a décrit en tout un peu plus de 60 cas. Les lésions n'ont malheureusement pas été toujours étudiées.

Le sexe masculin y semble prédisposé. Dans 54 observations de Kussmaul, il y avait 34 cas observés chez des hommes (64 0/0). La maladie se développe le plus souvent entre 40 et 60 ans, exceptionnellement avant 30 ans. (Wachsmuth, jeune fille de 17 ans; Wagner, garçon de 12 ans; Minor, jeune fille de 16 ans.)

Les classes aisées semblent aussi fournir des cas, de préférence aux classes pauvres. Le froid, la fatigue, les efforts musculaires des lèvres et de la bouche (joueurs d'instruments à vent) semblent prédisposer à la maladie. Les *excitations psychiques répétées* semblent aussi fournir un appoint à la maladie. L'*hérédité* semble jouer un rôle, ainsi que la *syphilis* (Israël), le *mal de Bright* (Cheadle). Parfois les premiers symptômes apparaissent dans la convalescence des maladies infectieuses.

C'est Duchenne de Boulogne, qui a décrit le premier la maladie, certains auteurs l'ont nommée maladie de Duchenne. Leyden a étudié les lésions, en même temps que Charcot, Duchenne et Joffroy.

Maladies du bulbe.

Duchenne l'avait appelée *paralysie musculaire progressive de la langue, du voile du palais et des lèvres.* Trousseau en fit la *paralysie fibro-glosso-laryngée.* On lui a donné en Allemagne les noms de paralysie bulbaire progressive (Wachsmuth), paralysie bulbaire atrophique (Leyden), paralysie des noyaux bulbaires (Kussmaul).

II. **Symptômes.** — La maladie débute *insidieusement* et a toujours une marche lentement progressive. Un début brusque, apoplectiforme est rare. Kussmaul cite cependant un curé qui eut une brusque attaque au moment de commencer un sermon.

Les prodromes, qui peuvent manquer, consistent en douleurs vagues, tiraillements, déchirements dans la nuque, en sensations de constriction du cou et en vertiges. Dans un cas de Leyden le début s'annonça par des attaques dyspnéiques.

Les premiers symptômes observés sont de la *difficulté dans les mouvements de la langue* se traduisant par des modifications de la parole et de la mastication. Les malades se fatiguent de suite, pour parler et mâcher. Ils n'articulent pas leurs mots, et l'entourage du malade s'en aperçoit souvent tout d'abord. Les lèvres sont aussi prises, elles se meuvent difficilement, l'orbiculaire étant paralysé et atrophié. Puis arrivent des paralysies multiples du voile du palais, du pharynx et du larynx et le tableau clinique est complet. Rarement la maladie débute par les lèvres. Les paralysies sont toujours symétriques. Entrons maintenant dans le détail des symptômes.

La paralysie de la langue débute par de la *parésie*, qui dégénère bientôt en paralysie véritable. La langue ne peut plus s'incurver, ni s'appliquer contre le palais, ni être portée en dehors des lèvres. Elle reste dans la bouche comme un corps étranger flasque et inerte.

Mais ce qui peut paraître frappant, c'est que si l'on introduit un laryngoscope dans la gorge la langue peut encore sortir de la bouche. La langue est *atrophiée* dans beaucoup de cas. Le plat de la langue est ridé et ratatiné ; on y perçoit, quand le malade la tire, la saillie des fibrilles musculaires.

De là s'ensuivent naturellement des *troubles marqués de la parole.* Dans les voyelles, c'est l'i qui ne se prononce que difficilement, vu l'impossibilité de rapprocher la langue du voile du palais. Dans les consonnes, B, CH, les premières, puis S, L, K, G, T, enfin le D et l'N se perdent. Tous ces troubles de la parole sont naturellement d'ordre mécanique (*alalie paralytique*).

Outre les troubles de la parole, on observe des troubles de mastication et de déglutition. La langue ne peut se recourber en gouttière, les aliments tombent entre les joues et les gencives et les malades sont obligés de les retirer avec leurs doigts, des cuillers, etc. La déglutition s'opère aussi mal. Les malades sont obligés de pousser directement la nourriture jusqu'au voile du palais, la langue ne pouvant plus les faire cheminer d'avant en arrière ; ou bien ils renversent la tête en arrière, de façon que les aliments tombent dans l'arrière-cavité buccale par l'action de la pesanteur.

Si l'orbiculaire des lèvres est pris, ces troubles de la parole et de la déglutition s'*accentuent encore*. L'O, l'U, parmi les voyelles, I et E ne peuvent plus être prononcés, l'A reste jusqu'à la fin. Dans les consonnes l'ordre de disparition est P, F, puis K et M, enfin V.

Les lèvres étant paralysées, la bouche reste plus ou moins entr'ouverte, les aliments liquides peuvent s'en écouler pendant que les malades boivent. De même pour la salive ; ils bavent en mangeant, et même presque constamment. Cette salivation cesse la nuit, les malades étant couchés sur le dos. Elle est probablement liée aux troubles de la déglutition.

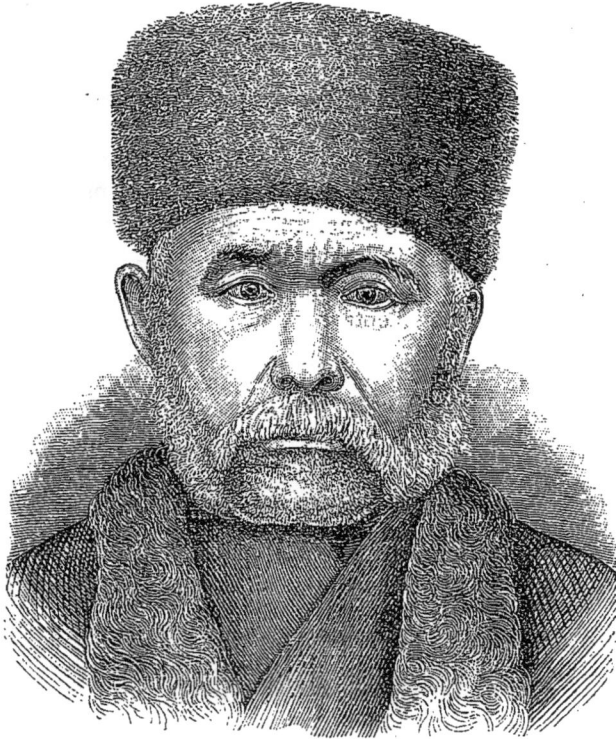

FIG. 87. — *Aspect du visage dans la paralysie bulbaire.* (Clinique de Leyden.)

La sécrétion salivaire est souvent augmentée ; elle est de 6 à 8 fois la quantité normale. On a même invoqué pour l'expliquer une lésion du centre salivaire du bulbe. Mais la quantité de salive est trop abondante parfois pour admettre une lésion centrale. Certains malades salivent tellement qu'ils sont obligés d'avoir constamment un mouchoir sur la bouche. Cette salive peut amener de l'érythème des lèvres et du menton. Les lèvres sont atrophiées quand on les palpe. Les malades ne peuvent plus *embrasser, siffler, souffler*, ni *cracher*.

L'ouverture buccale est élargie et le faciès est changé. Cela tient à ce que d'autres muscles de la face sont paralysés et atrophiés (le canin, le buccinateur, le carré du menton, etc.). Le front est plissé et ridé, faisant un contraste avec le masque lisse, immobile et ridé, avec la physionomie pleurarde du malade.

Quand le voile du palais est pris et paralysé les troubles que nous venons de décrire s'exagèrent encore. La parole devient nasonnée, la prononciation du B et du P devient impossible, l'occlusion de la cavité naso-pharyngienne étant impossible, mais, comme Duchenne l'a montré, les malades en se bouchant le nez peuvent reconstituer la prononciation correcte de ces consonnes. Les malades rendent les boissons par le nez.

Si l'on inspecte le voile du palais on voit qu'il est immobile et pend inerte sauf à trembloter au passage de l'air pendant de forts mouvements expiratoires. La parole devient à la fin si *indistincte*, que les malades ont recours à l'écriture pour se faire comprendre. S'il y a paralysie des bras, ils s'expriment par des mouvements de la tête ou des yeux. Les cordes vocales sont paralysées et la glotte entr'ouverte ; les malades se fatiguent vite, comme dans la paralysie du récurrent, étant obligés de faire de puissantes expirations pour arriver à émettre des sons.

Les *troubles de la déglutition* peuvent amener parfois la mort, les aliments restant sur l'épiglotte ou entrant dans le larynx.

Les aliments peuvent aussi s'entasser peu à peu entre la base de la langue et l'épiglotte et amener de la dyspnée et du tirage. La sonde œsophagienne est parfois indispensable pour la nutrition de certains malades.

Si nous passons en revue les troubles dus à la paralysie des muscles du larynx, nous avons vu que l'occlusion de son orifice supérieur se fait mal, d'où introduction de corps étrangers, et parfois pneumonie. Les aliments solides passent parfois mieux que les liquides. Cela tient au genre de muscles qui sont pris.

Au laryngoscope, on observe de la difficulté à se mouvoir, de la tension excessive des cordes vocales, et parfois les signes d'une paralysie complète du récurrent. On a observé aussi une paralysie des muscles de Reissessen, se traduisant par des troubles respiratoires variés.

Les nerfs hypoglosse, glosso-pharyngien, spinal et facial sont seuls pris.

On a cependant décrit une paralysie de la 6e paire (Hérard) et de la paralysie des masticateurs.

Les muscles de la tête et du cou sont *amaigris* et fréquemment paralysés. La tête est penchée en avant ; les mouvements de rotation sont diminués ou abolis. Les muscles des éminences thénar et hypothénar, les interosseux sont souvent pris ; et il s'y ajoute, comme dans l'atrophie musculaire progressive, des atrophies, des contractures et des paralysies d'autres muscles, si bien que les malades peuvent devenir complètement impotents, paralysés de tout le corps, conservant toutefois la sensibilité et l'intelligence.

Le rire chez ces malades est tout particulier, exultatoire (paralysie des cordes vocales).

L'*exploration électrique* des muscles paralysés et de leurs nerfs donne partiellement la réaction de dégénérescence.

L'excitabilité mécanique des muscles est augmentée. La sensibilité de la peau est indemne. Les malades se plaignent souvent de douleurs dans la nuque et le cou, et dans le dos et les extrémités, quand l'atrophie musculaire progresse.

Les muqueuses buccales du voile du palais et du larynx sont insensibles. Krishaber nota deux fois cette anesthésie comme premier symptôme. La marche de la maladie est chronique. La *durée* moyenne est de 1 à 3 ans. Leyden a observé un cas pendant 7 ans. La mort peut arriver de plusieurs façons différentes : par marasme dû à une alimentation insuffisante, par pneumonie, par dyspnée et asphyxie due à une paralysie du pneumogastrique, ou par un arrêt subit du cœur. Dans un cas de Blumenthal, la trachéotomie, conseillée par Fauvel, fit cesser les attaques de dyspnée. Le

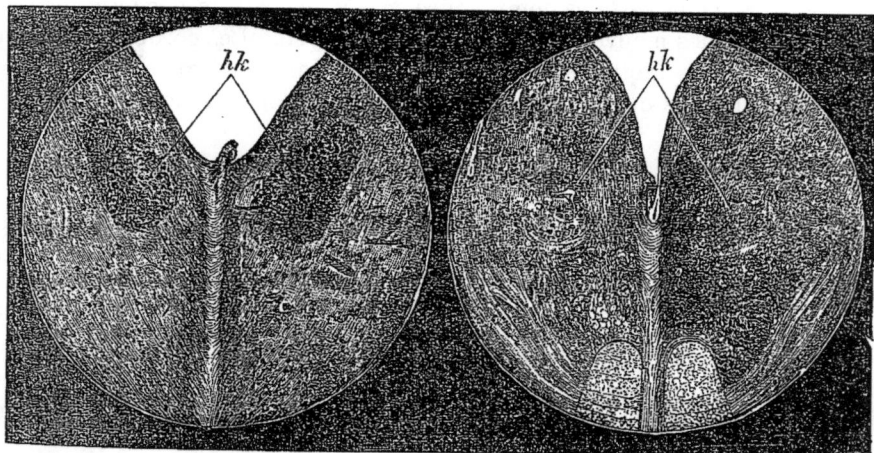

FIG. 88. — *Coupe du bulbe sain.* HK. Noyau de la 12ᵉ paire. Gross. 25 fois.

FIG. 89. — *La même coupe dans la paralysie bulbaire progressive.* HK. Noyau de l'hypoglosse presque sans cellules ganglionnaires. LEYDEN.

rythme du pouls peut être changé. Duchenne a décrit le ralentissement du pouls. On peut par contre en observer l'accélération, jusqu'à 150 pulsations par minute. Parfois on observe des syncopes mortelles. Enfin la mort peut survenir par affections intercurrentes.

III. **Anatomie pathologique.** — Les lésions portent non seulement sur les origines des nerfs situés sur le plancher du 4ᵉ ventricule, mais aussi sur les troncs des nerfs qui en partent et les muscles qui sont innervés par ces nerfs. Leyden et Mayer ont trouvé le sympathique indemne, ainsi que les ganglions spinaux.

Dans les noyaux de la partie inférieure du bulbe on trouve des lésions semblables à celles des cornes antérieures de la moelle dans l'atrophie musculaire progressive.

Les grosses cellules ganglionnaires s'atrophient et fondent. Elles subissent la dégénérescence pigmentaire, se remplissent d'un pigment jaune d'or. Le noyau disparaît peu à peu. Les cellules deviennent de plus en plus peti-

tes, perdent leurs prolongements et se réduisent à de petits amas de pigment, qui peuvent aussi se résorber (fig. 88 et 89).

On peut se demander si on a affaire à une simple dégénérescence atrophique, ou a des lésions inflammatoires des cellules ganglionnaires, ou à une
myélite interstitielle chronique, les cellules nerveuses étant secondairement
touchées.

Notre opinion, dans la paralysie bulbaire comme dans l'atrophie musculaire progressive, est qu'il s'agit ici d'une atrophie dégénérative, primitive
des cellules ganglionnaires.

Les lésions sont purement *microscopiques*, quoiqu'on ait décrit des

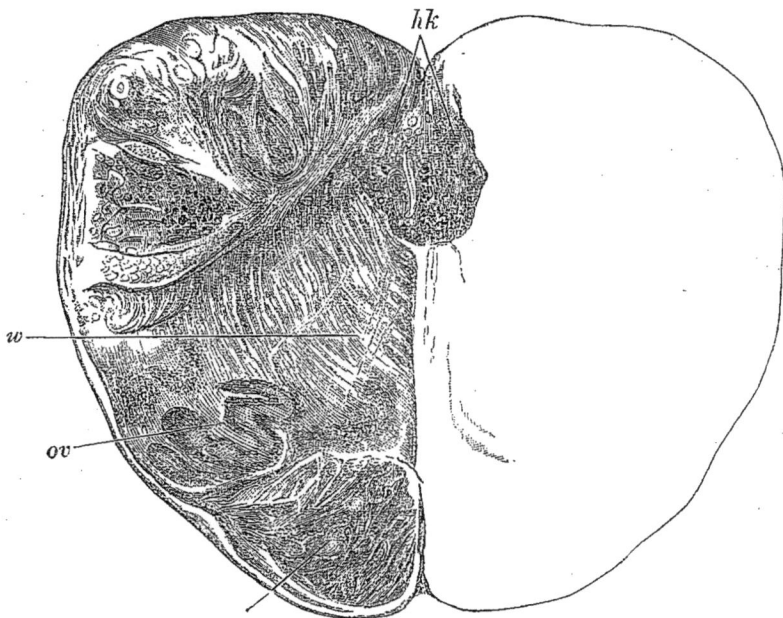

FIG. 90. — *Coupe du bulbe dans la paralysie bulbaire progressive.* — *Kh.* Noyau de l'hypoglosse avec des cellules dégénérées. — *Va.* Racines de l'hypoglosse atrophiées. — *Py.* Faisceaux pyramidaux. — *Ov.* Olive. Gross,
6 fois. D'après LEYDEN.

altérations macroscopiques. Même après durcissement dans l'acide chromique
ou les sels de chrome, on ne voit rien à l'œil nu. Il faut faire des coupes
pour voir les lésions, qui s'étendent, nous l'avons déjà dit, non seulement aux
noyaux d'origine des nerfs, mais à leurs racines et à leurs cordons mêmes,
qui sont atrophiés (fig. 90).

Les lésions des noyaux des nerfs bulbaires sont également à étudier.
C'est l'hypoglosse qui est presque toujours pris le premier. Ce noyau est
situé dans la moitié inférieure du losange que figure schématiquement le
plancher du 4me ventricule. Les noyaux de la 9e et 10e paire, qui en sont
voisins, sont pris ensuite ; au contraire, l'acoustique reste indemne, d'où la
rareté des troubles de l'ouïe. Bien que le noyau du facial ne soit pas immé-

diatement au voisinage des nerfs susnommés, il est cependant pris de bonne heure. D'après Lockhart Clarke, il y a un noyau inférieur du facial dans la moitié inférieure du bulbe à peu près à la hauteur des noyaux du spinal et de l'hypoglosse. Cette vue est confirmée par le processus de la paralysie bulbaire progressive. Quant au glosso-pharyngien, ses lésions s'expliquent de même par la situation de son noyau d'origine réelle. Le trijumeau, ayant son noyau moteur au locus cœruleus n'est que rarement touché.

Plus souvent le moteur oculaire externe, dont le noyau est situé au voisinage de l'eminentia teres, est pris. Répétons encore, on ne saurait trop y insister, que les lésions s'observent sur le trajet des nerfs, et quelquefois par

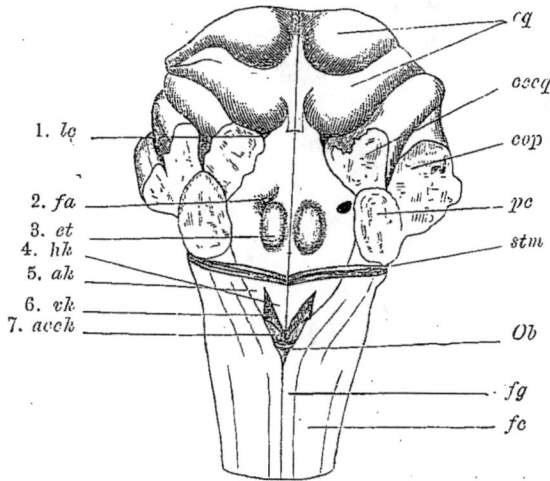

FIG. 91. — 4e ventricule. Origine des nerfs bulbaires.

1 lc. Locus cœruleus (noyau du trijumeau). — 2. Noyau du facial. — 3. Eminentia teres (facial). — 4. hk. Noyau de l'hypoglosse. — 5. ak. Noyau médian de l'acoustique. — 6. vq. Noyau du nerf vague (aile grise). — 7. acck. Spinal. — cq. Tubercules quadrijumeaux. — cccq. — Pédonc. cérébelleux supérieur. — cop. Pédonc. cérébelleux moyen. — pc. Pédoncule cérébelleux inférieur. — stm. Barbes du calamus. — ob. Orifice du canal de l'épendyme.

propagation aux olives (Leyden, Mayer) et aux voies pyramidales (Leyden) depuis l'entrecroisement des pyramides jusqu'à la protubérance. Au contraire les corps restiformes et les cordons postérieurs sont indemnes. Mayer a observé seul une exception à ce fait.

Les nerfs crâniens, d'origine bulbaire, à l'œil nu, paraissent déjà minces, gris, aplatis et transparents. On trouve au microscope les lésions dues à une atrophie dégénérative des tubes nerveux, avec développement du tissu conjonctif interstitiel.

On a aussi signalé des lésions de dégénérescence dans les muscles de la langue et du visage, de l'amincissement des faisceaux musculaires, la fonte de la substance musculaire elle-même, accroissement du tissu conjonctif interstitiel dont les noyaux augmentent de nombre, et une adipose très accentuée. On a aussi noté la dégénérescence cireuse. D'ailleurs, les muscles ont l'air sains macroscopiquement. Dans les cas avancés, ils ont l'air atrophiés, cependant ils ont une couleur plus claire, allant jusqu'à la nuance jaune clair. Les lésions des muscles ne sont pas diffuses, mais nettement localisées comme dans l'atrophie musculaire progressive.

Duchenne pensait que la paralysie des muscles était le fait principal, l'atrophie pour lui, était secondaire seulement. Les recherches microscopiques récentes ont montré qu'il n'en était rien. Certains auteurs (Hammond en particulier) pensent qu'il faut distinguer dans les noyaux d'origine des nerfs deux espèces de cellules ganglionnaires, les unes à fonctions motrices, les

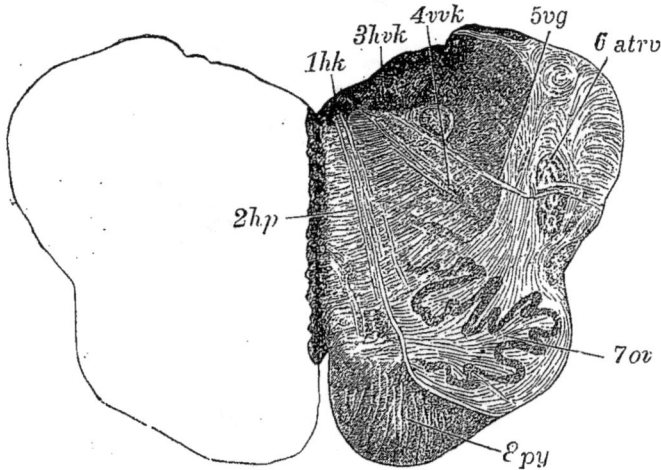

FIG. 92. — *Coupe du bulbe, sectionnant à peu près les olives par leur milieu.* — 1 *kk.* Noyau de l'hypoglosse. — 2 *hp.* Racines de l'hypoglosse. — 3 *hvk.* Noyau post. du pneumogastrique. — 4 *vvk.* Noyau ant. du pneumogastrique. — 5 *vg.* Racines du pneumogastrique. — 6. *atrw.* Racine ascendante du trijumeau. — 7 *ov.* Olive. — 8 *py.* Pyramide.

autres à fonctions trophiques. Suivant que tel ou tel ordre de cellule est pris, on observe l'atrophie ou la paralysie.

Si la paralysie bulbaire progressive fait suite, soit à l'atrophie musculaire progressive, soit à la sclérose latérale amyotrophique, on observera concomitamment les lésions de ces deux affections.

IV. Diagnostic. — Les antécédents et surtout la marche de la maladie rendent le diagnostic facile. On verra de même facilement si elle est primitive ou secondaire.

Nous n'insisterons pas sur le diagnostic différentiel d'avec les *hémorrhagies*, les *thromboses* ou les *embolies bulbaires*. La rapidité du début, l'unilatéralité des paralysies, etc., etc., éclaireront le médecin. Les tumeurs ou anévrysmes comprimant le bulbe peuvent souvent amener des troubles du côté des nerfs crâniens. Mais les muscles touchés présentent la *réaction de dégénérescence.* Il y a des contractures, du vertige, des syncopes, de l'amblyopie ou de l'amaurose.

Certaines lésions cérébrales peuvent donner lieu à des symptômes bulbaires. Mais il y a souvent deux attaques apoplectiformes se succédant rapidement, des paralysies non symétriques, pas d'atrophies musculaires, la conservation des réactions électriques, et par contre on observera des troubles psychiques. Le larynx et la respiration sont indemnes. L'œil au contraire est atteint (*névrite optique*).

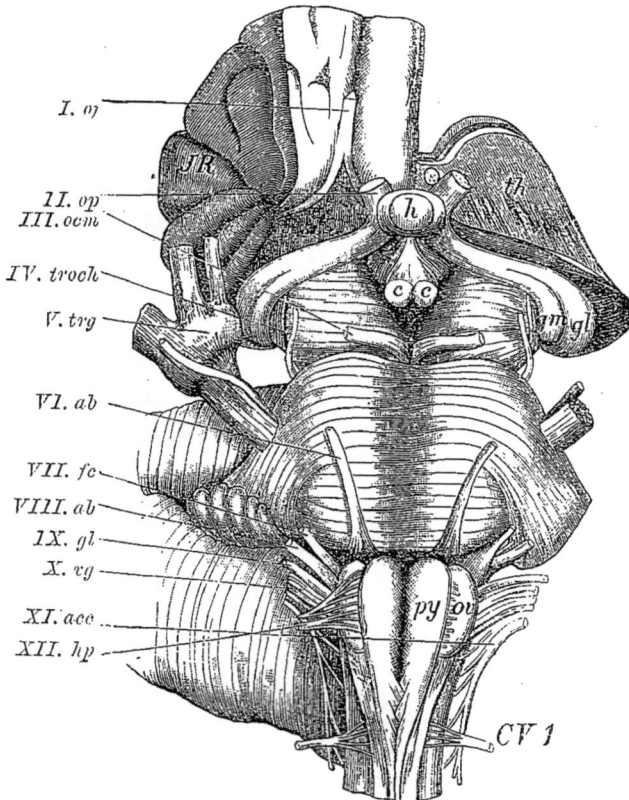

FIG. 93. — *Bulbe normal. Nerfs crâniens avec leur origine apparente.* D'après SCHWALBE.

Olfactif. — II *op.* Optique. — III *ocm.* Oculo-moteur. — IV *troch.* Pathétique. — V *trg.* Trijumeau. — VI *c.* Mot. oc. externe. — VII *fc.* Facial. — VIII *ac.* Auditif. — IX *gl.* Glosso-pharyngien. — X *vg.* Pneumogastrique. — XI *acc.* Spinal. — XII *hp.* Hypoglosse. — *py.* Pyramides. — *th.* Bandelette optique. — *gm. gl.* Corps géniculé — J. R. Insula de Reil.

Jolly a décrit une observation de *sclérose cérébro-médullaire*, ayant donné les symptômes de la paralysie labio-glosso-laryngée. Mais il y avait des manifestations que l'on n'observe pas dans cette affection.

La diplégie faciale d'origine périphérique s'en distinguera facilement. Toutes les branches sont paralysées et on observera la réaction de dégénérescence complète. La langue, le voile du palais, le larynx sont indemnes.

V. Pronostic. — Il est défavorable. La maladie a une marche progressive

fatale. On aurait cependant décrit quelques guérisons, chez des syphilitiques, mais ces observations ne sont pas admises sans conteste.

VI. Traitement. — Un régime diététique et hygiénique sera observé scru-
puleusement. On recommandera le grand air, l'exercice modéré, etc.

Au début, des révulsifs (vésicatoires, sétons), à la nuque, les cures d'eau
froide, les douches. Le traitement interne est inefficace.

L'électricité doit être administrée de la façon suivante.

a. Courant galvanique du sympathique cervical, un pôle à la nuque, l'autre derrière l'angle de la mâchoire ; b. Faradisation des muscles paralysés ;
c. Provoquer les mouvements de déglutition en plaçant l'anode sur le cou et
en promenant très rapidement à intervalles peu espacés, le cathode sur les
côtés du larynx. Courants faibles.

Les symptômes concomitants seront combattus, par exemple la *salivation* par l'administration d'atropine en injections sous-cutanées dans la joue.
Fauvel a fait la *trachéotomie* dans les cas de suffocation.

APPENDICE

a. Berger a observé chez des enfants de 3 à 9 ans des paralysies bulbaires
congénitales, caractérisées par des paralysies de la langue, des lèvres, et guéries spontanément ou par un traitement électrique.

b. L'ophtalmoplégie nucléaire progressive a une portée pratique bien
plus considérable, mais elle est du ressort de l'ophtalmologiste et nous n'insisterons pas sur ce sujet.

2. — Hémorrhagies bulbaires.

I. Étiologie et Anatomie pathologique. — Les hémorrhagies bulbaires
sont fort rares, quand elles sont strictement localisées au bulbe. On les
rencontre plus souvent, en même temps que les hémorrhagies de la moelle
cervicale ou de la protubérance. Nous en décrirons plus loin les symptômes.

On ne sait pas si le mécanisme de l'hémorrhagie *bulbaire* diffère de celui
de l'hémorrhagie *cérébrale*. Ce sont très probablement les artérioles qui
jouent un rôle prépondérant. Elles deviennent le siège d'anévrysmes qui se
rompent et donnent des hémorrhagies.

La rupture peut être occasionnée soit par l'hypertrophie du ventricule
gauche, ou par congestion momentanée (*émotion*, etc.).

La myélite bulbaire, le ramollissement ou la compression de cet organe
amènent souvent des hémorrhagies secondaires.

On sait (Westphal) que de petits coups donnés sur la tête de cobayes
donnent des hémorrhagies traumatiques. Dans les hémorrhagies cérébrales
abondantes, on trouve parfois du sang épanché jusque dans le 4e ventricule.

L'étendue de l'hémorrhagie varie, depuis l'hémorrhagie capillaire jusqu'au foyer qui détruit tout le bulbe.

II. Symptômes. — Si l'hémorrhagie est *de quelque importance*, la mort est foudroyante ou presque immédiate. Les malades sont foudroyés, ils ont parfois quelques secousses épileptiformes, la respiration de Cheyne-Stokes, de la respiration stertoreuse, un pouls extrêmement fréquent, une température extraordinairement élevée, et la mort survient en quelques minutes ou quelques heures.

Les hémorrhagies *moyennes* donnent des signes très variables. On observe généralement une attaque d'apoplexie, des contractions épileptiformes (surtout quand la protubérance est touchée). On observe des paralysies des nerfs bulbaires et des extrémités, comme dans la paralysie bulbaire aiguë ou apoplectiforme. Mais ce n'est pas toujours constant, et d'ailleurs l'inflammation, la compression, le ramollissement du bulbe peuvent donner le même syndrome, qui n'a donc rien de caractéristique.

On conçoit aisément, vu le nombre et l'importance des nerfs du bulbe, que les quatre extrémités soient souvent paralysées. D'autres fois il n'y a qu'hémiplégie, ou monoplégie.

Si les hémorrhagies siègent au niveau de la décussation des pyramides, on a une *paralysie croisée*.

La sensibilité peut être altérée si l'hémorrhagie a comprimé ou détruit des nerfs de la sensibilité en plus des nerfs moteurs.

Il peut y avoir des paralysies bulbaires, si les noyaux des nerfs bulbaires ont été touchés. Nous n'insisterons pas sur les symptômes qu'amènent les paralysies des nerfs bulbaires, symptômes que nous avons déjà décrits.

Mais il faut insister sur un tableau symptomatique très remarquable, que l'on observe souvent. C'est quand il y a paralysie des nerfs bulbaires d'un côté du corps et paralysie des extrémités de l'autre côté (*hémiplégie alterne de Gubler*).

Les extrémités du côté opposé au foyer sont paralysées, les nerfs bulbaires au contraire, du même côté que le foyer. Cela est surtout remarquable quand le facial est touché. On conçoit facilement, d'ailleurs, comment les choses se passent. Dans ces cas, en effet, le foyer hémorrhagique a touché les nerfs bulbaires, après qu'ils se sont entre-croisés, alors qu'ils se rendent directement aux territoires qu'ils innervent, et les nerfs des extrémités en amont de leur entre-croisement.

On a souvent observé, non pas des symptômes de paralysie, mais des phénomènes d'excitation des nerfs crâniens (trijumeau, trismus), mais ce signe ne peut pas servir pour établir le diagnostic d'hémorrhagie bulbaire.

III. Diagnostic. — Il est très difficile, même pour des cliniciens expérimentés.

IV. Pronostic et Traitement. — Le pronostic est très sérieux, vu l'impor-

tance fonctionnelle du bulbe. Le traitement sera celui de l'hémorrhagie
cérébrale.

3. — Embolie et thrombose des artères du bulbe.

I. Étiologie et Anatomie pathologique. — Mêmes causes, mêmes lésions
que dans le cerveau. Nous y renvoyons le lecteur. Disons seulement que
l'*artériosclérose*, l'*endartérite* jouent le rôle principal dans les thromboses,
l'endartérite syphilitique principalement. Les embolies viennent le plus
souvent d'endocardites du cœur gauche.

Quand il y a *thrombose* ou *embolie*, il se produit un ramollissement
dans le département de l'artère où la circulation est interrompue. L'étendue
du foyer de ramollissement est variable, comme on le conçoit aisément. Dans
beaucoup de cas ce sont les ramuscules artériels les plus fins qui sont
touchés et on a des infarctus presque punctiformes, apparaissant sur le
plancher du quatrième ventricule, ayant une forme conique à base tournée
vers le plancher des ventricules et à sommet pointant en bas et en avant
dans le bulbe.

Les foyers de ramollissement, consécutifs à une thrombose ou à une
embolie, sont souvent multiples, ils coexistent avec des foyers analogues,
siégeant dans la protubérance et dans d'autres points du cerveau.

L'embolie et la thrombose donnent lieu à des symptômes qui sont ceux de
la paralysie bulbaire aiguë ou apoplectiforme. Mais, comme dans l'hémorrhagie bulbaire, il peut y avoir de nombreuses variétés dans le nombre, le
siège, et l'étendue des lésions. Tout dépend, on le conçoit de l'importance
du vaisseau lésé. Il est donc bon d'avoir quelques notions sur la circulation
du bulbe, si bien étudiée par Duret.

Le bulbe reçoit le sang des artères vertébrales et en partie de l'artère
basilaire. Les vertébrales envoient des ramuscules le long des racines nerveuses, mais la substance même du bulbe est irriguée par l'artère spinale
antérieure et par les artères cérébelleuses postérieures inférieures (fig. 94,
12, 15).

Les branches de l'artère spinale antérieure pénètrent par le sillon médian
sous le bulbe jusqu'au plancher du 4e ventricule, où leurs capillaires forment un réseau qui entoure les noyaux de l'hypoglosse, du spinal, et du
noyau inférieur du facial.

L'artère cérébelleuse inférieure dessert ces pyramides, l'olive et le plexus
choroïdien du 4e ventricule, directement ou par ses branches.

On voit par là la différence des symptômes observés dans les cas d'embolie ou de thrombose de l'une de ces deux artères. Si c'est l'artère spinale
antérieure, il y aura paralysie de l'hypoglosse, du spinal et du facial. Si c'est
la cérébrale postérieure, il y aura des troubles de motilité des extrémités.
Si toute une artère vertébrale est oblitérée, on aura la réunion de ces deux
syndromes. C'est l'artère vertébrale gauche qui est le plus souvent le siège

d'embolies,ce qui tient à la disposition anatomique de cette artère,et au peu de coudes qu'elle fait durant son trajet. L'artère spinale antérieure est souvent unique et vient de l'artère vertébrale gauche. Si elle est touchée, on aura les signes d'une paralysie bulbaire double. L'artère basilaire envoie des branchse au noyau du pneumogastrique, du glosso-pharyngien et de l'auditif, dans sa moitié inférieure, et dans sa moitié supérieure, au facial, aux 3ᵉ et 6ᵉ paires. On voit les troubles qu'amènera une embolie ou une thrombose de l'artère basilaire. Si le noyau du pneumogastrique est intéressé, la mort est fou-droyante.

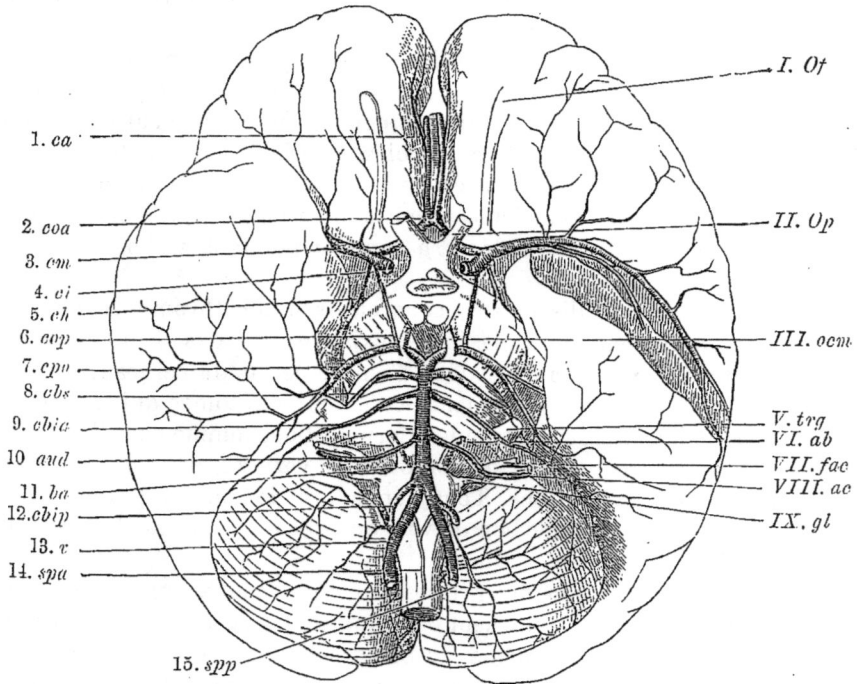

FIG. 94. — *Artères de la base du cerveau.* D'après HENLE.

1 *ca.* Art. cérébrale ant. — 2 *coa.* Art. communic. ant. — 3 *cm.* Art. cérébrale moyenne. — 4 *ci.* Carotide int. — 5 *ch.* Art. choroïdienne. — 6 *cp* Art. commune post. — 7 *cpo.* Art. cérébrale post. — 8 *cbs.* Art. cérébelleuse supérieure. — 9 *cbia.* Art. cérébelleuse inf. art. — 10 *aud.* Art. acoustique. — 11 *ba.* Art. ba-silaire. — 12 *cbip.* Art. cérébelleuse. inf. postérieure. — 13 *v.* Art. vertébrale droite. — 14 *spa.* Art. spinale ant. — 15 *spp.* Art. spinale post. — I *of.* N. olfactif. — II *op.* N. optique. — III *ocm.* N. oculo-moteur. — V. *trg.* Trijumeau. — VI *ab.* Oculo-moteur externe. — VII *nf.* N. facial. — VIII *ac.* N. auditif. — IX *gl.* Glosso-pharyngien.

II. Symptômes. — La mort subite peut être l'unique symptôme de *throm-bose* ou *d'embolie bulbaire.* D'autres fois on a le tableau d'un *ictus apoplec-tique,* souvent avec contractures. Cet ictus peut manquer, si le territoire embolisé est très petit et s'il s'agit d'une thrombose. Les malades se plai-gnent souvent de vertiges, ils ont des lipothymies, des défaillances, de la faiblesse et la paralysie s'établit en peu d'heures.

La paralysie peut être limitée aux extrémités (art. cérébell. inférieure) ou aux nerfs bulbaires (spin. ant. et basilaire) ou bien étendue aux deux. Elle est unilatérale ou double. Il peut y avoir des paralysies doubles avec un seul foyer. Souvent il y a paralysie d'un côté et parésie de l'autre.

Il peut y avoir, ou non, des *troubles de la sensibilité*. Senator a décrit dans un cas de thrombose de l'artère vertébrale gauche, avec ramollissement de toute la partie inférieure du bulbe, de l'anesthésie croisée.

Les paralysies peuvent rétrocéder, sous l'influence d'une circulation collatérale. Dans d'autres cas on n'observe que de faibles rémissions, ou bien il survient une dégénérescence secondaire des faisceaux pyramidaux avec contracture, exagération des réflexes, dans ces cas on peut avoir le tableau de la maladie de Charcot (sclérose latérale amyotrophique). On l'en différenciera par le début brusque et l'absence d'atrophie progressive. Lichtheim en a relaté un cas intéressant.

III. Diagnostic. — Le diagnostic d'une embolie ou d'une thrombose avec l'hémorrhagie bulbaire n'est pas toujours facile. Ce sont les commémoratifs ou les signes concomitants (artério-sclérose, syphilis, souffles au cœur) qui pourront éclairer le médecin. Quant au siège, il est souvent impossible de le déterminer. Griesinger a donné un signe, mais que Leyden repousse avec raison comme dangereux. Ce signe est le suivant : dans les cas où les artères vertébrales ou le tronc basilaire sont obstrués, la compression des 2 carotides donne des attaques épileptiformes, par anémie cérébrale. Ce signe peut d'ailleurs être observé sans qu'il y ait effectivement obstruction des artères susnommées.

IV. Pronostic et Traitement. — Le pronostic est très grave. Le traitement est celui de la thrombose et de l'embolie cérébrales. Quand il y aura paralysie du voile du palais, on nourrira le malade avec la sonde.

4. — Myélite bulbaire aiguë.

I. Anatomie pathologique. — Les notions que nous possédons sur les lésions de la myélite bulbaire sont dues à Leyden et se résument dans les 5 cas qu'il a étudiés. Ces cas montrent que dans la moelle allongée aussi bien que dans la moelle épinière il y a des processus inflammatoires. Nous ne parlerons pas ici des inflammations secondaires, soit propagées, soit provenant de thrombose, d'embolie, d'hémorrhagies ou de compression. La maladie siège en foyers multiples, irrégulièrement disséminés, petits et constatés sur les coupes. Les foyers présentaient les caractères du ramollissement rouge. Les parois des vaisseaux paraissaient épaissies, leurs noyaux multipliés ; les espaces lymphatiques remplis d'éléments cellulaires, etc.

D'anciennes observations font mention d'abcès du bulbe, mais il est probable qu'il s'agissait de tubercules ramollis.

Nous donnons dans la figure 95 une coupe qui montre bien la dissémination et la multiplicité des foyers. Comment se comportent ces foyers et quel est leur mode de régression. Il y a là, comme dans les myélites, de nombreux points à élucider.

II. Étiologie. — Les causes sont inconnues. Dans un cas de Leyden il s'agissait d'un alcoolique. Deux autres malades étaient rhumatisants.

III. Symptômes. — Les symptômes sont ceux d'une paralysie bulbaire aiguë apoplectiforme avec ou sans paralysie des extrémités. Le siège et l'étendue de la lésion font naturellement varier les signes. On a signalé un léger accroissement de la température (38°). La mort est constante par dyspnée progressive et suffocation.

La durée est de 4 à 10 jours.

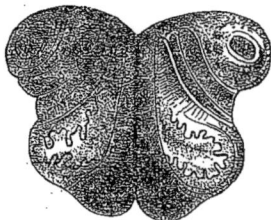

FIG. 95. — *Coupe de la moelle allongée avec de nombreux foyers hémorrhagiques* (les foyers sont ombrés en noir).

IV. — Le diagnostic, qui doit se faire d'avec l'hémorrhagie, l'embolie, le ramollissement ou la compression du bulbe, est très hasardeux. Ce qui peut faire penser à l'inflammation, c'est le manque d'attaque apoplectique, le peu d'intensité de la fièvre et l'accroissement progressif des symptômes jusqu'à la mort.

V. Pronostic et Traitement. — Pronostic fatal. Traitement : celui de la myélite aiguë.

5. — Tumeur de la moelle allongée.

I. Étiologie et Anatomie pathologique. — Les tumeurs isolées du bulbe sont fort rares. Dans les neuf cas que Ladame a publiés dans son mémoire, (Berne, 1865) il en est peu qui aient une grande valeur, car il n'a pas nettement distingué les tumeurs du bulbe des tumeurs de voisinage qui peuvent le comprimer. Bernhardt (Berlin, 1881) a publié 18 observations sur le même sujet.

On a décrit le plus souvent les tubercules isolés, par deux ou trois, en noyaux caséeux gros quelquefois comme une noisette. Le gliome, le gliosarcome (Virchow), les fibromes, myxomes, papillomes et le carcinome (Manning) ont été trouvés dans le bulbe.

Roger a trouvé un cysticerque gros comme une noisette sur le plancher du 4e ventricule : des gommes peuvent s'y développer. Le volume de la tumeur peut aller jusqu'à celui d'un œuf de pigeon.

II. Symptômes. — On doit diviser les symptômes en généraux et locaux.

Dans les symptômes généraux il faut ranger le mal de tête, principalement dans la nuque et l'occiput, souvent gravatif, intense. La perte de connaissance, le vertige, la démarche chancelante, l'amblyopie, des attaques épileptiformes, etc.

Les symptômes locaux se manifestent par des troubles des nerfs à noyaux bulbaires. Le strabisme, les paralysies du visage, de la langue, etc., etc., seront donc observés ainsi que les paralysies des extrémités et les troubles sensitifs. On a également mentionné l'ataxie dans les mouvements; la polyurie, et la glycosurie dans les cas où le 4e ventricule est touché. Voici d'ailleurs le résumé des 18 cas de Bernhardt.

Céphalée et perte de connaissance dans la moitié des cas :

Vertige.. 6
Attaques épileptiformes............................. 1
Diplopie.. 3
Troubles de la vue.................................. 5
Paralysies oculaires dans plus de la moitié des cas.
Troubles de l'ouïe................................. 4
Troubles de la parole.............................. 4
Constriction du cou................................ 1
Sanglots... 2
Ralentissement du pouls............................ 2
Dyspnée.. 2
Troubles urinaires................................. 3

Mais on se tromperait si on croyait qu'une tumeur du bulbe amène toujours des symptômes. Parfois il n'y a aucun signe avant la mort qui survient d'une façon foudroyante, souvent aussi on a un ensemble de symptômes dont il est impossible de déduire l'hypothèse d'une tumeur du bulbe.

L'intelligence est souvent touchée. Bernhardt a décrit la perte de la mémoire, la somnolence et d'autres troubles psychiques.

III. Diagnostic. — Il est souvent impossible et ne peut être fait que quand on observe la réunion de tous les symptômes que nous avons décrits. Quant au diagnostic différentiel d'une tumeur du bulbe d'avec une tumeur de voisinage comprimant l'organe, il est impossible, et d'ailleurs inutile en pratique.

IV. Pronostic et Traitement. — Le pronostic est défavorable, sauf chez les syphilitiques : le traitement sera celui des symptômes.

6. — Blessures. Compression rapide et lente du bulbe.

Les blessures du bulbe, par piqûre, contusion, section ou toute autre cause, amènent la mort presque immédiatement. Les blessés tombent, avec ou sans cris, avec ou sans attaque de convulsions. Parfois les blessures peuvent donner les symptômes d'une compression aiguë. C'est ce qu'on peut observer dans les luxations et les fractures de la colonne cervicale, surtout de l'atlas ou de l'axis. L'apophyse odontoïde dans les cas de luxation comprime fréquemment le bulbe. La tuberculose vertébrale peut encore amener la mort d'une façon inopinée, la luxation (comme l'a observée l'auteur chez un de ses camarades, mort subitement, à table en jetant vivement la tête de côté) arrivant à l'occasion d'un mouvement brusque d'une articulation vertébrale cariée. L'hémorrhagie bulbaire (rupture d'un anévrysme du tronc basilaire), peut donner lieu à des symptômes de compression aiguë. Les blessures légères seules ne sont pas suivies de mort.

La compression lente du bulbe s'observe seulement quand il y a épaississement des méninges ou collections purulentes dans la colonne vertébrale cervicale (atteinte de tuberculose dans la plupart des cas). ·

L'apophyse odontoïde est souvent le siège d'épaississement (rachitisme) qui amène de la compression lente. Le rétrécissement du canal bulbomédullaire, à son origine, peut amener la compression (Solbrig), ainsi que l'arthrite déformante des premières vertèbres cervicales. Les tumeurs de ces vertèbres et des organes voisins ainsi que les anévrysmes amèneront les mêmes troubles.

Comme dans la compression de la moelle, les effets mécaniques (par aplatissement, etc.) de la compression du bulbe s'accompagnent de phénomènes inflammatoires, symptomatiques d'une myélite.

Le tableau symptomatique n'est pas uniforme. On observe des phénomènes d'excitation ou de paralysie du bulbe, avec des différences tenant au siège et à l'étendue de la lésion. Les paralysies périphériques sont plus précoces que celles des nerfs bulbaires. Si les voies pyramidales sont touchées, on a les signes d'une paralysie spinale aiguë. Le diagnostic est alors impossible.

Le pronostic est le plus souvent défavorable. Le traitement sera celui des symptômes.

Dr R. Wurtz

Ancien interne des Hôpitaux de Paris.

TROISIÈME PARTIE

MALADIES DU CERVEAU

Remarques diagnostiques.

Nous avons évité systématiquement, en décrivant les maladies des différents organes, de faire des remarques diagnostiques générales ; nous croyons utile à la clarté de l'exposition de faire une exception pour les maladies du cerveau.

Nous n'insisterons, d'ailleurs, que sur des faits qui peuvent être considérés comme établis ; les points *contestés*, ou ceux de peu d'importance pratique, ne feront l'objet que d'une simple mention.

Depuis Griesinger, on distingue habituellement, dans les maladies de l'encéphale, des symptômes cérébraux *diffus*, et des symptômes de *foyer* ou *localisés*.

Les symptômes *diffus* sont de nature générale et indiquent uniquement que le cerveau a subi quelque lésion.

Tantôt ils sont consécutifs à des changements de pression intra-crânienne, tantôt ils sont liés à des troubles circulatoires profonds, tantôt encore ils sont le résultat d'un *choc* général, tantôt enfin ils résultent du concours de ces divers facteurs. Ils consistent en vertiges, perte de connaissance, affaiblissement de l'intelligence, éblouissements, bourdonnements d'oreilles, vomissements, altérations de la fréquence et du rythme du pouls, irrégularités de la respiration, attaques épileptiformes, etc.

Il arrive fréquemment que les maladies de l'encéphale ne produisent, somme toute, que des symptômes diffus, comme cela se voit notamment dans les maladies des méninges (hémorrhagies méningées ou méningites) qui provoquent par compression des lésions secondaires du cerveau.

Les symptômes localisés donnent au contraire des indications toutes spéciales pour le diagnostic, car au lieu de révéler seulement, d'une façon générale, que le cerveau est lésé, ils constituent un signe précis de l'existence d'un foyer morbide bien déterminé. On les divise naturellement en deux groupes, suivant qu'il s'agit de phénomènes d'*excitation* ou de *paralysie*.

Il arrive, pour les symptômes localisés, comme pour les symptômes diffus, qu'ils existent et continuent à exister seuls et par eux-mêmes. Mais il ne faut s'attendre à cela, en général, que dans les foyers morbides à évolution lente, d'étendue médiocre, et de nature à ne pas entraîner le développement de symptômes diffus.

Très fréquemment il y a concomitance ou succession de symptômes diffus et de symptômes localisés. Souvent les symptômes diffus ouvrent la scène, et plus ils rétrocèdent, plus les symptômes localisés apparaissent clairs et nets. L'hémorrhagie cérébrale en est un excellent exemple. Mais il peut aussi arriver que l'affection débute par l'apparition de symptômes localisés et que les symptômes diffus ne s'y joignent qu'à mesure que la lésion fait des progrès.

Les symptômes de foyers se divisent en symptômes *directs* et *indirects*, *transitoires* et *permanents*.

Les *symptômes localisés directs* sont ceux qui sont en relation et sous la dépendance immédiate du foyer de la lésion. Dans le développement des *symptômes indirects*, il s'agit d'une sorte d'effet à distance. Le véritable foyer de la maladie peut être situé très loin du point que semblent désigner les symptômes localisés, mais il agit de loin sur ce point comme si la lésion y siégeait véritablement. Presque toutes les altérations cérébrales présentent cette particularité d'agir à distance d'une façon plus ou moins nette, et de léser les fonctions du cerveau au delà des limites de leur siège propre. Cependant, pour un grand nombre de ces symptômes qui sont capables d'une suppression partielle, les effets à distance s'effacent au bout d'un certain temps et l'on se trouve n'avoir eu affaire alors qu'à des symptômes passagers. Ce qui demeure, parce que la lésion a engendré des altérations irréparables du parenchyme cérébral, c'est ce qui, d'après Fr. GOLTZ, constitue le domaine des symptômes localisés permanents.

Il n'y a pas toujours une limite très nette entre les symptômes localisés et les symptômes diffus et même entre les divers genres de symptômes localisés eux-mêmes. Les vomissements, par exemple, qui sont dans beaucoup de cas un symptôme diffus, peuvent, dans certaines circonstances, avoir la valeur d'un symptôme focal.

Les différents groupes de symptômes sont mêlés d'une façon si intime et si complexe, et ont souvent une signification diagnostique si variable, qu'il en résulte les plus grandes difficultés pour le diagnostic topographique des lésions cérébrales.

Que de fois on commet des erreurs de diagnostic! Que de fois on tire des déductions fausses d'observations mal suivies, ou interprétées sans esprit critique!

Nous nous contenterons, pour le diagnostic local des maladies du cerveau, d'en tracer les principales lignes. Nous ne comptons pas le moins du monde détailler tous les symptômes constatés dans des foyers de tel ou tel segment du cerveau, mais seulement ceux que l'on doit avoir bien présents à l'esprit, si l'on veut faire un diagnostic topographique avec quelque précision.

A. — *Symptômes locaux dans les maladies corticales.*

Les symptômes locaux dans les maladies des couches corticales ont été, dans les dernières années, l'objet de sérieuses recherches. Toutes ces études diagnostiques et cliniques, ont pour point de départ les expériences de Hitzig (1870) qui prouvaient que, contrairement à l'opinion répandue

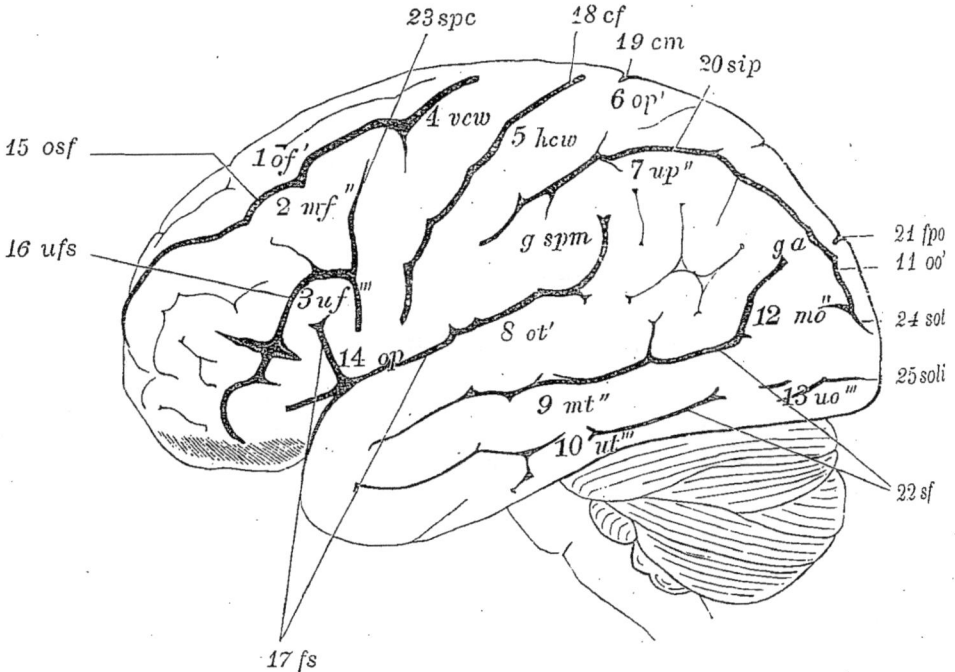

FIG. 96. — *Sinuosités de la surface frontale.* D'après ECKER.

1 of'. Circonvolution frontale supérieure (première). — *2 mf''*. Circonvolution frontale moyenne (deuxième) — *3 uf''*. Circonvolution frontale inférieure (troisième). — *4 vcw*. Circonvolution frontale ascendante. — *5 hcw*. Circonvolution pariétale ascendante. — *6 op'*. Lobule pariétal supérieur. — *7 up''*. Lobule pariétal inférieur. — *gspm*. Lobule du pli courbe. — *ga*. Pli courbe. — *8 ot'*. Circonvolution temporale supérieure (première). — *9 mp''*. Circonvolution temporale médiane (deuxième). — *10 nt'''* Circonvolution temporale inférieure (troisième). — *11 oo'*. Circonvolution occipitale supérieure (première). — *12 mo''*. Circonvolution occipitale médiane (deuxième). — *13 uo'''*. Circonvolution occipitale inférieure (troisième). — *14 op*. Opercule. — *15 osf*. Sillon frontal supérieur. — *16 usf*. Sillon frontal inférieur. — *17 fs*. Scissure de Sylvius, pédoncule droit horizontal et gauche ascendant. — *18 cf*. Sillon central (sillon central de Rolando). — *19 cm*. Scissure calloso-marginale. — *20 sip*. Scissure interpariétale. — *21 fpo*. Scissure pariéto-occipitale. — *22 sf*. Sillon temporal supérieur (premier) et inférieur (deuxième). — *23 spc*. Sillon temporal vertical. — *24 sot*. Sillon occipital transversal. — *25 soli*. Sillon occipital longitudinal inférieur.

jusqu'alors, l'écorce du cerveau des animaux est non seulement susceptible d'excitation électrique, mais que certaines sphères bien déterminées et strictement limitées, nommées *centres moteurs de l'écorce*, que l'on peut nettement circonscrire, ont la propriété, une fois excitées, de présider à la contraction de groupes musculaires parfaitement déterminés.

Les expériences de Bartholow et de Sciamanne ont prouvé que l'on peut, par l'excitation, produire les mêmes effets sur l'écorce du cerveau de l'homme et sur la convexité du cerveau mis à nu sur les individus vivants.

Les différentes fonctions motrices du cerveau doivent être recherchées sur l'écorce, dans des zones diverses, mais identiques toujours.

Les fonctions motrices se trouvent presque exclusivement limitées aux circonvolutions frontale et pariétale ascendantes et s'étendent au lobule paracentral.

Les régions dont il s'agit sont faciles à trouver à la surface du cerveau. On n'a qu'à chercher le sillon de Rolando (sulcus centralis), qui commence

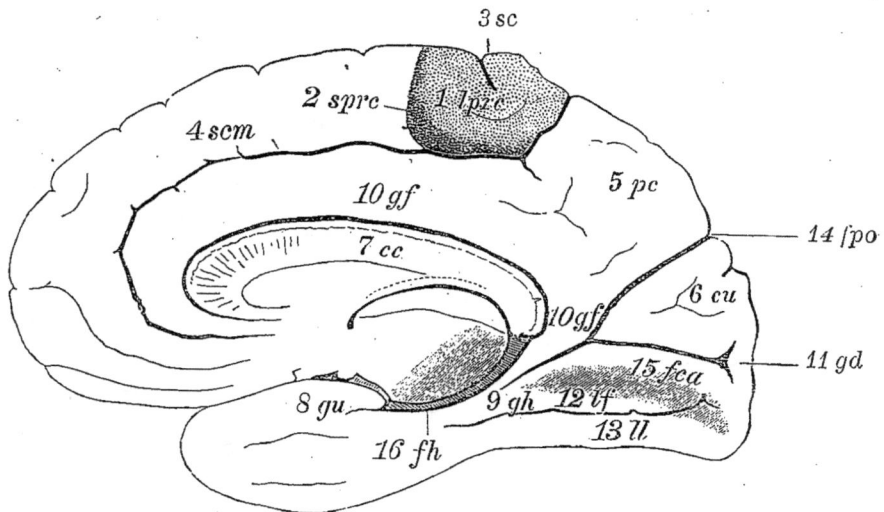

FIG. 97. — *Coupe médiane du cerveau.* D'après ECKER.

1 lprc. Lobule paracentral. — *2 sprc.* Sillon paracentral. — *3 sc.* Fin du sillon central. — *4 scm.* Scissure calloso-marginale. — *5 pc.* Avant-coin, lobule quadrilatère. — *6 cu.* Face interne du lobule occipital, coin — *7 cc.* Corps calleux. — *8 gu.* Circonvolution en crochet. — *9 gh.* Circonvolution de l'hippocampe. — *10 gf.* Circonvolution du corps calleux. — *11 gd.* Circonvolution descendante. — *12 lf.* Lobule fusiforme ou circonvolution occipito-temporale latérale. — *13 ll.* Lobule lingual ou circonvolution occipito-temporale médiane. — *14 fpo.* Fissure pariéto-occipitale ou occipitale. — *15 fca.* Scissure calcarine. — *16 fh.* Scissure de l'hippocampe.

près du lobe médian de l'hémisphère cérébral et s'étend obliquement en bas et en avant (fig. 96, *18 cf*). Son extrémité inférieure se trouve entre les deux pédoncules de la scissure de Sylvius dont le postérieur porte le nom de pédoncule horizontal et l'antérieur de pédoncule ascendant. En avant, le sillon de Rolando est voisin de la circonvolution frontale ascendante (fig. 96, *4 vcw*); en arrière de la circonvolution pariétale ascendante (fig. 96, *5 hcw*) ces deux circonvolutions se confondent au-dessus et au-dessous du sillon de Rolando. Le lobule paracentral s'aperçoit sur des coupes médianes du cerveau (fig. 97, *1 lprc*). En suivant les deux circonvolutions frontale et pariétale sur la coupe médiane, on arrive directement sur le lobule paracentral. Celui-ci se trouve limité en arrière par la scissure calloso-marginale, qui le sépare en même temps de l'avant-coin, du lobule quadrilatère (fig. 97, 5 *p c*), tandis que sa limite antérieure est formée par continuation de la scissure calloso-marginale (fig. 97, 4 *s c m*), que Schwalbe a proposé de nommer sillon paracentral (fig. 97, 2 *s p r*). Pour permettre au lecteur de mieux s'orienter, nous ajoutons encore une figure de la base du cerveau, avec le dessin des plus importantes circonvolutions et sillons cérébraux.

Les *symptômes* d'une maladie des régions motrices de l'écorce du cerveau varieront évidemment, selon que la substance cérébrale sera seulement irritée ou complètement détruite. Dans le dernier cas, on devra s'attendre à de la *paralysie*, dans le premier à des *contractures*. Mais on voit souvent, dans les maladies de l'écorce cérébrale, et c'est là un symptôme pathognomonique, la paralysie et les contractures évoluer simultanément ou bien l'une ouvrir la scène, et les autres apparaître à sa suite.

C'est l'étendue du foyer morbide qui règle l'intensité des phénomènes de paralysie et de contracture. Ce qui caractérise en outre les maladies circonscrites de l'écorce, c'est qu'il n'est pas rare qu'il se déclare une *monoplégie* du facial, du bras, de la jambe ou une sorte de paralysie nerveuse, avec tous les caractères d'une lésion centrale vis-à-vis du courant électrique. S'il s'agit d'une lésion qui a intéressé et détruit toute la zone motrice de l'écorce du cerveau, nous voyons apparaître l'*hémiplégie cérébrale* vulgaire; alors le bras et la jambe sont paralysés du côté opposé à la lésion du cerveau. Il en est de même pour le nerf facial de l'autre côté, mais seulement pour ses rameaux buccal et génien, tandis que la branche frontale reste intacte; de sorte que le muscle sourcilier et la paupière ne sont pas touchés. Il n'existe point, bien entendu, s'il n'y a pas de complications, de troubles de la sensibilité, non plus que des troubles oculaires. On a remarqué seulement, dans certains cas, du *ptosis*, par paralysie de l'oculo-moteur ; cette paralysie ressemble entièrement à celle qui survient dans la destruction de la capsule interne ou de certaines parties du centre ovale, dans le cas où ces dernières contiennent les rayons médullaires de segments déterminés de la capsule interne ; l'étiologie seule permet d'y reconnaître une paralysie de l'écorce. Comme cause de ces troubles, il faut noter les blessures du crâne, l'embolie ou la thrombose des artères corticales. L'expérience nous permet d'affirmer que les deux dernières lésions que je viens de nommer ont de préférence leur siège dans une artère de la fosse sylvienne ; or, ce sont précisément des branches de cette artère qui se rendent dans l'écorce motrice. Comme c'est par cette artère également que la troisième circonvolution frontale et l'insula de Reil sont irriguées, il est naturel que la lésion de cette artère atteigne, outre le domaine moteur cortical proprement dit, les zones cérébrales que nous venons de nommer et que, si elle siège à gauche, elle produise l'aphasie. Nous donnerons de plus amples détails, lorsque nous traiterons de l'aphasie. Les paralysies de l'écorce crânienne partagent avec celles qui sont le résultat de lésions de la capsule interne cette particularité, que la convalescence se fait plus vite sentir dans la jambe que dans le bras, et qu'au bout d'un certain temps il survient des contractures, des

spasmes et une exagération des réflexes tendineux. C'est peut-être là la
suite d'une dégénérescence secondaire des voies pyramidales réunies depuis

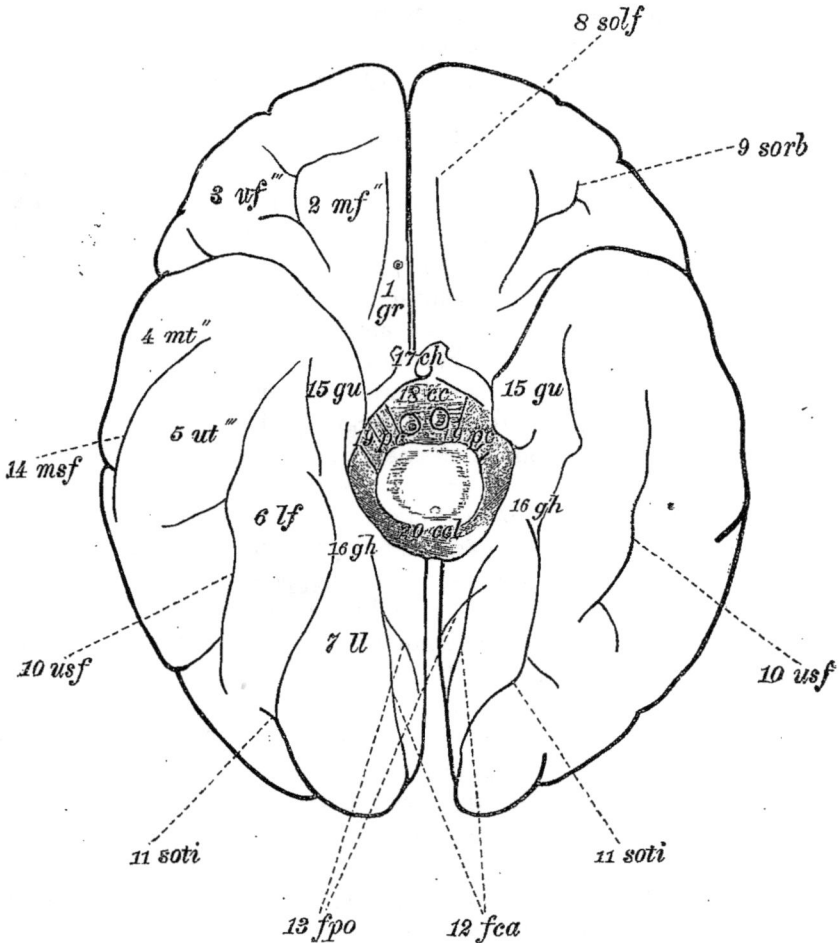

FIG. 98. — *Aspect de la base du cerveau*. D'après ECKER.

[1] *gr*. Suite de la circonvolution frontale supérieure (première) nommée circonvolution droite. — *2 mf"*. Suite de la circonvolution frontale moyenne (deuxième). — *3 uf'''*. Suite de la circonvolution frontale inférieure (troisième). — *4 mt"*. Suite de la circonvolution temporale moyenne (deuxième). — *5 ut'''*. Suite de la circonvolution temporale inférieure (troisième). — *6 lf*. Lobule fusiforme, occipito-temporal latéral. — *7 ll*. Lobule lingual, occipito-temporal médian. — *8 solf*. Sillon olfactif. — *9 sorb*. Sillon orbitaire. — *10 usf*. Sillon temporal inférieur. — *11 soti*. Sillon occipito-temporal inférieur. — *12 fca*. Sillon du petit hippocampe. — *13 fpo*. Sillon pariéto-occipital. — *14 msf*. Sillon temporal moyen. — *15 gu*. Circonvolution en crochet. — *16 gh*. Circonvolution de l'hippocampe. — *17 ch*. Chiasma des nerfs optiques. — *18 cc*. Tubercules mamillaires. — *19 pc*. — Pédoncule cérébral. — *20 ccl*. Corps calleux.

les couches corticales du cerveau jusque dans la profondeur de la moelle
épinière.

Plus la maladie est circonscrite, plus la paralysie sera restreinte à certains territoires nerveux et offrira un caractère monoplégique spécial.

Les centres des régions nerveuses de la zone motrice de l'écorce du cerveau humain sont vraisemblablement répartis de cette façon :

a) *Centre moteur cortical pour la jambe* au tiers supérieur de la circonvolution frontale ascendante et du lobule paracentral, de même que dans les deux tiers supérieurs de la circonvolution pariétale ascendante.

b) *Centre moteur cortical pour le bras* dans le tiers moyen de la circonvolution frontale ascendante (et peut-être aussi de la pariétale ascendante).

c) *Centre moteur pour le nerf facial* dans le tiers inférieur de la circonvolution frontale ascendante.

d) *Centre moteur cortical de l'hypoglosse* dans la partie inférieure de la circonvolution frontale ascendante (fig. 99).

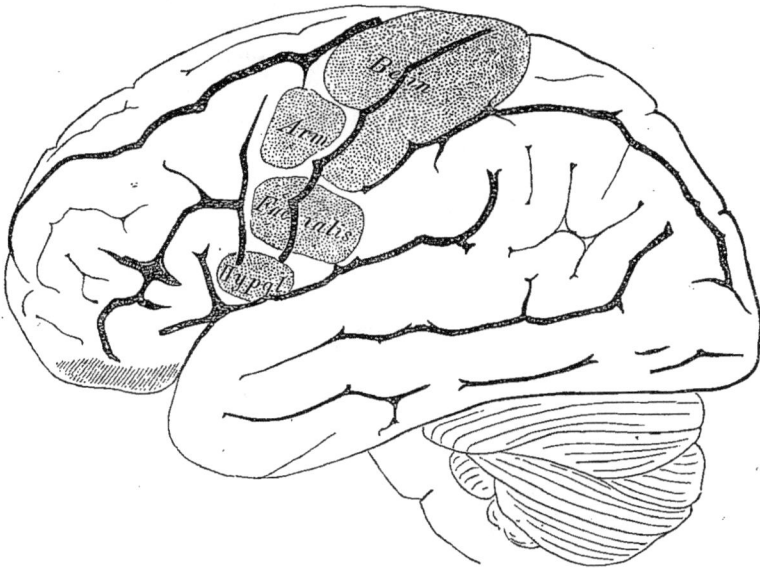

FIG. 99. — *Schéma de la position relative des centres corticaux moteurs chez l'homme.* Centre de la jambe (Bein) sur le lobule paracentral. Plus bas le centre du bras (Arm); en suivant, le centre du facial et de l'hypoglosse.

Il résulte de cette exposition que lorsque le foyer prend peu à peu de l'extension, la paralysie d'une région motrice peut se transmettre facilement aux régions avoisinantes. Si par exemple, la maladie a commencé dans la région corticale du bras, il surviendra, si la lésion s'étend en haut, une paralysie de la jambe; si elle progresse vers la partie inférieure, une paralysie du facial; ou bien l'une et l'autre, si la lésion s'étend dans les deux sens.

Il est clair qu'une paralysie simultanée du bras et de la jambe ou du bras et du nerf facial est toute naturelle, tandis qu'il est difficile de se représenter le développement d'une paralysie corticale de la jambe et du facial, paralysie où la région motrice du bras se trouverait saine entre deux régions malades. En effet, jusqu'à ce jour, on n'a publié aucun document relatif à des paralysies affectant uniquement le membre inférieur et le nerf facial. Dans le développement successif et la transformation graduelle d'une monoplégie en une hémiplégie d'abord incomplète et plus tard peut-être complète, il faut voir un caractère absolument particulier aux maladies de l'écorce du cerveau.

On a fait remarquer qu'il se produit, dans les affections des couches motrices corticales, outre ces symptômes de paralysie, des phénomènes d'irritation sous forme de contractions musculaires toniques ou cloniques. Suivant le plus ou moins d'extension du foyer d'irritation, l'apparition des contractures peut n'avoir lieu que dans un seul domaine nerveux, par conséquent dans une seule extrémité, ou encore d'un seul côté. On voit aussi dans les foyers siégeant d'un seul côté dans l'écorce cérébrale des convulsions générales *épileptiformes*, avec ou sans perte de connaissance. Dans ce dernier cas, la confusion avec une épilepsie vulgaire est très facile à commettre ; pourtant on doit croire plutôt à une lésion anatomique de l'écorce du cerveau, quand les secousses ont toujours leur point de départ en un endroit fixe ou quand elles se concentrent toujours au même point (épilepsie *partielle*). On a désigné les cas de ce genre sous le nom d'épilepsie corticale ou Jacksonienne.

Ce qui est particulier aux maladies de l'écorce du cerveau, c'est *la combinaison* assez *fréquente de phénomènes de paralysie avec des convulsions épileptiformes*. Ces dernières suivent généralement la paralysie ; il est rare qu'elles la précèdent.

En résumant maintenant, au point de vue de la zone motrice corticale du cerveau, les résultats diagnostiques, nous trouvons, pour plaider en faveur d'une affection de l'écorce du cerveau, les lésions suivantes :

a) *Monoplégies avec allures d'une lésion centrale* vis-à-vis le *courant électrique* (point de réaction de dégénérescence).

b) *Hémiplégie avec paralysie de l'oculo-moteur (ptosis) puis contracture et exagération des réflexes, résultant d'une dégénérescence secondaire des voies pyramidales.*

c) *Développement d'hémiplégies* en détail par propagation graduelle du foyer morbide à des centres moteurs corticaux voisins.

d) *Convulsions épileptiformes limitées à certains nerfs ou secousses épileptiformes générales, qui ont toujours leur point de départ dans une seule et même extrémité*, et qui existent souvent, sans qu'il y ait perte de conscience (épilepsie corticale, épilepsie Jacksonienne).

e) *Contractures et paralysies de certains nerfs* combinées ou hémipathiques.

Si on considère la zone motrice de l'écorce du cerveau comme une zone intermédiaire, on se demandera quels seront les symptômes, suivant que les foyers des lésions seront sur tel ou tel territoire de l'écorce du cerveau. Aussi passerons-nous successivement en revue les différents lobes du cerveau.

Les lésions de l'écorce du lobe frontal engendrent certains troubles de la parole qu'on désigne sous le nom d'*aphasie*. Plus loin nous en parlerons plus

complètement et en détail. Il suffira ici de dire qu'on a mis en rapport des
phénomènes d'aphasie motrice ou ataxique avec des foyers situés au pied
de la troisième circonvolution frontale (fig. 96, 3 *uf'''*). La masse principale de l'écorce frontale semble être physiologiquement en rapport avec
des actes purement psychiques ; du moins a-t-on noté son atrophie, très prononcée parfois, dans la démence paralytique et dans l'imbécillité. Parfois il
se présente aussi, après une lésion du cerveau frontal, des changements particuliers de caractère que Léonore Welt a étudiés, à mon instigation, avec
le plus grand soin à la clinique de Zurich. Ces changements se manifestent
en général par une tendance à la violence et à la brutalité. Dans les maladies de l'écorce du lobe temporal, on observe dans certaines conditions
des troubles de l'ouïe, auxquels on a donné le nom de *surdité verbale* ou

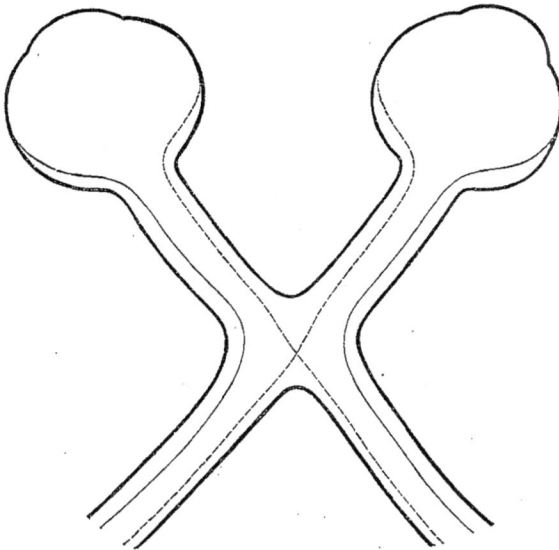

FIG. 100.— *Schéma de l'entre-croisement de la couche fibreuse du nerf optique.*

d'aphasie sensorielle. D'après Wernicke cette forme d'aphasie ne se présente que lorsque le foyer de la maladie se trouve sur la première circonvolution temporale. (On trouvera plus de détails sur l'aphasie sensorielle un
peu plus loin.) Il n'est pas encore prouvé qu'il se produise dans ce cas
de la surdité réelle.

Il faut encore de sérieuses recherches pour savoir si les lésions corticales
de la base du lobe temporal s'accompagnent de *désordres de l'odorat*.

On a voulu établir un rapport entre les lésions qui ont leur siège sur l'é-
corce frontale du lobe pariétal, où, d'après Flechsig, les nerfs sensitifs de
la peau trouvent leur terminaison centrale, et la perte du sens musculaire.

Les désordres s'accusent de la façon suivante : les malades, ayant les
yeux fermés, ne sont pas capables d'indiquer dans quelle position se trouvent
leurs membres. Suivant la plus ou moins grande extension du foyer de la

maladie, ce trouble peut se maintenir seul ou être accompagné de paralysie, dans le cas où la zone motrice de l'écorce du cerveau est intéressée.

Les lésions de l'écorce du lobe occipital sont liées à des troubles de la
vision, à de l'*hémianopsie ou hémiopie*.

Pour en comprendre le développement, il faut se rendre compte que, dans
le chiasma des nerfs optiques, il n'existe qu'un entre-croisement partiel des
fibres nerveuses; de telle sorte, que dans les deux nerfs optiques, les parties
latérales restent du même côté, tandis que les médianes seules se croisent
(fig. 100). Il s'ensuit, que le nerf optique gauche, par exemple, n'innerve
pas seulement le côté temporal de l'œil gauche, mais aussi la partie nasale
de l'œil droit. Si maintenant on admet que chaque nerf optique a sa terminaison centrale dans l'écorce du lobe occipital du même côté, il est clair que
les lésions du lobe occipital gauche donnent lieu à des désordres dans les
deux yeux; l'œil gauche sera atteint dans la portion temporale, et l'œil
droit dans la portion nasale de la rétine; en d'autres termes, il en résulte
une hémiopie du côté droit. Il en résulterait de la même manière, une
hémiopie du côté gauche par lésion du lobe occipital droit. Il arrive parfois que l'hémiopie n'est pas complète et qu'elle ne s'applique pas à degré
égal au sens de la lumière, au sens des couleurs et au sens de l'espace ;
il ne s'agit, dans ces cas, que d'un affaiblissement plus ou moins grand de
ces sens ou de la perte de l'un ou l'autre d'entre eux.

Furstner a observé que les aliénés, atteints de lésions occipitales du
cerveau, distinguaient encore les objets, mais ne les reconnaissaient pas,
de sorte qu'ils ne se souvenaient plus des images optiques et que la perte
de la faculté de percevoir les objets vus était persistante. Mais ce sujet
exige encore de nouvelles recherches. Une variété de cécité psychique
est la cécité des mots ; les malades qui autrefois pouvaient lire, ne sont
plus capables de reconnaître les lettres. Cela rappelle beaucoup les troubles organiques de l'ouïe dans les maladies de l'écorce du lobe temporal.

B. — *Symptômes locaux dans les maladies du centre semi-ovale.*

Le centre semi-ovale forme cette substance médullaire blanche, qui se
trouve d'une part entre l'écorce grise du cerveau et les ganglions cérébraux
de la base, d'autre part.

On en obtient un bon aperçu en faisant une coupe horizontale au niveau
de la surface du corps calleux. Les fibres nerveuses du centre semi-ovale
ont différentes fonctions. Certaines d'entre elles mettent en communication
divers points de l'écorce du cerveau sur le même hémisphère et portent
par conséquent le nom de système d'association. Les symptômes qui apparaissent, quand ces fibres nerveuses sont détruites, ne sont pas connus.
D'autres fibres nerveuses du centre semi-ovale appartiennent aux fibres
rayonnantes du corps calleux, c'est-à-dire qu'elles forment par l'intermé-
médiaire du corps calleux la communication des points de l'écorce du cerveau de l'un des hémisphères avec les points correspondants de l'autre.

On les désigne sous le nom de système commissural. Les phénomènes
par lesquels se révèle pendant la vie la destruction de celles-là sont également inconnus. L'irradiation de la partie moyenne des pédoncules cérébraux, qui pénètrent d'abord dans la capsule interne, pour s'étendre de là
vers l'écorce grise du cerveau, se trouve être d'une importance toute spéciale (fig. 102). Depuis Reil on nomme aussi ce système fibreux *couronne
rayonnante*. Comme il ménage une communication entre l'écorce grise du
cerveau et la périphérie du corps, il est évident qu'en cas d'interruption
de cette communication, il faut s'attendre exactement aux mêmes symptô-

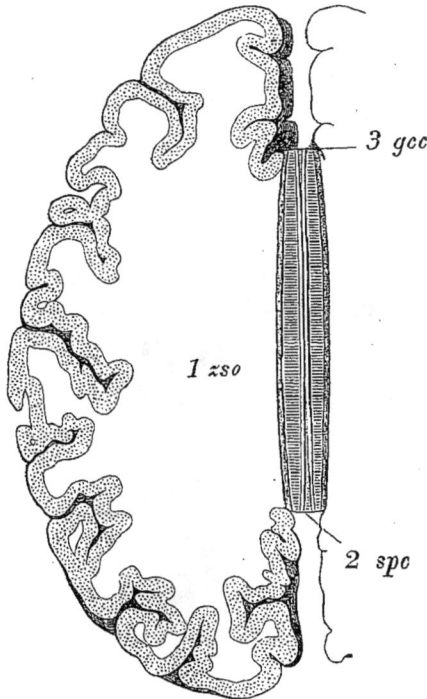

Fig. 101. — *Coupe horizontale à la hauteur du corps calleux.*

1 zso. Centre semi-ovale. — *2 spc.* Bourrelet du corps calleux. — *3 gcc.* Genou du corps calleux.

mes que si le foyer de la maladie se trouvait dans l'écorce même du cerveau.
Aussi ne peut-on s'assurer, pendant la vie, si le foyer se trouve dans l'écorce
du cerveau ou s'il siège dans la couronne rayonnante. Du reste la délimitation anatomique elle-même est difficile et compliquée. Dans les maladies
de la couronne rayonnante, les symptômes changent d'après le tractus
fibreux lésé. Si c'est une partie de la couronne rayonnante, voisine de
l'écorce grise du cerveau, qui est atteinte, il y a monoplégie de telle ou telle
partie, en cas de foyers partiels de petite étendue; et au contraire hémiplégie du côté opposé, si les destructions sont considérables.

Des lésions des rayons médullaires du lobe temporal ascendant amènent la surdité verbale ; celles des rayons du lobe occipital l'hémiopie, etc.

C. — *Symptômes locaux dans les maladies de la capsule interne.*

On désigne sous le nom de capsule interne cette substance blanche, qui est limitée en dedans par la couche optique et le noyau caudé et en dehors par le noyau lenticulaire (fig. 102 et 103).

On peut y distinguer un pédoncule antérieur et un pédoncule postérieur.

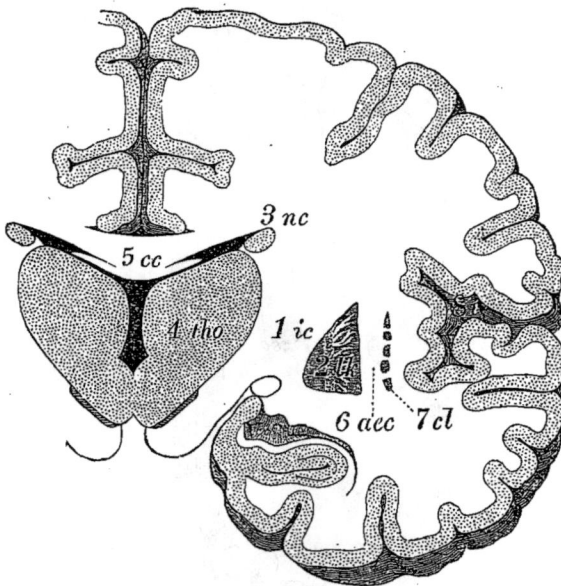

FIG. 102. — *Coupe frontale du cerveau.*

1 ic. Capsule interne. — *2 lt.* Noyau lenticulaire avec ses 3 étages, extérieur, moyen et intérieur. — *3 nc.* Noyau caudé. — *4 tho.* Vallée optique. — *5 cc.* Corps calleux. — *6 aec.* Capsule externe. — *7 cl.* Avant mur. — *8 i.* Insula.

Les fibres du pédoncule antérieur pénètrent entre le noyau caudé et le noyau lenticulaire. Celles du pédoncule postérieur s'arrêtent entre le noyau lenticulaire et la couche optique. Ces deux pédoncules se rencontrent au genou de la capsule interne. La capsule interne constitue une zone très importante par cela même qu'elle reçoit les rayons médullaires émanant des segments moteurs et sensitifs de l'écorce du cerveau, pour les transmettre vers la périphérie du pédoncule cérébral. Par conséquent, les destructions de la capsule interne s'accompagnent à la fois de paralysie motrice et sensitive.

Il faudra chercher les fibres motrices à l'extrémité postérieure du tiers moyen du pédoncule postérieur de la capsule interne, celles du facial un peu en avant de celles des extrémités ; parmi ces dernières mêmes, les fibres du membre supérieur sont placées en avant de celles du membre inférieur. Donc, tandis que, dans les circonvolutions frontale et pariétale ascendantes, les centres moteurs sont situés l'un au-dessus de l'autre et sont disposés

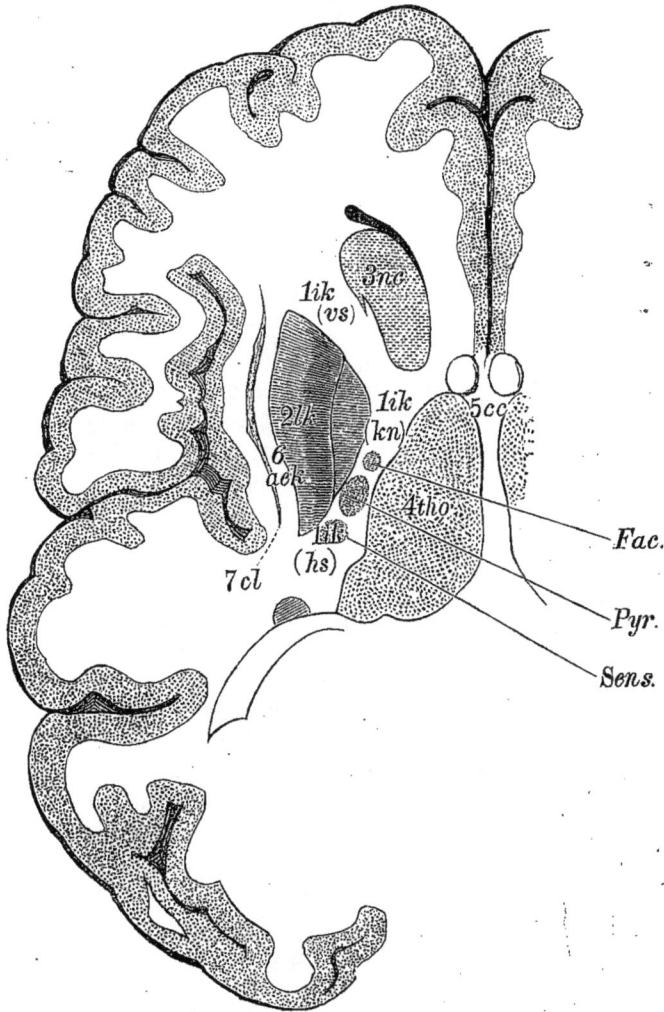

FIG. 103. — *Coupe horizontale du cerveau.*

1 ik. Capsule interne.— *vs.* Pédoncule ascendant. — *hs.* Pédoncule pariétal. — *kn.* Genou. — *2 lk.* Noyau lenticulaire avec ses trois étages. — *3 nc.* Noyau caudé. — *4 tho.* Vallée optique. — *5cc.* Corps strié. — *6 aek.* Capsule interne. — *7cl.* Avant-mur. — *Fac.* Fibres faciales dans le pédoncule pariétal de la capsule interne. — *Pyr.* Fibres pyramidales pour les extrémités. — *Sens.* Fibres sensitives.

de haut en bas dans l'ordre suivant : centre de la jambe, centre du bras et centre du visage, dans le faisceau ascendant de la capsule interne, on trouve en avant les fibres de la face, au milieu celles du bras et en arrière celles de la jambe.

Les fibres sensitives pour la peau, les muscles et les nerfs cérébraux se trouvent dans la partie postérieure du pédoncule postérieur (fig. 103).

Il résulte de là que les symptômes des maladies de la capsule interne ne seront pas les mêmes, selon que les lésions ont leur siège dans le tiers moyen ou postérieur du pédoncule postérieur ou dans les deux ensemble. On ne sait rien sur les phénomènes qui pourraient survenir au cas où d'autres points de la capsule interne seraient détruits.

Les maladies de la partie moyenne de la capsule interne amènent l'hémiplégie cérébrale type, c'est-à-dire que, lorsque les communications sont interrompues avec les zones motrices de l'écorce grise du cerveau (circonvolution centrale), il y a paralysie permanente des extrémités supérieures et inférieures, des muscles du tronc et du facial du côté opposé au foyer de la lésion.

Dans ce cas, le rameau du facial qui innerve le muscle frontal, le sourcilier et l'orbiculaire palpébral reste indemne, de sorte que les malades ont la faculté de froncer les sourcils et de fermer les yeux, contrairement à ce qui se passe dans la paralysie faciale périphérique. Parmi les nerfs crâniens, outre le nerf facial, l'hypoglosse est souvent paralysé également. Si la paralysie a duré quelque temps, il se produit des phénomènes de dégénérescence secondaire, que l'on peut suivre dans leur marche du foyer vers la périphérie à travers le faisceau pyramidal du pédoncule cérébral du même côté (voyez fig. 74) et du pont de Varole ; de là ils se continuent en dedans de la décussation des fibres pyramidales, vers le cordon latéral du faisceau pyramidal du côté opposé de la moelle épinière et au contraire vers le cordon antérieur du faisceau pyramidal du même côté, et cela à une profondeur considérable. Les maladies restreintes à la partie motrice de la capsule interne sont exceptionnelles ; on observe notamment, dans les hémorrhagies cérébrales, que le corps strié se trouve souvent atteint en même temps que la capsule interne. Cela provient de ce que la propagation des lésions en foyer, dans le cerveau, ne dépend pas, comme dans la moelle épinière, de troubles dans les fonctions de fibres nerveuses déterminées, mais bien de la répartition des vaisseaux sanguins. Or, la capsule interne et le corps strié reçoivent leur sang de vaisseaux communs. La fréquente coïncidence des lésions de la capsule interne et du corps strié ont très longtemps fait commettre l'erreur suivante : on faisait dépendre l'hémiplégie cérébrale de la destruction de la capsule proprement dite, tandis qu'aujourd'hui on accuse à juste raison les conduits moteurs de cette capsule interne. Si le foyer de la lésion a son siège dans le tiers postérieur seulement du faisceau postérieur de la capsule interne, on doit rencontrer les symptômes de l'*hémianesthésie cérébrale*. Les malades ont, du côté opposé à la lésion, une anesthésie complète de la peau, qui s'arrête nettement sur la ligne médiane. Les muqueuses labiale, buccale, nasale, conjonctivale et celle du conduit auriculaire externe, du gland, du vagin et de l'intestin participent à l'anesthésie. Souvent, mais pas toujours, l'œil, l'oreille, le nez et la langue sont hémianesthésiés. Souvent les maladies de la partie postérieure de la capsule interne sont liées à des troubles moteurs, avec rougeur de la peau, élévation de la température et sueurs profuses.

L'hémiplégie et l'hémianesthésie se trouvent réunies, quand le foyer intéresse à la fois le tiers moyen et le tiers postérieur du faisceau postérieur
de la capsule interne.

Différents auteurs, entre autres Charcot, ont relié l'athétose et la chorée
pré et post-hémiplégique avec les lésions de la partie postérieure du pédoncule postérieur de la capsule interne ; mais ces vues demandent à être confirmées.

D. — *Symptômes observés dans les lésions des ganglions cérébraux de la base.*

Sous la dénomination de ganglions cérébraux de la base, on comprend le
noyau lenticulaire, *nucleus lenticularis* (fig. 102 et 103, 2 *lk*), et le noyau
caudé, *nucleus caudatus* (fig. 102 et 103, 3 *nc*), tous deux appelés aussi
corps strié. Dans les deux, les lésions locales peuvent évoluer sans qu'il
survienne de troubles moteurs permanents. On a observé souvent des paralysies transitoires, mais elles étaient probablement occasionnées plutôt par
de la compression exercée par le foyer de la lésion sur la capsule interne
toute proche J'ai démontré précédemment pourquoi, il y avait paralysie
permanente lorsque, chose très fréquente, le corps strié et la capsule interne
sont atteints en même temps.

E. — *Symptômes locaux dans les maladies des pédoncules cérébraux.*

Le symptôme caractéristique des lésions du pédoncule cérébral consiste
en une *hémiplégie alterne par rapport au nerf oculo-moteur*, c'est-à-dire
que les extrémités supérieure et inférieure, le plus souvent aussi le facial et
l'hypoglosse et même le trijumeau, se trouvent paralysés du côté opposé à
la lésion, tandis que l'oculo-moteur l'est du côté correspondant au pédoncule
cérébral malade. La répartition frappante de la paralysie de l'oculo-moteur
est facile à comprendre.

La figure 93 (III *ocm*) montre l'intime connexion de ce nerf avec le
pédoncule cérébral. Cette connexion saute aux yeux lorsqu'on examine une
coupe transversale du pédoncule (fig. 104). On y distingue deux étages.
L'inférieur, nommé base ou pied du pédoncule cérébral, est cliniquement le
plus important, parce qu'il renferme, dans sa partie moyenne, le faisceau
moteur, faisceau pyramidal (fig. 104, 3 *py*) ; ce faisceau part de l'écorce du
cerveau, traverse la couronne rayonnante et la capsule interne, et va se
rendre dans la moelle allongée, dans les faisceaux pyramidaux antérieurs et
dans les cordons latéraux médullaires, par l'intermédiaire du pédoncule cérébral. Les fibres du facial sont celles qui se rapprochent le plus de la zone médiane ; près d'elles, sont celles de l'hypoglosse ; de la zone médiane partent
celles qui vont au bras, tandis que les conduits latéraux se rendent à la jambe.
L'étage supérieur constitue la calotte des pédoncules cérébraux (étage supé-

rieur des pédoncules cérébraux). Les deux étages sont séparés l'un de l'autre par une zone étroite d'une substance d'un brun noirâtre, substantia nigra (teinte due au pigment des cellules ganglionnaires situées à ce niveau). La paralysie des extrémités ne se produit évidemment qu'à la suite de lésions du pédoncule cérébral, quand les conduits pyramidaux sont lésés. La paralysie n'apparaît guère que du côté opposé à la lésion, parce que la masse principale des fibres pyramidales passe au niveau de la décussation pyramidale de la moelle allongée dans les cordons latéraux pyramidaux de l'autre côté de la moelle. La paralysie des extrémités du même côté n'est possible que lorsque le croisement des fibres des pyramides fait défaut.

L'oculo-moteur s'approche avec son faisceau radical de la partie médiane de la substance noire, la traverse et se dirige en haut vers son noyau qui, situé à côté du raphé, occupe (fig. 104, *1 ocm* et *2 kocm*) l'espace com-

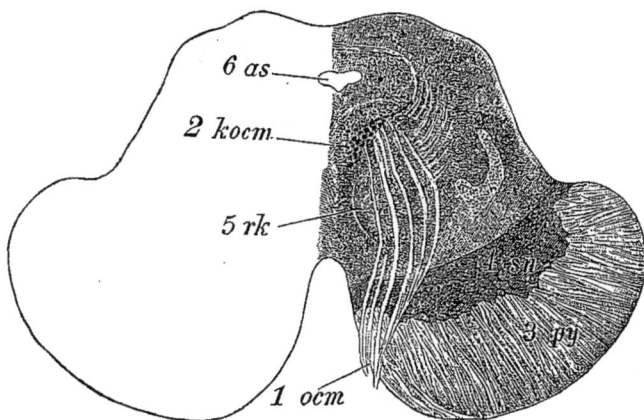

FIG. 104. — *Coupe transversale du pédoncule cérébelleux correspondant à la partie pariétale du tubercule quadrijumeau ascendant. Gross. 3 fois.*

1 ocm. Nerf oculo-moteur. — *2 kocm.* Noyau de l'oculo-moteur. — *3 py.* Conduit pyramidal. *4 sn.* Substance noire. — *5 rk.* Noyau rouge de Stilling. — *6 as.* Aqueduc de Sylvius.

pris entre la commissure postérieure et la limite des tubercules quadrijumeaux antérieurs et postérieurs. Il résulte de ces dispositions anatomiques que la paralysie de l'oculo-moteur et l'hémiplégie ne sont pas croisées. En effet, en cas de foyers morbides dans le pédoncule cérébral, les fibres de l'oculo-moteur ne se croisent que vers la partie centrale du noyau et, le cas échéant, du foyer pathologique. De plus, la paralysie de l'oculo-moteur n'est pas un attribut nécessaire des lésions du pédicule ; elle fera défaut si les parties médianes du pédoncule ont été épargnées, ou encore, si la partie lésée ne se trouve pas dans le voisinage du pont de Varole, par conséquent du point d'irradiation de l'oculo-moteur, mais au contraire dans la moitié antérieure (cérébrale) du pédoncule cérébral. Il en résulte, dans ces deux derniers cas, une hémiplégie qu'il est impossible de distinguer de celles qui surviennent dans les lésions de la capsule interne. Des foyers de petite étendue peuvent demeurer silencieux, dans le cas où ils n'englobent que les parties externes du pédoncule. Car, les conduits pyramidaux occupent la partie moyenne du pédoncule, comme cela ressort du développement et de l'extension de la dégénérescence secondaire de cette partie moyenne (voyez fig. 74).

La paralysie de l'oculo-moteur est facile à reconnaître, grâce à la paralysie du muscle élévateur palpébral supérieur ; la paupière supérieure du côté paralysé tombe, *ptosis*, et ne peut se relever à volonté. Les mouvements de l'œil en dedans sont devenus impossibles, parce que le muscle droit interne ne peut plus fonctionner, et l'œil regarde d'une façon permanente du côté opposé par l'effet de la contraction du muscle droit externe (*strabisme divergent*). Les mouvements de haut en bas et de bas en haut, sont annulés ou limités par la paralysie des muscles droit supérieur et inférieur et du muscle oblique inférieur. Les malades ont de la diplopie, leur pupille est dilatée (*mydriasis*) et ne se contracte pas sous l'action de la lumière.

L'hémiplégie avec paralysie alterne de l'oculo-moteur n'est possible que lorsque, par suite d'une maladie de la capsule interne, il se produit, en même temps que l'hémiplégie, une lésion basale avec compression et paralysie de l'oculo-moteur du côté du foyer cérébral. Il est donc très important pour le diagnostic différentiel d'établir si la paralysie de l'oculo-moteur et celle des extrémités se sont développées en même temps ou l'une après l'autre.

La *calotte du pédoncule* abrite les zones sensibles situées plus haut dans le tiers postérieur de la capsule interne et qui gagnent l'écorce grise du cerveau (fig. 103, *sens*). Bien que les maladies de la calotte amènent selon toute probabilité des désordres très appréciables, leurs causes sont encore inconnues.

F. — *Symptômes locaux des maladies du pont de Varole.*

Quoiqu'on reconnaisse généralement que le pont de Varole soit une des parties du cerveau dont les lésions même les moindres peuvent amener promptement la mort, il arrive pourtant quelquefois que des foyers pathologiques créés à ce niveau demeurent complètement latents. On a noté ce fait pour des tubercules qui, développés dans le pont de Varole, n'avaient probablement occasionné qu'un refoulement très lent, sans destruction des fibres nerveuses.

L'*hémiplégie alterne*, décrite d'abord par Millard en 1856, ensuite par Gubler en 1859, est un signe pathognomonique des lésions du pont de Varole. Cette variété de paralysie est caractérisée par ce fait que les extrémités du côté opposé sont paralysées en même temps que le facial du côté correspondant à la lésion. La paralysie du nerf facial a ceci de caractéristique, qu'elle atteint la totalité de ses branches, notamment le rameau frontal pour le muscle frontal, le muscle sourcilier et l'orbiculaire papébral, se conduisant ainsi comme la paralysie faciale périphérique. Au contraire, lorsque la paralysie du nerf facial dépend d'une lésion de l'écorce grise du cerveau, le rameau frontal reste ordinairement intact. De plus, Rosenthal a démontré que les muscles perdent leur réaction électrique, comme dans la paralysie périphérique.

Outre le nerf facial, il y a parfois encore d'autres nerfs crâniens (hypoglosse, trijumeau) qui se trouvent paralysés sur la même moitié de la face.

L'hémiplégie alterne n'est pas un symptôme nécessaire dans tous les cas de lésions unilatérales du pont de Varole. Elle n'apparaît que lorsque le foyer de la lésion se trouve dans la moitié médullaire (inférieure) du pont de Varole, alors que le foyer a interrompu la conduction, périphériquement à l'entre-croisement qui s'est déjà fait dans le segment supérieur du pont, et qu'il a supprimé la transmission motrice du cerveau aux nerfs des extrémités, c'est-à-dire la voie pyramidale, centralement à l'entre-croisement dans la décussation de la moelle allongée.

Si le foyer de la lésion a son siège dans la partie supérieure du pont (portion pédonculaire), la paralysie attaquera le nerf facial et les extrémités dans la moitié du corps opposée au siège du foyer.

Il arrive, dans ces cas, que le nerf facial n'est pas paralysé dans toutes ses branches et que le rameau frontal est resté intact comme dans les lésions du cerveau. Dans ces conditions, le diagnostic différentiel avec les maladies du cerveau peut devenir très difficile, à moins qu'il n'existe encore à côté de ces symptômes d'autres signes propres aux maladies du pont de Varole. Mais ces derniers, pris en particulier, n'ont rien d'assez spécial pour indiquer une lésion du pont; il faudra donc toujours une combinaison plus ou moins déterminée de ces signes, pour que le diagnostic puisse être édifié d'une façon à peu près certaine. Parmi ces signes, nous mentionnerons les suivants :

a) Participation d'autres nerfs crâniens à la paralysie, principalement du trijumeau, de l'abducteur, de l'acoustique, de l'hypoglosse, parfois aussi du vague accessoire et du glosso-pharyngien (les deux derniers seulement par suite de réaction à distance sur la moelle allongée), et de l'oculo-moteur s'il y a lésion coïncidente du pédoncule cérébral ; b) désordres vocaux articulaires appelés *anarthrie* par Leyden; c) dysphagie; d) rétrécissement prononcé des pupilles, et e) tendances aux convulsions épileptiformes.

On a observé parfois, dans les maladies du pont, des déviations particulières de la tête et des yeux du même côté. Ces mouvements conjugués se produisent également, il est vrai, dans les maladies des hémisphères cérébraux, mais Prévost fait remarquer que dans ces cas la tête et les yeux sont tournés vers le foyer de la maladie, tandis que dans la maladie du pont, ils semblent au contraire tournés du côté opposé. Pourtant la position conjuguée des yeux n'est à apprécier pour le diagnostic que quand elle survient après une paralysie des muscles des yeux et qu'elle ne représente pas un symptôme d'irritation. Il existerait donc dans le pont un conduit nerveux qui régit les mouvements conjugués des yeux, et qui les dirige du côté vers lequel ils sont tournés en cas de foyers du pont de Varole. Dans le cerveau même, il faut admettre un croisement de ce conduit, qui se fait probablement dans le segment antérieur du pont.

Il n'est pas rare de voir, dans les maladies du pont, de fortes élévations de la température du corps.

J'ai observé chez une femme qui souffrait d'un ramollissement du segment antérieur du pont de Varole jusqu'à 43°,6 dans le rectum.

Aux paralysies motrices des extrémités, vient s'ajouter souvent de l'anesthésie, mais dans ce cas, d'après différents auteurs, il faut qu'il y ait lésion concomitante du tiers latéral de la protubérance annulaire.

Le diagnostic est difficile surtout, lorsque le foyer pathologique n'intéresse que des faisceaux de fibres isolés. Si les faisceaux pyramidaux sont seuls atteints (fig. 105, *py*), et d'un côté seulement, les extrémités du côté opposé

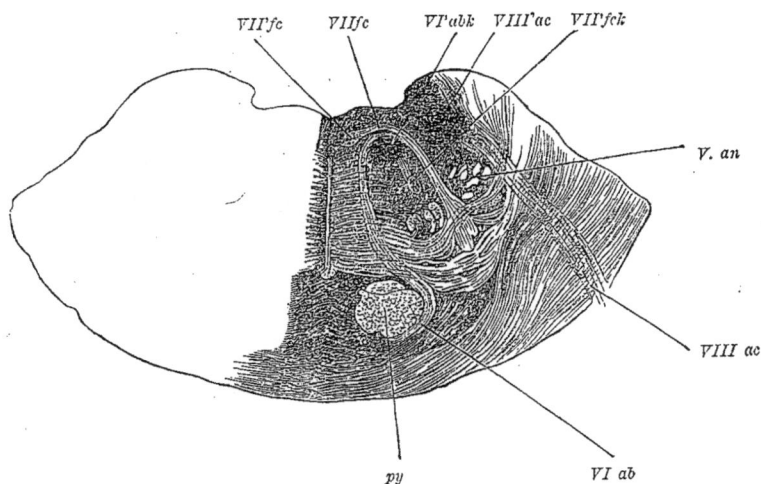

FIG. 105. — *Coupe à travers le pont de Varole de l'homme, à peu près au milieu du quatrième ventricule.*
Gross. 3 fois.

V an. Racine trigéminale ascendante. — *VI a b.* N. abducens. — *VI' abk.* Noyau abducens. — *VII fc.* — Nerf facial. — *VII' fck.* Noyau facial. — *VII' fc.* Nerf facial intermédiaire, coupe transversale. — *VIII ac.* Racine acoustique ascendante. — *VIII' ac.* Noyau de la racine acoustique ascendante; *py*, conduit pyramidal.

seront frappées de paralysie. Quelquefois même on n'a observé que de la monoplégie ; dans ce cas, le processus de destruction n'avait touché qu'à de petites portions des voies pyramidales. En cas de foyers morbides qui n'englobent pas les parties inférieures et moyennes du pont, mais qui siègent près du plancher du quatrième ventricule, il y a simplement paralysie des nerfs crâniens. Les combinaisons pathologiques possibles dépendent entièrement du plus ou moins d'extension du foyer. La paralysie des nerfs crâniens peut exister du côté de la lésion ou du côté opposé, selon que ces nerfs sont atteints au-dessus (paralysie du côté opposé), ou au-dessous (paralysie correspondante) de leur croisement.

Si la paralysie des nerfs crâniens se complique d'une façon multiple avec celle des nerfs des extrémités, il faudra songer à l'existence de foyers volumineux dans la protubérance annulaire ; le tableau de la maladie présente alors de grandes variations ; tantôt les nerfs crâniens sont paralysés du même côté que les extrémités, tantôt ils le sont du côté opposé, tantôt enfin ces deux cas se combinent.

Si le foyer de la maladie est voisin de la *ligne médiane du pont*, il peut en résulter des phénomènes de *paraplégie*. Cela tient à ce que des deux côtés il y a eu interruption permanente de la conduction nerveuse ou à ce que d'un côté il s'est produit une véritable désorganisation des fibres nerveuses, de l'autre au contraire de simples phénomènes de compression. Si la compression cède, la paralysie qui en dépendait rétrograde.

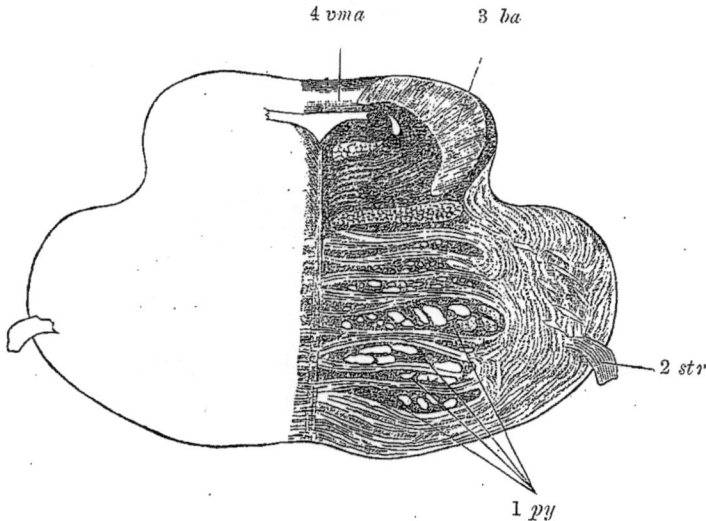

FIG. 106. — *Coupe à travers le pont de Varole de l'homme près de son extrémité pédonculaire.* Gross. 3 fois.
1 *py*. Région pyramidale. — 2 *str*. Racine sensible du trijumeau. — 3 *ba*. Pédoncule cérébelleux supérieur. — 4 *vma*. Lamelle formant voile sur le quatrième ventricule.

Là aussi, le tableau de la maladie présente des aspects multiples ; tantôt les extrémités sont atteintes de paraplégie, alors que les nerfs crâniens sont frappés de paralysie à forme hémiplégique, tantôt ces conditions sont renversées, tantôt enfin la paralysie des nerfs crâniens présente des combinaisons de phénomènes hémiplégiques et paraplégiques.

Celui-là seul qui possède certaines connaissances anatomiques se retrouvera dans ce dédale ; nous recommandons à nouveau à nos lecteurs les gravures ci-jointes (fig. 105 et 106) pour les aider à y voir clair.

APPENDICE

Le diagnostic exact des maladies siégeant dans la région des *couches optiques* est totalement impossible. Il est certain que, contrairement à ce qu'on a admis jusqu'à ce jour, celles-ci n'ont aucun rapport avec les phénomènes de paralysie motrice. Les lésions du tiers postérieur de la couche optique entraînent à leur suite des troubles de la fonction visuelle, exactement comme les maladies de l'écorce occipitale du cerveau (hémianopsie homonyme ou latérale). ▪

D'un autre côté, en créant des connexions entre l'hémianesthésie et l'hé-michorée d'une part et les maladies de la partie postérieure des couches optiques de l'autre, on s'est trouvé dans les mêmes conditions que celles qui existent entre le noyau lenticulaire et le noyau caudé, par rapport à la portion motrice de la capsule interne, c'est-à-dire en face de symptômes de compression ou d'irritation des voies sensibles de la capsule interne, de la part d'un foyer morbide situé dans les couches optiques.

Les lésions de la capsule externe ou de l'avant-mur ne peuvent être diagnostiquées pendant la vie. Ce qu'il y a de certain, c'est qu'elles peuvent exister sans symptômes apparents. Pour les rapports anatomiques, voyez les figures 102 et 103 (6 aeh, 7 cl.).

Les symptômes des *maladies de la corne d'Ammon* sont inconnus. On n'admet plus guère qu'elles sont en rapport avec les phénomènes d'épilepsie.

Les *maladies des tubercules quadrijumeaux* ont été mises en relation intime avec des désordres de la vue (des paralysies des muscles des yeux) et des troubles de l'équilibre, mais le nombre des observations authentiques est très restreint. On a des raisons pour supposer qu'aux tubercules quadrijumeaux antérieurs et postérieurs il incombe différentes fonctions. La destruction de la paire antérieure semble être en rapport avec de l'ambliopie ou de l'amaurose, qui existe sans lésions ophtalmoscopiques et sans réaction du côté des pupilles. Quand un seul côté est atteint, on doit s'attendre à de l'hémianopsie. Au contraire, dans les lésions de la paire postérieure, on a observé de la paralysie des branches de l'oculo-moteur (quelquefois cette paralysie est double malgré l'unilatéralité de la lésion) et dans un cas même de la paralysie du trochléaire. On y a rattaché également les symptômes d'*ataxie cérébelleuse*.

Jusqu'à présent, on n'est pas parvenu à trouver de symptômes caractéristiques des *maladies du cervelet*, non plus que de celles de la couche optique. Dans tous les cas, il a pu se développer des lésions dans les hémisphères du cervelet, sans qu'on s'en soit aperçu pendant la vie. Nothnagel prétend que les maladies de la partie médiane du vermis s'accompagnent de titubation, d'*ataxie cérébelleuse* et de *vertige* ; de nouvelles observations sont venues à l'encontre de cette opinion, et aujourd'hui encore il est impossible d'émettre une affirmation.

Les *maladies des pédoncules du cervelet* peuvent évoluer sans aucun symptôme. Cela est vrai toujours pour les pédoncules cérébelleux antérieurs et postérieurs (crura cerebelli ad corpora quadrigemina et ad medullam oblongatam). Les foyers siégeant dans les pédoncules moyens du cervelet (*crura cerebelli ad pontem*) occasionnent parfois des symptômes, quand ils n'ont pas complètement interrompu les rapports avec le cervelet et qu'ils exercent une action irritante. Il en résulte certaines attitudes forcées dans lesquelles le corps se trouve tordu, tantôt suivant son axe longitudinal, tantôt du côté du foyer de la maladie et tantôt du côté opposé. Dans un cas décrit par Nonat, les yeux étaient immobilisés de façon à ce que l'œil droit fût dirigé en bas et en dehors, le gauche en haut et en dedans.

Les maladies du corps calleux sont rares. On a voulu rattacher des

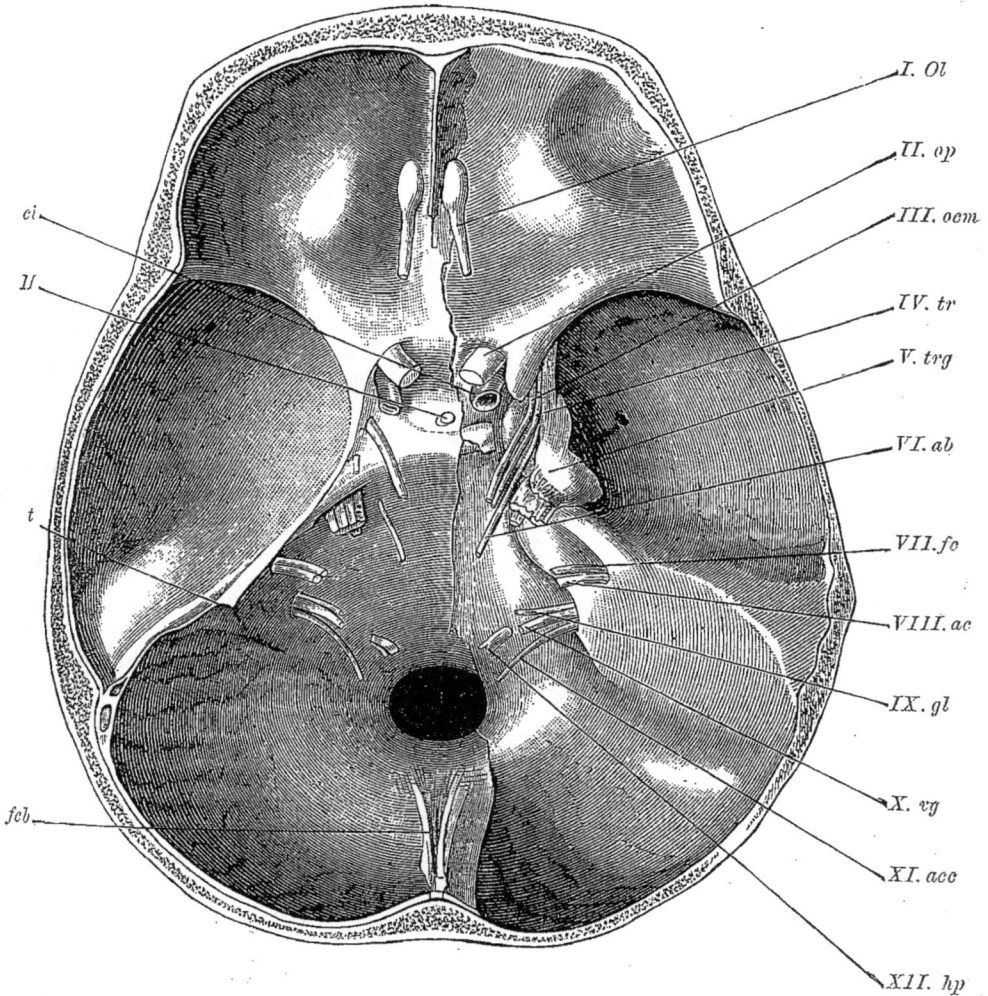

Fig. 107. — *Points d'émergence des nerfs cérébraux.* D'après HENLE. *I. Ol.* N. olfactif. — *II. op.* N. optique — *III. ocm.* N. oculo-moteur. — *IV. tr.* N. trochléaire. — *V. trg.* N. trijumeau. — *VI. ab.* N. abducteur. — *VII. fc.* N. facial. — *VIII. ac.* N. auditif. — *IX. gl.* N. glosso-pharyngien. — *X. vg.* N. vague. — *XI. acc.* N. accessoire de Willis. — *XII. hp.* N. hypoglosse. — *ci.* Carotide interne. — *H.* Hypophyse. — *t.* Pointe de la tente du cervelet. — *fcb.* Faux du cervelet.

troubles de la connaissance (apathie, somnolence), des troubles de l'équilibre et des mouvements synergiques plus délicats du corps, mais ces données sont absolument incertaines.

. · G. — *Symptômes locaux dans les maladies de la base du cerveau.*

Les maladies localisées à la base du cerveau se distinguent avant tout par
la participation aux lésions des nerfs crâniens (*paralysies par compression*). Ces paralysies atteignent les nerfs dans l'ensemble de leurs branches
et présentent en face du courant électrique le caractère des paralysies
périphériques. Il n'est pas rare de les constater des deux côtés. Il dépend
du siège et de l'extension du foyer de la maladie que tel ou tel nerf soit
frappé. Si le foyer se trouve dans la fosse crânienne antérieure, les troubles
peuvent se limiter au nerf olfactif, et se trahir par la perte ou la perversion
de l'odorat (fig. 107). Si c'est la fosse crânienne moyenne qui est attaquée,
a lésion frappera les nerfs optique, oculo-moteur, trochléaire, trijumeau et
abducteur (fig. 107, II-IV) ; enfin, dans les maladies de la fosse crânienne
postérieure, ce seront les nerfs facial, auditif, glosso-pharyngien, pneumogastrique, accessoire de Willis et hypoglosse qui seront paralysés
(voir fig. 107, VII-XII).

Dans ces conditions dernières, le tableau pathologique peut acquérir une
ressemblance frappante avec celui de la paralysie bulbaire progressive. Il
arrive que le processus morbide se propage d'une fosse crânienne à l'autre
et que, partant, des nerfs encéphaliques très divers et fort distants les uns
des autres y participent. Dans les affections de la fosse crânienne postérieure, le pont de Varole et la moelle allongée se trouvent assez souvent
atteints par la lésion ; il survient alors des paralysies des extrémités. Dans
le cas où le cervelet lui-même est intéressé, on peut rencontrer des phénomènes d'ataxie cérébelleuse.

H. — *Syndrome aphasique.*

(Aphasie, agraphie, alexie, amimie, apraxie, asymbolie.)

1. Le syndrome aphasique appartient aux affections en foyer du cerveau,
notamment de certaines parties de sa couche corticale et de la couronne
rayonnante qui l'avoisine. Le nom d'aphasie ne désigne évidemment tout
d'abord que des troubles de la parole. Mais ces derniers sont associés fréquemment avec des troubles de la faculté d'écrire, agraphie, de lire, alexie,
ou de s'exprimer par gestes, amimie, de sorte qu'il peut arriver qu'un malade
soit devenu incapable de se faire comprendre ou de comprendre autrui.
Les individus ont perdu ce que Kant a appelé la *facultas signatrix* ; ils
souffrent d'asymbolie (Finkelnburg) ou d'asémie (Steinthal).

En allant plus loin, on acquiert bientôt la conviction qu'il existe des formes
très diverses d'aphasie, d'agraphie, d'alexie et d'amimie et qu'au syndrome
aphasique viennent s'ajouter des combinaisons multiples de ces états. Ce
domaine pathologique si intéressant est loin d'avoir été étudié à fond. Nous

serons obligés ici de nous contenter de considérations rien moins que détaillées.

2. Les *troubles de la parole*, l'*aphasie*, sont ceux que l'on connaît depuis le plus longtemps et le mieux. C'est à Wernicke que revient le mérite d'avoir distingué deux formes d'aphasie, selon qu'il s'agit de troubles du *mécanisme* ou de troubles de la *faculté* de la parole. La première porte le nom d'aphasie motrice ou ataxique, la seconde d'aphasie sensorielle.

La meilleure manière de saisir les différentes formes d'aphasie est de se rendre tout d'abord un compte exact de la façon dont l'homme arrive en parfaite possession de la parole.

Un enfant apprend à parler, parce qu'il entend émettre des mots et qu'il

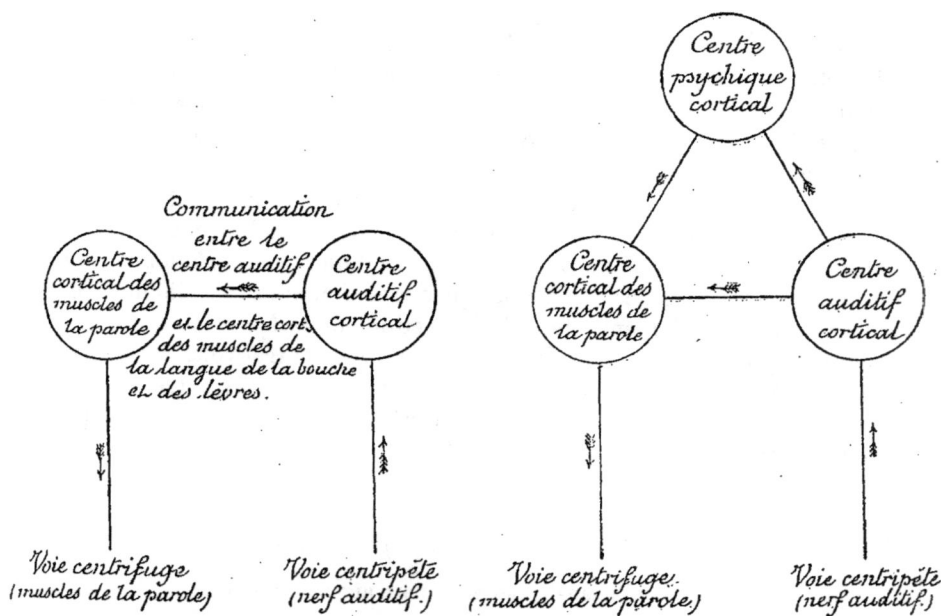

FIG. 108. — *Schéma pour l'étude du langage.*   FIG. 109. — *Schéma pour le développement des facultés du langage.*

cherche à les imiter, sans y attacher d'abord une conception fixe. Pour parler d'une façon plus précise, le nerf acoustique de l'enfant recueille les mots prononcés et les transmet à son centre situé dans l'écorce du cerveau (*centre des sons*); de là partent les conduits qui se rendent au centre des muscles vocaux qui petit à petit s'exerce à des mouvements de coordination des muscles (fig. 108) innervés par ce centre.

Peu à peu, l'enfant sort de la période automatique et fait entendre un langage compréhensible. Il apprend à relier le mot à une idée déterminée et acquiert ainsi la faculté de comprendre les autres, de communiquer ses propres pensées à l'aide de la parole et de se faire comprendre des autres. Il se forme donc, à côté du centre cortical pour le nerf acoustique et les muscles vocaux, un troisième centre, le centre de *conception*, qui travaille les images vocales transmises par le nerf acoustique au centre cortical des sons et transforme l'idée en parole avec le secours du centre vocal. Par le schéma suivant on verra comment se produit ce phénomène (fig. 109).

Si d'après le schéma on cherche à comprendre les différents troubles du langage, on reconnaîtra, par rapport aux localisations des diverses altérations possibles, qu'ils peuvent être très différents et qu'avec eux changent également les formes de l'aphasie.

a) Dans le cas où c'est le centre vocal cortical qui est troublé, les malades comprennent presque toujours ce qu'on leur dit. Ils tirent la langue au commandement, montrent ou donnent tel ou tel objet demandé, touchent à volonté les parties du corps qu'on leur désigne, en un mot ils ne décèlent aucun trouble de la compréhension ou la conception de la parole.

Mais les choses se passent tout autrement, quand on exige d'eux de répéter des paroles exprimées par l'observateur, ou s'ils veulent exprimer leurs propres pensées par la parole. Il se produit alors des troubles, parce que les muscles vocaux, par des changements survenus dans leur centre cortical, ont perdu la faculté d'obéir à la volonté. Si ces troubles sont accentués, le malade n'est pas capable de répéter, fût-ce même d'une façon incorrecte, ou d'émettre à volonté un mot prononcé devant lui. L'organe vocal est perdu, et ce ne sont que quelques mots ou plutôt des tronçons de mots, des syllabes qui reviennent toujours et toujours dans les essais faits pour parler (*monophasie*). Ce sont des cas de ce genre qui constituent la forme d'aphasie motrice ou ataxique qui est connue depuis longtemps et qui est en quelque sorte le type classique de l'aphasie.

b) Lorsqu'il s'agit de *lésions du centre phonique*, le malade perçoit, il est vrai, un mot prononcé en tant que phénomène sonore, il n'est pas devenu sourd le moins du monde, mais l'image évoquée par ce mot demeure perdue ; le malade devient par suite incapable de comprendre et d'apprécier le mot prononcé par les autres. Si vous l'engagez à faire telle ou telle chose, il ne le peut, parce qu'il ne saisit pas l'avertissement donné. Il faut, en tous cas, avoir soin d'éviter les gestes en émettant quelque désir, car sans cela, le malade s'acquittera de ce qu'on lui demande, sans avoir compris le sens des mots qui ont servi à l'exprimer. De plus, comme les communications entre le conduit acoustique et le centre cortical du langage sont interrompues, les malades sont incapables également de répéter un mot qu'on prononce devant eux. En revanche, ils peuvent exprimer leurs propres pensées sans gêne et d'une façon très correcte. Kussmaul a donné à ce genre d'affection le nom de *cécité verbale*. Point n'est besoin, je pense, de grandes démonstrations pour faire voir que la cécité verbale fait partie du domaine de l'aphasie sensorielle.

c) Dans les cas où le *centre phonique se trouve entravé dans ses fonctions en même temps que le centre cortical qui gouverne les muscles vocaux*, il se développe une *aphasie totale* ; les malades ne sont en état ni de comprendre le sens d'un mot ni de le répéter derrière vous, ni enfin de se servir du langage à volonté et d'une façon non limitée. Cet accident arrive encore lorsque les voies de communication entre les divers centres, ou voies d'association, ont éprouvé une interruption. Ce genre d'aphasie porte le nom d'*aphasie de conduction*. Voici ce qui en résulte.

d) En cas d'interruption des communications entre le centre cortical des muscles vocaux et le centre de conception (fig. 109), le malade saisit le sens du mot et obéit à toute injonction ; il est capable aussi de proférer les mots prononcés devant lui, mais il devient incapable de parler, aussitôt qu'il s'agit de trouver des mots pour exprimer sa propre pensée : il ne dispose donc pas de la faculté de rendre sa pensée par le langage. C'est là ce que l'on appelle l'*aphasie amnestique*. Ce genre d'aphasie, aussi bien que l'amnésie vraie, est sujet à de grandes variations d'intensité. Plus le sens du mot et le mot lui-même seront en connexion intime, plus la perte de la mémoire en sera facile. Ce qui fait que l'oubli débute tout d'abord par les noms propres et les substantifs, tandis que les jurements et les locutions proverbiales partent pour ainsi dire automatiquement. Un haut fonctionnaire me racontait qu'un jour il avait oublié son propre nom au moment de se présenter chez quelqu'un.

e) S'agit-il d'une interruption de communication entre le centre phonique cortical et le centre de conception (fig. 109), les troubles aphasiques se révèlent par les symptômes suivants. Le malade peut, il est vrai, répéter les mots proférés devant lui ; il peut aussi se servir à volonté du langage ; mais il a perdu la conception des mots entendus et ne peut obéir, par exemple, à un commandement.

f) Comme *conséquence de la destruction des communications entre le centre phonique cortical et le centre auquel obéissent les muscles de la parole,* le malade comprend le mot prononcé devant lui, il a toute faculté de parler, mais il a des difficultés de *répéter* ce même mot. L'intégrité du centre de conception peut cependant éliminer ce défaut et l'on observe plutôt, en revanche, de la *paraphasie* : les malades, tout en parlant à volonté, confondent souvent les mots.

g) Dans les *interruptions des voies des muscles du langage* qui partent du centre cortical présidant à ces muscles, tout ressemble, tant qu'il s'agit de troubles purement aphasiques, à ce qui se passe dans les lésions de ce centre lui-même. Les malades comprennent ce qui a été dit, mais sont incapables de le répéter et de se servir de la parole à volonté et sans difficulté. Comme ces voies sont situées dans la substance blanche du cerveau immédiatement contre les centres corticaux des muscles du langage, il semble impossible de distinguer pendant la vie, à l'aide de troubles purement aphasiques, un foyer uniquement cortical d'un foyer siégeant dans les rayons médullaires avoisinants.

h) De même et toujours par rapport aux symptômes d'aphasie, les *troubles des voies acoustiques* concordent avec ceux que l'on observe dans la destruction du centre phonique cortical lui-même : telles sont la perte de la compréhension du langage, l'impossibilité de répéter les mots prononcés par autrui, la conservation du parler à volonté. Dans ce cas également, il est impossible de différencier les foyers du centre phonique cortical de ceux de la substance blanche avoisinante.

Tout récemment, Grashey a attiré l'attention sur une forme étiologique spéciale d'aphasie qui serait la conséquence de l'impossibilité où sont les malades d'avoir conscience pendant un assez long temps d'images objectives, d'images sonores ou de symboles. Ce genre d'aphasie, qui est à ranger dans le groupe sensoriel, est fréquent, d'après Grashey, et se développerait notamment à la suite de commotions cérébrales et d'affections fébriles.

3. Pour ce qui est de la *localisation* des diverses formes d'aphasie, on peut donner comme un fait certain que pour l'aphasie motrice ou ataxique, c'est surtout la troisième circonvolution frontale qui est en jeu ; la circonvolution temporale supérieure est atteinte dans la cécité verbale et aussi, selon toute probabilité, dans l'aphasie amnestique. Enfin l'on peut considérer

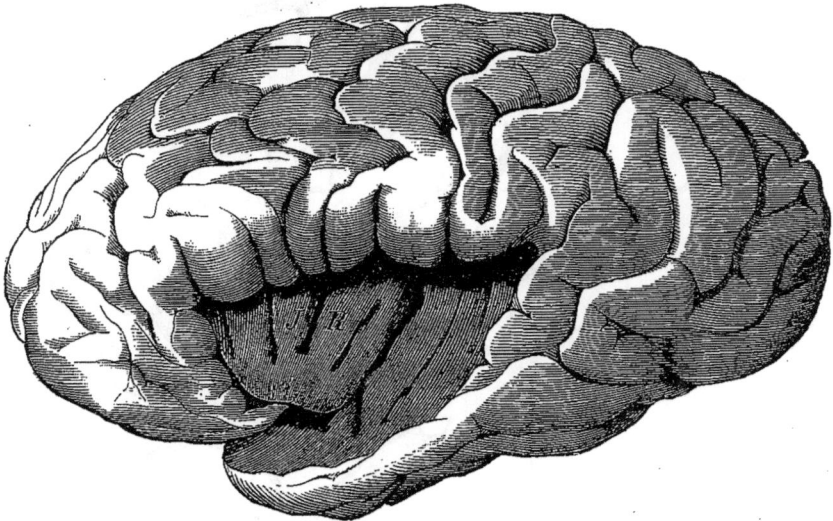

FIG. 110. — *Circonvolutions de l'insula de Reil* (J. R.) *visibles après enlèvement de l'opercule et des circonvolutions avoisinantes.*

les masses médullaires juxtaposées à l'insula de Reil comme les voies d'association entre les centres corticaux du langage de la 3e circonvolution frontale et de la 1re temporale. Ce qui est à considérer avant tout, c'est que l'aphasie ne survient que lorsque les lésions cérébrales existent à gauche ; elle fait défaut, lorsque le foyer pathologique siège à droite, à moins cependant qu'il ne s'agisse d'individus gauchers. Le fait du siège de la faculté du langage dans l'hémisphère cérébral gauche a été rapporté à l'activité plus exercée de cet hémisphère et à l'emploi plus fréquent de la main droite. Il existerait d'ailleurs des prédispositions spéciales à cet effet, si l'on en croit l'histoire embryologique du cerveau.

Dans la localisation du centre moteur du langage et dans l'aphasie motrice ou ataxique, ce n'est pas la 3e circonvolution frontale tout entière qui est intéressée, mais une portion seulement de cette circonvolution commençant au sommet de l'opercule et située entre le sillon précentral et le pédoncule horizontal de la scissure de Sylvius (t. III, p. 339, fig. 119). Cette portion porte aussi le nom de circonvolution de Broca, pied de la troisième circonvolution frontale ou pars opercularis. Rüdinger a montré que cette circonvolution n'est que rudimentaire chez les singes et les microcéphales, très peu développée chez les sourds-muets, volumineuse au contraire chez les orateurs de profession. Elle est irriguée par l'artère sylvienne. La même artère nourrit encore le *centre phonique cortical* situé *dans la 1re circonvolution temporale* du domaine duquel sont la *cécité verbale* et l'*aphasie amnestique.*

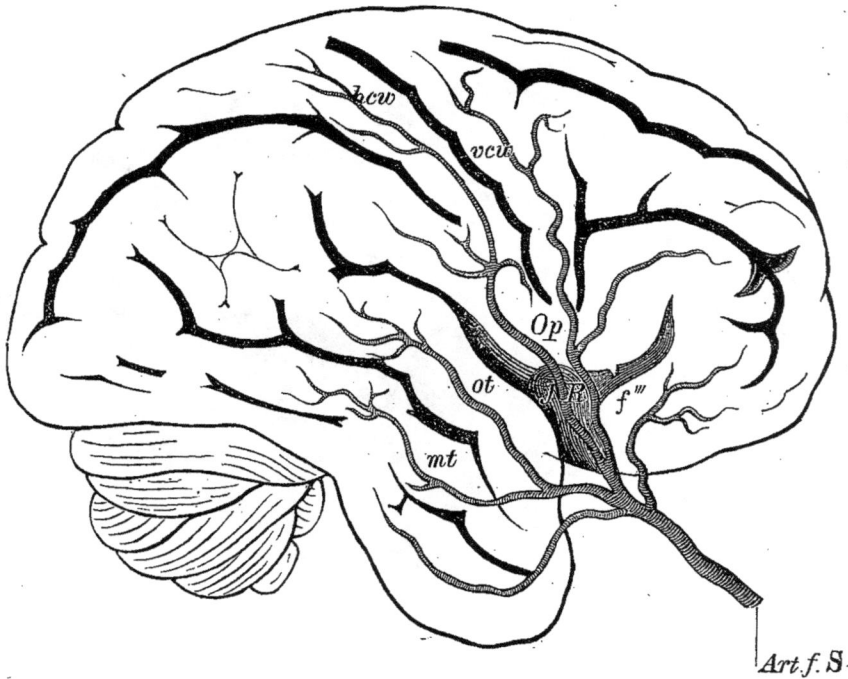

FIG. 111. — *Répartition de l'artère sylvienne sur l'écorce du cerveau. Demi-schéma.*

Art. f. S = artère sylvienne. *f″*, circonvolution frontale inférieure. *Op* = opercule. *vcw* = circonvolution frontale ascendante. *hcw* = circonvolution pariétale ascendante. *ot* = circonvolution temporale supérieure. *mt* = circonvolution temporale moyenne. *IR* = insula de Reil.

Enfin, l'*insula de Reil* que l'on aperçoit très distinctement en soulevant l'opercule (fig. 110) reçoit du sang du réseau vasculaire formé par l'artère de la fosse de Sylvius (fig. 111).

4. Il a été dit dans ce qui précède que, contrairement à ce qui a lieu dans la moelle, la répartition des affections cérébrales dépendait non des différents systèmes de fibres, mais du mode de distribution des vaisseaux sanguins. D'où l'on conclut avec raison que la plupart du temps les altérations de la zone corticale du langage seront en rapport avec des affections de l'artère sylvienne. Et en effet, l'aphasie reconnaît comme cause la plus fréquente

l'embolie ou la thrombose de cette artère avec ramollissement consécutif de la substance cérébrale. Or, il est constant que ces accidents ne frappent que rarement les rameaux artériels périphériques et qu'ils siègent plus souvent dans le tronc principal. Et comme ce dernier envoie des branches non seulement dans la 3e circonvolution frontale, dans la 1re temporale et dans l'insula de Reil, mais encore dans les circonvolutions frontale et pariétale ascendantes et par leur inter médiaire aux centres moteurs corticaux, à la capsule interne et aux ganglions cérébraux de la base (fig. 111) on s'explique pourquoi l'aphasie se complique souvent d'hémiplégie droite et pourquoi le plus grand nombre des cas d'aphasie ne sont que des formes mixtes où domine tantôt un phénomène, tantôt un autre, notamment l'aphasie motrice ou amnestique ou bien la cécité verbale.

L'aphasie survient évidemment aussi, lorsque les centres corticaux du langage éprouvent une lésion directe et indépendante des affections vasculaires. Simon a vu l'aphasie se produire chez un individu tombé de cheval, dont la lame vitrée fut fracturée et chez lequel des esquilles pénétrèrent dans la 3e circonvolution frontale. L'aphasie peut encore être le résultat de la compression de cette circonvolution par des tumeurs ou des produits inflammatoires. Parfois, elle s'observe pendant ou après certaines maladies infectieuses, telles que la fièvre typhoïde, la scarlatine, etc., et le plus souvent concurremment avec de l'hémiplégie droite. En tel cas, les symptômes peuvent rétrocéder avec une telle rapidité et d'une façon si complète qu'il est à peine permis de songer à une lésion grave de l'encéphale. Il existe quelques observations d'aphasie congénitale (4 cas chez des garçons). Binswanger et Weissmann ont montré récemment que parfois l'examen microscopique seul de l'écorce cérébrale met sur la voie des causes de l'aphasie : dans une de leurs observations, ils trouvèrent, grâce à cet examen, de l'atrophie des cellules ganglionnaires de l'écorce dans un cerveau intact en apparence.

L'aphasie est en général une lésion permanente ; l'amélioration ou la guérison ne sont possibles qu'en inculquant aux points symétriques de l'hémisphère opposé la faculté du langage, à l'aide d'exercices appropriés.

Quelquefois les symptômes d'aphasie disparaissent graduellement, parce qu'il n'y a pas eu de désorganisation réelle des centres corticaux du langage, mais une simple gêne fonctionnelle créée par de l'engorgement, de l'œdème, de la compression, etc.

Il existe cependant un genre d'*aphasie très passagère*. On le rencontre dans l'hystérie, après les crises épileptiques, dans la chorée, la catalepsie, l'helminthiase et la coprostase. Il faudra admettre dans ces cas le développement de troubles circulatoires éphémères sans lésion anatomique permanente.

Le *pronostic* dépend de l'affection principale contre laquelle il faudra diriger le *traitement*. Contre l'aphasie proprement dite, on instituera des exercices de langage que l'on poursuivra avec patience et qui amèneront parfois de rapides et d'excellents résultats. J'ai traité un monsieur très distingué atteint d'aphasie surtout motrice qui recouvra la parole, grâce aux leçons de langage que lui donna sa petite fille avec son abécédaire à images. J'ai vu également des aphasiques recouvrer la parole à la suite de très violentes émotions.

5. Dans les affections de l'écorce cérébrale et des faisceaux de substance médullaire avoisinante, il peut se présenter, outre ceux du langage, des troubles de l'écriture, de la lecture et de la mimique.

La concomitance de l'*agraphie* et de l'*alexie* avec l'aphasie n'a rien d'étrange. Car en se rendant compte du mécanisme de la faculté d'écrire, l'on voit que l'écriture à la dictée n'est possible qu'en cas d'intégrité du centre phonique cortical ; dans le cas contraire, l'image phonique ne pourrait se développer. Par conséquent, dans les lésions de ce centre, il existe non seulement des symptômes de cécité verbale, mais encore de l'incapacité d'écrire sous la dictée. S'agit-il d'altérations du centre optique, les malades deviennent incapables de copier des modèles d'écriture. Il y a là production de troubles exactement analogues à ceux du langage ; les muscles présidant à l'écriture, comme les muscles qui produisent la parole, reçoivent l'incitation à la coordination des mouvements d'un centre déterminé ; ce centre est-il détruit, le malade est frappé d'agraphie motrice ou ataxique. Lorsque ce sont les voies d'association qui sont désorganisées, ces voies qui servent d'intermédiaire entre le centre de conception et le centre cortical des muscles qui servent à l'écriture, le malade est absolument hors d'état de mettre par écrit une pensée voulue, d'écrire à volonté ; il est atteint d'agraphie amnestique.

Pour ce qui a trait *aux phénomènes* de l'alexie, on sait que lorsque les rayons corticaux du nerf optique, qui se trouvent dans le lobe occipital du cerveau, sont détruits, les malades sont frappés d'une forme d'alexie qui correspond à la cécité verbale. Ils voient bien les caractères, les lettres, mais ils n'ont plus aucune idée des images de ces lettres ; ils présentent ce que l'on a appelé la *cécité psychique*. Mais ce centre optique cortical est évidemment en relation, au moyen de fibres d'association, avec le centre cortical des muscles phonateurs ; car, sinon il y aurait impossibilité complète de lire à haute voix l'écriture tracée. Il s'ensuit qu'en cas de destruction du centre cortical des muscles phonateurs, il doit exister, à côté de l'aphasie motrice, de l'alexie motrice également ; les malades sont devenus incapables de lire à haute voix ce dont ils comprennent d'ailleurs parfaitement le sens.

Kast a fait remarquer que les facultés musicales éprouvent, dans le cours de l'aphasie, des troubles analogues à ceux qui existent dans l'agraphie et l'alexie.

La cécité psychique n'est, du reste, pas toujours limitée aux caractères de l'écriture. On a publié des observations de personnes qui regardaient comme choses inconnues des objets d'un usage quotidien, du savon, un verre, une tour, une maison, etc. On pouvait leur enlever certains vêtements et les leur remettre à la main, ils ne savaient qu'en faire. Cette sorte d'état pathologique a été désignée sous le nom d'*apraxie*.

Il peut enfin arriver que les malades aient perdu la faculté du langage mimé, *amimie*. Tantôt ils ne comprennent pas les gestes d'autrui (cécité mimique), tantôt ils sont incapables de s'exprimer eux-mêmes par gestes, soit que le centre cortical qui préside à la coordination motrice des muscles mimiques ait été détruit, soit qu'il se soit produit une interruption dans la liaison du centre cortical des idées ou de la conception et du centre cortical des mouvements.

Quoi qu'il en soit, dans tous ces états pathologiques, l'intelligence reste intacte, et l'on voit bien des individus, atteints de troubles aphasiques très prononcés, demeurer quand même d'excellents et d'intelligents hommes d'affaires, naturellement en dehors des moyens d'entente avec autrui.

A. — MALADIES DE LA SUBSTANCE CÉRÉBRALE

1. — Anémie cérébrale.

Į. **Altérations anatomiques.** — L'anémie cérébrale ne peut guère être séparée de l'anémie des méninges. Cela est vrai surtout pour l'anémie du cerveau et de la pie-mère, cette dernière servant de véhicule pour les vaisseaux qui vont irriguer l'encéphale.

L'anémie cérébrale est totale ou partielle (locale, circonscrite), selon le plus ou moins d'extension des altérations pathologiques.

Anatomiquement, la lésion se manifeste par une pâleur très apparente de la substance cérébrale.

La substance blanche a perdu sa coloration rose pâle habituelle pour prendre une teinte d'un blanc mat et parfois, chez les enfants notamment, d'un blanc tirant sur le bleu. On n'y rencontre que peu ou point de piqueté sanguin. Quant à la couche corticale, elle est d'un gris pâle, et souvent la limite qui la sépare de la substance blanche est complètement effacée et indistincte.

La consistance du cerveau est variable. Le parenchyme est tantôt dur, sec; tantôt il est très riche en sucs et très mollasse. Le tout dépend de la cause qui a produit l'anémie. Si celle-ci est consécutive à d'abondantes pertes sanguines, on constatera les symptômes indiqués en premier lieu; ce sont au contraire les seconds qui apparaissent, lorsque l'anémie est le résultat d'un œdème cérébral. Les sillons de la surface de l'encéphale sont quelquefois remarquables par une largeur anormale.

Golgi prétend avoir trouvé au microscope de la dilatation et de la réplétion anormale des espaces *lymphatiques périvasculaires*, phénomène qui serait peut-être une ectasie supplémentaire de la pauvreté des vaisseaux hématiques.

La quantité du liquide cérébro-spinal paraît souvent augmentée dans le tissu sous-arachnoïdien, aussi bien que dans les ventricules du cerveau. Quant aux méninges, elles sont pâles, et les sinus ne renferment que très peu de sang. Cependant il est des cas où les méninges possèdent, en opposition avec le parenchyme cérébral, des vaisseaux sanguins fortement distendus.

II. Étiologie. — Les causes de l'anémie cérébrale résident ou dans des altérations des vaisseaux sanguins ou dans des altérations du sang lui-même.

Parmi ces dernières, il faut citer la diminution aiguë ou chronique de la masse du sang. L'anémie aiguë est une conséquence fréquente des *fortes hémorrhagies*, qu'elles soient nasales, pulmonaires, gastriques, intestinales, ou uro-génitales, qu'elles résultent de plaies ou de saignées ; le siège ne fait rien à la chose. Les phénomènes d'anémie cérébrale surviennent également, cela est clair, en cas d'hémorrhagie interne, occulte ou latente, d'un organe quel qu'il soit. Dans tous ces cas, des organes autres que l'encéphale participent également à l'anémie, qui est d'ailleurs totale pour le cerveau.

Quelquefois l'on se trouve en présence d'une anémie totale aiguë du cerveau seul, non pas à la suite de pertes considérables, mais à cause d'un *afflux sanguin vers les autres régions du corps* tellement abondant et tellement violent qu'il produit un appauvrissement sanguin de l'encéphale. Cela arrive, par exemple, après une ponction pour de l'ascite, pour un kyste de l'ovaire, un épanchement pleurétique. Les accoucheurs ont observé également ce genre d'anémie en connexion avec la parturition, alors que l'utérus a expulsé le fœtus, qu'il a diminué de volume et qu'il a subi une surcharge sanguine. On le rencontre encore à la suite de pertes abondantes post partum. C'est ici le lieu de parler des hypothèses émises par H. Fischer pour expliquer les phénomènes du shock ; d'après cet auteur, l'anémie résultant du shock serait engendrée par la paralysie du sympathique abdominal et des vaisseaux innervés par lui. Cette paralysie produirait une congestion énorme de ces vaisseaux et consécutivement de l'anémie du cerveau. L'on voit de temps en temps survenir des signes d'anémie cérébrale chez les personnes, notamment chez les vieillards, qui ont eu une débâcle après une longue période de constipation. Les conditions pathogéniques, dans ces cas, semblent être les mêmes.

De ces différents états anémiques se rapprochent les processus morbides où le cerveau n'a pas subi précisément un appauvrissement sanguin, mais où il s'est produit une *diminution du chiffre des globules sanguins* ou une altération telle de leur structure que le résultat final équivaut, somme toute, à un appauvrissement sanguin véritable. En tel cas, l'anémie a une marche chronique. Cela arrive dans la chlorose, l'anémie pernicieuse progressive, la leucémie, les cachexies, les suppurations, les pertes d'humeurs quelles qu'elles soient (onanisme), les lactations trop prolongées et se succédant à des intervalles trop rapprochés, etc.

Nous ne pouvons que faire ressortir plus spécialement certains symptômes. Ce que Marshal Hall a décrit sous le nom de syndrome *hydrocéphaloïde* ou hydrencéphaloïde et que l'on observe fréquemment chez les enfants, les nourrissons surtout, après des diarrhées colliquatives, appartient au domaine de l'anémie cérébrale.

L'anémie cérébrale se rencontre souvent aussi chez les individus atteints de *cancer de l'œsophage* ou de l'estomac. Les fièvres typhoïde et récurrente, la pneumonie et d'autres *affections* phlegmasiques *infectieuses* créent également des symptômes d'anémie du cerveau, toutes les fois que la fièvre et l'insuffisance de la nutrition ont développé de l'inanition.

L'anémie cérébrale par altération des vaisseaux se produit dans l'*embolie* ou la *thrombose des artères du cerveau* et s'accompagne en général très rapidement de ramollissement nécrotique (anémique) de la substance encéphalique. Nous nous réservons de revenir sur ce sujet dans un chapitre spécial.

Dans bien des cas, les vaisseaux sanguins sont rétrécis ou même obstrués par une *compression* extérieure, telle que la produisent, par exemple, les hémorrhagies méningées, les exsudats, les tumeurs ou l'œdème du cerveau. Parfois la compression provient de l'intérieur ; cela arrive dans l'hydropisie des ventricules. Il a pu se développer aussi, en dehors de la boîte crânienne, de la sténose ou de l'occlusion des carotides ou des artères vertébrales par des tumeurs, des anévrysmes ou des exsudats, ou encore par suite de la ligature des carotides. Enfin l'on a affaire, dans certains cas, à des altérations vasculaires consistant en sclérose et endartérite.

Il ne faut pas oublier que l'*hyperhémie veineuse* du cerveau s'accompagne nécessairement d'anémie artérielle, qu'elle soit le résultat d'une thrombose des sinus ou de la compression des veines jugulaires, innominée ou cave supérieure. Cela s'explique par les obstacles qu'elle oppose à l'arrivée du sang artériel.

Quelquefois l'anémie cérébrale est amenée par la *faiblesse cardiaque;* c'est le cas dans la stéatose du cœur, dans la péricardite et dans la sténose aortique.

En dernier lieu, il nous reste à mentionner le rétrécissement des artères cérébrales consécutif à la *contracture vaso-motrice.* Cette contracture, et partant le rétrécissement, apparaissent à la suite d'émotions morales (joie, crainte, peur, épouvante) ou se développent par l'intermédiaire des nerfs cutanés sous l'influence de la douleur. Certains poisons sont capables également d'engendrer cette contracture; mais alors le tableau symptomatique devient plus compliqué par l'adjonction de phénomènes d'intoxication.

III. **Symptômes.** — Un organe aussi sensible à tout trouble de nutrition que l'est le cerveau, répondra forcément par des désordres fonctionnels à l'envahissement du processus anémique.

Souvent les signes d'anémie pure se compliquent d'autres symptômes encore. Les recherches de Leyden, confirmées plus tard par Jolly, ont montré que chez les animaux l'anémie artificielle de l'encéphale avait pour conséquence un abaissement de la pression intra-crânienne. L'afflux plus considérable du liquide cérébro-spinal et la réplétion plus forte des espaces lymphatiques périvasculaires s'opposent jusqu'à un certain point à cet abaissement; mais cela ne peut excéder certaines limites, au delà desquelles on verra apparaître le cortège symptomatique de la diminution de pression avec toutes ses conséquences.

Dans les travaux bien connus de Kussmaul et Tenner, qui dépassent de beaucoup toutes les *recherches expérimentales* entreprises, avant et après ces auteurs, *au sujet des conséquences de l'anémie cérébrale*, les observations faites sur l'homme concordent absolument avec les résultats de l'expérience.

Lorsque l'anémie se produit brusquement à la suite de violentes émotions psychiques, par conséquent par une contracture vasculaire de l'encéphale, on observe à peu près le tableau suivant : l'individu ressent de l'oppression et de l'anxiété précordiale avec des palpitations passagères ; il a des bâillements involontaires ; il frissonne, a la chair de poule et présente de la pâleur de la face et de la peau. L'ouïe est émoussée ; il existe des bourdonnements d'oreille ; la vue elle-même s'affaiblit jusqu'à l'amaurose complète ; les pupilles, d'abord rétrécies, se dilatent ensuite ; le malade éprouve des vertiges et des nausées ; sa connaissance s'obnubile de plus en plus, et en fin de compte il tombe avec un léger cri ou en proie à des convulsions de la face et des extrémités ; il est en *syncope*. Le retour à la vie peut être complet au bout de quelques secondes ou de quelques minutes. Il est cependant des cas où l'on a vu la mort survenir immédiatement après la syncope ; les anciens désignaient cette forme d'anémie sous le nom d'*apoplexie nerveuse*.

Quand l'anémie est la conséquence de pertes sanguines aiguës, les symptômes ressemblent à ceux qu'engendre chez les animaux la ligature des deux artères carotides et des artères vertébrales Aux symptômes signalés déjà viennent se joindre des *convulsions épileptiformes*. Ces convulsions ne font défaut que chez les individus extrêmement déprimés, exactement comme chez les animaux débilités avant l'opération.

Les *symptômes de l'hydrocéphaloïde* de Marshal Hall sont divisés en deux groupes correspondant aux deux stades de l'affection. Dans le premier stade, stade d'irritation, la face est rouge ; les yeux brillants et hagards ; le malade a l'air très inquiet et épouvanté ; le sommeil est irrégulier sinon supprimé ; chez les enfants un peu âgés, on observe du délire. Dans la seconde période ou période de torpeur, la face est au contraire pâle et défaite, la peau est fraîche, les fontanelles déprimées, les paupières mi-closes ; les pupilles sont dilatées largement avec peu ou point de réaction ; il existe de l'apathie, de la raideur de la nuque et des contractures. S'il ne se produit point d'amélioration, le coma augmente, le pouls devient imperceptible, la respiration devient irrégulière, s'affaiblit et le malade succombe.

Il serait puéril et inutile de donner successivement le tableau symptomatique de l'anémie cérébrale suivant ses différentes causes. Il suffit d'indiquer les symptômes possibles. Et ces symptômes consistent en une succession ou même une association de phénomènes d'excitation et de paralysie. Dans l'anémie cérébrale, les phénomènes de paralysie sont généralement précédés d'excitation initiale.

Il existe très fréquemment des *troubles psychiques* fonctionnels, ce qui indiquerait que c'est surtout l'écorce cérébrale qui souffre de l'ischémie. Il survient du délire, tout à fait subit dans certains cas (inanition) et à caractère souvent furieux et maniaque. Ce délire disparaît parfois très rapidement ;

en d'autres cas, il dure des journées et même des semaines entières. Il peut se développer également des idées vésaniques qui malheureusement persistent quelquefois. Il y a souvent des malades qui sont tourmentés par une insomnie opiniâtre et débilitante, agrypnie ; d'autres sont en proie à de l'aphasie, de la somnolence ou du coma.

On observe fréquemment des *troubles des nerfs sensoriels*, des bourdonnements d'oreilles, de la surdité, de la photopsie et de l'obscurcissement du champ visuel ; on a vu d'abondantes pertes sanguines être suivies d'amaurose.

Les malades se plaignent de *céphalalgie* que l'on a rattachée à l'anémie et à l'irritation de la dure-mère ; elle est tantôt unilatérale, tantôt double. Les *vertiges* ne sont pas chose rare.

L'anémie cérébrale s'accompagne fréquemment de *contractures* et de *paralysies*, quelquefois aussi de *paresthésies*.

La *respiration* est dans bien des cas irrégulière, ralentie, extrêmement profonde ou au contraire très superficielle ; souvent il existe de la dyspnée subjective et même objective.

Le *pouls* peut présenter des irrégularités, du ralentissement ou bien de l'accélération.

Les malades ont souvent des *nausées* et des *vomissements*. La plupart du temps, la *peau* est pâle, fraîche, couverte de sueurs froides. Il se produit des *frissons* et des *claquements de dents*.

Un fait digne de remarque est celui-ci : il y a des cas où les signes de l'anémie cérébrale se manifestent seulement ou du moins augmentent d'intensité, lorsque les malades se soulèvent ; de là ce vieux précepte : Évitez de soulever les malades dans les états d'anémie et d'inanition.

IV. **Diagnostic.** — Une grande partie des symptômes de l'anémie cérébrale se confondent avec ceux de l'hyperhémie, parce que dans les deux cas il se produit des troubles nerveux fonctionnels. On ne pourra donc édifier avec certitude le diagnostic d'anémie cérébrale que si l'on tient compte des conditions étiologiques. En ce cas, rien n'est plus facile.

V. **Pronostic.** — Le pronostic dépend des causes et de l'intensité de l'anémie. En tous cas, cette affection peut devenir une cause directe de la mort. Kussmaul a accordé une grande importance pronostique à l'état des pupilles. Aussitôt l'apparition de l'anémie cérébrale aiguë, celles-ci se rétrécissent pour se dilater bientôt et demeurer insensibles à la lumière. Le retour des pupilles à l'état normal constitue un signe favorable, en ce sens qu'il indique un nouvel apport de sang au cerveau.

VI. **Traitement.** — Le traitement *prophylactique* est celui qui obtient les plus brillants succès. Les agents de ce traitement sont : nourriture fortifiante et tonique dans les états fébriles et consomptifs, suppression rapide des hémorrhagies, promptitude à combattre les diarrhées infantiles, etc. Il ne faut jamais oublier de bien recommander aux infirmiers et garde-malades de ne jàmais soulever les malades débilités. Car chez éux, le fait de se servir de la garde-robe à la place d'un bassin peut constituer un grand danger.

Lorsqu'il existe des signes d'anémie cérébrale aiguë, on placera les malades dans la position horizontale, la tête aussi basse que possible. Pour combattre la syncope, on fera des frictions sur le front avec de l'eau de Cologne; on fera respirer de l'ammoniaque, de l'essence de moutarde, etc.; on chatouillera la muqueuse nasale avec les barbes d'une plume; on aspergera la figure et la poitrine d'eau froide; on brossera les plantes des pieds; on promènera sur la peau le pinceau faradique; ou bien on pratiquera la respiration artificielle, en faradisant par exemple le nerf phrénique.

Les agents médicamenteux dont on peut faire usage sont les *excitants* et les *toniques*; tels sont le vin, le cognac, le thé et le café fort, le bouillon, la valériane, notamment la teinture éthérée de valériane à la dose de 10 gouttes plusieurs fois de quart d'heure en quart d'heure, la teinture de castoréum (10 gouttes de dix minutes en dix minutes), l'éther sulfurique à l'intérieur (5 gouttes sur du sucre) ou en injections sous-cutanées (1/2- 1 seringue de Pravaz), le camphre (camphre, 1 gr., huile d'amandes, 10 gr., 1 seringue de Pravaz), enfin le musc à la dose de 0 gr. 30 toutes les heures.

Dans l'excitation psychique prononcée et dans l'insomnie, on obtient souvent des résultats rapides et excellents avec les narcotiques, la morphine (0 gr. 015), la paraldéhyde (5 gr.) ou l'hydrate de chloral (2 gr.). Nous ne pouvons pas faire, à ce propos, un éloge personnel de l'uréthane.

Il peut arriver qu'il faille remédier aux dangers créés par de fortes hémorrhagies par la *transfusion d'une solution physiologique de chlorure de sodium.*

On a préconisé pour le *traitement de l'anémie cérébrale chronique* les *courants galvaniques*, soit un courant ascendant avec les électrodes placés très haut sur la nuque (centre vaso-moteur), soit la galvanisation du sympathique cervical.

2. — Hyperhémie cérébrale. Congestion cérébrale.

I. Étiologie. — Ce qui est vrai pour l'anémie cérébrale, l'est également pour la congestion : l'hyperhémie de la substance cérébrale et celle des méninges sont intimement liées l'une à l'autre.

L'hyperhémie cérébrale peut être aiguë ou chronique, totale, c'est le cas le plus fréquent, ou partielle (circonscrite). Au point de vue pathogénique, elle présente deux formes distinctes ; l'une est le résultat d'un afflux de sang artériel d'abondance anormale (hyperhémie active, fluxion, congestion); l'autre provient de la gêne de la circulation veineuse de retour (hyperhémie passive ou par stase).

L'*hyperhémie active totale du cerveau peut avoir son point de départ étiologique* dans le *muscle cardiaque.* Lorsque celui-ci fonctionne avec une énergie anormale, la congestion cérébrale est inévitable ; cela arrive dans l'exercice musculaire immodéré, dans les courses prolongées, les ascensions de montagnes, les efforts pour soulever des charges, etc. Il en est de même lorsque l'activité du cœur est aiguillonnée sous l'influence d'excitations psychiques.

Le développement de la congestion artérielle sera d'autant plus favorisé qu'il existera de l'hypertrophie du ventricule gauche, notamment une hypertrophie idiopathique. Mais l'hyperhémie cérébrale survient également dans l'hypertrophie cardiaque consécutive à l'atrophie rénale ; elle est plus rare dans l'hypertrophie due à des lésions valvulaires, parce que généralement dans ce cas les deux lésions se compensent. C'est dans l'insuffisance aortique qu'on observe le plus souvent la congestion cérébrale. Il est bien évident que dans tous les processus morbides indiqués jusqu'ici, l'hyperhémie du cerveau ne peut être que totale.

Les considérations restent les mêmes pour les cas où la surcharge de l'encéphale en sang artériel est le résultat de l'*exclusion plus ou moins complète de la circulation artérielle de domaines vasculaires étendus.* Ces conditions pathogéniques sont remplies dans le rétrécissement de l'isthme aortique. Il convient de ranger également dans ce groupe d'hyperhémies cérébrales, celles que l'on observe en connexion avec l'hypertrophie du foie et les tumeurs abdominales volumineuses qui compriment l'aorte abdominale et créent ainsi une fluxion artérielle du côté du cerveau. De la même façon agissent la constipation opiniâtre et l'accumulation dans les intestins de quantités considérables de gaz ou de matières fécales. En cas de ligature d'une des carotides, il y aura congestion de l'hémisphère cérébral du côté opposé.

Dans certains cas, l'hyperhémie cérébrale devient *supplémentaire de pertes sanguines physiologiques supprimées,* telles que les hémorrhagies menstruelles ou hémorrhoïdales.

Parfois les causes de la congestion cérébrale sont plus spécialement limitées au cerveau lui-même. La *paralysie vaso-motrice* des vaisseaux cérébraux (sympathique cervical) amène nécessairement une augmentation de l'afflux du sang au cerveau. Cette paralysie survient tantôt spontanément, tantôt à la suite d'excitations physiques ou morales, d'efforts intellectuels immodérés, tantôt enfin en rapport avec l'ingestion de certains poisons (alcool, nitrite d'amyle).

En d'autres cas, la congestion artérielle totale se développe par la voie d'une *fluxion artérielle collatérale.* C'est ce que l'on constate dans l'érysipèle de la face, la diphtérie, la parotidite, l'angine de Ludwig, la périostite des maxillaires ou des os crâniens, les abcès de la surface du crâne et dans d'autres affections analogues.

Quant à l'*hyperhémie cérébrale partielle,* elle accompagne fréquemment d'autres affections du cerveau ou des méninges, telles que la méningite, les hémorrhagies méningées, l'encéphalorrhagie, les tumeurs et les abcès du cerveau.

La *congestion cérébrale passive,* comme l'hyperhémie active, peut avoir pour point de départ étiologique la boîte crânienne, les gros troncs veineux ou le cœur.

Dans la *thrombose des sinus cérébraux*, ainsi que nous le montrerons ultérieurement, elle est le résultat de causes plutôt locales.

Elle apparaîtra nécessairement aussi, lorsque la circulation de retour du sang veineux cérébral sera entravée par le fait d'une *compression de la veine jugulaire interne ou de la veine innominée*. Ces sortes d'accidents s'observent dans les inflammations ou les tumeurs de la région cervicale ou du médiastin, dans les anévrysmes de l'aorte, etc.

Quelquefois la circulation veineuse de retour a souffert, grâce à l'existence de *lésions valvulaires du cœur*, et notamment de rétrécissement ou d'insuffisance mitrale et de sténose de la valvule tricuspide.

Les *affections du muscle cardiaque* lui-même (stéatose, adhérences, affaiblissement) produisent des effets identiques. La péricardite aussi engendre de l'hyperhémie cérébrale, en partie par une compression directe des veines caves, en partie par la participation du muscle cardiaque à la phlegmasie.

L'hyperhémie veineuse survient par voie indirecte dans les *affections de l'appareil respiratoire*, telles que l'emphysème pulmonaire, la pneumonie interstitielle, la pleurésie exsudative, le catarrhe chronique des bronches, etc. Dans la tuberculose pulmonaire, elle est rare, sans doute parce que le processus pathologique a une marche fort lente et qu'il se produit simultanément une diminution notable de la masse sanguine.

On peut créer l'hyperhémie veineuse par l'*effort* soutenu. Aussi l'observe-t-on dans les affections qui s'accompagnent de toux, dans le rétrécissement des voies aériennes, chez les individus qui jouent d'instruments à vent ou qui soulèvent de grosses charges, dans le surmenage physique en général, pendant les efforts de défécation, etc. Elle est également un syndrome de l'asphyxie, chez les nouveau-nés par exemple.

II. Altérations anatomiques.

II. **Altérations anatomiques.** — Les altérations anatomiques de la congestion cérébrale ne sont pas toujours faciles à reconnaître. On peut tout d'abord les confondre avec celles de l'hypostase cadavérique; cependant dans celle-ci, le sang s'accumule plutôt dans les parties déclives de l'encéphale telles que les sinus occipitaux et le cervelet. Mais l'hyperhémie a pu exister pendant la vie sans laisser de traces à l'autopsie; au contraire, il arrive même que l'on trouve de l'anémie cérébrale. A ce point de vue, les expériences d'Ackermann et de Jolly sur les suites de l'asphyxie chez les animaux sont des plus instructives. Ackermann prétendait avoir trouvé chez les animaux asphyxiés, à l'encontre de l'opinion généralement admise, non pas de l'hyperhémie, mais au contraire de l'anémie cérébrale. Mais Jolly a prouvé que cette dernière ne se développe qu'au moment de la mort et que, du vivant de l'animal, il existe réellement de la congestion.

Les altérations anatomiques de l'hyperhémie cérébrale se manifestent tout d'abord par une richesse plus grande du cerveau en liquide sanguin et par des changements de coloration de la substance encéphalique. En enlevant

la calotte crânienne, on est frappé de la quantité de gouttelettes de sang
qu'on voit sourdre des vaisseaux déchirés de la face externe de la dure-
mère et de la surface interne du crâne. Les granulations de Pacchioni semblent imbibées de sang et sont très nombreuses et très développées, même
dans l'hyperhémie chronique qu'à un moment donné on accusait de favoriser
la multiplication et l'accroissement de ces granulations. Quant aux sinus de
la dure-mère, ils regorgent de sang et renferment souvent des caillots mous
et de couleur foncée, exceptionnellement des coagula de fibrine à teinte
ambrée ou d'un jaune gris. En sectionnant horizontalement la dure-mère, on
voit souvent le cerveau venir proéminer entre les bords de l'incision, comme
si l'espace qu'il occupait était trop étroit. En relevant les deux moitiés de
la membrane méningée, on aperçoit (dans l'hyperhémie veineuse) les gros
vaisseaux veineux de la pie-mère dilatés, remplis de sang et formant de
nombreuses sinuosités. Il y en a même qui prétendent avoir trouvé par places, dans certains cas de congestion veineuse chronique, des dilatations
variqueuses. La surface du cerveau présente fréquemment un aspect aplati ;
les circonvolutions sont plates et élargies ; les scissures plus étroites, moins
profondes et pour ainsi dire effacées. Quelquefois aussi, le cerveau est remarquablement sec à la surface et peu brillant. Enfin l'arachnoïde a fréquemment perdu sa transparence et est épaissie par places.

A la coupe, on est frappé des changements de coloration du parenchyme
encéphalique. L'écorce a une teinte rouge sombre, brune ; la substance
blanche au contraire est rosée, d'un rose hortensia ; cette coloration est
apparente surtout en certains endroits. Le piqueté sanguin est très abondant ; en certain cas, on constate de petites extravasations sanguines qui, si
l'hémoglobine a subi des transformations, donnent naissance à de petites
taches jaunes ou rouillées. Les plexus choroïdiens sont remplis de sang,
ainsi que le prouvent les flexuosités nombreuses de leurs vaisseaux. Les
ventricules cérébraux sont congestionnés également.

L'aspect humide que présente le cerveau à la coupe n'est qu'une conséquence du développement de l'œdème cérébral.

Au *microscope*, on constate dans les *gaines lymphatiques adventices* des
vaisseaux une accumulation de globules rouges. On réussit quelquefois à découvrir dans la paroi vasculaire proprement dite des déchirures par où les
hématies ont pénétré dans la gaine, dont ils ont produit l'ectasie ampullaire.
On se trouve là en présence de véritables anévrysmes disséquants. Quand
l'hyperhémie a duré un certain temps, les globules rouges du bout supérieur
subissent une destruction progressive ; l'hémoglobine se transforme et l'on
voit alors la gaine adventice remplie de granulations pigmentaires jaunes.
Ces granulations sont nombreuses surtout au niveau des bifurcations vasculaires, parce qu'à cet endroit la gaine lymphatique est lâche et offre un
plus grand espace.

Les auteurs anciens accordaient une importance considérable à la mensuration des vaisseaux. Car, alors même qu'il n'existait plus de congestion
réelle, ils pensaient pouvoir reconnaître la lésion hyperhémique à l'aide du
degré de dilatation des vaisseaux.

Gogli fait remarquer que les *espaces lymphatiques périvasculaires* paraissent étroits et vides, ce qui indiquerait qu'une augmentation de la masse sanguine intracrânienne ne devient en partie possible, que parce que les espaces lymphatiques cérébraux ont déversé leur contenu vers la moelle et dans les voies lymphatiques périphériques. Il en est de même pour le refoulement, dans le canal médullaire, du *liquide cérébro-spinal*. Certains auteurs admettent encore, comme conséquence à l'hyperhémie cérébrale chronique, la réplétion des *cellules ganglionnaires* avec du pigment jaune et l'accroissement de la *névroglie* dans le voisinage immédiat des vaisseaux sanguins.

On regarde l'*atrophie du cerveau* comme une conséquence de la congestion cérébrale chronique; il nous semble cependant qu'il existe des cas où l'atrophie constitue le fait primitif et où la congestion n'est que secondaire. Durand-Fardel rattache également à l'hyperhémie cérébrale ce qu'il appelle l'*état criblé*. Cet état consiste en une ectasie des espaces lymphatiques périvasculaires, grâce à laquelle les vaisseaux paraissent entourés d'ouvertures béantes, dont le diamètre peut atteindre celui d'une tête d'épingle. Nous reviendrons plus loin sur ce sujet.

III. **Symptômes.** — Dans la symptomatologie de l'hyperhémie cérébrale, il faut tenir compte non seulement des modifications survenues dans la nutrition du cerveau, mais encore des changements de pression intra-crânienne. Jolly a démontré directement par la voie expérimentale que, chez les animaux, l'hyperhémie veineuse de l'encéphale, consécutive à la ligature des veines efférentes, produisait une augmentation de la pression intra-crânienne.

Les symptômes de la congestion cérébrale ont une grande analogie avec ceux de l'anémie. Le diagnostic différentiel ne peut être établi souvent qu'à l'aide de considérations étiologiques. Cela n'a rien d'étonnant, car dans ces cas il se développe des états d'excitation et de paralysie, et, somme toute, il sera tout à fait indifférent que ces états dépendent d'anémie ou de congestion encéphalique.

Les symptômes diffèrent notablement, selon qu'il s'agit d'une congestion artérielle ou d'une hyperhémie veineuse. Dans le premier cas, on se trouve en présence d'un afflux plus abondant d'un liquide de nutrition, à peine altéré peut-être en son essence; dans le second, au contraire, la fluxion amène à sa suite des symptômes d'anémie, auxquels il faut ajouter les phénomènes de l'intoxication carbonique.

En clinique, la différence symptomatique se révèle, quoique pas toujours, par la prépondérance, dans la congestion artérielle, de phénomènes d'irritation et dans la congestion passive, de phénomènes de dépression.

Il se déclare souvent des *désordres dans les fonctions psychiques*. Tantôt les malades deviennent irritables, capricieux, surexcités, tantôt ils sont apathiques, tristes et endormis. Le moindre travail intellectuel leur coûte énormément et augmente, le cas échéant, la surexcitation. Ils sont incapables d'avoir une pensée nette et de réfléchir; ils paraissent oublieux et, lorsqu'ils ont conscience de leur faiblesse intellectuelle, ils sont tourmentés par l'horrible idée qu'ils deviennent fous.

Le délire n'est pas rare. On voit également des cas d'illusions, d'hallucinations et d'accès maniaques; si ces phénomènes durent longtemps ou se répètent souvent, les malades tombent dans une psychopathie très prononcée.

Le *sommeil* est souvent troublé et interrompu par des cauchemars; il est d'autres malades, au contraire, qui sont atteints de somnolence et d'héhétude. D'autres encore sont tourmentés par des *vertiges*, des sensations de chaleur à la tête. Lorsque ces accès de chaleur céphalique se produisent, tout le cortège de symptômes déjà mentionnés augmente d'intensité. Ils peuvent engendrer une véritable *perte de connaissance*, de telle sorte que les individus tombent comme frappés d'apoplexie.

La *céphalalgie* est très fréquente; souvent elle est sourde, diffuse, plus rarement elle ne siège que d'un seul côté ou dans des points circonscrits du crâne.

On remarque souvent une vive irritation des *nerfs sensoriels;* l'œil et l'oreille sont frappés de préférence : une vive lumière, un bruit quelconque incommodent les malades. Dans d'autres cas encore, ils se plaignent de photopsie, d'obscurcissement du champ visuel, de bourdonnements d'oreille, de surdité, etc.

Certains malades accusent des *paresthésies;* certaines portions de la peau leur paraissent *mortes;* d'autres sont le siège de fourmillements, etc. Ces sortes de symptômes sont parfois unilatéraux ou demeurent limités à une extrémité ou à une partie seulement de cette extrémité.

Hammond a démontré l'existence d'altérations objectives de la sensibilité cutanée, *accroissement des zones du tact.*

L'on observe fréquemment des *spasmes musculaires.* Tantôt ils ne frappent que certains muscles de la face ou des extrémités, tantôt ils sont généraux ou unilatéraux. Ils s'accompagnent souvent de troubles apsychiques et prennent un caractère épileptiforme. Il est hors de doute que l'on a confondu et qu'on confond encore souvent l'épilepsie et la congestion cérébrale, car dans bien des cas le diagnostic différentiel est des plus épineux.

Bien des malades se plaignent d'engourdissement musculaire; on constate facilement chez eux des parésies et des paralysies. Mais ces accidents ont généralement une durée tout éphémère et s'effacent en même temps que disparaissent les troubles de la circulation; ils se distinguent ainsi des paralysies permanentes qui proviennent d'hémorrhagies ou d'autres lésions durables de l'encéphale.

De tous temps, on a considéré les individus à forte carrure et à cou très court comme prédisposés à la congestion cérébrale. Il en est de même pour les gros mangeurs qui se donnent peu de mouvement, paraissent toujours congestionnés et s'échauffent énormément pour le moindre effort physique ou intellectuel. On désigne tous ces gens-là sous le nom de pléthoriques. Cela ne veut pas dire du tout que l'hyperhémie cérébrale ne frappe pas quelquefois des individus qui sont loin d'être bâtis solidement et nourris de même.

Au moment de l'accès, la *face* est très rouge ; elle est cyanosée, s'il s'agit d'une congestion veineuse ; cependant il y a des exceptions. Les *battements du cœur* sont souvent accélérés, plus intenses et irréguliers ; les malades se plaignent de palpitations, d'oppression et d'anxiété précordiales. En cas d'hyperhémie active, le pouls est plein et dur ; dans la congestion passive au contraire, il est petit, parfois presque imperceptible. Les *carotides* battent violemment ; souvent on aperçoit très bien les pulsations d'artères moins volumineuses, comme les temporales, par exemple.

En même temps que ces diverses altérations, il survient fréquemment des *troubles de la respiration*, qui devient irrégulière comme rythme et comme intensité. Dans les accès apoplectiformes et comateux, on observe du stertor et même de la respiration de Cheyne-Stokes. D'habitude, la *température* subit une *légère élévation*.

Les *vomissements* doivent être regardés comme un phénomène d'irritation cérébrale. Quant aux évacuations *involontaires*, elles se produisent parfois pendant la perte de connaissance.

Les symptômes qui viennent d'être énumérés présentent des variations considérables d'intensité, de combinaison et surtout de durée. Tantôt les phénomènes ne durent que quelques secondes ; tantôt ils persistent des heures, des journées, des semaines et même des mois, avec des rémissions, il est vrai, et des exacerbations. La *récidive* est de règle, parce que trop fréquemment il ne peut être remédié aux causes du mal.

La combinaison des divers symptômes a amené les pathologistes à établir des tableaux pathologiques déterminés de la congestion cérébrale. Andral en admet jusqu'à huit. Quant à nous, nous nous contenterons d'en présenter quatre, établis d'après leurs symptômes les plus caractéristiques.

a) — *Forme céphalalgique de la congestion cérébrale*, avec prédominance de la céphalalgie, des engourdissements de la tête et de l'hyperesthésie pour la lumière et le bruit. A ces symptômes viennent s'ajouter encore des palpitations, des battements et des poussées congestives vers la tête, etc.

b) — *Forme psychique de la congestion cérébrale*. Les malades sont excités, sans sommeil ; ils ont le délire, des illusions et des hallucinations ; ils deviennent maniaques et peuvent rester psychopathiques pour longtemps.

c) — *Forme convulsive de la congestion cérébrale*. On l'observe généralement chez les enfants. Elle se manifeste par des spasmes et des attaques épileptiformes, souvent aussi par de la raideur tétanique des muscles du cou. Des médecins inexpérimentés peuvent facilement la confondre avec la méningite ou le tétanos. Le diagnostic différentiel avec l'épilepsie devient difficile même pour le pathologiste le plus habile.

d) — *Forme apoplectique de la congestion cérébrale*. Dans cette forme, il y a perte de connaissance, comme dans l'hémorrhagie cérébrale. Les malades s'affaissent inanimés avec ou sans signes précurseurs, restent plus ou moins longtemps dans cet état comateux, et se trouvent, au réveil, frappés de parésie ou paralysie, phénomènes dont la disparition rapide montre qu'on a affaire à une affection passagère, la congestion cérébrale.

L'expérience nous apprend, du reste, que la congestion cérébrale est souvent suivie d'hémorrhagie cérébrale.

IV. **Diagnostic.** — Le diagnostic de la congestion cérébrale est assez facile, si l'on ne s'arrête pas à certains symptômes seulement, mais si l'on prend également en considération la cause de ces phénomènes. L'étiologie nous instruira aussi sur l'origine de la congestion cérébrale veineuse ou artérielle ; nous avons mentionné plus haut les caractères qui distinguent cette dernière de la méningite, de l'hémorrhagie cérébrale, de l'encéphalite, de l'épilepsie et du tétanos.

V. **Pronostic.** — Le pronostic est souvent, en raison même de l'affection mère, défavorable ou grave. S'il existe un remède à cette dernière, il devient bénin, quoiqu'on ne soit pas en mesure de nier la possibilité de la mort pendant une attaque convulsive ou apoplectiforme.

VI. **Traitement.** — Le traitement a pour but initial d'éloigner les causes de la congestion cérébrale. Dans ce *traitement causal*, on aura recours à des agents médicamenteux très divers ; dans les maladies du cœur, par exemple, on demandera la guérison à la digitale ; dans la pléthore, à la diète, à l'exercice, aux eaux de Carlsbad, Marienbad, Homburg, à une cure de raisin ; s'il s'est produit une suppression des flux sanguins physiologiques, on se hâtera de les rappeler, etc. En ce qui concerne le *traitement symptomatique*, on aura soin, dans la congestion cérébrale artérielle, de placer le buste dans une position élevée et l'on fera une forte saignée de 250 à 500 gr. Chez les enfants, on remplacera la saignée par 4 à 6 sangsues derrière les apophyses mastoïdes, une vessie de glace ou des compresses froides sur la tête, et de la dérivation intestinale à l'aide de la rhubarbe, du séné, de la coloquinte, de l'huile de croton. L'excitation à la diurèse semble moins utile. Pour amener une révulsion aussi rapide que possible, on pourra employer les bains de pieds très chauds ou les manuluves sinapisés (50 à 100 gr. de moutarde). Il faudra recommander une nourriture légère et non irritante, une chambre vaste, bien aérée et facile à maintenir dans l'obscurité, enfin un repos physique et moral absolu. En cas d'insomnie, on s'abstiendra de l'opium, de l'hydrate de chloral et des autres narcotiques, car ils nuisent plutôt que d'être utiles. La seule chose à tenter, c'est l'administration du bromure de potassium (5 à 10 gr. le soir). Comme *traitement consécutif*, les cures d'eaux froides ou un séjour au bord de la mer ou dans les montagnes rendront de grands services. Contre la congestion cérébrale chronique, on a essayé le courant galvanique à travers le crâne, le pôle positif appliqué sur le front, le négatif très haut sur la moelle cervicale, près du centre vaso-moteur.

3. — Œdème du cerveau.

I. Anatomie pathologique. — Il n'y a pas grand'chose à dire de l'œdème du cerveau au point de vue anatomique ou clinique. Il se révèle anatomiquement par une humidité anormale à la coupe de la substance cérébrale. La *consistance* du cerveau a diminué ; le parenchyme encéphalique est devenu presque liquide. Aussi a-t-on fréquemment commis la confusion avec une macération cadavérique. Dans beaucoup de cas, la substance cérébrale est extrêmement pâle, son volume peut être augmenté et sa surface aplatie. Il n'est pas rare de voir l'œdème cérébral s'accompagner d'une augmentation de quantité du liquide cérébro-spinal dans l'intérieur des ventricules et des espaces sous-arachnoïdiens, avec gonflement œdémateux du tissu cellulaire sous-arachnoïdien. Au microscope, on prétend avoir trouvé de la dilatation et une réplétion considérable des espaces lymphatiques périvasculaires.

II. Symptômes. — Il n'y a pas de doute que l'œdème cérébral ne puisse porter un préjudice grave aux fonctions cérébrales, et cela avec d'autant plus de rapidité que le développement de l'œdème est plus rapide et plus intense. Les manifestations seront celles de l'augmentation de la pression intracrânienne ; et on sera obligé, dans chaque cas en particulier, de se demander quelles sont les causes des phénomènes morbides observés, si l'on a affaire à une hémorrhagie, à une tumeur, à une inflammation, à une congestion, etc. Souvent l'œdème cérébral ne se développe que pendant l'agonie, de sorte que les symptômes manquent pendant la vie. La difficulté d'apprécier justement les faits, ressort de la multiplicité des opinions relatives à l'étiologie de l'urémie ; celle-ci serait, d'après Traube, la conséquence de l'œdème du cerveau, tandis que d'autres auteurs refusent absolument d'admettre cette opinion, en particulier Cohnheim, un observateur scrupuleux et en même temps un chaud partisan de beaucoup d'autres doctrines de Traube.

III. Étiologie et Traitement. — Comme causes de l'œdème cérébral, il faut noter les conditions qui amènent également de l'œdème dans d'autres organes, principalement les *troubles de la circulation* et les *altérations de la composition du sang*, avec augmentation de la diapédèse. L'œdème inflammatoire partiel est un phénomène qui accompagne fréquemment les maladies en foyer du cerveau, telles qu'hémorrhagies, abcès, tumeurs, etc. L'œdème inflammatoire généralisé fait quelquefois partie du cortège symptomatique des affections infectieuses.

Le traitement sera institué d'après les principes généraux.

4. — Hémorrhagie cérébrale. Encéphalorrhagie.

I. **Étiologie.** — Quand on parle d'hémorrhagie cérébrale, on entend l'hémorrhagie primitive ou spontanée. C'est une maladie de l'*âge mûr*. On l'observe généralement vers 40 ans, quoiqu'elle ne soit pas absolument rare chez les enfants. Passé la quarantaine, sa fréquence augmente avec chaque période décennale, non pas au point de vue du chiffre absolu des cas, mais à celui du chiffre de la population pendant cette période. Tous les auteurs s'accordent à dire que les hémorrhagies cérébrales sont plus *fréquentes chez l'homme* que chez la femme. Quelquefois l'on peut invoquer des *influences héréditaires*, ainsi que l'ont démontré des auteurs anglais, et plus récemment aussi Dieulafoy. Les individus ainsi tarés ont la face épaisse, le cou court et présentent de la tendance à l'obésité, toutes choses qui, réunies, constituent ce qu'on a appelé le faciès apoplectique. L'expérience montre qu'on observe plus souvent l'hémorrhagie cérébrale pendant l'*hiver*.

Les causes mécaniques donnant lieu à l'hémorrhagie cérébrale sont de trois sortes : augmentation excessive de la pression artérielle, maladies et diminution de résistance des vaisseaux sanguins, ou enfin altérations de la substance cérébrale dans le voisinage des vaisseaux sanguins, telles que ramollissement et atrophie.

Il est très peu probable qu'une augmentation de la pression artérielle dans les vaisseaux cérébraux est capable à elle seule de produire de l'hémorrhagie cérébrale. On peut s'en rendre compte expérimentalement. En effet, pour provoquer une rupture des artères cérébrales à l'aide d'une injection artificielle, il faut une pression tellement prodigieuse qu'il est impossible d'en rencontrer une pareille chez un être vivant. D'ailleurs, pourquoi le cerveau ferait-il exception à tous les autres organes et aurait-il une tendance toute particulière aux hémorrhagies ?

Plus on a fait de recherches microscopiques, plus on s'est convaincu de ce fait, que la cause presque exclusive des encéphalorrhagies résidait dans les altérations des vaisseaux qui entraînent une diminution de résistance de leurs parois.

On a cessé d'admettre aujourd'hui que le ramollissement ou l'atrophie de la substance cérébrale voisine des vaisseaux sanguins pouvait produire une rupture de ces derniers. Le fait, il est vrai, n'est pas impossible, mais c'est là l'exception et non pas la règle.

Dans le développement des altérations des vaisseaux, l'âge joue un grand rôle ; cependant l'apparition des lésions peut être hâtée par d'autres causes nocives, par exemple, par le mal de Bright chronique, l'abus des alcooliques et peut-être aussi par la syphilis. D'après notre expérience personnelle, les lésions des valvules du cœur entraînent souvent des modifications de texture des vaisseaux du cerveau et consécutivement des hémorrhagies cérébrales.

Les altérations des vaisseaux cérébraux peuvent par elles-mêmes amener une hémorrhagie cérébrale, car les lésions dont il s'agit (formation d'anévrysmes miliaires des petites artères cérébrales) impliquent nécessairement une tendance à la rupture. Celle-ci se produira d'autant plus tôt, que le processus pathologique déjà existant trouvera un *auxiliaire puissant* dans l'augmentation de la pression artérielle. Dans une quantité de cas, en effet, on voit apparaître l'hémorrhagie cérébrale pendant le repos le plus profond, par exemple dans le sommeil, tandis que d'autres fois elle suit de près les accidents qui entraînent l'augmentation de la pression artérielle. Cela arrive dans la colère et les excitations psychiques en général, après les fatigues corporelles, les repas copieux, ou les inclinaisons prolongées du corps vers le sol. L'hémorrhagie cérébrale peut également être amenée par un bain froid, par suite du rétrécissement des vaisseaux cutanés. Les excès alcooliques sont encore une cause d'hémorrhagie cérébrale. L'hypertrophie du ventricule gauche avec élévation de pression dans le système aortique est un facteur étiologique fréquent de l'hémorrhagie cérébrale. Il s'agit là moins d'une hypertrophie par suite de lésion des valvules du cœur, où cette lésion accapare toute l'activité du cœur hypertrophié, que d'une hypertrophie consécutive à de l'atrophie rénale ou à de l'artério-sclérose. Nous avons déjà fait remarquer, à propos du rétrécissement congénital de l'isthme aortique, que les malades atteints de cette affection périssent très souvent, en présentant des phénomènes d'hémorrhagie cérébrale.

Parfois les stases dans le système veineux deviennent une cause occasionnelle d'hémorrhagie cérébrale au moment d'efforts pour aller à la selle, de tentatives pour soulever un lourd fardeau, de violents accès de toux, d'éternuement ou de fou rire; la chose arrive, mais plus rarement, pendant l'accouchement, par suite des efforts d'expulsion.

II. Anatomie pathologique. — Si le foyer hémorrhagique a quelque étendue, on trouvera facilement son siège, rien qu'en soulevant la dure-mère du côté malade. Le cerveau offre une voussure plus prononcée, les circonvolutions sont aplaties, les scissures effacées; la substance cérébrale est souvent anémiée, par suite de la compression des vaisseaux sanguins. Dans bien des cas, la faulx du cerveau est refoulée du côté indemne. Quelquefois l'hémorrhagie n'est pas restée limitée au parenchyme proprement dit, mais a pénétré dans les ventricules, ou bien a perforé les couches corticales et la pie-mère et s'est avancée jusque dans l'espace sous-arachnoïdien. Dans ce cas, elle occupe un espace considérable et enveloppe la plus grande partie de la surface cérébrale d'une espèce de calotte de sang. Le sang peut encore gagner l'espace sous-arachnoïdien de la moelle épinière et s'étendre profondément dans le canal rachidien. Le plus souvent il s'agit de sang coagulé, de sorte que l'on peut facilement détacher un à un les caillots d'un rouge foncé et les enlever par l'irrigation.

L'étendue d'un foyer hémorrhagique dans le cerveau est soumise à bien des variations; en tous cas, ce foyer peut se développer de façon à occuper un hémisphère tout entier. Dans certains cas, on a estimé la quantité du sang épanché à plus de 400 gr. Le foyer sanguin est de forme tantôt ronde, tantôt oblongue, tantôt irrégulière. En général, les hémorrhagies de la

substance blanche occupent un espace restreint et sont de forme oblongue,
parce que cette substance offre une plus grande résistance au raptus sanguin
que la substance cérébrale grise. Si l'hémorrhagie atteint en même temps
les couches grise et blanche, le foyer est plus volumineux ordinairement
dans la première que dans la seconde. Dans la majorité des cas, l'hémorrhagie n'a lieu que dans un hémisphère. Les hémorrhagies doubles ou
symétriques des deux hémisphères sont plus rares. Dans le pont de Varole,
les hémorrhagies voisines de la ligne médiane peuvent intéresser les deux
moitiés de la protubérance annulaire. Ce n'est que rarement aussi que l'on
trouve à l'intérieur d'un hémisphère plusieurs foyers distincts de même âge;
en revanche, on rencontre assez fréquemment des foyers d'âge différent, ce
qui s'explique par la tendance marquée de l'hémorrhagie cérébrale à la
récidive.

Dans les cas récents, le foyer hémorrhagique est constitué par une espèce
de bouillie sanguinolente ; l'examen microscopique y révèle un mélange de
sang extravasé et de débris cérébraux. La masse cérébrale présente à la
limite périphérique du foyer un bord dentelé et flottant, d'où partent quelquefois des faisceaux vasculaires qui pénètrent dans le foyer hémorrhagique.
Les parties limitrophes du foyer sont également parsemées d'un piqueté
hémorrhagique très abondant. Elles sont tuméfiées, singulièrement humides,
souvent teintées en jaune et présentent l'aspect de l'œdème couleur de
citron.

La première modification qui se produise dans le foyer, consiste dans la
coagulation du sang et dans une dégénérescence progressive des globules
sanguins, avec transformation et cristallisation de l'hémoglobine. Le foyer
prend alors la couleur du chocolat, puis il devient brun rougeâtre et finalement jaune d'ocre. Les masses extravasées et les débris du cerveau qui y
sont mêlés se résorbent graduellement et sont remplacés par de la sérosité.
Sur ces entrefaites, il s'est déclaré dans la couche cérébrale avoisinante une
inflammation réactionnelle, à laquelle participe surtout la névroglie. Elle a
pour résultat la formation d'une couche de tissu conjonctif qui enkyste le
foyer hémorrhagique. De cette manière, s'organise à la place du foyer
hémorrhagique un espace kystique que, depuis Virchow, on appelle *kyste
apoplectique.*

Le contenu d'un kyste apoplectique n'est pas toujours un liquide limpide
et de nature séreuse. Parfois, par l'addition de gouttelettes adipeuses ou de
cellules granulo-adipeuses, il prend un aspect laiteux. La paroi interne du
kyste est tapissée d'un revêtement rouge brique ou brun rougeâtre de cristaux sanguins très abondants. Il est rare que le volume du kyste dépasse
celui d'une grosse noix ou d'une pomme.

Quelquefois l'inflammation produit une réaction si vive autour du foyer
de l'hémorrhagie, qu'elle dégénère en encéphalite. Dans ces cas, on rencontre du pus dans la poche kystique.

Ce n'est que rarement que l'on trouve des foyers non enkystés. Souvent le
kyste est traversé par de fins filaments qui représentent, les uns, des restes
de vaisseaux sanguins, les autres, des vaisseaux de néoformation. Le nombre

de ces derniers peut tellement augmenter qu'on se trouve en présence d'un espace multiloculaire à mailles serrées, à consistance spongieuse et baigné de liquide. Il faut voir peut-être là une tendance à la réparation. En tous cas, les kystes apoplectiques peuvent guérir. Cela est admis par tout le monde. Au fur et à mesure que leur contenu liquide disparaît, les parois se rapprochent jusqu'à se confondre et former une *cicatrice apoplectique* fortement pigmentée, lâche en son milieu. Dans les petites hémorrhagies, la cicatrice apoplectique peut se former, sans qu'il y ait eu préalablement de création kystique ; le foyer hémorrhagique est remplacé peu à peu par de la névroglie entremêlée de cristaux hématiques, derniers résidus sanguins. S'il y a déjà eu rétraction du foyer hémorrhagique, rapetissement de la cavité et déplacement des portions cérébrales avoisinantes pendant le développement de la poche kystique, ces phénomènes ne feront que s'accentuer davantage lors de la formation de la cicatrice apoplectique.

Dans les hémorrhagies de l'écorce du cerveau, la pie-mère participe aux lésions ; elle s'épaissit au niveau du foyer. Au-dessous d'elle, on trouve un kyste apoplectique séreux ou une cicatrice apoplectique déprimée. En examinant au *microscope* un foyer hémorrhagique récent, on voit des globules sanguins, des débris de tissu nerveux, des cellules amiboïdes et des granulations graisseuses. Souvent on y rencontre, en plus ou moins grande quantité, des cellules qui renferment des globules sanguins. On attribue leur formation aux cellules amiboïdes qui s'empareraient des globules rouges du sang. Plus tard survient une dégénérescence granuleuse des globules rouges et le nombre des cellules granulo-graisseuses augmente de plus en plus. La matière colorante du sang, mise en liberté, donne une coloration jaune diffuse aux parties avoisinantes ou bien se dépose sous forme d'aiguilles ou de plaques cristallines dans ou hors des cellules. Elle se trouve en abondance surtout le long de la paroi interne du kyste. Çà et là, quelques débris de vaisseaux présentent une dégénérescence adipeuse prononcée, et il n'est pas rare que leur gaine lymphatique ou leur surface externe soit chargée de granulations ou de petits cristaux d'hématoïdine.

Dans les hémorrhagies récentes, il faut faire un examen tout particulier des *vaisseaux sanguins* du foyer, parce qu'ils donnent la clef pathogénique de la lésion. Bouchard et Charcot ont attiré l'attention sur ce point (en 1867), quoique la chose ne fût pas absolument nouvelle. D'après ces auteurs, on doit, pour bien se rendre compte des choses, enlever le foyer hémorrhagique avec la substance cérébrale limitrophe, le mettre dans l'eau et changer cette eau les jours suivants, avec beaucoup de précaution. Lorsque la substance cérébrale est à peu près macérée, il faut la rincer soigneusement à grande eau, afin qu'il ne resté plus finalement que le lacis des vaisseaux. On prend alors avec des pinces des portions vasculaires qu'on soumet à l'examen microscopique. Souvent on peut reconnaître à l'œil nu ou avec une loupe à faible grossissement, les modifications qui se sont produites dans les vaisseaux et qui atteignent toujours les artères de petit calibre. Il s'agit, en deux mots, de formation de petits anévrysmes, nommés anévrysmes miliaires, qui ont 1 millim. environ de circonférence (fig. 112).

Les plus petits d'entre eux ne sont naturellement visibles qu'à l'aide du microscope.

Ils siègent de préférence à l'origine ou aux ramifications des vaisseaux artériels. Souvent on les trouve en très grand nombre et très rapprochés les uns des autres, en forme de grappes ou d'ombelle. Lorsque l'anévrysme est assis sur le vaisseau même, la tunique musculaire a disparu et la gaine lymphatique et la tunique interne sont presque en contact. En certains endroits, l'anévrysme s'est rompu et le sang a passé dans l'espace lymphatique adventice (fig. 113 ble).

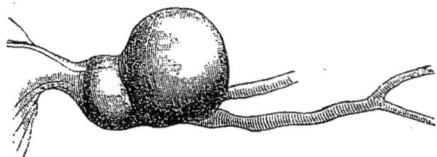

FIG. 112. — *Anévrysme miliaire d'une petite artère du noyau lenticulaire.* Gross. 25 fois. D'après MARCHAND.

Dans d'autres, on remarque également des fissures de la gaine lymphatique, qui ont permis au sang de pénétrer librement dans le parenchyme du cerveau. On observe quelquefois une obturation de ces fissures par des caillots sanguins.

Les opinions diffèrent sur la pathogénie de ces anévrysmes. Bouchard et Charcot les considèrent comme la conséquence d'une périartérite, qui se manifeste par la prolifération des noyaux dans les gaines lymphatiques, par

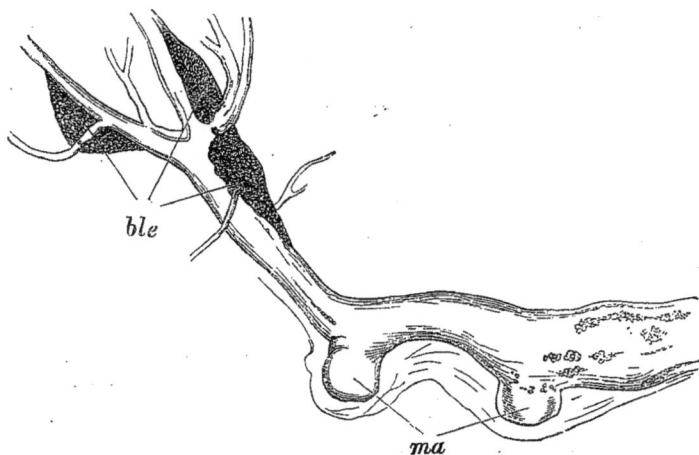

FIG. 113. — *Vaisseau artériel d'un foyer apoplectique cérébral.* — *a.* Anévrysme miliaire. — *ble.* Extravasation du sang dans les espaces lymphatiques. Gross. 30 fois. D'après CORNIL et RANVIER.

l'épaississement de ces dernières et par l'atrophie simultanée de la tunique musculaire. Zenker ainsi que Eichler admettent l'existence prodromale de l'artériosclérose. Ils se basent sur ce qu'on trouve très souvent des altérations d'artériosclérose dans l'aorte et les autres artères.

Roth croit à une maladie primitive de la tunique musculaire des artères ; suivant lui, cette tunique s'hypertrophie tout d'abord, et cette hypertrophie marche de pair avec une ectasie cylindrique diffuse de l'artère. Il survient ensuite une dégénérescence graisseuse et amyloïde de la même tunique musculaire, puis une dilatation anévrysmale de l'artère. C'est pour lutter contre cette dernière, que la gaine lymphatique ou la tunique interne s'épaississent. Quoique les anévrysmes aient une grande tendance à se rompre, d'après Roth, la guérison radicale est possible, par suite de l'épaississement de la tunique interne, qui peut aller jusqu'à l'oblitération complète de l'artère. Autour des vaisseaux, on trouve souvent encore de la dégénérescence graisseuse. Enfin Kromayer a donné, comme cause de la formation de l'anévrysme, la dégénérescence colloïde des parois artérielles, qui progresse de dehors en dedans. Pour nous, il est certain que la création de l'anévrysme n'est pas due à un processus unique ; l'anévrysme se développe, quand il existe une diminution de résistance de la paroi vasculaire, quelle que soit la lésion qui l'ait produite.

La présence des anévrysmes miliaires dans l'hémorrhagie cérébrale est remarquablement constante. Bouchard et Charcot la constatèrent toujours dans une série de 77 cas ; Roth l'a observée sept fois sur huit. Bien que la possibilité d'une rupture des vaisseaux et d'une hémorrhagie cérébrale à la suite de la dégénérescence graisseuse ou simplement d'altérations athéromateuses ne puisse être contestée, il est certain que c'est là cependant l'exception.

La clinique est d'accord avec les constatations anatomo-pathologiques pour montrer que les anévrysmes miliaires se rencontrent plus fréquemment dans le cerveau des personnes âgées ; cette fréquence est d'autant plus grande que le laps de temps qui les sépare de leur quarantième année est plus considérable. Le siège le plus fréquent des anévrysmes miliaires est le même que celui de l'hémorrhagie cérébrale. L'anévrysme miliaire se voit le plus souvent dans la couche optique et dans le corps strié ; viennent ensuite les circonvolutions frontales et la pie-mère, puis le pont de Varole, la moelle allongée et la substance grise du cervelet. Les hémorrhagies de la couche optique et du corps strié sont les plus communes par ordre de fréquence ; les autres régions de l'écorce cérébrale ne viennent qu'après, avec le cervelet, le pont de Varole, les pédoncules cérébraux, la moelle allongée et les tubercules quadrijumeaux. La corne d'Ammon, le corps calleux et la voûte sont au contraire presque toujours épargnés.

Les hémorrhagies des ventricules cérébraux proviennent le plus souvent d'un foyer hémorrhagique ou de la couche optique, ou du corps strié, ou du pont de Varole qui a fusé dans les ventricules. La rupture des vaisseaux de la paroi ventriculaire elle-même est beaucoup plus rare.

Chez les personnes qui succombent peu de temps après une hémorrhagie cérébrale, il se forme quelquefois *des extravasations sanguines dans les organes internes,* par exemple dans la muqueuse bronchique, dans les poumons ou dans les reins, dans la muqueuse de l'estomac ou de l'intestin, et ces extravasations siègent toujours, lorsque les organes sont doubles, du côté opposé à l'hémorrhagie, c'est-à-dire du côté paralysé. On a relié ce fait à des troubles vaso-moteurs. Certains auteurs prétendent également avoir remarqué une tendance aux inflammations dans les bronches, les poumons et la plèvre du côté opposé au foyer hémorrhagique du cerveau (Rosenbach).

Lépine a observé dans 3 cas que les membres paralysés se refroidissaient plus vite après la mort que les membres sains.

Liouville découvrit sur les artères de la rétine des anévrysmes miliaires, exactement semblables aux anévrysmes miliaires des artères cérébrales. Il est possible que ces faits puissent servir à éclaircir le diagnostic et le pronostic, lorsqu'on les constate sur le vivant à l'aide de l'ophtalmoscope. Si le foyer hémorrhagique dure depuis longtemps, on verra se développer des phénomènes de *dégénérescence secondaire* dans certains systèmes de fibres de l'appareil nerveux central. Une autre conséquence encore de l'hémorrhagie cérébrale serait, dit-on, l'atrophie du cerveau, en particulier quand le foyer de l'hémorrhagie siège dans les couches corticales.

Les *nerfs et les muscles périphériques* restent intacts ; il est vrai qu'il y a quelques observations de prolifération du tissu conjonctif interstitiel des nerfs périphériques (Cornil), mais elles paraissent peu certaines. Meissner a noté des signes de dégénérescence dans les corpuscules du tact, mais ce fait a été nié par Langenhans. Debove prétend avoir trouvé dans les os du côté hémiplégié, une dilatation des espaces médullaires et des canaux de Havers, avec des changements peu importants dans la composition chimique de l'os.

III. **Symptômes.** — Dans les cas typiques d'hémorrhagie cérébrale, on distingue cinq périodes : les prodromes, l'attaque apoplectique, la réaction inflammatoire, la période des symptômes permanents et celle des altérations secondaires. La succession régulière de ces périodes n'est pas un fait nécessaire le moins du monde.

Les prodromes se manifestent le plus souvent par des symptômes de congestion cérébrale, tels que congestion à la tête, vertiges, léger engourdissement, troubles de la vue, mélanopsie, bourdonnements d'oreille, surdité et sensation d'anxiété et d'oppression. Le caractère en souffre ; les malades sont souvent agités, maussades et capricieux, et se plaignent de rêves et d'insomnie. Ils accusent des maux de tête, spontanés ou consécutifs à des émotions physiques ou morales, qui sont tantôt diffus, tantôt circonscrits. Ils se sentent incapables d'un travail intellectuel ; la mémoire leur fait défaut. Il en est qui ne se rappellent plus les mots ; chez d'autres, mais cela est plus rare, l'articulation est difficile et ils sont réduits à bégayer. Ces phénomènes peuvent devancer l'attaque apoplectique de jours, de semaines et de mois entiers, se renouveler plus ou moins souvent et durant plus ou moins longtemps.

Förster, de Breslau, a observé six cas de petites hémorrhagies répétées de la conjonctive et de la rétine, chez des personnes qui quelques années plus tard succombèrent à une hémorrhagie cérébrale.

La situation devient plus sérieuse si des troubles semi-latéraux de la sensibilité ou de la motilité viennent s'ajouter aux symptômes déjà existants. Ces troubles consistent en engourdissements, picotements, fourmillements, faiblesse dans les extrémités, nécessité de traîner la jambe en marchant. Il n'est pas rare de voir ces phénomènes se localiser sur une seule extrémité et disparaître quelques heures ou quelques jours après. On ne se trompera probablement pas en supposant dans ces cas l'existence de petites hémorrhagies cérébrales, qui sont susceptibles d'une prompte réparation et qui n'exercent, somme toute, qu'une compression légère sur le parenchyme cérébral voisin.

L'*attaque apoplectique* survient tantôt après les signes prémonitoires que nous venons de mentionner et qui l'ont devancée de plus ou moins long-temps, ou bien elle se produit subitement et sans aucune préparation.

Dans les cas très graves, les malades tombent comme foudroyés ; ils sont privés de connaissance ; pincés ou soumis à d'autres irritations de la peau ou des muqueuses, ils ne réagissent pas ; ils ont des émissions involontaires de l'urine et des matières fécales ; la respiration et les battements du cœur, qui subsistent, empêchent seuls de confondre les individus frappés avec des cadavres. La mort peut suivre presque immédiatement le début de l'attaque. C'est là l'apoplexie foudroyante.

Chez un grand nombre de malades, le coma n'est pas tellement profond au moment de l'attaque apoplectique, qu'en les pinçant ou en les soumet-tant à toute autre excitation, on ne voie leur visage se contracter, les extré-mités simuler un mouvement de défense et d'autres signes de la sensibilité se produire.

Dans les cas où les malades sont plongés entièrement dans le coma, il est très difficile de s'assurer du développement d'une *hémiplégie*. Les extré-mités sont absolument flasques ; si on les soulève, elles retombent comme des masses inertes. Il faut se garder de confondre cet état avec d'autres états comateux, tels que ceux produits par l'ivresse à son apogée et l'empoison-nement par l'opium. Chez les personnes ivres, l'haleine a l'odeur de l'alcool et, tandis que dans l'empoisonnement par l'opium les pupilles sont extrêmement contractées, dans le coma au contraire qui nous occupe, elles sont dilatées.

Voici quelles sont les modifications que présente la moitié du visage à la suite d'une hémiplégie faciale : aplatissement ou effacement du pli naso-la-bial, mouvements de va et vient de la joue relâchée et paralysée pendant l'inspiration et l'expiration ; écoulement de la salive par la commissure labiale, béante par suite de la paralysie ; à l'ouverture de la bouche, position plus élevée des piliers de la voûte palatine d'un côté. Il ne faut pas accorder une grande signification diagnostique à la déviation de la luette, car chez certaines personnes elle constitue un fait physiologique. On peut remarquer aussi que chez les apoplectiques la pointe de la luette s'incline tantôt du côté sain, tantôt du côté paralysé. Les pincements, les brûlures et les piqûres ne provoquent aucun réflexe des extrémités dans le coma profond. Des malades frappés moins violemment contractent la partie de leur visage qui n'est pas paralysée et grognent ou geignent. Enfin dans des états comateux encore moins prononcés, les extrémités du côté sain sont ani-mées de tressaillements et de mouvements, tandis que du côté malade elles demeurent inertes. Soulève-t-on les extrémités supérieures, elles retombent comme mortes du côté paralysé, tandis qu'elles s'abaissent lentement du côté sain. Parfois aussi, on peut obtenir sans résistance des mouvements passifs du côté paralysé, contrairement à ce qui se passe du côté sain.

Dans le coma profond, où les méthodes de diagnostic que nous venons d'indiquer sont impraticables, il faut tenir compte de l'absence ou de l'existence de certains *réflexes de la peau;* c'est Jastrowitz qui le premier les a étudiés avec soin. Nous citerons le réflexe du testicule, du muscle droit de l'abdomen, du muscle lombaire, du muscle fessier et du mamelon.

Si on passe sur la peau le doigt, un manche d'instrument ou un autre objet dur quelconque, ou si, comme Jastrowitz, on comprime le nerf saphène externe, à peu près à un travers de main au-dessus du condyle interne du fémur, dans l'espace situé entre le muscle couturier et le vaste interne, on produit une contraction énergique du crémaster et le testicule remonte du côté excité. Si l'on passe rapidement la main sur le côté de l'abdomen, sur les muscles fessier ou lombaire, on provoque une contraction du côté touché; si enfin on passe la main sur le mamelon, celui-ci entre en érection et le cercle aréolaire se fronce.

Dans les cas d'hémiplégie récents ces mouvements réflexes font défaut pendant le stade apoplectique, ce qui est d'autant plus précieux pour le diagnostic qu'il est excessivement rare de rencontrer des personnes bien portantes chez lesquelles l'un ou l'autre de ces réflexes manque.

A une époque plus avancée de l'évolution de la maladie, les réflexes peuvent revenir peu à peu, mais généralement ils demeurent très faibles du côté lésé et cela, aussi longtemps que durent les phénomènes de paralysie.

Dans certains cas, il n'y a pas d'hémiplégie; mais il existe en revanche des *convulsions* épileptiformes généralisées ou semi-latérales ou des *contractures* semi-latérales. Cela arrive principalement quand l'hémorrhagie est corticale ou quand le sang a fait irruption dans les ventricules cérébraux, ou encore lorsqu'il s'agit d'une hémorrhagie du pont de Varole.

Chez quelques malades, on voit apparaître des *attitudes forcées.* Les patients ont la tête et les yeux constamment tournés d'un côté, parfois même l'axe du corps a suivi la déviation. Si on remet les individus dans la position naturelle, on les voit, peu de temps après, revenir graduellement à l'attitude première. Tantôt la déviation a lieu du côté de la paralysie, tantôt du côté opposé; pourtant, malgré les affirmations de Prévost, il n'est pas encore possible d'établir une conclusion diagnostique en se basant sur la direction de la déviation. Le seul fait que l'on puisse considérer comme acquis, c'est que dans les hémorrhagies du cerveau, la face et les yeux sont tournés du côté du foyer sanguin et que dans celles de la protubérance, au contraire, ils regardent le côté opposé.

Pendant l'attaque apoplectique, la face est souvent rouge et congestionnée; les carotides battent violemment; on remarque aussi de fortes pulsations dans les artères temporales; le pouls est considérablement tendu, tantôt normal, tantôt ralenti ou accéléré et assez souvent irrégulier. Dans certains cas, il est vrai, on a affaire à des gens pâles de figure, dont le cœur bat à peine et qui ont un pouls faible et peu plein.

La *respiration* est irrégulière comme profondeur et rythme ; ou bien l'on observe de la respiration de Cheyne-Stokes. Elle est ronflante souvent et stertoreuse, et on remarque qu'à chaque inspiration, l'aile du nez paralysée se ferme comme une soupape et empêche l'air de pénétrer dans la narine correspondante. S'il s'amasse de la salive ou du mucus dans les voies aériennes supérieures, on entend de gros ronchus trachéaux.

Les *pupilles* sont tantôt étroites, tantôt inégalement dilatées et sans réaction. Cette absence de réaction est un signe de mauvais augure. Dernièrement, je remarquai chez un malade, qui eut une attaque d'apoplexie sous mes yeux, pendant que je l'examinai, que la pupille du côté opposé à l'hémorrhagie, avait la forme d'une fente et l'aspect d'une pupille de chat. Dans deux cas, je vis se produire des vomissements répétés, et chez un autre malade plusieurs accès de frissons.

Bourneville a étudié la température du corps pendant l'attaque apoplectique, et a trouvé que, 1/4 ou 1/2 heure après l'attaque, le thermomètre était descendu au-dessous de la normale. Si l'attaque a une issue favorable, la température revient à la normale et s'y maintient, dans le cas où les symptômes diffus diminuent et où les phénomènes locaux, et avant tout l'hémiplégie, deviennent plus distincts. Si au contraire la maladie prend une marche fatale, il y a une hausse de température considérable quelques jours avant la mort, et il n'est pas rare de constater de l'hyperpyrexie. Dans l'apoplexie foudroyante, la température s'abaisse jusqu'au moment de la mort, sans ascension agonique.

Les recherches d'Ollivier sur la *composition des urines* nous apprennent ce qui suit : une demi-heure environ après l'hémorrhagie, il se produit une abondante émission d'urines ; dans un cas, la quantité émise en deux heures dépassait 2000 centim. cubes. L'urine elle-même est très limpide, ressemble à de l'eau et n'a qu'une faible densité (jusque 1004). Elle contient peu d'urée, mais renferme de l'albumine et, peu de temps après, de la glycose. L'albuminurie, d'abord insignifiante, s'accentue de plus en plus ; puis tout disparaît après un laps de temps qui varie entre 12 et 24 heures. Peu importe le siège de la lésion ; mais plus l'hémorrhagie a été copieuse, plus, par conséquent, la moelle allongée a été ébranlée, plus aussi les altérations urinaires sont prononcées. Ollivier rattache en effet à l'ébranlement de cette portion des centres nerveux les modifications qui se produisent du côté de l'uropoïèse. Au point de vue du pronostic, la quantité d'urée éliminée a la même valeur que l'état de la température ; une augmentation subite de cette quantité est d'un aussi fâcheux augure qu'une élévation brusque de la température.

Le réveil de l'ictus apoplectique est quelquefois assez soudain, notamment après une saignée faite à point. En d'autres cas, les jours et les semaines se passent ; le malade ne revient à lui que graduellement, son intelligence renaît petit à petit et il a une souvenance ordinairement plus nette du passé lointain que des derniers événements qui ont précédé la catastrophe.

Si le mal marche vers une terminaison fatale, le malade s'éteint progressivement, en présentant des troubles respiratoires de plus en plus graves, des râles trachéaux, de la cyanose, de la petitesse du pouls et un collapsus général de plus en plus profond.

Il arrive quelquefois que les malades se remettent de l'attaque apoplectique et paraissent pendant quelque temps en parfait état. Puis les accidents reparaissent, plus graves souvent que la première fois, et les malades succombent. Aussi faut-il être très réservé en formulant le pronostic et ne pas oublier qu'une hémorrhagie nouvelle — car, dans ces cas il s'agit évidemment de récidive — peut réduire à néant les plus belles espérances de guérison.

Dans certains cas, l'ictus apoplectique ne constitue pas le second, mais en quelque sorte le troisième stade de l'affection; il en est ainsi lorsqu'il est précédé de phénomènes de paralysie.

J'ai donné mes soins dernièrement à un chasseur, âgé de 60 ans, qui était tombé subitement, étant à l'affût, parce que la jambe droite lui refusait tout service. Je le vis deux heures après l'accident. Il était en pleine connaissance, mais ne pouvait mouvoir ni le bras ni la jambe du côté droit. Il n'avait éprouvé aucun vertige, n'avait pas vomi et semblait avoir une parfaite conscience de ce qui s'était passé. Trois heures seulement après l'attaque de paralysie, celle-ci demeurant telle, il survint de la somnolence qui devint bientôt du coma, et du coma qui dura plusieurs jours. Il est probable que dans ces sortes de cas l'hémorrhagie, légère d'abord, interrompt directement la transmission motrice; plus tard, cette hémorrhagie augmente ou se renouvelle, amène une augmentation de la pression intracrânienne et crée ainsi des symptômes cérébraux diffus et des phénomènes d'apoplexie.

Il existe des *formes abortives* d'apoplexie, qui se manifestent par des vertiges, des vomissements copieux, une syncope légère et transitoire, et par d'autres signes analogues.

L'*étiologie de l'attaque apoplectique* a été le sujet de nombreuses discussions. Quoi qu'il en soit, il est hors de doute qu'elle implique le concours de facteurs divers. Le premier dont il faille tenir compte est l'élévation soudaine de la pression intracrânienne; il est bien évident que le raptus sanguin diminue les dimensions de la boîte crânienne, et cela d'autant plus que l'extravasation est plus abondante et plus rapide. En second lieu, il nous faut considérer l'effet essentiellement mécanique, l'ébranlement de la substance cérébrale, le shock du cerveau, dont l'intensité dépend également de l'abondance et de la promptitude de l'hémorrhagie. Puis viennent les conséquences de l'ischémie cérébrale qui suit de près le rétrécissement de la cavité crânienne. Il faut enfin se garder de négliger l'influence, sur la genèse et le mode d'apparition de l'apoplexie, du siège de l'hémorrhagie cérébrale.

Les *symptômes de réaction* se trahissent par l'ascension de la température (plus de 2° C.), par du délire et un renouvellement de stupeur, souvent aussi par des spasmes et des contractures dans les membres paralysés, quelquefois par de la douleur. Ces manifestations se produisent ordinairement entre le second et le quatrième jour après l'accident. Elles sont la conséquence des altérations inflammatoires qui se réalisent autour du foyer hémorrhagique.

Les *lésions permanentes* deviennent plus nettes au fur et à mesure de la rétrocession des phénomènes de l'ictus apoplectique et de la réaction phlegmasique. Ces lésions varieront évidemment selon le siège de l'hémorrhagie : car elles ne sont, en fin de compte, qu'un signe de désorganisation et d'incapacité fonctionnelle de telle ou telle sphère cérébrale. De tout temps, on a attiré l'attention sur la concordance générale et frappante, sur la monotonie presque fatigante des symptômes de paralysie ; cela tient uniquement à ce que la plupart des hémorrhagies encéphaliques intéressent la capsule interne et le corps strié qui est tout près, c'est-à-dire le noyau caudé et le noyau lenticulaire (et les couches optiques).

Pour la description, nous nous tiendrons à ce type principal ; car, quelles que soient les modifications symptomatiques créées par des changements dans le siège de l'hémorrhagie, les remarques diagnostiques seront les mêmes.

La préférence des hémorrhagies cérébrales pour la capsule interne et les ganglions de la base du cerveau est due à une double cause ; d'abord à la fréquence particulière des anévrysmes miliaires sur les artères qui irriguent ces régions ; et puis au rôle important que jouent là les conditions de pression sanguine. Les artères qui appartiennent aux ganglions cérébraux en question se détachent directement des artères cérébrales antérieure et moyenne (Heubner, Duret) et sont par conséquent plus que toute autre exposées à des variations de pression dans le domaine de la carotide interne, variations qui n'éprouvent en route aucune diminution, puisqu'il ne s'agit pas, dans le cas particulier, de ramifications artérielles multiples.

Dans les hémorrhagies de la capsule interne (et du corps strié limitrophe), le symptôme essentiel consiste en une paralysie motrice unilatérale, en une *hémiplégie cérébrale*.

Le nerf facial, il est vrai, contrairement à ce qui se passe dans la paralysie périphérique ou dans celle de la protubérance, n'est pas frappé dans toutes ses branches ; le rameau frontal (qui innerve les muscles frontal, sourcilier et sphincter palpébral) reste indemne, de sorte que le malade continue à pouvoir froncer le front et fermer l'œil. La joue au contraire et la région mentonnière du côté lésé demeurent sans mouvement et comme privées de vie (tome III).

L'intégrité dans l'hémiplégie cérébrale, du rameau frontal du facial, n'a pas encore trouvé d'explication satisfaisante. Les uns admettent l'existence de centres et de voies centrales séparés pour les deux segments du nerf ; les autres pensent que, seuls d'entre les branches du nerf facial, les rameaux frontaux reçoivent l'innervation de chacun des deux hémisphères cérébraux, de sorte qu'en cas de lésion unilatérale du cerveau, le côté opposé devient le siège d'une activité supplémentaire.

L'hypoglosse aussi est plus ou moins paralysé. Et cette paralysie se révèle par de la difficulté de la mastication et de la parole ; l'articulation est lente, gênée ; il existe du bégayement. La dysarthrie est prononcée surtout dans les paralysies du côté droit, par conséquent dans les lésions cérébrales gauches; elle dure également plus longtemps, ce qui semble être en rapport avec la délicatesse plus grande des cordons des muscles phonateurs partant de l'hémisphère gauche (tome III, chap. Aphasie). Lorsqu'on fait tirer la langue, celle-ci dévie du côté répondant à la lésion par suite de l'action prépondérante du muscle génio-glosse non paralysé (Schiff, Heidenhain). Dans le cours ultérieur de la maladie, la paralysie de l'hypoglosse rétrocède ordinairement, sans cependant disparaître complètement, du moins si nous en croyons notre expérience personnelle.

Du côté des membres, la paralysie est généralement plus prononcée au bras qu'à la jambe. On est allé jusqu'à prétendre que le renversement de ces conditions constituait un signe pronostique de mauvais augure.

Nothnagel a insisté à juste titre sur la participation à la lésion hémiplégique des muscles du thorax et de l'abdomen. Les mouvements présidant à la respiration et à l'effort deviennent moins énergiques du côté correspondant aux extrémités paralysées. Rien de plus facile à constater que la paralysie du trapèze, grâce à la chute de l'omoplate.

En examinant les malades au laryngoscope, j'ai observé à plusieurs reprises une diminution dans la mobilité de la *corde vocale* située du côté lésé.

Les muscles paralysés conservent pendant longtemps leur volume primitif; ce n'est que très tard qu'il survient un léger amaigrissement, de l'atrophie par inactivité.

La contractilité et l'excitabilité faradiques et galvaniques des muscles et des nerfs persistent; on a même prétendu que dans les premiers jours de la maladie, ces facultés subissaient une exagération passagère.

Tout récemment, Pitres et Friedländer ont démontré à l'aide du dynamomètre la diminution d'énergie des extrémités du côté en apparence sain. (Influence du non-croisement de la voie du cordon pyramidal antérieur?).

La façon dont se comportent les *mouvements sympathiques* constitue une particularité des plus saillantes. Les malades sont absolument incapables d'exécuter le moindre mouvement volontaire du côté paralysé; mais le rire, les pleurs, l'éternuement en enfantent qui sont entièrement inconscients. L'œil est-il ébloui par une vive lumière ou irrité par des corps étrangers, les hémiplégiques exécutent souvent avec le bras paralysé un mouvement de défense réflexe. Il en est de même si on leur chatouille la muqueuse du nez ou la peau du visage. Leur demande-t-on de vous serrer la main avec la main demeurée saine, en ayant soin de placer l'autre dans celle qui est paralysée, on observe une certaine pression également de la part de cette dernière, quoique les individus soient hors d'état de la produire sur invitation. Souvent les choses sont renversées; je m'explique. Lorsque sur votre injonction les malades s'efforcent de mouvoir leurs membres paralysés, on constate des mouvements involontaires dans les extrémités du côté sain et rien dans celles du côté lésé. Hitzig a fait remarquer que dans les tentatives faites par les malades pour mouvoir leurs membres paralysés, il entrait une dépense de forces extrêmement considérable, parce qu'à l'action des muscles appropriés venait se joindre souvent encore celle des antagonistes.

Parmi les phénomènes de moindre importance que l'on observe aux membres paralysés, nous noterons encore les suivants :

a) A. Eulenburg constata des différences entre les tracés sphygmographiques du côté malade et du côté sain. Le pouls du côté paralysé est plus petit et présente une élévation de recul plus accentuée. D'après de nombreux documents personnels, je considère ce symptôme comme un fait très inconstant.

b) D'après Bricquebeck et Charcot, le sang des veines du bras paralysé est plus rouge que celui des veines brachiales du côté sain.

c) Bricquebeck et Lépine ont remarqué que les membres paralysés se refroidissent plus vite dans l'eau froide que les extrémités restées indemnes.

d) Charcot et ses élèves ont étudié les conditions thermométriques où se trouvent les membres lésés. Quelques heures après l'ictus apoplectique, la température s'élève dans ces membres; les différences entre les deux côtés peuvent atteindre jusque 9°. Dans certains cas, ces différences s'effacent en peu de temps ou n'existent même point.

e) Il faut enfin citer la cyanose, l'œdème et les sueurs qui se développent du côté des extrémités malades et qui semblent indiquer une participation au processus morbide des nerfs vaso-moteurs. Nothnagel a insisté sur les phénomènes de paralysie du sympathique cervical, que l'on observe parfois dans des régions déterminées du corps, phénomènes qui sont unilatéraux et qui consistent en rougeur et sueurs de la face, rétrécissement de la fente palpébrale, rétraction du globe oculaire, dilatation de la pupille, augmentation dans la sécrétion de la salive, des larmes et du mucus nasal.

En général, les phénomènes de paralysie sont poussés au plus haut degré immédiatement après l'attaque. Quelques-uns d'entre eux rétrocèdent progressivement. Les premiers indices du retour de la motilité se montrent habituellement aux jambes; les bras suivent, mais n'arrivent que rarement à une amélioration aussi grande que les membres inférieurs. Si les choses sont renversées, le pronostic serait, d'après Trousseau, défavorable. C'est donc un fait très ordinaire que de voir les malades recouvrer l'usage de leurs jambes, alors que les bras demeurent raides et hors d'état de servir. La paralysie faciale aussi disparaît souvent en laissant à peine des traces.

La restauration complète de la motilité est une éventualité possible, mais seulement dans le cas où les voies motrices de l'encéphale, au lieu d'être détruites par l'hémorrhagie, n'ont subi qu'une compression transitoire.

La *sensibilité* demeure intacte, à cause du siège spécial de l'hémorrhagie. Immédiatement après l'attaque, il se produit fréquemment, il est vrai, de l'anesthésie; mais cette anesthésie est purement une conséquence de la compression des cordons sensitifs voisins du foyer hémorrhagique et disparaît graduellement. Lorsque les cordons sensitifs sont irrités, il survient de l'hyperesthésie et des paresthésies. On a décrit également de l'anesthésie partielle qui serait due à ce que les cordons nerveux sensitifs d'abord lésés reviennent chacun peu à peu à leur état normal.

Quant aux *mouvements réflexes*, ils sont tantôt diminués, tantôt conservés; ils sont exagérés dans les cas où il se développe des symptômes de dégénération secondaire. (Voir plus loin.)

De temps en temps, l'on observe des *troubles trophiques* : activité exagérée du système pileux des membres paralysés, épaississement et tendance des ongles à se crevasser, exfoliation prononcée de l'épiderme. D'autres fois, ce sont les articulations et les gaines tendineuses qui sont atteintes. La participation des articulations au mal se manifeste par de violentes souffrances, qui naissent de 1-3 mois après la paralysie (Charcot), une augmentation de calorique et d'humidité et un léger œdème de l'extrémité correspondante. L'épaule est la jointure qui est frappée le plus souvent ; on a cependant vu le mal siéger également dans les articulations de la main, du genou, du coude et les articulations métacarpo-phalangiennes. A l'autopsie, Charcot a trouvé de l'injection, du gonflement et un état tomenteux de la synoviale, une seule fois un épanchement de sérosité intra-articulaire. Dans sept cas, Hitzig constata la subluxation de la tête humérale. Cet auteur nous semble être dans l'erreur, lorsqu'il rattache ces altérations à des causes purement mécaniques et qu'il fait de cette subluxation une conséquence de la paralysie musculaire.

Gubler et Fournier ont étudié les lésions des gaines tendineuses. Ils observèrent des gonflements inflammatoires douloureux de ces organes, qui s'étaient développés de 1-3 semaines après l'attaque apoplectique et qui guérirent en l'espace de 1-2 mois.

Enfin l'on a noté la production de nodosités sur le trajet des troncs nerveux périphériques (névrite noueuse).

Les *nerfs sensoriels* souffrent peu ou point. On a souvent mentionné des troubles du goût (participation au processus morbide de la corde du tympan); mais on ne sait absolument rien de certain sur les troubles de l'odorat et de l'ouïe.

Il se produit quelquefois de l'*infiltration du nerf optique*. Cette infiltration n'est pas du tout le résultat de l'augmentation de pression intracrânienne créée par l'hémorrhagie; elle ne survient que quand le raptus sanguin a traversé la substance cérébrale et a trouvé accès dans l'espace sous-vaginal du nerf optique (hématome vaginal).

Les *fonctions végétatives* peuvent s'accomplir sans entraves.

Dans la période des altérations secondaires, l'attention est attirée surtout par les symptômes que, d'après les recherches de Charcot et de ses élèves, on a rattaché au développement de la dégénération secondaire dans les voies pyramidales : contracture dans les membres paralysés, convulsions et exagération des réflexes.

Les *contractures musculaires* sont ordinairement plus prononcées dans le bras que dans le membre inférieur; elles frappent de préférence les fléchisseurs, de sorte que les doigts, la main et l'avant-bras sont fléchis et en pronation. Le bras est, en général, fortement rapproché du thorax. Aux membres inférieurs, la prépondérance est acquise aux extenseurs du pied sur la jambe (fig. 114). Après un repos complet prolongé, notamment le matin

au réveil, les contractures, ainsi que l'a fait remarquer Hitzig, sont moins
accentuées; tandis qu'à chaque mouvement intentionnel, alors même que
les extrémités saines entrent seules en activité, elles augmentent considérablement d'intensité. Lorsqu'elles durent depuis longtemps, il se développe
des altérations dans les articulations qui favorisent encore la position
vicieuse et la gêne des mouvements dans les extrémités.

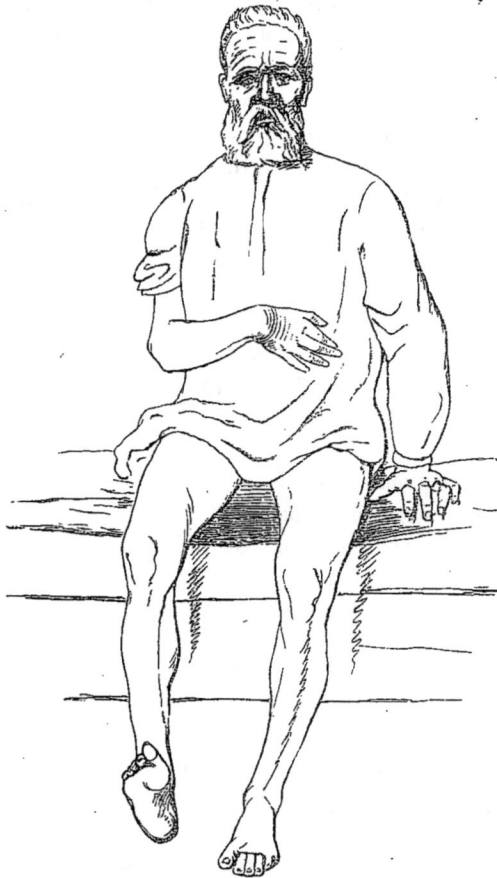

Fig. 114. — *Position des membres supérieur et inférieur chez un homme de 52 ans, hémiplégique depuis 6 mois.*
(Obs. personnelle. Clinique de Zurich.)

Parmi les lésions secondaires, il faut ranger également les *perturbations
souvent graves des fonctions psychiques*. Les malades sont extrêmement
irritables, moroses, capricieux; ils ne sont plus maîtres de leurs sensations;
ils rient ou pleurent sans motifs, ils deviennent oublieux, indifférents à tout
et tombent finalement dans l'imbécillité. Carpani prétend qu'en cas d'hémiplégie droite, par conséquent d'hémorrhagie cérébrale gauche, l'intelligence est plus fortement compromise que dans le cas contraire. Beaucoup

de malades ont des évacuations involontaires; en tous cas, on observe très fréquemment de la faiblesse des sphincters anal et vésical.

La *durée* et la *marche* de l'hémorrhagie cérébrale sont éminemment variables. La mort peut être instantanée. En d'autres cas, les malades survivent au mal des dix et des vingt ans.

Comme les anévrysmes miliaires des artères cérébrales ne sont pas un symptôme isolé et que, d'un autre côté, ils ont une tendance toute spéciale à la reproduction, l'on se trouve en présence du grand danger des récidives. Et en effet, l'expérience nous apprend que les hémorrhagies cérébrales récidivent avec une fréquence extrême. Le moment de la récidive est impossible à prévoir ; elle se produit parfois au bout de quelques heures, de quelques jours, de quelques semaines, de quelques mois, plus rarement de plusieurs années. Dans le peuple, on considère la troisième attaque comme fatale. Cela n'est pas vrai toujours; mais ce qu'il y a de certain, c'est que le péril devient d'autant plus grand que les récidives sont plus nombreuses et plus rapprochées.

Si la mort ne survient pas pendant l'attaque apoplectique, elle peut être amenée par les progrès du marasme, par de la diarrhée, une pneumonie, un catarrhe bronchique ou des accidents intercurrents.

IV. Diagnostic. — Le diagnostic de l'encéphalorrhagie est généralement facile. Nous avons indiqué plus haut déjà les signes qui séparent nettement l'ictus apoplectique de l'alcoolisme aigu et de l'empoisonnement par l'opium. L'apoplexie qui accompagne les troubles de la circulation et l'œdème cérébral, apoplexie nerveuse et séreuse, a pour caractéristique de ne pas laisser derrière elle des symptômes de paralysie durables. En revanche, il n'est pas toujours aisé de différencier l'ictus d'origine hémorrhagique de celui qui naît d'*une embolie* ou *d'une thrombose des artères cérébrales.* L'existence de lésions valvulaires du cœur fournira des présomptions en faveur d'une embolie, mais ce ne sera là toujours qu'une probabilité. Un signe plus important résulte de la présence dans la rétine d'embolies artérielles. Le manque d'ictus apoplectique plaide également en faveur de l'embolie ou de la thrombose. Si l'hémiplégie frappe un individu au-dessous de trente ans, il est plus probable qu'il s'agit d'une embolie que d'une hémorrhagie ou d'une thrombose, à moins qu'on n'ait affaire à un syphilitique, chez lequel la thrombose et l'hémorrhagie peuvent se produire de bonne heure.

On observe encore des attaques apoplectiformes dans la *sclérose multiple cérébro-spinale*, rarement dans l'*épilepsie* ou le *tabes dorsal.* Mais dans ces cas, l'hémiplégie permanente fait habituellement défaut ; en même temps, il existe d'autres symptômes qui empêchent la confusion. La *paralysie progressive des aliénés* possède également dans son cortège symptomatique des attaques apoplectiformes ; mais cette affection s'accompagne de bonne heure de troubles de la parole et de perturbations psychiques dominantes.

Le diagnostic du *siège de l'hémorrhagie* pourra être édifié à l'aide des règles que nous avons posées, lorsqu'il a été question de la localisation des maladies cérébrales. Le foyer hémorrhagique occupe évidemment l'hémisphère cérébral opposé au côté paralysé. Les hémiplégies, où foyer morbide et paralysie siègent du même côté, sont très rares. On ne peut les expliquer que par le manque d'entre-croisement des voies pyramidales dans la décussation des pyramides de la moelle allongée. Les observations de ce genre deviennent d'ailleurs d'autant plus rares, qu'on apporte plus de soins à l'investigation ; les documents anciens sont évidemment parsemés d'erreurs d'observation.

Le diagnostic de *dégénération secondaire* semble s'imposer en présence des contractures, des convulsions et de l'exagération des réflexes dont les extrémités paralysées sont le siège ; mais la connexion de ces faits n'est rien moins que prouvée d'une façon certaine.

V. Pronostic. — L'hémorrhagie cérébrale est toujours d'un pronostic sérieux, car elle peut amener la mort d'une façon instantanée ou créer des lésions irréparables à jamais. A cela vient s'ajouter encore le danger des récidives.

Les hémorrhagies les plus graves sont celles qui intéressent le pont de Varole ou la moelle allongée, où siègent, serrés les uns contre les autres, des centres vitaux extrêmement importants.

L'ascension de la température et la production de troubles trophiques au moment de l'ictus apoplectique sont des signes du plus mauvais augure.

VI. Traitement. — Les *mesures prophylactiques* ont leur raison d'être surtout chez les individus ayant déjà eu une attaque d'apoplexie. Ces individus devront éviter toute excitation physique ou intellectuelle, prendre une nourriture non irritante, mais tonique, s'abstenir de thé et de café fort et d'alcool, veiller à ce qu'ils aient des selles quotidiennes faciles et abondantes, dussent-ils recourir aux laxatifs.

On a beaucoup discuté sur la question de savoir s'il fallait saigner ou non, lors de l'*attaque apoplectique*. L'ouverture de la veine nous paraît opportune dans les cas où le pouls est dur, où la carotide bat avec violence, où les mouvements du cœur sont agités et la face fortement congestionnée. Dans ces cas, on voit fréquemment les malades, la saignée terminée, sortir du coma, se réveiller avec un soupir de soulagement et demeurer tels. La saignée ne peut être remplacée ni par l'application de sangsues au front, à la cloison nasale ou aux apophyses mastoïdes, ni par celle de ventouses scarifiées à la nuque.

Lorsque le pouls est petit, les bruits du cœur faibles et le visage pâle, la saignée est contre-indiquée. Dans le premier cas, on donnera au malade une position élevée ; dans le second, on emploiera des moyens stimulants (injections camphrées, lavements vinaigrés, sinapismes aux mollets, sur la poitrine et la nuque, etc.) et on cherchera à arrêter l'hémorrhagie par des injections sous-cutanées d'ergotine dans la région temporale ou auriculaire ou par l'application d'une vessie de glace sur le côté lésé de la tête.

Les symptômes de l'ictus apoplectique une fois disparus, on ordonnera de préférence la diète lactée, du bouillon, des œufs à la coque, du vin avec précaution aux anémiques, et enfin pour évacuer convenablement l'intestin, de la rhubarbe (10.0 : 200, une cuillerée à bouche toutes les 2-3 heures) ou une infusion de séné composée (Rp. Infus. de séné comp. 180. Sulfate de soude 20.0. M. D. S. 1 cuillerée à bouche 3-4 fois par jour), etc.

Dans la seconde semaine après l'accident, on peut tenter de frayer la voie au *processus de résorption.* L'emploi de l'iodure de potassium (5/200, 1 cuillerée à bouche 3 fois par jour), de l'iodure de fer et des frictions mercurielles n'ont donné jusqu'à présent que des résultats médiocres.

Notre expérience personnelle nous fait un devoir d'applaudir aux tentatives de ceux qui reconnaissent à l'électricité une action thérapeutique puissante et qui, ennemis de toute expectation, ne se contentent pas de se croiser les bras et de laisser aller les choses à leur gré. Assurément, nous nous gardons de recourir au courant galvanique, avant que tous les symptômes d'inflammation aient disparu, par conséquent avant la septième semaine, généralement, après l'attaque. Nous donnons la préférence au procédé suivant. Nous plaçons la grande électrode au niveau présumé du foyer pathologique, la petite, immédiatement au-dessous et en arrière de l'angle du maxillaire inférieur, sur le ganglion cervical supérieur du sympathique; nous donnons au courant une intensité faible (6-8 éléments), 3 minutes d'action pour l'électrode crânienne, 3 minutes également pour l'autre pôle, et tout cela en 3-4 séances par semaine. Dans bien des cas, nous vîmes une première application du courant galvanique permettre au malade de mouvoir, sur ordre, les membres paralysés. Le résultat obtenu, il est vrai, disparaissait bientôt pour acquérir une durée de plus en plus longue au fur et à mesure de la galvanisation. Finalement, on arrivait à faire renaître le mouvement volontaire pour toujours.

On a recommandé et préconisé encore les courants transverses, obliques et verticaux à travers le cerveau.

Il existe un moyen d'éviter les *contractures musculaires* ou du moins d'en restreindre le développement. Il suffit, pour cela, de changer plusieurs fois par jour la position des membres paralysés, de supprimer aussitôt les attitudes vicieuses, de pratiquer le massage des muscles et de maintenir, surtout la nuit, les mains et les doigts à l'aide d'attelles. On essayera de produire, à l'aide de courants galvaniques stables, la résolution des contractures déjà existantes (R. Remak).

L'utilité du courant galvanique labile (cathode appliquée sur les muscles paralysés, anode sur la nuque ou sur le crâne au niveau du foyer) et de la faradisation contre la paralysie est incontestable. Encore qu'il soit impossible, avec ces moyens, de faire rétrocéder la lésion, on prévient du moins les progrès de l'atrophie par inactivité.

On a préconisé également les eaux thermales anodines de Wildbad-Gastein, Wildbad-Würtemberg, Teplitz, Pfäffers et Ragatz, les bains d'eaux mères salines, les cures par les eaux froides ou le séjour dans les montagnes et sur les bords de la mer. Il faudra défendre les longs voyages en chemin de fer et n'avoir recours aux bains que lorsque tout phénomène phlegmasique a disparu.

Outre l'hémorrhagie spontanée, qui amène presque toujours une extravasation sanguine abondante (hémorrhagie massive), il survient également dans le cerveau des *hémorrhagies punctiformes ou capillaires*; dans ces cas, l'épanchement ne dépasse pas le volume d'une tête d'épingle.

L'écorce cérébrale est le siège de prédilection de ces hémorrhagies punctiformes. Elles sont tantôt uniques, tantôt multiples. Dans le premier cas, elles peuvent demeurer silencieuses pendant la vie ; mais parfois, elles se sont développées à une proximité l'une de l'autre telle, qu'elles prennent de l'extension et provoquent les effets d'une hémorrhagie en masse. La substance cérébrale avoisinant les points de rupture est ramollie et imbibée de sérosité et de sang.

L'examen microscopique des hémorrhagies capillaires montre que le centre du foyer sanguin est constitué par un vaisseau qui, isolé à l'aide d'aiguilles, présente une dilatation anévrysmale de la gaine lymphatique et une accumulation dans cette gaine de globules rouges du sang. On réussit quelquefois à découvrir la déchirure de la paroi vasculaire, à travers laquelle a eu lieu l'émigration des hématies. On se trouve, somme toute, en face d'un anévrysme disséquant. La dégénérescence graisseuse et la multiplication nucléaire des parois vasculaires sont choses fréquentes, mais semblent souvent n'être qu'une conséquence (secondaire) de l'hémorrhagie elle-même.

A bien des endroits, l'on constate également des ruptures de la gaine adventice et, partant, la pénétration des hématies dans le parenchyme cérébral, fort loin quelquefois entre les éléments nerveux. Il ne faut pas s'étonner que cet accident dépasse souvent une simple séparation de ces éléments et qu'il en résulte des destructions et de véritables désorganisations. Aussi les globules rouges ne tardent-ils pas à s'augmenter de cellules granulograisseuses, résidus de la destruction des éléments nerveux.

Lorsque les hémorrhagies capillaires ont duré quelque temps, il s'y fait un travail de métamorphose. Les globules rouges se désorganisent, l'hémoglobine se transforme et les foyers prennent une coloration d'abord brune et plus tard jaune d'ocre. Les reliquats de pigment sanguin se déposent en partie sur la paroi externe de la gaine adventice (espaces lymphatiques périvasculaires), en partie dans cette gaine elle-même et en partie aussi dans le tissu cérébral, sous forme de granulations, d'aiguilles ou de petites tablettes jaunes et brunes. On a cru également au développement, grâce à la résorption du sang et du parenchyme cérébral désorganisé, d'espaces kystiques à contenu séreux qui, s'ils sont confluents, peuvent constituer une sorte de cavernome.

Les hémorrhagies capillaires s'observent avec le plus de fréquence dans les *maladies infectieuses* et les *états cachectiques*. Citons la variole, la pustule maligne, la pyohémie, la fièvre puerpérale, le rhumatisme articulaire aigu, toutes les affections qui s'accompagnent d'altérations du sang, la maladie de Werlhof, le scorbut, la leucémie, l'anémie pernicieuse progressive, etc.

Dans ces cas, les causes efficientes des hémorrhagies ne sont pas toujours les mêmes. La plupart du temps sans doute, il s'agit, ce semble, d'une porosité morbide des vaisseaux et d'une diapédèse anormale d'hématies, provoquées par une constitution pathologique du sang; d'autres fois, — dans la pyohémie, dans la leucémie, — on se trouve en présence d'embolies ou de thromboses des vaisseaux encéphaliques (dans la leucémie, il y a accumulation et conglomération des leucocytes). Il y a enfin des auteurs qui dans les hémorrhagies capillaires rejettent la responsabilité sur la dégénérescence graisseuse et la fragilité des parois vasculaires.

5. — Embolie et thrombose des artères cérébrales.

Ramollissement cérébral embolique ou thrombotique. — Nécrose cérébrale.

I. Étiologie. — La sténose ou l'oblitération des vaisseaux cérébraux sont créées par des obstacles à la circulation charriés par le sang lui-même, embolies, ou développés sur place, thrombus.

Ce sont les *affections du cœur gauche*, et notamment les lésions valvulaires, qui sont la *cause la plus fréquente des embolies*. Il se détache des dépôts fibrineux inflammatoires ou des valvules elles-mêmes des particules qui sont entraînées par le courant sanguin et portées dans le cerveau.

La statistique de Sperling, de l'Institut de Virchow, montre que les lésions cérébrales d'origine embolique ne sont pas rares dans les altérations des valvules cardiaques. Sur 297 cas de lésions valvulaires gauches, on trouve 74 fois des embolies, dont 15 (22,7 0/0) pour le cerveau, 57 pour les reins et 39 pour la rate. C'est le rétrécissement mitral qui surtout s'accompagne d'embolies, quoique bien des auteurs attribuent la prépondérance aux lésions des valvules aortiques. Bertin rencontra 24 fois des affections mitrales et 10 fois seulement des affections valvulaires aortiques dans l'embolie des artères cérébrales. Les altérations inflammatoires de l'endocarde peuvent également enfanter de l'embolie cérébrale, qu'elles soient aiguës ou chroniques. Mais, tandis que dans l'endocardite septique on n'a le plus souvent affaire qu'à une embolie de petit volume et par conséquent à de l'obstruction capillaire, dans l'endocardite chronique au contraire, surtout si elle s'accompagne d'exacerbations aiguës, il se détache des parcelles plus grosses qui vont oblitérer des artères de plus gros calibre.

Dans bien des cas, l'embolie artérielle encéphalique est constituée par un de ces thrombus cardiaques qui se développent de préférence dans l'oreillette gauche.

La pathogénie est à peu près la même dans les cas où il existe des tumeurs (gommes, cancer), des kystes hydatiques, des abcès ou des anévrysmes du muscle cardiaque, qui se sont créé une communication avec le cœur gauche ou qui y ont lancé des caillots (anévrysmes).

Les embolies des artères cérébrales ont fréquemment pour origine *des foyers pathologiques de l'aorte ou de la carotide*, tels que les abcès athéromateux en voie de perforation, les coagulums des anévrysmes de l'aorte, les dilatations de la carotide avec les coagulums qui se détachent des parois ectasiées, les tumeurs qui, nées dans le voisinage de ces gros vaisseaux, se sont frayé une voie dans leur intérieur et s'y morcellent en partie, etc.

Quelquefois ce sont des *affections du domaine veineux pulmonaire* qui engendrent des lésions emboliques cérébrales. Telles sont les cavernes tuberculeuses du poumon, les abcès, le cancer, la gangrène de cet organe et la bronchite putride.

Dans ces derniers temps, on a attiré l'attention à plusieurs reprises sur les signes d'embolie cérébrale qui s'observent à la suite de l'opération de l'empyème, pendant le lavage de la cavité pleurale. L'accident semble devoir être rattaché, dans ces cas, à des thrombus des veines pulmonaires détachés et emportés par le courant.

Les altérations du cœur droit (thrombus cardiaques et thrombose dans le domaine des veines caves) ne peuvent en aucune façon produire des embolies dans le système aortique, en raison de l'intervention des capillaires du poumon qui, par leur étroitesse, retiennent le bouchon vasculaire au delà des veines pulmonaires. Ce n'est uniquement qu'en cas de persistance du trou de Botal, que l'accident est possible, parce qu'alors l'embolie peut pénétrer directement de l'oreillette droite dans l'oreillette du côté opposé.

L'embolie graisseuse et l'embolie pigmentaire constituent des formes spéciales d'embolie cérébrale ; toutes deux frappent ordinairement les petits vaisseaux de l'écorce de l'encéphale.

L'*embolie graisseuse* a surtout un intérêt chirurgical ; elle est le plus souvent en rapport avec des fractures et résulte de l'entrée dans les veines de la graisse échappée de la cavité médullaire et de son transport par le courant sanguin dans certains organes. Cependant H. Müller l'a rencontrée également dans la dégénérescence graisseuse de reins enflammés.

L'*embolie pigmentaire* est la conséquence d'une fièvre intermittente grave. Le sang devient le siège d'une production abondante de matière colorante noire qui se dépose, entre autres, dans les vaisseaux cérébraux. Nous insisterons sur ce fait en parlant de la fièvre intermittente.

Pour ce qui est des *causes de la thrombose des artères cérébrales*, il s'agit régulièrement d'altérations des parois vasculaires, telles qu'elles se développent après des maladies graves (*thrombose marastique*), après une pneumonie, une fièvre typhoïde, un carcinome utérin, etc. Le processus pathogénétique consiste probablement en une dégénérescence graisseuse du revêtement endothélial de la tunique interne, dégénérescence qui, réalisée sous l'influence de l'état cachectique, devient l'occasion, ainsi que le démontrent les expériences de Zahn, d'une accumulation à ce niveau de disques sanguins, de leucocytes et d'une formation de thrombus blancs.

Les *lésions endartériques* sont une cause beaucoup plus fréquente encore de la production de thrombus. Ces lésions sont tantôt de simples altérations séniles et marchent de pair avec l'artério-sclérose d'autres vaisseaux, tantôt elles se développent d'une façon précoce et acquièrent un haut degré de gravité sous l'influence de la syphilis, de l'abus de l'alcool ou de la maladie de Bright. Elles peuvent parfois arriver au point d'obstruer complètement le calibre artériel et constituer une endartérite oblité- rante.

Baumgarten a trouvé chez des syphilitiques de véritables *gommes* dans les tuniques adventice et musculaire des artères encéphaliques. Ces gommes présentent une tendance spéciale à la formation de thrombus, surtout lors- qu'elles s'accompagnent d'endartérite oblitérante.

Dans certains cas, la thrombose cérébrale est le résultat d'une compres- sion artérielle par une tumeur (*thrombose par compression*) ou d'une phlegmasie des régions avoisinantes, d'une méningite, par exemple (*thrombose inflammatoire*).

On a prétendu que dans la *leucémie*, les thrombus se formaient grâce au pelotonnement des globules blancs du sang. Il nous semble cependant, que dans cette affection le mode de développement des thromboses est le même que celui qui donne lieu aux thromboses marastiques.

Il faut, du reste, être persuadé que les thrombus encéphaliques ne naissent pas toujours sur place, ne sont, par conséquent, pas toujours autochthones, mais qu'ils ne sont quelquefois que des *thrombus par propagation*, dont le foyer primitif siège dans l'artère carotide ou vertébrale et qui n'atteignent les vaisseaux de la base du cerveau et leurs ramifications que par l'addition incessante au bouchon initial de matériaux purement thrombotiques.

N'oublions pas en outre que, malgré la connexion qui existe ordinairement entre l'embolie et la thrombose, cette dernière peut, elle aussi, amener une embolie par sa propre dissociation.

De tout ce qui précède, il résulte que le développement de l'embolie ou de la thrombose est en rapport médiat, sinon immédiat, avec le *rhumatisme aigu*, la *syphilis*, l'*alcoolisme*, la *maladie de Bright*, les *états cachecti- ques* et la *sénilité*. Les opinions varient sur le plus ou moins de fré- quence dans les deux sexes. Mes documents personnels me font considérer ces accidents comme *plus fréquents chez l'homme*. Au point de vue de l'âge, il existe un certain antagonisme entre l'embolie et la thrombose ; l'embolie se produit plus souvent dans l'âge adulte, tandis que la thrombose n'apparaît jamais qu'après quarante ans. Seule, la thrombose marastique fait exception à la règle, parce que sa genèse est une affaire quelque peu fortuite.

II. Altérations anatomiques. — La thrombose et l'embolie cérébrales ont toutes deux un siège de prédilection, et ce siège est le même pour l'une et l'autre de ces affections. Le plus souvent, il s'agit d'une lésion de l'artère de la fosse sylvienne gauche, tantôt du tronc principal, tantôt des branches, ce qui fait que le tableau clinique lui-même présente une certaine monotonie dans ses manifestations, qui sont presque toujours de l'hémiplégie droite et de l'aphasie.

Les considérations qui précèdent montrent que l'embolie et la thrombose frappent le plus souvent la carotide interne, plus rarement la sous-clavière et la vertébrale. Et c'est à la carotide gauche que ces lésions accordent la préférence, ce qu'on a expliqué par la direction même de cette artère. Ce vaisseau, en effet, se détache à peu près en ligne droite de la crosse de l'aorte, tandis que la carotide du côté opposé s'en sépare à angle droit. Or, l'artère sylvienne représente en quelque sorte la ramification terminale de la carotide gauche. De cette façon, l'embolie n'a qu'à suivre une voie toute directe, ce qu'elle fait du reste habituellement.

Lorsqu'une thrombose ou une embolie ont produit l'oblitération d'une artère cérébrale, tout dépend de l'établissement d'une circulation collatérale. Si la distribution des vaisseaux sanguins permet à des artères voisines, s'anastomosant entre elles, d'amener promptement du sang à la zone exclue de la circulation, la lésion se compense presque entièrement; si au contraire, cet apport sanguin collatéral fait défaut, il se développe des altérations nécrotiques, ou bien directes (gangrène, nécrose) ou bien indirectes, ces dernières par la voie de l'infarctus hémorrhagique si bien étudié par Cohnheim.

Les conséquences sont toutes différentes selon que le processus d'occlusion a atteint les rameaux afférents du cercle artériel de Willis et les vaisseaux corticaux ou bien les artères qui partent du cercle de Willis pour pénétrer dans le domaine basilaire de l'encéphale.

Dans le premier cas, une compensation, une sorte d'élimination, est possible, en ce sens que tous ces vaisseaux sont reliés entre eux par des anastomoses multiples. Pour le cercle de Willis, le fait saute aux yeux; quant aux artères corticales, les injections pratiqués par Heubner ont démontré clairement les nombreuses communications qu'elles offrent entre elles. Pour le cercle de Willis, il importe que toutes les voies de communication soient convenablement développées; si elles le sont, le cerveau présente une résistance étonnante, témoin l'observation de Kussmaul où l'oblitération intéressait les deux artères sous-clavières et l'une des carotides. S'il existe des anomalies, les choses changent de face. Ainsi l'on a vu, dans ces conditions, la ligature de l'une seulement des carotides provoquer un ramollissement de l'hémisphère cérébral correspondant.

Lorsqu'il s'agit d'une occlusion du système basilaire, c'est-à-dire de ces artères qui, originaires du cercle de Willis, se dirigent à la base du cerveau et pénètrent de là dans l'encéphale, qui sont par conséquent des artères terminales et n'ont aucune anastomose avec des vaisseaux voisins, il se produit nécessairement une gangrène directe ou précédée le plus souvent d'infarctus hémorrhagique. Dans l'embolie comme dans la thrombose, l'une de ces deux lésions est constante. Ce qui est certain, c'est qu'on ignore pourquoi, dans certains cas, il y a infarctus et dans d'autres, non. Si, par exemple, dans le domaine vasculaire anémié la colonne sanguine située derrière l'embolus se coagule rapidement, cette coagulation empêche tout en-

gorgement veineux de retour à travers les capillaires de l'artère terminale
oblitérée et par conséquent toute extravasation de globules rouges hors de
vaisseaux où la circulation de retour est supprimée, c'est-à-dire tout infarctus hémorrhagique.

Dans les altérations nécrotiques du cerveau, on a l'habitude de se servir
non du mot gangrène, mais des expressions *ramollissement cérébral, encéphalomalacie nécrotique.* Le ramollissement est dit blanc ou gris, rouge
ou jaune, suivant la coloration de la zone malade. Il n'est pas seulement la
conséquence d'une embolie ou d'une thrombose des artères cérébrales, il se
produit encore en connexion avec les phlegmasies du parenchyme encéphalique (encéphalite). Il faut donc distinguer une encéphalomalacie nécrotique
et une encéphalomalacie inflammatoire. Macroscopiquement, toutes deux se
ressemblent à s'y méprendre; microscopiquement au contraire, il n'en est
plus de même. En effet, dans le ramollissement inflammatoire, il y a prolifération des éléments cellulaires qui toutefois peut être dissimulée par la
prépondérance d'éléments graisseux.

Donc, la présence seule d'une embolie ou d'un thrombus dans un vaisseau pourrait plaider en faveur d'un ramollissement nécrotique, contre un
ramollissement inflammatoire. Il arrive quelquefois, il est vrai, que le bouchon vasculaire se résorbe graduellement en ne laissant derrière lui que
l'encéphalomalacie. Dans ces conditions, il ne reste qu'à rechercher l'existence, en un endroit éloigné, de matériaux emboliques ou celle d'altérations
endartériques des artères cérébrales, trouvailles qui permettraient de supposer une thrombose ancienne. Malgré tout cependant, le cas peut rester
douteux.

Dans le ramollissement blanc ou gris, les parties malades sont transformées en une bouillie blanche ou grisâtre, molle, frémissante, qui se laisse
entraîner souvent avec la plus grande facilité par un filet d'eau, pour laisser
à la place une cavité à parois déchirées et en lambeaux.

L'examen microscopique du foyer nécrosé révèle une dégénérescence
adipeuse plus ou moins avancée des éléments nerveux. Ce sont les fibres
nerveuses qui sont atteintes les premières; les cellules ganglionnaires résistent plus longtemps; au bout d'un certain temps, elles présentent à l'œil
l'aspect de masses globuleuses gonflées et vitreuses. Les observations de
Wengler montrent que ces cellules peuvent également subir la calcification.

On ne connaît pas au juste la durée pendant laquelle les fibres nerveuses
supportent l'ischémie artérielle sans éprouver d'altérations anatomiques;
on l'évalue cependant à deux fois vingt-quatre heures, au maximum. La
gaine médullaire se coagule et s'émiette en morceaux de plus en plus petits;
le cylindre-axe également devient la proie d'une désorganisation et d'une
destruction progressives; les éléments cellulaires de la névroglie et des vaisseaux subissent la dégénérescence graisseuse, et en fin de compte on ne
trouve plus au niveau du foyer de ramollissement que des cellules granulo-
graisseuses.

Au fur et à mesure que la dégénérescence graisseuse fait des progrès, la teinte blanche ou grise du parenchyme malade se transforme en une coloration jaune. Le ramollissement blanc ou gris est devenu du ramollissement nécrotique jaune. Cette transformation exige en moyenne de quatre à six semaines. Les éléments stéatosés résorbés sont parfois remplacés par un liquide séreux, tantôt clair, tantôt laiteux et ressemblant à une émulsion par son mélange avec de la graisse. Le foyer de ramollissement laisse donc derrière lui une poche encéphalomalacique, qui est enkystée ou non. La cavité du kyste est traversée, dans certains cas, par un réseau à mailles plus ou moins serrées, dont les espaces renferment du liquide. Les fils de ce réseau sont constitués en partie par des débris de vaisseaux oblitérés, en partie par des trabécules conjonctives de nouvelle formation. La confusion de ces kystes avec les kystes apoplectiques est extrêmement fréquente.

Il nous reste à parler de l'encéphalomalacie rouge. Elle correspond exactement à l'infarctus hémorrhagique cunéiforme des autres organes, tout en ayant, dans le cerveau, la forme d'une ellipse allongée. Elle n'est pas, nous le répétons, la conséquence nécessaire d'une embolie préalable.

Dans ce genre de ramollissement, la partie lésée est rougeâtre et malaciée ; à la périphérie du foyer, on constate des hémorrhagies punctiformes. L'examen microscopique révèle la présence d'hématies plus ou moins altérées et de détritus graisseux. Peu à peu la désorganisation des globules rouges fait des progrès : une partie de la matière colorante se transforme ; le reste se cristallise. Aussi le foyer prend-il une teinte brune, ocreuse ou couleur chocolat pour se métamorphoser finalement en un foyer de ramollissement jaune. Il faut prendre garde de ne pas confondre ces foyers avec des foyers hémorrhagiques : la constatation de l'embolus est le meilleur moyen de prévenir l'erreur.

L'extension et la localisation des foyers de ramollissement dépendent évidemment du domaine vasculaire oblitéré. Parfois leurs dimensions dépassent le volume d'une pomme. Quelquefois on observe des foyers doubles ou multiples d'âge différent, et par conséquent, de développement successif.

Nous n'avons fait mention jusqu'ici que de l'action mécanique de l'obstruction artérielle, parce qu'elle seule est en rapport avec le processus qui crée le ramollissement nécrotique de l'encéphale. Il arrive également, en cas d'embolie, que l'on se trouve en présence de phénomènes infectieux. Cela a lieu lorsque le bouchon vasculaire a pour point de départ des foyers infectieux, tels qu'on les observe dans les affections putrides des poumons, dans l'endocardite septique, etc. Au point où se produit l'obturation, il se développe une inflammation secondaire, une encéphalite, avec toutes ses conséquences. On a affaire alors à une encéphalomalacie phlegmasique avec abcès du cerveau. Si l'embolie provient de foyers ulcéreux, les produits inflammatoires engendrés dans la substance cérébrale peuvent devenir également le siège de processus d'ulcération. Nous reviendrons sur ce point dans le prochain chapitre.

Nous dirons quelques mots seulement des *altérations des artères encéphaliques* elles-mêmes. Les embolies sont très souvent à cheval, — c'est à ce signe qu'on les reconnaît — sur l'éperon saillant qui existe au niveau des embranchements artériels. Au niveau de l'obstruction, l'artère présente fréquemment aussi une dilatation en fuseau. Dans un cas, Böttcher put s'assurer de l'origine pulmonaire de l'embolus, grâce au pigment pulmonaire qu'il y rencontra. Cet embolus avait amené la production d'un abcès. En cas de thrombose, les vaisseaux présentent des renflements par places, ils sont calcifiés, jaunes, durs, demeurent béants lorsqu'on les sectionne et montrent des parois d'une grande épaisseur. Le thrombus peut obturer le calibre tout entier, il peut être pariétal ou se propager au loin. Plus tard, les masses oblitérantes sont susceptibles de résorption, de canaliculisation, de transformation conjonctive et de calcification.

III. Symptômes.

— Ce qui différencie souvent, mais pas toujours, la thrombose de l'embolie cérébrale, c'est le développement lent de la première opposé à l'apparition subite de la seconde. Aussi observe-t-on souvent, dans la thrombose, des *prodromes* qui consistent en céphalalgie, vertige, malaise, vomissements, troubles de la vue et de l'ouïe, mauvaise humeur, irritabilité, diminution de la mémoire, aphasie passagère, paresthésies, engourdissement, paralysies ou parésies transitoires à caractère hémi- ou monoplégique. Tous ces symptômes avant-coureurs résultent évidemment d'une diminution de calibre de la voie artérielle ; mais il semble que le cerveau puisse s'accommoder de la restriction apportée à l'afflux sanguin et qu'il n'y réponde par des troubles fonctionnels que lorsque cette restriction dépasse certaines limites. A partir de ce moment, les accidents apparaissent avec la même soudaineté que dans les cas d'embolie.

Le tableau pathologique occasionné par ces accidents ressemble d'une façon complète à l'*attaque apoplectique* de l'hémorrhagie cérébrale ; il n'y manque pas la moindre des modifications décrites à propos de cette affection. Les terminaisons sont les mêmes que celles de l'encéphalorrhagie. Il a semblé, à un moment donné, que dans l'embolie et la thrombose on rencontrait souvent des convulsions ou générales, ou hémiplégiques, ou monoplégiques ; mais ce fait ne permet pas le moins du monde de risquer, dans chaque cas particulier, un diagnostic différentiel entre l'hémorrhagie cérébrale et ces dernières lésions.

Comme symptômes prodromiques, on a encore noté dans certains cas des *hémorrhagies emboliques* de la rétine. Schirmer a observé également *des ruptures vasculaires dans la caroncule lacrymale*.

Lorsque les malades sont sortis du coma apoplectique, ils entrent dans bien des cas et exactement de la même manière, avec les mêmes symptômes que dans l'hémorrhagie cérébrale, dans la période de la *réaction inflammatoire*.

A cette période succède celle des *symptômes de foyer* qui, eux, dépendent avant tout de la partie cérébrale lésée. Il faudra, à ce sujet, consulter les remarques diagnostiques qui sont en tête de ces chapitres. Quoi qu'il en soit, comme la plupart du temps on a affaire à des embolies ou des thromboses de l'artère sylvienne gauche, ces symptômes consisteront en hémiplégie droite et en aphasie. Si l'oblitération n'intéresse que certaines branches de ce vaisseau, il peut y avoir ou de l'aphasie ou de l'hémiplégie seulement.

Parfois les accidents sont très passagers ; cela arrive quand le bouchon embolique se dissocie et que les parcelles fournies par cette dissociation pénètrent dans des ramifications vasculaires moins importantes.

Les *récidives* ne sont pas rares ; cela tient, pour l'embolie, à la persistance de la cause et, pour la thrombose, à la facilité avec laquelle la lésion frappe de nouveaux vaisseaux. Les nouvelles attaques atteignent tantôt le même, tantôt le côté opposé du corps.

Les *altérations secondaires* des lésions emboliques ou thrombotiques ayant donné naissance à des troubles permanents sont identiques à celles de l'hémorrhagie cérébrale. La démence sénile est la résultante fréquente d'une thrombose cérébrale qui progresse peu à peu et amène de l'encéphalomacie à marche envahissante.

IV. Diagnostic. — Le diagnostic de l'embolie ou de la thrombose des artères cérébrales est l'un des problèmes les plus épineux de la pathologie. Le plus souvent, il faut se contenter de probabilités. La confusion avec l'hémorrhagie cérébrale est des plus faciles ; c'est s'avancer beaucoup que de poser le diagnostic différentiel de ces affections, quoique les lésions valvulaires du cœur, le jeune âge des apoplectiques, les accidents emboliques dans d'autres organes, tels qu'hématurie, splénomégalie, absence de pouls dans certaines régions des extrémités, etc., soient de nature, somme toute, à plaider en faveur d'une embolie plutôt que d'une hémorrhagie cérébrale. Il en sera de même, si l'on constate des altérations de l'aorte ou des carotides (anévrysmes), ou si l'on a trouvé des lésions emboliques du côté de l'œil. Enfin les paralysies d'origine cérébrale qui se produisent sans ictus apoplectique ou avec des phénomènes apoplectiques à peine prononcés, doivent faire songer plutôt à une embolie qu'à une hémorrhagie encéphalique.

La tâche est plus difficile encore lorsqu'il s'agit de différencier l'hémorrhagie cérébrale d'une thrombose. La balance penchera en faveur de cette dernière, si les artères périphériques sont le siège d'une artériosclérose accentuée, si c'est précisément le domaine de l'artère sylvienne qui se trouve lésé ou si l'affection semble avoir la syphilis pour facteur étiologique. Ici encore, on ne peut guère émettre que des probabilités, quitte à laisser la question du diagnostic en suspens. Il est un fait digne de remarque, c'est que les symptômes bulbaires et paralytiques, qui n'amènent pas promptement la mort, sont engendrés le plus souvent par de l'artério-thrombose (surtout à la suite de syphilis) ; car les hémorrhagies de ces organes si nécessaires à la vie tuent ordinairement les malades en fort peu de temps.

Pour le diagnostic différentiel de l'embolie et de la thrombose, on aura recours aux mêmes considérations que précédemment.

V. Pronostic. — Le pronostic de l'embolie comme de la thrombose est toujours sérieux, d'abord parce que la lésion peut tuer du coup, ensuite parce que les foyers de ramollissement et les phénomènes de paralysie qui en dépendent sont irréparables, enfin parce que les récidives sont fréquentes et ne peuvent être évitées. Dans l'embolie seule du domaine vasculaire cortical, la compensation de la lésion est possible.

VI. Traitement. — Le traitement est le même que dans l'encéphalorrhagie. Seulement, il faudra, au moment de l'ictus apoplectique, remplacer la saignée par l'administration d'agents excitants. S'il s'agit d'un syphilitique, on aura recours aux frictions mercurielles prolongées (4 gr. par jour) et à l'iodure de potassium à l'intérieur (5/200, 3 cuillerées à bouche par jour).

6.— Inflammation du cerveau. Encéphalite. Abcès du cerveau ou encéphalite apostomateuse.

I. Étiologie. — L'encéphalite et sa terminaison par abcès sont des accidents rares. Sous le nom d'inflammation du cerveau, le public, qui se sert fréquemment de ce terme, comprend non pas la phlegmasie du parenchyme encéphalique, mais celle des membranes méningées, la méningite. En ce qui concerne le tableau clinique de l'affection, les anciens médecins ont confondu souvent les deux états pathologiques, parce qu'ils partaient de cette idée erronée, que la phlogose d'un substratum d'une importance vitale aussi considérable que celui du cerveau ne pouvait que se manifester par les symptômes les plus violents.

Les traumatismes *crâniens* sont la condition pathogénique la plus fréquente de l'encéphalite et de l'abcès du cerveau. Et dans ce groupe étiologique, nous ne rangeons pas seulement les plaies des parties molles, les fractures, les enfoncements, les fissures des os du crâne, la mise en pièces de la lame vitrée, la pénétration d'esquilles dans le parenchyme cérébral ou l'introduction dans la boîte crânienne de corps étrangers, mais encore les commotions et les ébranlements. Dans tous ces cas, l'affection cérébrale se développe tantôt au niveau même de la lésion, tantôt à un point tout à fait opposé, par l'effet du contre-coup.

Quelquefois l'on se trouve en face d'une *encéphalite par propagation de voisinage.*

Les affections de l'oreille jouent un rôle prépondérant dans la genèse de cette dernière forme d'encéphalite, surtout les suppurations du rocher, tuberculeuses ou non, ou encore celles des apophyses mastoïdes. Dans certains cas, le pus, après usure osseuse préalable, se fraye une voie directement vers les méninges et la substance cérébrale, où il crée une inflammation secondaire ; ou bien, accompagné d'agents phlogogènes, il s'insinue le long des gaines des nerfs facial et auditif jusque dans le cerveau ; enfin le transport de ces mêmes agents phlogogènes au cerveau peut se faire par l'intermédiaire des vaisseaux sanguins et lymphatiques, et alors, malgré l'intégrité des os et des gaines nerveuses, il se produit une encéphalite ou un abcès cérébral avec ou sans thrombose concomitante des sinus.

L'encéphalite peut encore être le résultat d'affections de cavités extérieures du crâne. En tel cas, le processus inflammatoire, originaire de ces cavités, se propage au cerveau. Parmi ces affections, il faut classer les tumeurs de l'antre d'Highmore, de l'arrière-cavité des fosses nasales ou des orbites, en voie d'ulcération spontanée ou artificielle (intervention chirurgicale). L'accès du cerveau sera bien plus aisé encore pour les inflammations vraies, telles que l'ozène, les phlegmasies orbitaires. Il nous semble inutile d'insister sur la facilité avec laquelle le processus pathologique frappe les méninges et le cerveau en cas de lésions syphilitiques ou tuberculeuses ulcéreuses. Strümpell a publié des observations de méningite cérébro-spinale épidémique, où la transmission de l'inflammation au parenchyme cérébral provoqua la formation d'abcès encéphaliques.

L'*embolie* et les *processus métastatiques* jouent parfois un rôle considérable dans la pathogénie de l'encéphalite et de l'abcès du cerveau.

Dans le chapitre qui traite de l'embolie des artères cérébrales, il a été dit qu'on devait attribuer au bouchon vasculaire, outre son action purement mécanique, des propriétés infectieuses et phlogogènes. Tel est le cas dans l'endocardite septique, l'abcès du poumon, la gangrène pulmonaire, souvent aussi dans la bronchite putride, la bronchectasie et l'empyème.

Quelquefois l'encéphalite apostomateuse est en rapport avec des suppurations périphériques, avec celles de la cavité abdominale, par exemple. En tel cas, il faudra porter son attention sur la persistance du foramen ovale.

C'est ici encore qu'il faut placer les altérations phlegmasiques de l'encéphale qu'on voit survenir dans les maladies infectieuses (pyohémie, fièvre puerpérale, endocardite ulcéreuse, ostéomyélite, typhus, morve, etc.).

Les rapports qui unissent l'encéphalite aux inflammations des parties molles du crâne, sont des plus nets. Parmi ces inflammations, notons l'érysipèle de la face, la furonculose, l'eczéma, la parotidite, l'inflammation du tissu cellulaire du cou, etc.

Il existe un quatrième groupe de phlegmasies cérébrales qui ne sont que secondaires et qui reconnaissent pour cause une *affection encéphalique préalable de nature différente*. Les foyers hémorrhagiques, les ramollissements nécrotiques, les tumeurs, les lésions parasitaires font partie de ce groupe.

Il reste enfin les cas dont la cause demeure inconnue et où l'on se trouve en présence d'un *abcès cérébral spontané*. Leur nombre évidemment diminue de plus en plus aujourd'hui, grâce à la perfection de nos méthodes d'investigation. Beaucoup d'auteurs modernes considèrent même le développement spontané de ces abcès comme un fait des plus douteux.

Le hasard joue un grand rôle dans la genèse de l'encéphalite et de l'abcès du cerveau ; aussi les statistiques relatives à l'âge et au sexe n'ont-elles qu'une valeur absolument secondaire. La fréquence plus grande de ces accidents chez l'homme tient uniquement à ce que ce dernier se trouve plus exposé aux plaies et blessures. Enfin, le mal s'observe aussi bien chez les enfants que chez les adultes ; il ne devient rare qu'au delà de 60 ans.

II. Altérations anatomiques. — Les altérations anatomiques de l'encépha-lite se présentent sous deux aspects différents ; on observe ou bien du ramollissement inflammatoire ou bien un abcès du cerveau.

Le *ramollissement inflammatoire* offre les mêmes caractères macros-copiques que le ramollissement nécrotique, il est tantôt rouge, tantôt jaune. Du reste, ces deux genres d'encéphalomalacie se ressemblent à s'y méprendre ; confondus jusqu'à présent, ils n'ont été séparés que tout ré-cemment. Cette distinction n'est souvent possible qu'à l'aide des renseigne-ments anamnestiques et des trouvailles anatomiques secondaires (embolie, thrombus, traumatisme).

Dans le *ramollissement rouge*, on est frappé de la diminution de consis-tance de la substance cérébrale et de sa coloration rouge sang, lorsque le cas est récent, brunâtre, d'un brun chocolat lorsque le foyer est ancien. Au centre de la lésion, la teinte semble répartie d'une façon uniforme ; à la périphérie, au contraire, la rougeur existe par plaques et l'on y constate des extravasations sanguines punctiformes. Grâce à l'infiltration séreuse, le foyer augmente de volume. Si l'on pratique une incision, il vient faire saillie entre les lèvres de la plaie.

En tout cas, si ses dimensions sont suffisantes, il exerce sur l'hémis-phère correspondant une compression qui se manifeste par l'aplatissement des circonvolutions, l'effacement des sillons, la sécheresse et l'anémie de la surface du cerveau. Aussi suffit-il souvent de la mise à nu de l'encéphale, la dure-mère étant enlevée, pour diagnostiquer la présence dans la profondeur d'un foyer pathologique. Dans certaines circonstances, les altérations siè-gent surtout dans le voisinage immédiat du foyer de ramollissement et se trahissent à ce niveau tantôt par de l'anémie, tantôt par de l'œdème inflam-matoire, tantôt par ces deux processus à la fois.

Les *altérations microscopiques du ramollissement rouge* ont donné lieu à des recherches expérimentales nombreuses. La distinction entre l'en-céphalite parenchymateuse et l'encéphalite interstitielle n'est pas facile ; car l'inflammation atteint l'un et l'autre des éléments constitutifs du parenchyme cérébral ; en tous cas, la phlegmasie de l'un suit celle de l'autre de si près, que les lésions parenchymateuses et les lésions interstitielles marchent pour ainsi dire de pair.

En ce qui concerne la névroglie, on a trouvé du gonflement de ses élé-ments cellulaires et du tissu intercellulaire, une prolifération nucléaire allant jusqu'au développement de myéloplaxes (Hayem) et d'une altération granuleuse qui se transforme en dégénérescence graisseuse. Du côté des fibres nerveuses, on observe la désorganisation des gaines médullaires, la dilatation fusiforme des cylindres-axes et plus tard la dégénérescence adi-peuse. A ces lésions s'associent des extravasations sanguines, ce qui expli-que la présence de globules rouges libres, tantôt isolés, tantôt réunis en groupes, en tas ou en foyers, au milieu des éléments nerveux de l'encé-phale, qui sont séparés violemment les uns des autres ou entièrement dé-truits. Les vaisseaux sanguins sont dilatés par places ; leurs noyaux sont gonflés et augmentés de nombre ; çà et là les gaines lymphatiques adventices présentent des ectasies ampullaires qui sont remplies d'hématies extravasées. Dans d'autres endroits encore, les globules sanguins se sont logés sur la paroi externe des vaisseaux. Enfin, en de certaines places, on observe de la dégénérescence granuleuse et graisseuse des éléments cellulaires, ou un changement de stratification des vaisseaux avec émigration de leucocytes.

La transformation du ramollissement rouge en *encéphalomalacie jaune* se fait graduellement. Sa réalisation est due à la désorganisation des hématies extravasées et aux modifications de l'hémoglobine, mais surtout aux progrès de la dégénérescence adipeuse au niveau du foyer inflammatoire. Il est inutile de revenir sur le premier de ces deux processus qui a été décrit plusieurs fois déjà dans ce qui précède. Nous savons qu'on trouve finalement, comme résidu des hémorrhagies préalables, des granulations, des aiguilles ou des tablettes d'hématoïdine, tantôt libres, tantôt renfermées dans des éléments cellulaires. Parfois l'on rencontre des cellules ganglionnaires bondées, surchargées de pigment jaune (dégénération pigmentaire) ou calcifiées (Förster). La masse principale du foyer de ramollissement jaune est constituée par des granulations graisseuses et des cellules adipeuses, ces dernières engendrées par la dégénérescence graisseuse des cellules de la névroglie, des noyaux vasculaires et des cellules ganglionnaires. Cependant c'est en partie par l'intermédiaire de cellules amiboïdes remplies de graisse que se fait le transport de la graisse, de diffusion si difficile, dans l'intérieur des voies sanguines et lymphatiques. De là aussi l'accumulation dans les tuniques adventices des vaisseaux de gouttelettes adipeuses et de cellules granulo-graisseuses. Dans certaines de ces gouttelettes et de ces cellules, on aperçoit des paquets de cristaux adipeux, dont la présence est en grande partie un phénomène cadavérique. Quant aux vaisseaux sanguins, ils paraissent oblitérés en partie.

Lorsque l'on lave un foyer de ramollissement rouge ou jaune avec de l'eau, la substance ramollie est entraînée et laisse derrière elle une cavité à forme irrégulière, ovalaire le plus souvent, dont les limites sont inégales, déchirées, flottantes.

Nous avons dit plus haut déjà que l'on constate quelquefois des tendances à la réparation. On admet que la bouillie graisseuse peut se résorber entièrement et être remplacée par une *plaque ou une cicatrice* solide, scléreuse et *pigmentée*, notamment en son milieu. La réparation serait naturellement toujours incomplète, car il ne se produit jamais une régénération des éléments nerveux désorganisés.

Lorsque les plaques cicatricielles siègent dans la couche corticale, on constate à leur niveau une dépression plus ou moins accentuée et un épaississement de la pie-mère qui adhère intimement et pour toujours à la convexité du cerveau. Cette terminaison est analogue à celles de certaines hémorrhagies cérébrales. En effet, l'anatomo-pathologiste qui ignore l'étiologie et la marche clinique de l'affection, devra bien souvent se garder de toute appréciation sur la nature hémorrhagique ou inflammatoire de la plaque cicatricielle.

D'autres fois, le processus de cicatrisation crée non pas des plaques, mais des *poches kystiques*. Le foyer stéatosé disparaît par résorption et est remplacé successivement par de la sérosité ou un liquide trouble et grumeleux. Ces liquides sont enkystés, et le kyste lui-même est traversé par des cloisons conjonctives qui ne sont autre chose que des vaisseaux oblitérés et des trabécules connectives de néoformation. On voit par là que les occasions de confusion avec les kystes hémorrhagiques ne manquent pas.

Nous insisterons spécialement sur l'intime connexion qui paraît exister, dans l'encéphalite traumatique, entre l'hémorrhagie et l'inflammation. Car les recherches expérimentales elles-mêmes nous montrent que très souvent la phase initiale des altérations consiste en petites hémorrhagies, auxquelles les phénomènes phlegmasiques ne viennent se rattacher que secondairement, tantôt comme conséquence de la blessure, tantôt par suite de l'irritation provoquée par l'extravasation sanguine.

Le nombre, le volume et le siège des foyers d'encéphalite sont éminemment variables. Dans la grande majorité des cas, il est vrai, on n'a affaire qu'à un foyer unique; mais il est certaines affections, la pyohémie, par exemple, où l'on peut en compter une dizaine ou même une vingtaine. Leur volume est généralement d'autant plus considérable, que le nombre en est plus restreint. En cas de foyers pyohémiques multiples, leurs dimensions ne dépassent pas ordinairement celles d'une tête d'épingle; lorsqu'au contraire le foyer est unique, son volume peut atteindre celui d'une pomme ou du poing; il peut même occuper un hémisphère tout entier. L'écorce cérébrale et les ganglions basilaires sont le plus fréquemment le siège de l'encéphalite; celle-ci peut cependant se développer en n'importe quel endroit du cerveau; car elle est en partie le produit du hasard.

Nous n'en avons pas fini avec le tableau anatomique de l'encéphalite. Dans certaines conditions, il s'établit dans le foyer inflammatoire un travail de suppuration qui aboutit à la formation d'un abcès (encéphalite apostomateuse). Cet abcès est diffus ou enkysté.

Dans l'*abcès cérébral diffus*, la collection de pus est en contact immédiat avec le parenchyme encéphalique. La suppuration a une tendance très prononcée à envahir le voisinage, à frapper des portions de cerveau de plus en plus considérables et à amener finalement une perforation. Le pus peut se frayer une voie vers les ventricules, ou, si l'abcès siège dans le lobe temporal, vers la base du cerveau où il crée une méningite, ou encore, si l'abcès occupe les lobes frontal ou pariétal, vers la surface de l'encéphale à travers la couche corticale. Si, dans ce dernier cas, il existe des ouvertures crâniennes consécutives à des plaies ou à des ulcérations osseuses, il peut arriver que ce pus se vide directement au dehors pendant la vie. Quant à la forme de l'abcès diffus, elle est ordinairement oblongue avec quelques irrégularités. Le volume en est variable; il occupe parfois une grande partie d'un hémisphère. Tantôt il siège dans l'écorce, tantôt dans la profondeur du cerveau.

Dans l'*abcès enkysté*, le foyer purulent est enveloppé par une capsule conjonctive qui peut atteindre une épaisseur de plusieurs millimètres et offrir une solidité et une résistance considérables. Elle se confond graduellement avec le parenchyme cérébral avoisinant. Les auteurs anciens ont décrit des cas où cette capsule était détachée, comme décortiquée du reste du cerveau ; nous n'avons pas de documents personnels à ce sujet. Ce serait une erreur de croire que l'enkystement d'un abcès met un obstacle à son accroissement ; car les phénomènes cliniques démontrent le contraire, encore que le mode de développement soit chose inconnue dans ses détails. Le volume d'un abcès cérébral enkysté peut atteindre celui d'une pomme. Le plus souvent, le foyer est unique. La prédilection pour les rayons médullaires qu'on a voulu assigner à ces abcès n'a pas été confirmée par les expériences plus récentes.

Il n'est pas toujours possible de distinguer nettement un abcès diffus d'un abcès enkysté. Il existe des *formes de transition* où une partie seulement de l'abcès possède une membrane kystique. Aussi ne devra-t-on pas accorder plus de valeur qu'il ne faut à la manière de voir qui a fait attribuer aux abcès diffus le caractère aigu, et le caractère chronique aux abcès enkystés.

Dans le cerveau, la suppuration peut se développer très rapidement. Il y a des observations où la présence du pus se manifesta le cinquième jour après la blessure. L'enkystement aussi n'exige que peu de temps pour se produire. Lallemand a publié un cas où dès le quinzième jour il existait des signes de formation kystique. En tous cas, si l'enkystement doit se faire, les symptômes apparaissent en moyenne entre la septième et la douzième semaine de la lésion. On ignore complètement pourquoi, dans certains cas, il fait défaut.

Le pus d'un abcès encéphalique a généralement une réaction acide, une odeur rance, due probablement à la stéatose et à la destruction des éléments nerveux ; sa consistance ressemble à celle de la synovie ou du mucus. L'addition d'acide acétique y produit des coagulations. Dans certains cas, le pus présente le caractère putride. C'est là un fait constant, toutes les fois que le foyer inflammatoire communique avec l'air extérieur à travers des pertes de substance du crâne ou qu'il a été suscité par un processus ulcéreux de voisinage ou enfin qu'il s'est développé sous l'influence d'embolies septiques provenant de lésions putrides.

Parfois les agents phlogogènes ne sont autre chose que des esquilles osseuses ou des corps étrangers nageant dans le pus, qui ont pénétré dans le cerveau à la suite de plaies du crâne.

Au *microscope*, la masse principale du pus est constituée par des globules de pus multinucléaires. Cette augmentation du nombre des noyaux est peut-être la conséquence d'une macération prolongée. Quant à nous, nous la regardons comme la résultante de la réaction acide du pus. A côté de ces globules purulents, on aperçoit des gouttelettes et des granulations graisseuses, des aiguilles d'acide margarique, des amas adipeux et, d'après certains auteurs, des corpuscules amylacés.

On n'est pas d'accord sur l'origine des globules de pus. Stricker les croit engendrés par un travail de prolifération dans les cellules ganglionnaires.

Rindfleisch attribue leur genèse à la multiplication des noyaux vasculaires. Quant à nous, nous ne voyons pas pourquoi on refuse à l'augmentation en nombre des cellules de la névroglie la participation à la pyopoièse. Ce qui est hors de doute, c'est la provenance vasculaire de la plupart des corpuscules de pus, par émigration des globules blancs du sang.

L'examen microscopique de la poche kystique montre que ses parois sont constituées par des fibres connectives striées et dures, parsemées de cellules fusiformes. Çà et là, on rencontre entre les fibres des séries de granulations graisseuses et pigmentaires. Rindfleisch y a trouvé une accumulation de cellules granulo-graisseuses reposant sur une couche de tissu embryonnaire. Nous mentionnerons, en passant, que nous avons toujours été frappé de la pauvreté en vaisseaux des parois kystiques. Le développement du kyste même paraît avoir pour point de départ principal la névroglie avoisinant le foyer ; à ce processus créateur sont venues s'ajouter l'exosmose des leucocytes et leur transformation en cellules conjonctive.i.

On a décrit, pour les abcès du cerveau, des métamorphoses secondaires consistant en dessiccation, caséification et calcification du pus. On a encore prétendu que, grâce à la résorption progressive du liquide purulent, les parois du kyste pouvaient se souder entre elles et amener, à un moment donné, une guérison relative.

Nous ne croyons pas devoir donner ici la description de l'affection causale et des maladies concomitantes, telles que la méningite, la thrombose des sinus, etc.

III. Symptômes. — Il n'est absolument pas rare de voir l'encéphalite ou un abcès du cerveau demeurer absolument silencieux pendant la vie. On les constate par hasard au moment de l'autopsie, chez des individus qui ont succombé à des maladies intercurrentes.

Dans d'autres cas, il s'agit d'un état pathologique ayant duré plus ou moins longtemps, mais dont les causes n'ont pu être reconnues du vivant de l'individu. Les symptômes dominants sont l'anorexie, l'émaciation, la teinte blafarde de la peau, et une diminution graduelle des forces ; la mort est le résultat de la débilitation. A l'autopsie, on trouve un abcès du cerveau.

Dans d'autres cas encore, on remarque des mouvements fébriles de nature particulière, des frissons suivis d'élévations considérables de la température qui cessent au moment de l'apparition des sueurs. Ces accès fébriles sont parfois d'une telle régularité, qu'on arrive à soupçonner une fièvre intermittente quotidienne ou tierce, surtout lorsqu'il y a en même temps, ce qui est fréquent, augmentation de volume du foie et de la rate. Il s'agit là, bien entendu, de fièvre de suppuration qui marche de pair avec l'amaigrissement, la dépression des forces et l'aspect cachectique.

Deux fois, j'ai vu la maladie se manifester avec des signes gastro-entériques et typhiques : début progressif, fièvre continue, vomissements fréquents, langue chargée, sensibilité de l'abdomen à la pression, diarrhée opiniâtre, gargouillements iléo-cæcaux, taches rosées et légère tuméfaction de la rate, en somme infection septique.

L'attention ne sera évidemment attirée du côté de l'encéphale que s'il se développe des symptômes cérébraux diffus ou localisés, ou les deux à la fois. Les symptômes diffus sont sous la dépendance de l'augmentation de pression intracrânienne qui accompagne l'accroissement de volume de l'abcès ; les symptômes localisés au contraire sont engendrés par la destruction de la substance cérébrale. Ces derniers ne font défaut que quand l'abcès siège dans une zone dont la destruction ne produit pas de phénomènes bien saisissants, en supposant naturellement qu'il ne se développe point de symptômes indirects. Mais alors même qu'il existe des symptômes diffus et de foyer, le diagnostic sera encore douteux souvent, en ce qui concerne l'origine apostomateuse de ces symptômes, à moins que des plaies crâniennes, des affections de l'oreille ou des processus putrides préalables dans les organes de la respiration ne dénoncent l'existence d'un abcès encéphalique.

Parfois, on a affaire à une *attaque apoplectiforme* qui tue plus ou moins rapidement, dont les causes demeurent entièrement inconnues pendant la vie et dont la genèse ne s'explique qu'à l'autopsie par la constatation d'un abcès du cerveau. Chez certains individus, la mort a pu être précédée de toute une série de ces attaques.

Dans certains cas, les symptômes appartiennent presque exclusivement à la *sphère psychique*. Les malades perdent la mémoire, tombent de plus en plus dans l'imbécillité, sont en proie au délire, à la manie, etc.

Chez d'autres, la scène est dominée par des *phénomènes convulsifs*, des crises épileptiformes qui, rares au début, deviennent de plus en plus fréquentes et amènent finalement la mort.

La *céphalalgie* est le plus constant d'entre les symptômes diffus ; elle est tantôt permanente ; tantôt elle revient par accès paroxystiques. Son intensité est variable ; chez l'un, il ne s'agit que de douleur de tête sourde ; chez l'autre, les souffrances sont absolument intolérables. La répartition de la douleur obéit à des lois inconnues jusqu'à présent ; et l'on commettrait souvent de grossières erreurs, si l'on voulait déduire le siège du foyer morbide de celui de la souffrance.

Certains malades se plaignent d'une sensation fort désagréable, qu'ils ressentent dans certaines attitudes déterminées de la tête et du corps. Il leur semble qu'*un corps quelconque se meut ou plutôt roule en tous sens dans l'intérieur de leur boîte crânienne*.

Les *vomissements* sont tantôt presque incoercibles ; tantôt ils manquent complètement.

Le *vertige*, l'*insomnie* et l'*irrégularité du pouls* sont à noter également comme symptômes cérébraux diffus.

Il y a des malades qui accusent de la *douleur* et des *paresthésies* dans les extrémités, tantôt dans un membre unique, tantôt dans un côté tout entier, tantôt encore dans les deux membres inférieurs seulement, tantôt enfin réparties d'une façon irrégulière.

Les *altérations du fond de l'œil* constituent en quelque sorte la transition entre les symptômes diffus et les symptômes de foyer. Elles consistent, quoique le fait n'ait rien de constant, en infiltration du nerf optique, rétinite ou névro-rétinite, qui, pour peu qu'elles durent, produisent l'atrophie des nerfs de la seconde paire. Ces lésions sont quelquefois plus prononcées d'un côté, et alors l'exagération siège du même côté que l'abcès cérébral. On a observé également des hémorrhagies rétiniennes.

Parmi les symptômes de foyer, il faut citer avant tout les *paralysies*, les *convulsions* et les *contractures*, dont l'extension dépend entièrement du foyer inflammatoire cérébral. Les règles établies dans nos Remarques diagnostiques trouvent ici leur vérification. C'est dans ces derniers temps principalement, que l'intérêt s'est porté sur les symptômes locaux de l'abcès encéphalique, après que Hitzig, le premier, eut puisé, dans un cas de ce genre, la confirmation de ses recherches expérimentales sur la distribution locale des fonctions motrices corticales chez l'homme.

Nous rappellerons aussi que Toynbee avait déjà reconnu que les lésions cérébrales inflammatoires consécutives à des *affections de l'oreille*, obéissaient à des lois bien déterminées. Les affections de l'oreille externe ou des apophyses mastoïdes amènent le plus souvent des altérations du cervelet, celles de la cavité du tympan des altérations du cerveau et notamment du lobe temporal, enfin celles du foyer labyrinthique des altérations de la moelle allongée. Cette règle n'est évidemment pas sans exceptions.

L'écoulement au dehors du pus d'origine cérébrale *n'est pas un symptôme ordinaire*. Si on examine le liquide écoulé au microscope, la constatation d'abondants dépôts graisseux méritera une attention toute spéciale.

S'il se produit un raptus purulent dans les ventricules, les individus succombent rapidement en présentant des convulsions épileptiformes. L'arrivée du pus sous la pie-mère ou la perforation de celle-ci déterminent également des convulsions généralisées, des attaques apoplectiformes, des signes méningitiques et bientôt la mort.

La *durée et la marche de l'encéphalite ou de l'abcès cérébral* sont des plus variables. De Bruns mentionne une observation de Härtlin, dans laquelle il s'agissait d'une lésion ayant duré 26 ans sans produire de symptômes ; il ne pouvait pas y avoir de doute à ce sujet, puisque des fragments osseux trouvés dans la substance cérébrale indiquaient bien une blessure que l'individu avait reçue à cette époque. Il est d'autres cas où la mort survient au bout de quelques heures ou de quelques jours. Tout cela dépend en partie du siège du foyer pathologique, de son étendue et des phénomènes concomitants.

Quelquefois la lésion, demeurée longtemps latente, se révèle tout à coup par des symptômes violents, qui disparaissent bientôt pour revenir peut-être à nouveau, et ainsi de suite.

IV. Diagnostic. — D'après ce que nous venons de voir, le diagnostic de l'encéphalite ou d'un abcès cérébral est souvent impossible à édifier. Si les conditions sont favorables, il faudra non seulement diagnostiquer l'existence de l'abcès, mais encore en déterminer le siège. L'étiologie nous renseignera sur le premier point, si toutefois elle a pu être établie ; quant au second, nous n'aurons qu'à nous reporter aux lois posées dans nos Remarques diagnostiques. On se trouvera quelquefois dans la nécessité de faire le diagnostic différentiel d'un abcès et d'une tumeur du cerveau. Il faudra tenir compte, en ce cas, sans parler des facteurs pathogéniques, des symptômes de fièvre continue qui plaident plutôt en faveur de l'abcès et de la fréquence plus grande de l'infiltration du nerf optique dans les tumeurs cérébrales autres que les abcès.

V. Pronostic. — Le pronostic est toujours sérieux, presque toujours défavorable. En cas de suppuration, la guérison spontanée ne peut être obtenue que par l'ouverture artificielle du crâne et l'évacuation, par la ponction ou l'incision, de la collection purulente. Or, cette intervention n'est permise que lorsque le diagnostic de la localisation a pu être édifié d'une façon suffisamment sûre et que le foyer n'est pas situé à une profondeur trop considérable.

VI. Traitement. — Lorsque la genèse de l'encéphalite et de l'abcès cérébral est due à des plaies du crâne et à des affections de l'oreille, il y a à prendre certaines *mesures prophylactiques,* au sujet desquelles on consultera les ouvrages spéciaux de chirurgie et d'otologie. Si l'on a quelque raison de croire au développement d'une encéphalite, on appliquera une vessie de glace sur le siège présumé de l'affection, on procédera à des émissions sanguines locales, à des frictions avec de l'onguent napolitain, et on administrera des purgatifs légers. Si les selles sont régulières, on donnera de l'iodure de potassium. Une fois la suppuration établie, il ne faut plus attendre grand'chose des résolutifs. Le seul remède efficace consiste dans la trépanation et l'évacuation du pus, au sujet de laquelle nous avons donné notre avis plus haut. Hahn opéra un individu sans succès ; mais Gussenbauer réussit à sauver son malade. Ce dernier insiste en passant sur un fait dont de Bergmann nie la possibilité : il s'agit de la sensation de fluctuation qu'il constata au niveau de l'abcès après enlèvement de la dure-mère.

En dehors de ces moyens, le traitement devra être purement symptomatique.

APPENDICE

Encéphalite congénitale. — Virchow a démontré l'existence chez les enfants de l'encéphalite congénitale. Il l'a constatée chez des enfants mort-nés ou chez des nouveau-nés dont la mère avait contracté avant d'accoucher la variole ou la syphilis. Birch-Hirschfeld l'a observée également chez des enfants atteints d'ictère et de suppuration omphalique. Il faut bien se garder de confondre tout changement de coloration du parenchyme cérébral et l'accumulation de cellules granulo-graisseuses dans le cerveau comme des produits phlegmasiques ; car, ainsi que l'a montré Iastrowitz, le développement des gaines médullaires des fibres nerveuses dans le cerveau fœtal s'accompagne toujours de formation de cellules granulo-graisseuses. La production diffuse de ces dernières est un fait physiologique ; il ne s'agit de processus inflammatoires que lorsqu'elles sont réunies en foyer. On rencontre fréquemment aussi, dans ces cas, une prolifération de cellules rondes et des hémorrhagies. De Graefe et plus tard Hirschberg firent ressortir la coïncidence de l'encéphalite congénitale avec des ulcérations de la cornée; toutefois, il semble, d'après des recherches plus récentes, que ce ne sont là que des effets du hasard.

7. — Tumeurs. Néoplasmes du cerveau.

I. Étiologie. — Les tumeurs qui se développent à l'intérieur de la boîte crânienne, tumeurs intra-crâniennes, ont des points d'origine très divers. Tantôt elles partent du parenchyme cérébral lui-même et constituent des tumeurs cérébrales dans le sens restreint du mot, tantôt elles prennent naissance dans les méninges ou sur les os du crâne, mais s'assimilent aux néoplasmes encéphaliques vrais par la compression, l'irritation ou la paralysie dont elles frappent la substance cérébrale. Il existe également des tumeurs qui siègent au début en dehors de la cavité crânienne et qui y pénètrent à travers les ouvertures — le plus souvent naturelles — du crâne. La chose n'est pas rare en cas de néoplasmes de l'orbite, le trou optique étant un passage tout trouvé. Quelquefois aussi les tumeurs, pour se propager à l'intérieur de la cavité encéphalique, sont obligées de produire l'usure préalable des portions osseuses qui les en séparent; cela arrive dans les cas de néoplasmes de la cavité nasale, de l'antre d'Highmore, de la fosse sphéno-palatine ou du rocher. La réciproque n'est pas impossible ; les tumeurs de l'intérieur du crâne peuvent perforer les os et s'accroître directement au dehors.

Ce qui est vrai pour les tumeurs d'autres organes, l'est également pour celles qui siègent dans la cavité crânienne ; nous voulons parler du peu de renseignements que l'on possède sur les causes de leur développement. L'influence des traumatismes n'est cependant pas douteuse pour nous, quoi qu'en dise Cohnheim.

Curschmann a publié une observation de sarcome situé précisément à l'endroit d'une ancienne fracture du crâne. Moi-même j'ai vu, il y a quelque temps, en consultation, un garçon de 11 ans, atteint de tumeur cérébrale, qui avait présenté les premiers symptômes — douleur occipitale — 10 à 15 jours après une chute sur l'occiput, pendant qu'il patinait. La mort survint au bout de dix-huit mois ; à l'autopsie, on trouva un énorme gliome de l'hémisphère gauche du cervelet. L'année dernière, je soignais une jeune fille qu'un instituteur « frappeur » avait corrigée à plusieurs reprises, en lui cassant des règles sur la tête. Un mois après la correction, l'enfant, qui jusque-là avait toujours joui d'une excellente santé, présentait des symptômes très nets de tumeur cérébrale avec infiltration double très accentuée du nerf optique. L'autopsie ne put être faite.

Dans certaines circonstances, les tumeurs intracrâniennes sont engendrées par des *maladies infectieuses chroniques*, notamment par la tuberculose ou la syphilis. Il s'agit, dans ces cas, ou d'un développement de granulations tuberculeuses ou de formation de gommes spécifiques. Nous exclurons ces deux sortes de tumeurs de la description qui va suivre.

Quelquefois on se trouve en face de *tumeurs métastatiques*, carcinomateuses ou sarcomateuses, qui ne sont que des productions secondaires de néoplasmes siégeant dans d'autres organes.

Il y a des auteurs qui admettent l'*influence de l'hérédité*. D'autres encore rattachent le développement des tumeurs intracrâniennes à des *fatigues intellectuelles immodérées* ou à *des excès alcooliques et vénériens*. Il en est enfin qui invoquent l'*insolation*.

La *fréquence plus considérable* des néoplasmes encéphaliques *chez l'homme* est un fait démontré par l'expérience ; certains pathologistes la considèrent comme double de celle de ce genre de tumeurs chez la femme. Cela tient probablement en grande partie à ce que les hommes sont plus exposés aux traumatismes, qu'ils cultivent plus volontiers la dive bouteille et que leur activité intellectuelle est soumise à de plus grands efforts que celle des femmes.

Les tumeurs du cerveau s'observent à tout âge (Hasse constata un cancer cérébral chez un nouveau-né) ; toutefois il faut tenir compte, à ce point de vue, de la nature de la production néoplasique. Les tubercules, par exemple, se rencontrent le plus souvent chez les enfants, généralement après la 2ᵉ ou la 3ᵉ année, tandis que le cancer atteint surtout les individus âgés.

Les tumeurs intracrâniennes *ne sont pas une affection rare*. Ladame qui écrivit, en 1865, sous les auspices de Biermer, une excellente thèse sur la « Symptomatologie et le diagnostic des tumeurs du cerveau », disposait d'un total de 331 observations complètes (le chiffre des cas publiés, mais dont une partie ne pouvait servir, parce qu'ils étaient incomplets, était bien plus élevé). Quant à Bernhardt qui fit en 1881 une thèse sur le même sujet, il put collationner 500 documents nouveaux comprenant une période de quinze ans (1865-1880).

II. Altérations anatomiques. — Au point de vue anatomique, il y a deux choses à considérer : la structure de la tumeur et ses effets sur l'encéphale.

Par ordre de fréquence, les tumeurs intracrâniennes présentent la succession suivante : gliome, sarcome, psammome, myxome, carcinome, mélanome et cholestéatome. Le papillome, le fibrome, le lipome, l'enchondrome, l'ostéome, le kyste dermoïde, le kyste et l'angiome sont très rares et ne méritent d'être cités qu'à titre de curiosité.

De ces productions néoplasiques, il faut rapprocher l'*hétérotopie de la substance grise de l'encéphale*, décrite pour la première fois d'une façon complète par Virchow. Cette lésion consiste dans l'accumulation anormale dans certaines régions de substance cérébrale grise, quelquefois sous forme de petits noyaux, qui font saillie dans l'intérieur des ventricules.

Enfin il faut encore ajouter à la série des tumeurs l'*hyperplasie de la glande pinéale* et le *struma pituitaire*.

C'est Virchow qui le premier a fait une étude minutieuse du *gliome*. Le gliome est presque toujours isolé; il se développe de préférence dans la substance médullaire. S'il arrive à la superficie du cerveau, il ne contracte aucune adhérence avec les méninges. Il est très fréquemment le résultat d'un traumatisme, ne s'accroît que lentement, mais malgré cela atteint parfois le volume du poing. Sa coloration diffère à peine de celle de la substance grise normale; aussi de petites tumeurs gliomateuses passent-elles souvent inaperçues. Quelquefois la teinte du néoplasme est d'un rouge plus ou moins vif : cela dépend de sa richesse vasculaire. Cette richesse, souvent très considérable, crée une prédisposition spéciale à de promptes modifications de volume et, cliniquement, à des alternatives plus ou moins rapides de symptômes d'irritation et de paralysie; elle favorise, en outre, les hémorrhagies. Ces dernières peuvent ressembler entièrement à des hémorrhagies cérébrales ordinaires et ce n'est souvent qu'à l'exploration des zones périphériques du foyer sanguin, qu'on s'aperçoit que l'on a affaire à une hémorrhagie d'origine gliomateuse, par l'existence même dans ces zones de masses néoplasiques. Virchow prétend, de son côté, qu'un gliome en voie de dégénérescence graisseuse est très facile à confondre avec le ramollissement jaune du cerveau.

On peut encore prendre des gliomes de petit volume pour des foyers de sclérose; cependant ces derniers sont généralement multiples.

Le gliome a son origine dans la névroglie, ce qui explique pourquoi ses limites, au lieu d'être nettement séparées du parenchyme cérébral voisin, se confondent avec lui.

Il existe, pour ce genre de tumeurs, des formes de transition qui sont le myxo-gliome et le sarco-gliome. Le premier, en raison de la constitution muqueuse de ses éléments fondamentaux, a une consistance molle et gélatineuse; le second est plus dur et plus résistant et contient une grande quantité de cellules.

Le sarcome du cerveau est ordinairement un accident primitif; il est rarement le résultat d'une métastase; mais on le rencontre parfois comme expression d'une sarcomatose généralisée. La tendance spéciale à la métastase encéphalique appartient au mélano-sarcome, tel qu'il se développe primitivement dans le foie et dans les os.

La plupart du temps, la tumeur intracrânienne est unique; il est rare d'en trouver plusieurs à la fois. Elles émanent tantôt des méninges, tantôt de la substance cérébrale. Le sarcome de la dure-mère est relativement fréquent à la base de l'encéphale; il part de préférence des apophyses clinoïdes et du rocher.

Les sarcomes encéphaliques possèdent ordinairement une membrane d'enveloppe vasculaire qui en permet facilement l'énucléation.

Tous les genres de sarcomes se rencontrent dans la boîte crânienne. Ils sont tantôt durs, tantôt mous, tantôt blancs à la coupe, tantôt vascularisés. Dans ce dernier cas, ils ont une grande tendance à l'hémorrhagie; car, au

microscope, on voit les parois des vaisseaux en voie de dégénérescence sar-
comateuse.

Le sarcome diffère du gliome par son développement plus rapide.

Les cellules du sarcome sont extrêmement délicates ; aussi les préparations récentes, obtenues au moyen de la dissociation, contiennent-elles surtout des noyaux à l'état libre. Virchow a voulu utiliser ce fait pour le diagnostic histologique de la tumeur.

Le psammome (Ψάμμος, sable) est caractérisé par la présence, dans son
tissu, de concrétions calcaires visibles parfois à l'œil nu. Ce sont des granulations jaunâtres qui crient sous le couteau et qui, écrasées entre les doigts,

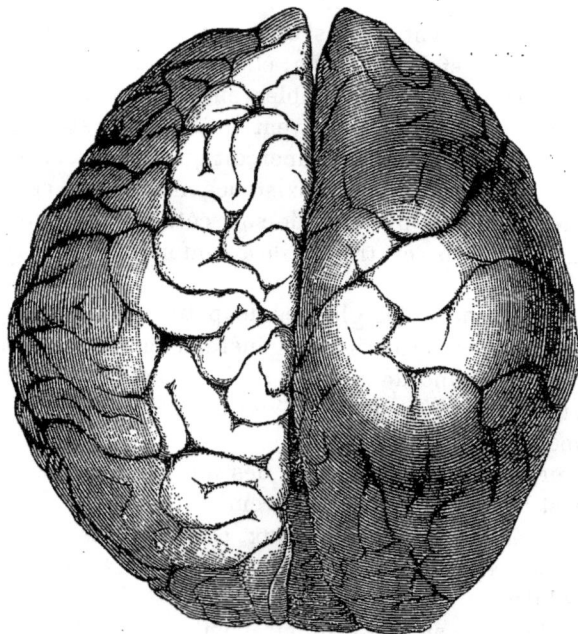

FIG. 115. — *Tubercule cérébral solitaire dans la zone des circonvolutions frontale et pariétale ascendantes droites
chez un homme de 37 ans. 1/2 grand. nat. (Obs. personnelle. Clinique de Zurich.)*

donnent la sensation de grains de sable. L'examen microscopique montre
qu'elles sont formées par des concrétions stratifiées de carbonate de chaux
(elles se dissolvent sous l'influence de l'acide chlorhydrique en dégageant
de l'acide carbonique). La masse principale du psammome est de nature conjonctive. Il est fréquent principalement au niveau de la dure-mère et de la convexité cérébrale. Le plus souvent il est isolé; on en compte rarement plusieurs à la fois. Sa grosseur ne dépasse généralement pas celle d'une grosse
noix ; sa forme est arrondie, quelquefois irrégulièrement lobulée. De temps
en temps, on rencontre des psammomes siégeant dans la substance cérébrale proprement dite.

Le *carcinome*, que l'on considérait jadis comme une tumeur très fréquente de la cavité crânienne, est au contraire, d'après les recherches his-

tologiques récentes, un néoplasme assez rare. Dans la plupart des cas, il s'agit de carcinome primitif ; les carcinomes secondaires et métastatiques sont rares. La tumeur elle-même est ordinairement unique. Lorsque ces productions malignes sont multiples, elles siègent quelquefois en des endroits symétriques (Rokitansky).

Cruveilhier en trouva dans un cas plus d'une centaine. Leur forme est sphérique, bosselée, lobée ; il est rare qu'elles soient diffuses et infiltrées. Comme point de départ, elles reconnaissent ordinairement la dure-mère, la pie-mère et le parenchyme cérébral ; elles peuvent cependant provenir de l'extérieur et s'être frayé une voie vers l'intérieur de la boîte crânienne. Et réciproquement, on a vu des carcinomes, développés à la surface externe de la dure-mère, perforer la paroi osseuse et faire saillie sous le cuir chevelu. D'ailleurs, les tumeurs carcinomateuses de la dure-mère présentent un mode

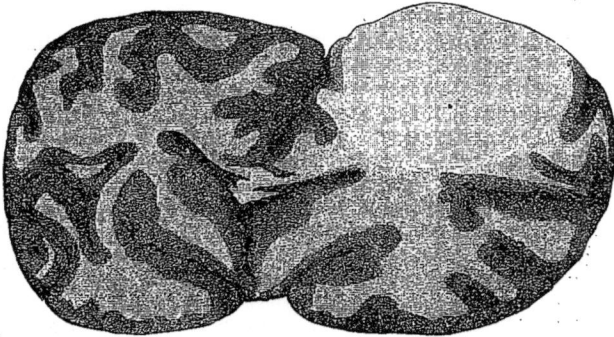

FIG. 116. — *Coupe frontale du cerveau représenté par la fig. 115.*

d'accroissement différent, suivant qu'elles ont pour point d'origine la surface externe ou interne de la membrane ; dans le premier cas, elles se dirigent volontiers vers l'extérieur, tandis que, dans le second, elles s'avancent de préférence vers le cerveau.

Les dimensions des tumeurs sont variables ; celles-ci atteignent parfois le volume du poing. Le carcinome médullaire, riche en sucs et en cellules, est le plus fréquent ; le carcinome fibreux, sec et dur, le squirrhe, est plus rare. D'après Rindfleisch, les carcinomes du cerveau même seraient toujours des carcinomes de la pie-mère, quoique leurs rapports avec cette membrane puissent devenir entièrement indistincts.

La tumeur carcinomateuse possède souvent une membrane d'enveloppe qui en permet l'énucléation.

Comme altérations secondaires de la production néoplasique, on a noté la dégénérescence adipeuse avec atrophie partielle, la caséification, la calcification et l'ossification.

Le *myxome* est rare. Il en est de même du *mélanome*, qui a pour origine les cellules pigmentaires de la pie-mère et qui se reconnaît facilement à sa richesse en pigment.

Les *cholestéatomes* ou *tumeurs perlées* sont des tumeurs dures, épithéliales, à aspect brillant et nacré, qui atteignent quelquefois le volume d'une grosse noix.

En cas de tumeurs intra-crâniennes, il peut se produire des lésions cérébrales passagères ou durables, passagères lorsqu'il s'agit de variations de volume dues aux changements dans la vascularisation, durables lorsqu'il s'agit d'accroissement de la tumeur, de compression et d'irritation permanente. Si le néoplasme part des os ou des méninges, la surface du cerveau au niveau de la tumeur est aplatie ou déprimée, les circonvolutions et les scissures sont effacées ; le cerveau lui-même est souvent sec et anémié à la superficie. Les tumeurs sphériques créent dans la substance encéphalique un trou profond qui constitue un véritable moule de la production néoplasique. Quant aux tumeurs de la base du cerveau, elles compriment souvent les nerfs crâniens et en provoquent parfois l'atrophie, lésion qui donne lieu à des symptômes cliniques extrêmement importants.

Lorsque le néoplasme siège dans la substance cérébrale elle-même, on est frappé, le crâne une fois ouvert et la dure-mère écartée, de la saillie plus considérable de l'hémisphère lésé, de l'aplatissement de la surface encéphalique, de sa sécheresse et de son aspect anémié. On observe quelquefois un refoulement de la faux du cerveau et du cerveau lui-même du côté opposé au siège de la tumeur (voir les fig. 129 et 130).

Dans certains cas, il se développe, dans la tumeur même ou dans son voisinage, des altérations importantes, consistant en suppuration, ramollissement, hémorrhagie et anémie.

Enfin, il arrive quelquefois que le processus néoplasique s'accompagne de symptômes méningitiques ; les lésions hydrocéphaliques sont une conséquence fréquente de la compression exercée par la tumeur sur la grande veine de Galien.

III. **Symptômes.** — Il y a des tumeurs cérébrales *absolument latentes*, dont on ne constate la présence qu'à l'autopsie et d'une façon toute fortuite. Cela arrive pour des tumeurs d'un volume même relativement considérable. Dans d'autres cas, au contraire, des tumeurs de petites dimensions produisent des troubles extrêmement graves. Tout cela dépend du siège et de la rapidité de développement des productions néoplasiques.

Comme dans la plupart des affections cérébrales, on distingue, dans les tumeurs intra-crâniennes, des symptômes cérébraux diffus et des symptômes cérébraux de foyer.

Parmi les *symptômes diffus*, la *céphalalgie* mérite une attention toute spéciale ; elle est un phénomène d'une constance telle que son absence, dans un cas douteux, plaide plutôt contre l'existence d'un néoplasme. Elle est tantôt permanente, tantôt intermittente ; elle apparaît quelquefois de préférence pendant la nuit. Les excitations physiques ou psychiques, les excès alcooliques ou vénériens la développent ou l'exagèrent. Elle peut acquérir une intensité telle que les malades perdent tout empire sur eux-mêmes et deviennent véritablement fous de douleur. En d'autres cas, elle est si peu prononcée, qu'il faut interroger directement les malades pour les entendre accuser une sensation sourde de pression du côté de la tête, sensation qu'ils sont même incapables de localiser exactement. D'autres individus se plaignent d'hémicrânie ou de céphalalgie frontale, mésocrânienne ou occipitale. En somme, l'extension de la douleur ne permet guère de conclure au siège de la tumeur. Alors seulement que la douleur est pour ainsi dire constante au niveau de l'occiput et de la nuque, on est en droit de supposer l'existence d'une tumeur de la fosse crânienne postérieure, par conséquent du lobe occipital ou plus fréquemment encore du cervelet. La cause de la douleur paraît être le tiraillement des méninges si riches en filets nerveux.

Au moment, quelquefois aussi indépendamment des accès de céphalalgie, il survient souvent des *vomissements* opiniâtres, qui d'ordinaire se répètent fréquemment.

La *percussion du crâne* est quelquefois douloureuse. Si la sensibilité n'existe que dans une région circonscrite, on pourra conclure à la présence à ce niveau de la production néoplasique. Mais ce fait ne s'observe que rarement.

Un très grand nombre de malades se plaignent de *vertige*. Celui-ci est parfois si continu, si intense, que les individus ne peuvent se mouvoir tout seuls, une fois levés. Mais cette intensité est sujette à de grandes variations, dans des délais même très courts. Souvent les malades ont de la tendance à tomber toujours du même côté, soit en arrière, soit en avant, soit à gauche ou à droite. Le diagnostic de la localisation n'a que faire de ce symptôme ; cependant, il est constant surtout et prononcé en cas de tumeurs de la fosse postérieure du crâne.

Les *troubles psychiques* sont très fréquents. Les malades deviennent capricieux, de mauvaise humeur, originaux, apathiques, ne demandent qu'à dormir et perdent la mémoire ; il peut se produire également du délire, des accès maniaques et des psychopathies très accentuées, qu'on ne rapporte pas toujours à leur cause vraie, à la tumeur encéphalique. Tous ces troubles présentent des rémissions et des exacerbations.

Il y a quelques années, je soignai un théologien, très connu par ses ouvrages, pour une tumeur cérébrale. Pendant les deux dernières années de sa vie, cet homme écrivit et fit éditer un livre fort apprécié, quoiqu'il présentât pendant des journées entières un désordre mental complet.

La *somnolence* et le *coma* sont extrêmement fréquents ; tantôt ils durent quelques heures, tantôt ils persistent des jours et même des semaines.

Les *accès apoplectiformes* et *épileptiformes* ne sont pas chose rare non plus. Les premiers peuvent être engendrés par de véritables hémorrhagies dans la tumeur ou dans son voisinage ; ou bien ils ne sont, de même que les symptômes épileptiformes, que le résultat de l'irritation amenée par l'augmentation subite de la pression intra-crânienne. Les parésies et les paralysies consécutives sont donc tantôt permanentes, tantôt transitoires. Quant aux convulsions épileptiformes, elles sont tantôt générales, tantôt unilatérales ; tantôt elles sont limitées à une extrémité unique ou même à de certains groupes musculaires seulement. Dans bien des cas, la connaissance est conservée. Lorsque l'on constatera des convulsions épileptiformes seules dans un domaine nerveux déterminé ou limitées toujours à une extrémité unique, il faudra soupçonner des phénomènes d'irritation de certaines zones motrices de l'écorce cérébrale.

Parfois l'une ou l'autre des extrémités est le siège de *mouvements cho-réiformes*. On a voulu faire de ce phénomène un symptôme de foyer et le rattacher à la lésion des segments postérieurs de la capsule interne. Cependant on l'a rencontré aussi en cas de foyers pathologiques du pont de Varole.

Certains individus se plaignent de *douleurs rhumatoïdes*, vagues et périphériques qui s'exaspèrent quelquefois au point de les gêner fort.

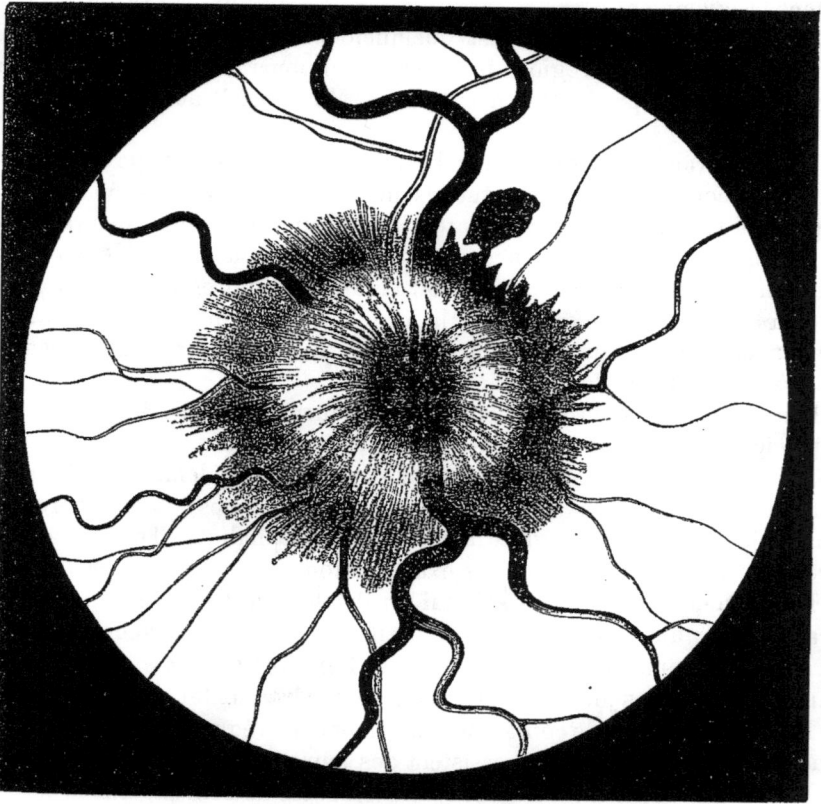

FIG. 117. — *Infiltration de la papille du nerf optique dans un cas de tumeur cérébrale chez une jeune fille de 17 ans.* Image droite. En haut et à droite, il existe de l'extravasation sanguine. (Obs. personnelle. Clinique de Zurich.)

De temps en temps, on observe également des *démangeaisons insup-portables de la peau, du prurit.*

L'un des symptômes les plus importants pour le diagnostic est fourni par les altérations du fond de l'œil et les troubles de la vision. Les premières consistent en une infiltration de la papille du nerf optique (papillite), que l'on reconnaît à la tuméfaction de ce dernier, à la réplétion et au gonflement des veines et à l'ischémie et au rétrécissement prononcé des artères de la rétine (voir fig. 131). Dans un travail fort bien fait, Annuske a montré que cette infiltration est un symptôme presque constant des tumeurs cérébrales; son opinion a été confirmée par Reich qui, sur 88 cas de néoplasmes du cerveau, a trouvé 94 fois, 5 0/0 cette lésion, tant à l'ophtalmoscope qu'à l'autopsie.

Nous regardons l'examen ophtalmoscopique comme un facteur indispensable à l'édification du diagnostic des tumeurs encéphaliques.

L'infiltration de la papille est ordinairement bilatérale, quoiqu'elle puisse être plus accentuée d'un côté que de l'autre. L'altération reconnaît pour cause l'augmentation de la pression intra-crânienne, qui chasse le liquide cérébro-spinal de l'espace sous-arachnoïdien pour le refouler entre les gaines interne et externe du nerf optique, par conséquent, dans l'espace intervaginal, qui, suivant les recherches de Schwalbe universellement confirmées, se trouve en communication avec l'espace sous-arachnoïdien. L'hydropisie de la gaine optique comprime les veines rétiniennes et crée de l'hyperhémie veineuse, en même temps que de la tuméfaction de la papille optique.

Les symptômes de l'infiltration papillaire présentent des variations d'intensité. Tantôt ils disparaissent en laissant à peine des traces, et alors la faculté visuelle s'améliore considérablement. Tantôt au contraire, ils s'associent à de la rétinite, à de la névro-rétinite et à de l'atrophie des nerfs de la deuxième paire. Cette dernière lésion peut encore être le résultat direct de la compression exercée par le néoplasme sur le chiasma ou les tractus optiques.

C'est dans les cas de tumeurs cérébrales que l'infiltration de la papille est la plus prononcée et la plus constante. On la rencontre encore, mais moins fréquemment, dans l'hydrocéphalie, dans l'abcès cérébral, dans la méningite, en un mot, dans toutes les circonstances où il y a augmentation de la pression intra-crânienne.

On observe parfois, chez les individus atteints de néoplasme de l'encéphale, des *hémorrhagies rétiniennes* ou bien des *taches jaunes* de cette membrane, comme on en trouve chez les brightiques.

Dans un grand nombre de cas, il existe des *troubles visuels;* il se développe de l'amblyopie et même de l'amaurose complète (cécité) qui plongent les malades dans les ténèbres pour des mois et des années. Il n'est pas rare de voir ces malheureux rechercher d'abord le secours de l'ophtalmologiste, parce que pour eux les autres accidents ne sont que peu de chose. Ce serait toutefois une grosse erreur de croire que seuls les individus dont la faculté visuelle est en souffrance présentent de l'infiltration de la papille optique. Au contraire, cette infiltration peut exister au plus haut degré jusqu'au moment de la catastrophe finale, sans qu'il se manifeste la moindre lésion du côté de la vue.

Nous prierons le lecteur de se reporter aux traités d'ophtalmologie, pour tout ce qui a trait au *rétrécissement du champ visuel et aux altérations du sens des couleurs,* dans les cas de tumeurs du cerveau. Certains malades accusent des *sensations lumineuses subjectives ;* d'autres deviennent la proie d'une cécité soudaine, d'une *amaurose apoplectiforme* (Jackson), qui est simple ou double, qui disparaît pour revenir, qui ne se révèle par aucun signe ophtalmoscopique spécial et qui n'est probablement que la conséquence d'une élévation transitoire de la pression intra-crânienne.

Outre les lésions du nerf optique, on rencontre quelquefois encore des altérations de l'*odorat* et de l'*ouïe ;* ces altérations sont dues tantôt à une compression directe des nerfs olfactif et acoustique, tantôt à une névrite par propagation, tantôt enfin à un processus exactement analogue à celui qui se produit dans l'infiltration du nerf optique.

La *nutrition générale* reste parfois intacte ; on a même prétendu avoir constaté, dans ces cas, un développement anormal du pannicule adipeux. Il est d'autres malades qui frappent par leur pâleur et l'altération de leurs traits, analogues à celles des urémiques. On accuse les tumeurs carcinomateuses de produire une cachexie particulièrement rapide et accentuée.

L'*appétit* manque souvent complètement ; dans deux cas cependant, nous avons constaté de la gloutonnerie et une fringale insatiable. La *soif* est augmentée, notamment chez les individus qui ont des vomissements. En cas de tumeurs du plancher du quatrième ventricule, l'*urine* contient de la glycose ; Schultze y trouva deux fois, dans les conditions précitées, de l'inosite. Il existe généralement de la *constipation ;* dans les états comateux et apoplectiformes, il n'est pas rare de voir survenir des évacuations involontaires. Chez certains malades, les *désirs sexuels* sont accrus ; chez d'autres, on observe de l'impuissance. Cette impuissance a été mise à tort jadis sur le compte des tumeurs du cervelet. On voit fréquemment les individus plongés dans le coma et le sopor jouer avec leurs parties génitales, ce que certains auteurs considèrent comme un acte purement fortuit et automatique.

L'*irrégularité des mouvements respiratoires*, la *respiration de Cheyne-Stockes* et le *ralentissement* du pouls sont des symptômes fréquents qui accompagnent seuls ou d'une façon prépondérante les états comateux.

Dans les néoplasmes intra-crâniens, les *symptômes de foyer* sont constitués par des phénomènes d'excitation et de paralysie ; ceux-là se manifestent dans la sphère motrice par des convulsions et des contractures, ceux-ci par des parésies et des paralysies. L'on se trouve ici en présence des symptômes dont il a déjà été question à propos du diagnostic des localisations des maladies cérébrales. Une importance diagnostique toute spéciale appartient aux paralysies des nerfs crâniens à caractère périphérique, parce que le plus souvent elles reconnaissent pour cause la compression, par des tumeurs, de la base du crâne. Et ces sortes de paralysies se produisent encore après l'envahissement et la destruction des ganglions nerveux par le processus néoplasique. Ce n'est qu'en cas d'interruption de la conduction nerveuse centralement à ces ganglions qu'il se développe des paralysies à caractère central.

Les nerfs sensitifs présentent, avec une fréquence relative, des signes d'anesthésie douloureuse, parce que la tumeur comprime les nerfs et empêche la transmission centripète, tandis qu'elle irrite les extrémités centrales en provoquant de la douleur qui, selon la loi de la transmission centrifuge, est rapportée à la périphérie.

La *durée des tumeurs intra-crâniennes* est variable ; les statistiques actuelles ne méritent aucune confiance, par la raison bien simple qu'il est extrêmement difficile de déterminer le début du mal. J'ai connu un professeur de théologie chez lequel de Graefe avait diagnostiqué en 1865 une tumeur cérébrale en raison de l'existence d'une infiltration papillaire et qui ne mourut qu'en 1877. Dans ce cas, l'affection eut donc une durée d'au moins douze ans. Andral a publié un cas où la durée fut de quinze ans. Ce sont là cependant des exceptions ; une durée moindre est de règle ; les malades vivent de un à deux ans, ou moins longtemps encore.

La *mort* peut survenir subitement pendant une attaque épileptiforme ou apoplectiforme ; en d'autres cas, les malades succombent après un coma plus ou moins prolongé ou sont enlevés plus ou moins rapidement après une excitation physique ou morale, après le coït, par exemple, ou après des excès de boisson. Certains individus meurent en présentant des symptômes de méningite. Si la tumeur s'est frayé une voie à l'extérieur, le cuir chevelu fait saillie à ce niveau et rougit ; les cheveux tombent ; on y perçoit une sensation de fluctuation ; le néoplasme lui-même manifeste des mouvements respiratoires et crée de l'hébétude, du vertige et des convulsions, lorsqu'on veut le refouler ou le réduire. Dans certains cas très rares la réduction soulage les malades. Les lèvres de l'ouverture crânienne sont parfois proéminentes et donnent sous les doigts une sensation de crépitation. Si la peau est perforée elle-même, la tumeur s'ulcère fréquemment et se transforme en sanie.

IV. Diagnostic. — Le diagnostic des tumeurs cérébrales est quelquefois impossible ; parmi les signes qui servent à les reconnaître, le premier rang appartient à l'infiltration de la papille optique. Les tumeurs cérébrales peuvent être confondues :

a) Avec une *hémorrhagie cérébrale* ; le grand âge et la subitanéité des accidents plaideront en faveur de cette dernière ;

b) Avec une *thrombose ou une embolie des artères* cérébrales. L'existence d'une lésion valvulaire du cœur fera pencher du côté de l'embolie ; pour le diagnostic différentiel avec la thrombose, la question sera résolue à l'aide de l'étiologie ;

c) Avec un *abcès du cerveau*. Là encore, ce seront les conditions pathogéniques qui donneront la clef du problème (traumatismes, suppuration osseuse) ;

d) Avec l'*urémie*, lorsque les malades sont plongés dans le coma. L'examen des urines fournira les renseignements nécessaires ;

e) Avec l'*épilepsie* et la *psychopathie* sans lésion matérielle du cerveau. Dans ces cas, la distinction sera presque impossible, si les résultats de l'examen ophtalmoscopique demeurent négatifs ;

f) Avec l'*hystérie*. On soupçonne volontiers cette affection chez les individus qui ne présentent que des symptômes locaux peu accentués.

g) Dans un cas pour lequel je fus appelé en consultation et où l'infiltration papillaire était le seul indice d'un néoplasme cérébral (l'autopsie confirma le diagnostic), la pâleur du malade avait fait diagnostiquer au médecin traitant une *anémie pernicieuse progressive.*

V. Pronostic. — Le pronostic est grave. On ne connaît aucun remède à la lésion et le processus pathologique suit généralement une marche progressive jusqu'au moment de la catastrophe finale.

VI. Traitement. — Le traitement sera purement symptomatique. L'administration des iodures de potassium et de fer, de l'arsenic ou de l'ergotine pour la destruction de la tumeur ne donne aucun résultat. On donnera aux malades une nourriture légère et fortifiante ; on veillera à ce qu'il ait des selles quotidiennes et on lui fera éviter toute excitation physique ou morale. On lui défendra les rapports sexuels et l'usage des boissons alcooliques. Contre la céphalalgie et les vomissements, on aura recours aux injections sous-cutanées de *morphine ;* contre la surexcitation, on donnera de fortes doses de *bromure de potassium* (10-20 gr. pro dosi). L'un de mes malades trouva dans l'usage de fortes doses d'acide salicylique (5 gr. en cinq prises d'heure en heure) un soulagement considérable de ses maux de tête.

Godlec a trépané récemment un individu porteur d'un gliome, situé à quelque profondeur au-dessous de la circonvolution frontale ascendante droite ; il a mis à nu et énucléé la tumeur. Cet individu, qui avait d'abord présenté des signes d'amélioration, succomba dans le courant de la quatrième semaine à une méningite.

8. — Parasites du cerveau.

Parmi les parasites animaux, il en est deux que l'on rencontre dans la cavité crânienne, les cysticerques et les échinocoques, ceux-ci moins fréquemment que les premiers.

A. — *Cysticercus cellulosæ.*

I. Altérations anatomiques. — Les cysticerques du cerveau ne sont pas rares. Tantôt ils siègent sur les méninges, tantôt il occupent le parenchyme cérébral proprement dit, et notamment la substance grise, tantôt enfin on les rencontre à l'état libre dans l'espace sous-arachnoïdien et dans les ventricules. G. Merkel a publié un cas où il existait un cysticerque à l'état libre à l'insertion de la tige pituitaire. Parmi les méninges, c'est surtout la pie-mère qui sert de point d'origine à ces parasites, rarement la face interne de la dure-mère. De là, ils compriment la surface du cerveau et s'y creusent des dépressions.

Dans certains cas, il n'existe dans le cerveau qu'un cysticerque unique ; dans d'autres, il y en a des centaines ; et alors la surface de l'encéphale et les méninges sont parsemées de vésicules.

La grosseur des kystes varie ; ils arrivent ordinairement au volume d'une grosse noix ; ceux qui atteignent les dimensions d'une pomme ou d'un œuf de poule constituent des exceptions. La paroi propre du cysticerque est ordinairement entourée d'une enveloppe conjonctive à stratification lamelleuse, analogue à celle d'un oignon. Son contenu est liquide. A un certain endroit, presque toujours reconnaissable par de la dépression et de l'épaississement, on aperçoit une saillie où siègent le cou et la tête du tænia solium. Le sommet de la tête présente une pigmentation de teinte sombre et se distingue facilement au microscope, grâce à sa couronne de crochets et ses quatre ventouses. La vie des cysticerques dure en moyenne de trois à six ans. Lorsque les parasites meurent, le contenu des kystes s'épaissit, subit la caséification ou la calcification ou s'atrophie. A ce moment, on

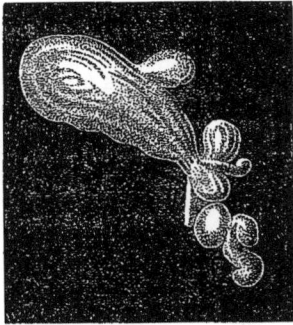

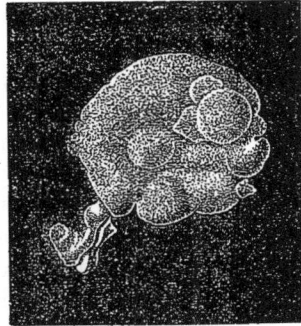

FIG. 118, 119. — *Cysticercus racemosus.* D'après MARCHAND.

pourrait facilement confondre les cysticerques avec des tubercules ou des gommes caséifiés ou calcifiés, n'était la conservation assez prolongée des crochets dans l'intérieur de la masse nouvelle.

Le voisinage immédiat des cysticerques du cerveau est dans bien des cas absolument intact. D'autres fois, on trouve, sur une étendue plus ou moins considérable, de la prolifération conjonctive interstitielle (sclérose) ou de l'anémie, de l'hyperhémie, des extravasations sanguines punctiformes, du ramollissement, de l'inflammation ou de la suppuration. L'hydrocéphalie se rencontre souvent en ces cas ; quelquefois on constate également des altérations méningitiques.

Il est une espèce spéciale de cysticerque cérébral ou plutôt un cysticerque qui a un mode de développement particulier, c'est le *cysticercus racemosus*. Ce parasite lance des espèces de protrusions, présente, comme les kystes kydatiques, des vésicules filles, et constitue, en certaines circonstances, un organe multiloculaire ou ramifié en grappe. Les figures 118 et 119 sont empruntées à Marchand, qui a publié récemment une observation des plus intéressantes. Les premières descriptions exactes datent de

Virchow ; tout nouvellement, Zenker a également porté ses recherches de ce côté-là. On rattache ce mode particulier d'accroissement à des conditions de développement extrêmement favorables, telles qu'elles existent au premier chef dans l'espace sous-arachnoïdien, à la base du crâne.

Il ne faut pas confondre le *cysticercus racemosus* avec les *cysticerques à l'état libre* qui se sont mis en rapport avec une paroi vasculaire à laquelle ils sont allés adhérer (fig. 120). Ce dernier genre de parasites se rencontre également avec une fréquence relative à la base de l'encéphale.

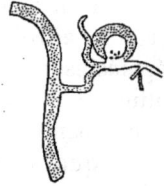

II. Étiologie. — Les voies que suivent les parasites pour arriver du canal gastro-intestinal au cerveau, ne sont pas bien connues. Ils peuvent atteindre leur destination aussi bien par l'intermédiaire des vaisseaux sanguins et lymphatiques, que par des mouvements vermiculaires à travers le tissu conjonctif interstitiel.

FIG. 120. — *Cysticerque libre, siégeant sur une artère basilaire du cerveau. Grandeur naturelle.* D'après HELLER.

III. Symptômes. — Dans un grand nombre de cas, les cysticerques demeurent silencieux et ne sont constatés qu'à l'autopsie et par un pur hasard, *cysticerques latents*. Dans d'autres, ils occasionnent des *troubles psychiques* très importants. Dans d'autres cas encore, ils donnent lieu aux symptômes des *tumeurs cérébrales*, ce qui fait que beaucoup d'auteurs font une étude commune des parasites animaux de la cavité crânienne et des tumeurs de l'encéphale. Au premier rang des symptômes, nous trouvons des phénomènes d'irritation : maux de tête, vertiges, vomissements, névralgies et surtout des états épileptiformes ; les parésies et les paralysies sont des accidents bien plus rares.

IV. Diagnostic. — Le diagnostic des cysticerques du cerveau demeure souvent incertain. Malgré l'existence de symptômes cérébraux, on ne pourra conclure à la présence de parasites intra-crâniens, que si l'on en rencontre également dans le tissu cellulaire sous-cutané, dans le tissu conjonctif intermusculaire ou dans le fond de l'œil. Il est certaines formes d'épilepsie qui sont, d'après Griesinger, de nature à faire soupçonner des cysticerques encéphaliques. Telle est l'épilepsie qui n'apparaît que pendant l'âge mûr et qui ne saurait être rattachée à l'hérédité, à des traumatismes de la tête, à l'abus de l'alcool, à la syphilis ou à des affections artérielles.

V. Pronostic et Traitement. — Le *pronostic* est défavorable, car on ne connaît pas de moyen qui puisse rendre les parasites inoffensifs ; la mort spontanée des cysticerques est cependant possible.

Quant au *traitement*, il ne pourra être que symptomatique.

B. — *Échinocoque.*

I. Altérations anatomiques. — L'échinocoque est le plus souvent unique dans l'encéphale ; on les y rencontre rarement en grand nombre (Espinosa, 52 échinocoques sous l'arachnoïde). Le volume de ces parasites est parfois si considérable qu'il égale celui d'un hémisphère cérébral. Morgan parle d'un kyste de la grosseur d'une noix de coco et du poids de 550 grammes. Chez les enfants, aussi bien que chez les personnes âgées, on a vu plusieurs fois les kystes perforer la paroi osseuse du crâne et se faire jour au dehors. Dans un cas de ce genre, observé par Westphal, la guérison fut spontanée. On a publié également des cas où l'évacuation de l'échinocoque se fit par le nez et l'oreille.

Très souvent le kyste contient des vésicules filles, mais celles-ci sont fréquemment stériles et ne renferment point de scolex. Le lecteur trouvera des détails sur l'histoire naturelle de l'échinocoque dans le tome II de cet ouvrage,

La paroi kystique est ordinairement revêtue d'une capsule conjonctive. La substance cérébrale avoisinant le kyste est anémiée ou congestionnée ; elle est parsemée d'extravasations sanguines et présente du ramollissement ; très rarement elle a conservé son état normal. La suppuration y est également possible.

II. Symptômes. — L'échinocoque intra-crânien se développe surtout chez les individus jeunes. Les symptômes qu'il provoque sont ceux des tumeurs cérébrales, avec prépondérance de phénomènes d'irritation, notamment de convulsions épileptiformes. Si le kyste se fraye une voie au dehors, il peut survenir de l'exophtalmie et de l'œdème palpébral. Le kyste lui-même est fluctuant et offre à l'œil des mouvements respiratoires et sphygmiques. Dans l'observation de Westphal déjà citée, plus de 50 échinocoques furent expulsés au dehors. Le soulagement consécutif à l'évacuation et à l'ouverture spontanée n'est généralement que transitoire. La mort peut survenir dans une attaque apoplectiforme.

III. Diagnostic. Pronostic. Traitement. — Le diagnostic sera souvent impossible à établir. Le pronostic est très sérieux. Quant au traitement, l'intervention chirurgicale seule pourrait rendre quelques services.

9. — Anévrysme des artères cérébrales.

I. Étiologie. — Les causes de l'anévrysme des artères cérébrales demeurent souvent inconnues. On donne comme telles : des coups sur la tête, des traumatismes du crâne, l'alcoolisme et la syphilis. Le reste du système vasculaire est toujours intact ; l'artério-sclérose qui favorise si grandement la formation des anévrysmes y fait surtout défaut. Dans certains cas, il est vrai, l'anévrysme des artères encéphaliques s'accompagnait d'anévrysme du tronc aortique. Sa combinaison, au contraire, avec des altérations endo-cardiques des valvules cardiaques est fréquente, à tel point que des auteurs anglais notamment ont émis l'hypothèse qu'une partie des anévrysmes artériels intra-crâniens étaient d'origine embolique.

Ces anévrysmes sont *plus fréquents chez l'homme* que chez la femme. Lebert, qui a publié le premier un travail clinique complet à ce sujet (1866), trouva sur 82 porteurs d'anévrysmes cérébraux 25 hommes (43 0/0) et 30 femmes (37 0/0); Coats (1873), sur un chiffre de 85 individus, observa la lésion 48 fois (56,5 0/0) chez l'homme et 37 fois (43,5 0/0) chez la femme.

L'anévrysme n'est pas chose rare dans le *jeune âge*. Voici d'ailleurs les statistiques de Lebert (57 cas).

$$0\text{-}19 \text{ ans} = 13 \ (19 \ 0/0).$$
$$20\text{-}39 \ — = 22 \ (33 \ 0/0).$$
$$40\text{-}60 \ — = 22 \ (48 \ 0/0).$$

et de Coats (79 cas) :

$$10\text{-}40 \text{ ans} = 42 \ (53 \ 0/0).$$
$$40\text{-}80 \ — = 37 \ (47 \ 0/0).$$

II. **Altérations anatomiques**. — Il s'agit presque sans exception d'ané-vrysmes vrais où toutes les tuniques du vaisseau participent à la dilatation. Leur volume varie entre celui d'un petit pois et celui d'une grosse noix. Les poches de dimensions plus considérables sont rares; on en a vu cepen-dant qui avaient la grosseur d'un œuf de poule. Les anévrysmes sont sou-vent remplis plus ou moins complètement de vieux caillots. Les nerfs avoisinants présentent fréquemment des signes de compression et d'atrophie par compression; le parenchyme cérébral lui-même est ramolli. Schmidt a décrit un cas d'anévrysme de l'artère basilaire avec compression et ramollissement des voies pyramidales au niveau du pont de Varole et dégénération secondaire au niveau de la moelle; il existait simultanément un anévrysme de l'aorte descendante. Dans les trois quarts des observations connues, l'anévrysme se rompit en produisant une forte hémorrhagie méningée (notamment sous-arachnoïdale) et quelquefois une désorganisa-tion de la substance cérébrale limitrophe.

Les anévrysmes se développent le plus souvent sur le cercle de Willis et ses prolongements périphériques. Ils sont plus rares sur la carotide interne et les artères vertébrales. Gairdner a publié une observation d'anévrysme de l'artère méningée moyenne, à laquelle il faut ajouter encore un cas de Krimmer.

L'artère la plus fréquemment atteinte est l'artère sylvienne; puis vient l'artère basilaire. L'expérience nous montre que les lésions anévrysmati-ques sont plus rares du côté droit que du côté gauche. Parfois, il existe des poches multiples (observation de Paulicki avec anévrysmes de l'artère basilaire, de la communicante antérieure et plusieurs poches sur l'artère sylvienne) ; ou bien les anévrysmes siègent sur des vaisseaux symétriques (cas de Pollak où il existait un anévrysme sur l'une et l'autre des artères sylviennes). On doit à Ebstein la description d'un cas d'anévrysme avec anomalie artérielle : anévrysme d'une artère du corps calleux impaire ; division de cette artère au delà de la dilatation.

Comme symptômes accessoires, il convient de noter des altérations de l'endocarde et des infarctus dans d'autres organes (reins, rate).

III. Symptômes. — Les anévrysmes des artères cérébrales peuvent demeurer *latents* durant la vie entière. Dans certains cas, on les a vus produire de la *psychopathie* ou de l'*épilepsie*. Dans d'autres, ils créent à la fois des *symptômes diffus* et *localisés* : céphalalgie, vertige, vomissements, névralgies, cécité, atrophie du nerf optique, convulsions et paralysies de certaines zones nerveuses. Tous ces phénomènes dépendent naturellement du siège de l'anévrysme. On rencontre fréquemment surtout la paralysie de l'oculo-moteur. Si l'anévrysme se rompt, il survient un ictus apoplectique, le plus souvent à terminaison rapidement fatale. Certains malades se plaignent de bourdonnements d'oreille. Enfin l'auscultation du crâne a permis parfois d'entendre des bruits vasculaires.

Voici une de mes observations personnelles :

Une jeune servante de 23 ans qui souffrait depuis quelques semaines du vertige, de nausées, de congestion céphalique et d'insomnie, fut très étonnée un beau jour de ressentir une faiblesse parétique dans les extrémités du côté droit. Elle se fit admettre dans notre service ; et là, nous constatâmes une parésie très prononcée de la totalité des rameaux du nerf facial droit et du bras et de la jambe du même côté. Il y avait de plus de la paralysie de l'oculo-moteur. Je diagnostiquai une affection du pédoncule cérébral gauche. Quelques jours après son entrée à la clinique, la malade eut une attaque apoplectiforme ; 36 heures après, elle mourut dans le coma. A l'autopsie, on trouva une intégrité absolue de tous les organes internes ; la seule lésion que l'on rencontra fut un épanchement sanguin interméningé très étendu, qui provenait de la rupture d'un anévrysme de l'artère cérébrale postérieure de la grosseur d'une cerise. Les symptômes de paralysie avaient été déterminés par la compression qu'exerçait la poche hématique sur le pédoncule cérébral et le tronc du nerf oculomoteur.

IV. Diagnostic. Pronostic. Traitement. — L'édification du *diagnostic* est très difficile et presque toujours incertaine ; car les symptômes cérébraux qui pourraient exister simultanément avec un anévrysme périphérique ou des lésions valvulaires du cœur, pourraient parfaitement se rattacher à une embolie.

Le *pronostic* est défavorable, non seulement à cause de la tendance de l'anévrysme à la rupture, mais encore à cause de l'impuissance du traitement.

Le *traitement* ne peut être que symptomatique; si l'on soupçonne la syphilis, on ordonnera des frictions mercurielles et l'administration de l'iodure de potassium. On a essayé également les injections sous-cutanées d'ergotine.

10. — Hydrocéphalie.

On désigne sous le nom d'hydrocéphalie l'accumulation de sérosité soit entre les méninges, soit dans les ventricules du cerveau. On devrait donc distinguer une hydrocéphalie interméningée et une hydrocéphalie ventriculaire. L'emploi de ces désignations n'a pas prévalu : on se sert simplement des mots externe et interne pour distinguer les deux variétés de cette affection.

Dans l'hydrocéphalie ou hydrocéphalie externe ou interméningée, le liquide produit par l'exosmose vasculaire peut siéger au-dessous de la dure-mère ou dans la cavité sous-arachnoïdienne. Jusqu'il y a peu de temps. on considérait l'hydropisie subdurale comme la plus fréquente et peut-être comme celle qui se développe d'une façon presque exclusive. Cette opinion a trouvé de nos jours une opposition formidable de la part de certains auteurs qui sont allés jusqu'à nier l'existence de ce genre d'hydrocéphalie. Cela est évidemment de l'exagération, car tout récemment Heller, en pratiquant des coupes sur un cadavre congelé, a rencontré une collection liquide entre la dure-mère et l'arachnoïde.

Il n'y a aucun antagonisme entre l'hydrocéphalie interméningée et celle des ventricules : car on sait que ces derniers sont en communication avec la cavité sous-arachnoïdienne. Les constatations anatomiques montrent à leur tour que des épanchements sous la dure-mère peuvent coïncider avec de l'hydropisie ventriculaire. Le cas de Heller cité precédemment en est la preuve.

On divise encore l'hydrocéphalie, qu'elle soit interméningée ou ventriculaire, en hydrocéphalie diffuse et en hydrocéphalie circonscrite (partielle ou enkystée). La première de ces formes est de beaucoup la plus fréquente. Dans la seconde, l'hydropisie est limitée à des portions restreintes des espaces libres ; elle occupe tantôt un seul des côtés, tantôt une zone plus restreinte encore. De cette façon, il se développe des cavités kystiques entre les méninges ou bien on voit certaines parties des ventricules présenter une dilatation kystique, remplie de liquide.

Si l'hydropisie intra-crânienne doit gagner en volume, il faut nécessairement ou que les os du crâne cèdent à la pression du liquide et se distendent ou que le cerveau se rapetisse par compression. La première de ces conditions est réalisable, aussi longtemps que le crâne conserve quelque dilatabilité, c'est-à-dire pendant l'enfance, alors que les sutures ne sont pas encore soudées entre elles et que les fontanelles sont encore béantes. On a même prétendu que l'augmentation considérable du liquide hydrocéphalique pouvait produire l'écartement de sutures déjà réunies. Chez l'adulte, on se trouve en présence surtout d'une compression de la substance encéphalique, quoique l'on observe parfois des modifications secondaires du côté du squelette crânien. Les os de la tête sont très minces et transparents. Le diploé a souvent disparu en laissant à peine des traces ; la lamelle extérieure et la table vitrée se touchent par places et la surface interne de celle-ci présente fréquemment des inégalités, des rugosités et des bosselures.

L'hydrocéphalie est aiguë ou chronique ; cela dépend du mode de développement de l'hydropisie. Dans les cas aigus, la quantité de liquide s'accroît en quelques heures de telle façon que la vie n'est plus possible ; dans les cas chroniques, au contraire, les accidents peuvent traîner des mois et des années. Enfin l'on distingue encore une hydrocéphalie acquise et une hydrocéphalie congénitale. Nous adoptons cette division pour l'étude qui va suivre.

a. — Hydrocéphalie acquise.

I. Étiologie. — On a voulu rattacher l'hydrocéphalie acquise aux conditions qui créent les accidents œdémateux dans les autres organes. La première de ces conditions est l'*inflammation* (œdème inflammatoire).

Personne n'ignore que l'hydrocéphalie est un symptôme qui accompagne presque régulièrement les méningites purulente et tuberculeuse ; le nom de méningite tuberculeuse est même devenu synonyme d'hydrocéphalie aiguë.

Mais les phlegmasies chroniques peuvent, elles aussi, engendrer l'hydropisie encéphalique. Témoin les altérations des plexus choroïdiens et de l'épendyme ventriculaire, lorsqu'il s'agit d'hydrocéphalie des ventricules.

Parfois, les lésions hydrocéphaliques ne se développent pas pendant, mais à la suite d'une méningite. J'ai vu deux cas de ce genre chez des enfants de 9 et de 15 mois, chez lesquels ils se produisit, quelques semaines après la guérison d'une méningite purulente, une hydrocéphalie tellement prononcée que la tête en fut considérablement déformée.

Dans certains cas, l'hydrocéphalie est le résultat d'une *stase sanguine*, soit intra-crânienne, soit extra-crânienne. Les tumeurs et les productions inflammatoires, qui compriment ou rétrécissent la grande veine de Galien ou le sinus droit de la dure-mère, peuvent provoquer de l'hydrocéphalie. On l'a vue également survenir dans les affections du cœur et des poumons, dans les lésions du médiastin et de la région cervicale, lorsque ces processus pathologiques étaient accompagnés de stase veineuse de retour dans les veines jugulaires internes. Quelques auteurs parlent d'hydrocéphalie dans la coqueluche, déterminée par l'engorgement veineux consécutif aux accès de toux. Parfois l'hydrocéphalie se produit seulement pendant la période d'agonie.

L'hydrocéphalie reconnaît quelquefois pour causes les états *cachecti-*

ques et *hydrémiques* dont sont atteints les carcinomateux, les phtisiques, les brightiques, les leucémiques, etc.

Il existe une forme particulière d'hydrocéphalie, l'*hydrocéphalie ex vacuo*, où l'accumulation de liquide est destinée en quelque sorte à remplir un espace vide. On l'observe surtout chez les vieillards, dans l'atrophie cérébrale sénile.

Enfin, il est un nombre de cas assez élevé où les causes de l'affection demeurent introuvables ou du moins douteuses. C'est ainsi qu'on a regardé comme des sources d'hydrocéphalie l'*alcoolisme*, la *syphilis*, le *surmenage intellectuel*, l'*insolation*. L'influence du *rachitisme* sur le développement de l'hydropisie cérébrale nous semble plus certaine que celle de ces divers facteurs.

Les enfants paraissent être prédisposés à l'hydrocéphalie ; c'est chez eux, en tous cas, qu'on constate les déformations les plus considérables de la tête.

II. Altérations anatomiques.

— L'hydrocéphalie se manifeste dans un grand nombre de cas, notamment chez les enfants, par une *conformation particulière de la tête*, qui est très volumineuse. Les os frontaux proéminent en avant : les cavités orbitaires semblent effacées ; les fontanelles ont des dimensions extraordinaires, la grande allant jusqu'au niveau de la glabelle ; les os du crâne eux-mêmes sont séparés entre eux par des sutures d'une largeur anormale. Lorsque ces sutures s'ossifient, il se développe souvent dans les espaces interosseux de nombreux os wormiens ou intercalaires. Les cheveux sont la plupart du temps fins, secs et rares. Dans les régions temporale, frontale et pariétale, les veines cutanées sont dilatées et flexueuses. En opposition avec l'hypermégalie de la boîte crânienne, la figure est de petites dimensions et offre la forme d'un triangle à base supérieure, dont le sommet est figuré par le menton.

L'amincissement des os du crâne est parfois tel qu'on voit au travers une bougie allumée placée derrière.

Sur le reste du squelette, il n'est pas rare d'observer des signes de rachitisme : gonflement épiphysaire, distorsions au niveau des extrémités et de la cage thoracique, malformation et développement irrégulier des dents.

Les déformations du crâne font défaut chez les adultes et les enfants qui ont dépassé l'âge de sept ans. Chez eux, en effet, la synostose est opérée et oppose une résistance suffisante aux poussées du liquide. La tête, du reste, peut avoir, malgré l'hydrocéphalie, un volume peu considérable ; on en voit la preuve chez les crétins.

Dans l'hydrocéphalie interméningée, le cerveau est fréquemment aplati à la surface et anémié. Dans l'hydrocéphalie interne, au contraire, il est en état de protrusion ; mais l'aplatissement de la convexité et l'anémie sont les mêmes. En ouvrant les ventricules, on est frappé de leur expansion et de la quantité considérable de liquide qu'ils contiennent, liquide séreux, rarement floconneux ou hémorrhagique. Les flocons sont presque toujours constitués par des cellules épithéliales exfoliées, quelquefois aussi par des éléments ramollis de la substance cérébrale. Les parois ventriculaires, notamment les ganglions basilaires (thalamus opticus et corpus striatum) paraissent affaissées. Dans certains cas, elles sont ramollies et partiellement trans-formées en une sorte de pulpe. Cette lésion, qui est probablement en grande partie un phénomène cadavérique, porte le nom de ramollissement blanc ou hydrocéphalique. L'enveloppe périphérique est quelquefois amin-cie au point de ressembler à un kyste d'épaisseur minime. Cette enveloppe peut se rompre, et la rupture se fait le plus habituellement du côté de la convexité. L'épendyme ventriculaire est souvent épaissi et granuleux, prin-cipalement dans l'hydrocéphalie chronique; on remarque au-dessous de lui des vaisseaux ectasiés et riches en flexuosités. Les plexus choroïdiens sont également le siège d'épaississements et de productions kystiques.

C'est dans les deux ventricules latéraux que les altérations hydrocéphali-ques sont les plus précoces et les plus prononcées. Puis viennent par ordre de fréquence le troisième ventricule et le quatrième. Le trou de Monro est souvent notablement agrandi et établit alors une large communication entre le troisième ventricule et les ventricules latéraux. Dans le troisième ventricule, on observe de la macération et de la distension des commissures blanches.

Quelquefois cependant les altérations n'atteignent qu'un segment isolé, l'une des cornes des ventricules latéraux, ou bien l'aditus infundibuli ou encore l'espace compris entre les deux lames de la cloison transparente, ou enfin uniquement le quatrième ventricule, etc. Dans ces cas, le liquide hydro-céphalique est ordinairement enkysté et l'on se trouve en présence d'un véritable kyste, qui peut évidemment exercer sur les éléments voisins de la compression locale, compression du chiasma des nerfs optiques lorsqu'il s'agit d'hydropisie de l'aditus infundibuli, compression du cervelet lorsqu'il y a du liquide dans le quatrième ventricule.

Les trois analyses ci-dessous, qui concernent toutes des cas d'hydrocé-phalie chronique, nous montrent la *constitution chimique du liquide hydrocéphalique* :

	HILGER (1867)	TIDY (1869) Enfant	NEUPAUR (1874) Enfant de 13 mois
Eau	98.775	98.492	99.049
Matières solides	1.225	0.518	0.951
Albumine	0.246	0.098	0.181
Graisses	—	0.010	—
Extrait alcoolique	—	0.063	0.004
Cendres	0.762	—	—
Chlorure de sodium	0.397	0.214	0.32
Chlorure de potassium	0.082	0.060	—
Sulfate de potasse	0.032	—	—
Phosphate de potasse	0.124	—	—
Phosphate de soude	—	—	0.02
Phosphate de chaux	—	—	0.01
Autres phosphates	0.096	—	—
Carbonate de soude	—	0.002	0.41
Sulfate de soude	—	0.008	—
Poids spécifique	1.006	1.007 60	1.007

Réaction : alcaline.

Hilger trouva, en outre, de la mucine, de la fibrine, de l'urée, de l'acide succinique, de la cholestérine et un corps analogue à la leucine. Lui et Tidy constatèrent également, l'un la présence de substance réduisante non fermentescible (0,164) et l'autre de 0,063 de sucre. Bock a démontré d'une façon irréfutable l'existence de sucre dans le liquide hydrocéphalique. Hoppe-Seyler au contraire, ne rencontra du sucre dextrogyre et fermentescible que dans les cas où l'on avait déjà pratiqué plusieurs fois la ponction de l'hydrocéphale ; le liquide de la première ponction n'en renfermait point.

Dans l'hydrocéphalie aiguë, on a voulu dans ces derniers temps, à l'aide des proportions d'albumine contenues dans le liquide, trancher la question de savoir si l'on a affaire à un transsudat ou à un exsudat séreux. Huguenin est d'avis qu'une quantité d'albumine qui dépasse 25 0/0 plaide en faveur de l'origine inflammatoire.

III. Symptômes. — Les symptômes extérieurs les plus frappants s'observent évidemment chez les enfants ; ils sont prononcés surtout dans l'hydrocéphalie chronique, car l'hydrocéphalie aiguë a une marche tellement rapide que le temps manque à la macrocéphalie pour se produire. Dans la forme aiguë en général, les phénomènes caractéristiques font défaut ou sont du moins cachés par les symptômes de la maladie principale, surtout si celle-ci est apte par elle-même à provoquer une augmentation de la pression intra-crânienne, comme le fait la méningite. Il va de soi, en effet, qu'on rencontrera plus souvent des signes d'augmentation de cette pression que des symptômes de foyer.

Dans l'hydrocéphalie chronique, l'*accroissement considérable du volume de la tête* détermine des déformations très accentuées de l'extrémité céphalique. Le malade ne peut tenir sa tête droite : celle-ci vacille en tous sens, tombe tantôt en avant, tantôt en arrière, tantôt sur les côtés, de sorte qu'il faut le secours des mains pour la maintenir. Il y a des individus hydrocéphales qui sont incapables de marcher sans soutien ; ils seraient entraînés en avant par le poids excessif de la tête.

Les *facultés psychiques* sont souvent atteintes. Les malades deviennent déments et idiots, n'apprennent pas à parler ou parlent d'une façon incompréhensible ; ils ont des évacuations involontaires et ont besoin d'être alimentés et soignés comme des nourrissons. A cela viennent s'ajouter encore des crises épileptiformes, des contractures, des convulsions dans certains muscles, des parésies, plus rarement des paralysies, mais fréquemment des *spasmes*.

Si, comme cela a lieu chez les adultes, la mégalocéphalie fait défaut, les symptômes ressemblent exactement à ceux d'une tumeur cérébrale ; on peut même observer de l'*infiltration de la papille optique*.

Dans certains cas, il se produit dès le début de l'*atrophie des nerfs de la deuxième paire* et de la cécité.

Le mal peut tuer en quelques mois ; mais d'autres fois il dure jusqu'à l'âge de 50 ans. La mort survient tantôt dans une attaque apoplectiforme, tantôt dans une crise de convulsions épileptiformes, tantôt dans le coma.

On a vu quelquefois le liquide hydrocéphalique s'évacuer spontanément ; cette évacuation se fait le plus souvent par le nez, mais aussi par la bouche, l'oreille ou l'orbite. Dans le cas publié par Leber, il y avait cinq ans que le liquide s'écoulait goutte à goutte et d'une façon continue par le nez, environ 4 à 22 centim. cubes par heure. L'évacuation spontanée a quelquefois été suivie de guérison ; dans d'autres cas, la collection se renouvelait pour produire à nouveau des symptômes locaux et généraux de compression cérébrale et amener finalement la mort.

IV. Diagnostic. — Le diagnostic est facile s'il existe de la mégalocéphalie ; sinon la confusion avec une tumeur cérébrale est pour ainsi dire forcée, en raison même de la fréquence plus grande des néoplasmes encéphaliques.

V. Pronostic. — Le pronostic est défavorable, quoique des épanchements de moindre importance soient susceptibles d'être résorbés.

VI. Traitement. — Il faut traiter tout d'abord l'affection fondamentale, les symptômes ensuite. Il ne faut pas compter sur l'iodure de potassium, les diurétiques, les drastiques ou les vésicatoires pour amener la résorption du liquide hydrocéphalique. Quant à l'intervention chirurgicale, il en sera question à propos de l'hydrocéphalie congénitale.

b. — Hydrocéphalie congénitale.

I. Altérations anatomiques. — Dans l'hydrocéphalie congénitale, il s'agit presque toujours d'une hydropisie ventriculaire ou interne. L'hydrocéphalie congénitale interméningée ou externe est très rare. La collection liquide intraventriculaire peut être très considérable ; on va jusqu'à prétendre y avoir trouvé plus de 10 kilogr. de liquide. Celui-ci est la plupart du temps clair et de nature séreuse.

En ce qui concerne sa *composition chimique*, voici deux analyses ; la première, de Schlossberger, est celle d'un liquide obtenu par la ponction. La seconde a été faite par Bostock.

1° Eau 99.07
Matières solides 0.93
Albumine 0.30
Matières extractives 0.08
Sels 0.61

2° Eau 98.26
Matières solides 1.74
Albumine 0.60
Chlorure de sodium 0.70
Urée 0.30
Soude 0.14

Il est clair que les collections liquides très abondantes détermineront des lésions graves du côté du crâne et du cerveau. Les ventricules sont énormément dilatés ; les ganglions de la base du crâne aplatis ; les commissures distendues, quelquefois même déchirées ; le trou de Monro transformé en une vaste ouverture, etc. L'encéphale a quelquefois l'aspect d'un kyste fluctuant, dont la paroi n'a que quelques millimètres d'épaisseur et laisse à peine apercevoir des traces de substance grise ou blanche. Les circonvolutions et les sillons sont presque entièrement effacés. La tête est souvent d'un volume étonnant ; les fontanelles et les sutures sont séparées par de larges espaces, que plus tard on trouve ossifiés, grâce à l'adjonction de nombreux os wormiens.

L'hydrocéphalie congénitale s'accompagne fréquemment d'autres vices de développement, tels que méningocèle, encéphalocèle, hydrencéphalocèle, gueule-de-loup, bec-de-lièvre, pied-bot, etc.

II. **Étiologie.** — Les causes de l'hydrocéphalie congénitale demeurent le plus souvent un mystère. On a voulu admettre comme telles l'alcoolisme et la syphilis des parents, les traumatismes pendant la grossesse et le rachitisme congénital. Le populaire accuse également le « regard » de la femme enceinte. Il est des cas où l'hydrocéphalie existe chez toute une série successive d'enfants, ce qui semble indiquer des influences héréditaires. Mais ce fait a été rattaché par certains auteurs aux ulcérations de l'orifice utérin de la mère qui exerceraient, pendant la gestation, une action nocive sur la circulation du crâne fœtal. L'hydrocéphalie congénitale ne reconnaît que très rarement pour facteur pathogénique l'existence de tumeurs intra-crâniennes congénitales comprimant les vaisseaux sanguins.

La marche de l'affection est chronique.

III. **Symptômes.** — Dans bien des cas, les enfants naissent hydrocéphales. Le gros volume de la tête peut même devenir un obstacle insurmontable à l'accouchement et nécessiter le démembrement du fœtus. Ou bien, il se produit pendant le travail une lésion grave du côté de l'extrémité céphalique, qui amène l'écoulement du liquide hydrocéphalique. Les enfants viennent parfois avant terme et morts.

Dans d'autres circonstances, les signes de l'hydrocéphalie ne sont qu'indiqués ou font complètement défaut immédiatement après l'accouchement ; mais au bout de quelques jours ou de quelques semaines, le volume de la tête s'accroît presque à vue d'œil et produit les déformations, pour ainsi dire monstrueuses, dont nous avons déjà parlé en traitant de l'hydrocéphalie acquise. Les autres symptômes sont également ceux de cette dernière affection. Çà et là, on a encore observé de l'amaurose congénitale consécutive à de l'atrophie congénitale des nerfs optiques.

IV. **Diagnostic et Pronostic.** — Le *diagnostic* est presque toujours facile ; quant au *pronostic*, il est défavorable, quoiqu'un hydrocéphale puisse arriver jusqu'à l'âge de 50 ans (Gall).

V. Traitement. — On a tenté l'emploi des diurétiques, des drastiques, des dérivatifs, la compression de la tête à l'aide de bandelettes de sparadrap et la ponction. Le plus souvent, il faudra se contenter d'un traitement diététique rationnel.

11. — Hypertrophie du cerveau.

I. Étiologie. — L'étiologie de l'hypertrophie cérébrale est obscure sous bien des rapports. Cette affection se rencontre surtout dans le *jeune âge* où elle est ordinairement congénitale. Ou bien les enfants viennent au monde avec un cerveau déjà notablement hypertrophié (accompagné de croissance naine et de développement imparfait du crâne) ou bien la lésion se développe graduellement après la naissance. Dans ces derniers cas, l'hypertrophie peut être facilement regardée comme acquise.

Dans un certain nombre de cas, l'*hérédité* semble avoir été en jeu, par le fait même de l'existence de malformations analogues chez les parents et les autres enfants. On a également assigné une certaine influence pathogénique au *rachitisme* : ce qu'il y a de certain c'est que l'hypertrophie cérébrale et le rachitisme coïncident souvent.

Quant à l'hypertrophie des adultes, on l'a rattachée à l'*alcoolisme,* au *surmenage intellectuel,* aux *excitations psychiques,* à l'*épilepsie* et à l'*idiotisme,* et expliquée par des états congestifs du cerveau répétés à de courts intervalles et d'une grande opiniâtreté. Les *traumatismes* eux-mêmes ont été considérés comme une cause d'hypertrophie encéphalique. Enfin celle-ci se produirait sous l'influence de l'inhalation de *vapeurs saturnines*.

II. Altérations anatomiques. — Les altérations affectent surtout ou exclusivement le cerveau, rarement le cervelet. Elles frappent presque toujours les deux hémisphères. Cependant l'on a publié des cas d'hypertrophie partielle, hypertrophie d'un hémisphère seulement, hypertrophie du pont de Varole et de la moelle allongée, hypertrophie de quelques-uns des ganglions de la base. Le processus pathologique peut également rester limité à la substance blanche ; en ce cas, il consiste en un accroissement de la névroglie, ainsi que l'ont montré les recherches de Virchow, qui, il est vrai, a trouvé des contradicteurs.

Le poids du cerveau est un mauvais moyen de diagnostic pour l'hypertrophie du cerveau, à cause des grandes variations physiologiques auxquelles il est soumis. Il y a d'autres indices plus sûrs. Au premier rang, nous plaçons la disproportion qui existe entre le volume du cerveau et celui de la cavité crânienne. Lorsqu'on a enlevé la calotte osseuse et la dure-mère, le cerveau vient fortement proéminer au dehors, comme s'il manquait de place à l'intérieur, et il devient très difficile de le réduire. Les méninges sont très minces et anémiées. Le liquide cérébro-spinal fait défaut. La convexité de l'encéphale est aplatie ; les sillons et les circonvolutions sont effacés. Le parenchyme cérébral lui-même présente de l'ischémie ; et bien souvent, la limite entre les substances grise et blanche a disparu. La consistance de l'organe s'est accrue et ressemble à celle de l'albumine coagulée, du fromage, ou du caoutchouc. Dans certains cas, on a pu étirer le cerveau comme un morceau de cette dernière substance, sans produire la moindre déchirure. Ce qui frappe sur les coupes, ce sont l'énorme développement des couches de tissu médullaire, l'étroitesse des ventricules, dont les parois se touchent parfois, et le manque de liquide dans l'intérieur de ces mêmes ventricules.

Lorsque l'hypertrophie cérébrale s'est produite avant ou immédiatement après la naissance, il faut ajouter aux symptômes précédents l'augmentation du volume du crâne. Celle-ci peut atteindre de très fortes proportions et créer des déformations analogues à celle de l'hydrocéphalie. Pour les distinguer de ces dernières, Virchow leur donne le nom de céphalones. Chez les enfants, il peut arriver également que la pression excentrique du cerveau sépare de nouveau des sutures déjà fermées et favorise ainsi le développement ultérieur de la tête.

On a constaté quelquefois la perforation de certains os du crâne, notamment du toit de l'orbite et de l'écaille du sphénoïde. Chez les individus adultes, la mégalocéphalie fait défaut ; elle est remplacée par l'amincissement des os, l'atrophie de la table vitrée et la production de rugosités à sa surface, la disparition graduelle du diploé.

Il existe un grand nombre d'observations où l'hypertrophie congénitale coïncidait avec de l'hyperplasie des ganglions lymphatiques, du thymus et de la glande thyroïde.

III. **Symptômes.** — L'affection peut rester entièrement latente pendant la vie. Dans certains cas, l'attention avait été attirée par une *intelligence précoce et extraordinaire* ; dans d'autres, le symptôme capital consistait en de la *mégalocéphalie*, amenant chez les enfants de l'incertitude de la marche et des chutes fréquentes en avant. On a constaté très souvent des *convulsions épileptiformes*. Certains individus se plaignent de *maux de tête*, de *vertige* et de *vomissements*. Les *paralysies*, les *contractures* sont fréquentes, les *troubles sensitifs* sont plus rares. En cas d'élévation de la pression intra-crânienne, on a vu survenir des *irrégularités de la respiration* et *du ralentissement du pouls*. On a observé également des accidents du côté de la vision, mais il n'existe pas à ce sujet d'observations ophtalmoscopiques concluantes.

Les *facultés intellectuelles* sont souvent en souffrance ; il se développe de l'apathie d'abord et finalement de l'idiotie.

Tous ces phénomènes peuvent apparaître d'une façon soudaine et amener rapidement la mort. C'est ce qui a fait admettre une hypertrophie cérébrale aiguë, malgré l'existence préalable évidente des lésions qui ont amené les accidents aigus à la suite d'une augmentation brusque de la pression intra-crânienne, due peut-être à un afflux sanguin trop considérable. Dans la majorité des cas, le mal dure des années ; après avoir débuté dans l'enfance, il persiste encore à un âge assez avancé. La mort survient tantôt dans les convulsions, tantôt avec des symptômes de méningite, tantôt dans le coma ou dans une attaque apoplectiforme. Chez les enfants au-dessous de deux ans, elle est quelquefois le résultat d'un spasme de la glotte.

IV. Diagnostic. — C'est chose difficile que de reconnaître l'hypertrophie du cerveau, lorsque l'augmentation de volume de la tête fait défaut. Si celle-ci existe, il faudra éviter la confusion avec l'hydrocéphalie, ce qui n'est pas toujours aisé. La forme de la tête ne donnera que peu de renseignements, quoiqu'on ait prétendu que les céphalones ne présentaient pas l'exophtalmie consécutive à l'affaissement du toit de l'orbite, et que chez eux l'exubérance envahissante du crâne occupait moins la région frontale que la région occipitale. Si le crâne est translucide, il ne peut être question que d'une collection liquide, par conséquent d'hydrocéphalie. Dans cette dernière affection, la grande fontanelle présenterait également une voussure externe et serait animée de battements moins accentués que dans l'hypertrophie du cerveau, où cette fontanelle est plane.

V. Pronostic et Traitement. — L'impuissance du *traitement*, qui ne peut être que symptomatique, rend naturellement le *pronostic* défavorable.

12. — Atrophie du cerveau.

I. Étiologie. — L'atrophie cérébrale n'est pas rare. Elle est tantôt congénitale, tantôt acquise peu de temps après la naissance ; elle frappe soit le cerveau tout entier, soit un hémisphère seulement ou certaines zones de plus ou moins grande étendue.

La genèse de l'*atrophie cérébrale congénitale* n'est pas toujours la même ; dans un certain nombre de cas, on a incontestablement affaire à des arrêts de développement ; dans d'autres au contraire, on se trouve en face d'un travail d'involution dans des portions cérébrales déjà formées. Souvent on ne découvre pas les causes de l'un ou de l'autre de ces processus morbides ; on a donné comme telles les inflammations fœtales des méninges et de l'épendyme ventriculaire, les anomalies vasculaires de la cavité crânienne, l'ossification précoce des sutures osseuses, les traumatismes pendant la gestation et les affections utérines accompagnées de troubles de la circulation fœtale.

L'*atrophie cérébrale unilatérale des enfants*, qu'elle soit congénitale ou acquise de très bonne heure, est d'un intérêt pratique tout particulier, à cause de sa fréquence relative. Cette affection n'atteint tantôt que l'hémisphère cérébral, surtout le gauche ; tantôt elle affecte également le cervelet, et dans ce cas elle siège du côté opposé à la lésion cérébrale, atrophie croisée, tantôt enfin elle frappe de préférence certains lobes du cerveau.

L'atrophie totale de l'encéphale est fréquente dans la vieillesse, *atrophie sénile*. Elle compte parmi les différents états d'involution sénile, sans être cependant un attribut nécessaire de cette période de la vie ; car bien des vieillards conservent jusqu'à la fin l'intégrité de leur intelligence et des dimensions de leur cerveau.

L'*atrophie marastique* se rapproche de la précédente, on l'observe à la suite de maladies de longue durée, telles que la phtisie pulmonaire, le cancer, la syphilis ou la maladie de Bright (Hasse).

Quelquefois l'atrophie cérébrale reconnaît pour causes des *affections de l'encéphale, des méninges* ou *du crâne*. Faut-il citer l'hémorrhagie cérébrale, l'embolie, la thrombose, l'abcès du cerveau, les tumeurs, l'hydrocéphalie, la méningite, les néoplasmes et les processus inflammatoires de la boîte osseuse ? En ces cas, les altérations atrophiques sont tantôt limitées aux environs immédiats du foyer morbide, tantôt elles les transgressent et envahissent le voisinage.

Les *maladies périphériques* peuvent également développer de l'atrophie secondaire du cerveau au niveau de leurs stations terminales centrales. On a observé ce fait, dans la pthisie bulbaire, au niveau des tubercules quadrijumeaux. De même, les pertes de substance artificielles des membres peuvent déterminer de l'atrophie encéphalique consécutive.

Il existe une forme particulière d'atrophie du cerveau, l'*atrophie toxique*. On la rencontre chez les alcoolisés, les ouvriers en plomb et les mangeurs d'opium.

On a prétendu enfin que la *ligature de l'une des carotides* produisait de l'atrophie unilatérale du cerveau ; on devra s'y attendre surtout lorsqu'il existe des anomalies dans les communications vasculaires du cercle de Willis.

II. **Altérations anatomiques.** — Les altérations anatomiques de l'atrophie cérébrale sont faciles à reconnaître. Si l'atrophie est totale, le cerveau ne remplit qu'incomplètement la cavité crânienne de la paroi interne de laquelle il est séparé par un espace plus ou moins considérable. Pour occuper en quelque sorte cet espace, la quantité du liquide cérébro-spinal a notablement augmenté dans les espaces sous-arachnoïdiens et les ventricules. Les circonvolutions sont étroites ; les scissures sont plus larges et plus profondes. La consistance du cerveau (à la coupe) est le plus souvent accrue. L'écorce cérébrale est d'une coloration gris rougeâtre intense ; quant à la substance blanche, elle offre ordinairement une teinte jaunâtre.

Dans l'intérieur de l'encéphale, notamment dans les ganglions de la base, les vaisseaux sont entourés de larges lacunes qui donnent à l'œil l'impression d'un fromage à trous nombreux, état criblé de Durand-Fardel ; on rencontre même quelquefois des cavités kystiques de néoformation remplies de sérum. Les ventricules du cerveau sont extrêmement étroits (quelquefois c'est le contraire qui a lieu) et les ganglions basilaires sont de petit volume. L'épendyme ventriculaire est fréquemment épaissi et recouvert de granulations verruqueuses.

Les *examens microscopiques méthodiques* font défaut. On a cependant décrit une réduction et une atrophie partielle des éléments nerveux, de la dégénérescence graisseuse de ces mêmes éléments et des vaisseaux sanguins, une accumulation de pigment, de cellules granulo-graisseuses et de corpuscules amyloïdes, enfin un accroissement de la névroglie.

Dans l'*atrophie cérébrale latérale des enfants*, la coque encéphalique est parfois réduite à une mince enveloppe qui renferme plus d'éléments conjonctifs que nerveux. Les circonvolutions ne sont plus qu'indiquées. Il existe de l'asymétrie céphalique ; la tête est rapetissée du côté où siège l'atrophie et les os du crâne y sont épaissis. Dans bien des cas, le processus pathologique suit les lois de la dégénération secondaire et se propage aux pédoncules cérébraux et à la moelle. Schröder van der Kolk a trouvé des altérations atrophiques jusque dans les racines médullaires, du côté opposé à la lésion cérébrale.

Lorsque l'atrophie ne frappe que certains lobes ou ganglions cérébraux, on aura toujours un excellent point de comparaison dans les organes symétriques de l'hémisphère opposé.

III. Symptômes et Diagnostic. — Dans l'*atrophie unilatérale des enfants*, les facultés physiques et intellectuelles ne sont épargnées que rarement. On a le plus souvent affaire à des enfants imbéciles ou idiots. Du côté opposé au siège de l'atrophie cérébrale, on observe fréquemment des *paralysies* et de l'*atrophie* des extrémités et même de la face. Il existe souvent aussi des *contractures* concomitantes. La paralysie est ordinairement moins intense aux jambes qu'aux membres supérieurs et est presque toujours incomplète. Quant aux contractures, elles augmentent de violence à chaque tentative de mouvement. L'atrophie attaque surtout les muscles et les os ; si les malades atteignent un âge avancé, les extrémités restent courtes comme celles d'un enfant. En revanche, il est des cas où la peau se fait remarquer par le développement très prononcé de son pannicule graisseux.

La sensibilité souffre généralement peu. Parfois l'on observe des *troubles sensoriels*. Les *convulsions épileptiformes* sont fréquentes. Les malades présentent peu de résistance, succombent facilement à des affections intercurrentes (bronchite, entérite) ou meurent dans des accès épileptiformes, apoplectiformes ou comateux.

L'*atrophie cérébrale sénile* s'accompagne d'affaiblissement de la mémoire, d'état d'enfance, de tremblement des membres, d'insuffisance des sphincters vésical et anal, etc., tous symptômes spéciaux à la vieillesse et, selon les cas, plus ou moins accentués.

Certains auteurs ont réuni l'*atrophie saturnine* au tableau pathologique de l'encéphalopathie de même nature.

Chez les alcooliques, on a rattaché le tremblement, l'affaiblissement de la mémoire et les parésies à de l'*atrophie cérébrale alcoolique*.

La perte de la mémoire, l'inégalité d'humeur et l'apathie progressive qui suivent les affections hémorrhagiques, emboliques ou thrombotiques de l'encéphale, ont été mises également sur le compte d'une atrophie cérébrale secondaire.

IV. Pronostic et Traitement. — Le *pronostic* est défavorable. Le *traitement* est purement symptomatique. On a prétendu avoir obtenu quelques succès, dans l'atrophie unilatérale des enfants, avec la gymnastique et la faradisation des muscles paralysés.

13. — Sclérose encéphalique diffuse.

Dans la sclérose encéphalique diffuse, le processus pathologique consiste en une prolifération très active de la névroglie. C'est la substance blanche surtout qui est atteinte. Les parties affectées prennent une consistance élastique, analogue à celle du caoutchouc. Quelquefois la moelle participe aux lésions cérébrales.

On ne sait que peu de chose sur l'*étiologie* de cette affection. On a incriminé successivement l'alcoolisme et le surmenage intellectuel. Jusqu'à présent on a observé la maladie avec le plus de fréquence chez les hommes d'âge moyen.

Parmi les *symptômes*, on remarque surtout des troubles moteurs, mouvements incertains, désordres de coordination, tremblements, parésies ou paralysies, troubles de la parole, dysphagie, paralysie de la vessie et du rectum. Quelquefois il survient des contractures et des attaques épileptiformes. Certains malades accusent des vertiges, de la céphalalgie, des paresthésies ou des anesthésies. Dans certains cas, les facultés intellectuelles baissent au point de créer l'idiotie. Les ictus apoplectiformes ne sont pas rares.

Le mal dure ordinairement plusieurs années.

Le *diagnostic* ne sera jamais qu'un diagnostic de probabilité.

Quant au *traitement*, il est tout à fait impuissant.

14. — Paralysie infantile cérébrale aiguë. Paralysie infantile cérébrale spasmodique.

I. Étiologie. — Il s'agit ici d'une affection qui rappelle à bien des points de vue la paralysie spinale aiguë des enfants et qui frappe ordinairement les enfants de 1 à 4 ans. On l'a vue apparaître souvent en connexion avec des maladies infectieuses, telles que la scarlatine, la rougeole, la diphtérie, la pneumonie, la variole, la coqueluche, etc. Mais dans nombre de cas, les causes sont demeurées obscures pour les médecins, qui cependant avaient leurs raisons pour soupçonner des influences infectieuses. Ranke a vu cette affection se développer peu de temps après la naissance, chez deux enfants nés asphyxiques.

II. Symptômes. — L'apparition du mal est habituellement aiguë et soudaine ; on observe rarement des prodromes, tels que douleurs dans le dos ou tremblements dans les membres destinés à être paralysés. Les enfants commencent par avoir de la fièvre et des vomissements ; ils tombent dans la stupeur et sont pris de *convulsions épileptiformes*. Ces convulsions ont ordinairement un caractère hémiplégique et frappent de préférence le côté droit. Lorsqu'au bout d'un ou de deux jours, les petits malades reprennent connaissance (cet état dure rarement plus longtemps), ils sont atteints d'*hémiplégie;* et la paralysie est plus intense au bras qu'à la jambe. Cette hémiplégie n'intéresse le plus souvent que les extrémités ; mais quelquefois le facial ou d'autres nerfs crâniens y participent. La monoplégie s'observe quelquefois ; mais la paraplégie est rare.

Si les enfants sont déjà en possession de la parole, la paralysie droite les rendra fréquemment aphasiques. Cette aphasie, la plupart du temps motrice, rétrocède au bout de peu de temps. On a publié également des cas d'aphasie sans paralysie des extrémités.

La *paralysie* est quelquefois *temporaire*. Sinon, les muscles affectés s'émacient bientôt. Du reste, les membres lésés sont en général retardés dans leur développement et réduits dans leurs proportions.En revanche, le pannicule adipeux est épaissi et la peau, qui est froide, présente une teinte bleue marbrée. La sensibilité est habituellement intacte. Il existe, dans certains cas, une grande tendance à la transpiration.

Au bout de quelque temps, les muscles deviennent d'une rigidité étonnante ; les articulatiens des doigts, du coude et de l'épaule ne se meuvent qu'avec difficulté. En même temps apparaissent des *contractures musculaires*, d'où le nom d'hémiplégie infantile spasmodique. Les réflexes tendineux sont conservés ou exagérés. Pas d'altérations de la contractilité électrique des muscles et des nerfs. Il survient également des symptômes d'excitation motrice sous forme d'hémichorée, d'hémiathétose ou de mouvements sympathiques. On a décrit encore des phénomènes d'ataxie.

Ces enfants deviennent plus tard épileptiques pour la plupart, et alors les secousses musculaires épileptiques débutent généralement par les membres paralysés ; ou bien leur intelligence reste rudimentaire et ils tombent dans l'idiotisme.

III. Altérations anatomiques.

III. **Altérations anatomiques.** — Le tableau clinique de la maladie qui nous occupe rappelle vivement celui de la poliomyélite aiguë ; cela est incontestable. Aussi Strümpell a-t-il proposé de désigner la paralysie cérébrale spasmodique des enfants sous le nom de polioencéphalite infantile aiguë.

Dans cette dernière affection, il s'agit, cela n'est pas douteux, d'une phlegmasie aiguë siégeant dans le domaine des centres moteurs corticaux ou des cordons moteurs qui en partent.

De même que dans la poliomyélite aiguë, les trouvailles anatomiques se réduisent jusqu'ici à peu de chose et concernent plutôt des processus pathologiques anciens : on a constaté de l'atrophie de l'écorce cérébrale, de la porencéphalie ou de la sclérose encéphalique diffuse. Peut-être sont-ce là des terminaisons d'un travail inflammatoire, d'une encéphalorrhagie, d'une thrombose ou d'une embolie dans les zones corticales. Quelque simple donc que paraisse le tableau clinique de la maladie, il n'en est pas moins vrai qu'au point de vue anatomique, il faut tenir compte de circonstances multiples et très diverses.

IV. **Diagnostic. Pronostic. Traitement.** — Le diagnostic est facile; car la maladie se distingue de la poliomyélite antérieure aiguë par l'existence ou l'exagération des réflexes tendineux et par la conservation de la contractilité électrique. Quant au *pronostic* et au *traitement*, ils sont exactement ceux de la poliomyélite antérieure aiguë.

B. — MALADIES DES MÉNINGES CÉRÉBRALES

1. — Thrombose et inflammation des sinus cérébraux. Thrombose et phlébite des sinus de la dure-mère.

I. **Étiologie.** — La thrombose et l'inflammation des sinus cérébraux sont choses fréquentes. Aux points de vue anatomique et clinique, ces deux lésions doivent être nettement séparées l'une de l'autre, quelle que soit d'ailleurs l'intimité de leurs rapports. Lorsque les sinus cérébraux sont devenus le siège d'un processus inflammatoire, il en résulte à peu près toujours une thrombose secondaire de ces sinus ; et dans ce cas, les symptômes cliniques, qui ne sont que la conséquence des troubles de la circulation veineuse, sont évidemment identiques pour la phlegmasie et la thrombose.

Dans la thrombose non inflammatoire, il s'agit le plus souvent d'un phénomène dû au *marasme* ; là, les conditions de développement des thrombus sont, toutes choses égales d'ailleurs, analogues à celles qui président à la thrombose des autres veines. Du reste, les sinus cérébraux sont plus spécialement prédisposés à ces sortes d'accidents, parce que leurs parois sont immobilisées de toutes parts et qu'ils ne peuvent, par conséquent, se plier que difficilement aux variations de l'afflux sanguin. En outre, leur calibre, au lieu d'être rond, est au contraire anguleux, et change souvent de diamètre. Les valvules y font défaut et sont remplacées par des trabécules et des excroissances qui vont d'une paroi à l'autre (Hyrtl). La thrombose marastique est fréquente surtout dans le sinus longitudinal supérieur (sinus sagittal supérieur de Henle) ou dans le sinus transverse. On la rencontre chez les enfants tombés dans le marasme par suite de diarrhée chronique, de suppurations prolongées, d'affections chroniques du poumon ou de pertes d'humeurs quelconques. Les adultes en sont atteints également et dans les mêmes conditions, en cas de cancer, par exemple, de marasme sénile ou après une fièvre typhoïde. Tüngel l'a observée, concurremment à de la variole congénitale, chez un nouveau-né qui avait succombé trente-trois heures après la naissance.

La *thrombose par compression* est plus rare. Les causes de la compres-

sion veineuse peuvent siéger dans l'intérieur de la boîte crânienne et
frapper directement les sinus cérébraux, cela se voit dans les cas de tumeurs
de l'encéphale ou des méninges ; ou le point de départ de l'influence étiologique est extra-crânien. Dans ce dernier cas, il s'agit, en premier lieu,
de thrombus provenant de la veine jugulaire interne, plus rarement de la
veine cave supérieure, thrombus résultant de la compression de ces veines
par des hypertrophies ganglionnaires ou des tumeurs du médiastin et
s'étant propagés de bas en haut jusque dans les sinus cérébraux, plus fréquemment dans le sinus transverse que dans le sinus pétreux inférieur.

On a dit que la thrombose des sinus pouvait être uniquement la conséquence d'une *stase sanguine et d'un ralentissement circulatoire*, tels
qu'ils se produisent dans l'insuffisance du cœur droit et les affections chroniques des poumons. Mais le fait n'est pas suffisamment démontré. Certes,
dans ces circonstances, les thrombus des sinus ne sont pas rares ; mais les
conditions étiologiques sont complexes et presque toujours il existe en
même temps du marasme, à qui revient la plus grande part dans la genèse
des accidents.

Les processus phlegmasiques qui siègent dans le voisinage de la dure-
mère sont la cause la plus fréquente de l'*inflammation des sinus cérébraux*
avec thrombose secondaire (inflammatoire). Au premier rang, nous trouvons
les *lésions tuberculeuses du rocher* qui, au fur et à mesure des progrès
de la destruction osseuse, ont pénétré jusque sous la dure-mère. C'est ce
qui crée la fréquence avec laquelle sont affectés les sinus transverses et
pétreux supérieur et inférieur.

Quelquefois les sinus s'enflamment sous l'influence de phlegmasies sup-
puratives des méninges ou du parenchyme cérébral à marche envahissante.

Dans bien des cas, le foyer inflammatoire primitif est très éloigné. Et
alors la lésion des sinus est due tantôt à la propagation directe de processus
thrombo-phlébitiques siégeant dans des veines extra-crâniennes, tantôt à
l'importation par le sang d'éléments infectieux et phlogogènes qui créent
une inflammation secondaire. Comme causes, il faut noter ici les *plaies du
crâne et de la face*, qui semblent au début tout à fait inoffensives (dans l'observation de Ballota, il s'agit d'une incision de la joue) ou bien les *abcès et
les furoncles de la face*, qui, eux aussi, peuvent n'occasionner tout d'abord
que des accidents insignifiants pour devenir subitement une source de
grands dangers, par le fait même de l'apparition d'une thrombose des sinus.
Wreden a publié un cas de thrombose des sinus consécutif à un *abcès gingival.*

L'*érysipèle de la face* et l'*eczéma impétigineux* de la même région peuvent engendrer également l'affection qui nous occupe.

Stäger a vu un cas de thrombo-phlébite des sinus à la suite de *diphtérie.*

Dans certains cas, ce sont des *abcès musculaires* situés dans la profondeur des muscles de la nuque et des masticateurs qui deviennent des facteurs étiologiques de la phlegmasie des sinus ; quelquefois aussi ce sont des
inflammations oculaires.

L'*inflammation traumatique* directe est fort rare. Wreden qui a collationné en 1870 un chiffre de 151 observations de thrombose et d'inflammation des sinus, n'en a trouvé qu'un seul cas : il s'agissait de la pénétration d'un corps étranger à travers la fissure sphéno-orbitaire.

Certains auteurs admettent une *inflammation spontanée des sinus*. L'existence de cet état pathologique est problématique. En tous cas, personne n'oserait plus aujourd'hui ranger parmi les phlébites spontanées celle qui survient en connexion avec la fièvre puerpérale.

II. Altérations anatomiques. — Dans la *thrombose simple des sinus*, on

trouve ces derniers, en les ouvrant, remplis de caillots qui se distinguent des caillots cadavériques, noirs et mous, par leur consistance ferme, leur coloration pâle, rouge brun, rouillée ou gris rougeâtre. Ils adhèrent plus ou moins aux parois avec lesquelles ils ont parfois contracté des rapports d'organisation. A la coupe, ils offrent souvent une stratification assez accentuée. Au caillot primitif viennent s'ajouter parfois une série de thrombus secondaires, ce qui se reconnaît aux différences de teinte et de consistance des divers étages du coagulum.

Tantôt le thrombus primitif obstrue totalement le calibre du sinus, tantôt il est pariétal et ne fait que le rétrécir. La longueur de ces bouchons vasculaires et leur extension sont éminemment variables. Parfois ils remplissent un sinus tout entier et envahissent même le sinus voisin et les veines qui s'y rendent.

Lorsque la thrombose affecte le sinus longitudinal supérieur, on constate quelquefois que le caillot se continue dans les veines qui y aboutissent. Ces veines ont alors un aspect vermiforme et recouvrent la surface du cerveau sous forme de cordons cylindriques et flexueux.

Dans la thrombose des sinus transverses (des sinus pétreux inférieurs également) la coagulation envahit souvent la veine jugulaire interne. Cette altération morbide peut engendrer pendant la vie des symptômes graves (collapsus de la veine jugulaire externe du même côté. Gerhardt).

D'autres fois, la thrombose n'occupe qu'un petit segment d'un sinus ou il existe dans le même sinus toute une série de thrombus plus ou moins distants les uns des autres. Enfin la lésion peut frapper deux sinus symétriques, tels que les sinus transverses, dont la thrombose bilatérale est chose très fréquente.

Aux altérations que nous venons de décrire s'ajoutent des signes de stase veineuse. La circulation de retour se trouve en effet entravée dans toutes les veines afférentes du sinus malade, situées derrière le thrombus. L'intensité et l'extension des phénomènes de stase varient suivant le siège de la thrombose ; elles sont poussées au maximum, lorsqu'il existe une oblitération bilatérale complète des sinus transverses et pétreux inférieurs, avec thrombus prolongé dans la veine jugulaire interne. Ces altérations se manifestent par une hyperhémie veineuse énorme et des hémorrhagies cérébrales et méningées, du ramollissement consécutif de l'encéphale, de l'augmentation et de la coloration sanguinolente du liquide cérébro-spinal, et enfin par de l'hydrocéphalie ventriculaire.

Parfois il se détache du thrombus des parcelles qui arrivent, par l'inter-médiaire de la veine cave supérieure, dans l'oreillette droite ; de là elles passent dans le ventricule et dans l'artère pulmonaire qui les charrie vers le poumon, dans les artères de petit calibre où elles s'arrêtent en constituant des embolies pulmonaires.

Comme nous avons admis jusqu'à présent l'existence d'une thrombose simple, il est évident que les conséquences de l'obstruction artérielle se révèleront par des signes purement mécaniques, par un infarctus hémor-rhagique cunéiforme du poumon. Si le processus embolique s'est effectué à plusieurs reprises, on se trouvera en présence de plusieurs de ces infarctus pulmonaires.

Il est d'excellents auteurs, Griesinger entre autres, qui prétendent que les thrombus s'organisent, se résorbent en partie et deviennent, en tous cas, perméables au point de laisser la voie libre au liquide sanguin. Cette opinion a beaucoup de contradicteurs. Comme argument en faveur du tra-vail réparateur, on produit le fait de la rétrocession des symptômes de la thrombose diagnostiquée pendant la vie. Or, comme le diagnostic certain d'une pareille lésion est extrêmement difficile *intra vitam*, rien n'est plus légitime que le doute à ce sujet.

Dans les cas d'*inflammation d'un sinus cérébral* avec thrombose secondaire, les troubles de la circulation veineuse sont les mêmes que dans la thrombose simple ; ces troubles dépendent, en effet, uniquement de l'obs-truction du sinus. Le facteur symptomatique nouveau qui vient se joindre à eux consiste en de la tendance à la suppuration et à la désorganisation : la thrombose revêt en quelque sorte le caractère malin. Les thrombus sont lurideux, fondus, transformés en pus et en sanie, d'une odeur repoussante. La paroi des sinus est infiltrée, friable, facile à déchirer et prête à se rompre. On constate des signes de phlegmasie sur la dure-mère et les autres ménin-ges, quelquefois aussi un abcès cérébral. Le cas échéant, les embolies pul-monaires ne se contentent pas de produire des effets purement mécaniques ; elles provoquent dans les poumons des inflammations secondaires et des abcès métastatiques (pyohémiques), qui, à leur tour, engendrent du pneu-mothorax en perforant la plèvre et en pénétrant dans la cavité pleurale.

Souvent l'affection fondamentale crée encore des foyers pyohémiques dans la rate, le foie et les reins, dans la description desquels nous ne pouvons entrer ici.

III. **Symptômes et Diagnostic.** — Le diagnostic de la thrombose des sinus, soit primitive soit secondaire, est une tâche des plus ardues pour le praticien et souvent même un problème entièrement insoluble.

Dans un certain nombre de cas, il n'existe point de symptômes ; la *throm-bose des sinus est latente.* Cela se voit lorsque la maladie préalable a affai-bli la circulation et diminué l'excitabilité cérébrale au point qu'une aug-mentation dans les perturbations circulatoires produit à peine des signes apparents.

Bouchut prétend que chez les enfants *les convulsions qui précèdent la mort* sont, dans bien des cas, le résultat d'une thrombose des sinus cérébraux.

Cela est possible ; mais qui donc oserait porter un diagnostic, même de probabilité, en présence d'un symptôme de signification aussi multiple ? Et en effet, l'hydrencéphaloïde ne peut-il, lui aussi, amener ces sortes de phénomènes convulsifs ?

Dans un troisième groupe de faits, on se trouve en présence d'un état de stupeur, d'inégalité des pupilles, de strabisme, de nystagmus, de raideur de la nuque, de vomissements, de convulsions, de paralysies et de contractures. Mais tous ces symptômes et la maladie principale font plutôt songer à une méningite purulente, qui existe du reste presque toujours simultanément, qu'à une thrombose des sinus qui demeure non reconnue.

Parfois les troubles de l'innervation centrale font défaut et tout reste masqué par le tableau symptomatique de la pyohémie.

Il sera permis de porter un diagnostic de probabilité, lorsqu'il apparaît des signes d'infarctus pulmonaire cunéiforme ou d'abcès métastatique du poumon, au cours de maladies qui déterminent ordinairement de la thrombose des sinus, et alors qu'il n'existe pas d'autres causes auxquelles on puisse rattacher les lésions emboliques de l'organe.

Le diagnostic gagnera en certitude, si l'on constate des symptômes d'engorgement du côté des veines superficielles de la face, du cou et du crâne. Ces symptômes varient avec chaque sinus malade, nous allons les énumérer d'une façon très détaillée.

Thrombose du sinus longitudinal supérieur (*sinus sagittal supérieur* de Henle). — Gerhardt a attiré le premier l'attention sur la forte congestion et la flexuosité des veines qui occupent l'espace compris entre la grande fontanelle et la région temporo-auriculaire. Ces signes sont surtout nets chez les enfants ; car chez eux, les émissaires de Santorini sont très volumineuses et les veines faciles à distinguer, en raison du peu de cheveux qui garnissent le crâne. A Iéna, lorsque j'avais la clinique des enfants, j'ai donné mes soins à une petite fille de trois ans que des dilatations veineuses de ce genre avaient véritablement défigurée. L'enfant était rachitique et avait acquis une thrombose, deux ans auparavant, à la suite d'une diarrhée prolongée. Elle succomba à une affection intercurrente et mon diagnostic fut confirmé par l'autopsie.

L'ectasie visible des veines serait accompagnée, d'après Gerhardt, de cyanose dans le domaine des veines faciales antérieures.

V. Dusch mentionne l'épistaxis comme conséquence de la stase qui se produit dans les communications entre les veines du nez et le sinus longitudinal supérieur. Stäger cependant a rencontré l'épistaxis également dans la thrombose des sinus caverneux.

La valeur diagnostique des sueurs dont parle Fritz et qui s'observeraient exclusivement au front, à la tête, au cou et à la poitrine, est fort douteuse. L'état de la grande fontanelle est au contraire, chez les enfants, un signe des plus importants.

Au début, cette fontanelle diminue de tension et se déprime, au point que parfois les bords des deux pariétaux se recouvrent l'un l'autre. Plus tard, quand la quantité du liquide cérébro-spinal s'est accrue par suite de l'obstruction des sinus, les pariétaux s'écartent et la fontanelle acquiert des dimensions et une tension plus fortes que jamais.

Thrombose des sinus transverses. En cas de thrombose de l'un seulement de ces sinus, la veine jugulaire externe du côté affecté est moins remplie que celle du côté opposé (Gerhardt), parce qu'elle déverse plus facilement le sang qu'elle charrie dans la veine jugulaire interne, moins remplie également. Le phénomène sera d'autant plus prononcé que la circulation sera plus vive, que le thrombus se prolongera plus avant dans le bout initial de la veine jugulaire qui reçoit le sinus pétreux inférieur, ou que les sinus pétreux supérieur et inférieur seront oblitérés en même temps.

Lorsque la thrombose du sinus transverse s'est propagée aux veines auriculaires postérieures par l'intermédiaire de la branche émissaire de l'apophyse mastoïde, il se produit, selon Griesinger, un œdème dur et douloureux derrière le pavillon de l'oreille, dans la région de l'apophyse mastoïde.

Lorsque les sinus transverses sont oblitérés tous deux, il faut s'attendre dans certains cas aux symptômes de la thrombose du sinus longitudinal supérieur.

Thrombose des sinus caverneux. Au premier rang, nous trouvons des phénomènes de stase sanguine du côté de l'œil, parce que le sinus caverneux reçoit le sang de la veine ophtalmique. Suivant que la thrombose est simple ou double, les altérations affectent l'un des yeux ou tous les deux à la fois. Ces altérations consistent en œdème des paupières et de la conjonctive, exophtalmie aiguë en raison de l'hyperhémie des veines rétrobulbaires, quelquefois œdème de toute une moitié de la face (stase dans les communications entre la veine ophtalmique et la veine faciale), congestion veineuse de la rétine (flexuosité et hyperréplétion des veines, rétrécissement des artères, visibles à l'ophtalmoscope), œdème de la rétine, infiltration de la papille optique et affaiblissement ou perte de la vision. Bouchut parle encore de thrombus dans les veines rétiniennes.

Un symptôme important encore est fourni, en cas de thrombose des sinus caverneux, par les troubles d'innervation du côté du trijumeau (rameau I), du trochléaire, de l'oculo-moteur et de l'abducteur, nerfs qui passent entre ces sinus et qui s'irritent ou se paralysent avec la plus grande facilité sous l'influence de l'œdème du tissu conjonctif qui leur sert d'enveloppe. On constate alors des névralgies du trijumeau, des paralysies des muscles de l'œil, parfois aussi des troubles trophiques oculaires créés par l'intermédiaire du trijumeau ou de fibres sympathiques.

On observe également la thrombose des sinus caverneux, dans les cas où les sinus transverses et pétreux inférieurs seront oblitérés.

On ne sait rien au sujet des troubles circulatoires qui peuvent se produire dans la thrombose des autres sinus cérébraux.

La marche d'une thrombose des sinus est presque constamment aiguë; la mort survient souvent au bout de quelques jours; la durée moyenne de l'affection est de une à quatre semaines.

La guérison est rare. La résorption et le retour à la perméabilité des thrombus sont au moins douteux. Les rémissions et les exacerbations sont fréquentes ; aussi, dans le premier cas, faudra-t-il éviter de porter un pronostic favorable trop hâtif.

La température s'élève, même dans la thrombose simple ; lorsque celle-ci est de nature pyohémique, le type de la fièvre est rémittent et intermittent.

La mort est le résultat des progrès de l'épuisement ou de la dépression exagérée du système nerveux central.

IV. Pronostic et Traitement. — Le *pronostic* est presque toujours déplorable. Le *traitement* ne peut être que symptomatique et sera dirigé contre les accidents les plus prononcés.

2. — Altérations phlogo-hémorrhagiques de la face interne de la dure-mère. Pachyméningite interne hémorrhagique.

I. **Altérations anatomiques.** — Les occasions ne manquent pas pour observer les altérations anatomiques qui se rattachent à la pachyméningite hémorrhagique interne à forme légère. Dans la période initiale, elles consistent en extravasations sanguines plus ou moins récentes au niveau de la face interne de la dure-mère. Ces dépôts s'enlèvent facilement avec le couteau ou avec une pince, car ils n'adhèrent que peu à la membrane méningée. A un stade plus avancé, ils forment des espèces de revêtements minces, analogues à une voilette ou à une toile d'araignée, parsemés d'un grand nombre d'hémorrhagies, revêtements qui sont en connexion organique avec la dure-mère, par l'intermédiaire, entre autres, de trabécules rougeâtres, constituées par des vaisseaux pleins de sang. Les extravasations sanguines plus anciennes ont une coloration rouillée ou donnent aux membranes une teinte jaune ou ictérique diffuse.

Ce qui, dans bon nombre de cas, caractérise le processus pathologique, c'est sa marche progressive et sa tendance à envahir le voisinage. Les nombreux vaisseaux contenus dans la néomembrane donnent lieu à une exosmose sanguine nouvelle sur sa face profonde, c'est-à-dire celle qui regarde l'écorce cérébrale. Les extravasations qui en résultent se transforment à leur tour en néomembrane et ainsi de suite ; de sorte qu'on peut détacher ces productions couche par couche. On a compté souvent, sur des coupes, plus de vingt lamelles superposées.

Il convient de faire ressortir principalement que fréquemment ces lamelles sont séparées les unes des autres par des poches sanguines, résultant d'hémorrhagies, que depuis Virchow on a désignées sous le nom d'hématomes de la dure-mère. Elles atteignent parfois le volume du poing et plus et exercent au loin sur le cerveau une compression qui se trahit par de l'aplatissement des circonvolutions, du rétrécissement des scissures et de la réduction de volume des ventricules. Quelquefois l'encéphale présente une dépression profonde où se loge l'hématome, ou bien, quand celui-ci est unilatéral, on voit la faux du cerveau refoulée considérablement vers l'autre moitié de la cavité crânienne. On a évalué, dans certains cas, la quantité de sang épanché à plus de 500 grammes.

En pratiquant des coupes du kyste sanguin, on verra souvent les diverses lamelles séparées par des collections hématiques d'âge différent ; les unes sont constituées par du sang frais, liquide, rouge ; les autres par des caillots bruns ou de teinte rouillée. Les parois de l'hématome sont tantôt lisses et rappellent la face interne des cavités séreuses ; tantôt elles ne présentent que déchirures et lambeaux. Dans quelques cas, on a rencontré des kystes qui renfermaient, non du sang, mais de la sérosité ou un liquide purulent (Weber).

Rokitansky et Förster ont observé des hématomes qui étaient devenus le siège d'un travail de calcification.

Parfois, la néomembrane contracte des adhérences avec l'arachnoïde. Celle-ci et la pie-mère sont opaques et épaissies. L'encéphalomalacie jaune n'est pas rare au niveau de la zone cérébrale comprimée par l'hématome ; quant à l'anémie du cerveau, elle est presque constante ; elle est due à la compression des vaisseaux encéphaliques.

Il arrive, dans certains cas, que le sang perfore les lamelles de néoformation et va détruire la substance cérébrale.

Les lésions de la dure-mère sont le plus souvent bilatérales. Lorsqu'elles sont unilatérales, elles affectent indifféremment l'un ou l'autre des hémisphères. La maladie occupe de préférence le sommet de la région pariétale, le voisinage de la faux du cerveau ; puis viennent par ordre de fréquence la région frontale supérieure et les environs du lobe occipital. Les altérations morbides sont bien plus rares à la base, et lorsqu'elles existent, elles siègent le plus souvent dans la fosse moyenne, un peu moins fréquemment dans la fosse antérieure.

Les néomembranes ont pris quelquefois une extension telle qu'elles enveloppent tout un hémisphère, et même toute la convexité du cerveau.

A. Meyer publie dans sa thèse une observation de pachyméningites cérébrale et spinale concomitantes.

La coïncidence de la pachyméningite externe et de la pachyméningite interne a été constatée un certain nombre de fois, notamment à la suite de traumatismes.

La *genèse de la pachyméningite hémorrhagique interne* a été l'objet de nombreuses recherches, tant anatomiques qu'expérimentales ; malgré cela, on n'est pas encore parvenu à se mettre d'accord.

Les anciens médecins admettaient, comme fait primitif, les hémorrhagies de la face profonde de la dure-mère ; le sang extravasé, disaient-ils, s'organise à un stade ultérieur de l'affection et se transforme en néomembranes. Heschl (1855) et surtout Virchow (1856) cherchèrent à démontrer que, grâce à une inflammation primitive, il se développait à la face interne de la dure-mère un tissu riche en vaisseaux sanguins et que les hémorrhagies étaient le résultat secondaire de la rupture de ces derniers. Kremiansky (1868) se ralliant à cette opinion, considérait le tissu sous-épithélial de la dure-mère comme le point de départ de la totalité des lésions.

De nos jours, on a une certaine tendance à revenir aux idées anciennes. Les expériences de Sperling, entreprises sous les auspices de Leyden, sont d'une importance extrême à ce point de vue. Il injecta à des lapins du sang sous la dure-mère. Au bout de deux à trois semaines, ce sang avait subi l'organisation et avait créé des néomembranes, ressemblant entièrement à celles de la pachyméningite hémorrhagique interne de l'homme. La formation des néomembranes ne fit défaut que lorsqu'on injecta du sang défibriné. Quant aux injections de sel de cuisine, d'iode ou d'acide acétique, destinées à produire artificiellement l'inflammation de la dure-mère, elles déterminèrent quelquefois de la suppuration, mais jamais de l'extravasation sanguine.

Nous sommes obligé d'avouer que la théorie de l'organisation des hémorrhagies primitives dans la pachyméningite hémorrhagique est des plus séduisante ; car l'expérience montre que les lésions pathologiques se développent souvent sous l'influence de causes qui favorisent la réalisation de petits raptus sanguins en des endroits multiples.

Fürtner, l'auteur qui s'est occupé en dernier lieu de cette question, n'a pu, malgré ses observations, attaquer sérieusement la théorie de Heschl et de Virchow.

Huguenin regarde comme la source de l'hémorrhagie (primitive) les veines qui avoisinent la faux du cerveau et qui se rendent de la convexité du cerveau dans l'intérieur du sinus longitudinal.

Peut-être les vaisseaux veineux qui parcourent les granulations de Pacchioni ne sont-ils pas étrangers au processus morbide. On y a trouvé, en effet, dans bon nombre de cas, de la dégénérescence des parois, des ruptures et des thromboses.

Tant qu'il s'agit de coagulums libres à la face profonde de la dure-mère, on ne constate, d'après Huguenin, que des globules rouges et blancs enclavés dans un réseau fibrineux à fines mailles. Çà et là, les globules blancs forment, par leur accumulation, des taches, des plaques ou des trabécules. L'épithélium de la dure-mère et de l'arachnoïde, qui est en contact avec l'hématome, semble intact et rien ne décèle des rapports d'organisation entre les deux méninges. Peu à peu, les hématies s'atrophient, se désorganisent et disparaissent ; les globules blancs, au contraire, lancent des prolongements, prennent une forme étoilée et se transforment en cellules conjonctives. Entre ces globules, il se développe un tissu qui se ternit sous l'influence de l'acide acétique et qu'en raison de ce fait, Rindfleisch considère comme du tissu muqueux.

En même temps, le caillot perd sa structure primitive et acquiert de plus en plus le caractère membraneux. A certains endroits, les leucocytes se groupent de façon à former des trabécules qui servent de point de départ à la création des capillaires. Ceux-ci sont toujours de fort calibre, offrent des anastomoses et des ramifications très nombreuses et possèdent des parois d'une minceur extrême. On trouve sur leur trajet des dilatations ampullaires ou moniliformes multiples. La nutrition des vaisseaux de nouvelle formation incombe en partie à la dure-mère, en partie aussi à l'arachnoïde : de ces méninges partent des vaisseaux qui pénètrent dans les néomembranes et les irriguent.

Les néocapillaires affirment de très bonne heure leur tendance à l'extravasation sanguine. Rindfleisch l'explique par l'oblitération de certains d'entre eux à la suite de la rétraction du tissu conjonctif de néoformation et par l'exagération consécutive de la pression sanguine dans les autres.

On reconnaît longtemps encore les hémorrhagies aux restes de pigment (hématoïdine) qu'elles laissent après elles et qui se présentent tantôt sous forme de granulations, tantôt sous forme d'aiguilles ou de tablettes rhomboïdales, tantôt sous forme d'infiltration diffuse. D'après Perls, ils offrent la réaction ferrique (coloration bleue par addition de ferrocyanure de potassium et d'acide chlorhydrique ; disparition instantanée de la coloration sous l'influence des alcalis ; réapparition de la teinte première par addition nouvelle des deux premiers réactifs).

A l'époque où il existe des communications vasculaires entre la dure-mère ou l'arachnoïde et les néomembranes, tous ces organes se trouvent évidemment dans une connexion des plus intimes ; malgré cela cependant, l'endothélium des méninges demeure intact sur de grandes surfaces et les rapports organiques diffus se font attendre encore pendant longtemps.

II. Étiologie. — La pachyméningite hémorrhagique se rencontre avec le plus de fréquence chez les *hommes*. Durand-Fardel indique une proportion de 77,4 0/0 (autopsies). C'est une maladie qui atteint surtout les individus *qui ont dépassé 50 ans*. Chez l'enfant, elle est rare. A. Weber l'a cependant constatée chez un enfant de six mois, Moser chez un enfant de sept mois et Ling, tout récemment, chez un enfant de neuf mois. Comme causes immédiates, il faut citer :

a) Les *traumatismes*. L'intervalle entre le processus de vulnération et la manifestation des premiers symptômes peut être de trois ans.

b) La *propagation de phlegmasies du voisinage*, telles que la tuberculose du rocher et des os crâniens en général.

c) L'*alcoolisme*. — E. O. O. Neumann (sous les auspices de Leyden) et Kremiansky, en administrant pendant longtemps à des chiens de fortes doses d'alcool, créèrent chez ces derniers les altérations anatomiques de la pachyméningite interne.

d) Les *affections du cerveau*, telles que les tumeurs, le ramollissement et avant tout l'atrophie.

Il ne faut donc pas s'étonner que la pachyméningite soit un accident fréquent de l'aliénation mentale, particulièrement de la démence paralytique.

e) Les *maladies infectieuses*, la pleuropneumonie, la fièvre typhoïde, le typhus exanthématique, la fièvre récurrente, le rhumatisme articulaire aigu, la variole, la scarlatine, la coqueluche, la pyohémie et la fièvre puerpérale. On a encore considéré comme facteur étiologique (Petri, Heubner) la syphilis congénitale ou acquise.

f) Les *affections des appareils respiratoire et circulatoire :* tuberculose pulmonaire, pleurésie, pneumothorax, péricardite, lésions valvulaires, atrophie du muscle cardiaque.

g) Le *marasme et les dyscrasies sanguines :* cachexie cancéreuse, maladie de Bright, anémie pernicieuse progressive, leucémie, hémophilie et scorbut.

Dans bon nombre de cas, les conditions pathogéniques sont impossibles à établir.

Jusqu'à une époque récente, on était enclin à chercher ces conditions dans des états de fluxion artérielle qui affecteraient de préférence (Kremiansky) l'artère méningée moyenne. Quant à Huguenin, il a insisté, et à juste titre, sur les altérations des parois vasculaires qui présentent une tendance anormale à la rupture et à la diapédèse.

Dans bien des cas, ces altérations s'accompagnent encore de stase sanguine (toux, maladies du cœur); pour la plupart même, de diminution du volume du cerveau, d'atrophie du parenchyme cérébral, de sorte que la création d'un espace intra-crânien vide d'air ne fait que favoriser la production des hémorrhagies. En ce qui concerne l'action étiologique de l'alcoolisme, Kremiansky admet l'existence d'une fluxion artérielle; Huguenin, au contraire, rattache la lésion principalement à l'atrophie encéphalique.

III. Symptômes et Diagnostic. — Très souvent la pachyméningite hémorrhagique interne existe sans provoquer d'accidents. Le sang épanché et les néomembranes occupent une étendue trop restreinte pour comprimer sérieusement le cerveau et amener des symptômes de compression. Il est très probable que fréquemment la *céphalalgie* reconnaît pour cause l'apparition de ces lésions, mais qui donc oserait porter le diagnostic de pachyméningite, alors même que la douleur siégerait à l'endroit préféré des hémorrhagies de la dure-mère, c'est-à-dire dans la région mésocrânienne ou frontale? Fürstner a appelé récemment l'attention sur les *mouvements répétés de préhension, à but apparent,* que l'on observe chez les individus en proie à la stupeur, chez les tuberculeux, par exemple, qui sont à l'agonie, et chez lesquels l'autopsie révèle une pachyméningite interne. Les malades battent constamment l'air avec le même bras, se tiraillent la barbe et les organes génitaux, dérangent les couvertures, etc. Fürstner considère ce symptôme comme le résultat de l'irritation par l'hémorrhagie des centres moteurs de l'écorce cérébrale.

Lorsque les phénomènes s'accentuent, ils se manifestent ordinairement par des signes d'augmentation brusque de la pression intra-crânienne, augmentation qui porte principalement sur la convexité. Cela n'a lieu naturellement qu'en cas d'hémorrhagies abondantes, d'hématomes par conséquent, qui ne peuvent se créer une place qu'aux dépens de l'espace occupé par la masse encéphalique.

En règle générale, il survient une *attaque d'apoplexie.* Les individus tombent sur le sol sans connaissance et restent dans le coma pendant des heures, des jours et même des semaines. Dans le cas où l'élévation de la pression intra-crânienne prend le dessus et où l'abaissement de cette pression ne se produit pas assez rapidement, la mort survient dans le coma, au bout d'un temps plus ou moins long. Lorsque le coma est très prononcé, il s'y associe fréquemment un *état de rêvasserie*. Les malades dorment beaucoup et ont de l'incontinence de l'urine et des matières fécales ; on est obligé de les éveiller pour les faire manger et boire ; ils ont perdu entièrement la mémoire, ne savent où ils se trouvent, et titubent en marchant comme des individus somnolents.

Le *rétrécissement pupillaire*, sur lequel Griesinger a appelé le premier l'attention (1862) dans un remarquable travail sur l'hématome de la dure-mère, s'amende plus tard ; il est remplacé par une dilatation moyenne des pupilles qui demeurent cependant immobiles et presque insensibles à la lumière. Parfois la dilatation est inégale ; la pupille la plus large correspond, d'après Griesinger, au côté opposé à la lésion.

Fürstner a rencontré récemment, dans trois cas, de l'*infiltration de la papille optique* engendrée par la pénétration de sang dans la gaine du nerf optique. Le même auteur a noté comme symptôme le *nystagmus unilatéral*. La paralysie des muscles de l'œil, qui est précisément un symptôme d'affections basilaires, manque presque toujours. Comme phénomène de grande fréquence, il faut citer les *paralysies* : les paralysies complètes sont plus rares que les parésies. Quelquefois les quatre membres sont frappés à la fois, mais plus fort d'un côté que de l'autre. Le facial et l'hypoglosse peuvent participer à la paralysie.

Lorsque l'hématome est unilatéral, le foyer sanguin et la paralysie des extrémités la plus accentuée sont croisées. Cependant Bouillon-Lagrange a décrit en 1847 un cas de paralysie siégeant du même côté que l'hémorrhagie.

Dans certains cas apparaissent des phénomènes d'excitation qui se manifestent par des *convulsions* et des *contractures* dans certaines extrémités. On a observé des *attitudes forcées* des yeux, de la tête et même du corps, auxquelles les malades revenaient sans cesse, alors même qu'on les en avait sortis à l'aide de mouvements passifs. Ce symptôme ne peut cependant être utilisé pour l'édification du diagnostic.

L'*irrégularité et le ralentissement [du pouls* sont un symptôme des plus fréquents. Fürstner mentionne également des *sueurs extrêmement abondantes*.

Enfin l'on a noté des *élévations considérables de température* (jusque 41° C.).

Tous ces symptômes peuvent s'amender progressivement. Cela a lieu, lorsque le sang extravasé est résorbé en partie et que le cerveau s'accommode de l'augmentation restante de la pression intra-crânienne. Les malades peuvent vivre ainsi pendant longtemps, témoin les observations de Hasse et de Textor (1838), contrôlées par l'autopsie, où les individus ne succombèrent que 20 et 9 ans après la production de la lésion.

Mais toute cette collection de symptômes ne démontrent pas par eux-mêmes l'existence d'une pachyméningite hémorrhagique ; ils ne sont autre chose que l'indice d'une élévation brusque de la pression intra-crânienne. La face des choses change, si l'étiologie vient démontrer que cette élévation est le résultat du développement d'un hématome et si des attaques de ce genre se renouvellent à des intervalles plus ou moins éloignés, trahissant ainsi des récidives hémorrhagiques.

Cependant, les cas ne manquent pas, malgré cela, où le diagnostic demeure difficile et douteux.

Dans les états psychopathiques, il peut exister des hématomes, il peut se produire des raptus sanguins abondants, sans engendrer un seul des symptômes énumérés plus haut. On ne soupçonne souvent les lésions nouvelles qu'en voyant les changements qui surviennent dans l'état mental des malades. Ces changements débutent ordinairement par des phénomènes d'excitation et se terminent par le coma.

IV. **Pronostic.** — Le pronostic est toujours grave ; il l'est d'autant plus que les symptômes de compression sont plus prononcés. Inutile de dire que l'on est absolument impuissant à conjurer la production des hémorrhagies et leur retour.

V. **Traitement.** — Comme *mesures prophylactiques*, on peut imposer surtout, aux individus prédisposés aux hématomes, l'abstention de l'alcool.

Lorsque l'hémorrhagie a eu lieu, la saignée peut quelquefois faire disparaître très rapidement l'état comateux ; il faudra toutefois éviter d'y avoir recours chez les personnes débilitées. On appliquera une vessie de glace sur la tête et on administrera des purgatifs : Inf. séné compos. 180.00, sulfate de soude 20,00. M. S. A. 1 cuillerée à bouche trois à quatre fois par jour. Plus tard, on s'adressera aux résolutifs, en particulier à l'iodure de potassium (5 : 200, 1 cuillerée à bouche trois fois par jour). On devra également essayer les courants galvaniques (effets résolutifs, catalytiques).

Si l'on soupçonne des accidents spécifiques, on ordonnera les iodures et les frictions mercurielles larga manu (5 gr. d'onguent napolitain par jour) et on garnira le cuir chevelu rasé d'une compresse de laine enduite d'une épaisse couche d'onguent gris.

Il y a des praticiens qui ont recours durant la période aiguë aux sangsues, aux vésicatoires, aux frictions irritantes dans la région du front, de la nuque ou des apophyses mastoïdes.

3. — Hémorrhagie ou apoplexie méningée.

I. **Altérations anatomiques.** — Il peut se produire des hémorrhagies soit entre les diverses méninges — hémorrhagies interméningées — soit dans le tissu même de ces membranes. Chez les asphyxiés, par exemple, on rencontre fréquemment des hémorrhagies dans l'épaisseur même de la dure-mère.

Les hémorrhagies interméningées se divisent, suivant leur siège, en hémorrhagies épidurales, subdurales ou arachnoïdiennes, sous-arachnoïdales et subpiales.

Il n'est peut-être pas inutile de donner ici des indications au sujet de la
topographie des différentes méninges à l'aide d'un dessin schématique
(voir la figure ci-dessous).

On sait que la dure-mère adhère d'une façon intime à la face interne de
la boîte crânienne, de manière à remplacer le périoste ou endocrâne. Les
hémorrhagies siégeant entre la face profonde des os crâniens et la face
externe de la dure-mère constituent les *hémorrhagies épidurales*. Elles
ne peuvent évidemment se produire que quand le sang sépare la dure-mère
de l'os. Elles portent encore le nom de céphalématome externe (fig. 121,
1, *epr*).

Entre la dure-mère et l'arachnoïde, il existe un espace capillaire que l'on
a coutume aujourd'hui d'appeler espace subdural (fig. 121, 2, *sdr*). Cet

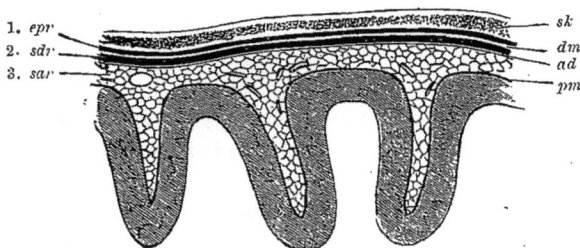

FIG. 121. — *Coupe schématique verticale du crâne (os, méninges et surface du cerveau).* — 1. *epr.* Espace épidural.
— 2. *sdr.* Espace subdural (espace arachnoïdien des anciens auteurs). — 3. *sar.* Espace sous-arachnoïdien. —
sk. Calotte osseuse. — *dm.* Dure-mère. — *ad.* Arachnoïde avec le tissu sous-arachnoïdien. — *Pm.* Pie-mère.

espace correspond à ce que l'on nommait autrefois espace arachnoïdien. La
possibilité d'hémorrhagies à ce niveau — h. subdurales — ressort clairement de ce qui a été dit à propos de la pachyméningite hémorrhagique
interne.

L'arachnoïde et la pie-mère sont séparées par un tissu réticulé (fig. 121,
3. *sar*) dans lequel circule à l'état normal le liquide cérébro-spinal. Là, cheminent également les gros vaisseaux artériels et veineux de l'encéphale.
Rien d'étonnant alors à ce que, en cas de rupture d'anévrysmes basilaires,
il survienne à ce niveau des hémorrhagies abondantes, *hémorrhagies sous-
arachnoïdiennes*.

Enfin, lorsqu'il s'est produit à la surface du cerveau des extravasations
sanguines (hémorrhagies intra-cérébrales) qui ont pénétré jusque sous la
pie-mère, on désigne ces dernières sous le nom d'hémorrhagies subpiales.
Très fréquemment, il est vrai, la pie-mère se déchire et le sang fait irruption
dans l'espace sous-arachnoïdien ; c'est là un exemple de la combinaison de
deux formes d'hémorrhagie méningée.

L'extension et le nombre des hémorrhagies présentent de grandes variations. Tantôt celles-ci sont multiples et beaucoup d'entre elles atteignent à
peine les dimensions d'une tête d'épingle, tantôt il s'agit d'un vaste épanchement sanguin unique. Ce dernier peut être abondant au point d'envelopper
le cerveau tout entier d'une coque hématique, de remplir les ventricules et

de pénétrer dans le canal médullaire jusqu'au niveau du filet terminal. D'autres fois, il est limité à un hémisphère, à la convexité ou à la base seule du cerveau. L'aspect du sang dépend de l'âge de l'hémorrhagie. Lorsque la mort a suivi de très près la production du raptus sanguin, le sang est liquide ou forme des coagulums rouge foncé et spongieux ; sinon il est plus ou moins décoloré, rouge brun, couleur de rouille et de consistance plus ferme. Dans les cas où l'épanchement s'est fait par reprises, on constate une sorte de stratification où les couches anciennes brunâtres occupent la face externe, et les nouvelles, plus fraîches et d'un rouge vif, la face profonde.

Les hémorrhagies de petit volume semblent être susceptibles de résorption ; on rattache à ces épanchements sanguins résorbés, la pigmentation, les épaississements et les adhérences des méninges, ainsi que la soudure de la pie-mère avec la superficie du cerveau (conséquences d'une réaction inflammatoire).

Lorsque l'hémorrhagie est quelque peu abondante, elle amène naturellement un rétrécissement de la cavité crânienne. Aussi la surface du cerveau est-elle aplatie et déprimée ; à la coupe, la substance corticale est pâle et sa consistance est augmentée.

Si l'hémorrhagie a duré un certain temps, la surface du cerveau est œdématiée.

Les hémorrhagies méningées s'accompagnent fréquemment de destruction du parenchyme cérébral, ce qui n'a rien d'étonnant si l'on considère l'étiologie de la lésion. Dans bon nombre de cas, les parties molles et osseuses du crâne seront le siège de plaies (en cas de traumatismes) ; quant à la source de l'hémorrhagie, déchirures vasculaires béantes ou recouvertes de caillots, elle sera généralement facile à découvrir.

II. Étiologie. — Les hémorrhagies méningées reconnaissent pour causes : les traumatismes, les troubles de la circulation et les altérations de la crase sanguine.

Parmi les *traumatismes*, il faut ranger les coups, les chocs, les chutes sur la tête, les plaies par instruments piquants ou les ébranlements généraux graves. L'hémorrhagie peut se faire au niveau de la lésion ou du côté opposé. Tantôt elle coïncide avec des plaies des parties molles et des os crâniens, tantôt elle existe seule. Dans certains cas, l'hémorrhagie n'est produite que par la main du chirurgien, lors des tentatives de réduction ou d'extraction de fragments osseux et à la suite de déchirures des sinus cérébraux.

Les hémorrhagies méningées traumatiques ne sont pas rares chez les nouveau-nés ; elles résultent de la précipitation ou du retard dans le travail de l'accouchement, de l'application du forceps ou du passage de l'enfant à travers un bassin rétréci. Elles sont dues aux déplacements réciproques trop considérables des os du crâne et des méninges, déplacements qui amènent des déchirures vasculaires.

Charles Leale a publié l'observation d'une femme qui eut pendant sa grossesse un coup sur le ventre et dont l'enfant paraît avoir été atteint d'hémorrhagie méningée avant de venir au monde.

C'est dans la thrombose des sinus que l'on observe des hémorrhagies méningées qui se rattachent à des troubles circulatoires. Il faut ranger dans le même groupe que ces dernières, celles qui accompagnent secondairement l'inflammation des méninges et les épanchements sanguins intracérébraux.

Puis viennent celles qui proviennent de la rupture d'anévrysmes des artères de la base de l'encéphale, le plus souvent de l'artère basilaire ou de l'artère cérébrale moyenne.

Les hémorrhagies méningées hypostatiques des affections cardiaques et pulmonaires sont rares.

On les rencontre fréquemment dans les états de contracture (tétanos, trismus, épilepsie); dans ces cas, il s'agit de savoir si l'hémorrhagie est un fait secondaire ou primitif et dans ce dernier cas, si c'est elle qui a engendré les symptômes nerveux.

Les hémorrhagies méningées consécutives aux *altérations de la crase sanguine* sont celles que l'on observe souvent dans les maladies infectieuses, dans la leucémie, le scorbut, l'hémophilie, l'anémie pernicieuse progressive, l'ictère grave, l'empoisonnement par le phosphore, etc.

III. **Symptômes et Diagnostic.** — Lorsque l'hémorrhagie méningée est peu abondante, elle peut demeurer silencieuse et n'être constatée que par hasard à l'autopsie; elle est dite, dans ce cas, *hémorrhagie latente*. Chez les nouneau-nés, des hémorrhagies même considérables peuvent n'occasionner aucun symptôme, en raison du défaut de développement des centres moteurs corticaux (Gerhardt).

Dans certains cas, l'hémorrhagie engendre des *spasmes tétaniques* ou *des convulsions épileptiformes*. Toutefois les conditions étiologiques de ce genre d'accidents sont tellement nombreuses, surtout chez les enfants, que la plupart du temps, il est impossible de rattacher le cas actuel à une hémorrhagie méningée.

Chez les nouveau-nés, les hémorrhagies méningées sont parfois la cause de cet état spécial, désigné sous le nom d'*asphyxie des nouveau-nés*. Les enfants respirent mal ou point après la naissance, et présentent une teinte cyanosée ou plombée; ils sont plongés dans la somnolence et ne crient point, ne demandant aucune nourriture et succombent au bout de quelques minutes, de quelques heures ou de quelques jours. Il y en a dont l'état général est à peu près passable immédiatement après l'accouchement; d'autres chez lesquels le danger devient moins imminent, sous l'influence d'une amélioration passagère; mais quelques jours après, les symptômes énumérés ci-dessus apparaissent et enlèvent le plus souvent les petits malades. On a donné aussi à cette affection le nom d'*apoplexie des nouveau-nés*. Les accidents s'expliquent par le renouvellement et l'augmentation d'abondance des hémorrhagies, deux phénomènes dont on peut soupçonner la production d'après l'élévation de tension de la fontanelle.

L'hémorrhagie méningée coïncide souvent avec une hémorrhagie intra-cérébrale; mais il est impossible de dire pendant la vie, si cette dernière existe seule ou concurremment à un épanchement sanguin dans les méninges.

C'est dans la *rupture anévrysmatique* que les symptômes de l'hémor-rhagie méningée se manifestent avec le plus de netteté. Ils se révèlent prin-cipalement par les signes d'augmentation aiguë de la pression intra-crâ-nienne, que nous avons décrits déjà à propos de la pachyméningite hémorrhagique interne.

L'individu tombe sans connaissance, foudroyé ou après avoir présenté des prodromes, tels que vertige, céphalalgie ou vomissements. La respiration est irrégulière, le pouls lent, les pupilles sont rétrécies, peu ou pas sensi-bles à la lumière; il existe de l'incontinence d'urine et des matières fécales. Ordinairement la paralysie frappe les quatre membres, les contractures ne sont pas rares. La mort survient avec une grande rapidité : sur 48 cas de rupture d'anévrysme, collationnés par Lebert, 17 fois les malades succom-bèrent dans les dix premières heures après l'accident.

Quelquefois le malade revient à lui, mais il reste paralysé et meurt au bout de quelques jours, des progrès de l'anéantissement de l'innervation céré-brale.

L'hémiplégie nette est rare, alors même que l'hémorrhagie est unilaté-rale.

La guérison n'est possible qu'en cas d'hémorrhagies de très petit volume.

IV. **Traitement.** — Le traitement est purement symptomatique et consiste dans l'application de vessies de glace sur la tête et dans l'administration des excitants. Chez les nouveau-nés, on stimulera les fonctions respiratoires à l'aide des révulsifs cutanés, de la faradisation du nerf phrénique et de l'ad-ministration de lait et de bon vin.

Plus tard on aura recours aux résolutifs.

C. — MALADIES FONCTIONNELLES DU CERVEAU (NÉVROSES CÉRÉBRALES)

1. — Épilepsie.

Mal caduc. Morbus sacer. Morbus divinus.

I. **Étiologie.** — L'épilepsie est une affection chronique qui se manifeste en sa forme typique par des attaques syncopales et des convulsions mus-culaires cloniques.

Elle est très fréquente. Les diverses statistiques mentionnent de 1 à 6 cas sur un chiffre de 1000 individus. On a cru jadis que ce mal frappait plus souvent les femmes que les hommes ; cette opinion n'est plus admise aujour-d'hui. L'âge exerce une certaine influence, la maladie apparaît ordinairement entre 7 et 20 ans. Toutefois on a publié des observations d'épilepsie congénitale et d'épilepsie se révélant pour la première fois à un âge très avancé (au delà de 70 ans).

On distingue une forme d'épilepsie idiopathique ou primitive et une forme symptomatique ou secondaire. L'épilepsie primitive est une entité morbide, une névrose chronique de l'encéphale. Dans l'épilepsie secondaire, au contraire, ce sont des altérations de zones déterminées de l'organisme qui agissent comme agents pathogènes. L'épilepsie réflexe fait partie, selon nous, de l'épilepsie secondaire.

L'*hérédité* joue un rôle prépondérant dans la genèse de *l'épilepsie primitive*. Dans certaines familles, les enfants héritent d'accidents épileptiques ; dans d'autres l'épilepsie alterne dans les diverses générations avec l'hystérie, avec des psychopathies, avec d'autres névroses, des névralgies, etc. Il arrive également que l'hérédité est en retour et que certaines générations restent exemptes de toute tare nerveuse.

On a prétendu que l'épilepsie maternelle était celle qui se transmettait le plus facilement.

La phtisie pulmonaire a été accusée de favoriser le développement de l'épilepsie chez les descendants (?).

Enfin l'on a encore rapporté l'origine de la maladie aux mariages entre consanguins.

Chez certains malades, c'est moins une hérédité nerveuse qui est en cause que des affections autres existant chez les parents. Parmi ces affections, l'*alcoolisme* occupe le premier rang ; les enfants conçus pendant l'ivresse des parents, dit-on, deviennent nécessairement épileptiques.

L'épilepsie est quelquefois la conséquence d'*excitations psychiques* extrêmement violentes, telles que la peur, l'épouvante, un excès de tristesse ou de joie. Le surmenage intellectuel peut, dans certains cas, donner lieu également à l'éclosion de cette maladie.

L'épilepsie *par imitation*, qui est rare, survient chez des personnes qui ont assisté de plein gré ou de force au spectacle émouvant d'un accès épileptique. Chez ces individus, la simulation plus ou moins longtemps renouvelée de l'affection peut amener le développement de l'épilepsie vraie.

Dans certains cas, on rattache le mal au *surmenage physique*.

On a vu parfois apparaître l'épilepsie en connexion avec des *maladies infectieuses*. Parmi ces dernières, nous devons citer tout d'abord la syphilis. Ce n'est pas sans raison qu'on a prétendu qu'il fallait soupçonner ce facteur étiologique, toutes les fois que les accidents se montraient pour la première fois au delà de l'âge de trente ans. Cette affection reconnaît encore pour causes, dans certains cas, la pleurésie, la pneumonie, la rougeole, la scarlatine, la variole, le rhumatisme articulaire aigu et la scrofulose.

Les *lésions constitutionnelles* engendrent parfois aussi de l'épilepsie. Le rachitisme, dit-on, favorise le développement de cette maladie ; ce qui est certain, c'est que chez les épileptiques la délicatesse de la constitution et l'aspect anémique frappent de très bonne heure.

L'épilepsie des ivrognes, qui n'est rien moins que rare, doit être rangée dans les *formes toxiques* de l'affection. L'alcoolisme produit des effets médiats et immédiats ; il tare le buveur soit directement, soit indirectement dans ses descendants. D'après Mœli, l'espèce de l'alcool est indifférente. Quant aux individus qui ne s'adonnent qu'au vin et à la bière, ils sont rarement atteints d'épilepsie.

D'autres fois, ce sont des *traumatismes* qui enfantent la maladie, mais ceux-là seulement qui, consistant en chutes, chocs, coups sur la tête ou la colonne vertébrale, provoquent des ébranlements diffus et des altérations moléculaires du système nerveux central.

Cependant les lésions traumatiques peuvent suivre une autre voie que celle-là pour créer l'épilepsie. Cette considération nous amène à parler du sujet si important de l'épilepsie réflexe et de l'épilepsie secondaire.

Il y a *épilepsie réflexe*, lorsque les accidents sont engendrés et entretenus par des altérations pathologiques affectant des régions parfois très éloignées. Lorsqu'il existe des cicatrices emprisonnant des branches nerveuses ou des tumeurs comprimant des nerfs, l'irritation incessante de ces éléments peut produire par voie réflexe une excitation exagérée du système nerveux central, qui a l'épilepsie pour conséquence. Il en est de même en cas d'états irritatifs dans les autres organes. Les otologistes ont bien des fois attiré l'attention sur ce fait que les accumulations de cérumen, les corps étrangers ou les inflammations de l'oreille peuvent provoquer des accidents épileptiques.

Sommerbrod a rencontré l'épilepsie chez un individu atteint de polype de la glotte ; l'ablation de ce dernier détermina la disparition transitoire du mal. Fischer a vu les accidents disparaître après l'enlèvement d'un polype naso-pharyngien ; quant à Hack, Hartmann et Löwe, ils ont obtenu de bons résultats de l'intervention thérapeutique dans les cas de tendance pathologique à la tuméfaction de la muqueuse nasale.

Schwartzkopff a observé l'épilepsie comme conséquence d'affections dentaires. L'extraction des dents malades amena la guérison.

On a encore insisté, et avec raison, sur les relations existant entre l'épilepsie et l'helminthiase intestinale, la coprostase et l'accumulation dans l'intestin de masses indigestes.

L'influence de la puberté et des processus de la vie génitale en général, est considérable. Chez bon nombre d'individus, la maladie se montre à l'époque des premières règles ; d'autres deviennent épileptiques à partir du premier coït, et le restent. Enfin certaines femmes sont frappées pour la première fois pendant la grossesse.

On prétend avoir rencontré très fréquemment chez les épileptiques du phimosis congénital.

L'onanisme, cela est certain, favorise le développement du mal. Il est vrai qu'on affirme la même chose de la continence sexuelle exagérée.

On a vu des opérations chirurgicales être suivies d'épilepsie, témoins les deux thyroïdectomies pratiquées par Mikulicz.

Quelquefois l'épilepsie est la conséquence de *lésions crâniennes*, telles que fractures avec pénétration d'esquilles dans la substance cérébrale, tumeurs, ramollissements, abcès, cysticerques encéphaliques, etc. Dans ces cas, il s'agit évidemment presque toujours d'une irritation des centres moteurs corticaux : épilepsie corticale.

L'étiologie de l'épilepsie comprend deux ordres de facteurs : les causes génératrices de la maladie et celles de l'accès même. Ces causes demeurent un mystère dans bien des cas ; mais bien souvent l'accès fait explosion à la suite d'excitations physiques ou morales, d'excès alcooliques et vénériens, après une irritation exagérée, telle qu'attouchement d'une cicatrice, coït, etc.

II. Altérations anatomiques. — Les altérations anatomiques, qui servent de base à l'épilepsie primitive, sont inconnues. Jusqu'à présent on n'a été capable ni de déterminer le siège anatomique de la maladie, ni d'interpréter le moindre des processus pathologiques qui se passent dans le système nerveux central. Ce qui est certain, c'est qu'une partie des soi-disant lésions anatomiques observées, est de nature purement accidentelle. C'est ainsi que l'on a rencontré :

De l'asymétrie dans la conformation du crâne.

De l'épaississement et de la sclérose des os crâniens.

Des exostoses.

De l'épaississement, de la calcification et de la pigmentation des méninges.

Des hémorrhagies punctiformes ou plus abondantes du côté des méninges, du cerveau et de la moelle, lorsque la mort s'était produite dans un accès épileptique (conséquences de stases circulatoires).

De la sténose du trou occipital ou carotidien.

Des rétrécissements et des anastomoses anormales du cercle de Willis.

Des lésions interstitielles et parenchymateuses aux endroits les plus divers du système nerveux central, avec altérations inflammatoires des vaisseaux.

De la dilatation des vaisseaux sanguins du plancher du quatrième ventricule.

De l'atrophie de la corne d'Ammon.

Des affections de la glande pituitaire.

De l'hyperhémie, de la prolifération conjonctive interstitielle et de la dégénérescence des cellules ganglionnaires du grand sympathique, etc.

Dans l'épilepsie secondaire, l'on a affaire, suivant le cas, à des tumeurs, des entozoaires, des abcès ou des ramollissements, etc., de l'encéphale.

III. Symptômes. — Le tableau symptomatique de l'épilepsie présente des variations extrêmement nombreuses. Tantôt ces accidents inspirent de l'épouvante aux cœurs les mieux trempés ; tantôt ils sont tellement légers et transitoires, qu'à peine les regarde-t-on comme des phénomènes morbides. En outre, les symptômes épileptiques présentent une richesse de formes absolument extraordinaire.

L'importance et l'intensité des symptômes nous serviront de guide pour la division de l'épilepsie en deux formes principales : la forme légère et la forme grave.

La *forme grave* est celle que l'on reconnaît avec le plus de facilité, lorsqu'elle adopte le type habituel, l'attaque épileptique nette.

Tantôt la maladie débute brusquement, tantôt elle est précédée de certains prodromes.

Il existe deux sortes de *prodromes*, les prodromes éloignés et les prodromes immédiats ou prochains. Les premiers devancent l'attaque épileptique de plusieurs heures ou plusieurs jours, tandis que les seconds n'apparaissent souvent que quelques secondes avant l'accès.

Les *prodromes éloignés* se révèlent habituellement par des modifications psychiques. Les malades deviennent capricieux, grognons, irritables; ils ont des colères soudaines, de l'insomnie ou une tendance insolite au sommeil; ils perdent la mémoire et tombent dans l'apathie. Tous ces symptômes disparaissent au moment de l'attaque et après.

Les *prodromes prochains* sont désignés également sous le nom peu approprié d'aura épileptique. L'aura consiste en des sensations subjectives des malades, analogues à celles que produirait l'effleurement par un courant d'air, qui permettent aux épileptiques de prévoir l'apparition de l'accès. Cette forme d'aura est précisément très rare.

On a établi, d'après le domaine où se font sentir les prodromes prochains, quatre espèces d'aura : l'aura sensitive, l'aura motrice, l'aura sensorielle et l'aura vaso-motrice.

L'*aura sensitive* consiste en paresthésies d'ordre multiple, telles que fourmillements, sensation de froid, douleurs tensives, anxiété précordiale, éructations, hoquet, ballonnement du ventre, borborygmes, sensations anormales du côté de l'appareil génital, etc. Tous ces symptômes suivent ordinairement une marche identique ; quelquefois cependant ils varient avec les différents accès.

Dans l'*aura motrice*, il survient du côté de la face et des extrémités de la rigidité, des paralysies ou des secousses musculaires. Quand ces phénomènes ont débuté par une extrémité, ils passent successivement de l'une à l'autre, toujours dans le même sens, jusqu'au moment de l'explosion de l'accès.

L'*aura sensorielle* se manifeste fréquemment par de la perversion des sens. Certains malades se plaignent d'impressions odorantes, presque toujours désagréables ; d'autres accusent des sensations gustatives, tantôt plaisantes, tantôt déplaisantes ; d'autres encore ont des tintements, des détonations, des bourdonnements dans les oreilles ou croient apercevoir des couleurs vives, lumineuses, habituellement du rouge. Parfois ils sont en proie à du délire ou à des hallucinations qui leur font voir des spectres et des fantômes. Bon nombre de ces individus se laissent aller aux violences et commettent des actions répréhensibles, dont il ne leur reste plus après aucun souvenir : c'est là ce que l'on appelle la démence pré-épileptique.

Ce n'est que dans des cas très rares que les malades éprouvent une sensation de bien-être indéfinissable.

L'*aura vaso-motrice* se manifeste par de la pâleur, du refroidissement, un peu plus tard aussi par de la cyanose des téguments, accompagnée d'engourdissement. Souvent les phénomènes commencent par une extrémité, d'où ils gagnent les autres.

Au point de vue de la marche envahissante de l'aura, la plupart des malades lui assignent une direction centripète. Elle n'est cependant pas autre chose, sans doute, que la conséquence de troubles déjà existants de l'innervation centrale.

La durée de l'aura est variable ; elle est le plus souvent de quelques secondes ou de quelques minutes et n'est pas toujours la même chez le même individu. Chez bon nombre de malades, l'aura précède ou non les attaques épileptiques. Souvent elle se termine sans être suivie d'un accès.

L'existence ou le manque d'aura n'a aucune influence visible sur le nombre et le caractère des attaques épileptiques. Dans certains cas, on peut, à l'aide de contro-stimulants énergiques, prévenir l'explosion de l'accès (obstacles aux réflexes) au moyen d'une ligature, par exemple, appliquée sur le membre qui sert de point de départ à la sensation prémonitoire, ou par l'administration d'une cuiller à café de sel de cuisine, etc. Mais beaucoup de malades prétendent que la suppression artificielle de l'attaque épileptique provoque chez eux, pour un certain temps, une sensation de lassitude et de dépression psychique extrêmes : tandis qu'au contraire, l'accès non entravé une fois terminé, ils se sentent soulagés, frais et dispos.

L'*attaque épileptique* proprement dite débute ordinairement par un cri aigu, terrifiant, qui ne paraît pas être arraché au malade par des souffrances physiques, mais qui n'est probablement que la conséquence d'une convulsion tonique brusque des muscles inspirateurs ou expirateurs. Presque en même temps, l'individu s'affaisse sans connaissance, sans avoir le temps de se garer, ce qui lui occasionne parfois des blessures fort sérieuses. Chez un épileptique, ayant eu déjà de fréquents accès, on ne manquera jamais de trouver des cicatrices à la tête ou en d'autres régions du corps.

La perte de connaissance est complète. On a vu des individus, tombés dans le feu au moment d'un accès, se carboniser un membre presque entier sans ressentir la moindre des douleurs.

Au début de l'attaque, la face et tout le reste des téguments sont d'une pâleur cadavérique ; le système musculaire tout entier est en proie à des convulsions toniques. Les yeux sont immobiles et dirigés en haut et en dedans ; les traits sont grimaçants ; la tête est fortement attirée en arrière ; les muscles du dos et des extrémités sont tétanisés. Ce stade de spasme tonique ne dépasse pas ordinairement une durée de 10 à 15 secondes.

Il est suivi du stade des convulsions musculaires cloniques où le tableau de l'attaque épileptique étale toute son horreur. Un peu avant l'apparition de ce deuxième stade, la teinte de la peau change ; la lividité initiale fait place à une coloration cyanosée qui s'accentue de plus en plus. Puis surviennent des convulsions cloniques plus ou moins violentes qui ébranlent et secouent le corps tout entier. La face devient le siège des grimaces les plus hideuses se succédant avec une rapidité extrême ; les yeux roulent convulsivement dans leur orbite ; la langue, prise entre les arcades dentaires comme dans un étau, se dégage avec des déchirures et des hémorrhagies qui, une fois cicatrisées, fournissent un excellent symptôme pour le diagnostic de la maladie.

Les muscles du pharynx et du larynx participent aux convulsions cloniques. La salive accumulée dans la cavité buccale ne peut être avalée et apparaît aux commissures des lèvres sous forme d'une écume blanche ou rougie par le sang provenant des morsures de la langue.

Le spasme des muscles du cou amène la compression des veines jugulaires qui, transformées en cordons de l'épaisseur presque du petit doigt, font saillie sous la peau de la région cervicale. La stase est parfois telle qu'il se produit des hémorrhagies plus ou moins abondantes sous les conjonctives et sous le tégument du front et de la face.

On rencontre également, en d'autres endroits du corps, des troubles circulatoires, qui engendrent des hémorrhagies sous-cutanées, à la poitrine, par exemple. Ces extravasations sanguines hypodermiques sont importantes pour le diagnostic d'un accès épileptique antérieur, notamment dans les cas où les attaques sont nocturnes et frappent les malades pendant leur sommeil.

La protrusion des globes oculaires est encore une conséquence de la stase sanguine.

Les doigts sont généralement le siège d'une contracture spasmodique ; le pouce est fléchi fortement dans la paume de la main. Si l'on provoque l'extension forcée de ce dernier, manœuvre dont la violence trop considérable peut produire une fracture ou une luxation, il demeure toujours dans la position qui lui a été donnée.

Le malade agite sans cesse les bras et les jambes, se tord et se roule sur le sol ; si l'on n'a pas eu soin de garnir son lit avec des garde-fous, il en tombe avec la plus grande facilité.

Le spasme des muscles respiratoires rend la respiration irrégulière et entrecoupée ; le malade articule des sons suspirieux, plaintifs et gargouillants.

La cyanose augmente.

L'état des pupilles change pendant l'attaque épileptique. Elles sont le plus souvent largement dilatées et demeurent toujours insensibles à la lumière. Ce dernier signe peut servir à démasquer les simulateurs, dont les pupilles se contractent immédiatement sous l'influence de l'impression lumineuse.

La motilité réflexe est généralement abolie ; Romberg cependant dit avoir vu un épileptique dont les yeux se fermaient au contact du doigt avec la conjonctive et la cornée et chez lequel les aspersions d'eau froide provoquaient des contractions.

Nous avons déjà mentionné la suppression absolue de la sensibilité.

Quelquefois l'on observe des évacuations involontaires de l'urine et des matières fécales, du priapisme et des éjaculations.

Dans certains cas, la miction a lieu avec une force considérable ; Baumes a vu chez un enfant le jet d'urine s'élever à une hauteur de trois mètres.

La température du corps reste presque toujours normale ; elle s'élève tout au plus de quelques dixièmes et ne dépasse pas 38,5° C.

Le pouls est irrégulier, petit, très peu ample et, en cas de convulsions violentes, absolument imperceptible.

Souvent les muscles des deux moitiés du corps participent d'une façon égale aux convulsions cloniques; dans d'autres cas, celles-ci sont plus prononcées d'un côté. Ce phénomène se reproduit pendant l'accès suivant ou change de côté. La violence des convulsions est parfois telle que les dents se brisent et qu'il se produit des fractures et des luxations.

Shortes mentionne un cas de rupture du cœur, consécutive à l'intensité de la stase sanguine.

Les convulsions cloniques durent en moyenne de trente secondes à cinq minutes, rarement plus. Les profanes indiquent, il est vrai, des durées d'un quart d'heure et même davantage; il ne faut pas s'en étonner, car le temps semble long, lorsqu'on se trouve en présence d'un spectacle aussi navrant qu'un accès d'épilepsie.

Vers la fin de l'attaque, la peau se couvre fréquemment de sueurs abondantes, froides et visqueuses; il survient des éructations et des borborygmes; les convulsions diminuent d'intensité et se succèdent à des intervalles plus éloignés; peu à peu la tempête s'apaise et tout rentre dans le calme. Les spasmes musculaires ne cessent que très rarement d'une façon soudaine.

Ce n'est pas que tout soit fini après la disparition des spasmes musculaires. La période des convulsions cloniques fait place au *stade post-épileptique*, qui possède, lui aussi, sa série de symptômes. L'accès épileptique vrai est donc constitué par trois périodes différentes : l'aura épileptique, la période des convulsions et celle des phénomènes post-épileptiques.

Pendant que l'injection violacée se perd par degrés, les malades restent encore quelque temps somnolents. Certains d'entre eux s'éveillent en poussant un profond soupir, absolument inconscients de ce qui leur est arrivé. Ils demeurent encore des heures et même des journées entières sans mémoire, capricieux, grognons, irritables; ce n'est que peu à peu qu'ils redeviennent eux-mêmes et que la santé arrive à ce qu'elle était auparavant.

Chez d'autres, il se produit du délire; chez d'autres encore, on observe des accès de manie qui les portent aux actes violents : ils frappent, mordent, sont pris d'une rage de destruction et d'impulsions homicides très prononcées, toutes choses dont ils ne gardent aucun souvenir, l'attaque une fois passée. Tous ces accidents, que nous ne pouvons qu'indiquer ici, sont de la plus grande importance pour les médecins légistes et aliénistes.

L'accès laisse quelquefois après lui des paralysies transitoires. Récemment encore, je donnai mes soins à un épileptique, sujet à des attaques fréquentes, qui, à la suite de l'une d'elles, avait conservé une aphasie et une hémiplégie droite complètes. Les accidents disparurent au bout de huit jours. Chez un autre de mes clients, la paralysie dura quinze jours; chez un troisième, elle persista pendant trois semaines pour disparaître entièrement après. Dans certains cas, il s'agit simplement de parésies ou de paralysies de l'une seulement des extrémités.

Huppert a mentionné comme symptôme post-épileptique certaines altérations de l'*urine*. Il considère l'albuminurie transitoire comme un phénomène constant, ainsi que la présence dans l'urine de cylindres hyalins du rein et de spermatozoaires. L'albuminurie n'est cependant pas un symptôme nécessaire ; car Ebstein ne l'a pas constatée une seule fois chez les vingt épileptiques qu'il a examinés. Le diabète épileptique est d'existence plus problématique encore. En revanche, la polyurie n'est pas rare. Quant au fait de l'augmentation de l'urée et des phosphates, il mérite confirmation.

Chez certains individus, les attaques épileptiques ne surviennent que la nuit et chez d'autres, seulement dans la journée ; c'est ce qui a conduit à établir une distinction entre l'*épilepsie diurne* et l'*épilepsie nocturne*. Cependant, elles apparaissent souvent à des heures très diverses. On reconnaît qu'un individu a subi une attaque d'épilepsie nocturne aux plaies et aux hémorrhagies de la langue, aux évacuations involontaires maculant le lit, ou encore à l'état de lassitude et de prostration du malade à son réveil.

La *fréquence des accès* est sujette à de grandes variations. Il se passe parfois des mois et des années, avant que l'attaque ne se renouvelle ; d'autres fois, la période intercalaire est de quelques jours, de quelques heures, de moins de temps encore. On a vu se produire plus de cent accès dans la même journée. Delasiauve a compté chez un petit garçon 2500 attaques dans l'espace d'un mois. A de certaines époques, les accès se succèdent à des intervalles très courts ; puis tout reste dans l'ordre pendant des laps de temps plus ou moins longs. Dans le cours des maladies infectieuses aiguës, les accès sont supprimés et l'épilepsie peut même disparaître d'une façon durable.

Quelquefois il arrive que l'individu soit pris d'une attaque nouvelle avant d'être remis complètement de la première. Lorsque ce phénomène se répète et dure des journées entières, on dit que le malade est en *état de mal épileptique* (status epilepticus). Cet état a été décrit d'une façon détaillée principalement par les auteurs français, et notamment par Bourneville. Il s'accompagne fréquemment d'une élévation considérable de température ; le thermomètre monte à 42° C., les dépasse même et l'individu succombe. Dans certains cas, il se produit des rémissions et des exacerbations. La terminaison par la guérison est chose possible ; mais elle est infiniment plus rare que la terminaison par la mort. Notons en passant que l'exagération de la chaleur animale semble être le résultat de perturbations de l'innervation centrale.

Les *conséquences de l'attaque épileptique* sont médiates ou immédiates. Dans celles-ci, la mort ou toute autre lésion sont le résultat direct de l'accès lui-même. La mort peut survenir par asphyxie ; cette asphyxie est due aux convulsions toniques et cloniques des muscles de la respiration. Mais elle peut être également un accident purement fortuit : si, au début de l'attaque, les malades sont tombés face contre terre, de façon à ce que la bouche et le nez soient fermés et que l'air ne puisse pénétrer dans les poumons, ils meurent évidemment asphyxiés. Il en est de même lorsque l'attaque se produit pendant le repas : le bol alimentaire pénètre dans le larynx et tue le malade.

Lorsque l'accès s'accompagne de troubles circulatoires poussés à un haut degré, on peut observer de l'œdème pulmonaire ou de l'hémorrhagie céré-brale avec toutes leurs conséquences. Nous avons mentionné plus haut la possibilité d'une rupture du cœur.

Comme lésion de moindre importance, il faut citer les excoriations et les plaies des téguments produites par les mouvements désordonnés du corps pendant la période des convulsions cloniques, les fractures, les luxations et les cassures des dents déjà notées.

L'habitus extérieur et le caractère des individus qui ont eu des attaques d'épilepsie, se modifient d'une façon notable. Les traits s'émoussent ; l'ex-pression en devient stupide, quelquefois bestiale : les yeux semblent sortir de leur orbite ; les lèvres sont saillantes ; le nez paraît plus gros, etc.

Le fond de l'œil est le siège de dilatations des veines rétiniennes, consé-cutives à la stase sanguine (au début de l'accès, on a observé de l'ischémie de la rétine).

Les changements dans l'activité psychique se trahissent par de l'irrita-bilité et de l'inégalité d'humeur ; la mémoire s'affaiblit, le jugement diminue. Les enfants sont incapables de tout travail scolaire ; l'idiotie ou toute autre forme psychopathique s'accentue de plus en plus et bon nombre de malades vont finir leurs jours dans un asile d'aliénés.

Il est cependant des malades qui conservent leurs facultés intellectuelles dans toute leur intégrité. Combien de personnages illustres n'ont-ils pas sou-tenu, avec plus ou moins de vérité, qu'ils étaient atteints d'épilepsie, pour ne nommer que César, Mahomet, Charles-Quint, Pétrarque, Pierre le Grand, Rousseau, Napoléon Ier, etc.

L'épilepsie légère se présente sous divers aspects.

Dans certains cas, les symptômes sont limités à des troubles momentanés de l'idéation consciente, que les auteurs français désignent sous le nom d'absence épileptique.

Le malade pâlit subitement ; son regard devient fixe et vitreux ; il s'ar-rête au milieu d'une phrase commencée, demeure immobile s'il est en marche, ou cesse d'écrire, de lire, de jouer du piano, de coudre, etc., s'il est en train de se livrer à l'une ou l'autre de ces occupations. Au bout de quelques minu-tes, la pâleur disparaît, l'individu pousse un profond soupir ou bâille à diverses reprises ; la vie et le mouvement reviennent et le malade reprend ses occupations manuelles ou intellectuelles interrompues. Dans quelques cas, il est vrai, il survient un certain trouble du côté de la mémoire et dans les idées, du délire même ; et ce n'est qu'après un temps plus ou moins long que les malades redeviennent eux-mêmes. Pendant l'absence, la tranquillité peut faire place à des mouvements automatiques dont les mala-des ne se doutent pas le moins du monde. Pendant longtemps même, ils n'ont aucune conscience de leur état. C'est ainsi qu'il m'est arrivé d'être consulté par des clients qui ignoraient absolument les conditions où ils se trouvaient et qui présentaient cependant plusieurs de ces absences pendant le temps que durait l'examen. Les absences peuvent se produire à des inter-valles éloignés comme elles peuvent survenir en grand nombre en l'espace seulement d'une heure.

Chez certains individus, la perte de connaissance n'est pas complète ; ils n'éprouvent qu'une hébétude passagère et un étourdissement subit, qui est le *vertige épileptique*. La plupart du temps, ils réussissent à se raccrocher à quelque objet et à s'asseoir ; plus rarement, ils tombent sur le sol.

L'épilepsie légère se manifeste quelquefois par des attaques, d'ailleurs absolument typiques, mais de durée et d'expression symptomatique moins prononcées. On ne constate des secousses convulsives que dans certains groupes musculaires, tantôt toniques tantôt cloniques, mais dans ce dernier cas tellement insignifiantes, qu'elles ressemblent plutôt à de la trépidation qu'à des convulsions. On prétend aussi que l'accès se trahit uniquement par des spasmes musculaires et que la connaissance demeure intacte.

Je ne possède pas de documents personnels à ce sujet, je concède cependant que les troubles de la connaissance sont souvent tellement peu prononcés qu'il faut de longues et patientes interrogations pour en découvrir l'existence.

Il y a des individus chez lesquels l'épilepsie est toujours légère. Chez d'autres, elle revêt d'abord la forme légère pour se transformer plus tard en épilepsie grave, et réciproquement ; la forme grave s'amende spontanément ou sous l'influence de certains moyens thérapeutiques. Parfois les symptômes légers alternent sans aucune règle avec les symptômes graves, et ce, sans qu'on puisse en trouver des causes.

Si l'on considère l'épilepsie légère et l'épilepsie grave comme les deux formes typiques de la maladie, on peut leur opposer une forme atypique, dont il est parfois très difficile de déceler la nature épileptoïde. Nous voulons parler de ces états pathologiques particuliers, que Griesinger a appelés *états épileptoïdes* et où la sphère motrice seule est affectée. Les malades ont du délire et des hallucinations transitoires, parlent de choses obscènes, font tout à l'envers ou inclinent vers la violence. Ces accidents se produisent par accès et ne laissent aucune souvenance aux sujets, dès que l'accès est passé.

Ce sont là des états morbides d'une importance extrême pour l'aliéniste et le médecin-légiste, car ils sont la source de bien des meurtres et de bien des crimes sans motifs apparents. Tantôt l'envahissement est brusque, tantôt le malade est prévenu par des prodromes qui lui permettent à son tour d'avertir son entourage.

Dans certains cas, les symptômes sont plutôt de nature motrice ; les malades commencent brusquement à courir droit devant eux ou à tourner en cercle, sans en avoir la moindre conscience. D'autres fois encore, ils sont pris, sans cause connue, de transpirations, etc.

IV. Pathogénie. — Une affection comme l'épilepsie, qui se manifeste par des accès passagers, souvent de très courte durée, ne peut également reconnaître pour causes que des états anormaux transitoires de l'encéphale, auxquels répondraient le mieux, ce semble, des troubles momentanés de la circulation. On a hésité longtemps, à ce point de vue, entre l'anémie et l'hyperhémie cérébrale ; mais aujourd'hui on s'est décidément prononcé en faveur de l'anémie. D'abord la pâleur initiale de l'accès épileptique plaide en faveur de cette dernière ; puis Kussmaul et Tenner ont prouvé par la voie expérimentale qu'en produisant chez les animaux une anémie soudaine de l'encéphale, on créait des symptômes fort analogues aux attaques d'épilepsie de l'homme.

Les zones du système nerveux central, qui servent de point de départ à l'attaque épileptique, sont indubitablement les régions motrices des circonvolutions frontale et pariétale ascendantes. Hitzig n'éprouve aucune difficulté à rendre des chiens épileptiques par l'ablation des centres moteurs de l'écorce du cerveau. Unverricht et P. Rosenbach s'appuient également sur l'expérimentation pour affirmer que, dans l'épilepsie, il s'agit d'une irritation du domaine moteur de l'écorce cérébrale.

Il est vrai que Johannsohn a pu tout récemment provoquer chez le chien des convulsions épileptiformes, en irritant à l'aide de l'électricité des points très divers du cerveau, autres que les couches corticales ; l'excitation de ces dernières cependant n'exigeait qu'un courant de force minime.

Jadis on admettait que l'épilepsie avait pour point de départ la moelle allongée.

Plus tard, Nothnagel transporta le siège du « centre convulsivant » dans le pont de Varole et expliqua la production de l'accès épileptique de la façon suivante : excitation du centre vaso-moteur situé dans la moelle allongée, contracture des artères cérébrales, anémie du cerveau et perte de connaissance, à côté de cela excitation du centre convulsivant et convulsions généralisées.

L'épilepsie a donné lieu à des recherches expérimentales extrêmement multipliées. Brown-Séquard a remarqué que la section du sciatique ou la section unilatérale de la moelle engendrait l'épilepsie chez le cochon d'Inde avec la plus grande facilité. Westphal rendait ce même animal épileptique en lui donnant sur la tête de légers coups de marteau. A l'autopsie, il constatait de petits épanchements sanguins dans la moelle allongée et dans la région supérieure de la moelle cervicale.

L'un et l'autre de ces physiologistes remarquèrent que les attaques épileptiques n'apparaissaient que quelque temps après l'intervention, qu'on pouvait les provoquer à volonté par l'irritation de zones cutanées déterminées, appelées zones épileptogènes, et enfin que le mal se transmettait aux descendants.

Unverricht et Rosenbach ont provoqué récemment chez le chien des accès d'épilepsie en irritant les couches corticales du cerveau.

V. Diagnostic. — Le diagnostic est généralement facile lorsqu'il s'agit des formes typiques de l'épilepsie grave et de l'épilepsie légère. En ce qui concerne l'épilepsie atypique, sa nature véritable n'est quelquefois reconnue que fort tard.

Tout d'abord, il faut se garder de considérer chaque accès convulsif épileptiforme comme un symptôme d'épilepsie, en se rappelant bien que cette dernière affection est une maladie chronique, caractérisée par le retour d'accès et qui ne s'accompagne pas de lésions anatomiques grossières, à développement aigu.

Le diagnostic différentiel entre l'épilepsie et l'*hystéro-épilepsie* s'appuie notamment sur la conservation ou la presqu'intégrité de la connaissance dans cette dernière et sur la coexistence d'autres phénomènes hystériques. Toutefois, il y a des hystériques qui sont et deviennent épileptiques.

La simulation de l'épilepsie n'est pas rare ; elle est pratiquée sur une vaste échelle par les conscrits. Chez les simulateurs, les plaies et les cicatrices de la langue et de la peau font défaut ; pendant l'attaque, leurs pupilles se contractent sous l'influence de la lumière. Lorsqu'on leur met les pouces dans l'extension forcée, immédiatement ils les fléchissent à nouveau dans la paume de la main ; chez eux, l'irritabilité réflexe est conservée. Pour s'assurer de ce dernier fait, il faut user parfois de ruse ; on demandera par exemple à haute voix de l'eau chaude et l'on surprendra l'individu avec une aspersion d'eau froide, etc.

Lorsque le diagnostic d'épilepsie est posé, il faudra chercher à savoir si la maladie est primitive ou secondaire, parce que cette distinction est indispensable pour le traitement. Lorsque les attaques convulsives sont sans cesse limitées à une extrémité (épilepsie partielle) et qu'elles ne s'accompagnent pas de perte de connaissance, on sera en présence d'une lésion directe de l'écorce cérébrale, de l'épilepsie corticale ou jacksonienne.

VI. Pronostic.

— Le pronostic de l'épilepsie est grave. La guérison est moins la règle que l'exception. De plus, la guérison définitive est difficile à reconnaître ; il se passe quelquefois des années au bout desquelles le malade est considéré comme guéri, puis tout à coup une attaque nouvelle vient anéantir les espérances. Les formes héréditaires sont celles qui résistent le plus au traitement.

Le renouvellement successif et rapide des accès est un signe de mauvais augure, surtout lorsque ces accès sont violents et de longue durée et qu'ils s'accompagnent de perturbations psychiques.

VII. Traitement.

— Les *mesures prophylactiques* ont leur raison d'être chez les enfants dont les parents sont atteints d'épilepsie. Une mère ne doit pas allaiter son enfant, si elle est épileptique ou si elle est issue d'une famille épileptique ou prédisposée aux névroses. Il n'est pas au pouvoir du médecin, ni de la loi, de défendre le mariage aux épileptiques. En Suède seule, cette prohibition existe depuis 1857. Les enfants de parents épileptiques doivent être élevés et nourris avec des soins tout particuliers ; ils devront être préservés de tout surmenage physique ou intellectuel et surtout de toute excitation psychique brusque.

Le *régime* joue un rôle important dans le traitement de la maladie. Point de boissons excitantes (alcool, thé, café), point d'aliments indigestes ; mais des selles journalières. Aux individus pléthoriques, on conseillera les eaux de Carlsbad, Kissingen, Marienbad, Homburg, etc. Les excès alcooliques et vénériens doivent être sévèrement prohibés. On n'usera qu'avec la plus grande prudence des bains froids, qui sont parfois trop excitants. En tous cas, les individus atteints d'épilepsie ne devront jamais prendre des bains de rivière sans être accompagnés. Les bains tièdes à 26° R. fréquemment renouvelés (tous les deux jours pendant une demi-heure) présentent certains avantages.

Le traitement proprement dit s'appuiera sur les *indications causales.* La syphilis sera justiciable du traitement mixte par le mercure et l'iodure de potassium ; contre les vers intestinaux, on emploiera les anthelminthiques ; on excisera les cicatrices vicieuses, on extirpera les tumeurs. Les affections de l'oreille, la scrofulose, le rachitisme, l'anémie, etc., seront combattus par des moyens thérapeutiques appropriés.

Chez la femme, on a pratiqué souvent l'ablation des ovaires, même lorsqu'ils étaient sains ; mais cette castration n'a jamais fourni de résultats durables. La trépanation, au contraire, a donné des succès dans les cas où il s'était introduit des corps étrangers entre le cerveau et la calotte crânienne.

Le traitement de la maladie doit, du reste, être séparé nettement de celui de l'accès.

Pour le traitement de l'épilepsie, on a recommandé une foule d'agents, parmi lesquels le bromure de potassium et l'armoise sont ceux qui méritent, à notre avis, le plus de confiance. Le *bromure de potassium* demande à être administré à haute dose, dans une grande quantité d'eau, pour ménager l'estomac, et surtout pendant fort longtemps :

 R. Bromure de potassium...................... 50 grs.
  Eau distillée............................... 300 grs.
M. F. s. a. Solution.
S. une cuillerée à bouche trois fois par jour.

Dans ces derniers temps, P. Rosenbach a démontré que le bromure de potassium était capable de diminuer, chez le chien, l'excitabilité des centres moteurs corticaux.

Nous sommes persuadés que dans certains cas de notre pratique l'addition de *racines d'armoise* au bromure de potassium augmentait l'action thérapeutique.

 R. Racine d'armoise........................... 15 grs.
  Décoct. avec Aq. dest. q. s. ad colatur :........ 250 grs.
  Bromure de potassium...................... 50 grs.
M. F. s. a.
S. une cuillerée à bouche trois fois par jour.

Outre le bromure de potassium, on a préconisé encore le bromure de sodium, le bromure d'ammonium, le bromure de lithium et le bromure de nickel, qui sont, dit-on, mieux tolérés. Erlenmeyer se loue beaucoup de l'emploi de l'association des bromures de potassium, de sodium et d'ammonium, dans les proportions de 1 : 1 : 1/2.

Lorsque les bromures sont pris à trop forte dose et pendant trop longtemps, ils produisent des phénomènes d'intoxication, consistant en acné bromique, atonie générale, affaiblissement de la mémoire, mouvements incertains et tremblotants, somnolence et faiblesse cardiaque. Dans ces conditions, il faut interrompre pendant quelque temps la médication bromurée.

Certains individus offrent une susceptibilité toute spéciale à l'égard des préparations bromiques. C'est ainsi que j'ai soigné une dame de 30 ans qui, sous l'influence de quelques doses de bromure de potassium, était atteinte immédiatement de furonculose cutanée très étendue ; et ces furoncles ne tardaient pas à se transformer en des ulcérations profondes, sanieuses et difficiles à guérir, analogues à des lésions syphilitiques. Chaque fois que l'on avait recours chez elle à l'usage du bromure, les furoncles et les ulcères reparaissaient. Liebermeister cite des observations du même genre dans ses excellentes leçons sur les affections du système nerveux.

Nous n'avons obtenu que des résultats médiocres avec la *racine de valériane et son extrait*, avec les *préparations belladonées*, avec le *nitrate d'argent*, le *zinc*, le *cuivre* et l'*or*. En ce qui concerne les préparations de belladone, il faut noter que, d'après les expériences d'Albertoni et d'Unverricht, l'atropine exagère l'excitabilité de l'écorce cérébrale chez les animaux.

Le nombre des procédés thérapeutiques qui ont été opposés à l'épilepsie est considérable ; du premier jusqu'au dernier, ils présentent un intérêt purement historique. Voici ce qui a été prescrit :

a) Saignée, sangsues, ventouses ;

b) Séton à la nuque, cautère, pommade stibiée, dérivatifs de tous genres ;

c) Cures d'eau froide, bains de rivière et bains de mer ;

d) Narcotiques : opium, morphine, chloroforme, hydrate de chloral, jusquiame, curare, stramoine, strychnine, digitale ;

e) Nervins : asa fœtida, castoreum, arsenic, phosphore, et récemment acide osmique (osmiate de potasse en pilules de un milligramme, dont la dose maxima est de quinze par jour, Wildermuth) ;

f) Électricité (courant galvanique transverse ou oblique agissant sur le cerveau, la moelle allongée ou le grand sympathique), qui n'a pas donné jusqu'ici des résultats certains ;

g) Alexander prétend avoir guéri des épileptiques par la ligature de l'artère vertébrale ;

h) Le remède populaire consiste à manger des vers de terre grillés et à boire du sang de décapité (!).

En ce qui concerne le *traitement de l'attaque*, il s'agit de savoir s'il est prudent d'enrayer l'accès au moment de l'apparition de l'aura. Certains malades prétendent, en effet, être plus malades qu'avant, si on le fait, et exposés à une attaque consécutive plus formidable. En général, il faudra se borner, l'attaque une fois réalisée, à bien coucher l'individu, à le préserver des traumatismes et à l'empêcher de se livrer, au réveil, à des actes violents.

Comprimer les carotides pour abréger l'accès, c'est commettre un contresens. Quant à la chloroformisation, elle n'est pas sans danger. Ce qui semble le plus rationnel, ce sont les inhalations de nitrite d'amyle qui produisent l'ectasie vasculaire et mettent obstacle, le cas échéant, à l'ischémie cérébrale.

Pour combattre le status epilepticus, on a recommandé les inhalations de chloroforme, d'éther ou de nitrite d'amyle.

2. — Éclampsie.

Épilepsie aiguë.

I. **Étiologie.** — L'éclampsie consiste en accès aigus de convulsions épileptiformes, dont la genèse est analogue à celle des attaques épileptiques vraies et qui sont dues à l'irritation des zones motrices corticales du cerveau.

L'éclampsie peut se déclarer sous l'influence des causes les plus diverses. Nous avons en vue ici les agents pathogéniques toxiques et nous faisons remarquer que l'éclampsie fait partie du tableau symptomatique de l'urémie et de l'empoisonnement saturnin.

On rencontre également cette affection dans les états pathologiques des méninges et du cerveau.

Les enfants ont une prédisposition toute spéciale pour l'éclampsie, probablement en raison du moindre développement des modérateurs cérébraux de l'activité réflexe (Soltmann). Aussi nous occuperons-nous principalement, dans ce qui va suivre, de l'*éclampsie infantile.*

Le mal est fréquent chez les nourrissons qui ont de 5 à 20 mois; il est bien plus rare chez les nouveau-nés et chez des enfants qui ont dépassé l'âge de deux ans.

L'*hérédité* exerce une certaine influence sur le développement de l'éclampsie; car cette maladie se rencontre précisément chez les enfants dont les parents ou les proches souffrent de quelque névrose. Et dans ces cas, la cause occasionnelle de l'attaque peut être tellement insignifiante que celle-ci en impose pour un accès spontané.

Parfois, l'éclampsie est la conséquence d'une *émotion violente,* d'un excès de joie, de peur ou de colère, etc.

Mais la forme la plus fréquente est celle qui se produit *par voie réflexe,* qui est engendrée, par conséquent, par des irritations périphériques, telles que : forte irritation de la peau par des plaies douloureuses, par la pénétration d'aiguilles dans les téguments; dentition; inflammations de la cavité buccale; corps étrangers et phlegmasies de l'oreille; catarrhe prononcé des muqueuses gastrique ou intestinale; coprostase; helminthiase et corps étrangers intestinaux, calculs rénaux et vésicaux, polypes du rectum, etc.

Tous ces accidents étiologiques sont en général incapables de provoquer l'éclampsie chez l'adulte. Cependant Krause a publié récemment l'observation d'un tanneur qui fut pris subitement d'une attaque d'éclampsie (Krause dit à tort d'épilepsie) et chez lequel il n'y eut plus d'autre accès, après qu'il eût rendu, dans les selles produites par une purgation, un grand nombre de larves d'œstre.

Chez les enfants, il n'est pas rare de voir survenir de l'éclampsie dans les *états fébriles* et notamment dans les *maladies infectieuses*, quelles qu'elles soient.

Parfois l'éclampsie se déclare sans cause palpable; cette forme de l'affection est dite *idiopathique*. Elle frappe de préférence les enfants atteints d'altérations rachitiques du crâne, peut-être à la suite de compression encéphalique par les os si mobiles de la tête.

II. Altérations anatomiques. —

On n'a pas trouvé jusqu'à présent des altérations anatomiques spécifiques de l'éclampsie; comme lésions consécutives, on a noté des hémorrhagies méningées, encéphaliques et médullaires, de l'augmentation quantitative du liquide cérébro-spinal, etc.

III. Symptômes —

L'éclampsie débute tantôt brusquement, immédiatement par exemple après une peur violente; tantôt l'attaque est précédée de *prodromes* : les malades ne sont plus les mêmes, ils sont inquiets, craintifs, capricieux, disposés aux larmes; leur sommeil cesse d'être calme; il est interrompu de cris et de cauchemars; enfin, il existe des troubles de l'appétit et de la digestion. Souvent, lorsque l'enfant dort, on observe des secousses légères dans certains groupes musculaires; les yeux ne sont clos qu'à demi; de temps en temps, le petit malade grince des dents ou rit, tout en dormant; quelquefois aussi il laisse échapper, contre son habitude, l'urine et les matières fécales, etc. Les personnes étrangères à la médecine ont l'habitude de donner à ces accidents le nom de convulsions internes.

L'*accès d'éclampsie* lui-même a une ressemblance parfaite, en tant qu'aspect, avec l'attaque épileptique. Nous renvoyons donc le lecteur à la description de cette dernière. Sa durée varie entre quelques minutes et plusieurs heures.

Dans certains cas, il se développe une espèce d'*état de mal éclamptique* (status eclampticus), où l'enfant, non encore revenu à lui, tombe en proie à une attaque convulsive nouvelle. Dans ces conditions, la température monte souvent aux hauteurs qu'elle atteint dans le status epilepticus, contrairement à ce qui a lieu dans les accès de courte durée, où elle demeure à peu près normale.

L'attaque passée, tout est parfois fini ; d'autres fois, au contraire, les accès se répètent à des intervalles plus ou moins éloignés ou à chaque nouvelle poussée dentaire.

Les petits malades peuvent succomber à l'asphyxie consécutive à l'occlusion de la glotte, aux troubles de la respiration ou au collapsus. Mais dans bon nombre de cas, la guérison est complète. Quelquefois, l'attaque laisse derrière elle des parésies légères et transitoires. Quant aux paralysies permanentes, elles sont l'expression symptomatique d'hémorrhagies et de désorganisations cérébrales.

On a publié des cas où la violence des convulsions fut telle, qu'après l'accès on constata des fractures, des luxations et des dents brisées.

On a vu également l'éclampsie être suivie d'épilepsie.

IV. Diagnostic. Pronostic. Traitement. — Le *diagnostic* est facile ; le *pronostic* est toujours sérieux, sans être désespéré.

Le *traitement* prophylactique consiste à éviter aux enfants toute émotion morale brusque et à défendre l'allaitement aux mères issues de familles névropathiques. Les soins minutieux apportés à l'alimentation des enfants sont d'une utilité incontestable.

Pour combattre l'accès éclamptique lui-même, on déshabillera le petit malade pour le délivrer de tout vêtement gênant ; on le mettra au lit dans une chambre vaste, bien aérée et facile à plonger dans l'obscurité ; on le couchera la tête basse, dans un bain tiède de 28° R., avec affusions froides sur la tête. On cherchera également à amener une dérivation intestinale à l'aide d'un lavement salé ou vinaigré. On peut encore appliquer des sinapismes aux mollets ou sur le devant de la poitrine.

En cas de status éclamptique, on aura recours aux inhalations de chloroforme ou de nitrite d'amyle ou bien aux lavements de chloral.

Lorsque l'accès est terminé, le traitement devra suivre les indications causales ; en cas d'absence de ces dernières, on administrera le bromure de potassium ou d'autres préparations bromurées, afin de diminuer l'excitabilité de l'écorce cérébrale et prévenir le retour de nouvelles attaques éclamptiques.

3. — Chorée. Danse de St-Guy.

Petite chorée. Chorée de St-Guy ou des Anglais. Chorée de Sydenham.

I. Étiologie. — La chorée est une névrose dont le siège est, selon toutes les probabilités, dans le cerveau. Elle se manifeste par de l'agitation musculaire et des mouvements désordonnés, spontanés ou sympathiques d'autres mouvements volontaires, accompagnés d'altérations de la sphère psychique.

Cette maladie est une *affection* fréquente *de l'enfance* ; elle se développe de préférence à l'époque de la deuxième dentition (6-7 ans) ou de la puberté (11-15 ans). Elle est rare chez l'adulte ; lorsqu'elle existe, elle atteint le plus souvent des individus de 15 à 24 ans et peut, dans ces cas, faire songer à une puberté retardée et ralentie. Quelquefois, il est vrai, elle frappe les vieillards. La chorée sénile, bien étudiée récemment par Charcot, est ordinairement la conséquence de violentes émotions morales.

Certains auteurs décrivent une *chorée congénitale*. On a même prétendu avoir observé de la chorée chez le fœtus, chez des femmes enceintes atteintes de cette affection (?).

L'influence dominante de l'*hérédité* sur la genèse de la chorée ne peut rencontrer d'objection sérieuse. Moi-même, je connais des familles où enfants, parents, collatéraux et ascendants sont affectés de cette maladie ; et d'autres, où certains d'entre les membres sont choréiques, tandis que les autres souffrent d'hystérie, d'épilepsie, de psychopathie ou de nervosisme. Quoi qu'il en soit, l'expérience nous apprend que ce sont les enfants nés de parents névropathes qui sont le plus fréquemment atteints de chorée.

Dans certains cas, il s'agit non d'une prédisposition héréditaire à la danse de St-Guy, mais d'une *prédisposition acquise*. Le surmenage intellectuel, les excitations dues aux mauvaises lectures ou narrations, une nourriture non convenable, l'onanisme, l'anémie sont des causes prédisposantes qui n'attendent que la plus petite occasion pour engendrer le mal. On a vu quelquefois la chorée se développer dans le cours de l'anémie pernicieuse progressive.

Comme facteurs pathogènes immédiats, il faut nommer les fortes *émotions morales*, telles que la joie, le chagrin et surtout la peur.

J'ai vu une enfant devenir choréique au moment même où un terre-neuve sautait sur elle, sans la moindre intention hostile ; il est vrai qu'on avait raconté à l'enfant quelque temps avant, des histoires de chiens noirs, etc. Je me rappelle également un cas, cité par de Frerichs, où un enfant devint choréique après avoir assisté dans une cachette au meurtre de ses parents.

Dans d'autres cas plus rares, on rattache la maladie à des traumatismes, à des chutes sur la tête ou le dos, par exemple.

Quelquefois aussi la chorée se développe par *voie réflexe*. Borelli publie une observation de chorée où l'ablation d'un névrome de la région brachiale amena la guérison. Litten cite un cas, emprunté à la clinique de Frerichs, où des accidents choréiques s'associèrent à de la carie vertébrale avec myélo-malacie cervicale.

On a encore attiré l'attention sur l'amélioration rapide qu'apporte à la maladie la guérison de certaines névralgies périphériques, fait qui semble impliquer une névrite avec complication de chorée.

Wood a vu l'amputation d'une jambe être suivie de chorée unilatérale.

Chez les enfants, on regarde la stase fécale et l'helminthiase intestinale à juste titre comme des causes de chorée. Ceux-là souriront peut-être de cette manière de voir, qui n'auront pas constaté avec quelle rapidité les symptômes choréiques s'amendent, lorsqu'un purgatif ou un vermifuge sont venus débarrasser le tube intestinal du contenu qui l'irritait.

La dentition, la carie dentaire, peuvent également produire la danse de St-Guy.

Il existe des observations où la chorée dépendait de phimosis et où la guérison de cette dernière affection supprima tout phénomène pathologique.

On pourrait encore ranger, dans les chorées d'origine réflexe, la *chorée des femmes enceintes*, qui a pour point de départ l'irritation de la surface interne de l'utérus. On l'observe généralement chez les primipares, notamment quand celles-ci ont souffert avant la grossesse d'anémie, de nervosisme et surtout de chorée. Elle n'apparaît presque jamais avant la fin du deuxième mois ; elle est rare également pendant la seconde moitié de la gestation. Elle est caractérisée par une grande intensité de symptômes, provoque souvent l'avortement et ne cesse parfois qu'après l'accouchement. Les grossesses suivantes ne sont pas toujours à l'abri de nouveaux accidents choréiques. Lawson Tait rapporte l'histoire d'une femme qui devint choréique pendant quatre grossesses successives et succomba à la quatrième, malgré la terminaison de cette dernière par avortement. D'ailleurs, la mort n'est pas une terminaison rare dans la chorée des femmes enceintes.

Bon nombre d'auteurs anciens rapportent à une action réflexe le développement de la chorée dans les *affections cardiaques* ; il s'agirait, dans ces cas, d'une irritation mécanique du nerf phrénique par le cœur hypertrophié. Personnellement nous regardons cette opinion comme absolument plausible. D'autres expliquent les relations existant entre la chorée et les maladies du cœur par des embolies des artères encéphaliques (?).

Nos propres observations nous permettent d'affirmer l'adjonction fréquente de la chorée aux lésions valvulaires et surtout à l'insuffisance mitrale ; le fait est plus rare pour la péricardite, les affections du muscle cardiaque et la maladie de Basedow. Les auteurs français ont cependant exagéré l'importance de cette connexion, en rapportant le plus léger des souffles systoliques, si fréquents dans l'anémie, à une insuffisance de la valvule mitrale.

Parfois la chorée succède à des *maladies infectieuses* antérieures ou se développe au moment où ces affections sont dans leur période d'acmé. Ces affections sont : la pneumonie, le typhus abdominal, le choléra, la diphtérie, la coqueluche, la fièvre intermittente, la blennorrhagie, la septicémie, la variole, la rougeole, la scarlatine et, en première ligne, le rhumatisme articulaire aigu. Litten fait remarquer que bon nombre de ces états pathologiques n'amènent la chorée qu'après intercurrence d'une complication phlegmasique des articulations, complication qui constituerait en quelque sorte un trait d'union entre la maladie infectieuse primitive et la névrose.

Quelquefois, mais très rarement, l'apparition des accidents secondaires de la syphilis coïncide avec le développement de symptômes choréiques.

On n'est pas fixé sur la nature des relations qui unissent la chorée aux maladies infectieuses. De tout temps, on a constaté la fréquence de la chorée à la suite du rhumatisme articulaire, fréquence qui a, d'ailleurs, été exagérée par les pathologistes français. Sur 48 cas de chorée consécutive à du rhumatisme articulaire, collationnés par Litten chez l'adulte, le sexe féminin se trouvait frappé dans la proportion de 70 0/0. Un grand nombre de ces femmes avaient été atteintes de chorée dans leur enfance et tombaient malades de cette même affection à chaque récidive de rhumatisme articulaire. Les accidents nerveux apparaissaient ordinairement entre le quatrième et le quinzième jour de la maladie articulaire. Roger prétend que l'agent nocif est le même pour le rhumatisme articulaire et la chorée ; mais que sert de connaître ce fait, alors que la nature de l'agent nocif lui-même est inconnue ?

Il est encore, chez l'enfant, un autre facteur étiologique de la danse de St-Guy, que l'on désigne sous le nom d'*impulsion imitative*. Voici en quoi il consiste : des enfants, qui voient d'autres enfants choréiques et qui sont en rapport avec eux, commencent à se livrer comme eux à des mouvements choréiques, à les imiter. De là, la fréquence endémique de la maladie dans les pensionnats, les écoles et aussi, d'après certains auteurs, dans les couvents.

Quelquefois on observe également des *épidémies de chorée*. Steiner a publié la relation d'une de ces épidémies qui se produisit à Prague, pendant les mois de février et de mars.

Les *conditions climatériques* semblent avoir quelque influence sur le développement de la chorée. En tous cas, on est d'accord sur la fréquence plus considérable de la maladie pendant l'automne et l'hiver, surtout lorsqu'il existe des changements brusques de temps et de température.

Il faut également faire ressortir l'*influence du sexe*. Les petites filles sont plus souvent affectées que les garçons ; la proportion est en moyenne de 2 à 1.

Les théories relatives à la *distribution géographique de la chorée* devront, jusqu'à plus ample informé, être regardées comme incertaines. On a prétendu que la danse de St-Guy était inconnue dans les régions tropicales ; A. Hirsch affirme le contraire. Elle serait rare aussi dans les pays méridionaux, et fréquente, au contraire, dans les endroits humides et sur les bords de la mer.

II. Symptômes.

II. **Symptômes.** — La chorée débute rarement d'une façon brusque, si ce n'est à la suite de frayeur ou d'une autre émotion morale. Elle est ordinairement précédée de *prodromes* qui se manifestent des jours et des semaines avant l'apparition de la névrose. Ces symptômes prémonitoires consistent en irritabilité inaccoutumée, variabilité d'humeur, morosité, apathie, inaptitude à tout travail physique ou intellectuel, affaiblissement de la mémoire, anorexie, irrégularité des selles, sommeil agité, pâleur générale, quelquefois aussi en élancements douloureux au niveau de la colonne vertébrale, des extrémités ou des articulations, en céphalalgie, sensation de compression crânienne, hébétude, vertige, etc. Les parents s'aperçoivent, en général, que l'enfant n'est pas dans son état normal ; mais ils ignorent complètement de quoi il s'agit.

Peu à peu la maladresse des malades devient telle qu'elle attire forcément l'attention. Les doigts refusent d'obéir, lorsque l'individu veut coudre ou jouer du piano ; ses actes fourmillent des fautes les plus grossières, auparavant inconnues. Les enfants répandent volontiers sur leurs vêtements les aliments et les boissons ; assis, ils s'agitent sans cesse sur leur chaise ; debout, ils ne peuvent demeurer tranquilles. Tant que les désordres du mouvement ne sont pas très prononcés, les parents interprètent les accidents dans un sens tout à fait erroné et prennent pour de l'étourderie ou de mauvaises habitudes ce qui est l'expression initiale de la chorée, grondant et punissant par conséquent injustement l'enfant atteint de maladie.

Mais bientôt la persistance des désordres éclaire le profane sur le caractère pathologique des phénomènes qu'il a sous les yeux ; et alors on s'adresse au médecin.

Cependant la chorée est une affection tellement commune et connue du public, que, lorsque les symptômes sont quelque peu accentués, les gens arrivent devant le praticien avec le diagnostic vrai en poche.

Les accidents ont, du reste, une physionomie tout à fait caractéristique.

Le bras est le siège de mouvements immotivés de pronation et de supination ; les doigts se fléchissent et s'étendent tour à tour ; des contractions agitent les muscles de l'épaule. Ces symptômes se manifestent tantôt dans l'une, tantôt dans l'autre des extrémités.

Lorsqu'on invite le malade à vous tendre lentement la main, à saisir un objet quelconque, à enfiler une aiguille ou à passer une aiguille à travers un trou préparé à l'avance, on le voit faire toutes sortes de mouvements de circumduction et en zigzag, mouvements qui sont en opposition flagrante avec la loi qui veut que tout mouvement véritablement coordonné suive toujours le plus court chemin, c'est-à-dire la ligne droite. Les Anglais et les Français ont appelé cela très justement « insanity of muscles et folie musculaire » ; peut-être pourrions-nous lui donner le nom de *délire musculaire*.

Dans les cas très avancés, les malades lancent leurs bras violemment d'arrière en avant et d'avant en arrière ; ils sont incapables de se vêtir, de se nourrir et de subvenir aux besoins de la vie journalière.

Dans certains cas, l'écriture des choréiques est à peine altérée ; dans d'au-

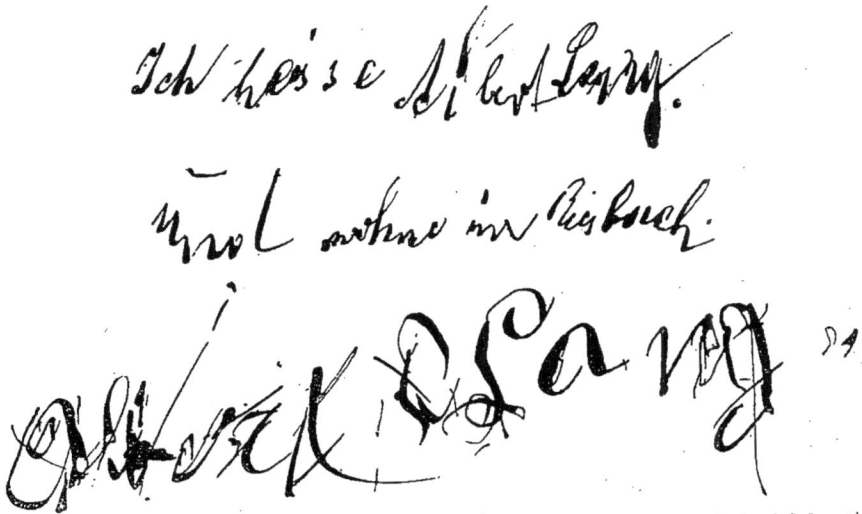

FIG. 122. — *Écriture d'un garçon de 13 ans parvenu à la période d'acmé d'une chorée consécutive à de la carie dentaire.* (Obs. personnelle. Clinique de Zurich.)

tres, c'est tout le contraire ; il y a même des individus qui sont dans l'impossibilité complète de tracer le moindre mot (fig. 122 et 123).

Aux jambes, on constate des mouvements analogues à ceux des bras. Ces mouvements sont parfois tellement violents que les individus ne peuvent se tenir debout ; associés à des contractions pareilles des muscles du tronc, il sont capables de précipiter les patients hors de leur lit. Dans ces conditions, il est prudent d'adapter au lit des garnitures préservatrices.

Pendant la marche, les mouvements oscillatoires sont quelquefois tellement accentués qu'on les a comparés à ceux des patineurs.

Si les muscles thoraciques participent fortement aux secousses choréiques, il peut se développer une dyspnée violente, de la cyanose et des dangers d'asphyxie.

La face devient grimaçante. Sans le moindre motif, le front se plisse, les yeux roulent dans leur orbite, les joues se convulsent, la langue se meut avec agitation et produit des bruits de claquement. Inutile d'ajouter que l'articulation des sons, la mastication et la déglutition sont en souffrance. La parole est parfois absolument incompréhensible.

Les muscles des mâchoires sont souvent agités de mouvements tellement intenses que les dents se brisent au niveau du collet. Les blessures de la langue et de la muqueuse des joues ne sont pas rares non plus.

L'examen laryngoscopique apprend que les cordes vocales participent fréquemment aux contractions choréiques. C'est là un phénomène susceptible, lui aussi, d'entraver la parole et la respiration.

Malgré ce mouvement perpétuel des muscles, les malades ne se plaignent presque jamais de fatigue ; cela tient peut-être à ce que l'action musculaire n'est pas très énergique.

Pendant le *sommeil*, l'agitation cesse ; malheureusement, elle empêche bien souvent les individus de s'endormir. Le sommeil est court et fréquem-

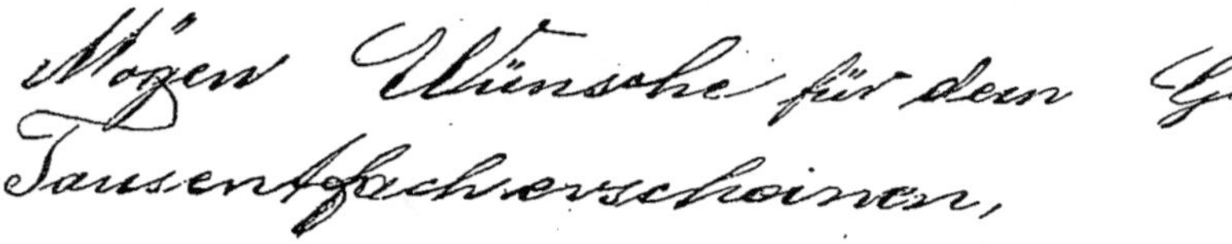

FIG. 123. — La même, après guérison.

ment interrompu par des cauchemars pendant lesquels les mouvements choréiques reparaissent. Le sommeil artificiel obtenu par le chloroforme ou le chloral supprime entièrement les secousses musculaires.

Ordinairement, les contractions décrites ci-dessus n'affectent pas simultanément la totalité des muscles volontaires. Elles débutent souvent par une extrémité, la plupart du temps par le bras, s'étendent ensuite à l'avant-bras du même côté, puis aux extrémités du côté opposé et à la face. Dans certains cas, elles ne persistent d'une façon durable que dans un seul membre ; ou bien elles ne frappent qu'un côté du corps (hémichorée, chorea dimidiata). La forme croisée (secousses dans les membres supérieur droit et inférieur gauche) est très rare.

L'ataxie choréique affecte de préférence le côté gauche ; alors même qu'elle est générale, les mouvements sont plus intenses à gauche qu'à droite.

Les excitations physiques et morales violentes exagèrent souvent les accidents. Ceux-ci diminuent ou se suppriment même au moment d'une inspiration profonde (Watson). Quelquefois aussi on observe de grandes différences dans l'intensité des mouvements, suivant que le malade est assis ou couché. Enfin, certains auteurs prétendent que les contractions choréiques sont plus accentuées après les repas.

La *vessie*, le *rectum* et le *cœur* demeurent indemnes. La chorée cardiaque, dont parlent quelques pathologistes, est d'existence plus que douteuse.

L'*excitabilité électrique* des nerfs reste intacte d'après les uns ; d'après les autres, elle est accrue, mais seulement dans les cas récents.

Les *troubles sensoriels* manquent le plus souvent. Jadis on accordait une importance considérable à des points douloureux existant au niveau des nerfs périphériques, des apophyses épineuses et transverses des vertèbres, notamment dans la région cervicale, et du crâne. Hasse, le pathologiste expérimenté et sincère par excellence, a plus que raison lorsqu'il insiste sur la rareté de ces phénomènes. Rosenbach et Seiffert ont constaté des points douloureux sur le trajet des nerfs périphériques, au moment de l'application d'un courant électrique. Ces points douloureux furent rapidement guéris par l'emploi de l'électricité.

Marie soutenait récemment que la chorée s'accompagnait régulièrement d'*ovarie*, c'est-à-dire de sensations douloureuses gravatives dans la région ovarique chez les jeunes filles et chez les jeunes garçons au niveau du cordon et du testicule. Et l'ovarie aurait pour siège le côté du corps où avaient débuté les mouvements vicieux.

L'*état moral* souffre chez presque tous les choréiques, plus ou moins, suivant le cas. Au manque de mémoire, à la mauvaise humeur et à l'irritabilité viennent se joindre fréquemment des altérations psychiques plus sérieuses : les malades rient ou pleurent sans aucun motif et présentent un affaiblissement considérable des facultés intellectuelles. Bon nombre d'entre eux sont frappés de démence et de manie, comme j'en ai observé un exemple dernièrement chez un individu de 23 ans, qui avait contracté la chorée au cours d'un rhumatisme articulaire aigu. Les perturbations mentales graves sont plus spécialement l'apanage des adultes.

La *pâleur et l'émaciation* sont des symptômes de développement souvent rapide et précoce. Il n'y a donc rien d'étonnant à ce que l'on entende du souffle dans les veines du cou et des bruits accidentels systoliques au niveau des valvules cardiaques. Quelquefois on constate également une légère dilatation du ventricule droit (matité prononcée dépassant le bord droit du sternum) et, en cas d'excitation cardiaque, une exagération du second son pulmonal. Il faut donc un examen répété et minutieux pour acquérir la certitude sur la nature accidentelle ou organique des bruits cardiaques.

Le *pouls* présente souvent une sorte de pseudo-irrégularité, en ce sens que l'invasion des convulsions choréiques empêche de sentir distinctement les pulsations. Les figures 124 et 125 représentent des tracés sphygmographiques dont je possède un nombre considérable. La courbe sphygmique de la figure 124 a été prise à l'époque où la maladie était à son summum; celle de la figure 125, au contraire, au moment de la guérison complète. Elles indiquent que pendant l'état pathologique le pouls est moins élevé et la pression sanguine moins forte (accentuation de l'élévation de recul et absence d'élévations d'élasticité).

La *température du corps* ne subit aucune modification ; dans la chorée unilatérale, la chaleur est quelquefois un peu plus prononcée du côté malade.

Lorsque les circonstances sont favorables, la *durée* de la danse de St-Guy varie entre quatre et douze semaines. Les cas de moindre durée sont rares ; ceux où la maladie se prolonge sont plus fréquents. Les maladies infectieuses aiguës intercurrentes, telles que la rougeole, la scarlatine, la diphtérie ou la pneumonie, suppriment provisoirement les accidents qui ne tardent pas à reparaître, ces affections une fois guéries.

La disparition des symptômes morbides est ordinairement graduelle ; leur cessation brusque ne s'observe qu'en cas d'éloignement rapide ou subit des causes nocives, expulsion de vers intestinaux, extraction d'une dent, parturition, etc.

La chorée a une grande tendance aux récidives. Il a été publié des observations où la maladie avait récidivé plus de quinze fois en l'espace de quelques années. D'après G. Sée, le danger d'une récidive est d'autant plus grand, que le mal s'est prolongé au delà du 69e jour.

La chorée, abandonnée à elle-même, s'achemine presque toujours vers une *terminaison favorable*. Elle amène rarement la mort, et dans ces cas, les malades succombent à un collapsus subit, consécutif à l'intensité exagérée des convulsions choréiques. Le passage à l'état chronique et la persistance de l'affection durant la vie entière sont également très rares. Il existe quelques observations de paralysies et d'atrophies musculaires consécutives. Dans certains cas enfin, les patients conservent pendant longtemps des perturbations intellectuelles.

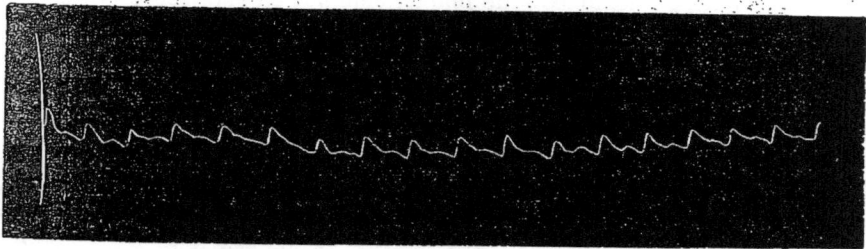

FIG. 124. — *Courbe sphygmographique d'une jeune fille de douze ans, atteinte de chorée, de rétrécissement et d'insuffisance mitrale. Période d'acmé.* (Obs. personnelle. Clinique de Zurich.)

La chorée est riche en *complications*. On a constaté parfois des *gonflements articulaires douloureux* qui avaient suivi et non pas précédé l'invasion de la maladie. Scheele observa, dans un cas, du *rhumatisme noueux*, avec nodosités douloureuses sur divers tendons et gaines tendineuses ; il en put trouver dix autres analogues dans les ouvrages. Hadden a signalé trois cas d'hémichorée droite accompagnés d'*aphasie*. On a rapporté également de nombreuses observations de *paralysie transitoire*. Chez une petite malade de la Clinique de Zurich, il se produisit, à côté d'une paraparésie, des accidents dysuriques, qui firent place plus tard à de l'*incontinence d'urine*. La névrose, chez elle, dura plus de sept mois, mais guérit enfin d'une façon complète. Une autre de mes malades présenta de l'*atrophie* fort nette des muscles du bras et de la jambe gauches, qui avaient précisément été le siège des mouvements convulsifs. La guérison fut amenée lentement par l'emploi de l'électricité.

Les *attaques d'hystérie* sont une complication rare, ainsi que le *mérycisme*. Enfin, Escherich a publié un cas où, comme altérations trophiques, il se développa sur le cuir chevelu des taches garnies de cheveux blancs (1).

Les *pupilles* sont souvent fortement dilatées et ne répondent qu'avec paresse à l'action de la lumière.

Remak a rencontré plusieurs fois, dans l'hémichorée, de la dilatation pupillaire du côté malade. L'opinion de Stevens, qui considère l'*hypermétropie* comme un symptôme fréquent, a été combattue énergiquement par Bull. La fréquence de la *névrite optique*, signalée par Bouchut, nous semble douteuse.

Quelquefois il existe des *altérations de l'urine.* J'ai soigné une fillette de 11 ans qui présentait de la polyurie pendant la période d'état. La polyurie guérit en même temps que la chorée. L'excrétion de l'urée, qui pendant l'état pathologique était de 42 grammes dans les 24 heures, descendit après guérison à 26 grammes ; la quantité des phosphates et des sulfates n'avait pas subi de variations. L'augmentation de l'urée était jadis un fait presque universellement admis et qui ne put cependant être constaté ni par Seiffert à la

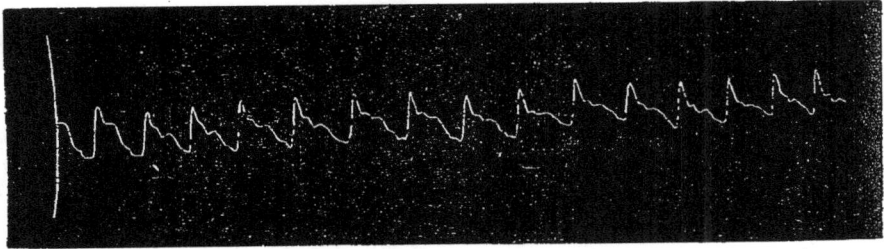

FIG. 125. — La même, après guérison.

clinique de Leube, ni par de Cassères dans le service d'Ebstein. Seiffert trouva une fois de la diminution des chlorures ; de Cassères observa le contraire. D'après ce dernier, la quantité d'acide phosphorique serait amoindrie et celle de l'acide sulfurique resterait intacte. Des observations plus anciennes signalent l'absence dans l'urine de sels de chaux. Tait y découvrit une seule fois du sucre ; Leube et Russel rencontrèrent plusieurs fois de l'albuminurie.

III. Altérations anatomiques. — Les altérations anatomiques, qui servent de point de départ à la chorée, sont inconnues. Ce fait implique nécessairement l'ignorance où l'on est du siège de la maladie et le manque de fondement de certaines théories qui le placent dans le corps strié ou dans les couches optiques.

On a décrit, comme lésions anatomiques : des hémorrhagies méningées, l'épaississement et la calcification en plaques des méninges, l'augmentation du liquide cérébro-spinal, une prolifération phlegmasique au niveau de la névroglie du système nerveux central et des vaisseaux sanguins, dégéné-

(1) Le traducteur a observé un cas analogue chez une jeune fille de 18 ans. La tache blanche était unique. (Dr Weiss.)

rescence pigmentaire et tuméfaction des cellules ganglionnaires, embolies capillaires, etc. Froriep trouva dans deux cas de l'hypertrophie de l'apophyse odontoïde. Malgré tout le respect dû aux auteurs qui ont signalé ces altérations, nous sommes de l'avis de Fr. Schultze, qui considère leurs observations comme incertaines ou secondaires.

IV. Diagnostic. — Le diagnostic de la danse de St-Guy est facile, malgré l'existence d'une *chorée symptomatique*, c'est-à-dire de mouvements choréiformes, qui résultent de l'irritation de la sphère motrice du cerveau par une méningite, des tubercules, des hémorrhagies, du ramollissement, des tumeurs ou des parasites. La chorée symptomatique s'accompagne d'autres accidents, encore plus graves, qui sont la manifestation de lésions sérieuses du système nerveux central.

Dans l'*hystérie*, on rencontre également de l'ataxie choréiforme, qui est le plus souvent associée à des hallucinations et à des troubles de la conscience, et qui constitue la grande chorée ou la chorée des Allemands.

La confusion de la danse de St-Guy avec la *paralysie agitante ou le tremblement* n'est guère possible. Quant à la *chorée post-hémiplégique*, elle est caractérisée par la paralysie des membres agités de contractions choréiques.

Dans l'*athétose*, les mouvements sont réguliers et d'une certaine durée et coïncident ordinairement avec des signes d'une affection nerveuse à lésions anatomiques palpables.

Enfin la *sclérose cérébro-spinale multiple* s'accompagne de tremblement intentionnel, de nystagmus et de troubles de la parole.

Quoi qu'il en soit, il faudra toujours s'efforcer d'édifier le diagnostic étiologique.

V. Pronostic. — Le pronostic est bon, en général; il est toujours meilleur chez l'enfant que chez l'adulte, car chez celui-ci les symptômes offrent beaucoup plus d'intensité et de résistance au traitement.

En outre, Litten constata, chez l'adulte, une mortalité de 16 0/0 sur un chiffre de 48 cas de chorée consécutive à du rhumatisme articulaire aigu.

La persistance de l'insomnie est un signe de mauvais augure.

VI. Traitement. — Les avis diffèrent considérablement sur l'efficacité des moyens thérapeutiques dans la danse de St-Guy. Certains prétendent que la maladie marche vers une terminaison favorable, que l'on intervienne ou non. Personnellement, nous ne partageons point cette opinion et nous sommes convaincus que c'est hâter la guérison que de recourir au traitement suivant.

La première des choses à faire, c'est de répondre aux *indications causales*, en supprimant les vers intestinaux, par exemple, la constipation, les dents cariées, le phimosis, les névromes, et en soumettant, le cas échéant, les points douloureux périphériques à un traitement par les courants galvaniques. On a proposé l'accouchement artificiel pour guérir la chorée des femmes grosses, mais je ne sache pas que l'on y ait eu recours souvent.

Lorsque l'affection s'est déclarée en rapport avec un rhumatisme articulaire, on emploie l'acide salicylique, l'iodure de potassium, la propylamine, le colchique ou l'aconit.

Enfin, si la chorée est un accident syphilitique, elle exige un traitement mercuriel.

Les indications causales une fois remplies (lorsqu'elles existent), on se bornera à donner aux malades une nourriture légère et tonique et à provoquer des selles régulières ; on évitera aux enfants tout effort physique ou intellectuel immodéré ; on leur parlera raison, afin qu'ils se dominent le plus possible dans leurs mouvements ; enfin, on leur fera prendre matin et soir un bain tiède à 28° R. et de 15 minutes de durée, au sortir duquel on les mettra au lit pendant au moins une demi-heure. Bon nombre de médecins conseillent notamment les bains sulfureux (100 gr. de sulfure de potassium pour un bain).

A l'intérieur, on administrera les préparations arsenicales.

R.   Liq. d'arséniate de potasse......... } ââ 5 grammes.
    Eau d'amandes amères........... }

M. F. S. A.

S. cinq gouttes trois fois par jour après le repas. Tous les trois jours, augmenter d'une goutte, jusqu'à trente gouttes par jour.

S'il se produit de l'intolérance gastrique, on donnera l'arsenic en injections hypodermiques (1 : 2, 1/4 à 1/2 seringue une fois dans la journée). Frühwald dit avoir obtenu des résultats meilleurs et plus rapides par la méthode hypodermique que par l'administration interne.

Cheadle, qui a établi récemment une statistique comprenant 167 cas de chorée, trouva que, chez les individus traités par l'arsenic, la durée de la maladie était abrégée de 10 jours.

Le traitement arsenical produit chez certains malades des érythèmes et notamment une teinte bronzée de la peau, principalement au niveau des surfaces de flexion articulaire, à la nuque, dans le dos et sur le ventre.

Nous citerons en terminant les principaux d'entre les innombrables moyens préconisés contre la danse de St-Guy :

a) Les *purgatifs*, par lesquels les anciens débutaient toujours.

b) Les *révulsifs* sur la colonne vertébrale, pommade stibiée, vésicatoires, sangsues, ventouses, etc. Benedetti a recommandé dernièrement les fustigations avec des orties. Lubelski a obtenu des résultats favorables avec les pulvérisations d'éther sur le rachis.

c) Les *nervins* : bromure de potassium, strychnine, curare, fève de calabar, ésérine, hyosciamine, préparations zinciques, sels de cuivre, d'argent, d'or, etc.

d) Les *narcotiques* : opium, morphine, belladone, chloroforme, hydrate de chloral, nitrite d'amyle.

e) Le *sulfate d'aniline*, 5 à 8 centigrammes en une pilule, trois fois par jour (Tumbult).

f) Les *préparations martiales*, surtout le carbonate de fer.

g) L'*électricité* : courant galvanique transversal ou oblique à travers la tête, en raison du siège probable de la maladie dans le cerveau, peut-être dans la zone motrice corticale. D'autres recommandent le courant ascendant médullaire. En tous cas, il faut éviter d'employer des courants trop énergiques.

h) Les *exercices gymnastiques*.

i) L'*hydrothérapie*.

APPENDICE

Chorée héréditaire des adultes. Chorée de Huntington.

Huntington a le premier attiré l'attention sur une forme spéciale de chorée, qui se distingue de la chorée ordinaire ou de Sydenham, parce qu'elle se développe exclusivement chez l'adulte, le plus souvent entre 30 et 40 ans et qu'elle est héréditaire dans certaines familles. Lorsqu'un membre d'une de ces familles demeure épargné, ses descendants le restent également. Plus tard, des observations de cette affection ont été publiées par Ewald, Clarence King et Peretti.

Nous avons eu dernièrement un très beau cas de ce genre, à la clinique de Zurich, qui a été décrit par un de mes élèves, Huber.

Dans la famille de mon malade, on savait qu'on ne pouvait échapper au mal, à l'approche de la trentaine. Jusqu'à cet âge, aucun des membres ne présentait le moindre symptôme pathologique ; seul, un enfant de la dernière génération était quelque peu idiot.

La chorée de Huntington débute, sans autres prodromes, par des mouvements convulsifs de la face. Ces mouvements s'étendent graduellement aux muscles des extrémités supérieures, du tronc et finalement à ceux des jambes. Peu à peu ils augmentent d'intensité, mais peuvent être supprimés pendant quelque temps sous l'influence de la volonté. L'affection dure des années.

Pendant le sommeil, les muscles restent en repos.

Au fur et à mesure que la névrose fait des progrès, la langue, le larynx et les muscles respirateurs prennent part au processus morbide ; la déglutition devient difficile et la parole aussi ; cette dernière est comme entrecoupée, monotone et chantante. La marche se fait à petits pas pressés ; les malades s'arrêtent, puis recommencent vivement à marcher ; en un mot, ils ne peuvent avancer d'une façon régulière et tranquille.

Jamais il n'y a de lésions du côté de la vessie et du rectum.

Les troubles de la sensibilité manquent ordinairement ; cependant mon malade se plaignait fréquemment de douleurs dans les jambes.

L'excitabilité électrique des muscles est intacte.

Au bout d'un certain temps, il se produit des altérations psychopathiques. Les individus atteints deviennent moroses, capricieux, oublieux, hébétés, enclins au suicide. Ils maigrissent de plus en plus, les convulsions choréiques diminuent ou disparaissent et la mort survient par les progrès du marasme ou à la suite de maladies intercurrentes.

On ne possède, jusqu'ici, aucun renseignement sur les lésions anatomiques de cette affection ; une de mes observations personnelles cependant me semble devoir donner plus tard des indices précieux à ce sujet.

4. — Chorée pré et posthémiplégique.

Par chorée préhémiplégique ou posthémiplégique, on entend des mouvements choréiformes qui précèdent ou suivent de près une paralysie unilatérale consécutive à une affection cérébrale, dont la plus fréquente est l'encéphalorrhagie.

La chorée préhémiplégique est la plus rare et la plus grave. Mais dans les deux cas, les contractions choréiformes sont unilatérales comme la paralysie, variables quant à leur intensité et difficiles à constater, pour peu que la maladie ne soit pas très prononcée.

Dans *la chorée préhémiplégique*, les symptômes apparaissent ordinairement peu de jours avant l'invasion d'un insultus apoplectique et cessent, aussitôt la paralysie produite.

La *chorée posthémiplégique*, au contraire, ne se manifeste qu'après que le mouvement a reparu dans les membres paralysés. Les accidents sont généralement soudains ; tantôt ils persistent à jamais, tantôt ils s'amendent progressivement et disparaissent. Ils sont fréquemment accompagnés de contractures. Le côté lésé présente le plus souvent de l'anesthésie, hémianesthésie cérébrale, à laquelle prennent part quelquefois les organes des sens.

En ce qui concerne le siège du mal, il semble que l'on doive le chercher dans cette zone spéciale de l'encéphale, située en dedans de la capsule interne, où certaines fibres déterminées de la voie pyramidale cheminent entre le noyau lenticulaire et les couches optiques vers le lobe occipital. Les mêmes symptômes, il est vrai, paraissent se développer également, dans de certaines conditions, en cas de foyers morbides à siège différent, dans ceux du pont de Varole, par exemple, et même de la moelle. Mais quoi qu'il en soit, leur production nécessite l'irritation en un endroit quelconque de leur trajet des faisceaux pyramidaux susdits.

Le traitement consiste à combattre l'affection fondamentale.

5. — Athétose.

I. Étiologie. — L'athétose fut décrite pour la première fois par Hammond (1871) ; aussi les médecins américains la désignent-ils souvent sous le nom de maladie de Hammond.

De nos jours, la plupart des auteurs, et notamment Charcot, l'identifient avec la chorée posthémiplégique ou la considèrent tout au moins comme une forme dérivée de cette dernière. Nous partageons cette opinion; lorsqu'il s'agit d'individus frappés d'hémiplégie cérébrale et présentant les signes de l'athétose dans les extrémités paralysées, atteints par conséquent d'hémiathétose. Ces sortes d'accidents se voient surtout en connexion avec la paralysie cérébrale infantile.

Toutefois on a observé l'invasion de symptômes d'athétose dans des cas, où il n'existait pas la moindre lésion du cerveau et où la moelle seule était malade, dans la paralysie infantile spinale, par exemple, et dans le tabes (Rosenberg, Berger).

On a constaté aussi de l'athétose bilatérale chez les épileptiques, les aliénés et les idiots.

En tant que névrose essentielle, l'athétose survient, dit-on, à la suite de refroidissements, de traumatismes ou d'excitations psychiques.

Quelquefois elle est congénitale.

II. Symptômes. — Les symptômes se manifestent principalement aux doigts et aux orteils. Aux doigts se déclarent des mouvements tantôt lents, c'est le cas le plus fréquent, tantôt rapides et analogues à des trépidations, de flexion, d'extension, d'adduction et d'abduction. Ces mouvements donnent parfois l'impression de mouvements volontaires de préhension. Les malades sont incapables de les supprimer d'une façon durable. Dans un certain nombre de cas ils persistent pendant le sommeil, quoique moins intenses. Certains individus parviennent à les faire cesser en se serrant fortement le poignet avec la main du côté opposé ou en levant le bras perpendiculairement en l'air. Les muscles qui paraissent avoir la plus grande part dans le processus morbide, sont les interosseux externes et internes. Le poignet lui-même peut participer aux mouvements, qui sont alors opposés à ceux des doigts.

Le phénomène s'accentue sous l'influence des excitations physiques et psychiques.

Lorsque la maladie a duré quelque temps, on peut observer de la subluxation des articulations phalangiennes et des positions vicieuses des doigts de la main.

Dans les extrémités qui, le cas échéant, se trouvent paralysées, il survient également des contractures.

Dans certains cas, on a constaté de l'hypertrophie des muscles de l'avant-bras du côté malade, conséquence probable des contractions incessantes dont ils sont le siège. D'autres fois, le volume des muscles était resté intact ou bien il existait un certain degré d'atrophie (Gowers).

La paralysie concomitante de l'athétose s'accompagne parfois d'hémianesthésie.

L'excitabilité électrique ne subit aucune modification.

Les pieds et les orteils sont agités de mouvements analogues, mais moins intenses que ceux du membre supérieur, et présentent les mêmes attitudes vicieuses.

Même les muscles de la nuque et de la face, ainsi que ceux de la langue, peuvent être impliqués dans le processus morbide.

III. Pronostic. Traitement. — En ce qui concerne la curabilité de l'affection, le pronostic est défavorable. Gowers a publié récemment un cas de guérison, dans lequel l'athétose était de nature spontanée (idiopathique).

On prétend avoir obtenu de l'amélioration par l'emploi du courant médullaire descendant, du bromure de potassium ou de l'arsenic.

Hammond enregistra un succès avec l'élongation du nerf médian.

En dehors de ces moyens, il ne reste qu'à lutter contre la maladie fondamentale.

6. — Paralysie agitante.

Paralysie tremblante. Chorea s. Scelotyrbe festinans. Sauvages. Chorée procursive. Bernt. Maladie de Parkinson.

I. Étiologie. — La paralysie agitante est une affection assez rare, dont le tableau symptomatique consiste en mouvements d'oscillation et de trépidation dans les extrémités, diminution de la puissance musculaire, raideur des muscles et ralentissement de leurs contractions, changements de l'expression du visage et mouvements forcés. On l'a appelée maladie de Parkinson, parce que c'est ce dernier qui l'a décrite pour la première fois en 1817.

Comme causes du mal, on invoque le refroidissement, les traumatismes, la frayeur et toutes les émotions morales, l'hérédité, les maladies infectieuses, l'alcoolisme, le rhumatisme, les excès vénériens et notamment le coït dans la station debout. Il y a cependant des cas où l'étiologie demeure obscure.

Il est impossible de nier l'influence du *refroidissement ;* car bien souvent il est suivi de près par l'apparition des symptômes.

Parmi les *traumatismes*, ce sont surtout les lésions nerveuses qui sont à craindre. S. Martin a publié encore dernièrement une observation où la lésion du nerf radial gauche fut suivie de paralysie agitante. Westphal vit celle-ci se produire dans un cas de brûlure au second degré. Dans un autre cas, les mouvements de trépidation, qui avaient cédé à l'élongation nerveuse, reparurent à la suite d'une injection hypodermique.

Le nombre est considérable des observations de chorée procursive consécutive à de violentes *frayeurs*.

L'importance de l'*hérédité* n'a été reconnue que tout récemment, car il y a peu d'années, on niait encore le caractère héréditaire de la maladie. Toutefois, Leroux est allé trop loin en considérant l'hérédité comme un facteur étiologique constant.

Dans certains cas, la paralysie agitante se transmet comme telle ou bien elle alterne avec l'épilepsie, l'hystérie ou des états pathologiques analogues.

L'influence des *maladies infectieuses* est incontestable. Romberg a observé un cas de paralysie agitante après une fièvre intermittente ; il existe également des documents plus récents où la maladie survint à la suite d'une fièvre typhoïde ou d'un rhumatisme articulaire aigu.

On n'est pas d'accord sur le point de savoir lequel des deux *sexes* est affecté avec le plus de fréquence. Berger trouva une proportion à peu près égale pour les deux ; quant à mes observations personnelles, elles se rapportent à 11 femmes et à autant d'hommes.

Un point sur lequel il existe chez tous les auteurs une conformité d'opinions, c'est la fréquence plus grande du mal à un *âge avancé* (40-60 ans). On ne le rencontre que très rarement avant l'âge de 20 ans.

Certains pathologistes soutiennent que ce sont surtout les *classes inférieures* qui sont frappées ; personnellement nous partageons l'avis de ceux qui ne voient dans ce fait rien de régulier.

Les médecins étrangers rapportent que la paralysie agitante est fréquente en Angleterre et dans l'Amérique du Nord. Il nous semble que cette fréquence est peut-être la conséquence de diagnostics trop hâtifs. Berger, qui a publié récemment un excellent travail basé sur de nombreuses observations personnelles, n'a rencontré que 37 cas de paralysie agitante, c'est-à-dire 0,6 0/0, sur 6000 individus névropathiques. Moi-même, dans ces dix dernières années, j'ai eu à traiter 22 cas en tout.

II. Symptômes. — Les symptômes de la paralysie agitante éclatent parfois brusquement, tandis que, dans d'autres cas, ils se développent petit à petit et sans que les malades puissent fournir des données certaines sur le début du mal. L'explosion subite est de règle à la suite d'une forte frayeur ; la cause et les effets sont pour ainsi dire simultanés.

Quelquefois il existe des *prodromes*, tels que douleurs névralgiques, paresthésies, lourdeur de tête, vertige, mauvaise humeur, etc.

Le tremblement est la première manifestation symptomatique de la maladie. Il commence ordinairement par les muscles des doigts et des mains et s'étend de là aux bras et aux membres inférieurs. Le bras droit est atteint le premier, puis la jambe droite, le bras gauche et enfin la jambe gauche. Dans certains cas, il reste limité à une seule extrémité (tremblement monoplégiforme), ou bien il agite seulement les membres supérieur et inférieur du même côté (tremblement hémiplégiforme). Parfois il est alterne et occupe le bras gauche, par exemple, et la jambe droite. Il peut également avoir le caractère paraplectiforme.

Les muscles de la tête et de la face demeurent habituellement indemnes ; c'est tout au plus si, en cas de trémulation violente, l'extrémité céphalique est agitée de mouvements oscillatoires communiqués par les extrémités. Dans quelques observations de Westphal cependant, les muscles de la tête n'ont pas toujours été respectés ; ceux de la langue et de la face avaient participé au tremblement eux-mêmes.

Un de mes malades, représenté par la figure 129, présentait également de fortes secousses musculaires de la face, de la langue et de l'appareil masticateur. Il avait l'habitude, ainsi que le montre la figure, de serrer fortement entre les arcades dentaires une branche d'arbuste, dans le but de forcer ses maxillaires au repos ; sans cette précaution, il était incommodé par des claquements continuels.

La trémulation demeure généralement ce qu'elle est pendant le repos aussi bien que pendant les mouvements ; ce qui, en tous cas, est certain, c'est que les mouvements intentionnels n'en n'augmentent pas l'intensité. Au contraire ! les malades peuvent, parfois, par un effort de volonté, l'arrêter momentanément.

Les excitations physiques et morales exagèrent l'agitation musculaire. Celle-ci peut se suspendre tout le temps que l'individu demeure immobile, sans pensée, les yeux fixés dans le vide, pour reparaître lorsqu'il a rassemblé à nouveau ses idées. L'influence suspensive du sommeil ne s'exerce qu'au début ; lorsque la maladie a duré quelque temps, le tremblement continue même pendant le sommeil, avec une intensité toutefois moins accentuée.

La plupart des malades se plaignent de ne pouvoir s'endormir, en raison de la persistance non interrompue de la trémulation.

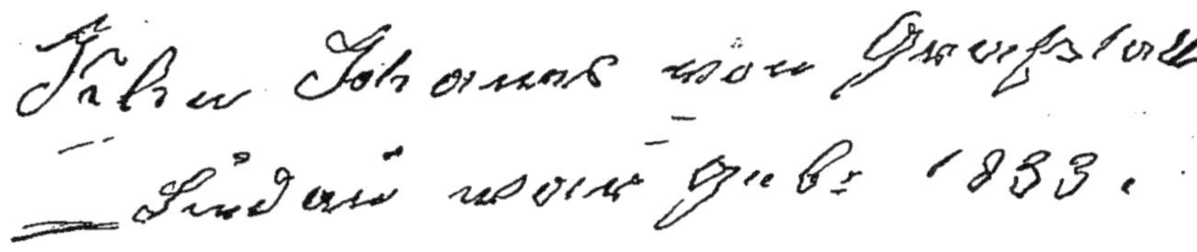

Fig. 126. — *Écriture d'un homme de 53 ans atteint de paralysie agitante.* L'individu, avant sa maladie, écrivait très bien, ainsi que cela ressort de différents autographes datant de cette époque. (Obs. personnelle. Clinique de Zurich.)

Lorsque la paralysie s'ajoute au tableau pathologique, les oscillations cessent au niveau des extrémités paralysées (Grashey).

Le degré d'intensité des oscillations musculaires est des plus variables. Au début, les excursions sont peu prononcées ; puis elles prennent peu à peu de l'expansion et le tremblement initial se transforme en de véritables secousses d'une grande violence. Dans ce dernier cas, le sol, la chaise, le lit participent à la trépidation. L'écriture, ainsi que les occupations délicates du même genre, deviennent difficiles d'abord, impossibles ensuite ; pendant des années, il faut vêtir et nourrir les malades, incapables de le faire eux-mêmes.

Les rémissions et les exacerbations des mouvements oscillatoires ne sont pas rares ; on les a vus cesser presque complètement dans une extrémité durant des jours et des semaines et acquérir dans une autre une intensité plus grande ; puis au bout de quelque temps, se produisait le phénomène inverse.

Un des malades de mon service a récemment servi de sujet à Huber pour ses recherches sur la *forme* et le *nombre des mouvements musculaires.* Ces expériences ont été entreprises, il est vrai, avant lui par Charcot, Marie, Ewald et Grashey. Comme exemple, nous donnerons la courbe musculaire de l'extenseur commun des doigts de la main droite, obtenue avec le sphygmographe de Marey (fig. 127). La ligne longue de 8 centimètres, qui est représentée au-dessous de la courbe, correspond à un espace de temps de 7 secondes ; il s'est donc produit en 7 secondes 27 contractions musculaires, ce qui fait, pour 1 seconde, 3,85 contractions. On s'aperçoit, du reste, très facilement que les différentes contractions sont de force et de durée variables. La rapidité même, avec laquelle elles se succèdent, n'a rien de régulier ; on en compte en moyenne de quatre à cinq par seconde.

Grashey détermine non pas le nombre des contractions de certains muscles, mais celui des oscillations des mains et de la langue. Ses observations portent sur 3 malades ; en voici les conclusions :

		I	II	III
Main.	Maximum =	0.271 secondes.	0.197 secondes.	0.194 secondes.
	Minimum =	0.217 »	0.178 »	0.182 »
	Moyenne =	0.240 »	0.190 »	0.187 »
Langue.	Maximum =	0.232 »		
	Minimum =	0.210 »		
	Moyenne =	0.223 »		

Nous faisons remarquer que le tremblement est le symptôme le plus constant de la paralysie agitante. Cependant Charcot a fait ressortir avec raison que ce signe pathognomonique manque complètement dans certains cas, alors que tous les autres symptômes sont au grand complet. Dans ces cas, la maladie ne mérite évidemment pas le nom de paralysie agitante.

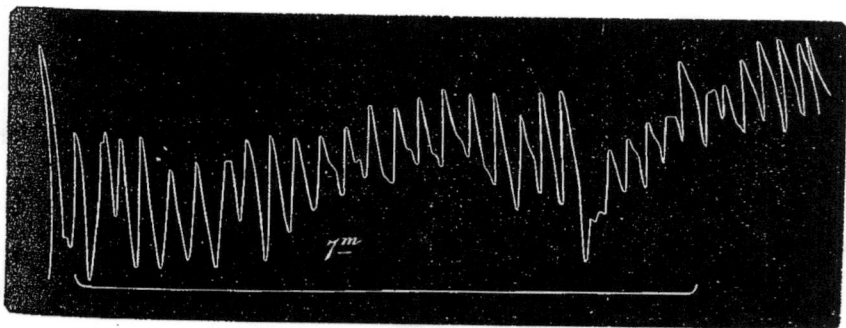

FIG. 127. — *Courbe musculaire de l'extenseur commun des doigts du côté droit, chez un homme de 53 ans, atteint de paralysie agitante.* (Obs: personnelle. Clinique de Zurich.)

Il peut arriver également que l'affection, au lieu de débuter par du tremblement, signale sa phase initiale par des parésies musculaires auxquelles la trémulation ne vient s'associer que plus tard.

Bientôt l'agitation musculaire se complique d'un autre phénomène, important également, qui consiste en une attitude particulière des extrémités, du corps et de la tête, consécutive à la parésie et à la rigidité de certains groupes musculaires.

La *diminution de la puissance musculaire* a été démontrée et mesurée à l'aide du dynamomètre.

Dans certains cas, les muscles avaient conservé leur énergie normale, mais ils se fatiguaient et se paralysaient avec une rapidité extrême. Au bras ce sont les extenseurs qui souffrent de meilleure heure et le plus fortement ; quant aux fléchisseurs, ils offrent de la tendance aux spasmes et à la rigidité.

De là, ces *positions vicieuses spéciales des doigts et des mains* qu'on constate chez ce genre de malades. Chez les uns, le pouce s'est simplement rapproché des autres doigts et donne à la main l'attitude qu'exige l'action

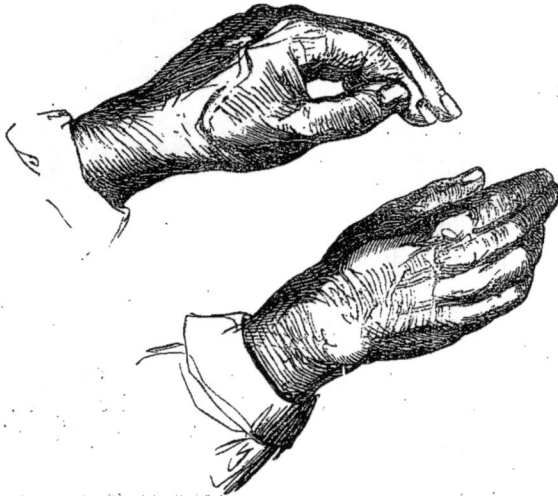

FIG. 128. — *Position scripturale des mains et des doigts dans la paralysie agitante.*

d'écrire. Devant cette attitude associée à l'agitation incessante du pouce et de l'index, il vous semble que les malades étirent de la laine ou roulent une bille entre leurs deux premiers doigts.

Chez d'autres, on a observé une position des doigts analogue à celle que crée l'arthrite déformante ; les phalanges sont fléchies, les phalangines en extension forcée et les phalangettes fléchies, elles aussi, sur les phalangines (supériorité d'action des interosseux sur l'extenseur commun des doigts.

L'*avant-bras* est ordinairement fléchi sur le bras, le coude un peu éloigné du tronc. Les bras pendants le long du corps constituent l'exception.

Les *extrémités inférieures* sont également le siège de déformations consécutives aux parésies et aux spasmes musculaires. Les genoux se trouvent parfois tellement rapprochés que, pendant la marche, ils s'entre-choquent et frottent l'un contre l'autre. Ce frottement, pour peu qu'il soit persistant, détermine aisément de l'érythème, des ulcérations et même de la gangrène de la peau. Les pieds sont dans l'attitude du varus-équin ; quant aux orteils, ils offrent une déformation en griffe analogue à celle des doigts.

La *tête* est ordinairement inclinée en avant ; rarement en arrière, comme dans le cas de Westphal. Elle résiste à toute tentative de mouvement passif, probablement en raison de la rigidité musculaire qui produit son déplacement.

L'*attitude générale* de l'individu dénote, du reste, une tendance à la prop-tose ; il semble toujours que le malade va tomber en avant (fig. 129).

Les extrémités atteintes de tremblement, de parésie et de spasmes mus-culaires ne subissent, en général, aucune modification de teinte ni de volume. Dans quelques cas seulement, on a noté de l'amaigrissement ; dans un autre, de l'hypertrophie musculaire. Dans une de mes observations person-nelles, où le tremblement était limité au membre supérieur droit, celui-ci présentait de la rougeur, de la chaleur et une augmentation ther-mométrique de 2°,5 à 3°,5 C. en moyenne.

Apollinari et Grasset constatè-rent également des élévations de température d'environ 3°,2 C., alors que chez les individus sains ils ne parvinrent, à l'aide de mou-vements volontaires des doigts, de la main et du bras, qu'à faire monter le thermomètre de 1° à 2° C.

L'*excitabilité électrique* des muscles et des nerfs des extrémi-tés malades paraît être le plus souvent intacte.

La *sensibilité cutanée* est presque toujours conservée.

Hadden a publié dernièrement un cas d'exagération des *réflexes tendineux*.

Dans un certain nombre de cas, il existe des *points douloureux* périphériques, à la tête par exem-ple, le long du rachis, dans la ré-gion de l'épaule ou sur le trajet de certains nerfs.

Le changement de l'*expression du visage*, de la physionomie, est un symptôme très important. La

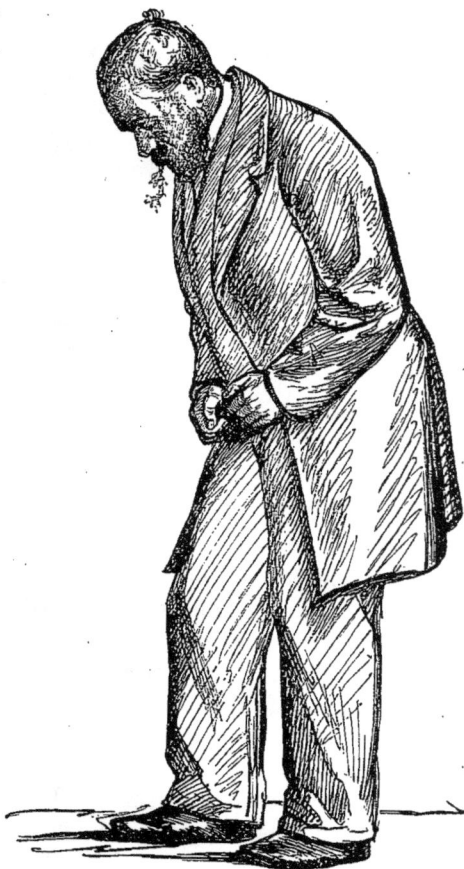

FIG. 129.— *Attitude générale d'un homme de 53 ans atteint de paralysie agitante.* (Obs. personnelle. Clinique de Zurich.)

face devient rigide et prend le masque de la mort ; le jeu des muscles se paralyse et cette paralysie donne au malade un air d'hébétude très prononcé. La parole est lente et monotone ; elle est souvent émise sur un ton aigu et larmoyant. Lorsque, contre toute habitude, la langue et les lèvres prennent part à l'agitation musculaire, il survient encore des troubles mécaniques de la diction et du bégaiement.

Certains malades gardent constamment la bouche entr'ouverte, et l'on voit la salive s'en échapper sans interruption. La bouche a même beau rester close, la cavité buccale n'en est pas moins remplie de grandes quantités de liquide salivaire. S'agit-il là d'une exagération de sécrétion vraie, la chose est douteuse ; car l'accumulation de la salive peut être produite parfaitement par la difficulté et le ralentissement progressifs de l'acte de la déglutition.

Debove a attiré dernièrement l'attention sur des *troubles visuels* particuliers. Les malades sont en quelque sorte impuissants à donner à leur regard la direction voulue. Lorsqu'ils lisent, ils sont incapables, arrivés à la fin d'une ligne, de se reporter immédiatement au commencement de la suivante. La chose est plus frappante encore, lorsque le livre est imprimé sur plusieurs colonnes. L'œil du malade erre involontairement de la ligne de la première colonne vers la ligne correspondante de la colonne suivante. Les muscles oculaires ne prennent pas part aux mouvements d'oscillation ; c'est tout au plus si ce phénomène s'accompagne d'un léger degré de nystagmus.

Lorsqu'on engage les individus à *marcher*, on observe des particularités vraiment caractéristiques. Ils s'avancent, le corps incliné en avant, trottinant à petits pas pressés et toujours de plus en plus vite — *propulsion*. — Ils ne peuvent s'arrêter brusquement et exécutent, par conséquent, une sorte de mouvement forcé. Si personne n'est là ou s'ils ne rencontrent pas d'obstacle pour les retenir, ils tombent inévitablement par terre. Il est de ces individus qui, soit en raison d'une fatigue très précoce, soit par peur de choir, cessent d'avancer au bout de quelques pas. Lorsqu'on leur commande de changer de direction et de revenir sur leurs pas, ils éprouvent, à le faire, les plus grandes difficultés. Une des malades de Charcot, lorsqu'on la tirait par le jupon au moment où elle marchait, était prise de mouvements de recul de plus en plus rapides qui, à un moment donné, provoquaient la chute en arrière — rétropulsion.

Les causes de ces *impulsions progressives* et *rétrogrades* ne sont pas connues. On les a rattachées aux changements d'attitude du corps et au déplacement du centre de gravité, qui font que les malades sont en quelque sorte forcés de courir après ce dernier. Mais cette explication est insuffisante.

Le pouls et la température ne subissent aucun changement dans la paralysie agitante. Le manque de variations thermométriques est donc un signe qui distingue les convulsions musculaires cloniques des secousses toniques, qui provoquent une ascension de la température. Toutefois, il est bon nombre de malades qui éprouvent une sensation de chaleur subjective.

Le *sensorium* demeure ordinairement intact pendant toute la durée de la maladie. Seuls quelques malades se plaignent de sentiments d'inquiétude très pénibles. Cependant, dans certains cas, l'on observe de l'apathie, de l'hébétude et d'autres psychopathies quelquefois assez accusées.

La *vessie* et le *rectum* demeurent en dehors du processus paralytique ; dans la période finale, il est vrai, il survient de l'incontinence d'urine et des matières ; mais c'est là un symptôme de la débilitation générale amenée par les progrès du marasme. A plusieurs reprises, on a insisté sur la tendance à une constipation opiniâtre, qui existe chez les individus atteints de paralysie générale.

En ce qui concerne l'*examen des urines*, Denombre a trouvé récemment dans neuf cas de maladie de Parkinson, une diminution du chiffre des sulfates, dans trois cas également une diminution de celui des phosphates ; les autres éléments conservent leurs proportions normales. Cherson, dont l'opinion a été combattue par Berger et Gürtler, donne comme phénomènes constants la polyurie et l'exagération du chiffre des phosphates (phosphaturie). Topinard trouva une fois de la glycose. Quelle que soit d'ailleurs l'exactitude de toutes ces constatations, elles ne constituent en somme que des complications sans importance.

Chez les différents malades que nous avons eus nous-mêmes en traitement, nous n'avons jamais rencontré d'altérations de l'urine. Nous en fournirons comme preuve les analyses minutieuses faites chez l'individu de 53 ans, représenté par les figures 126 à 129.

DATES	Quantité d'urine en centimèt. cubes	DENSITÉ	URÉE		CHLORURE DE SODIUM		ACIDE PHOSPHORIQUE		ACIDE SULFURIQUE	
			0/0	Grammes	0/0	Grammes	0/0	Grammes	0/0	Grammes
24. 5. 1886...	1750	1018	2,38	40,64	1,16	20,30	0,13	2,28	0,15	2,63
25. 5. 1886...	1700	1018	2,57	43,69	1,14	19,38	0,13	2,21	0,16	2,72
26. 5. 1886...	1500	1020	2,58	40,70	1,40	21,00	0,14	2,10	0,15	2,25
27. 5. 1886...	1410	1013	2,55	35,96	0,71	10,05	0,14	1,98	0,11	1,55
28. 5. 1886...	1200	1015	1,62	19,44	0,73	8,76	0,08	0,96	0,12	1,44
29. 5. 1886...	1900	1015	1,39	26,41	0,72	13,68	0,11	2,09	0,12	2,28
30. 5. 1887...	1200	1020	2,19	26,28	0,81	9,72	0,15	1,08	0,13	1,56
31. 5. 1886...	1100	1016	2,06	22,66	0,81	8,91	0,15	1,65	0,12	1,82
1. 6. 1886...	1400	1015	2,27	27,78	0,84	11,76	0,13	1,82	0,16	2,24
2. 6. 1886...	1400	1015	1,82	25,48	0,66	9,24	0,12	1,68	0,12	1,68
Moyennes.....	1456	—	—	30,91	—	13,28	—	1,86	—	1,97
Moyennes chez l'homme sain.	1500		—	30,00	—	13,00	—	2,00	—	2,00

La maladie *dure ordinairement des années ;* on connaît des cas où le processus pathologique a persisté plus de 30 ans. L'évolution en est toujours progressive et aggravante ; l'arrêt ou la rémission des symptômes sont chose excessivement rare.

Parfois l'on constate, ainsi que l'a signalé Berger, au cours de la paralysie agitante des *attaques apoplectiformes*, qui ne se rattachent à aucune lésion anatomique palpable, et qui ont cela de commun avec celles qui accompagnent la sclérose cérébro-spinale ou plus rarement le tabes dorsal.

La mort est le résultat soit d'une maladie intercurrente, bronchite ou pneumonie, soit des progrès de l'épuisement. Quelquefois la terminaison fatale est hâtée par la production d'eschares au sacrum et leurs conséquences.

Dans certains cas, le tremblement cesse entièrement quelques jours avant la catastrophe finale. Le malade de mon service, dont nous avons déjà parlé à diverses reprises, fut pris de somnolence ; la trémulation fit place à un calme complet et l'individu succomba dans le coma.

III. Altérations anatomiques. — On ne connaît point, jusqu'à présent, de lésions anatomiques caractéristiques de la paralysie agitante. Les auteurs les plus récents et les plus autorisés, Charcot, Joffroy, de Frerichs, Kühn, et Westphal, n'ont pas été capables de constater une altération quelconque, du système nerveux central. Il est des cas où la maladie est purement fonctionnelle. A l'autopsie de l'individu représenté par les figures 126 à 129, on trouva un cerveau, une moelle et des nerfs périphériques absolument intacts au point de vue macroscopique. Quant à l'examen microscopique, il n'est pas encore terminé.

Il ne faut pas s'étonner le moins du monde de ce qu'on ait observé dans la moelle et dans le cerveau des lésions atrophiques, des accumulations de pigment dans les cellules ganglionnaires et de l'artério-sclérose des vaisseaux sanguins ; n'a-t-on pas affaire, en effet, à des individus déjà d'un certain âge ? L'oblitération elle-même du canal central est sans aucune importance. Dans le système cérébral des vieillards, on rencontre souvent de petites plaques de sclérose qui sont absolument négligeables.

Les auteurs anciens ont confondu très fréquemment la paralysie agitante avec la sclérose en plaques disséminées et ont constaté naturellement à l'autopsie, le cas échéant, les lésions anatomiques appartenant à cette dernière.

Ce n'est que Charcot et ses élèves, notamment Ordenstein (1868), qui ont établi nettement la distinction clinique entre ces deux affections.

Luys prétend avoir observé de l'hypertrophie des cellules ganglionnaires au niveau de la protubérance et explique la maladie par une « hypersécrétion d'impulsions motrices (!) ».

Les uns placent le *siège de la paralysie agitante* dans les tubercules quadrijumeaux, les autres dans le pont de Varole et la moelle allongée.

R. Remak reconnaît à l'affection deux formes différentes, la forme cérébrale et la forme spinale. La première serait caractérisée essentiellement par les troubles de la démarche.

IV. Diagnostic. — En ne s'en tenant pas à un seul d'entre les symptômes, mais au tableau morbide formé par leur réunion, le diagnostic de la paralysie agitante devient des plus faciles.

Le *tremblement* simple diffère de la maladie de Parkinson par la moindre intensité des oscillations et par l'absence des autres symptômes de cette affection. De plus, dans les tremblements mercuriel, saturnin, alcoolique, la connaissance de la cause nocive éloignera toute erreur.

La confusion avec la *sclérose cérébro-spinale disséminée* est impossible si l'on a présent à l'esprit ce fait que, dans la sclérose, le tremblement ne se développe qu'à l'occasion de mouvements intentionnels (tremblement intentionnel), qu'il existe en même temps du nystagmus et que les lésions débutent presque toujours par les extrémités inférieures.

La paralysie agitante se distingue également très nettement de la *chorée*. En effet, dans cette dernière affection, il existe de l'incoordination des mouvements et des intervalles de repos ; les secousses y sont exaspérées par les mouvements intentionnels ; les excursions musculaires sont plus étendues et plus lentes.

Pour le diagnostic différentiel avec l'*athétose*, voyez le chapitre précédent.

V. Pronostic. — Le pronostic est défavorable en ce sens qu'il n'existe pas de moyen qui puisse faire obstacle à la marche envahissante de la maladie, à plus forte raison qui puisse la guérir. La vie, évidemment, ne court aucun danger immédiat, et les malades traînent pendant des années et à en être las, une existence toute de souffrances et de désolation.

VI. Traitement. — On ne connaît aucun moyen pour s'opposer au développement de l'affection, pour empêcher la tendance des phénomènes à l'aggravation ou pour supprimer les symptômes morbides déjà existants. Il faudra donc, généralement, se borner à des prescriptions diététiques.

La méthode thérapeutique la plus recommandable à mon sens, quoique je n'en aie obtenu personnellement que des résultats médiocres, est l'emploi des injections sous-cutanées de liqueur d'arséniate de potasse, préconisées par A. Eulenburg (1 : 2, 1/4 à 1/2 seringue).

On a encore conseillé les *narcotiques*, les *nervins*, les *préparations martiales*, les *bains sulfureux*, les *bains de mer et d'eaux-mères salines*, les *eaux thermales anodines* et l'*hydrothérapie*, le *séjour dans les montagnes*, sur *les plages* ou à *la campagne*, l'*électricité* (le plus souvent courants galvaniques appliqués, suivant le cas, sur la tête, la moelle cervicale, le sympathique cervical ou les extrémités) et enfin l'*élongation des nerfs* dont Berger et Westphal n'ont obtenu aucun résultat.

7. — Tremblement.

Ballismus.

I. Symptômes. — Le tremblement se manifeste par la succession rapide d'oscillations musculaires courtes et indépendantes de la volonté et des mouvements intentionnels.

Tantôt le tremblement se borne à certains muscles ou groupes musculaires, tantôt il affecte un membre tout entier. Il peut prendre le caractère hémiplégique ou paraplégique ou bien s'étendre à la totalité des muscles de la vie de relation.

Les muscles qui sont atteints avec le plus de fréquence sont ceux des doigts et des mains, ceux de droite plus tôt et plus fortement que ceux de gauche. En d'autres cas, le tremblement envahit surtout les muscles de la tête et du cou, et produit des oscillations de l'extrémité céphalique. Il frappe également les muscles de la face, notamment ceux qui sont innervés par le facial; lorsque ceux de la langue participent à la trémulation, on observe des troubles de l'articulation des sons. L'agitation gagne rarement les muscles moteurs de l'œil; aussi le nystagmus n'est-il pas fréquent. Sous l'influence des secousses dont les extrémités inférieures sont le siège, les genoux s'entre-choquent parfois avec une violence telle, qu'il se produit à ce niveau des érythèmes, des excoriations et même de la gangrène de la peau.

Lorsque les membres agités de tremblements sont soutenus d'une façon complète, comme cela a lieu pendant le séjour au lit, la trépidation cesse souvent. Le sommeil la suspend également. Par un effort plus ou moins considérable de la volonté, certains malades, pas tous, la suppriment temporairement. Chez d'autres, elle s'exaspère sous l'influence du mouvement.

Le tremblement n'est pas un danger par lui-même, à moins que la maladie fondamentale ne soit de nature grave. En revanche, il crée des inconvénients multiples; celui des mains empêche d'écrire et de se livrer à tout travail manuel un peu délicat, tel que la couture, la broderie, la peinture, la gravure, etc., et limite, par conséquent, considérablement les moyens d'existence des individus. En outre, c'est un des accidents les plus opiniâtres et qui résistent le plus au traitement.

II. Étiologie. — Le tremblement survient sous l'influence de causes extrêmement variées. Tantôt ce sont des *émotions morales vives* qui sont la source du mal; il est, en effet, bon nombre d'individus que la colère, la joie, la tristesse, la frayeur ou l'épouvante font trembler, soit seulement à la face, soit de tout le corps. Tantôt c'est un *effort physique exagéré* qui amène le phénomène chez les personnes qui soulèvent et portent de lourdes charges ou surmènent des groupes musculaires déterminés. A ce genre de trémulation, il faut ajouter celle qui se produit lorsque le pied a posé quelque temps sur le sol par sa pointe; au début, on peut la maîtriser, mais bientôt sa violence résiste pour ainsi dire à toute tentative de suppression.

Parfois le tremblement succède à des *influences toxiques*. Tel est celui que l'on observe à la suite de l'abus du café, du thé, du tabac ou chez les les individus qui manient le plomb ou le mercure (tremblements saturnin et mercuriel). Le tremblement alcoolique est le plus connu des tremblements toxiques.

L'usage chronique de l'opium engendre également de la trémulation.

Le tremblement lié aux affections fébriles me semble devoir être rangé dans le groupe des tremblements toxiques. Il existe également des rapports d'analogie, sinon d'identité, entre ces derniers et la trémulation consécutive aux *états de débilitation*, quels qu'ils soient. On rencontre celle-ci chez les personnes nerveuses et névrasthéniques, après des pertes de sang ou d'humeurs quelconques, dans l'onanisme, après une lactation prolongée, à la suite de maladies graves et de longue durée, au moment de la convalescence, etc.

D'après Charcot, le tremblement est un symptôme constant de la maladie de Basedow.

Une forme très connue de tremblement, c'est le tremblement sénile, qui est spécial à la vieillesse.

Dans certains cas, ce sont des *influences thermiques* qui produisent le tremblement, l'influence du froid, par exemple.

Dans d'autres, on a vu le tremblement occasionné par un *traumatisme*. Hamilton a décrit un cas de tremblement hémiplégique consécutif à une chute sur la tête.

Nous laissons ici de côté les maladies du système nerveux au cortège symptomatique desquelles appartient le phénomène du tremblement (tremblement intentionnel dans la sclérose en plaques disséminées, trémulation de la paralysie agitante, etc.).

Les renseignements sur la *pathogénie du tremblement* sont des plus incomplets. Une série d'expériences de Freusberg ont montré que dans certains cas le tremblement est en rapport avec des troubles de la circulation, engendrés par des agents psychiques ou thermiques. D'autres fois, le tremblement est un phénomène de fatigue et d'épuisement, d'autres fois encore, il s'agit de désordres de coordination entre certains groupes musculaires et leurs antagonistes qui entravent le retour à l'état de repos. Quant à ce qui se passe dans le système nerveux en tant que processus pathologiques plus intimes, si le siège de ceux-ci se trouve dans la moelle ou dans le cerveau, on n'en sait absolument rien.

III. **Traitement.** — Dans le traitement du tremblement, l'on rencontre souvent de grandes difficultés. Le principe capital, en thérapeutique, étant de *supprimer les causes*, on devra évidemment instituer un traitement étiologique.

Dans bien des cas, on retirera grand bien de l'emploi de l'*électricité;* en cas de causes nocives centrales, on aura recours à la galvanisation de la tête et du rachis ; dans le cas contraire, à celle des troncs nerveux périphériques et à la faradisation des muscles. Paul vante beaucoup les bains électriques.

On a également obtenu des résultats avec la *gymnastique* et l'usage d'*appareils orthopédiques* (Cazenave).

Dans les *états de débilitation*, on s'adressera, en ce qui concerne l'administration interne, au *fer*, au *quinquina*, à une *nourriture fortifiante.* On y ajoutera l'*hydrothérapie, le séjour à la campagne, dans les montagnes* ou *au bord de la mer.* S'il existe du nervosisme et de la névrasthénie, on recourra à la valériane, au castoréum, à la strychnine, à la vératrine, au bromure de potassium et à d'autres *nervins.*

Comme médication en quelque sorte spécifique, A. Eulenburg a recommandé les injections sous-cutanées de *liqueur d'arséniate de potasse* (1 : 2, 1/4-1/2 seringue) et Oulmont l'usage interne de l'hyosciamine (3 à 12 milligr. par jour. Enfin Gueneau de Mussy réussit à guérir très rapidement un cas de tremblement mercuriel avec le phosphure de zinc (une pilule de 5 milligr. trois fois par jour).

8. — Vertige.

I. Étiologie. — Le vertige est cet état spécial où l'on a perdu la conscience de l'équilibre du corps dans l'espace.

On a cherché à centraliser la sensation du vertige et à la localiser dans le cervelet ; mais ces faits ont besoin d'une démonstration plus probante. Ce qu'il y a de certain, c'est qu'on commettrait une grosse erreur, si l'on voulait voir dans tout vertige des influences cérébelleuses. Car si ce que l'on appelle des mouvements forcés ne sont pas autre chose qu'une conséquence du vertige, l'expérimentation nous apprend, — il n'existe pas de documents certains quant à l'homme, — que ces mouvements peuvent être produits par l'irritation et la destruction des zones les plus diverses du système nerveux central.

Les impressions des sens jouent un rôle prépondérant dans la conservation de l'équilibre ; de là, la fréquence des sensations vertigineuses, lorsqu'il existe des troubles sensoriels.

De tout ceci, il résulte que le vertige est sous la dépendance de causes tantôt purement centrales, tantôt périphériques.

Le vertige est donc un symptôme engendré par des causes très variées. Ce n'est que rarement, chez les vieillards par exemple, qu'il constitue une entité morbide indépendante (vertige sénile) et dans ce cas, il est la conséquence d'altérations du système vasculaire cérébral. Dans la majorité des cas, du reste, il semble que le vertige soit engendré par des modifications de la circulation du système nerveux central ; le caractère fugitif du phénomène l'indique suffisamment.

L'*âge* a une certaine influence sur le développement du vertige ; celui-ci épargne ordinairement les enfants et frappe souvent les individus âgés.

Le vertige s'observe fréquemment à la suite d'*altérations morbides intra-crâniennes*, telles que la méningite, l'hydrocéphalie, les tumeurs cérébrales, l'encéphalorrhagie, l'encéphalite, l'encéphalomalacie, l'hyperhémie ou l'anémie du cerveau, etc. Il est poussé à un haut degré, principalement lorsque les lésions siègent dans la fosse occipitale et sont proches du cervelet.

Le *vertige* est souvent un phénomène *réflexe*. Il est un fait d'observation vulgaire, c'est que les individus, qui souffrent d'affections gastriques, sont sujets au vertige — vertigo a stomacho læso. Dans le même groupe, il faut ranger les vertiges dus à la constipation, aux corps étrangers et aux helminthes de l'intestin (vertigo verminosa) ou au toucher rectal (Leube). Le vertige succède parfois à l'usage de certains aliments ; moi-même, j'éprouve ce symptôme quelques heures après l'ingestion de sauces ou de viandes grasses, au point de ne pouvoir rester debout ; je ne souffre cependant aucunement de l'estomac ni de l'intestin et le vertige, en dehors de ces conditions, est pour moi chose inconnue.

Erlenmeyer a publié un cas de vertige consécutif à un rétrécissement de l'urèthre ; la guérison de la lésion uréthrale amena la disparition du vertige.

Soltmann a vu un garçon qui éprouvait des sensations vertigineuses chaque fois qu'il lui comprimait le testicule retenu dans l'anneau.

Le vertige a encore été rencontré dans le cortège symptomatique des affections du cœur, vertige cardiaque ; mais, dans ces cas, il s'agit moins d'un phénomène réflexe que d'un phénomène engendré par l'hyperhémie ou l'ischémie du cerveau.

Charcot a constaté du vertige en connexion avec des lésions du larynx.

Chez les femmes, le vertige est fréquent avant ou pendant la période menstruelle.

Nous avons déjà mentionné précédemment que le vertige était souvent lié à des *affections des organes des sens*. Il constitue un symptôme courant des paralysies des muscles de l'œil. Sa fréquence est la même dans les maladies des oreilles, en cas de corps étrangers du conduit auditif externe, d'accumulation de cérumen et de phlegmasies de toute nature. Quand on insuffle à certains individus de l'air dans la trompe d'Eustache, ils sont pris de vertige violent et d'assez longue durée. L'otite labyrinthique surtout amène des accès de vertige paroxystiques, et notamment les lésions des canaux semi-circulaires. Le vertige résultant des affections auriculaires a été désigné sous le nom de vertige de Ménière, du nom de l'auteur qui l'a décrit le premier (1861).

Le vertige est parfois en rapport avec des états d'*anémie ou de pléthore générale*. Il est l'apanage fréquent, non seulement des personnes qui ont perdu du sang ou d'autres humeurs, qui sont épuisées par les veilles, le surmenage physique et intellectuel ou l'onanisme, mais encore des individus forts et pléthoriques.

Il existe également des *vertiges toxiques*. Les plus fréquents sont ceux provoqués par l'alcool, l'opium, la nicotine, l'éther, le chloroforme et les autres narcotiques.

A cette catégorie appartient le *vertige infectieux*. Kohn a publié deux cas de vertige intermittent, guéris par le sulfate de quinine.

Citons encore le *vertige électrique* qui se produit sous l'influence de l'électrisation de la tête et qui a été étudié par Benedikt d'abord, et plus particulièrement par Hitzig. La sensation vertigineuse se développe chez beaucoup d'individus, même lorsqu'on applique les courants loin de la tête, sur la région cervicale par exemple.

Les cas ne sont pas rares où le vertige résulte de l'*absence de la faculté d'orientation dans l'espace*. Beaucoup de personnes l'éprouvent, lorsqu'elles regardent couler une rivière, lorsqu'elles tournent sur elles-mêmes, lorsqu'elles regardent les nuages, lorsqu'elles se penchent ou se balancent, lorsqu'elles sont emportées par le mouvement rapide d'une voiture, lorsqu'elles voyagent sur mer, lorsqu'elles font des ascensions de montagnes ou de monuments élevés, etc.

Le vertige peut enfin se rattacher à l'existence d'une *psychopathie*. Tel est celui de l'agoraphobie.

II. Symptômes. — Le vertige peut exister à lui tout seul ou s'accompagner d'autres troubles fonctionnels de l'encéphale, tels que vomissements, perturbations des sens, perte de connaissance, convulsions, etc.

Le plus souvent le vertige se produit de jour et dans la station debout ; rarement il survient la nuit (vertige nocturne), pendant le rêve. Quelquefois il est prononcé surtout dans la position horizontale.

Les uns n'éprouvent de sensations vertigineuses que le matin, à jeun ; chez les autres, elles augmentent après les repas.

Tantôt il semble au malade que tout tourne autour de lui ; tantôt il croit tourner lui-même. Le mouvement est ou rotatoire, ou horizontal, ou vertical.

Le vertige est un symptôme pénible, qui inquiète les malades et entrave la liberté de leurs mouvements.

III. Diagnostic. Pronostic. Traitement. — Il ne faut jamais se contenter de poser le *diagnostic* de vertige. Toujours il faut en rechercher la cause, car c'est de cette dernière que dépendent le pronostic et le traitement.

9. — Catalepsie.

I. Symptômes. — La catalepsie est caractérisée par des accès de perte de connaissance plus ou moins complète, pendant lesquels les extrémités conservent d'une façon durable l'attitude primitive, acceptent passivement toute situation nouvelle qu'on se plaît à leur donner et y restent.

Les symptômes débutent rarement d'une façon brusque ; le plus souvent ils sont précédés de prodromes, qui consistent en changement d'humeur, douleur de tête, vertige, palpitations, bâillements, éructations, etc.

Lorsque l'attaque arrive, le malade est pétrifié sur place, dans la position qu'il occupe au moment où il est frappé. L'œil est fixe ; les traits ne subissent aucune modification ; les membres gardent leur situation. Engage-t-on le malade à changer de place, il n'obéit pas, alors même qu'il comprendrait l'invitation. Les muscles sont tendus, mais pas assez pour résister aux mouvements passifs que l'on imprime à peu de frais aux extrémités. Que l'on donne à celles-ci et au tronc les positions les plus incommodes et les plus gênantes, ils n'y persistent pas moins. Il est clair qu'il ne s'agit pas là de simulation, car un individu bien portant ne peut rester dans la même situation plus de quelques secondes, tandis que le cataleptique y demeure de longues minutes. La facilité avec laquelle les membres acceptent l'attitude imposée et leur opiniâtreté à la garder, les ont fait comparer à ceux d'une poupée en cire : d'où le nom de flexibilité cireuse des muscles.

La contraction tonique envahit d'habitude la totalité des muscles volontaires ; quelquefois elle frappe d'abord l'une des extrémités et s'étend de là au reste du système musculaire.

Rosenthal a observé, pendant les accès, une augmentation de l'excitabilité électrique directe et indirecte ; les observations de Benedikt, au contraire, établissent l'accroissement de la contractilité galvanique indirecte et la diminution de la contractilité faradique directe et indirecte. Enfin Onimus rapporte que l'action du courant galvanique indirect est plus énergique que celle du courant direct.

Les mouvements de la vie organique persistent sans modifications. Les individus dont la déglutition est entravée, n'éprouvent aucune difficulté à avaler un bol alimentaire qu'on leur place sur la racine de la langue.

La respiration et les contractions cardiaques sont ordinairement régulières, tout au plus ralenties.

Jamais il n'existe d'incontinence de l'urine et des matières fécales.

La *conscience* est tantôt complètement annihilée, tantôt plus ou moins suspendue. Dans le premier cas, les malades n'ont aucune souvenance de ce qui s'est passé. Ils ont les yeux fermés et se réveillent, à la fin de l'attaque, comme d'un profond sommeil, en poussant un soupir.

Dans les cas très prononcés, l'*excitabilité réflexe* est abolie ; les pupilles sont largement dilatées et restent insensibles à l'action de la lumière. Dans les cas d'intensité moindre, les mouvements réflexes peuvent exister, mais les malades avouent souvent n'avoir pas ressenti les irritations cutanées.

On a noté quelquefois une *chute considérable de la température périphérique*, et de la pâleur accusée des téguments. Malgré cela, il est difficile de confondre la mort cataleptique avec la mort réelle, car tant qu'il existe un souffle de vie, les bruits du cœur sont appréciables à l'auscultation.

La *durée d'une attaque* peut être de quelques minutes, mais elle peut aussi se prolonger pendant des heures et des jours. Dans certains cas, tout est terminé avec un accès unique, tandis que dans d'autres, les accès se répètent à des intervalles plus ou moins éloignés, pendant des mois, des années, et même pendant la vie tout entière.

Si le mal persiste trop longtemps, le malade risque de mourir d'inanition. On y obvie par l'alimentation forcée.

II. Étiologie. — La catalepsie est une maladie rare. La simulation de l'affection par les névropathes et les hystériques, d'une part, et de l'autre, les exagérations des observateurs, ont donné lieu aux histoires les plus fantaisistes sur ce sujet.

Dans certains cas, le mal n'est qu'une complication d'autres névroses, telles que l'hystérie, la chorée, la mélancolie, ou de certaines formes d'aliénation mentale.

On l'a observée également dans la méningite, l'encéphalite et le ramollissement du cerveau.

D'autres fois, la catalepsie reconnaît pour causes des émotions morales vives, notamment la frayeur ou l'épouvante. Elle est engendrée encore par le chagrin et le fanatisme religieux.

Certains malades invoquent comme facteur étiologique des traumatismes, un soufflet, par exemple.

. On a publié quelques observations de catalepsie, en relation avec la fièvre typhoïde et la fièvre intermittente : dans ce dernier cas, les accès avaient le type intermittent.

Enfin, il peut se produire des attaques cataleptiques sous l'influence des inhalations d'éther ou de chloroforme.

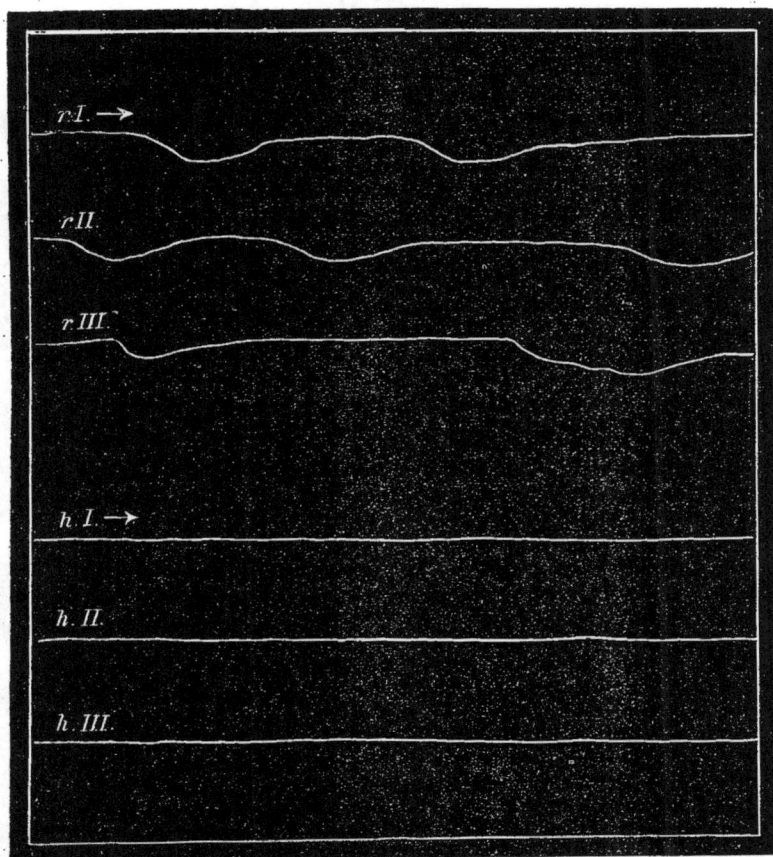

FIG. 130. — Tracé cataleptique : r' r'' r''' — Mouvements respiratoires ; h' h'' h''' — Courbe formée par l'extrémité en élévation. D'après CHARCOT.

Chaque fois que nous avons eu sous les yeux un individu cataleptique, nous avons constaté chez lui une anémie profonde.

Le mal se développe dès l'enfance et se révèle avec sa plus grande fréquence au moment de la puberté, et quelquefois, chez la femme, au début de la grossesse.

En ce qui concerne la pathogénie de cette maladie, on ne possède pas le moindre renseignement. Tout ce que l'on peut affirmer, c'est que le cerveau et principalement les couches corticales, sont profondément lésés et que le mécanisme qui règle les sensations, la volition et la transmission de la volonté, est gravement compromis.

III. **Diagnostic.** — Le *diagnostic* est facile et les simulateurs aisés à démasquer. Pour ce, Charcot se sert de la méthode graphique. Avec l'emploi simultané du sphygmographe de Marey adapté à un membre en élévation cataleptique et du pneumographe appliqué sur le thorax, le tracé de l'extré-

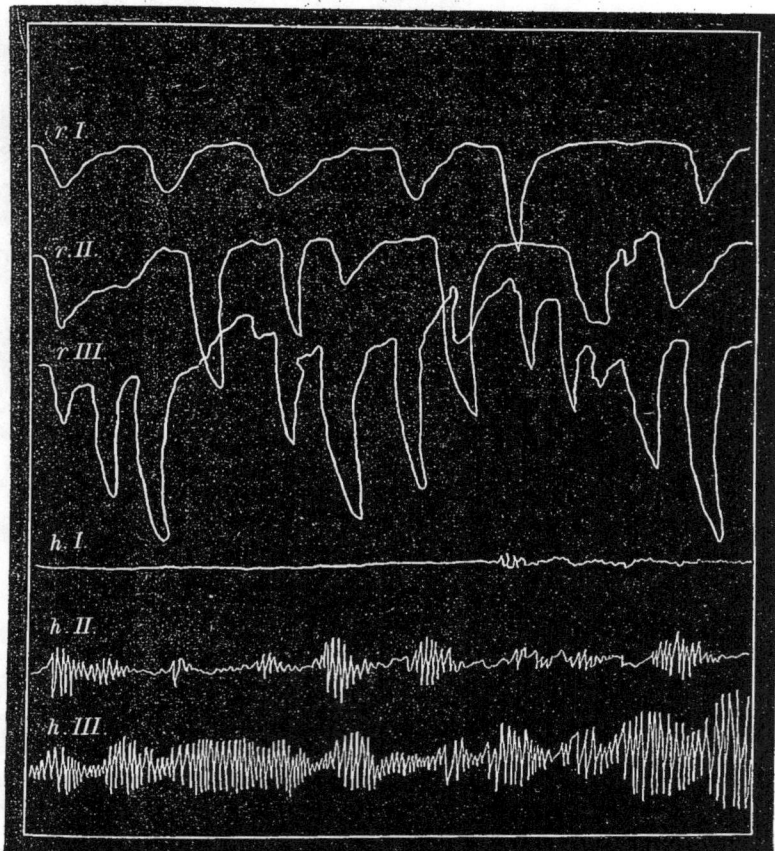

FIG. 131. — Le même, chez un simulateur.

mité (fig. 130, h' h'' h''') est constitué par une ligne droite et celui des mouvements respiratoires (fig. 130, r' r'' r''') par une courbe normale, tranquille et régulière. Il n'en est plus de même chez le simulateur. La ligne droite fournie par l'extrémité présente des oscillations et la courbe respiratoire devient irrégulière et de plus en plus profonde.

IV. **Pronostic et Traitement.** — Le *pronostic* dépend de la maladie causale.

Quant au traitement, il devra être dirigé tout à la fois contre l'attaque et contre l'affection elle-même.

Contre l'attaque, il n'y a que peu de chose à faire, car les irritations de la peau (affusions froides, pinceau faradique) ou des muqueuses (titillation de la muqueuse nasale avec les barbes d'une plume, prises de tabac) ne mènent pas toujours au but désiré.

10. — Hystérie.

I. **Étiologie.** — Le nom d'hystérie sert à désigner une névrose centrale, dont le siège se trouve, selon toute probabilité dans l'écorce cérébrale. On a donc eu raison de ranger cette affection, comme on l'a fait récemment, dans le cadre des psychopathies, au lieu de la laisser dans le domaine de la pathologie interne.

La maladie se manifeste par une instabilité pathologique dans l'équilibre de l'activité nerveuse, qui donne naissance à des troubles multiformes des sphères psychique, motrice, sensitive et vaso-motrice, plus rarement de la sphère trophique. L'activité nerveuse est tantôt exagérée, tantôt diminuée ; tantôt ces deux états coexistent dans les divers domaines de l'appareil d'innervation, avec prédominance de l'une ou de l'autre forme de perturbations : la source des symptômes morbides est pour ainsi dire intarissable.

L'hystérie est surtout fréquente chez la femme ; elle est cependant moins rare chez l'homme qu'on ne le croit généralement. Duponchel a montré dernièrement qu'elle était très répandue dans l'armée française et moi-même j'ai traité à Zurich pas mal d'hommes hystériques.

C'est ordinairement à l'époque de la puberté que se développent les symptômes ; c'est donc *entre 15 et 25 ans* que la maladie présente sa plus grande fréquence. Dans bon nombre de cas cependant, on est à même de prévoir l'éclosion du mal, déjà dès l'enfance, d'après certains signes prémonitoires. La puberté intervient simplement pour amener le processus morbide à complète maturité. D'ailleurs, l'hystérie confirmée n'est pas rare du tout chez les enfants ; j'en possède, quant à moi, de nombreuses observations. Et dans ces cas, on est étonné du raffinement que mettent ces petits malades à attirer sur eux l'attention de l'entourage et du médecin et de la perfection avec laquelle, le cas échéant, ils simulent toutes sortes d'accidents.

L'hystérie, comme toutes les névroses, appartient au groupe des *maladies héréditaires* par excellence ; tantôt elle se transmet de génération en génération, tantôt elle alterne avec l'épilepsie, la psychopathie, le nervosisme ou des états analogues. L'influence maternelle est particulièrement prononcée ; toutefois les pères issus de familles névropathiques, quoique indemnes eux-mêmes, sont susceptibles de faire passer l'hystérie à leurs descendants féminins.

Dans certains cas, il s'agit d'une *prédisposition* à l'hystérie non pas héréditaire, mais *congénitale*. On a prétendu que cette maladie frappe de préférence les enfants nés de mariages tardifs, issus de parents tuberculeux ou épuisés, au moment de la conception, par des affections ou des pertes d'humeurs antérieures.

Il existe également une *prédisposition* à l'hystérie *acquise ou due à des vices d'éducation*. Elle se rencontre chez les personnes qui ont été élevées dans des conditions physiques et intellectuelles déplorables. Un régime peu convenable, une vie confinée, l'absence d'exercice, le surmenage cérébral, les lectures et les conversations mauvaises et exaltant l'imagination, une stimulation intempestive de l'amour-propre, le manque de relations avec d'autres enfants, l'introduction trop précoce dans le monde, sont autant de facteurs qui hâtent et favorisent le développement de l'hystérie.

Les adultes eux-mêmes acquièrent la maladie. Cela a lieu à la suite de maladies graves et de longue durée, après la fièvre typhoïde, par exemple, et la tuberculose, après des pertes d'humeurs, une lactation trop prolongée, des accouchements trop fréquents, des pratiques d'onanisme, des hémorrhagies et de la chlorose.

Les *émotions psychiques* sont des causes puissantes d'hystérie ; tels sont le chagrin, les soucis et les déceptions.

On rencontre avec une fréquence extraordinaire une forme spéciale de la maladie, à laquelle on donne le nom d'*hystérie réflexe* et qui est le résultat d'altérations morbides des organes périphériques. Certains auteurs l'ont même considérée comme l'expression unique de l'hystérie. Les irritations périphériques partent souvent, chez la femme, de l'appareil génital en souffrance, principalement de l'utérus ; d'où le nom d'hystérie (ὑστέρα, matrice). Nombre de fois, j'ai vu apparaître des symptômes hystériques chez les individus atteints de rein mobile. Les mêmes phénomènes s'observent chez les personnes affectées de maladies de l'estomac (cicatrices gastriques douloureuses, consécutives à un ulcère rond) ou d'autres maladies organiques chroniques.

L'expérience nous apprend que l'hystérie accompagne certaines affections bien déterminées de l'appareil sexuel de la femme. Parmi les affections utérines, ce sont les déplacements et les ulcérations qui tiennent la tête ; les tumeurs, notamment le carcinome, engendrent rarement des symptômes hystériques. En ce qui concerne les processus pathologiques des ovaires, les kystes même les plus volumineux produisent rarement de l'hystérie ; il n'en est plus de même des kystes dermoïdes ou des phlegmasies ovariques aiguës ou chroniques.

L'hystérie est souvent une maladie créée par le mariage. Les femmes deviennent hystériques pour s'être unies à des hommes impuissants, lorsqu'elles constatent l'inanité de leurs espérances et l'écroulement de leur bonheur, lorsqu'elles se voient demeurer stériles ou lorsqu'elles goûtent trop souvent à la coupe du plaisir. Il est vrai que l'on a accusé également la continence sexuelle exagérée. J'ai vu des femmes jeunes et d'une santé florissante épouser des maris décrépits et après le mariage devenir hystériques au plus haut degré. Devenues veuves, elles se marièrent, par inclination plutôt que par calcul, à un homme dans la force de l'âge, eurent beaucoup d'enfants et restèrent entièrement débarrassées des accidents hystériques primitifs.

Dans certains cas, l'*imitation* joue un rôle énorme. On voit fréquemment des personnes de l'entourage d'une hystérique devenir hystériques elles-mêmes ; des individus jusque-là très bien portants contractent la maladie à la suite de la surprise ou de la frayeur que leur a causées le spectacle d'une personne en proie à des convulsions hystériques.

Ces faits donnent l'explication de l'*apparition épidémique et endémique* de l'hystérie, dans certains établissements et localités (écoles, pensionnats, couvents), dont on a publié des relations de tout temps.

Il faut se garder de rechercher toujours, dans l'hystérie, une seule cause efficiente. Dans la plupart des cas, les facteurs étiologiques sont multiples et la production de lésions nouvelles amène des paroxysmes de la maladie.

On s'aperçoit souvent que les premiers symptômes hystériques sont en connexion avec des traumatismes ou des émotions morales, alors que jusqu'à ce moment la constitution hystérique était en quelque sorte restée latente.

II. **Altérations anatomiques**. — Il est très rare que la mort soit le résultat direct d'attaques hystériques ; aussi ne sait-on que peu de chose sur les altérations anatomiques qui servent de base à la maladie. Ce qu'il y a de certain, c'est qu'on n'a trouvé jusqu'à présent aucune lésion palpable du système nerveux ; il est donc probable qu'on est simplement en présence d'anomalies moléculaires.

III. **Symptômes**. — Il est rare que l'hystérie débute brusquement. Le plus souvent elle est précédée de malaises peu définis qui s'accentuent graduellement. Puis surviennent des troubles moteurs, sensitifs, vaso-moteurs, trophiques, sécrétoires et psychiques, qui alternent entre eux suivant des types multiples. Ou bien, il se produit des états morbides localisés à certains organes dont la cause primordiale, l'hystérie, n'est pas toujours facile à diagnostiquer. Grâce à la multiplicité des formes de la maladie, il devient impossible d'esquisser un tableau pathologique un peu cohérent ; il faudra nous contenter d'énumérer successivement les différents symptômes possibles.

Parmi les troubles moteurs, les paralysies sont les plus fréquentes, *paralysies hystériques*. Tantôt elles ne frappent que certains groupes musculaires, tantôt elles offrent le caractère mono, para, ou hémiplégique. La paralysie alterne et la paralysie simultanée des quatre membres sont rares.

L'hémiplégie hystérique est souvent accompagnée d'anesthésie du côté paralysé, hémianesthésie hystérique. L'existence de cette complication doit immédiatement faire songer à l'hystérie, surtout lorsque, contrairement à ce qui passe dans les paralysies cérébrales, la paralysie n'affecte que les extrémités et que les muscles de la face et de la langue sont intacts. Le soupçon d'hystérie naîtra souvent aussi à la vue des changements qui s'opèrent à des intervalles très rapprochés dans les phénomènes de paralysie. Les rémissions et les exacerbations se succèdent en quelques heures ou en quelques jours avec une telle rapidité, qu'on ne peut admettre l'existence d'une cause matérielle dépendant du cerveau.

La paralysie disparaît parfois comme par enchantement, pour reparaître quelque temps après aussi subitement qu'elle avait cédé. Les violentes émotions, les attaques hystéro-épileptiques dont il nous reste encore à parler, développent tantôt la paralysie et tantôt la suppriment.

La durée des paralysies n'offre rien de constant ; dans certains cas, elles sont presque éphémères ; dans d'autres, elles se prolongent des mois et des années et persistent même quelquefois pendant la vie entière.

L'akinésie de certains groupes musculaires et la forme monoplégique sont plus fréquentes aux membres supérieurs qu'aux extrémités inférieures ; les paraplégies, au contraire, frappent ces dernières. Quant à l'hémiplégie, elle affecte ordinairement le côté gauche.

Contrairement à ce qui se passe dans les paralysies périphériques et dans bon nombre de paralysies spinales, l'akinésie hystérique, quelle que soit sa durée, ne provoque ni atrophie ni altérations de la contractilité électrique des muscles. C'est tout au plus si l'on en constate un très léger degré, dû à l'inactivité où ils sont plongés.

Les nerfs facial et hypoglosse jouissent d'une certaine immunité. Les paralysies des muscles de l'œil sont rares aussi ; mais le ptosis hystérique est relativement fréquent.

Lorsqu'il y a paralysie des muscles du pharynx et de l'œsophage, la dysphagie qui en résulte, pour peu qu'elle se prolonge, expose la malade aux dangers de l'inanition, à moins que l'on intervienne avec l'alimentation par la sonde. L'absence d'obstacles au passage de cette dernière sera un indice du caractère paralytique du phénomène.

Souvent la paralysie frappe certains d'entre les muscles du larynx, principalement les thyro-aryténoïdiens internes et crico-aryténoïdiens postérieurs. Les malades sont enroués, aphones et sont pris d'une dyspnée inspiratoire, qui peut atteindre une intensité telle qu'elle menace la vie et nécessite la trachéotomie.

C'est précisément dans les cas de paralysie hystérique des muscles du larynx, que nous avons pu constater l'influence dont jouissent à l'égard des symptômes hystériques, les irritations insolites et les exhortations sévères. Des personnes, qui ignoraient l'action du courant faradique, furent guéries dès le premier contact avec l'électrode : la disparition de la paralysie fut confirmée par l'examen laryngoscopique. Assurément, le résultat n'est rien moins que durable ; il finit même par ne plus se produire par le fait de l'accoutumance.

D'autres recouvrèrent la parole, dont elles étaient privées depuis fort peu de temps, après une admonestation sévère et une invitation à prononcer à haute voix tel mot ou tel autre.

Les résultats favorables persistent quelquefois des journées et des semaines ; déjà l'on se réjouit d'un succès obtenu à si bon compte, lorsque tout à coup la paralysie reparaît, plus prononcée que jamais.

Outre les paralysies, on observe encore, dans l'hystérie, des troubles de motilité consistant en contractures, *contractures hystériques*. Ces contractures présentent les mêmes caractères que les paralysies. Leur développement est tantôt graduel, tantôt brusque ; tantôt, elles sont en rapport avec de l'akinésie, tantôt, elles existent absolument indépendantes ; dans certains cas, elles sont de courte durée, dans d'autres, elles persistent pendant des années. Les émotions morales et les accès hystéro-épileptiques sont la cause la plus fréquente de ces convulsions toniques ; celles-ci sont plus rarement la conséquence d'un traumatisme ou d'une évolution spontanée. Charcot a pu, à l'aide de certains artifices, produire des contractures à volonté chez des hystériques hypnotisées. C'est lui aussi qui a fait remarquer que les contractures se développaient au bras dans le sens de la flexion et à la jambe dans celui de l'extension et de l'hyperextension même (fig. 132). La répartition des contractures est analogue à celle des paralysies. Pendant le sommeil naturel, elles diminuent d'intensité, sans cependant disparaître ; tandis que le sommeil chloroformique est susceptible de les supprimer.

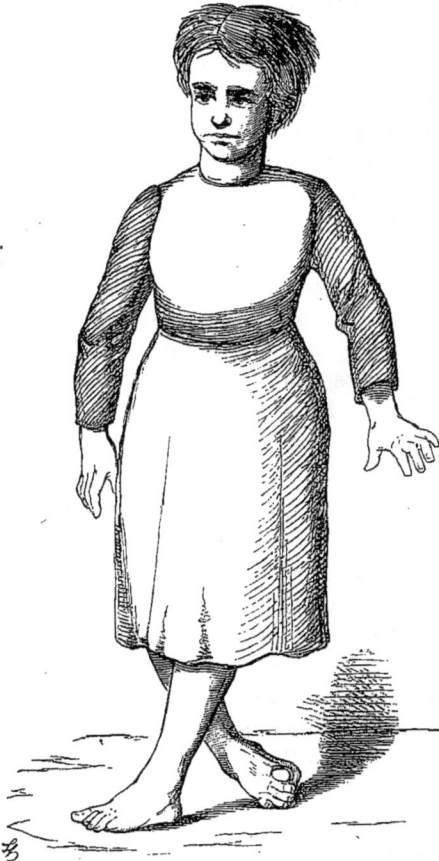

FIG. 132. — *Contracture hystérique des extenseurs de la cuisse et de la jambe droites chez une fillette de 13 ans, sujette à des attaques hystéro-épileptiques graves. — Guérison complète ultérieure.* (Obs. personnelle. Clinique de Zurich.)

Lorsque les contractures ont duré très longtemps, les muscles affectés s'émacient. Il se produit également des déformations articulaires qui persistent et entravent les mouvements du membre, même après la disparition des spasmes musculaires.

Charcot a émis l'opinion que les contractures peuvent servir de point de départ à la sclérose des cordons latéraux de la moelle, ce qui expliquerait l'exagération des réflexes tendineux que l'on observe dans certains cas. Les émotions morales vives, les impressions insolites de toutes sortes sont susceptibles de supprimer très rapidement les contractures ; mais, de même que pour les paralysies, les récidives sont plutôt la règle que l'exception.

Chez bon nombre d'hystériques, on rencontre du *tremblement*, tremblement hystérique, opiniâtre et violent. On est quelquefois bien embarrassé, quand il s'agit d'apprécier la part respective qui revient à l'hystérie ou à l'anémie et à la débilitation des malades dans la genèse de ce symptôme.

Les *convulsions hystériques* toniques et cloniques constituent une manifestation très importante de la maladie. Bien des cas de tic convulsif dépendent uniquement de l'hystérie. L'hyperkinésie frappe également par accès certains groupes musculaires des extrémités. Lorsque les convulsions sont généralisées, ce qui arrive fréquemment, les malades, contrairement à ce qui se passe dans l'épilepsie, ne perdent pas connaissance. Cependant il est des cas qui offrent un caractère épileptique très accentué ; on leur a donné le nom d'hystéro-épilepsie. Dans ces cas, les malades vont jusqu'à accuser une sorte d'aura : mouvements ascensionnels dans le ventre, spasmes pharyngés, pâleur, quelquefois hallucinations et délire.

Charcot a tenté dernièrement de diviser l'attaque hystéro-épileptique en différentes périodes bien déterminées. Les symptômes épileptiformes viennent les premiers. Ils sont suivis de *clownisme hystérique*, distorsions et déplacements du tronc et des extrémités, opisthotonos prononcé, poses extatiques, etc. A cette seconde période succède la phase des attitudes passionnelles, où les traits expriment de l'épouvante, de la joie ou de la volupté. Souvent les malades laissent échapper des paroles cyniques ou érotiques.

Dans certains cas, l'attaque convulsive cesse subitement, dans d'autres, elle se termine par une diminution graduelle des symptômes. Au réveil, les malades n'ont plus aucun souvenir de ce qui s'est passé. Ordinairement, au sortir de l'attaque, ils tombent dans un sommeil réparateur, qui dure plusieurs heures et dont ils sortent avec une sensation de profond soulagement.

Ces sortes d'attaques convulsives peuvent se développer spontanément ou apparaître sous l'influence d'émotions psychiques. L'imitation joue également un grand rôle dans leur production. Dans certains cas, on peut provoquer les convulsions par la pression sur des points d'hyperesthésie qui se trouvent en des endroits divers du corps. Suivant Charcot, la pression sur la région ovarique, du côté gauche surtout, engendre l'accès convulsif avec la plus grande facilité. Dans d'autres cas, la pression sur les points en question crée le phénomène contraire et diminue l'intensité des symptômes ou les supprime.

La succession des attaques est parfois tellement rapide qu'il se réalise une sorte de status, d'état de mal hystéro-épileptique. Wunderlich a vu, dans ces sortes de cas, le thermomètre monter jusqu'à 43° C. et la mort être le résultat de cette hyperthermie.

Les hystériques sont prises souvent de cris, de pleurs et de rires spasmodiques ; il n'est pas rare non plus de les voir plongées dans des *états cataleptiques*.

Les troubles sensitifs sont aussi variés que ceux de la motilité, avec lesquels ils sont parfois combinés. L'anesthésie, la paresthésie et l'hyperesthésie alternent entre elles ou existent simultanément. La nature hystérique des anomalies de la sensibilité est probable, lorsque les phénomènes changent en peu de temps et que, au lieu d'évoluer dans un domaine nerveux déterminé, ils se développent par places ou par îlots.

L'*anesthésie hystérique* se rencontre, à un degré très prononcé, principalement sur la face dorsale du pied et de la main. En d'autres cas, elle occupe toute une sphère nerveuse, une extrémité, un côté du corps ou le corps tout entier. L'hémianesthésie est une variété de l'anesthésie hystérique, qui est ordinairement la compagne de l'hémiplégie et siège, comme cette dernière, le plus souvent à gauche. On a songé, pour l'expliquer, à une lésion fonctionnelle du pédoncule postérieur de la capsule interne, dans la région située entre le noyau lenticulaire et la couche optique.

La sensibilité cutanée peut être annihilée complètement; mais souvent elle n'est amoindrie ou anéantie que dans certaines de ses formes. Dans l'hémianesthésie, elle est généralement supprimée d'une façon absolue; fascias, articulations, muscles, organes des sens : vision, ouïe, odorat, goût, tout cela prend part à l'anesthésie.

Les muqueuses elles-mêmes peuvent être frappées d'insensibilité ; l'attouchement ou l'irritation par un corps quelconque ne produisent plus aucune sensation et ne sont plus suivis d'aucun mouvement réflexe.

Les parties anesthésiées sont fréquemment pâles et froides ; si on les pique avec une aiguille, c'est à peine s'il s'en écoule une gouttelette de sang. Ce qui équivaut à dire que les troubles sensitifs coïncident avec des désordres vaso-moteurs.

Nous n'étudierons pas ici les altérations qu'engendrent au niveau des zones d'anesthésie les applications de plaques de métal (métalloscopie) ou d'irritants cutanés, parce que cette question a donné naissance aux interprétations les plus diverses, sans jamais avoir été résolue à fond.

Comme symptômes d'hyperesthésie, les *névralgies hystériques* méritent une attention toute spéciale, tant pour leur fréquence que pour leur caractère extrêmement pénible. Elles frappent tantôt les branches du trijumeau, tantôt les nerfs occipitaux, tantôt les nerfs intercostaux ou lombaires. Les névralgies des extrémités sont fréquentes également, ainsi que la mastodynie et la coccygodynie. Elles changent de place avec la plus grande rapidité et dans des espaces de temps très courts.

Beaucoup d'hystériques se plaignent de *céphalalgie* diffuse ou unilatérale. J'ai par devers moi deux observations où les accès de céphalalgie furent suivis d'aphasie très accentuée, qui disparut au bout de quelques heures. Souvent la douleur siège au sommet de la tête et a le caractère de la térébration; on lui a donné le nom de *clou* hystérique. Certains malades éprouvent, au contraire, une sensation analogue à celle que produirait un corps froid, un œuf de glace, d'où le nom d'*ovum hystericum*.

Les symptômes d'irritation spinale ne sont pas chose rare.

Des phénomènes dont il faut tenir grand compte, ce sont les *points douloureux hystériques*. Ceux-ci siègent tantôt à la tête, tantôt sur le rachis, tantôt sur les côtes, aux extrémités ou ailleurs. Les auteurs français, en dernier lieu Charcot, ont accordé une attention toute spéciale à la sensibilité à la pression de la région ovarienne, accessible à la palpation à travers les parois abdominales, au-dessus du ligament de Poupart. L'ovaralgie ou l'ovarie gauche est la plus fréquente. On a constaté que souvent la soi-disant hyperesthésie de l'ovaire existait du même côté que d'autres symptômes hystériques unilatéraux et que la compression de l'ovaire ou développait ces derniers ou les supprimait, lorsqu'ils étaient créés. Les auteurs allemands et moi avec, nous n'avons pu nous convaincre de la fréquence si considérable de l'ovarie; et nous nous demandons si, dans la majorité des cas, il s'agit, somme toute, d'une participation de l'ovaire. On trouve précisément, sur la paroi abdominale, des points douloureux dont le siège est incontestablement à la superficie et dépend d'une hyperesthésie musculaire. Lorsque ces zones d'hyperesthésie prennent de l'extension, on risque de les confondre avec une péritonite. Leur disparition souvent soudaine éclaire la situation. Il est juste, par conséquent, de ne plus employer et de laisser tomber dans l'oubli le nom de péritonite hystérique qu'on avait donné à cet accident.

Nous avons traité des *arthropathies hystériques* dans le tome III de cet ouvrage.

Chez bon nombre de malades, il existe de l'exagération de l'excitabilité des fibres lisses de la peau, qui se traduit par un caractère ansérin à peu près constant des téguments, *cutis anserina hysterica*.

Les *paresthésies* sont fréquentes et consistent en sensation de froid ou de chaleur, fourmillements, etc. Ces symptômes surviennent sous forme d'accès, qui sont tantôt de peu de durée, et qui tantôt persistent pendant assez longtemps. Ils existent soit seuls, soit combinés à des troubles vasomoteurs, tels que pâleur des téguments, hypothermie périphérique ou diminution de la turgescence cutanée.

Comme *troubles vaso-moteurs et sécrétoires*, nous citerons les hémorrhagies cutanées (exploitées sur une vaste échelle dans un but religieux et pour la confection des miracles), les sueurs locales, unilatérales, etc.

Les *troubles trophiques* sont rares dans l'hystérie. Falcone a cependant observé dernièrement un cas de chute spontanée des ongles.

Le sens le plus souvent lésé sous l'influence de l'hystérie est la vision.

Nous avons déjà mentionné le ptosis et les autres *paralysies hystériques des muscles de l'œil*. D'après Galezowsky, il se développerait également de la *contracture hystérique de ces mêmes muscles*, avec diplopie consécutive. Sous le nom de *copiopia hysterica*, Förster a décrit un syndrome assez fréquent, consistant en une hyperesthésie des rameaux oculaires de la cinquième paire et du nerf optique. Les malades accusent des sensations douloureuses tout autour du globe oculaire, à la racine du nez, au front, dans les régions temporale et zygomatique, qui disparaissent la nuit pour revenir de jour et qui s'exaspèrent sous l'influence de la lecture, de la couture et de la fatigue des yeux, en général. L'examen à l'œil nu, aussi bien que l'examen ophtalmoscopique ne révèlent aucune altération. Çà et là, on a observé l'absence de réaction pupillaire. L'acuité visuelle est habituellement conservée dans son intégrité.

Certains malades se plaignent d'une sensibilité exagérée de la rétine. Une lumière intense et colorée, le rouge notamment, leur occasionne de grandes souffrances.

L'*amblyopie* et l'*amaurose hystériques* ne sont pas rares ; elles sont uni ou bilatérales ; dans le premier cas, elles sont souvent liées à de l'hémianesthésie. Ces symptômes sont en rapport avec une réduction du champ visuel et des troubles du sens des couleurs. Selon Galezowski, on observerait également de l'hémianopsie ; mais Leber s'élève à bon droit contre l'authenticité des observations citées.

Les résultats de l'examen ophtalmoscopique sont ordinairement négatifs ; on a cependant vu des cas où l'hystérie avait engendré de l'inflammation et de l'atrophie des nerfs optiques.

Bon nombre d'individus se plaignent de photopsie ; ils ont constamment devant les yeux des éclairs et des traînées lumineuses. Avant et pendant les attaques, il se produit des *hallucinations de la vue*, analogues à celles des buveurs, où les souris, les rats, les serpents, les animaux de toutes sortes, jouent un rôle prépondérant.

Les *troubles de la sécrétion lacrymale* sont de peu d'importance ; ils consistent le plus souvent en une exagération de la dacryorrhée, qui se manifeste au moment des accès.

Il y a des hystériques qui ont l'*ouïe extrêmement fine*. Elles entendent des choses que des individus bien portants, en possession de toutes leurs facultés auditives, sont incapables de percevoir, et se trouvent fortement incommodées par des bruits tout ordinaires. Chez d'autres, *ce sens est émoussé ou perdu*, tantôt d'un côté, tantôt des deux à la fois. Les troubles auditifs unilatéraux sont généralement en rapport avec de l'hémianesthésie hystérique et occupent le côté correspondant à cette dernière. On rencontre encore de l'anesthésie du conduit auditif externe, du tympan et aussi, dit-on, de la muqueuse de la cavité du tympan. Les hallucinations auditives ne sont pas rares ; elles s'accentuent surtout au moment des attaques.

Le *goût* et l'*odorat* peuvent participer à la perversion sensorielle de même que l'œil et l'oreille. Les malades perçoivent des odeurs qui demeurent inconnues aux gens bien portants, malgré toute leur attention et tous leurs efforts. D'autres sont incommodées ou surexcitées par certains parfums, notamment ceux de fleurs (roses, jacinthes, lis, muguets), au point qu'elles tombent dans des attaques. Il n'est pas rare de voir des hystériques avoir une certaine préférence pour des senteurs désagréables et les trouver odoriférantes, pour l'asa fœtida, par exemple, et la plume brûlée. La diminution et la perte de l'odorat se constatent également, tantôt unilatérales, tantôt doubles ; lorsqu'elles sont unilatérales, elles sont en rapport avec de l'hémianesthésie et, le cas échéant, avec de la perte de la sensibilité de la muqueuse nasale. Dans certains cas, il existe des éternuements spasmodiques.

Les mêmes considérations sont valables pour ce qui a trait au sens du goût. Celui-ci est parfois d'une délicatesse extrême. Certains malades ont une antipathie insurmontable pour certains aliments, une préférence marquée pour d'autres d'un goût détestable, tels que l'asa fœtida. La perte de ce sens est tantôt unilatérale, tantôt double. Il y a des hystériques qui demandent des choses qui ne sont ni mangeables ni digestibles, de l'encre, de la craie, des crayons, etc. C'est ce que l'on appelle le pica hystérique.

Parmi les désordres organiques, les plus fréquents sont ceux de l'appareil digestif. Ils débutent quelquefois déjà par la cavité buccale. Nous avons insisté précédemment sur la *dysphagie* qui résulte de la paralysie des muscles du pharynx et de l'œsophage et qui, pour peu qu'ils se prolongent, menacent le malade de la mort par inanition. Ces accidents s'exagèrent encore, quand les muscles de la langue sont frappés de parésie ou de paralysie, un accident qui empêche la formation du bol alimentaire. Il est bien évident que ces diverses lésions déterminent aussi des troubles du côté de la parole.

Chez un certain nombre de malades, on observe du *ptyalisme* diffus, soit au moment, soit en dehors des accès ; en ce cas, la salivation persiste quelquefois pendant des journées entières. Chez d'autres, au contraire, la sécrétion de la salive est diminuée : celles-ci se plaignent de sécheresse et de douleur dans la bouche et de rhagades linguales. La muqueuse de la cavité buccale et de la langue sont très rouges et les papilles fungiformes de cette dernière présentent une légère tuméfaction.

Il existe un signe en quelque sorte pathognomonique de l'hystérie, c'est le *globe* ou la *boule hystérique* , que l'on a rattaché à des spasmes péristaltiques ascendants de la musculature de l'œsophage. Les malades comparent la sensation qu'elles éprouvent à une boule qui remonterait de l'estomac vers la gorge, le long de l'œsophage. Parfois le point de départ de la boule hystérique est situé plus bas encore, dans la région du petit bassin. La sensation de boule se développe tantôt spontanément, tantôt elle est produite par des émotions psychiques, tantôt enfin elle constitue un signe prémonitoire de l'attaque. Chez certaines personnes, on peut la créer à volonté par la compression de points douloureux hystériques.

Dans certains cas, on observe des spasmes pharyngés, qui surviennent à chaque tentative de déglutition et même à la simple vue des aliments et qui rappellent les symptômes d'hydrophobie. De là le nom d'hydrophobie hystérique.

Les *éructations*, spontanées ou consécutives à la compression des points douloureux, sont un symptôme fréquent qui dure des journées et parfois des semaines entières.

Il y a quelque temps, je donnai mes soins à une dame chez laquelle je provoquais des éructations à volonté en pressant sur un point déterminé, correspondant au fond de l'estomac. Plus la compression était énergique, plus les éructations étaient intenses et rapprochées.

Les gaz rejetés par l'estomac sont presque toujours inodores, car ils consistent en grande partie dans de l'air avalé un peu antérieurement. Si l'on y prête une certaine attention, on entend souvent le bruit que font les malades en avalant l'air destiné à être expulsé peu après par les éructations. C'est pour cette raison que l'estomac de ces personnes ne renferme que peu ou point d'air atmosphérique.

Les accumulations de gaz dans l'estomac et les intestins sont chose fréquente ; il y a même des cas où la *tympanite hystérique* se développe, pour ainsi dire, sous les yeux mêmes de l'observateur. Pour expliquer la production de ces gaz, on a invoqué les exhalations d'air hors des vaisseaux sanguins de la muqueuse, ou une décomposition rapide du contenu gastro-intestinal avec développement gazeux intense. D'après nous, il s'agit presque uniquement et avant tout — et c'est là, à notre avis, la seule explication plausible — de quantités d'air avalées par les malades, qui arrivent facilement dans l'intestin par suite de certains troubles d'innervation qui opposent un obstacle provisoire à l'occlusion du pylore. La faradisation et le massage méthodique des parois abdominales sont capables d'évacuer la collection gazeuse par les voies buccale et rectale, aussi promptement qu'elle s'est formée.

La tympanite hystérique peut cependant se développer d'une autre manière encore, à la suite, par exemple, de paralysie des muscles abdominaux ou, si l'on en croit Talma, de contracture du diaphragme. Dans ces cas, on aurait plutôt affaire, ce nous semble, à une pseudo-tympanite qu'à un ballonnement du ventre créé par des accumulations gazeuses.

Certaines hystériques sont atteintes de *vomissements* opiniâtres. Elles rendent leurs aliments pour ainsi dire intacts, presque aussitôt qu'ils sont parvenus dans l'estomac ; il peut arriver qu'elles n'en conservent absolument rien. Les malades supportent relativement bien ces accidents. Je soignai, il y a quelques années, une jeune femme qui avait eu, pendant dix-huit mois, des vomissements hystériques à peu près incoercibles, sans offrir le moindre symptôme d'inanition. Six mois auparavant, elle était arrivée à la fin d'une période présentant les mêmes accidents et ayant duré neuf mois. Chez deux des malades de mon service, la fréquence des vomissements ne fut même pas un obstacle à l'augmentation du poids du corps ; chez une troisième, elle amena graduellement une dilatation considérable de l'estomac.

On rencontre quelquefois l'hématémèse comme manifestation symptomatique de l'hystérie. La quantité de sang rejetée par l'estomac peut être très notable. C'est évidemment là un phénomène consécutif à des troubles vaso-moteurs du côté de la muqueuse gastrique. Le sang n'est d'ailleurs pas toujours expulsé par le vomissement ; il peut être évacué aussi par le rectum sous forme de méléna ; enfin dans certains cas, l'excrétion a lieu par l'une et l'autre de ces voies.

Les vomissements et les hématémèses sont de nature à impliquer l'idée de l'existence possible d'un ulcère stomacal. Le diagnostic différentiel n'est pas toujours aisé à édifier, surtout si à ces symptomes vient se joindre de la gastralgie, accident qui, dans d'autres cas, constitue l'unique manifestation hystérique du côté de l'estomac. L'intensité de la cardialgie est quelquefois telle, que les malades se tordent de douleur. Il ne faut pas omettre de mentionner à cette place les zones douloureuses qui se développent dans la région épigastrique et qui n'ont aucun rapport avec l'estomac et les viscères abdominaux, mais qui siègent dans la paroi abdominale, ainsi que le démontre leur caractère superficiel.

Les violentes *pulsations épigastriques* que l'on constate chez quelques
hystériques sont le résultat de perturbations vaso-motrices locales du côté
de l'aorte abdominale.

Il existe parfois aussi de la sensibilité par places et de l'intumescence du
foie et de la *rate*, phénomènes qui sont peut être en rapport avec des affections des organes génitaux.

Chez une de mes malades, on provoquait à coup sûr des attaques hystériques en pressant sur la région splénique ; chez une autre, une jeune fille
de 20 ans, les accès d'hépatalgie avaient conduit au diagnostic de coliques
hépatiques.

Quant à l'*entéralgie hystérique*, elle est le résultat de la distension des
anses intestinales par des masses gazeuses ou de spasmes de leurs parois.
Elle s'accompagne fréquemment de *borborygmes*.

Chez bon nombre d'hystériques, la digestion est troublée ; la constipation
est de règle. Cependant l'on observe, en connexion avec les accès d'hystérie,
des *diarrhées séreuses* qu'il convient de rattacher à des perturbations
vaso-motrices et sécrétoires dans le tractus intestinal. La fréquence dans
l'hystérie de l'*entérite membraneuse* a été signalée dans le second volume
de cet ouvrage.

Parmi les désordres hystériques de la respiration, nous avons déjà mentionné plus haut la paralysie des cordes vocales et ses conséquences. Il
se produit également des *spasmes des muscles glottiques* qui, dans ces
derniers temps, ont été l'objet d'études spéciales.

Chez certaines malades, la muqueuse du larynx est hyperesthésiée ; chez
d'autres, elles présente de l'anesthésie. Le plus souvent la muqueuse du
pharynx participe à la lésion. En cas d'anesthésie, la première introduction
du laryngoscope est admirablement supportée ; le contact même de la sonde
avec l'intérieur du larynx provoque à peine des mouvements réflexes. Quant
à l'exagération de la sensibilité laryngée, elle se traduit par de la toux ; du
reste, tout praticien quelque peu expérimenté s'est trouvé en présence de
soi-disant candidates à la tuberculose, que l'exploration révélait tout simplement atteintes de *toux hystérique*. L'hystérie crée quelquefois de véritables *accès d'asthme*. D'autres fois, on constate de la *paralysie du diaphragme*, unilatérale presque toujours, mais qui en raison des entraves
qu'elle oppose à la respiration, menace le malade de la mort par asphyxie.
Les *spasmes du diaphragme* sont plus fréquents et se manifestent, lorsqu'ils ont le caractère clonique, par du *hoquet, singultus*. Il n'est pas rare
de voir le hoquet hystérique durer pendant des jours et des semaines, et les
malades n'en être délivrés que pendant le sommeil.

Tout récemment, Carré a de nouveau attiré l'attention sur les *hémo-
ptysies* hystériques, qui avaient été décrites antérieurement par Joseph
Frank et par Trousseau et qui semblent résulter d'influences pathogéniques
identiques à celles de l'hématémèse, c'est-à-dire de perturbations vaso-motrices. E. Wagner observa plusieurs fois de l'expectoration un peu rosée et
contenant de petites particules grises caractéristiques, qu'il suppose provenir de la cavité buccale.

Empereur signale la diminution, chez les hystériques, des *oxydations*. Il se produirait également une sorte d'accumulation d'oxygène dans l'organisme, parce que la quantité de ce gaz introduite dans les poumons par l'inspiration est supérieure à celle qui est expirée sous forme d'acide carbonique.

Counard a vu se développer par accès, chez les hystériques, une *tuméfaction douloureuse des mamelles*. Celles-ci présentaient de la tension, de la rougeur et de la chaleur anormales. A la palpation, on y constatait des nodosités plus ou moins volumineuses. Le gonflement coïncidait parfois avec l'apparition des attaques hystériques ; d'autres fois, il accompagnait la période menstruelle. Dans certains cas, il existait également de l'ovarie.

Dans le système circulatoire, on rencontre des troubles de l'innervation tant centraux que périphériques. Les *palpitations* et la *sternalgie nerveuse* ne sont pas chose rare dans l'hystérie ; certains auteurs sont allés, non sans raison, jusqu'à rattacher à cette dernière des cas de maladie de Basedow.

La force et l'ampleur du *pouls* varient avec une telle fréquence et une telle rapidité parfois, qu'on est porté à croire à l'existence d'altérations périphériques du tube artériel lui-même, surtout quand les mouvements du cœur n'offrent rien d'anormal. Les désordres vaso-moteurs plus grossiers montrent, en effet, clairement la possibilité d'états de contracture et de relâchement de la tunique musculaire des vaisseaux. Dans certains cas, le pouls présente une inégalité transitoire au niveau dans les artères homologues de chaque moitié du corps.

Les modifications dans la sécrétion et l'excrétion de l'urine consistent le plus souvent en l'émission de quantités considérables d'une urine limpide, de densité minime et renfermant par conséquent très peu de matières solides, *urine spasmodique*. C'est là un phénomène qui coïncide et est en rapport avec les attaques d'hystérie. Quelquefois, au contraire, il se produit de l'*oligurie* ou même de l'*anurie hystérique*, les malades urinent très peu ou point pendant des journées ou des semaines entières. En revanche, elles vomissent abondamment et, dans le liquide aqueux expulsé, on trouve des proportions plus ou moins élevées d'urée (jusqu'à 3 grammes, d'après Charcot). Il semble donc que l'estomac essaye de suppléer aux fonctions rénales. Il est vrai que les quantités d'urée évacuée par le vomissement son trop peu considérables, pour que l'on puisse songer à une substitution réelle. Les échanges intraorganiques ont beau être réduits de beaucoup chez les hystériques, les chiffres n'en sont pas moins tels, qu'il faille supposer d'autres voies encore à l'élimination de l'urée.

On est certainement dans le vrai lorsqu'on rapporte la polyurie, aussi bien que l'oligurie hystérique, à des troubles sécrétoires. Dans cette dernière, il ne s'agit évidemment pas d'obstacles mécaniques à la sortie de l'urine ; car le cathétérisme indique d'une façon formelle l'état de vacuité de la vessie. Elle n'est pas due non plus à du spasme des muscles des urètères, car le peu d'urine émise contient l'urée en proportion normale ; or, celle-ci serait diminuée, si l'on avait affaire à de la contracture urétérale.

Il ne faut pas accorder trop de confiance à ce qui a été dit à propos des *altérations chimiques de l'urine*. On a signalé de l'albuminurie comme symptôme consécutif aux attaques hystéro-épileptiques. Certains auteurs prétendent avoir trouvé également de la glycose dans les urines émises après l'accès.

Le *ténesme vésical* est fréquent. Il y a peu de temps, je me suis trouvé en présence d'une femme, qui quittait mon cabinet toutes les deux ou trois minutes pour aller uriner et qui, en moins d'une heure, avait évacué près d'un litre d'une urine limpide et aqueuse. Chez certaines malades, on rencontre de la *rétention d'urine*, qui exige l'intervention avec la sonde pendant plusieurs semaines et même plusieurs mois. Les symptômes concomitants fourniront les renseignements étiologiques pour chaque cas particulier et indiqueront si les phénomènes morbides sont dus soit à de l'hyperesthésie ou à de l'anesthésie de la vessie, soit à une paralysie ou à un spasme de la tunique musculaire de cet organe.

En ce qui concerne les affections de l'appareil génital, il faut établir une distinction tranchée entre les altérations qui sont la cause et celles qui sont la conséquence de l'hystérie. Cela n'est pas toujours facile. Les *anomalies menstruelles*, par exemple, tantôt la précèdent et tantôt la suivent ; sans le secours des anamnestiques, on demeurerait dans le doute souvent.

On observe fréquemment des phénomènes d'hyperesthésie. Nous avons déjà signalé plus haut l'*ovaralgie ou ovarie*. Du côté de l'utérus, ils se traduisent par de l'*hystéralgie ;* du côté du vagin, par un *prurit intolérable* et des sensations lubriques insatiables.

Chez certaines hystériques, l'hyperesthésie est exagérée au point que le coït devient extrêmement douloureux et qu'il survient de la contracture des muscles du bassin, du *vaginisme*. Chez d'autres, la muqueuse vaginale est, au contraire, absolument insensible. Elles n'éprouvent pas la moindre sensation voluptueuse pendant la cohabitation et demeurent indifférentes.

Dans bon nombre de cas, il existe des écoulements vaginaux aqueux qui sont évidemment la conséquence de troubles vaso-moteurs et sécrétoires affectant les glandes de la muqueuse vaginale et la muqueuse elle-même.

Lorsqu'il y a conception, la marche de la maladie varie. Chez certaines femmes, il se produit une suppression brusque de tous les symptômes antérieurs, suppression qui se prolonge longtemps après l'accouchement. Chez d'autres, au contraire, les manifestations hystériques s'exaspèrent et augmentent d'intensité au début pour s'amender plus tard.

J'ai vu beaucoup d'hystériques, chez qui les accidents avaient persisté pendant la grossesse, donner le jour à des enfants qui succombèrent bientôt à des attaques réitérées d'éclampsie. Dans un cas, où la femme avait eu, étant enceinte, plusieurs accès d'hystéro-épilepsie, l'enfant vint au monde avec des mouvements choréiques prononcés ; plus tard, il fut pris, à diverses reprises, d'attaques d'éclampsie qui l'enlevèrent au bout de deux mois.

Chez les hystériques, les *troubles de l'état général* ne manquent jamais.

Les malades sont mal à l'aise, grognons, capricieux, de mauvaise humeur et se plaignent souvent d'insomnie opiniâtre. Il existe tantôt une anorexie complète, tantôt une faim insatiable, *boulimie hystérique*. Les accès de polydipsie ne sont pas rares non plus.

Certains auteurs ont décrit une *fièvre hystérique*, caractérisée par des accès d'ascension thermique sans cause matérielle palpable. Moi-même, j'ai observé trois faits de ce genre.

Les désordres de la *sphère psychique* atteignent un degré d'intensité plus ou moins élevé. Les hystériques ont une tendance tout à fait caractéristique à exagérer leurs souffrances et à employer tous les moyens pour attirer l'attention du médecin et de l'entourage. Elles ne reculent ni devant le mensonge ni devant la simulation; elles y mettent parfois un raffinement tel, qu'on a toutes les peines du monde à découvrir la fraude. Elles vous montrent comme les ayant vomis ou évacués par l'anus ou le vagin des grenouilles, des lézards, des insectes vivants. D'autres simulent des vomissements fécaloïdes; d'autres encore prétendent n'avoir rien mangé depuis des semaines, jusqu'au moment où on les surprend la nuit à dévorer des aliments qu'elles se sont procurés en cachette.

Quelques-unes se plaignent de fièvre. Le thermomètre, placé sous l'aisselle, indique, en effet, une augmentation de température, mais cette augmentation tient uniquement à ce que les malades ont réussi, malgré la surveillance, à frotter l'instrument contre les plis de leur chemise et à faire monter artificiellement la colonne de mercure. L'absence de modifications sphygmiques et respiratoires simultanées doit toujours éveiller les soupçons. Cependant il est de ces rusées commères, qui savent augmenter à volonté la fréquence du pouls, en accélérant artificiellement les mouvements respiratoires.

Il y a maints médecins déjà qui ont été dupes de ces manœuvres ; la crédulité et l'étourderie de certains praticiens ont enrichi le tableau symptomatique de l'hystérie des erreurs les plus grossières.

Lorsque les malades se croient à l'abri de la surveillance de l'entourage ou du médecin, elles se livrent parfois à des auto-mutilations ; elles avalent des aiguilles ou se les introduisent sous la peau ; d'autres font leurs préparatifs en vue d'un suicide, mais le plus souvent de façon à être dérangées au moment où tout est prêt. Elles aiment mieux, en effet, effrayer l'entourage que dire adieu à la vie.

Beaucoup d'hystériques sont entièrement à la merci de *leurs caprices et de leurs impulsions sensitives*. Un rien suffit pour engendrer chez elles le rire ou les sanglots; elles rient à propos de choses tristes, comme elles pleurent de choses qui devraient provoquer la gaieté.

Le délire, la mélancolie, la manie ou d'autres psychopathies graves sont des complications fréquentes de l'hystérie.

Le somnambulisme, l'extase et d'autres états analogues qui accompagnent l'hystérie, un sujet d'étude que nous ne faisons qu'effleurer ici, ont été l'occasion de tromperies plus ou moins conscientes. Certaines femmes demeurent endormies pendant des mois. Les anciens médecins insistent sur la confusion possible de la mort réelle avec la mort apparente hystérique. On observe également des cas de syncope profonde.

Nous venons de passer en revue les divers éléments qui constituent la mosaïque symptomatique de l'hystérie. Il nous est impossible, on le comprend, de décrire en détail les différentes combinaisons possibles de cette multiplicité de symptômes. Parfois la maladie se borne à une manifestation pour ainsi dire unique ; en d'autres cas, toute l'armée des symptômes se lève à la fois.

Les rémissions et les paroxysmes sont chose fréquente ; ces derniers se montrent surtout à l'époque des règles ou en connexion avec des émotions psychiques.

La *marche* de l'hystérie est toujours chronique ; la plupart des malades restent malades toute leur vie. Des événements heureux, l'accomplissement de certains désirs peuvent imprimer au cours de l'affection une direction favorable ; mais bientôt une circonstance fâcheuse le fait dévier à nouveau.

Certains auteurs ont cru que toute femme portait en elle le germe de l'hystérie. Peut-être sont-ils allés trop loin. Mais ce qu'il y a de certain, c'est qu'il faut peu de chose pour rendre une femme hystérique.

La mort n'est que rarement le résultat direct des altérations hystériques. Cela arrive tout au plus en cas d'attaques hystéro-épileptiques graves, de spasme des muscles glottiques, de paralysie des muscles crico-aryténoïdiens postérieurs ou à la suite de tentatives d'auto-destruction ayant eu une fin autre que ne l'espérait la malice des malades. Celles-ci, en butte à la risée de l'entourage, passent généralement une existence pleine de misères et qui devrait plutôt exciter la pitié que l'indifférence ou la moquerie.

IV. **Diagnostic.** — Le diagnostic des manifestations hystériques est ordinairement facile. Il n'y a assurément que peu d'entre elles qui soient pathognomoniques de la maladie, mais l'ensemble des symptômes, leur grande variabilité et leur transformation en phénomènes de caractère tout à fait opposé empêchent, dans la plupart des cas, qu'il ne s'élève des doutes sur sa nature. Celui-là seul éprouvera de la difficulté à édifier un diagnostic certain, qui s'en tiendra ou qui est forcé de s'en tenir à un symptôme unique.

V. **Pronostic.** — Le pronostic, envisagé au point de vue de la curabilité de l'hystérie, n'est pas précisément très favorable, quoique la vie des malades ne se trouve que rarement en danger. Il l'est d'autant plus que les symptômes sont plus multipliés, que les attaques hystéro-épileptiques sont plus graves et que la dépression psychique est plus profonde.

VI. **Traitement.** — Un *traitement prophylactique* bien compris est d'une importance majeure. Il a sa raison d'être chez les personnes qui sont issues de familles hystériques ou névropathiques. Dès leurs jeunes années, les enfants devront être soumis à un régime fortifiant et à une éducation physique et intellectuelle rationnelle. Il faudra leur éviter tout surcroît de travail

scolaire, les lectures excitantes et les histoires mauvaises ; il faudra également les éloigner de tout contact avec des individus hystériques.

L'hystérie une fois constituée, il faudra satisfaire tout d'abord aux *indications causales*. La pathogénie nous montre qu'elles sont nombreuses.

Friedreich est revenu récemment aux cautérisations du clitoris, sans aller
aussi loin que ses prédécesseurs qui pratiquaient couramment la clitoridec-
tomie. Il en a obtenu d'excellents résultats.

On a eu recours également, dans ces derniers temps, à l'extirpation des
ovaires, à la castration. Les uns publient des guérisons consécutives, les
autres des améliorations ; d'autres encore ont vu l'hystérie demeurer ce qu'elle
était avant l'opération ou subir même des phases d'exacerbation. En tous
cas, on ne devrait recourir à la castration que si on avait d'excellentes raisons de croire que le point de départ de la maladie réside dans des altérations des ovaires. Et alors même, il ne faudrait pas promettre plus que de
droit, car les essais tentés jusqu'à présent sont plutôt défavorables que favorables à cette opération, en tant qu'agent de guérison de l'hystérie.

Les exhortations et le *traitement moral* feront plus que n'importe quelle
intervention thérapeutique. Celui qui saura gagner la confiance de ses
malades et employer, en temps opportun à leur égard ou la douceur ou la
sévérité, celui-là obtiendra à coup sûr les succès les plus certains.

Les *prescriptions diététiques* méritent une attention spéciale. A plusieurs reprises déjà, on s'est fort bien trouvé de ce que l'on appelle les
cures d'engraissement.

J'ai constaté moi-même l'action salutaire des *bains tièdes* quotidiens
prolongés (30° R., durée de 30-40 minutes), principalement quand il y avait
prédominance de symptômes d'excitation. Liebermeister préconise les bains
frais (15° R.) avec exercice (marche) consécutif, jusqu'à réaction.

Personnellement, nous n'avons jamais pu nous convaincre de l'efficacité
des divers *médicaments* nervins, tels que l'asa fœtida, la valériane, le musc,
le castoréum, le galbanum, le bromure de potassium, l'arsenic, l'or, l'argent,
le cuivre, le zinc, etc. Quant aux narcotiques, on devrait être plus prudent
qu'on ne l'est habituellement dans l'emploi qu'on en fait.

L'*électricité* est souvent infidèle. On a essayé la galvanisation et la faradisation centrale et périphérique, ainsi que les bains électriques.

On est intervenu encore avec les moyens fournis par la métalloscopie.

Dans certains cas, il devient nécessaire de combattre certains symptômes
particuliers par des agents locaux. S'il y a paralysie hystérique, on obligera
les malades de mouvoir leurs membres journellement, et d'une manière
rationnelle et énergique. Si l'akinésie frappe les membres inférieurs, on
placera les femmes debout sur leurs jambes, on les saisira sous les aisselles
et on les promènera, s'il le faut, de force et en les traînant.

Contre les contractures, on aura recours à l'extension forcée des muscles,
au massage et aux courants faradiques. Le pinceau faradique donne des
résultats souvent excellents et rapides dans les cas d'anesthésie. Dans les
cas de convulsions hystériques, on emploiera les bains froids, les affusions
froides ou le pinceau électrique. Une méthode très avantageuse consiste

à surveiller les malades et à les surprendre à l'aide d'agents irritants.

L'hydrothérapie, le séjour au bord de la mer, à la campagne et dans la montagne, sont des moyens très recommandables. Il en est de même d'un traitement systématique dans des établissements fermés et bien dirigés.

11. — Névrasthénie.

I. **Étiologie.** — Par névrasthénie, on désigne un état morbide spécial, caractérisé par le facile épuisement du système nerveux.

La névrasthénie est dite cérébrale, spinale, cérébro-spinale, selon qu'il y a prédominance de symptômes encéphaliques ou médullaires, ou que le système nerveux est affecté en entier. Elle est dite vaso-motrice ou sympathique lorsque les phénomènes pathologiques frappent de préférence la sphère vaso-motrice. Quant à la névrasthénie viscérale, elle est constituée par la prépondérance de maladies fonctionnelles d'autres organes.

Il est certain que la névrasthénie est une affection connue depuis longtemps, quoique désignée sous des noms différents. Mais on ne lui accorda réellement l'attention qu'elle mérite que dans ces dernières années, après la publication d'un travail de George Béard (1881). D'ailleurs, on ne peut nier que l'extension du mal ait fait des progrès dans les temps modernes, où le combat pour la vie est devenu plus acharné que jamais, et où l'on exige dès l'enfance des efforts considérables de la part du système nerveux. La névrasthénie se rencontre avec une grande fréquence dans les pays où le struggle for life absorbe l'activité physique et intellectuelle de chacun. Au premier rang de ces pays, nous trouvons l'Amérique qui a même donné son nom à la maladie (maladie américaine).

Dans bien des cas, la prédisposition à la névrasthénie est un héritage transmis par les ascendants, qui souffrent eux-mêmes de cette affection ou d'autres maladies organiques ou fonctionnelles du système nerveux. Chez les individus possédant cette tare héréditaire, un rien suffit pour faire éclater le processus morbide.

Dans d'autres cas, cette prédisposition semble être congénitale ou acquise. La névrasthénie frappe souvent des individus dont les parents étaient déjà avancés en âge au moment du mariage, ou profondément débilités à l'époque de la conception ou de la grossesse. Une fausse éducation, notamment une stimulation exagérée de l'amour-propre, le surmenage intellectuel, la négligence dans les soins physiques, sont des causes prédisposantes fréquentes de la névrasthénie.

Le développement de cette maladie est également favorisé par la chlorose, les pertes d'humeurs et les affections graves de toute nature. Parmi les individus névrasthéniques, il en est beaucoup qui se livrent à la masturbation, aux excès alcooliques ou vénériens.

Les personnes qui font abus de l'opium ou de la morphine, du tabac, du café ou du thé fort, contractent le mal très facilement.

En regard des causes prédisposantes que nous venons d'énumérer, nous placerons la série des facteurs étiologiques directs, efficients. Cette série comporte les divers genres de surmenage intellectuel et, plus rarement, de fatigue physique. Rien d'étonnant donc à ce que l'on observe la névrasthénie plutôt dans les classes élevées de la société et chez les hommes.

L'un tombe malade pour avoir trop travaillé en vue d'un examen ou de la bonne terminaison d'une affaire; l'autre éprouve les premiers symptômes de l'affection au milieu des tracas que lui occasionnent ses spéculations mercantiles. La névrasthénie est extrêmement commune chez les savants, les commerçants et les financiers. Je l'ai observée aussi, à plusieurs reprises, chez de jeunes mariés ou chez des fiancés, due en partie à un état constant d'excitation de la sphère génitale, en partie à des soucis causés par l'incertitude de l'avenir.

II. **Symptômes.** — La *névrasthénie cérébrale* se traduit par une facilité très prononcée du cerveau à tomber dans l'excitation et dans l'épuisement. Les malades sont le plus souvent de mauvaise humeur; ils pleurent et se désespèrent, sans aucun motif, au sujet de leur avenir physique et intellectuel. Ils se plaignent de compression céphalique ou de maux de tête et présentent, les uns, de l'insomnie, les autres une tendance exagérée au sommeil. Ils n'ont de goût ni pour les travaux manuels, ni surtout pour les occupations de l'esprit; ils brouillent tout, perdent la mémoire et parcourent les livres et les journaux sans avoir conscience de ce qu'ils lisent. Bon nombre d'entre eux ont du vertige, rêvent beaucoup et causent en dormant; d'autres souffrent de pollutions nocturnes extrêmement fréquentes. Les uns sont d'une sensibilité considérable à l'égard des impressions lumineuses vives et des bruits un peu forts; les autres se plaignent de diminution de la puissance visuelle, de photopsie ou de scotome; d'autres encore accusent de la baryécoïe et des hallucinations de l'ouïe.

Beaucoup de névrasthéniques recherchent la solitude, parce qu'en présence du monde ils éprouvent de l'anxiété et de la dysphorie; d'autres au contraire ne se sentent bien à l'aise qu'au milieu d'une société nombreuse. La peur prend, chez ces sortes de malades, les caractères les plus divers. Traverser des places de grande étendue (agoraphobie), aller au spectacle ou au concert, voyager en chemin de fer, faire l'ascension de collines peu élevées, se promener dans les vallées ou passer dans des rues à rangées de maisons très hautes, etc., tout cela les effraye et leur fait croire que leur vie est en danger. Il en est qui s'abstiennent d'aller au théâtre ou dans les concerts, de peur du feu.

Souvent les malades changent très rapidement de couleur; ils transpirent facilement, se plaignent de bouffées de chaleur suivies de sensations de froid et quelquefois aussi de paresthésies. Tous ces symptômes se bornent souvent à des domaines nerveux tout à fait circonscrits et n'affectent, en certains cas, qu'un seul côté du corps, héminévrasthénie. Celle-ci, dit-on, occuperait de préférence le côté gauche.

Les symptômes de la *névrasthénie spinale* se manifestent principalement

par des troubles moteurs ; les perturbations sensitives manquent complètement, ou, si elles existent, n'occupent que le second plan.

La marche et la station debout fatiguent très facilement les malades. Ils
ressentent souvent dans les muscles cette lassitude spéciale que n'accusent
les gens bien portants qu'après des efforts musculaires réellement exagérés.
Et cette sensation, ils l'éprouvent quelquefois déjà le matin au saut du lit.
Leur démarche est raide, tremblante et incertaine. Ils sont en sueur au bout
d'un instant. Les mêmes symptômes peuvent se produire dans les membres
supérieurs ; les individus névrasthéniques ne peuvent écrire longtemps, par
exemple, sans se fatiguer beaucoup et sans que les caractères tracés ne
soient tremblés.

La surexcitation sexuelle est fréquente ; s'il lui est donné satisfaction, ou
l'éjaculation est prématurée ou l'individu demeure tellement épuisé par le
coït, qu'il est menacé de syncope. J'ai par devers moi une observation de ce
genre où il survint de l'hyperkinésie cardiaque avec état épileptiforme.

Certains malades accusent des paresthésies ; leurs pieds et leurs mains
s'engourdissent à la suite du développement de perturbations vaso-motrices. Le dos tout entier devient le siège d'une hyperesthésie qui paraît rési-
der dans les muscles de la région.

La névrasthénie peut guérir, mais il se passe souvent bien des années
avant que tout soit terminé. Du reste, il ne faut s'attendre à des résultats
durables, que si l'on arrache pour toujours le malade aux influences nocives
qui ont créé l'état pathologique.

La névrasthénie se révèle parfois par des troubles fonctionnels de certains organes. Chez les personnes que leur profession oblige à beaucoup
parler, les cordes vocales se fatiguent rapidement, il se produit de l'enroue-
ment et du chatouillement laryngé.

Il y a des individus qui se plaignent de dyspnée et s'effrayent à la pensée
qu'ils vont être malades de la poitrine.

Les accès de palpitations ne sont pas rares ; mais ils sont souvent de nature
purement subjective.

La soif et l'appétit sont diminués, la digestion entravée : dyspepsie nerveuse ; on observe de la flatulence et des altérations de l'excrétion urinaire.
On a même constaté, prétend-on, des modifications dans l'odeur et la
constitution chimique de l'urine ; mais ce fait mérite confirmation.

III. Diagnostic. — Le diagnostic de la névrasthénie n'est pas difficile à
édifier, si l'on a soin de ne pas s'en tenir à un symptôme unique, mais de
tenir compte de l'ensemble des manifestations morbides. Le diagnostic différentiel entre la névrasthénie spinale et l'irritation spinale s'appuiera sur
l'absence, dans la première affection, des désordres sensitifs et notamment
de la sensibilité au niveau de la colonne vertébrale.

IV. Traitement. — La première des choses à faire, c'est d'éloigner l'individu du milieu qui renferme les influences nocives, créatrices de la maladie.

Lorsqu'il s'agit de personnes pâles, débilitées physiquement, on se trouvera bien de l'emploi de la *cure d'engraissement* de Weir-Mitchell. Pour ce, le mieux est de faire entrer le malade dans un établissement bien dirigé et de le confier à des mains étrangères et habiles. Le repos au lit pendant quelque temps est indispensable. La nourriture est copieuse et composée de préférence de lait. On le soumet à un massage journalier, auquel on associe la faradisation, journalière également, du système musculaire. Au fur et à mesure des progrès de l'embonpoint et de l'amélioration de la crase sanguine, les manifestations névrasthéniques s'évanouissent. Il est vrai qu'une cure de ce genre exige quelquefois plusieurs mois.

En d'autres cas, on a obtenu de prompts succès avec l'emploi de l'électricité. Il est impossible d'affirmer qu'il existe une méthode électro-thérapique qui mérite la préférence. Contre la névrasthénie cérébrale, on a recommandé le courant galvanique vertical, transversal ou oblique à travers le crâne — ou bien l'application d'une électrode sur la tête et de l'autre aux pieds — ou bien la galvanisation centrale, c'est-à-dire application de la cathode sur l'épigastre et effleurement, avec l'anode, de la tête, du rachis, du grand sympathique et des différents troncs nerveux — ou encore la galvanisation du sympathique cervical ou de la moelle cervicale — la faradisation de l'extrémité céphalique — le passage du pinceau faradique sur de grandes étendues du tégument externe et enfin les bains électriques.

Quel que soit le procédé choisi, le courant devra toujours, au début, être faible et les séances courtes et espacées.

Dans la névrasthénie spinale, Erb donne la préférence au courant médullaire ascendant.

Avec les médicaments internes, les nervins ou les narcotiques, on n'obtient pas grand'chose. On envoie beaucoup les malades dans les montagnes, aux bains de mer ; on leur fait suivre un traitement hydrothérapique. Malheureusement on suit d'habitude un peu trop la mode et on chasse les pauvres patients tout à fait inutilement d'un endroit vers un autre.

QUATRIÈME PARTIE

MALADIES DU GRAND SYMPATHIQUE

Les données certaines, que l'on possède sur les affections du grand sympathique, sont peu nombreuses. Certains auteurs ont été trop réservés sous ce rapport; d'autres ne l'ont pas été assez, et parmi ceux-ci, citons Schwimmer, qui a voulu tout récemment mettre sous la dépendance du grand sympathique tout le domaine des maladies cutanées.

Jadis on se raccrochait aux altérations anatomiques pour démontrer la fréquence des maladies du grand sympathique cliniquement reconnaissables. Cela n'était évidemment possible qu'en rattachant à des lésions du tronc ou des ganglions du grand sympathique certains symptômes, auxquels on ne connaissait et ne trouvait point de base anatomique. Mais cette façon de démontrer les choses est devenue incertaine elle-même depuis que Lubimóff a prouvé qu'on rencontre des lésions du grand sympathique sur le cadavre de gens qui, durant leur vie, étaient restés indemnes de toute affection de ce cordon nerveux.

Les maladies du grand sympathique peuvent exister isolément ou en connexion secondaire avec des affections du cerveau ou de la moelle. Cette dernière éventualité est possible, parce que le grand sympathique reçoit dans son trajet certains faisceaux nerveux provenant de l'axe cérébro-spinal. En traitant de l'hémorrhagie cérébrale, nous avons, en effet, signalé la possibilité d'une paralysie du sympathique cervical.

Dans les études qui précèdent, nous nous sommes trouvé, à diverses reprises, en présence de maladies indépendantes du nerf grand sympathique, pour ne nommer que la maladie de Basedow, la sténocardie, la maladie d'Addison, etc. Celles qui nous restent à traiter feront l'objet des considérations qui vont suivre.

1. — États d'irritation du sympathique cervical.

I. Symptômes. — Parmi les symptômes provoqués par l'irritation du sympathique cervical, la *dilatation des pupilles*, la *mydriase spasmodique*, due à la contracture du dilatateur des pupilles, est l'un des plus fréquents. Du côté malade, on constate parfois en même temps un écartement considérable des paupières et un certain degré d'exophtalmie, résultant de l'excitation du muscle lisse de Müller. Il n'est pas rare non plus de rencontrer des troubles de l'accommodation.

Quant aux *perturbations vaso-motrices*, elles sont souvent de nature tellement passagère, à moins qu'il ne s'agisse de symptômes oculo-pupillaires, qu'elles n'attirent pas même l'attention. Elles se manifestent par de la pâleur de la moitié correspondante du visage, par de l'abaissement de la température (dans le conduit auditif externe, jusque 0°,9 C., d'après Seeligmüller) et par de la diminution ou de l'absence de sécrétion sudorale. On a noté aussi, dans certains cas, une réplétion moindre, du côté malade, de la carotide ou de l'artère temporale.

L'irritation engendre quelquefois très rapidement des *troubles trophiques*. Dans un cas de Seeligmüller, ceux-ci avaient fait dans l'espace d'une huitaine de tels progrès, que le malade lui-même s'aperçut de l'émaciation de l'une de ses joues. On ignore si ces accidents doivent être rattachés à l'altération de filets trophiques spéciaux ou à des lésions de nutrition consécutives à une réplétion moindre des vaisseaux sanguins.

La *compression du sympathique cervical et de ses ganglions* détermine, dans certains cas, de la douleur.

Les accidents peuvent avoir un caractère tout à fait transitoire ou persister, au contraire, pendant toute la vie.

Czermak et Gerhardt ont publié la relation d'un cas, où la pression au niveau d'une tumeur cervicale produisit uniquement des symptômes d'irritation oculo-pupillaire. Seeligmüller a observé un cas analogue. Dans une observation de Widd, il s'agit de phénomènes d'irritation du grand sympathique au cours d'un phlegmon du cou qui présentèrent, à diverses reprises, des exacerbations et des rémissions.

Il arrive quelquefois que les symptômes d'excitation du sympathique cervical alternent avec des symptômes de paralysie ; le développement de ces derniers indique la suppression complète de la conduction. A moins que les lésions pathogéniques ne créent quelques souffrances, les malades se trouvent à peine incommodés ; seulement l'atrophie de la face, pour peu qu'elle soit un peu prononcée, leur change la physionomie et les défigure.

II. Étiologie. — L'irritation du sympathique cervical reconnaît pour facteur étiologique principal les *maladies de la région du cou*, qui s'accompagnent de compression et d'inflammation par voisinage du sympathique cervical. Tels sont les lymphadénomes, les phlegmons du tissu cellulaire cervical, les tumeurs de la parotide, les strumes, les anévrysmes, les traumatismes (choc, chute, coups, plaies par instrument piquant ou par armes à feu) de la région du cou.

Dans certains cas, les accidents sont en rapport avec des *affections de la moelle cervicale*, d'où partent les filets oculo-pupillaires du sympathique. Cela a lieu en cas de fractures, de luxations, d'exostoses ou de néoplasmes de la colonne cervicale, ainsi qu'en cas d'inflammation, de ramollissement ou d'hémorrhagie au niveau de la moelle cervicale.

Peut-être la maladie se développe-t-elle quelquefois sous forme de *névrose indépendante*, ainsi que Spamer prétend l'avoir observé chez la mère et la fille, issues toutes deux d'une famille névropathique.

III. Diagnostic. Pronostic. Traitement. — Le *diagnostic* est aisé à poser. En cas de strumes et de palpitations concomitantes, la protrusion oculaire pourrait amener une confusion avec la maladie de Basedow; mais dans cette dernière, les phénomènes sont ordinairement doubles et très rarement unilatéraux.

Le *pronostic* et le *traitement* dépendent de l'affection causale.

2. — États paralytiques du sympathique cervical.

I. Symptômes. — Les paralysies du sympathique cervical s'accompagnent de troubles oculo-pupillaires, vaso-moteurs et trophiques; de ces diverses manifestations morbides, les premières sont les plus constantes. Le tableau symptomatique est celui que fournit chez les animaux la section du grand sympathique (expériences de Claude Bernard, 1852).

La pupille est rétrécie du côté malade, *myosis paralytique;* parfois elle a changé de forme et, au lieu d'être ronde, elle est ovale. Elle réagit sous l'influence de la lumière, avec fréquence mais avec paresse. Dans l'obscurité, la différence de dilatation des pupilles est des plus apparentes. L'atropine provoque la mydriase de la pupille contractée, mais jamais d'une façon aussi marquée que du côté sain. Sous l'action de l'ésérine, cette pupille diminue encore de diamètre, et le rétrécissement est plus considérable que celui de sa congénère demeurée indemne.

Dans quelques cas, on constate un léger degré de ptosis, du rétrécissement de la fente palpébrale, de la rétroïtion du globe oculaire. Cette dernière manifestation est surtout accusée à une époque ultérieure de la maladie et dépend alors moins de la paralysie du muscle lisse de Müller que de l'atrophie du tissu cellulaire adipeux de la cavité orbitaire.

Il existe aussi des observations d'abaissement de la pression intra-oculaire avec aplatissement consécutif de la cornée transparente.

La myopie créée par l'état morbide qui nous occupe semble être en relation avec des troubles d'accommodation consécutifs à la paralysie des muscles de l'iris.

Dans le cas décrit par Ogle, l'examen ophtalmoscopique demeura négatif.

Les *altérations vaso-motrices* se traduisent par de la congestion et de la flexuosité des vaisseaux sanguins, par de la rougeur, de la chaleur, par une augmentation des sensations thermiques subjectives et un accroissement des sécrétions sudorale, lacrymale et salivaire du côté lésé. Au point de vue objectif, on n'a pas toujours réussi à constater une élévation de température. Ces symptômes s'étendent parfois à la région cervicale et à la partie supérieure de la poitrine.

Horner et Nicati ont proposé d'établir, dans la paralysie du sympathique, deux périodes distinctes, dont la seconde serait pour ainsi dire la contre-partie de la première et se résumerait en diminution du calorique, affaisse-ment des artères, pâleur et anhidrose. Ces deux périodes seraient séparées par un stade de transition où seules les excitations physiques et intellectuel-les seraient capables d'engendrer temporairement une augmentation de l'afflux sanguin avec son cortège de conséquences.

A la dernière période se rattachent également les *altérations trophiques* qui se trahissent par de l'amaigrissement d'une des deux moitiés de la face.

Dans la majorité des cas, les symptômes subjectifs manquent, à moins qu'ils ne soient le résultat de la maladie fondamentale.

Chez certains individus, on a observé des manifestations pathologiques centrales qu'on a rapporté à l'hyperhémie de l'un des hémisphères cérébraux. Comme telles, il faut citer la céphalalgie uni ou bilatérale, le vomissement, le vertige et l'affaiblissement de la mémoire.

II. **Étiologie.** — Les facteurs pathogéniques sont les mêmes que ceux de l'irritation ; nous avons, en effet, dit précédemment que celle-ci alternait avec la paralysie, suivant le mode d'intervention des différents agents étio-logiques. Comme causes, nous reconnaissons donc les *traumatismes* (chute, coup, choc, plaies par instruments tranchants et piquants, par armes à feu, cicatrices de la région cervicale), les *lymphadénomes*, les *tumeurs de la parotide*, les *phlegmons du cou*, les *strumes*, les ané-*vrysmes*, etc.

Chez les *tuberculeux*, l'hémiplégie sympathique n'est pas rare ; elle est le résultat d'adhérences contractées par le sommet du poumon avec le grand sympathique. On la rencontre également dans les *affections de la colonne et de la moelle cervicales*. Hutchinson et plus tard Seeligmüller ont signalé la fréquente coïncidence de la *paralysie* du sympathique cervical avec celle *du plexus brachial*, soit qu'il y ait eu lésion concomitante du cordon gan-glionnaire ou altération des ramifications communicantes existant entre ce dernier et le plexus brachial.

D'après une communication d'Otto, il semblerait que la paralysie du sympathique pourrait se développer sous forme d'*affection rhumatismale indépendante*.

III. **Diagnostic. Pronostic. Traitement.** — Le *diagnostic* est facile. Le *pronostic* ainsi que le *traitement* dépendent de la maladie fondamentale.

Dans le cas qu'il a publié, Otto obtint la guérison au moyen des courants galvaniques. Mais le plus souvent, l'affection résiste à l'intervention thé-rapeutique.

Si l'on veut atteindre avec l'électrode le ganglion cervical supérieur, il faut l'appliquer en haut et en arrière de la partie latérale du cou, entre l'angle du maxillaire inférieur et l'extrémité externe de la grande corne de l'os hyoïde. C'est la cathode qu'on place à ce niveau, pendant que l'anode est appliquée en un point indifférent ou du côté opposé du cou à la hauteur des cinquième, sixième ou septième vertèbres cervicales.

Pour atteindre le tronc du sympathique lui-même, on se sert d'une électrode en forme de poutrelle que l'on applique sur le siège anatomique du cordon nerveux.

Dans certains cas, l'électrisation de la moelle cervicale sera nécessaire.

3. — Céphalalgie unilatérale. Hémicrânie.

Migraine.

I. Étiologie. — L'hémicrânie est un mal aussi fréquent que pénible, mais qui évidemment ne met pas en danger la vie du malade. On la rencontre le plus souvent dans le *sexe féminin* qui présente, dit-on, une prédisposition toute spéciale aux états fluxionnaires, quels qu'ils soient. On l'observe parfois dès le jeune âge ; en tous cas, les *jeunes gens* de 15-25 ans sont disposés à la contracter. Je ne partage pas l'opinion de Tissot qui prétend que celui qui a dépassé sa vingt-cinquième année n'a plus rien à craindre de la migraine. Bohn a publié un cas d'hémicrânie congénitale.

L'*hérédité* est une cause puissante de migraine. On le reconnaît aisément chez les personnes qui font partie de familles dont certains membres ont été affectés d'hémicrânie ou de névroses quelconques.

Ceux qui soutiennent que cette maladie est plus fréquente dans les *classes élevées* que dans la classe ouvrière n'ont certainement pas tort. Cependant il ne faut pas exagérer la comparaison.

Nos propres observations nous permettent d'affirmer que dans certains cas le développement du mal est en connexion avec le *surmenage intellectuel*.

Parfois il n'est engendré que par la *nervosité acquise*, telle qu'elle se produit à la suite de chlorose ou d'anémie, de pertes d'humeurs, de maladies de longue durée, d'excès et d'écarts de régime.

Souvent la migraine est un syndrome de l'hystérie.

Dans d'autres cas, elle reconnaît pour cause des maladies infectieuses ou la goutte et le rhumatisme.

L'hémicrânie fait partie fréquemment du cortège symptomatique de l'urémie et de l'atrophie latente du rein.

On l'a vue encore apparaître chez les femmes pendant l'époque de la gestation et disparaître au moment de l'accouchement.

Dernièrement, Oppenheim a fait ressortir ce fait, que dans certains cas, la migraine constitue un signe prémonitoire du *tabes*.

Hack rattache certains cas de migraine à une *tuméfaction pathologique du cornet nasal inférieur*, que l'on guérit au moyen de la galvano-caustique.

Dans bon nombre de cas, les causes demeurent inexpliquées.

En ce qui concerne l'étiologie de la migraine, il faut séparer les causes de l'affection elle-même de celles qui produisent l'accès proprement dit. L'accès est souvent en rapport avec l'apparition du flux cataménial. D'autres fois, ce sont le surmenage physique ou intellectuel, la surexcitation, la réplétion exagérée de l'estomac, la constipation, les irritations vives des sens ou des accidents analogues qui sont en jeu.

II. **Symptômes.** — Tantôt la migraine débute brusquement, tantôt elle est précédée de *prodromes*. Ces derniers se montrent une ou plusieurs heures, quelquefois un ou plusieurs jours avant l'accès. Ils se traduisent par du malaise, du manque d'entrain, de la lourdeur de tête, de la congestion céphalique, du vertige, des nausées, de la photopsie, des bourdonnements d'oreille, des frissons, de l'anorexie, etc.

Dans certains cas, les individus sont réveillés subitement par un violent mal de tête ; dans d'autres, les malades se trouvent bien le matin ; puis, au fur et à mesure que la journée s'avance, les symptômes s'accentuent, durent jusqu'au soir et ne disparaissent que si la nuit suivante apporte aux patients un sommeil réparateur. L'accès se prolonge rarement plus d'une journée.

La *douleur* est tantôt sourde, tantôt térébrante, tantôt compressive, tantôt contusive ; les descriptions qu'en font les malades lui accordent rarement le caractère déchirant, pungitif ou lancinant des autres névralgies. Parfois la douleur adopte le type pulsatile et s'exaspère à chaque battement cardiaque.

Les souffrances — et c'est là la caractéristique de la maladie — n'occupent qu'un côté de la tête, le plus souvent le côté gauche. Leur siège change parfois à chaque accès, hémicrânie alternante ; d'autres fois, après avoir été unilatérales au début, elles envahissent peu à peu le côté opposé. D'ailleurs, il ne faut pas s'imaginer que la migraine soit confinée dans des limites mathématiques ; tantôt la douleur dépasse la ligne médiane, tantôt elle ne l'atteint même pas.

Les malades localisent la douleur soit dans la région frontale, soit dans les tempes ou dans la région pariétale, plus rarement dans l'occiput ; le plus souvent ils accusent une sensibilité extrême de toute la moitié de la tête, sans préférence de région. Chez certains d'entre eux, les souffrances occupent encore le derrière du cou, d'où raideur de la nuque.

Bon nombre d'individus se plaignent de douleur intra-orbitaire et de difficulté des mouvements de l'œil.

Il n'existe pas de points douloureux analogues à ceux que Valleix a indiqués pour les névralgies ; cependant, il est des cas où l'on observe de la sensibilité d'une zone plus ou moins étendue du sommet de la tête.

La douleur augmente d'intensité lorsque le malade tousse, fait un effort ou se penche en avant.

L'*effleurement de la peau* provoque de vives souffrances du côté lésé, alors qu'une pression forte et énergique est souvent parfaitement indolore. Le tiraillement des cheveux est souvent très douloureux aussi.

Chez les individus qui souffrent de migraine depuis longtemps, les cheveux sont plus rares du côté malade ; ils grisonnent de bonne heure, sont secs et hérissés. On a prétendu qu'ils se dressaient parfois au moment des accès.

Certaines personnes sont anéanties par la douleur au point qu'elles sont incapables de toute occupation manuelle ou intellectuelle. Elles se réfugient dans le coin le plus solitaire, le plus silencieux et le plus obscur de la maison, où seul elles trouvent quelque repos. Elles sont extrêmement sensibles au bruit et à la lumière, et bon nombre d'entre elles éprouvent de la photopsie, des illusions lumineuses et du scotome. On a même noté, dans certains cas, de l'hémianopsie.

D'autres se plaignent de baryécoïe, de bourdonnements d'oreille ou d'autres hallucinations auditives.

Beaucoup d'individus sont pâles, ont froid, frissonnent et présentent une légère accélération du pouls ; ils ont des éructations et des bâillements répétés ; la langue est chargée, la bouche pâteuse ; à ce moment survient le *vomissement*.

Chez d'autres, il se développe du météorisme et du ténesme rectal. Après l'accès, ils évacuent des quantités considérables d'urine claire et aqueuse, où, dans bien des cas, j'ai pu déceler la présence de l'albumine.

La *durée et le nombre* des accès sont éminemment variables. Tantôt il se passe des mois et des années, sans qu'un nouvel accès se produise (ce sont les cas les plus rares), tantôt les femmes ont des accès avant, pendant ou plus rarement après chaque période menstruelle, tantôt enfin les phases de calme alternent avec d'autres où les accès se succèdent à de très courts intervalles.

Le mal peut persister durant toute la vie ; cependant on l'a vu disparaître, chez les femmes, au moment de la ménopause. Mes documents personnels indiquent ce mode de terminaison comme le plus fréquent.

A l'hémicrânie viennent s'ajouter parfois des lésions vaso-motrices et trophiques, que l'on ne peut expliquer autrement que par la participation au processus morbide du sympathique cervical ou du centre vaso-moteur. Comme arguments à l'appui, nous citerons les points douloureux que l'on constate au cou, le long de la carotide et qui correspondent aux ganglions cervicaux supérieur et moyen, ainsi que ceux qui siègent au niveau des dernières vertèbres cervicales et des premières vertèbres dorsales.

Cela ne veut pas dire qu'il faille considérer la totalité des formes d'hémicrânie comme étant d'origine sympathique.

En désignant la forme sympathique de la migraine sous le nom d'hémicrânie vaso-motrice (A. Eulenburg), il faut rechercher, dans chaque cas particulier, si l'on a affaire à du spasme ou à de la paralysie dans le domaine du nerf grand sympathique. L'hémicrânie sympathico-spasmodique a été étudiée pour la première fois par du Bois-Reymond (1860) sur sa propre personne ; on lui a opposé l'hémicrânie sympathico-paralytique, très bien décrite par Möllendorf (1868). Les formes mixtes ne sont pas rares; l'état de spasme peut même alterner avec l'état de contracture dans un seul et même accès.

Dans l'*hémicrânie sympathico-spasmodique*, la douleur de tête unilatérale s'accompagne de tétanisation des vaisseaux céphaliques innervés par le sympathique. Le côté malade de la face est d'une pâleur extraordinaire et froid au toucher. Dans le conduit auditif externe, on a constaté une diminution de la température allant jusque 0,6° C. (A. Eulenburg). L'artère temporale est dure et contractée. La pupille du côté lésé est dilatée et l'œil enfoncé dans l'orbite. La compression de la carotide correspondante exaspère la douleur ; la compression de celle du côté opposé la soulage. La salivation n'est pas rare ; Berger put recueillir pendant un accès environ un kilogramme de salive visqueuse.

Vers la fin de l'accès, le tétanisme de la tunique musculaire des vaisseaux disparaît et fait place au relâchement des parois vasculaires. Alors la face rougit, les bouffées de chaleur y montent, la conjonctive s'injecte, la sécrétion lacrymale s'active et la pupille se rétrécit. Un certain nombre de malades se sentent envahir par une sensation de chaleur anormale, qui s'accompagne de palpitations et d'accélération du pouls. Ils sont pris d'une envie d'uriner irrésistible et évacuent des quantités formidables d'urine aqueuse. Quelquefois, il survient de la diarrhée.

Comme conséquences tardives, E. Fränkel signale l'effacement des plis de la peau du côté malade, de Giovanni l'épaississement des parois de l'artère temporale et Henschen celui des téguments et la formation de nodosités cutanées.

Les symptômes de l'*hémicrânie sympathico-paralytique* rappellent ceux que crée la section du sympathique cervical chez les animaux. Le côté de la tête où siège la douleur rougit fortement et est plus chaud que le côté opposé (dans le conduit auditif externe, on a obtenu des différences de température jusque 0,4° C.). La pupille est rétrécie, le globe oculaire enfoncé dans l'orbite ; les paupières sont rapprochées et il existe un léger degré de ptosis. Au moment du paroxysme, Möllendorf trouva, à l'ophtalmoscope, de la rougeur scarlatineuse du fond de l'œil, de l'injection de la papille optique dont les limites se confondaient avec le voisinage, de la réplétion anormale des artères et des veines rétiniennes, des flexuosités et des dilatations moniliformes de ces dernières, de l'injection plus prononcée des vaisseaux épiscléroticaux.

Berger a signalé des hémorrhagies sous-conjonctivales, qui semblent cependant avoir été en rapport avec des mouvements provoqués par le rire, et n'avoir été que favorisées dans leur développement par la dilatation vasculaire existante.

L'hyperhidrose céphalique et faciale est fréquente du côté douloureux (éphidrose unilatérale).

L'artère temporale est dilatée et bat avec violence ; il en est de même pour la carotide correspondante. La compression de cette dernière diminue les souffrances, tandis que celle de l'artère du côté opposé les augmente.

Berger a attiré l'attention sur l'exagération dans toutes ses modalités de la sensibilité cutanée.

Quelquefois le pouls est considérablement ralenti et tombe au-dessous de 50 pulsations ; l'artère radiale est dure et diminuée de volume.

Vers la fin de l'accès, la rougeur disparaît ; le visage pâlit ; la pupille se dilate et le malade ressent une impression de froid, tous symptômes d'une sténose vasculaire consécutive à la dilatation paralytique.

III. Altérations anatomiques. Pathogénie.

— En ce qui concerne les altérations anatomiques de l'hémicrânie, les renseignements se réduisent à zéro. Les exostoses crâniennes, le rétrécissement de l'artère carotide sont des lésions de découverte purement fortuite et qui n'ont rien de constant.

Dans la plus grande partie des cas d'hémicrânie, où les phénomènes sympathiques font défaut, la pathogénie demeure obscure. Dans ceux-mêmes qui affectent la forme sympathique, l'interprétation de bien des phénomènes laisse encore à désirer. La véritable cause nocive est complètement inconnue, ainsi que le processus pathologique qui préside à l'exagération de l'excitabilité du grand sympathique. On ignore également où il faut placer le siège de la douleur, si c'est dans la dure-mère et la pie-mère si riches en filets nerveux, ou bien dans certaines sphères du système nerveux central. Du Bois-Reymond explique la genèse de la douleur par la compression et l'irritation, au moment de la contraction vasculaire, des nerfs sensitifs répartis dans la paroi des vaisseaux. A. Eulenburg insiste, au contraire, sur les variations de quantité de la masse sanguine intra-crânienne et les modifications de pression concomitantes.

Il est probable que le siège de la douleur n'a rien de fixe et qu'il se trouve tantôt dans les méninges, tantôt dans le cerveau, tantôt enfin dans les deux à la fois.

IV. Diagnostic.

— L'édification du diagnostic de l'hémicrânie ne présente aucune difficulté ; la nature du mal ressort de la description même qu'en font les malades. La confusion est possible tout au plus avec les névralgies du trijumeau ou des nerfs occipitaux ; la constatation des points douloureux lèvera tous les doutes. Le diagnostic différentiel entre la forme sympathico-spasmodique et la forme sympathico-paralytique n'est pas moins facile à poser, en supposant, bien entendu, qu'il existe des phénomènes sympathiques de quelque netteté.

V. Pronostic.

— Le pronostic n'a rien de sévère, si l'on considère l'absence de danger direct qu'implique la maladie ; il est mauvais cependant au point de vue de la curabilité du mal. On échoue bien des fois dans les tentatives destinées à supprimer les accidents d'une façon durable ; aussi doit-on s'estimer heureux lorsqu'on réussit à les amender. Aux femmes il reste une consolation, si toutefois c'en est une, c'est de voir leurs souffrances avoir un terme et disparaître spontanément à l'époque de la ménopause.

VI. Traitement.

— En présence de l'inefficacité des procédés thérapeutiques, il ne faut pas s'étonner de la multiplicité des moyens qui ont été employés pour combattre l'hémicrânie. Tout médecin, qui a quelque peu de clientèle, en a vu bon nombre, de ces malades qui errent d'un cabinet de consultation à l'autre et à chaque appel à l'art, tirent de leur poche de véritables stocks d'ordonnances antérieures.

Les *mesures prophylactiques* ont leur raison d'être chez les individus atteints d'hémicrânie héréditaire. Tous les efforts devront tendre à les préserver des influences nocives qui peuvent favoriser le développement de la maladie.

Même chez les personnes ayant déjà souffert d'hémicrânie, il ne faut pas perdre de vue le traitement préventif, mais au contraire, le mettre en œuvre pour s'opposer, autant que faire se peut, au retour des accès. Une alimentation légère et tonique, la régularisation des selles, une surveillance continue pour éviter au malade le surmenage physique et intellectuel et le soustraire aux excitations et aux excès de toutes sortes, voilà les meilleurs agents prophylactiques.

Aux anémiques et aux chlorotiques, on administrera des préparations et des eaux ferrugineuses ; aux névropathes on donnera les nervins, notamment le bromure de potassium, la valériane et le castoréum.

Les changements de milieu sont très avantageux aux individus atteints d'hémicrânie. Il faut leur conseiller le séjour au grand air de la campagne et des forêts, sur les bords de la mer, dans les montagnes, dans l'Engadine, par exemple. Les endroits où l'on envoie les malades doivent être nombreux ; la température doit y être douce, car la chaleur augmente la fréquence des paroxysmes et leur intensité. Les bons effets de ces villégiatures peuvent se prolonger durant plusieurs mois ; mais quelle que soit leur durée, la cure d'air n'en doit pas moins être renouvelée.

Certains individus se trouvent bien de l'air de la mer et ne supportent pas le séjour dans la montagne, et réciproquement, sans que rien puisse faire prévoir ces particularités.

L'usage interne des eaux de Kissingen, Homburg, Carlsbad, Marienbad, Ems, etc., est indiqué chez les malades pléthoriques et prédisposés aux troubles digestifs.

L'hydrothérapie rend également de bons services, le cas échéant.

De tous côtés, on a eu recours à l'emploi de l'électricité ; on s'est adressé aux courants galvaniques transversaux et verticaux à travers le crâne, à la galvanisation de la nuque ou du sympathique cervical, à l'application de l'anode sur les points douloureux. En cas de phénomènes sympathiques spasmodiques, on soumettra le sympathique cervical à l'action de l'anode, et à celle de la cathode (éventuellement avec renversement du courant) dans la forme sympathico-paralytique.

On a également essayé de la faradisation. D'après Frommhold, le courant primaire mérite la préférence.

L'emploi de la main électrique a donné de bons résultats. Le malade tient l'un des pôles en sa main, tandis que le médecin, tenant l'autre, effleure de de sa main libre, légèrement mouillée, la tête et le visage du malade.

Plus récemment, on a préconisé les bains électriques et la faradisation générale.

Lorsqu'il s'agit de combattre l'accès, on confinera le malade dans une chambre plongée dans l'obscurité, loin de tout bruit du dehors. On lui fera prendre la position horizontale, la tête aussi basse que possible. Une tasse de bon café, bien fort, procure souvent un soulagement marqué ; d'autres fois, les souffrances s'amendent sous l'influence de l'ingestion de morceaux de glace ou de fruits glacés.

Tantôt les repas augmentent l'intensité de la douleur, tantôt ils la diminuent. Les éructations et les vomissements procurent souvent un certain apaisement ; aussi voit-on le malade s'introduire les doigts dans l'arrière-gorge, afin de provoquer artificiellement les contractions antipéristaltiques de l'estomac.

On réussit quelquefois à calmer la douleur par une forte compression circulaire de la tête ou par l'emploi de vessies de glace, de compresses d'eau froide, d'eau vinaigrée, par l'application goutte à goutte d'éther ou de chloroforme, par des badigeonnages d'huile de térébenthine ou par des inhalations d'ammoniaque.

Lorsqu'il existe des phénomènes sympathiques, la compression de la carotide du côté malade (paralysie) ou du côté sain (contracture) pourra être de quelque efficacité. On a obtenu aussi des succès, dans la forme spasmodique de l'hémicrânie, avec les inhalations de nitrite d'amyle (3-5 gouttes sur un mouchoir jusqu'à injection de la face — éviter le voisinage du feu), dans la forme paralytique avec les injections hypodermiques de parties égales d'ergotine de Bombelon et d'eau (une seringue) dans la région du sympathique cervical.

Dans ces derniers temps, on a préconisé l'emploi de la nitro-glycérine.

Pour terminer, nous allons citer un certain nombre d'agents thérapeutiques plus ou moins héroïques, plus ou moins efficaces, auxquels on a eu recours dans l'hémicrânie et dont on n'a généralement obtenu que des effets temporaires.

1. *Révulsifs* sur la tête, la colonne vertébrale et la région antérieure du cou (sangsues, vésicatoires, fer rouge, pommade stibiée, pommade à la vératrine, frictions alcooliques de toutes sortes).

2. *Narcotiques* : opium, morphine, hydrate de chloral, chloroforme, croton-chloral, strychnine, atropine, hyoscyamine, conicine, colchique, aconit, anémone pulsatile, curare, lupulin, cocaïne, etc.

3. *Nervins* : bromure de potassium, arsenic, zinc, phosphore, argent, or, cuivre.

4. *Quinine, iodure de potassium, acide salicylique, antipyrine* (1 à 2 gr.).

5. *Théine, caféine, berbérine, extrait de guarana*.

6. *Huile de térébenthine* à l'intérieur, etc.

4. — Hémiatrophie faciale progressive.

Trophonévrose faciale. Atrophie faciale névrotique. Prosopo-dysmorphie.

I. Étiologie. — La définition de la maladie réside tout entière dans le nom qu'on lui a donné. L'hémiatrophie faciale progressive consiste dans l'atrophie du pannicule adipeux et de la peau de l'une des deux moitiés de la figure; ce processus morbide a une marche envahissante et amène finalement des difformités graves. Les os et les muscles de la face, le palais et la langue peuvent, eux aussi, participer aux altérations.

La trophonévrose faciale est une maladie rare. Lewin n'a pu collationner en tout que 68 observations, dont 41 (60,3 0/0) se rapportent à des hommes et 27 (39,7 0/0) à des femmes. Le côté droit et le côté gauche de la figure sont atteints avec une égale fréquence.

Le mal se développe habituellement entre la *dizième et la quinzième année*. Parfois il est plus précoce, d'autres fois il apparaît plus tard. Au delà de 25 ans, il est extrêmement rare; on ne connaît que le cas de Hallager où les premiers symptômes se manifestèrent après l'âge de 30 ans.

L'influence de l'*hérédité* est loin d'être prouvée, encore que Seeligmüller ait observé cette hémiatrophie progressive simultanément chez un jeune homme et sa tante.

Bon nombre d'entre les individus atteints de cette affection appartenaient à des familles névropathes ou avaient eu eux-mêmes antérieurement des accidents nerveux. Dans bien des cas, l'atrophie faciale avait été précédée de névralgie du trijumeau, de contractures des muscles de la face, de céphalée ou d'épilepsie.

Dans d'autres, la maladie se rattachait à des *traumatismes* directs de la face, du système nerveux central (plaies du crâne) ou du sympathique cervical (Seeligmüller).

On l'a vue se développer à la suite de *maladies infectieuses*, telles que la variole, la rougeole, la scarlatine, la fièvre typhoïde et surtout la diphtérie.

Dans plusieurs cas, les manifestations initiales apparurent à la fin de l'*état puerpéral*.

La trophonévrose faciale a *frigore* existe à la rigueur, mais se rapproche énormément des cas où la cause saisissable de l'état morbide fait défaut et où l'*évolution* du processus atrophique, est, par conséquent, *spontanée*.

II. Symptômes. — Le début est tantôt insidieux, tantôt précédé par des *prodromes* qui annoncent le mal plusieurs mois ou plusieurs années avant qu'il n'éclate. Ces prodromes se traduisent par des douleurs névralgiformes, des paresthésies variées et même des accidents encéphaliques, tels que vertige, céphalalgie, spasmes, etc. Dans un cas décrit par Emminghaus, il existait des secousses convulsives des masséters.

Comme symptômes de transition entre les prodromes et les manifestations proprement dites de l'hémiatrophie faciale, on observe des altérations du système pileux (barbe, sourcils, cheveux). Les *cheveux* s'éclaircissent du côté destiné à être frappé de maladie, prennent une teinte moins foncée ou même argentée. Quelquefois ces anomalies se rencontrent seulement par places; d'autres fois, au lieu de précéder le processus atrophique, elles lui succèdent.

Généralement l'atrophie débute par la formation de *taches claires sur la peau du visage.* Ces taches ont une teinte tantôt nacrée, tantôt jaunâtre, tantôt jaune brunâtre. Souvent la coloration nacrée initiale ne fait place à la coloration jaune ou brune qu'au fur et à mesure des progrès de l'affection. La tache, d'abord petite, s'étend progressivement et s'augmente plus

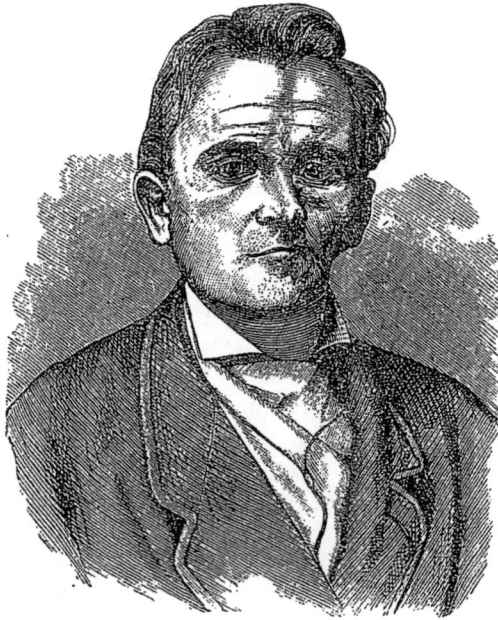

FIG. 133. — *Hémiatrophie faciale progressive* (côté gauche).

tard de taches analogues confluentes. Dans certains cas, les macules n'occupent au commencement que le trajet de certains nerfs, du sous-orbitaire, par exemple, et ce n'est que plus tard qu'elles envahissent d'autres portions de la face.

Les taches s'affaissent graduellement. Le pannicule graisseux sous-jacent disparaît, la peau s'amincit et le visage se parsème de dépressions profondes qui le défigurent. En même temps, il se produit des adhérences solides entre les os de la face et le *tégument* qui les recouvre. Ce dernier devient le siège d'une desquamation épidermique prononcée.

Dans bien des cas, la figure offre çà et là, des stigmates profonds, analogues à ceux que créent les brûlures ; dans d'autres, le processus atrophique présente un caractère plus régulier et plus uniforme ; le côté sain est frais et rose, le côté malade, au contraire, est flétri, ratatiné et vieillot (fig. 133).

Le globe oculaire est renfoncé, grâce à la disparition du tissu cellulaire adipeux de l'orbite ; la fente palpébrale est tantôt élargie, tantôt rétrécie. Souvent, du côté malade, la bouche est béante, et cette béance est la conséquence de l'atrophie de l'orbiculaire des lèvres et de la rétraction de la part des téguments desséchés. Il existe également de l'ectasie de la narine et du conduit auditif externe. Presque toujours, les traits sont déviés du côté lésé.

Dans la majorité des cas, la *sensibilité cutanée* est intacte. Certains malades cependant prétendent que, si on les touche avec la pointe d'une aiguille, il leur semble que la peau soit recouverte d'un vernis gommeux ou caoutchouté. Chez d'autres encore, l'anesthésie hémifaciale est complète ; la sensibilité électrique elle-même est abaissée. Chez d'autres enfin, on observe des paresthésies du côté atrophié de la figure.

La *température cutanée* ne présente aucune modification.

La *sécrétion sudorale* est intacte ; ce n'est que dans certains cas très avancés de la maladie, que cette fonction est entravée ou anéantie du côté lésé.

Quant à l'activité des *follicules sébacés*, elle se trouve diminuée ou supprimée de très bonne heure.

Dans une de ses observations, Lande signale la sécheresse du conduit auditif par suite de la restriction apportée à la production du cérumen.

Les malades ont gardé pour ainsi dire indemne la faculté de rougir. Les artères du côté atrophié ne présentent presque jamais de modifications anormales ; elles sont très faciles à reconnaître et à atteindre, en raison de l'amincissement du revêtement cutané. Dans un cas, Eulenburg et Landois constatèrent, dans le tracé sphygmographique de la carotide du côté malade, une exagération de l'élévation de recul. Quant à Hüter, il reconnut, au cours d'une exploration cheilangioscopique du côté atrophié, une diminution dans le développement vasculaire, de la stase et de la réduction du courant sanguin dans la lèvre inférieure.

Dans bon nombre de cas, l'atrophie, au lieu de se borner à la peau, frappe également les *os*, les *cartilages* et les *muscles*. Virchow a fait ressortir que l'atrophie osseuse se développe principalement chez les individus que le mal a affectés dès le jeune âge. Les os présentent tantôt des dépressions plus ou moins profondes, tantôt des saillies absolument anormales ; la mensuration comparée les indique comme amincis et raccourcis. Ce sont les maxillaires supérieur et inférieur et le palatin qui sont atteints le plus fréquemment. La déformation de la face n'en est que plus accentuée. On a observé bien des fois le manque d'une canine ou d'une ou plusieurs molaires du côté malade. Les cartilages du nez, de l'oreille, quelquefois des paupières sont envahis, eux aussi, par le processus atrophique et deviennent le point de départ de difformités plus ou moins accusées.

Du côté correspondant à la lésion faciale, la *langue* est amaigrie, rapetissée ; lorsque le malade la tire, elle dévie du côté malade.

Lorsque les *muscles du palais* participent à l'atrophie, les piliers du voile et la luette sont abaissés du côté où siège la trophonévrose ; ils paraissent également plus étroits.

Dans les quelques cas où, dans le cours de l'hémiatrophie faciale, il survint des accidents diphtériques, ceux-ci étaient toujours plus accentués du côté malade.

La possibilité de la participation des *muscles de la face* au processus morbide a été démontrée dernièrement par Hammond. En examinant de petits segments musculaires excisés sur le vivant, il constata un certain degré de diminution dans la largeur des fibres.

La contractilité électrique demeure, dit-on, intacte. Certaines observations relatent l'existence de convulsions musculaires fibrillaires.

Autrefois, on rattachait le processus atrophique au manque d'exercice des muscles (atrophie par inactivité), une chose qui serait vraie surtout pour les masséters. Et, en effet, Lande, dans un cas publié par lui, signale la sécheresse et le relâchement de l'articulation du maxillaire.

L'atrophie musculaire se borne généralement aux muscles de la face, de la langue et du palais. Dans un seul cas, elle amena des troubles de l'articulation des sons et notamment de la prononciation des *r*.

Les *organes des sens* conservent leur intégrité ; même en cas d'hémiatrophie linguale, on n'a pu constater de perturbations du goût. Une seule fois, on observa de la diminution d'acuité de l'ouïe. Wolff a publié un cas de réduction du champ visuel. Dans le cas de Brunner enfin, le malade se plaignait de sécheresse d'une moitié de la bouche et d'une sensation de constriction dans la cavité buccale et le pharynx.

Brunner et Seeligmüller ont communiqué des observations où il existait des *phénomènes d'excitation du sympathique cervical* : dilatation pupillaire, pâleur de la peau, abaissement de la température, absence de sécrétion sudorale et sensibilité à la pression du cordon et des ganglions sympathiques. Dans deux cas, relatés l'un par Emminghaus, l'autre par Virchow, les extrémités correspondant à la trophonévrose faciale furent affectées d'altérations cutanées identiques à celles créées à la figure par l'irritation du sympathique.

Eulenburg et Flachar ont décrit un cas d'*atrophie faciale bilatérale ;* Wolff en a publié un cas également. Il faut peut-être ajouter à ce groupe l'observation communiquée par Hallayer.

On a vu un certain nombre de fois les lésions atrophiques frapper les extrémités situées du même côté que la maladie faciale.

La *marche* de l'hémiatrophie faciale est chronique et lente ; le mal se prolonge pendant des années. Quelquefois il se produit des rémissions ; d'autres fois le processus morbide s'arrête dans son développement, mais la difformité n'en persiste pas moins pour la vie entière. Çà et là, on a signalé des améliorations.

La maladie ne menace pas l'existence. Cependant Delamare vit, dans un cas, la surexcitation augmenter de plus en plus et se transformer finalement en aliénation mentale.

III. Nature de la maladie. — On est dans une incertitude complète au sujet de la nature de la trophonévrose faciale; en effet, les constatations nécroscopiques font défaut. Il est incontestable que Moore commet une erreur des plus grossières en la considérant comme une forme spéciale de l'atrophie musculaire progressive qui resterait limitée au domaine du nerf facial. L'atrophie des muscles joue évidemment un rôle très secondaire dans le processus pathologique de l'hémiatrophie faciale.

Bitot et Lande regardent cette affection comme une atrophie locale du pannicule graisseux, dont la pathogénie leur est inconnue et à laquelle ils ont donné le nom d'aplasie lamineuse progressive.

En présence de la participation aux lésions atrophiques, non seulement de la peau, mais encore des os, des cartilages et des muscles, on est pour ainsi dire forcé d'admettre l'existence de conditions étiologiques générales ; et l'on se demande surtout s'il faut songer à des désordres vaso-moteurs ou à des troubles purement trophiques. Les adversaires des nerfs trophiques plaideront évidemment en faveur d'influences vaso-motrices ; mais Virchow leur objecte à juste titre que ce sont précisément les vaisseaux sanguins qui offrent le moins ou point d'altérations morbides.

A notre avis — c'est là une question toute d'appréciation — il s'agit de troubles trophiques véritables, qui proviennent directement du sympathique cervical (observations de Brunner et Seeligmüller) ou qui ont pour point de départ un état pathologique des fibres trophiques du trijumeau (ganglions sphéno-palatin et de Gasser) et du facial.

Tout récemment, on a appelé l'attention sur les rapports de parenté existant entre l'hémiatrophie faciale et le sclérème de la peau.

IV. Diagnostic. — Le diagnostic est facile. L'hémiatrophie faciale se distingue de l'*asymétrie faciale congénitale* par le développement tardif des accidents, par la présence des taches pigmentaires et d'altérations du système pileux. Il en est de même pour l'*atrophie faciale acquise* avec scoliose et torticolis qui, outre les caractères précédents, offre encore des modifications spéciales de l'attitude de la tête et de la colonne vertébrale.

V. Pronostic. Traitement. — En ce qui concerne la curabilité de l'affection, le pronostic est défavorable. Le traitement, en effet, est impuissant à entraver la marche des accidents et à faire rétrocéder l'atrophie confirmée. C'est en vain qu'on a essayé l'emploi de l'électrisation centrale et périphérique. Dans un seul cas, on a obtenu un certain résultat avec le séjour au bord de la mer.

5. — Hémihypertrophie faciale.

I Étiologie. — L'hémihypertrophie faciale est une maladie extrêmement rare. Lewin en a collationné dernièrement une dizaine de cas. Elle forme un contraste frappant avec l'hémiatrophie faciale.

Elle est toujours congénitale. Le cas de Stilling, où elle se serait dévelop-pée à l'âge de 9 ans à la suite d'un coup de pierre, n'est pas à l'abri des ob-jections.

Sur 6 cas, le mal a frappé 3 fois des garçons et 3 fois des filles.

L'hémihypertrophie faciale ne progresse guère immédiatement après la naissance ; elle ne s'accentue le plus souvent qu'au fur et à mesure des pro-grès de la croissance générale.

II. Symptômes. — Dans les cas connus, l'hypertrophie s'adressait surtout aux parties molles de la face ; trois fois elle occupait le côté droit, trois fois le côté gauche (fig. 134), avec participation aux lésions, de l'oreille,

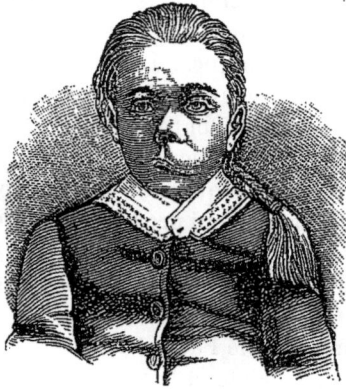

FIG. 134. — *Hypertrophie faciale gauche chez une fillette de 9 ans.* D'après SCHIECK.

de l'amygdale et de la langue. Dans un cas, il existait également de l'hyper-trophie des dents, tant supérieures qu'inférieures.

Les follicules sébacés présentaient une activité fonctionnelle exagérée et formaient sur la peau de petites saillies très prononcées ; dans cer-tains cas, la matière sébacée avait donné lieu à des croûtes et des squa-mes accumulées par places. Le plus souvent, il y avait de la salivation ; une fois également un écoulement par l'oreille au demeurant saine.

Dans bien des cas, il existait une forte rougeur de la joue, sans augmen-tation de la température locale, malgré la sensation subjective de chaleur qu'éprouvaient les malades.

Absence complète de modifications du côté des vaisseaux sanguins et des glandes sudoripares. Les organes des sens avaient conservé leur inté-grité ; une seule fois, Friedreich constata une diminution de la sensibilité gustative au niveau de la moitié hypertrophiée de la langue.

Comme phénomènes dignes d'attention, il faut citer la pigmentation de la peau, l'hypertrichosis, la couleur foncée anormale des cheveux, la diffi-culté de la mimique.

Les fonctions cérébrales sont ordinairement indemnes : dans un cas de Ziehl, il existait de l'hydrocéphalie et des convulsions générales.

Dans certains cas, la moitié du corps correspondant à la lésion faciale était hypertrophiée également. Lewin a trouvé 20 cas de ce genre dans la littérature et y a ajouté un cas personnel (21e) où l'hypertrophie affectait la moitié gauche de la face, le bras gauche et la jambe droite. Friedberg a publié une observation analogue.

Dans un cas observé par Friedreich, on put faire l'autopsie du malade. On ne trouva pas la moindre lésion du côté du cerveau et des nerfs crâniens. Quant au nerf grand sympathique, il ne fut pas examiné.

6. — Gangrène symétrique des extrémités.

Asphyxie locale.

I. Étiologie. — La gangrène symétrique des extrémités a été décrite pour la première fois en 1862 par Maurice Raynaud. Le nombre des cas observés depuis est peu considérable.

La maladie se rencontre avec son maximum de fréquence chez la femme ; l'anémie, la faiblesse de constitution et le nervosisme semblent en être des causes prédisposantes. Bien souvent, il a fallu se contenter de celles-là, l'existence d'autres facteurs étiologiques ne pouvant être démontrée.

Selon les renseignements fournis par les malades, l'asphyxie locale des extrémités reconnaît également pour cause le refroidissement. Nedopil rapporte une observation où à l'influence du froid vint s'ajouter encore celle d'une émotion morale. Dans le cas de Hameau, ce fut une piqûre d'épine, par conséquent un traumatisme, qui fut la cause occasionnelle immédiate de l'affection.

Dans d'autres circonstances, les lésions gangréneuses ont été déterminées par des pertes de liquides organiques ; ainsi, dans le cas de Wanen, elles furent la conséquence d'épistaxis très fréquentes, survenues dans le cours d'une tuberculose, une autre fois d'altérations cancéreuses d'organes internes.

M. Fischer vit apparaître les symptômes morbides deux fois à la suite de maladies infectieuses (typhus exanthématique, fièvre intermittente).

On a encore accusé l'influence néfaste de la syphilis.

Parfois la gangrène symétrique produit elle-même l'impression d'un processus infectieux, alors qu'elle s'accompagne de manifestations typhoïdes et de splénomégalie.

On l'a rencontrée également en connexion avec des affections cérébrales et spinales, avec l'hystérie.

Enfin on l'a vue suivre de près certaines névrites.

II. Symptômes. — Les accidents se manifestent le plus souvent aux doigts et aux orteils, en un mot, aux extrémités qui sont les plus éloignées du centre circulatoire. La participation du nez et des oreilles aux troubles de la circulation périphérique est rare; mais on a vu, dans certains cas, les lésions pathologiques frapper la peau de la poitrine (Petri).

La scène est ouverte par une sensation de froid, par de la pâleur des téguments à laquelle succède une teinte d'abord livide, puis cyanosée, par de la paresthésie, de la diminution de la sensibilité, plus rarement par de l'hyperesthésie, enfin par l'apparition de douleurs névralgiformes. Au début, ces phénomènes présentent des rémissions et des exacerbations ; plus tard, ils gagnent en intensité et en durée.

Dans bon nombre de cas, on constate des ecchymoses sous-cutanées ou des phlyctènes, au niveau desquelles la peau ne tarde pas à prendre une coloration noirâtre et à se sphacéler.

La gangrène peut amener la perte des phalanges ou d'étendues plus ou moins considérables du tégument.

Un fait digne de remarque est la répartition symétrique, aux deux moitiés du corps, des lésions gangréneuses.

Les muqueuses gardent leur intégrité ; une seule fois, on a mentionné de la tuméfaction et des hémorrhagies gingivales.

Dans certains cas, on a observé de la fièvre (41° C.) et du gonflement de la rate (Petri). Hameau a constaté la présence de glycose dans l'urine.

La marche des accidents est tantôt aiguë (8-15 jours), tantôt subaiguë, tantôt chronique.

L'essence même de la maladie ne serait autre chose qu'une contracture vasculaire avec asphyxie locale consécutive. La symétrie des lésions indiquerait que le centre vaso-moteur lui-même est le point de départ du processus pathologique (moelle allongée ?). Cependant, la nature des différents cas n'étant pas toujours la même, il ne serait pas impossible que, dans certains d'entre eux, il s'agît d'altérations névritiques.

III. Diagnostic. Pronostic. Traitement. — Le *diagnostic* est facile. On évitera de confondre l'asphyxie locale des extrémités avec la forme gangréneuse de l'ergotisme ou raphania, en tenant compte des anamnestiques. Le diagnostic différentiel avec la gangrène déterminée par le froid offrira moins de difficultés encore.

Le *pronostic* est sérieux, quoique jusqu'ici on n'ait, pour ainsi dire, pas eu à enregistrer de terminaison fatale.

Quant au *traitement*, il consistera dans l'emploi de l'électricité (électrisation périphérique et centrale) et du massage, dans l'administration du quinquina, du fer, du jaborandi, et, le cas échéant, dans l'intervention chirurgicale.

7. — Cachexie pachydermique. CHARCOT.

Myxœdème. ORD.

I. Étiologie. — L'état pathologique, auquel Charcot a donné le nom de cachexie pachydermique, a été décrit, pour la première fois, par Gull, en 1873. La majeure partie des observations nous viennent de la France et de l'Angleterre. Charcot dit avoir rencontré cette maladie également en Italie et en Espagne ; les documents allemands, au contraire, sont peu nombreux.

Le myxœdème frappe de préférence le *sexe féminin.* Sur 31 cas, Morvan ne compte que 4 hommes (13 0/0). Il ne se montre habituellement jamais avant l'époque de la puberté ; il est rare dans l'enfance et *au delà de 50 ans.*

La cause la plus souvent invoquée est le *refroidissement.* On a rattaché également les lésions aux processus qui accompagnent la grossesse, l'accouchement et la lactation, et aux *perturbations de la vie sexuelle,* en général.

On prétend que les personnes atteintes sont ordinairement des névropathes ou des individus avec des tares nerveuses.

Lunn et Cavafy ont publié chacun un cas de myxœdème provoqué par une *émotion psychique.*

Aujourd'hui, on a de grandes tendances à admettre une certaine liaison entre la cachexie pachydermique et l'*atrophie du thymus.*

II. Symptômes et altérations anatomiques. — La maladie est constituée par trois symptômes essentiels : l'œdème, la cachexie et les désordres nerveux.

Le *gonflement œdémateux* affecte le front, les joues, les paupières, le nez et les lèvres et défigure le malade. Les paupières, devenues des espèces de poches volumineuses, ne peuvent plus être closes qu'à demi ; la physionomie est modifiée, l'expression du visage est idiote, bestiale, parfois même féroce. Les sécrétions lacrymale et salivaire sont exagérées. Dans certains cas, on observe de la chute des cheveux et des dents.

Les extrémités elles-mêmes s'œdématient et augmentent de volume, surtout les doigts et les orteils ; ce qui a fait comparer ces derniers par Charcot à ceux des pachydermes.

Lorsque l'œdème envahit le tronc — ce qui arrive — la croissance peut être singulièrement troublée.

Contrairement à ce qui se passe dans l'œdème vulgaire, la pression des doigts sur les téguments ne laisse pas de dépressions derrière elle ; cela tient à ce que le liquide accumulé sous la peau et le tissu cellulaire souscutané contient beaucoup de mucine et ne présente qu'une fluidité médiocre (Ord). La peau a la teinte de l'albâtre ou une coloration jaune cireuse ; elle est froide au toucher. Les malades accusent une sensation de frigidité subjective ; et en effet, on a trouvé des abaissements de la température générale jusqu'à 36°,4 C.

Quelquefois il existe du ralentissement du pouls (54 pulsations).

Les sécrétions sudorale et sébacée sont diminuées ; aussi la peau est-elle très sèche, ridée et couverte de squames. Çà et là, on constate la présence de taches hémorrhagiques.

Dans bon nombre de cas, il se produit de l'épaississement des muqueuses (cavité buccale, larynx, tractus intestinal). La parole est rauque, monotone et lente, indistincte et nasonnée.

L'inappétence et la constipation sont la règle.

Les malades deviennent à bref délai *cachectiques* et albuminuriques.

Tous ces accidents débutent fréquemment par des phénomènes de paresthésie et par de la pâleur ou de la lividité précoce des parties destinées à devenir malades ultérieurement.

Aux symptômes déjà énumérés viennent s'associer de l'apathie, de la somnolence, de la diminution de la puissance musculaire, du délire, des hallucinations et la *ruine complète de l'intelligence.*

Le myxœdème a une *marche* chronique, quoique progressive. Morvan l'a vue se prolonger pendant 27 ans ; la *durée* moyenne qu'il indique est de 16 ans et demi.

Les *renseignements anatomiques* se réduisent à peu de chose. Virchow a constaté de la prolifération cellulaire dans les couches inférieures du derme et dans le tissu cellulaire sous-cutané, à côté de dépôts de substances mucinoïdes.

On est dans l'incertitude quant à la *nature de la maladie.* Elle n'est pas, comme le voudrait Mahomd, une sorte de maladie de Bright chronique, cela ressort de l'absence d'albuminurie au début. On est de plus en plus porté à croire qu'on a affaire à une affection du système nerveux, que les uns localisent dans le centre vaso-moteur de la moelle allongée, les autres dans le nerf grand sympathique.

III. Traitement. — En fait de moyens thérapeutiques, on s'est adressé au massage, à la pilocarpine, à l'électrisation périphérique et centrale, au quinquina, au fer, à l'alimentation tonique.

8. — Arthronévrose vaso-motrice intermittente. Hydropisie articulaire intermittente.

I. Symptômes. — La maladie consiste en un gonflement intermittent des articulations. L'articulation atteinte ne présente pas la moindre lésion inflammatoire ; la douleur même est exceptionnelle. Ce sont les genoux qui sont pris le plus souvent.

La tuméfaction a un caractère intermittent tellement typique, qu'on serait tenté d'admettre des influences miasmatiques. Les intervalles de repos varient entre huit jours et quatre semaines. L'accès lui-même dure de 4-6 jours, quelquefois une semaine. Il débute et cesse à heure fixe, de sorte que les malades prévoient le moment précis de l'invasion et de la terminaison.

Le mal peut durer depuis quelques mois jusque vingt-cinq ans.

II. Étiologie. — Les causes de la maladie sont inconnues. Dans deux cas, elle avait été précédée de fièvre intermittente. Löwenthal et Pletzer l'observèrent concurremment à du goitre exophtalmique ; Fiedler en rapporte un cas avec coïncidence d'angine de poitrine vaso-motrice. Ces faits semblent indiquer l'ingérence de troubles vaso-moteurs, sur la périodicité desquels nous ne possédons aucun renseignement.

III. **Traitement.** — On a essayé le quinquina, l'arsenic et l'ergotine ; l'emploi de l'électricité mérite considération. Pierson obtint de bons résultats avec la galvanisation de la nuque. L'électrisation périphérique, celle du nerf crural et du sciatique et des articulations elles-mêmes, devra être tentée également.

9. — Œdème angionévrotique intermittent.

L'œdème angionévrotique intermittent a des liens de parenté très étroits avec l'arthronévrose vaso-motrice intermittente. C'est une affection très rare, qui frappe plutôt les hommes que les femmes, qui manifeste une certaine prédilection pour les personnes nerveuses et qui se transmet parfois par voie d'hérédité.

Elle se traduit par des accès d'œdème aigu de la peau et des muqueuses, unis à des troubles gastro-intestinaux. L'accès se développe tantôt spontanément, tantôt après un refroidissement ou un traumatisme.

L'*œdème cutané* est circonscrit et envahit tout au plus des étendues de la grandeur d'une assiette ordinaire. La peau est tantôt intacte, tantôt pâle ou légèrement rougie. Plus l'œdème est intense, plus la sensation de brûlure, de picotement et la tension déterminées par lui, sont prononcées. Ce sont les extrémités, au voisinage des articulations, qui sont frappées le plus souvent ; mais l'œdème atteint également les paupières, les joues, les lèvres et même le tronc.

Chez certains malades, les articulations se tuméfient. D'autres présentent des symptômes généraux, tels que mouvements fébriles, lourdeur et engourdissement de la tête.

Au bout de quelques heures ou d'une journée, l'infiltration œdémateuse disparaît, et le malade est tranquille jusqu'au prochain accès.

Le gonflement œdémateux affecte, non seulement la peau, mais encore *les muqueuses du pharynx et du larynx* et occasionne alors de la dysphagie et de la dyspnée qui peuvent devenir menaçantes.

Bon nombre d'individus ont des *vomissements*, des douleurs abdominales et des borborygmes, de la constipation. L'accès une fois passé, cette dernière fait quelquefois place à de la diarrhée. Kornatzky et Strübing, qui ont analysé dernièrement les matières vomies, ont obtenu les résultats suivants :

Densité... 1006.
Réaction....................................... acide.
Produits d'incinération......................... 0,339 0/0.
Albumine....................................... 0.

La quantité des urines est diminuée, leur poids spécifique plus élevé ; elles renferment quelquefois de l'albumine.

La maladie dure des années ou se prolonge pendant la vie entière ; elle peut devenir dangereuse par la création de sténoses pharyngées et laryngées. Ce n'est pas sans raison qu'on la rattache à des altérations fonctionnelles du nerf grand sympathique ; cependant on ne sait rien de positif à ce sujet.

On s'est adressé, pour la combattre, aux nervins et à l'ergotine. Il peut arriver, dans certains cas, qu'il faille recourir aux scarifications de la luette ou même à la trachéotomie.

Dr WEISS

de Cousances-aux-Forges.

CINQUIÈME PARTIE

MALADIES DES NERFS PÉRIPHÉRIQUES

A. — MALADIES DES NERFS MOTEURS

a) — *Paralysie (akinésis) des nerfs moteurs.*

1. — Paralysie du nerf facial.

Paralysie de la mimique faciale. Paralysie faciale de Bell. Prosoplégie.

I. Étiologie. — On donne le nom de paralysie faciale périphérique à tous les états paralytiques du nerf facial, causés par des lésions siégeant depuis les terminaisons périphériques jusqu'au point où le tronc de ce nerf pénètre dans la substance du système nerveux central, au niveau du bord postérieur du pédoncule cérébelleux moyen. Cependant, les paralysies du nerf facial conservent encore le caractère périphérique quand les lésions se sont produites sur le trajet central du facial, avant que ce dernier ait atteint le noyau facial situé sur le fond du plancher du 4e ventricule. Ce n'est que sur le trajet situé au delà du noyau que les lésions donnent à la paralysie les caractères de la paralysie faciale d'origine centrale.

Le trajet périphérique du nerf facial doit être divisé en portion intra-crânienne, portion appartenant au canal de Fallope et portion terminale, essentiellement périphérique. Toutes ces parties peuvent être le siège des lésions causales de la paralysie.

Parmi les causes de la paralysie faciale périphérique le *refroidissement* est d'une importance capitale. On donne aux paralysies de cet ordre le nom de *paralysies rhumatismales* ou encore de *paralysies a frigore*. Tantôt la paralysie succède immédiatement au refroidissement, tantôt elle ne survient qu'au bout de quelques heures ; parfois au bout de quelques jours seulement.

On l'a vue survenir très souvent après un voyage en chemin de fer lorsque, la fenêtre étant ouverte, le visage était resté en plein courant d'air, ou à la suite d'une station dans la rue par un froid vif, le corps se trouvant en sueur ; et elle survient précisément du côté qui a été le plus exposé au vent. Bien plus, il a parfois suffi de s'être endormi contre une paroi humide pour qu'une paralysie du nerf facial s'ensuivît.

Dans d'autres cas, la cause de la paralysie faciale doit être recherchée dans un traumatisme, *paralysie traumatique*. C'est ainsi que la paralysie faciale a été observée quelquefois à la suite d'une gifle. Un coup de rapière peut également amener une paralysie faciale. Chez le nouveau-né elle survient quelquefois quand l'accouchement ayant nécessité une application de forceps, ce dernier a exercé une pression exagérée sur le facial. Les tumeurs ou les rétrécissements du bassin seraient également susceptibles de provoquer la paralysie faciale chez le nouveau-né.

Les plaies par un instrument coupant, piquant ou tranchant, les plaies par armes à feu peuvent également causer l'impotence du facial. Dans ces cas les lésions sont situées soit dans les ramifications périphériques, soit dans les portions plus élevées du nerf. C'est ainsi que la paralysie faciale n'est pas rare à la suite des interventions chirurgicales sur la parotide. On l'a vue survenir également après l'élongation du nerf facial appliquée au traitement du tic convulsif. Parfois elle est produite par un choc violent sur les os du crâne, soit qu'il y ait fracture, soit qu'il y ait simplement hémorrhagie, car il est facile de comprendre que les accumulations de sang dans l'intérieur du canal de Fallope déterminent par compression l'impotence du nerf.

Les affections qui ont leur siège dans le voisinage du facial peuvent être le point de départ de la paralysie de ce nerf. Nous signalerons notamment les affections de la parotide, telles que *tuméfaction, inflammation*, *abcès* ou *néoplasmes*, l'*hypertrophie* des ganglions lymphatiques, rétro (sous) maxillaires et leur transformation purulente tuberculeuse suivie de formation de cicatrices. May a décrit récemment une paralysie faciale dans un cas de leucémie ; il y avait infiltration leucémique du nerf lui-même. Dans ce cas il s'agit d'une paralysie mécanique ou par compression.

Les paralysies faciales d'origine périphérique ont fréquemment leur point de départ dans *les affections de l'oreille*. Graig rapporte que la simple accumulation de cérumen suffit pour déterminer une paralysie faciale, attendu qu'après l'enlèvement du cérumen la paralysie disparaît rapidement. On admet également que l'inflammation catarrhale de la caisse du tympan peut à elle seule entraîner des lésions du facial parce que les rapports anatomiques entre la caisse du tympan et le canal de Fallope sont très intimes. On a même émis l'opinion qu'un certain nombre de cas de paralysie faciale ont été considérés à tort comme à *frigore* alors qu'ils avaient été causés en réalité par un *léger catarrhe de la caisse du tympan* qui a passé inaperçu. Bien plus nets sont les rapports qui unissent la tubercule du rocher et la paralysie faciale, parce que dans ces cas les processus destructifs s'approchent avec la plus grande facilité du tronc du facial. Parfois les paralysies faciales sont déterminées par des néoplasmes ou des hémorrhagies qui intéressent le canal de Fallope.

Dans un certain nombre de cas, ce sont des affections intra-crâniennes qui constituent la cause de la paralysie faciale périphérique, telles sont les affections des méninges, les exostoses de toute nature, les anévrysmes des artères de la base du crâne, etc.

Parfois, elle est survenue à la suite de maladies infectieuses, *paralysies infectieuses*. On l'a observée consécutivement à la diphtérie, à l'érysipèle, la fièvre typhoïde, la variole, la dysenterie. Greenough, Cobb, Tryde et Strübing ont rapporté des cas dans lesquels la paralysie faciale se rattachait à un zona. Il est vraisemblable que tous ces cas ont pour substratum anatomique des lésions de névrite.

Il n'est pas rare que la paralysie faciale périphérique dépende de la *syphilis*. Tantôt les lésions siègent dans la portion intra-crânienne du facial (inflammations chroniques des méninges, exostoses ou gommes comprimant le tronc du nerf), tantôt il s'agit de processus exsudatifs siégeant dans l'intérieur du canal de Fallope. Les auteurs français ont cependant appelé l'attention sur ce point que la paralysie faciale ne fait pas partie exclusivement des accidents tardifs de la syphilis, mais qu'elle survient parfois, et cela d'une façon particulièrement fréquente, au début des phénomènes secondaires.

L'existence d'une *paralysie faciale toxique* a besoin d'être démontrée d'une façon plus précise. On l'aurait constatée au cours de l'intoxication saturnine. Une fatigue exagérée de quelques muscles de la face serait capable de produire la paralysie, ainsi que Tryde prétend l'avoir observé chez un musicien qui jouait d'un instrument à vent.

La paralysie faciale périphérique est une affection extraordinairement fréquente. Cela se conçoit non seulement par ce que les causes que nous avons énumérées se rencontrent très fréquemment, mais en outre parce que le facial de par son trajet étendu, sinueux et en partie très superficiel peut être très facilement atteint par les traumatismes. Il est de peu d'importance au point de vue pratique de savoir si la paralysie faciale périphérique est plus fréquente chez l'homme, que chez la femme, si elle siège plus souvent à droite qu'à gauche. Elle est peut-être plus fréquente chez l'homme, parce que ce dernier est plus exposé aux traumatismes. C'est pour la même raison qu'on la rencontre plus fréquemment à l'*âge moyen* de la vie que pendant l'enfance et la vieillesse.

La paralysie obstétricale des nouveau-nés fait exception à cette règle.

II. Anatomie pathologique. — On ne sait rien de bien précis sur les lésions anatomiques qui servent de substratum à la paralysie faciale périphérique ; l'affection n'est par mortelle et si le hasard amène une autopsie, la mise à nu du nerf paralysé n'est pas sans offrir des difficultés, sans compter que les dissections de la face sont rarement permises parce qu'elles défigurent inévitablement le cadavre.

Moi-même j'ai eu deux fois l'occasion de me renseigner sur les lésions anatomiques dans les cas de paralysie faciale, chez l'homme ; dans ces deux cas la paralysie était produite par une carie tuberculeuse du rocher ; l'examen porta sur des préparations à l'acide osmique qui ont été colorées par le carmin et les couleurs d'aniline. Les lésions ressemblaient de tous points à celles qu'on trouve quelque temps après avoir sectionné un nerf chez les animaux : *désintégration de la myéline, fragmentation, destruc-*

tion du cylindre-axe, multiplication des noyaux de la gaine de Schwann (voir fig. 135).

Si, après avoir plongé les nerfs dans la celloïdine, on en fait des coupes transversales, on est frappé par ce fait que les nappes conjonctives qui entourent le nerf, les faisceaux primitifs et les faisceaux secondaires ne sont pas modifiées.

Ebstein et Kaase qui ont rapporté récemment des recherches semblables, ont examiné également le muscle frontal du côté paralysé et ont trouvé de la dégénérescence des fibres musculaires, l'augmentation du tissu cellulaire interstitiel et l'accumulation de graisse dans ce dernier.

Il faut s'attendre à retrouver des lésions toutes les fois que les modifications pathologiques qui servent de substratum à la paralysie faciale ont interrompu la continuité des fibres nerveuses. Ces causes disparaissent-elles, la réparation des lésions anatomiques devient possible par ce fait que les différentes parties détruites se reforment, se régénèrent. Mais une pareille régénération est subordonnée à un certain nombre de conditions ; elle fait particulièrement défaut quand l'élément inflammatoire persiste trop longtemps ou quand des segments considérables du nerf facial ont été complètement détruits.

Dans les cas de paralysie faciale légers ou de courte durée, les modifications anatomiques sont très vraisemblablement peu profondes. Dans un certain nombre de cas, il paraît s'agir essentiellement d'une tuméfaction inflammatoire et de modification dans les éléments conjonctifs du tronc nerveux, qui n'empêchent que d'une façon transitoire, par compression, la transmission nerveuse ; une fois disparues elles laissent se rétablir bientôt la fonction de conductibilité.

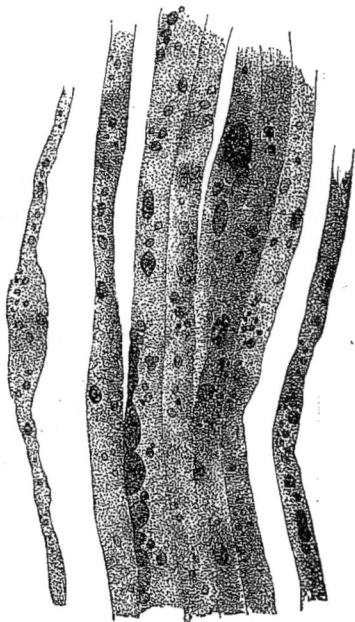

FIG. 135. — *Fibres nerveuses dégénérées dans un cas de paralysie faciale par tuberculose du rocher.* Gross. 275 fois. Prép. à l'acide osmique. (Obs. personnelle.)

Il est facile de comprendre que ces mêmes lésions ont une importance plus sérieuse quand elles se sont produites dans l'intérieur du canal de Fallope, car, par suite du faible calibre et de l'inextensibilité du canal osseux, des exsudations même peu considérables peuvent suffire pour amener des lésions profondes du nerf facial, lesquelles, si elles s'étaient produites dans des portions plus périphériques, n'auraient peut-être eu pour conséquence que des troubles peu importants. Le même fait explique pourquoi ce sont particulièrement ces cas de paralysie faciale dont la cause siège dans le canal de Fallope qui appartiennent aux formes les plus graves.

III. Symptômes. — Les symptômes de la paralysie faciale d'origine périphérique ne se bornent pas dans tous les cas à des troubles purement *moteurs* : D'après certains auteurs, des fibres nerveuses sécrétoires s'associe-
raient au facial immédiatement à sa sortie au niveau des pédoncules cérébelleux moyens. Il n'y aurait donc rien d'étonnant à ce que dans certaines
circonstances la paralysie faciale s'accompagne de troubles dans la *sécré-*

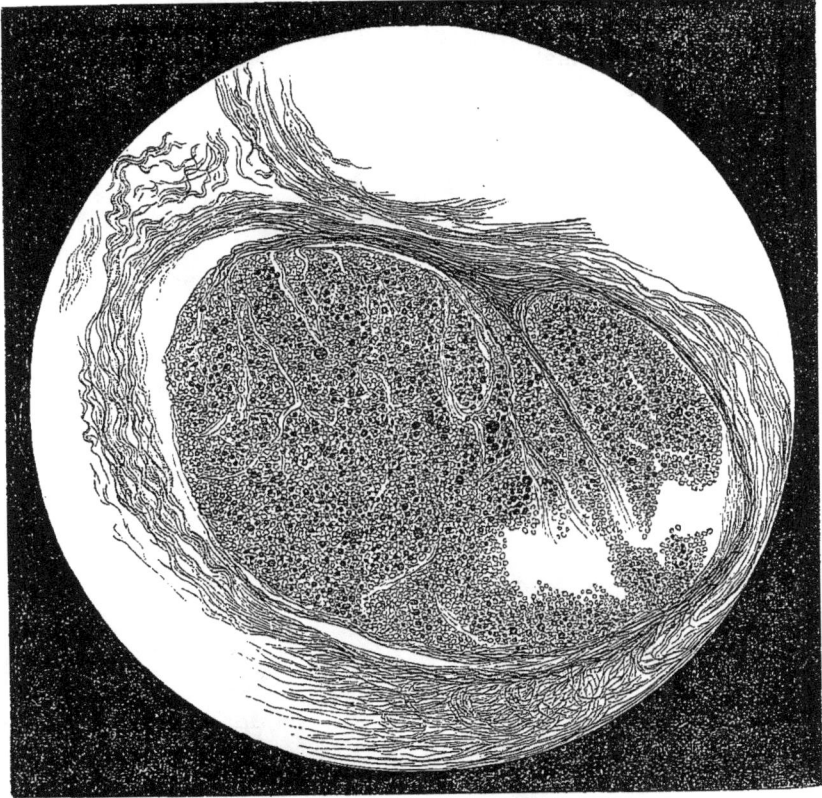

Fig. 136. — *Coupe du nerf facial dans une paralysie faciale chez une femme de 53 ans.* Cinquième semaine
après le début. Gross. 75 fois. Préparation à l'acide osmique et au brun Bismarck. (Obs. personnelle, Clinique
de Zurich.)

tion salivaire. Au ganglion géniculé le facial emprunte par l'intermédiaire
du grand nerf pétreux superficiel des fibres nerveuses du goût venant du
trijumeau. Ces fibres quittent bientôt, il est vrai, avec la corde du tympan,
le trajet du facial. Ainsi on peut voir survenir parmi les symptômes de la
paralysie faciale des troubles du côté du *goût.* Puisque le facial préside de
par le nerf du muscle de l'étrier aux fonctions de ce muscle, il n'est pas
impossible qu'aux troubles nerveux déjà signalés s'ajoutent des phénomènes du côté de l'*ouïe.*

Les symptômes de la paralysie faciale périphérique débutent tantôt d'une façon subite, tantôt sont précédés de prodromes, qui se traduisent par une douleur dans l'oreille, des douleurs dans la face, des sensations de vertige et autres phénomènes semblables. Dans un certain nombre de cas, une *otorrhée* de longue date, ou d'autres symptômes de tuberculose du rocher auront fait prévoir l'éventualité d'une paralysie faciale.

Souvent la paralysie est remarquée tout d'abord par l'entourage du malade que la difformité marquée du visage vient frapper aussitôt, ou bien l'attention du malade est appelée d'une façon accidentelle sur l'asymétrie de ses traits au moment où il se regarde dans la glace. Plusieurs fois il m'est arrivé de traiter des malades chez lesquels les commémoratifs et l'examen objectif démontraient que la paralysie existait depuis plusieurs jours déjà et

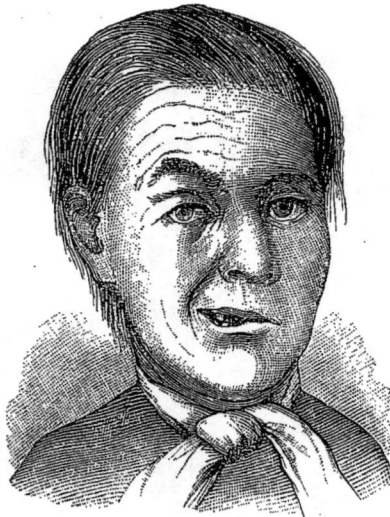

Fig. 137. — *Physionomie d'une femme de 37 ans, atteinte de paralysie faciale gauche a frigore.* La femme rit. (Obs. personnelle. Clinique de Zurich.)

qui pourtant ne se plaignaient encore que de gêne dans l'occlusion des paupières, de larmoiement.

D'autres malades sont frappés par des sensations de pesanteur, de raideur, de refroidissement dans une des moitiés de la face ou par un goût aigre, salé, métallique ou fade *sur l'une des moitiés de la langue*.

Parmi tous les symptômes de la paralysie faciale, les troubles moteurs du visage occupent le premier plan. Le côté malade de la face se présente complètement dépourvu de plis, lisse, il est attiré obliquement vers le côté sain et reste immobile quand la malade rit, pleure ou parle ; il est donc dépourvu du pouvoir d'expression par la mimique, de là le nom que l'on a encore donné à la paralysie faciale de *paralysie de la mimique faciale*. Les auteurs anglais lui donnent volontiers le nom de paralysie de Bell parce que Charles Bell, le premier, en fit l'objet d'une étude approfondie.

La différence entre les deux moitiés de la face, et par conséquent la difformité du visage est d'autant plus marquée que la moitié saine entre en activité plus grande (fig. 137). Mais cette différence entre les deux moitiés

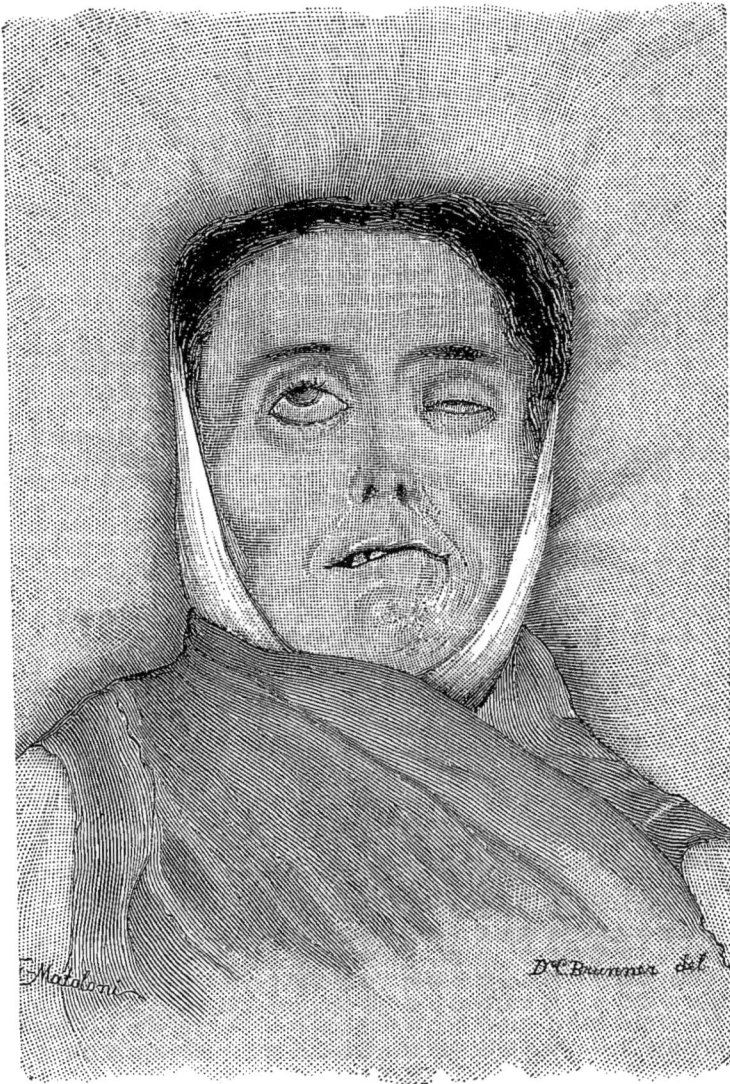

FIG. 138. — *Physionomie pendant le sommeil d'une femme de 83 ans atteinte de paralysie faciale droite consécutive à la tuberculose du rocher*. Le dessin est dû à l'habile crayon de mon assistant le Dr BRUNNER.

est encore suffisamment marquée pendant le sommeil (voir fig. 138). Exposons maintenant avec quelques détails les différents symptômes.

Par suite de la *paralysie du muscle frontal*, le front du côté malade paraît un peu plus élevé que du côté sain ; il est lisse, sans plis et garde ces caractères, quand on dit au malade de froncer le front et d'y faire des rides transversales.

La *paralysie du muscle sourcilier* fait que l'arcade sourcilière du côté malade reste sans plis alors même que le malade essaie de froncer le sourcil. Le sourcil du côté malade est plus abaissé que celui du côté sain.

Par suite de la *paralysie du muscle orbiculaire* des paupières, la paupière supérieure du côté paralysé paraît plus étroite que du côté sain (prédominance du muscle élévateur de la paupière, non paralysé parce qu'il est innervé par le moteur oculaire commun) de sorte que la fente palpébrale du côté malade est plus largement ouverte que celle du côté sain. Il n'est pas rare que le globe oculaire fasse une saillie un peu plus considérable. On est frappé également par ce fait que du côté paralysé le clignotement manque.

Quand on dit au malade de fermer les yeux, l'œil sain seul obéit ; du côté paralysé la fente palpébrale devient un peu plus étroite, mais elle reste ouverte *(lagophtalmie paralytique)*. Par suite du mouvement associé du globe oculaire en haut et en dedans (plus rarement en haut et en dehors) dans les tentatives d'occlusion de l'œil paralysé, la sclérotique et le segment inférieur de l'iris restent visibles (voir fig. 138). On sera frappé par ce fait que toutes ces tentatives de mouvement se font d'une façon irrégulière et avec hésitation.

Les causes qui font que dans les tentatives d'occlusion de l'œil la fente palpébrale se rétrécit sont encore obscures ; les uns admettent une paralysie inégale en intensité des différents faisceaux de l'orbiculaire, tandis que Hasse émet, l'opinion, très séduisante quoique non démontrée, que, dans la paralysie du muscle orbiculaire, le muscle élévateur de la paupière s'épuise contrairement à la règle normale pendant l'occlusion des paupières, et rend possible ainsi la diminution de la fente palpébrale.

Un symptôme très gênant pour les malades est le *larmoiement continuel (epiphora)* qui est dû à ce que par suite de la paralysie du muscle de Horner, lequel est comme on sait une portion bien nette de la partie interne du muscle orbiculaire, la situation des points lacrymaux se trouve modifiée de telle sorte que les larmes n'y trouvent plus accès ou du moins y arrivent très difficilement. Si maintenant on considère qu'un clignotement continuel de même que l'étalement des larmes sur le globe oculaire sont indispensables pour préserver la cornée du dessèchement et pour la débarrasser des poussières qui pourraient y adhérer, on comprendra facilement qu'au bout d'un certain temps la paralysie faciale puisse s'accompagner d'inflammation de la conjonctive, d'ulcération de la cornée et même d'altérations oculaires plus profondes. Il n'est pas rare non plus de voir se produire un *ectropion paralytique* très marqué de la paupière inférieure.

Au niveau du nez on constate la *déviation du lobule* vers le côté sain : par suite de la paralysie des muscles qui président aux mouvements des ailes du nez l'orifice nasal du côté paralysé est plus petit. Les malades qui possèdent la faculté de faire mouvoir volontairement les ailes du nez ont perdu cette faculté du côté paralysé ; ils sont incapables de renifler de ce côté ; souvent ils se plaignent d'une sensation bizarre de sécheresse et d'une diminution de l'odorat de ce côté, phénomènes qui s'expliquent facilement ; par suite de l'insuffisance de l'écoulement des larmes dans le conduit lacrymo-nasal du côté malade, la muqueuse du nez reste sèche et l'orifice devenu plus étroit de la narine rend plus difficile l'accès des substances odorantes vers la muqueuse nasale.

Le sillon *naso-labial* du côté paralysé est peu marqué ou même complètement effacé.

La *commissure labiale* est plus basse que celle du côté sain ; elle est attirée vers cette dernière ; il en est de même du côté paralysé du menton.

La *fente labiale* reste, du côté paralysé, plus ou moins ouverte, de sorte que souvent la salive ou les boissons s'écoulent. Pour boire, quelques malades rejettent la tête en arrière et la penchent vers le côté sain pour éviter l'écoulement des liquides par le côté paralysé de la bouche.

L'occlusion des lèvres exerçant une grande influence sur l'articulation des mots, il est naturel que cette *articulation soit gênée.* Cela se fait surtout sentir dans la prononciation des labiales, un peu moins dans celle de quelques voyelles, par exemple : eu, u. On voit et l'on entend que pendant l'acte de la parole, la joue exécute des mouvements de va-et-vient comme un rideau gonflé par le vent, et qu'aux mots prononcés s'ajoutent des sons étrangers soufflants.

Le baiser, l'acte de siffler, de souffler, de cracher sont gênés, ou même impossibles, parce que l'air s'échappe au dehors à travers la moitié de la fente labiale qui est paralysée et non fermée.

Les *mouvements de la langue*, ceux qui président à la *mastication*, se font sans encombre. Le nerf facial a bien quelques relations avec les mouvements de la langue par l'intermédiaire du muscle hyoïdien, avec les mouvements de la mastication par l'intermédiaire du muscle digastrique dont il innerve la moitié postérieure ; mais ces muscles sont d'importance secondaire et leur fonction, faisant défaut, est suppléée entièrement par des muscles agissant dans le même sens, et innervés par d'autres nerfs (3e branche du nerf trijumeau (maxillaire inférieur), nerf grand hypoglosse).

Quelques auteurs anciens ont prétendu que les *mouvements de la langue* sont véritablement gênés dans les cas de paralysie faciale et que dans le mouvement de projection de la langue, la pointe se déviait tantôt vers le côté sain, tantôt vers le côté paralysé ; mais des observations plus récentes et plus exactes ont démontré que de pareilles déviations de la langue font totalement défaut, ou ne sont que simple apparence due à ce que par suite de la paralysie d'une moitié de la bouche, les rapports respectifs des bords de la langue et des commissures sont modifiés.

Quoique le mouvement de la mastication se fasse sans difficulté, il ne faut néanmoins pas perdre de vue que cet acte est troublé dans la paralysie faciale ; ce qui doit être attribué surtout à la paralysie du muscle buccinateur.

Par suite de cette paralysie il arrive que pendant la mastication les aliments s'accumulent entre la gencive et la muqueuse de la joue comme dans une sorte de cul-de-sac, de telle sorte que les malades sont obligés d'aller saisir les aliments avec les doigts ou de les pousser à travers la joue dans l'intérieur de la cavité buccale. Il arrive même assez souvent que pendant les mouvements de mastication la muqueuse de la joue du côté paralysé s'insinue entre les arcades dentaires et se trouve mordue et contuse.

La paralysie des branches du facial qui innervent les *muscles moteurs du pavillon de l'oreille* serait difficile à reconnaître sans un artifice spécial chez les personnes qui ne peuvent exécuter de mouvements volontaires du pavillon. Dans ce cas ces mouvements font bien entendu défaut du côté paralysé. Dans le cas contraire il faut recourir à l'examen électrique, ce qui est également nécessaire pour reconnaître la paralysie du muscle occipital.

La *sensibilité de la peau de la face* est conservée presque sans exception ; il est assez rare d'observer une diminution de la sensibilité ; mais alors les causes de la paralysie étaient très périphériques, de telle sorte que les fibres nerveuses du facial, et les fibres les plus périphériques du trijumeau qui, comme on le sait, s'unissent et se mêlent aux fibres du facial, étaient atteintes par la lésion.

Les troubles vaso-moteurs font le plus souvent défaut. Le côté paralysé de la face présente généralement sa coloration et sa température normales ; il rougit et pâlit rapidement concurremment avec le côté sain. On a parfois prétendu découvrir un rétrécissement et une réplétion moindre des vaisseaux sanguins du côté paralysé.

Berger rapporte un cas dans lequel il y avait *décoloration des cheveux* du côté paralysé. Dans une observation de Kern, il apparut du côté paralysé un *herpès de la langue* ; dans ce cas il fut impossible de trouver des modifications du goût. Eulenburg et Strübing ont observé de l'herpès facial associé à la paralysie ; mais dans ces cas il s'agissait bien plutôt d'une complication accidentelle par suite d'une lésion concomitante des fibres trophiques appartenant aux filets du trijumeau mêlés avec les terminaisons périphériques du facial.

Il est important de savoir, que contrairement à ce qui se passe dans la paralysie faciale d'origine centrale, les *mouvements réflexes et associés* font défaut dans la paralysie faciale périphérique. Si par exemple on approche rapidement le doigt vers l'œil du côté paralysé il n'y a pas de clignotement ; quand le malade rit ou bâille le côté paralysé de la face ne prend aucune part à ces mouvements.

Dans certaines circonstances on pourra observer des *troubles de l'ouïe*, cependant ces derniers n'ont pas toujours la même importance pathogénique. Si la paralysie faciale périphérique est due à des lésions intra-crâniennes ou à des lésions tuberculeuses ou inflammatoires du rocher, il existe souvent une diminution ou une abolition de l'ouïe, soit parce que, en même temps que le facial, le nerf acoustique est atteint par la lésion, soit parce que les lésions ont porté sur les organes de l'ouïe situés dans la caisse du tympan. Une augmentation pathologique de l'audition (*hyperacousis* ou *oxyokoïa*, appelée encore hyperacousis Willisiana, du nom du premier observateur qui l'a bien étudiée) est quelquefois la conséquence directe de la paralysie faciale. Hitzig insiste encore sur ce fait que beaucoup de malades perçoivent un son grave quand ils contractent volontairement leur muscle frontal. Ces phénomènes ne deviennent compréhensibles qu'autant qu'on se rappelle que le nerf facial innerve le muscle de l'étrier. Quand cette voie nerveuse ne fonctionne plus, le muscle tenseur du tympan innervé par le ganglion otique du nerf trijumeau devient prédominant et détermine la sensibilité excessive de l'ouïe; de quelle façon, cela n'est pas encore suffisamment élucidé.

Si, comme nous l'avons déjà indiqué, il existe des *troubles du goût* dans certains cas de paralysie faciale d'origine périphérique, c'est parce que le trijumeau envoie au facial des fibres gustatives; ces fibres, on le sait, émanent du ganglion sphéno-palatin, et vont se jeter par l'intermédiaire du nerf grand pétreux superficiel dans le genou du facial. Mais au point où la corde du tympan se détache du facial les fibres gustatives abandonnent le tronc de ce nerf; il ne faut donc s'attendre à trouver des troubles de la gustation que dans les cas où la lésion intéresse la partie du facial comprise entre le ganglion géniculé et la corde du tympan.

Nous avons déjà signalé les perversions du goût; les malades éprouvent des sensations anormales subjectives; ils se plaignent d'avoir constamment dans la bouche un goût salé, fade, métallique ou autre. Dans les cas graves ils ne perçoivent plus aucune saveur (ageusis), ou bien ils accusent des sensations erronées; ou bien ils ont simplement une diminution du goût du côté malade. Toutefois, ces troubles de la gustation qu'on observe dans la paralysie faciale sont limités à la pointe et aux deux tiers antérieurs de la langue; la muqueuse qui recouvre le tiers postérieur est en effet innervée par le glosso-pharyngien. On pratique l'examen du goût de la façon suivante :

Les yeux du malade étant fermés, on lui fait maintenir la langue en dehors de la bouche et on en badigeonne la pointe et les bords avec un pinceau trempé dans une solution salée, sucrée, acide ou amère, comme par exemple des solutions d'aloès, de quinine, de coloquinte, strychnine, acide acétique, sel ou sucre. Il est bien entendu que pendant l'examen la langue ne doit pas être ramenée dans la bouche. En général, cet examen demande à être fait avec soin et prudence; il réclame de la part du malade un certain degré d'intelligence. Il est bon aussi de faire l'examen du goût au moyen du courant galvanique, ainsi que cela a été recommandé et pratiqué pour la première fois par Neumann; ce mode d'investigation mérite d'être conservé. On se servira pour cela d'une électrode de forme effilée ou d'une sonde se terminant par un petit bouton (voir t. Ier, figure 76). Cet examen a pour but de déterminer si la sensation gustative initiale apparaît des deux côtés avec le même nombre d'éléments, dès que l'électrode entre en contact avec la langue; il faut rechercher en outre si l'anode détermine une sensation gustative plus intense, de caractère plus métallique et plus acide alors que l'action de cathode est plus faible et provoque une sensation plus piquante et plus salée. L'électrode indifférente, celle qui n'est pas en contact avec la langue, peut être placée pendant cet examen sur un point quelconque du corps, de préférence sur le sternum.

On commence l'examen avec un seul élément et on va en augmentant d'une façon progressive. Il faut avoir soin de bien distinguer la sensation gustative de cette autre sensation de picotement ou de fourmillement qui accompagne l'exploration électrique.

Si on touche la langue avec la pointe ou avec la tête d'une épingle il arrive assez fréquemment que les malades indiquent que la sensation de contact de la langue est diminuée du côté paralysé.

Quelques-uns se plaignent également d'une *diminution de la sécrétion salivaire* du côté paralysé et d'une sensation de sécheresse de la moitié correspondante de la muqueuse. Les anastomoses qui relient le ganglion géniculé du facial au ganglion sphéno-palatin du maxillaire supérieur par l'intermédiaire du nerf grand pétreux superficiel ont une certaine importance quand il s'agit d'expliquer non seulement les modifications du goût, mais encore ce fait qu'il peut y avoir *paralysie et déviation de la luette et du voile du palais.* De même qu'il reçoit des fibres gustatives du nerf trijumeau, le facial envoie en quelque sorte en échange au trijumeau des fibres motrices qui se rendent dans les nerfs palatins. Mais ici nous devons nous contenter des résultats de l'examen clinique ; la base anatomique exacte de ces faits ne saurait être précisée dans l'état actuel de nos connaissances, tant au point de vue de la dissociation anatomique de ces voies nerveuses très compliquées, qu'au point de vue des phénomènes physiologiques et pathologiques.

La bouche étant ouverte, on reconnaît facilement que les piliers du côté paralysé sont plus abaissés que ceux du côté sain et que dans les mouvements forcés de la respiration ils flottent comme un velum.

La luette est déviée du côté sain ; cependant il faut savoir que parfois elle est déviée, même dans l'état normal.

Parmi les symptômes cliniques de la paralysie faciale périphérique la *réaction électrique des muscles paralysés* présente une grande importance au point de vue diagnostique et pronostique. Suivant le degré de la paralysie, les propriétés électriques des nerfs et des muscles affectés sont différentes, de telle sorte que d'après Erb on peut distinguer trois formes, légère, moyenne et grave. Dans tous les cas il faut avoir soin de séparer d'une façon rigoureuse d'une part l'excitabilité au courant faradique de l'excitabilité au courant galvanique et d'autre part les phénomènes observés après l'excitation par l'une et l'autre forme de courant soit du nerf (excitation neuro-musculaire ou indirecte), soit du muscle lui-même.

Quand il s'agit de forme *légère* d'une paralysie faciale, il existe à peine quelques modifications dans les réactions électriques aux courants faradique et galvanique ; à égalité d'intensité de courant (faradique ou galvanique) la contractilité est la même du côté malade et du côté sain, que l'excitation porte sur le muscle ou sur le nerf.

Dans certains cas, on a même trouvé durant les premiers jours qui ont suivi le début de la paralysie une légère augmentation de la contractilité électrique à l'excitation indirecte, augmentation se traduisant de la façon suivante : pour obtenir une contraction minima du côté paralysé il suffisait d'une intensité de courant moins considérable que du côté sain, ou bien encore l'intensité des courants restant la même, les secousses musculaires du côté sain étaient moins accusées que du côté malade.

Les paralysies faciales qui se maintiennent dans cet état jusqu'au septième jour, et par suite d'une façon définitive, ainsi que le démontre l'expérience, sont d'un pronostic *très favorable*. Elles guérissent d'une façon certaine et le plus souvent en moins de deux à trois semaines, sans qu'il y ait besoin d'avoir recours à un traitement quelconque.

La forme *moyenne* de la paralysie faciale périphérique est caractérisée par ces modifications de la contractilité électrique qu'Erb a fort bien dénommées réactions de dégénérescence partielle. Si l'on excite électriquement le nerf (donc excitation indirecte), il peut y avoir, dans les premiers jours de la paralysie, une légère augmentation de la contractilité. Mais, vers la fin de la première semaine, l'excitabilité faradique aussi bien que la galvanique diminuent d'une façon plus ou moins notable, ce qui se traduit surtout par ce fait que du côté malade les contractions musculaires sont moins marquées que du côté sain, tandis que les contractions minima des muscles paralysés et des muscles sains apparaissent souvent avec des intensités égales des deux courants. Une diminution notoirement plus accusée de l'excitabilité électrique ne survient pas ultérieurement. Tout différents sont les effets de l'excitation directe des muscles. Ils permettent de reconnaître des modifications quantitatives et qualificatives de l'excitabilité électrique, mais ces modifications ne s'accusent complètement que pendant la seconde ou la troisième semaine. Avec le courant faradique, il y a une diminution de l'excitabilité électrique qui devient de plus en plus considérable à partir de la fin de la première semaine. Pendant la première semaine l'excitabilité galvanique diminue bien aussi un peu, mais pour augmenter bientôt pendant la deuxième semaine. Il suffit souvent de la plus faible intensité de courant pour déterminer des contractions musculaires du côté paralysé. Mais ces contractions perdent bientôt la brusquerie, l'instantanéité de celles des muscles sains; elles sont paresseuses, lentes, de peu d'intensité et affectent volontiers des caractères tétaniques; elles persistent souvent pendant toute la durée du passage du courant. En même temps on remarquera une modification de la loi de la contractilité normale du muscle excité galvaniquement. En effet, si on détermine l'excitation électrique d'un muscle sain avec des intensités de courant croissantes, on doit voir se produire successivement :

Pôle négatif, fermeture, secousse (Ka S Z) (1)
Pôle positif, fermeture, secousse (An S Z)
Pôle positif, ouverture, secousse (An O Z)
Pôle négatif, ouverture, secousse (Ka O Z)

Par contre, à la suite de la paralysie périphérique Ka S Z suit rapidement le A S Z ; bientôt le A S Z se manifeste avec un courant de même intensité que le Ka S Z et finalement il prédomine. Il en est de même de

(1) *Ka*. Cathode. — *An*. Anode. — *S*. Schliessung, fermeture. — *O*. Oeffnung, ouverture. — *Z*. Zuckung, secousse.

Ka O Z qui devient bientôt égal à An O Z mais qui le dépasse, il est vrai, rarement. Cette forme moyenne de la paralysie faciale périphérique guérit en général en quatre ou six semaines, huit ou dix au plus. Elle disparaît sans laisser de traces telles que des contractures ou des spasmes. Souvent les mouvements volontaires ont déjà reparu, alors qu'on peut encore constater l'existence des modifications de l'excitabilité galvanique des muscles.

La forme grave de la paralysie faciale périphérique est remarquable par ce fait qu'elle présente à l'examen électrique le tableau complet de la réac · tion de dégénérescence. Soit immédiatement après le début, soit après un ou deux jours durant lesquels il y a eu une légère augmentation de l'excitabilité électrique, on voit survenir une diminution progressive de l'excitabilité ; l'excitabilité galvanique ou faradique du nerf n'existe plus que dans les segments de plus en plus voisins de la périphérie pour disparaître en fin de compte complètement. Cette disparition de l'excitabilité électrique du nerf peut durer des semaines, des mois et dans les cas incurables, éternellement ; par contre à l'excitation électrique directe du muscle on constate l'existence des modifications quantitatives et qualificatives qui ont déjà été signalées dans la forme moyenne.

Erb et Hitzig ont appelé l'attention sur ce fait qu'à côté de l'augmentation de l'excitabilité galvanique, il existe encore une augmentation de l'*excitabilité mécanique des muscles* ; si, par exemple, on percute légèrement les muscles avec le marteau à percussion, il survient des contractions tétaniques.

Les cas de paralysie faciale périphérique *graves* exigent pour guérir un temps considérable ; souvent une période d'un an et demi est nécessaire ; dans tous les cas, les contractions volontaires des muscles ne se montrent guère avant la fin du deuxième ou du troisième mois. Il n'est pas rare non plus que la guérison reste incomplète en ce sens qu'on voit persister dans les muscles autrefois paralysés des spasmes ou des contractures. Quand les mouvements volontaires reparaissent, ils surviennent avant que l'excitabilité électrique indirecte soit perceptible, de telle sorte que les tubes nerveux ont recouvré la faculté de conduire les incitations volontaires et non les excitations périphériques ; mais il est bien entendu que la guérison peut faire entièrement défaut. Dans ces cas l'excitabilité d'abord augmentée au courant galvanique se perd peu à peu et la substance musculaire devient finalement complètement inexcitable.

Les modifications de l'excitabilité électrique qui ont été décrites sont en rapport avec les altérations anatomiques subies par les nerfs et les muscles affectés. Erb, Weiss, et von Ziemssen, plus récemment Leegaard et Ziemssen, Gessler les ont étudiées expérimentalement en sectionnant chez les animaux les nerfs périphériques et en étudiant pas à pas les lésions anatomiques et les modifications de l'excitabilité électrique. Quand un nerf périphérique est sectionné, le bout périphérique présente de la dégénérescence des fibres nerveuses, la myéline et le cylindre se désagrègent et perdent ainsi leur conductibilité. Plus la dégénérescence du nerf est avancée, plus l'excitabilité électrique devrait diminuer et cela du centre à la périphérie. Mais, par suite de la section du nerf, les muscles auxquels il se distribue subissent des modifications anatomiques ; environ vers la deuxième semaine les fibres deviennent plus étroites, leur striation transversale est moins nette, les noyaux diminuent en nombre ; on constate également la prolifération du tissu cellulaire interstitiel. E. Neumann a démontré le premier d'une façon aussi sagace que convaincante que dans cet état les muscles ont perdu la faculté de réagir à des courants (faradiques) de peu de durée, tandis qu'aux excitations des courants galvaniques de durée suffisante ils répondent avec ces modifications de l'excitabilité qui ont été décrites précédemment.

Au bout de quelque temps, dans les cas favorables, la régénération des tubes nerveux s'accomplit. Les fibres régénérées restent tout d'abord dé-

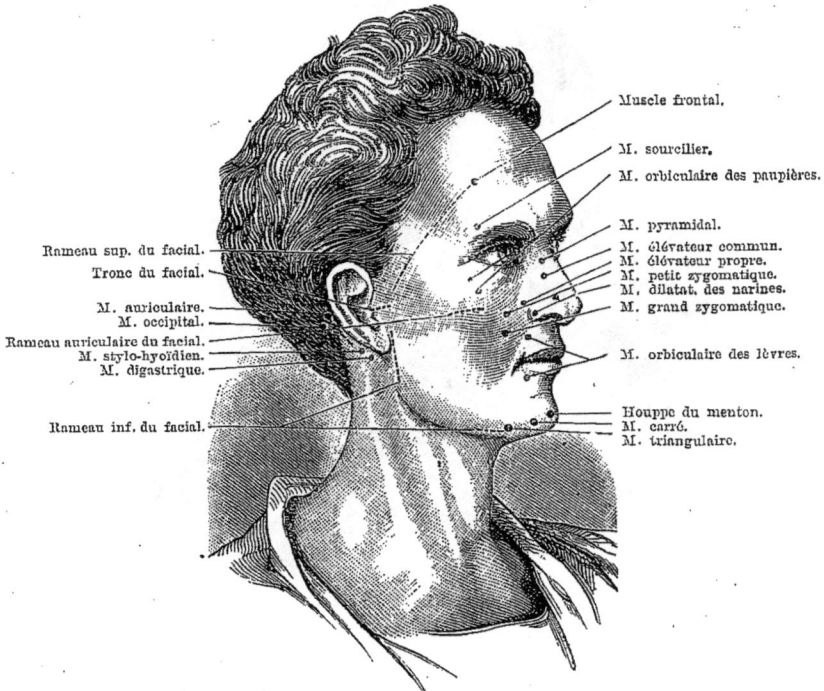

FIG. 189. — Points moteurs des principaux muscles de la face commandés par le nerf facial.

pourvues de myéline ; dans cet état, le nerf peut déjà transmettre les excitations volontaires parties des centres nerveux, mais il est encore sourd aux excitations électriques notamment.

D'après ce qui précède, on voit que la différence d'évolution des paralysies à forme légère et moyenne s'explique par ce fait que dans la première de ces formes le nerf et le muscle restent indemnes de toute lésion essentielle ; dans la forme moyenne le nerf est peu profondément atteint, mais le muscle subit de sérieuses altérations. Enfin dans la forme grave et incurable de la paralysie faciale, le tissu conjonctif se substitue aux fibres musculaires atrophiées et l'excitabilité électrique disparaît sans retour

Il va sans dire que pour bien constater l'état électrique du nerf et des muscles qu'il anime, il est indispensable de connaître d'une manière exacte le trajet de ses branches et le siège des « points moteurs, » des différents muscles de la face. Chacun sait que le « point moteur » est celui dont l'excitation détermine le plus facilement et le plus énergiquement la contraction du muscle. Ce point correspond tantôt à l'entrée du nerf dans le muscle, tantôt à la partie la plus superficielle et la mieux accessible du filet nerveux musculaire (voir fig. 139.) La paralysie faciale est généralement unilatérale, elle intéresse toutes les branches du nerf (hémiplégie faciale). Aux paralysies

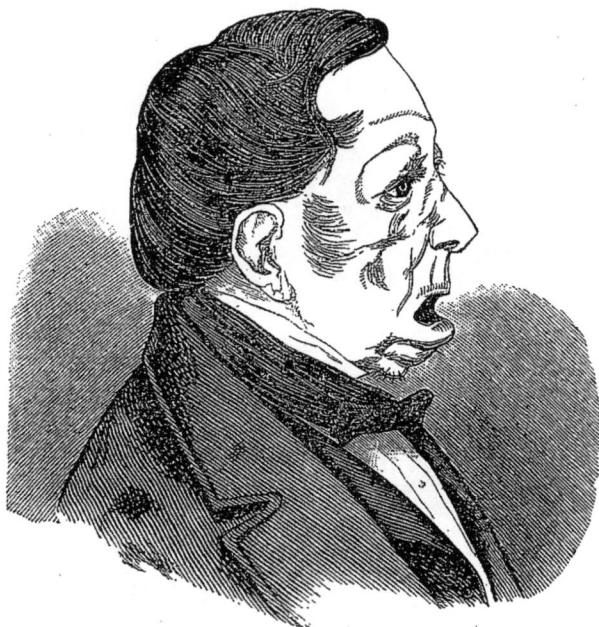

FIG. 140. — *Paralysie faciale double.* Vue de profil. D'après WRIGHT.

musculaires viennent s'ajouter parfois, suivant le siège de la lésion causale, des troubles de l'ouïe, du goût, ou bien la déviation de la luette.

La paralysie faciale bilatérale est rare. Lorsqu'elle succède à l'action du froid, après avoir frappé un des côtés de la face, la paralysie s'installe parfois sur l'autre moitié. Le même fait peut se produire dans les cas de lésions destructives des deux rochers. Maingault a signalé un cas de diplégie faciale consécutive à la diphtérie. La diplégie faciale résulte parfois de l'association d'une paralysie *périphérique* d'un côté, à une paralysie *centrale* de l'autre. Tel est le cas du malade qui primitivement atteint de paralysie faciale périphérique, est ultérieurement frappé d'hémorrhagie cérébrale et d'hémiplégie intéressant le côté de la face jusque-là resté indemne.

Chez les sujets affectés de diplégie faciale, la mimique du visage est complètement supprimée. S'il est vrai que la face, par la mobilité et l'ex-

pression de ses traits, reflète comme un fidèle miroir, les sentiments de
l'âme, elle a, dans ces cas, complètement perdu cette faculté représentative.
Dans le rire aussi bien que dans les larmes le visage garde son impassible
immobilité ; les malades vivent et pensent comme derrière un masque
inerte et indifférent. Le clignotement manque des deux côtés. La bouche est
entr'ouverte ; parfois la lèvre inférieure est pendante ; la salive et les boissons s'écoulent à travers l'orifice buccal. La parole est indistincte et nasonnée ; c'est qu'en effet la prononciation des labiales n'est pas seule compromise, les mouvements du pharynx sont en partie défectueux et le son est
nasonné. La déglutition s'exécute mal et il peut arriver que le malade soit

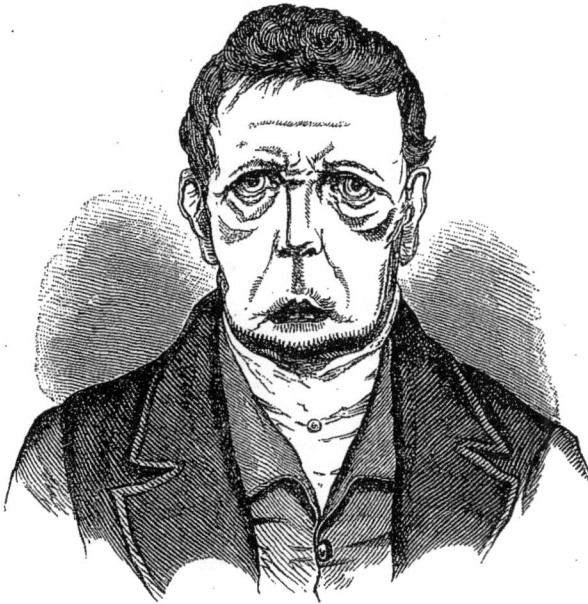

FIG. 141. — *Paralysie faciale double.* Vue de face. D'après WRIGHT.

obligé de pousser le bol alimentaire à travers l'isthme du gosier soit avec
ses doigts, soit, ainsi que je l'ai vu une fois, à l'aide d'une spatule spécialement construite dans ce but.

Les figures 140 et 141 empruntées à Wright reproduisent fidèlement
l'expression et l'immobilité du visage dans le cas de diplégie.

La *durée* de la paralysie est essentiellement variable ; nous avons déjà
insisté sur ce point. Elle est indéfinie, lorsque la paralysie est due à des
lésions tuberculeuses du rocher, à des sections traumatiques ou chirurgicales du nerf ou à toute autre cause depuis longtemps persistante.

Dans quelques cas la guérison est incomplète ; les muscles restent simplement parésiés, ou bien on voit à la paralysie succéder des contractures
passagères ; l'excitabilité réflexe des muscles est exaltée, alors un léger

souffle, un choc, un pincement, même appliqués du côté sain, suffisent à provoquer de brusques secousses dans les muscles du côté malade.

Parfois, on voit se produire dans les muscles primitivement paralysés des mouvements associés que le malade est impuissant à réprimer ; ainsi il peut arriver que l'acte de fermer les yeux s'accompagne d'un écartement involontaire de la commissure labiale, et vice versâ. Hitzig qui le premier a étudié soigneusement ces phénomènes les attribue à un état d'hyperexcitabilité du bulbe.

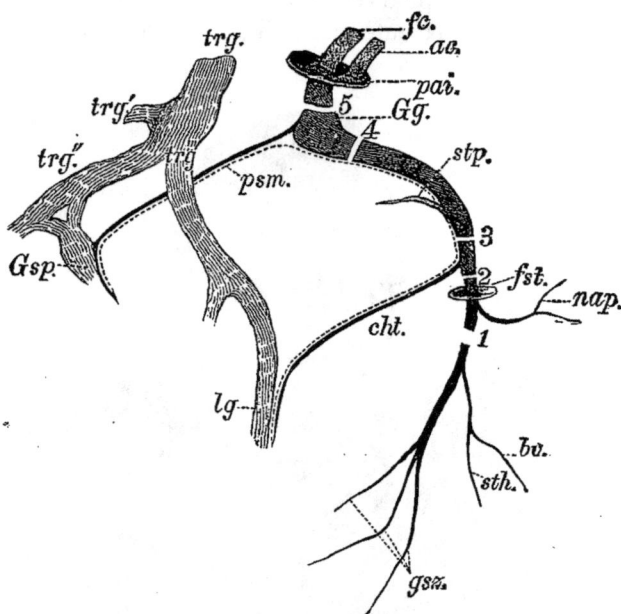

FIG. 142. — *Schéma des connexions du nerf facial.*

fec. Tronc du facial. — *ac.* Tronc de l'acoustique. — *pai.* Tronc auditif interne. — *gg.* Ganglion géniculé. — *psm.* Grand nerf pétreux superficiel. — *stp.* Nerf du muscle de l'étrier. — *cht.* Corde du tympan. — *fst.* Trou stylo-mastoïdien. — *nap.* Nerf auriculaire postérieur. — *tv.* et *sth.* Nerf des muscles digastrique et stylo-hyoïdien. — *gsz.* Rameaux fasciaux. — *trg, trg', trg'', trg'''.* Le tronc et les branches du trijumeau. — *gsp.* Ganglion sphéno-palatin. — *lg.* Nerf lingual.

Quand la paralysie persiste depuis longtemps, les muscles de la face s'atrophient, et l'aplatissement qui résulte de ce fait contribue dans une large mesure à augmenter l'asymétrie du visage.

Il est à remarquer qu'une paralysie faciale guérie laisse après elle une grande prédisposition aux récidives : Eulenburg a observé un paysan qui fut atteint de paralysie faciale deux fois à gauche et trois fois à droite.

IV. Diagnostic — Il est généralement facile de reconnaître une paralysie faciale et de savoir si elle est d'origine centrale ou périphérique. Les particularités qui plaident en faveur d'une paralysie de cause centrale sont les suivantes :

a) La paralysie est localisée exclusivement aux muscles innervés par le facial inférieur, le facial supérieur restant intact.

Dans ce cas les mouvements de la paupière et du front persistent, à moins que la paralysie dépende d'une lésion protubérantielle intéressant les fibres du facial entre les noyaux d'origine et le point d'émergence du nerf ;

b) Les mouvements réflexes et les mouvements associés sont conservés ;

c) L'excitabilité électrique du nerf et des muscles reste intacte ou même est légèrement accrue durant les premiers jours.

d) Avec la paralysie faciale coexiste une paralysie des membres soit directe, soit croisée, et dans ce dernier cas, elle doit être rapportée à une lésion siégeant en un point déterminé de la protubérance.

e) Suivant Straus, après une injection sous-cutanée de pilocarpine la sécrétion sudorale s'effectue normalement, lorsque la lésion est centrale ; par contre elle serait diminuée et retardée dans les paralysies de cause périphérique (?)

Dans les cas de paralysie périphérique, les commémoratifs, les circonstances au milieu desquelles la paralysie est survenue feront reconnaître la *variété étiologique.*

Pour pouvoir préciser le *siège* anatomique de la lésion causale, il est nécessaire d'avoir présents à l'esprit les détails anatomiques représentés dans la fig. 142.

1º Lorsque la lésion siège entre le point d'émergence du nerf au trou stylo-mastoïdien et les terminaisons de ses branches, la paralysie porte exclusivement sur les muscles de la face. Il y a dans ce cas purement et simplement prosoplégie (voir fig. 142, 1).

2º Quand le tronc du facial est intéressé dans l'intérieur du canal de Fallope, mais au-dessous de l'origine de la corde du tympan, à la paralysie des muscles de la face s'ajoute la paralysie des muscles auriculaires et occipital (voir fig. 142, 2).

3º Le nerf facial est-il lésé en *un point intermédiaire à l'origine de la corde du tympan et à celle du nerf de l'étrier,* on pourra constater à la fois la paralysie des muscles de la face, des muscles auriculaires, occipital, en même temps que des troubles du goût et de la sécrétion salivaire (voir fig. 142, 3).

4º) Si la lésion intéresse le nerf au-dessous du ganglion géniculé et au-dessus de l'origine du nerf de l'étrier, aux symptômes sus-indiqués s'ajoutent des troubles de l'audition (voir fig. 142, 4).

5º) Quand la lésion siège au-dessus du nerf grand pétreux superficiel ou bien au niveau du ganglion géniculé lui-même, on observe en outre une paralysie du voile du palais (voir fig. 142, 5).

6º) Enfin lorsque le nerf facial est lésé au-dessus du ganglion géniculé ou dans sa portion intra-crânienne, les troubles du goût font défaut, mais la paralysie de la face, des muscles occipital et auriculaires, les troubles de l'ouïe, la déviation de la luette et les troubles de la sécrétion existent. Enfin, dans les cas de lésion intra-crânienne l'auditif et le moteur oculaire externe se trouvent fréquemment intéressés en même temps que le facial.

V. Pronostic. — Le pronostic de la paralysie d'origine périphérique dépend avant tout de la cause ; si cette dernière est persistante ou a déterminé des altérations anatomiques considérables, il faut abandonner tout espoir de voir disparaître la paralysie. L'expérience démontre que les paralysies obstétricales du nerf facial guérissent spontanément en huit ou quinze jours ; il est exceptionnel de les voir gêner la succion.

D'une façon générale le pronostic est plus favorable chez les personnes jeunes, parce que chez elles les paralysies graves sont beaucoup plus rares, ainsi que le démontre l'expérience. Mais il dépend surtout de l'excitabilité électrique au sujet de laquelle nous renvoyons à ce que nous avons dit un peu plus haut.

VI. Traitement. — Le traitement doit tout d'abord avoir pour but de faire disparaître la cause, *traitement causal.* Si, par exemple, la syphilis est en jeu, il faut recourir au mercure et à l'iode. S'il s'agit de tumeurs ou d'abcès déterminant des phénomènes de compression, ces tumeurs et ces abcès seront traités par les méthodes chirurgicales. Si l'on se trouve en présence d'une paralysie faciale à frigore, il faut prescrire des bains de vapeur, des cataplasmes chauds, de l'acide salicylique (1 gr. toutes les heures jusqu'à production de bourdonnements d'oreilles) ou de l'iodure de potassium (5,0 : 200, 3 fois par jour une cuillerée à bouche), etc.

On ne perdra pas de vue, en même temps, le *traitement local.* On ne retire pas grand bénéfice de l'emploi des frictions excitantes, des badigeonnages avec la teinture d'iode, des sangsues ou autres moyens semblables. Dans quelques formes de paralysie, principalement dans celles qui sont consécutives à la diphtérie, on prétend avoir obtenu des succès par les injections sous-cutanées de strychnine.

Mais, à vrai dire, le seul traitement qui donne quelques résultats, c'est le traitement *électrique.* Néanmoins il ne faut pas en attendre plus qu'il ne peut donner, car les lésions des nerfs et des muscles qui forment le substratum anatomique de la paralysie suivent une marche bien déterminée et ne disparaissent pas comme par enchantement sous l'influence de l'électricité. On ne réussira à abréger la durée de la maladie qu'à la condition de chercher à faire disparaître les produits inflammatoires par le traitement électrique du nerf et à arrêter ou ralentir la marche de l'atrophie par l'excitation directe du muscle.

Si la paralysie a son siège dans le canal de Fallope ou dans la portion intra-crânienne du nerf, il faut avoir recours au courant galvanique traversant transversalement toute la tête ; un des pôles, de préférence l'anode (pôle positif, pôle cuivre), bien humecté, sera placé immédiatement en avant de l'apophyse mastoïde du côté malade ; l'autre, la cathode (pôle négatif, pôle zinc) sera placé au point correspondant de l'autre côté. Durée de la séance 2 à 5 minutes, répétée 3 à 4 fois par semaine. Il faut s'abstenir de courants trop forts ; le malade ne doit ressentir ni douleurs ni vertiges. Le médecin novice a très souvent de la tendance à croire qu'un traitement électrique ne saurait produire de résultat, si les pôles n'ont pas provoqué de brûlure ou d'autres sensations analogues.

Si les muscles paralysés réagissent au courant faradique, chacun des muscles de la face sera soumis à son action et placé en contraction plusieurs fois de suite. L'un des pôles (l'indifférent) sera placé de préférence sur le sternum, tandis que l'autre sera promené sur les différents points moteurs des muscles pour déterminer leur contraction (fig. 139, 5).

Il est évident que pour bien localiser le courant, il est nécessaire d'employer une électrode petite, fortement humectée et bien appliquée. Ici également les courants intenses doivent être évités, car ils produisent facilement une contracture électrique des muscles et par conséquent une altération considérable des traits. La durée des séances d'excitation de chaque muscle en particulier ne doit pas être trop longue ; la durée totale de la faradisation de tous les muscles ne doit pas dépasser 3 à 5 minutes.

Quelques médecins ont préconisé l'emploi du courant faradique, alors même que les muscles paralysés ont perdu toute faculté de répondre à l'excitation de ce courant. Dans ces cas nous préférons le courant galvanique. On placera l'une des électrodes (de préférence l'anode), comme pôle indifférent, sur le sternum, et avec la cathode qui agit d'une façon plus intense on passera plusieurs fois de suite sur les différents muscles, dans le sens de leur direction. Si, à mesure que la paralysie s'améliore, l'excitabilité faradique des muscles reparaît, on pourra employer alternativement les courants faradiques et les courants galvaniques.

Dans les cas invétérés de paralysie faciale périphérique, Rosenthal a recommandé la *galvanisation intra-buccale* ; pour mieux atteindre le muscle, il plaçait l'anode sur la muqueuse de la joue et la cathode à l'extérieur, sur chaque muscle en particulier. Landois et Mosler employaient concurremment le courant galvanique pour le nerf et le courant faradique pour les différents muscles.

Si la paralysie faciale périphérique est suivie de *contractures* et de *secousses musculaires*, on peut essayer de faire disparaître cette contracture par l'emploi de courants continus en permanence (l'un des pôles en avant de l'apophyse mastoïde, l'autre fixe, au niveau du plexus parotidien ou sur les différents muscles). On peut recommander également le massage des muscles contracturés. Certains malades ont recours pour atténuer la déviation des traits, à l'emploi de petites boules qu'ils placent sous la joue. On a fait parfois la myotomie ou la ténotomie des muscles raccourcis ; ou bien encore, au moyen d'une excitation faradique très forte, on a provoqué une contracture électrique des muscles sains, pour parer à la difformité du visage.

2. — Paralysie motrice du trijumeau.

Paralysie des muscles masticateurs. Paralysie faciale masticatrice.

I. Étiologie. — On sait que le trijumeau ne possède de fibres nerveuses motrices que dans sa troisième branche, le nerf maxillaire inférieur. Ces fibres se présentent, au niveau du point d'émergence du trijumeau, près du bord antérieur de la protubérance, sous la forme d'une racine nerveuse indépendante, plus petite que la racine sensitive du trijumeau, et placée immédiatement devant elle. Le nerf maxillaire inférieur sort du crâne par le trou ovale du sphénoïde, pour se distribuer aux muscles masticateurs : temporal, masséter, ptérygoïdiens interne et externe. De plus, il fournit des rameaux moteurs aux muscles mylohyoïdien, ventre antérieur du digastrique, tenseur du tympan, et péristaphylin externe, ou tenseur du voile du palais.

Les paralysies périphériques de la troisième branche du trijumeau, sont très rares. Dans son trajet extra-crânien, le nerf est si profondément caché qu'il est difficilement atteint par les *refroidissements* et les *influences rhumatismales*. Les *affections* tuberculeuses, syphilitiques ou autres du *sphénoïde*, sont si extraordinairement rares, qu'elles ne sauraient devenir une cause de paralysie que d'une façon tout à fait exceptionnelle. Les causes relativement les plus fréquentes de la paralysie périphérique de la troisième branche du trijumeau, sont les *lésions intracrâniennes*, parmi lesquelles nous relevons l'inflammation des méninges, les lésions syphilitiques, les tumeurs et les anévrysmes. Souvent, dans ces cas, la racine sensitive, par conséquent les deux premières branches du trijumeau participent à la maladie ; bien plus ! il n'est pas rare de voir les lésions s'étendre également aux nerfs crâniens voisins, tels que le facial ou le pathétique.

II. Symptômes.

II. Symptômes. — La paralysie de la troisième branche du trijumeau, se reconnaît facilement à l'abolition des *mouvements de mastication*, d'où le nom de paralysie faciale masticatrice qui lui a été donné. Pendant la mastication, la saillie plus grande des régions massétérine et temporale fait défaut du côté malade, et au toucher, les doigts ne trouvent pas ce gonflement et cette dureté si caractéristique du muscle en contraction. Par suite de la paralysie des muscles ptérygoïdiens, chaque mouvement de mastication fait dévier la mâchoire du côté paralysé. Les malades sont incapables de faire exécuter à leur mâchoire des mouvements de latéralité vers le côté sain. A l'aide de leur langue ils s'efforcent de ramener les aliments entre les arcades dentaires du côté sain, pour les pouvoir triturer.

Les déviations de la luette et les troubles de l'ouïe s'expliqueraient par la paralysie des muscles péristaphylin externe et tenseur du tympan, mais ils n'ont pas été constatés d'une façon certaine. D'après Lucæ la paralysie du muscle tenseur du tympan se traduirait par ce fait que les malades entendraient fort bien les bruits subjectifs du ton le plus bas, mais seraient incapables de percevoir les bruits de tonalité un peu basse qui leur viennent de l'extérieur.

On constate le plus souvent l'existence de *troubles de la sensibilité*. Ces derniers peuvent être limités au territoire de la branche maxillaire inférieure du trijumeau, ou au contraire s'étendre aux trois branches de ce nerf. Nous renverrons pour plus de détails au chapitre relatif à l'anesthésie du trijumeau.

L'*état électrique des muscles paralysés* est celui qu'on observe dans toutes les paralysies d'origine périphérique; cependant celui des muscles masticateurs n'a pas encore été l'objet d'une étude approfondie. Quant au mode de réaction électrique des branches nerveuses intéressées, il est encore fort peu connu, ces branches étant situées trop profondément pour être accessibles à l'exploration électrique.

Si la paralysie persiste pendant longtemps, les muscles paralysés peuvent devenir le siège d'atrophies ou de contractures; quand ces dernières se produisent le maxillaire inférieur se trouve appliqué fortement contre le supérieur.

Dans les cas de paralysie masticatrice double, le maxillaire inférieur est

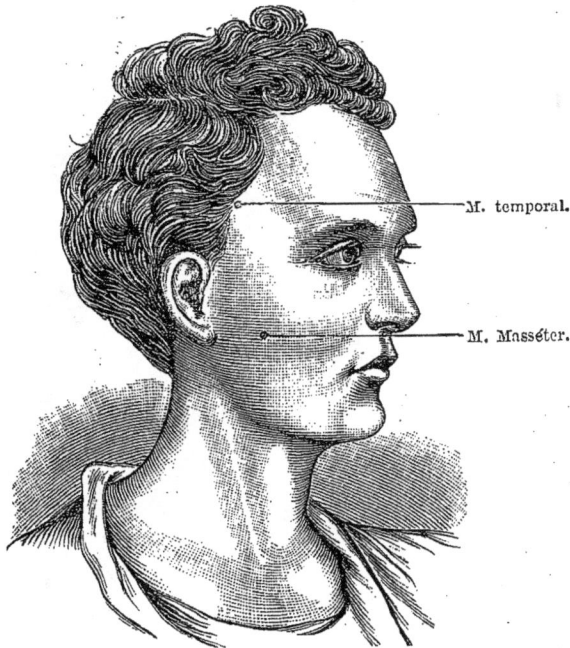

FIG. 143. — *Points moteurs des muscles temporal et masséter.*

pendant et inerte. C'est un fait qui s'observe fréquemment dans l'état d'agonie.

III. **Traitement.** — Le traitement doit s'adresser à la cause et à l'état local. La première indication varie suivant la cause de la paralysie, la seconde consiste essentiellement dans l'emploi de l'électricité. Dans les cas de lésions intra-crâniennes, le courant devra traverser transversalement tout le crâne. Les différents muscles paralysés seront soumis en outre à l'action du courant faradique ou du courant galvanique suivant les cas; le masséter et le temporal sont seuls, il est vrai, accessibles à l'action directe du courant. Les points moteurs sont indiqués dans la figure 143.

3. — Paralysie du spinal.

I. Étiologie. — Le nerf spinal prend naissance, comme on sait, par un grand nombre de racines; les unes proviennent de la moelle, les plus inférieures d'entre elles partent du niveau de la 6e et de la 7e vertèbre cervicale; les autres, supérieures, proviennent des parties latérales du bulbe. Ces racines se réunissent en un tronc commun, lequel sort du crâne, comme le pneumogastrique, par le trou déchiré postérieur. Immédiatement après, le tronc du spinal se divise en une branche interne, ou antérieure et une branche externe, postérieure; la première s'accole au pneumogastrique et forme surtout le nerf laryngé inférieur ou récurrent et le nerf pharyngien, en partie

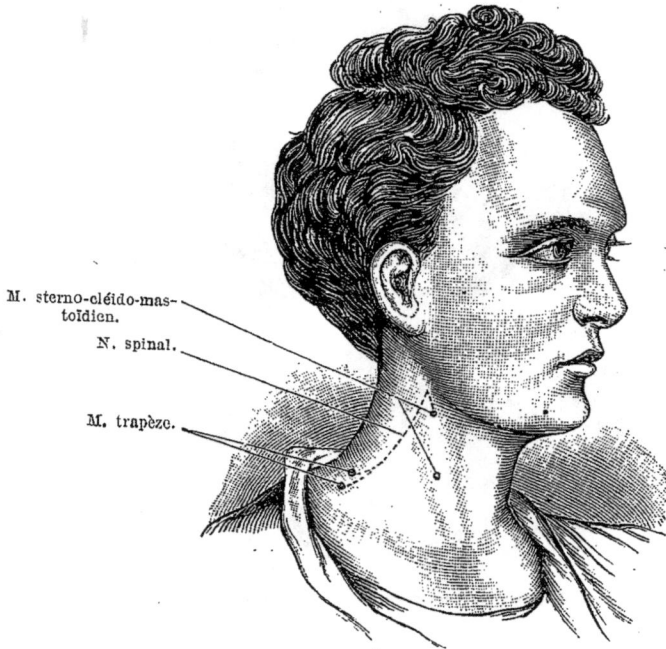

FIG. 144. — *Points moteurs du muscle sterno-cléido-mastoïdien, du muscle trapèze, ainsi que du tronc du nerf spinal.*

seulement les rameaux cardiaques du pneumogastrique; la branche externe fournit des rameaux moteurs aux muscles sterno-cléido-mastoïdien et trapèze. Ces deux muscles reçoivent aussi, il est vrai, quelques rameaux nerveux moteurs du plexus cervical. D'après Cl. Bernard les faisceaux nerveux de la branche externe proviendraient en majeure partie des racines médullaires.

On conçoit facilement que la paralysie du spinal se présente avec ses caractères les plus purs, lorsqu'elle est limitée à sa branche externe. Les

paralysies de la branche interne font partie du cortège des symptômes de la
paralysie du pneumogastrique et ne doivent pas nous arrêter ici.

Les causes de la paralysie d'origine périphérique du spinal sont les suivantes : les refroidissements, les traumatismes, les tumeurs et abcès du cou,
les affections de la colonne cervicale, plus rarement des lésions intra-crâniennes.

II. Symptômes. — La *paralysie unilatérale du muscle sterno-cléido-
mastoïdien* se reconnaît à l'attitude légèrement inclinée de la tête, caput
obstipum paralyticum. La face est tournée vers le côté paralysé ; le menton,
plus élevé qu'à l'état normal, est également dirigé vers le côté malade. Ces
phénomènes s'expliquent sans aucune difficulté par la prédominance d'action du muscle sain sur le muscle paralysé. Les mouvements passifs de la
tête d'avant en arrière sont possibles, mais les mouvements actifs ne se font
qu'au prix des plus grands efforts ; l'action du muscle sterno-mastoïdien
paralysé devant être suppléée par celle d'un certain nombre de muscles auxiliaires. Si, le menton étant fixé artificiellement avec la main pour augmenter la résistance, on ordonne au malade d'exécuter des mouvements de la
tête d'avant en arrière, on voit le muscle sain se contracter et se dessiner
très nettement sous la peau du cou, tandis que du côté malade toute saillie
musculaire fait défaut.

Si la paralysie dure déjà depuis quelque temps, le muscle subit une atrophie progressive, si bien que parfois le trajet du muscle se dessine sous
la forme d'une gouttière. Le muscle sain, au contraire, reste contracturé
et peu à peu le torticolis devient spasmodique, c'est le caput obstipum
spasticum.

Quand les muscles sterno-mastoïdiens des deux côtés sont paralysés, la
tête se maintient, il est vrai, dans la rectitude ; mais les mouvements en
haut et en arrière sont extrêmement difficiles, et le relief des muscles fait
défaut des deux côtés.

La *paralysie unilatérale du muscle trapèze* détermine une attitude, dans
laquelle l'omoplate du côté paralysé est abaissée, elle s'écarte aussi d'une
façon très notable de la colonne vertébrale ; mais l'angle supéro-interne est
plus éloigné de la ligne médiane que l'angle inférieur. L'action du poids
du bras fait que l'angle supéro-externe de l'omoplate se trouve fortement
abaissé en bas et en avant, attitude qui se trouve encore notablement
augmentée par ce fait que les muscles rhomboïde et élévateurs de l'omoplate,
muscles antagonistes, se contracturent. La fosse sus-claviculaire apparaît très
profonde. Les mouvements d'élévation de l'épaule (l'action de hausser les
épaules) sont limités et devenus très difficiles, car ils ne sont possibles que
grâce à l'aide des autres muscles élévateurs de l'épaule ; il en est de même
des mouvements dans lesquels l'omoplate se rapproche de la colonne vertébrale et qui ne sont plus effectués que par la contraction du muscle rhomboïde. L'élévation du bras au-dessus de la ligne horizontale est devenue plus
difficile, parce que l'omoplate est mal fixée à la cage thoracique.

La paralysie des muscles trapèzes des deux côtés donne au dos une apparence élargie et voûtée. La tête est le plus souvent inclinée vers la poitrine.

L'association d'une paralysie des sterno-mastoïdiens à celle des trapèzes donne lieu à des symptômes qui se déduisent facilement de ceux que nous venons de décrire à propos de chacune d'elles.

Quand la cause de la paralysie a son siège dans le tronc du spinal, de telle sorte que la branche interne se trouve atteinte au même titre que la branche externe, alors aux phénomènes précédents s'ajoutent les symptômes de la paralysie du pharynx et du nerf récurrent. Dans les cas de paralysie bilatérale du spinal on a observé également un ralentissement du pouls (Seeligmüller) ; on sait en effet que les rameaux cardiaques du pneumogastrique proviennent en partie du spinal.

L'état électrique des muscles et du nerf paralysés correspond autant qu'on en peut juger, à celui qui a été décrit à propos de la paralysie faciale.

III. **Traitement.** — Le traitement est analogue à celui de la paralysie faciale ; il comprend par conséquent : la suppression de la cause, l'emploi de l'électricité. Dans les cas de lésions crâniennes on applique cette dernière sous forme de courants galvaniques traversant le crâne transversalement ; on aura recours en outre au traitement électrique de chaque muscle paralysé. La fig. 144 fait connaître le siège des points moteurs des muscles sterno-cléido-mastoïdien et trapèze, de même que le trajet superficiel du nerf spinal. Dans les cas invétérés qui s'accompagnent de contracture, l'intervention chirurgicale, autrement dit le traitement orthopédique et la myotomie, est nécessaire.

4. — Paralysie du nerf grand hypoglosse.

Glossoplégie.

I. **Étiologie.** — Le nerf grand hypoglosse prend naissance par un grand nombre de racines dans un sillon qui est situé entre l'olive et la pyramide du bulbe et qui est la continuation du sillon collatéral antérieur de la moelle. Le tronc formé par la réunion de ces racines sort du crâne par le trou condylien antérieur, pour se rendre dans les muscles intrinsèques de la langue (muscles hyoglosse, génioglosse, styloglosse, lingual), dans ceux qui s'insèrent à l'os hyoïde (muscles génio-hyoïdien, omo-hyoïdien, sterno-hyoïdien) et dans quelques muscles extrinsèques du larynx (muscles sterno-thyroïdien, thyro-hyoïdien).

Les paralysies de l'hypoglosse d'origine périphérique sont rares. Gendrin en a publié une observation dans laquelle le nerf fut comprimé au niveau du trou condylien par un kyste hydatique, et Weir-Mitchell en a rapporté un cas dû à un coup de feu. On a observé également cette paralysie à la suite d'opérations entreprises pour des tumeurs ou des cicatrices vicieuses et dans lesquelles l'hypoglosse fut lésé.

II. **Symptômes.** — La paralysie de l'hypoglosse se manifeste tout d'abord par des troubles des mouvements de la langue ; ceux que l'on observe du côté du goût et des mouvements de déglutition sont secondaires.

Si la paralysie est unilatérale, dans le mouvement de projection de la langue, la pointe se dévie vers le côté paralysé ; ce fait est dû à l'action prépondérante du muscle génioglosse resté sain (Schiff, Heidenhain). Quand on fait ouvrir la bouche au malade, on voit que la moitié de la langue qui est paralysée présente des plis plus accusés que ceux de la moitié saine ; on y constate aussi fréquemment des contractions fibrillaires très intenses.

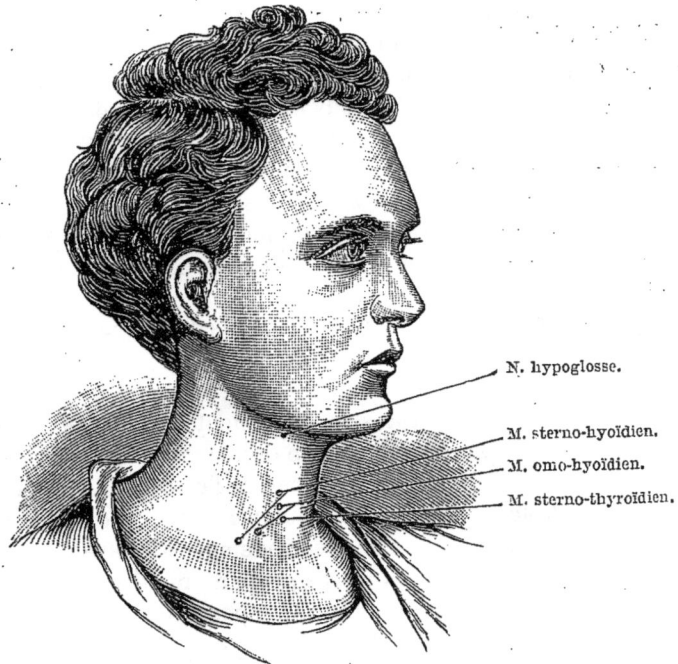

N. hypoglosse.

M. sterno-hyoïdien.

M. omo-hyoïdien.

M. sterno-thyroïdien.

FIG. 145. — *Points moteurs du nerf hypoglosse et des muscles qu'il commande.*

Si la paralysie est de date ancienne, il n'est pas rare de constater une atrophie de la moitié de la langue.

Les troubles de la motilité de la langue sont surtout manifestes pendant la mastication et dans les mouvements de la parole, si bien qu'on a proposé de distinguer deux variétés de glossoplégie, une glossoplégie de mastication et une glossoplégie d'articulation des sons (Romberg). Pendant la mastication la formation du bol alimentaire se fait d'une façon imparfaite ; des parcelles alimentaires échappent à la mastication du côté paralysé. Les difficultés que les malades éprouvent à déplacer les aliments dans leur bouche font qu'un grand nombre d'entre eux accusent une diminution notable de leurs sensations gustatives. Au moment de la déglutition le dos de la langue se soulève et vient ainsi fermer toute communication entre les cavités buccale et pharyngienne ; or, dans l'affection qui nous occupe, la langue étant paralysée, l'occlusion de la cavité pharyngienne est incomplète, et les aliments solides et liquides retombent dans la bouche. On s'explique de la même façon le fait que les malades avalent mal leur salive et sont condamnés à des efforts d'expuition incessants.

La glossoplégie d'articulation des sons se traduit surtout par une difficulté dans la prononciation des dentales, principalement des lettres l, s, sch, mais aussi des lettres k, g, ch, r, etc... Le chant est aussi troublé ; la voix de fausset en particulier devient impossible, parce que sa production exige la coopération des mouvements de la langue, ainsi que cela résulte de recherches de Bennati.

Quand la paralysie porte sur les deux nerfs hypoglosses, la langue reste inerte dans la cavité buccale, et les troubles de la mastication et du langage sont encore plus accusés. Souvent alors les malades arrivent, mais à grand' peine, à produire une sorte de bégaiement incompréhensible ; ils ne peuvent converser qu'en écrivant. Parfois la salive s'écoule de la bouche d'une façon ininterrompue.

L'excitabilité électrique se comporte, autant que permet d'en juger l'expérience acquise, comme dans les autres paralysies périphériques.

III. Traitement. — De tous les moyens de traitement, le plus important est l'électricité.

Les différents muscles innervés par le grand hypoglosse et leurs points moteurs indiqués fig. 145 sont facilement accessibles ; quant à la portion périphérique du nerf lui-même, elle doit être cherchée immédiatement au-dessus et en arrière de la grande corne de l'os hyoïde. En outre, la masse musculaire de la langue peut être soumise à une excitation électrique directe. On emploiera à cet effet une électrode spéciale, ayant la forme d'une sonde, terminée par un bouton et isolée jusqu'au niveau de la pointe ; le manche de l'instrument sera pourvu autant que possible d'un appareil à interruption, qui permettra de n'établir le courant que quand l'électrode aura été mise en place. On évitera ainsi toute inflammation des lèvres et de la muqueuse buccale en général (voir tome 1, fig. 76). Pour galvaniser le tronc de l'hypoglosse, on placera la cathode au point indiqué sur la fig. 145 ; l'anode reposera sur le cou.

5. — Paralysie radiale.

I. Étiologie. — La paralysie radiale est la plus fréquente des paralysies des différents nerfs du membre supérieur. Le trajet superficiel et sinueux du radial l'expose plus particulièrement aux influences rhumatismales et traumatiques. La cause habituelle de cette paralysie est en effet le *traumatisme*; elle succède plus rarement à l'action du *froid*. Dans quelques cas, la paralysie paraît avoir été provoquée par un *effort démesuré* des muscles innervés par le nerf radial. Seeligmüller a observé chez un apprenti forgeron une paralysie de cet ordre qui s'était produite après que le sujet eut manié pendant longtemps un lourd marteau. La paralysie radiale survient parfois à la suite de *maladies infectieuses*. Bernhardt en a rapporté un cas consécutif au typhus exanthématique ; on en a observé également à la suite du rhumatisme articulaire aigu. La paralysie radiale isolée s'observe également dans l'intoxication saturnine.

Autrefois, on admettait volontiers l'origine rhumatismale des paralysies radiales ; mais Panas est venu démontrer récemment que les paralysies d'origine traumatique sont infiniment plus fréquentes, et tous les auteurs qui l'ont suivi ont confirmé ce fait. La diversité des traumatismes est très grande ; aussi devons-nous nous contenter d'en indiquer quelques-uns.

Une des variétés les plus fréquentes de la paralysie radiale périphérique est celle que l'on pourrait appeler la *paralysie du sommeil*. Il arrive souvent que des personnes, en état d'ivresse ou accablées de fatigue, s'endorment dans une position telle que leur bras et par suite le nerf radial, le plus souvent au point où il contourne l'humérus, se trouve comprimé ; de là la paralysie. Dans ces cas le malade s'est endormi, la tête reposant sur son membre supérieur et le bras portant sur une arête vive, par exemple sur un barreau de chaise ou sur le bord du lit ; ou bien encore le bras étant placé le long du corps et le malade couché sur son bras en décubitus latéral, la compression du nerf s'en est suivie ; parfois enfin, le bras se trouvait ramené sous la tête et reposait sur un plan résistant. L'habitude qu'ont la plupart des sujets de dormir couchés sur le côté droit, explique aisément la plus grande fréquence de la paralysie radiale traumatique du côté droit. Plus le sommeil est lourd, plus les chances de paralysie sont grandes. On observe rarement la paralysie radiale à la suite du sommeil naturel de la nuit ; le plus souvent il s'agit d'un ivrogne ou d'un ouvrier qui, après un bon repas, est tombé dans un sommeil de peu de durée, mais très profond. Webber nous signale un cas de paralysie radiale par surmenage chez un garde-malade.

Très voisine de la paralysie du sommeil est la *paralysie par compression des mineurs* décrite par Seeligmüller ; ces ouvriers travaillent, on le sait, dans des couloirs étroits, couchés sur un côté du corps, tandis que le bras de l'autre côté fonctionne seul.

La dénomination de *paralysie des béquilles* s'applique à ces paralysies radiales périphériques, qui surviennent à la suite de l'usage de béquilles mal construites. Tantôt la forme des traverses est mauvaise, ou bien les béquilles en sont dépourvues, tantôt elles sont garnies de coussinets insuffisants ; parfois encore les béquilles sont trop longues, ou bien enfin les malades s'en servent mal. La paralysie se montre parfois quelques heures à peine après le premier usage des béquilles ; dans d'autres cas au contraire elle ne paraît qu'après des jours et des semaines. Le côté droit atteint par la paralysie correspond le plus souvent à celui de l'affection qui a nécessité l'emploi des béquilles. On n'a pas toujours affaire à une paralysie isolée du nerf radial, il est très fréquent de voir atteints, quoique à un degré moindre, les nerfs cubital et médian (paralysie associée des nerfs du bras). Le fait que la paralysie porte exclusivement ou plus spécialement sur le nerf radial s'explique par la disposition anatomique du plexus brachial ; ce nerf est en effet situé au-dessous et en arrière des autres troncs nerveux et par conséquent beaucoup plus accessible à l'action compressive des béquilles.

Brenner a signalé, sous le nom de *paralysie des prisonniers*, une paralysie radiale qui a été observée chez les prisonniers russes, qu'on a coutume de lier les uns aux autres avec des cordes. Les liens entourent le bras et agissant par compression, déterminent une paralysie du nerf radial. Bernhardt a rapporté des exemples de paralysie radiale de même origine observés en Allemagne.

C'est à Brenner que l'on doit de connaître la paralysie *des enfants emmaillotés et celle des cochers*. La première est la conséquence d'une coutume fort en honneur en Russie et qui consiste à emmailloter l'enfant en lui serrant fortement les bras contre le corps et à le coucher ensuite sur le côté ; c'est donc une variété spéciale de paralysie du sommeil. La seconde survient assez fréquemment chez les cochers russes qui ont la fâcheuse habitude de s'endormir sur leur siège, les guides enroulées autour du bras.

Bachon a signalé la *paralysie des porteurs d'eau de Rennes*. Elle s'explique par la façon particulière dont les porteurs d'eau de cette ville transportent leurs lourds seaux. Ils passent le bras dans l'anse du seau qui repose sur la face antérieure de la poitrine et de l'abdomen ; tout le poids porte sur le bras, et l'anse du récipient exerce sur le nerf radial une compression très forte.

C'est par un mécanisme analogue que le fait de porter des paquets au bout d'une corde ou celui de soulever de lourds fardeaux provoque parfois la paralysie radiale (Webb).

Tout récemment j'ai soigné un étudiant qui s'était donné une paralysie radiale, en portant dans une retraite aux flambeaux une torche qu'il serrait fortement entre son bras et sa paroi thoracique.

On a signalé dans ces derniers temps, plusieurs cas de paralysie radiale survenus à la suite d'*injections sous-cutanées d'éther* faites à la face postérieure de l'avant-bras (Arnozan, Remak, Neumann) ; il est probable que l'aiguille de la seringue pénètre trop profondément, touche le nerf, et que l'éther qu'elle déverse détermine une névrite.

A côté des formes précédentes de paralysies radiales traumatiques, nous rangerons encore celles qui surviennent à la suite de contusions, de coups de feu, de coupures, de luxations de l'épaule et de fractures du bras ; mais dans cet ordre de faits le nerf radial n'est généralement pas seul atteint. Dans les cas de fracture, le radial peut être lésé directement par les fragments, ou bien n'être intéressé qu'ultérieurement par le développement du cal qui l'enserre. Ces derniers faits s'observent principalement dans les cas de fractures du tiers inférieur.

II. Anatomie pathologique.

— Les lésions anatomiques de la paralysie radiale périphérique sont peu connues ; on peut néanmoins admettre que le nerf et les muscles subissent les mêmes modifications qui ont été décrites à propos de la paralysie faciale. Bernhardt a rapporté un cas de paralysie radiale consécutive à un typhus exanthématique dans lequel il a pu constater, au point où le radial contourne l'humérus, une tuméfaction inflammatoire du nerf qui s'étendait sur une longueur de trois centimètres. Au-dessus, les tubes nerveux étaient intacts, au-dessous ils étaient dégénérés. Les fibres des muscles innervés par le radial présentaient une multiplication notable de leurs noyaux et leur striation transversale tendait à disparaître.

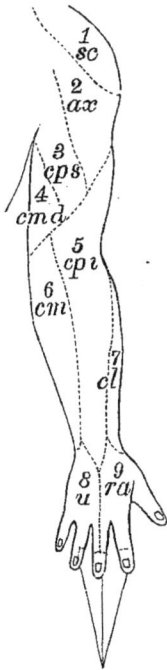

FIG. 146. — *Face dorsale.*   FIG. 147. — *Face palmaire.*

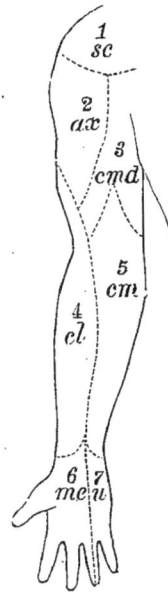

Nerfs cutanés du membre supérieur.

sc, branches anormales du plexus cervical superficiel. — ax, nerf circonflexe. — cps, branches cutanées post. et supér. du radial. — cmd, accessoire du brachial cutané interne. — cpi, branches cutanées post. et inf. du radial. — cm, brachial cutané interne. — cl, musculo-cutané. — u, nerf cubital. — ra, nerf radial. — me, nerf médian.

III. Symptômes.

— La paralysie radiale peut se manifester à la fois par des troubles de la motilité et de la sensibilité ; dans tous les cas les premiers sont les plus saillants, ils sont aussi les plus constants ; les seconds au contraire peuvent faire complètement défaut alors même qu'il s'agit de paralysies motrices très graves.

Les différents muscles à examiner sont : le triceps brachial, le long supinateur, le court supinateur, le premier et le second radial externe, l'extenseur commun des doigts, l'extenseur propre du petit doigt, le cubital postérieur, l'anconé, le long abducteur du pouce, le long et le court extenseur du pouce, l'extenseur propre de l'index. Le muscle brachial antérieur reçoit une branche du nerf radial ; mais la paralysie de cette petite branche ne provoque aucun symptôme, car ce muscle reçoit aussi des filets moteurs du nerf musculo-cutané.

En ce qui concerne la distribution des branches cutanées du nerf radial, il est à remarquer que le rameau cutané interne innerve la partie postérieure du bras jusqu'au coude, tandis que le rameau interne se distribue à la face postérieure de l'avant-bras jusqu'au niveau du poignet. Les dernières ramifications du nerf radial se résolvent en filets cutanés qui donnent la sensibilité à la moitié externe de la face dorsale de la main jusqu'au niveau de la ligne médiane du médius, puis à la face dorsale du pouce, de l'index

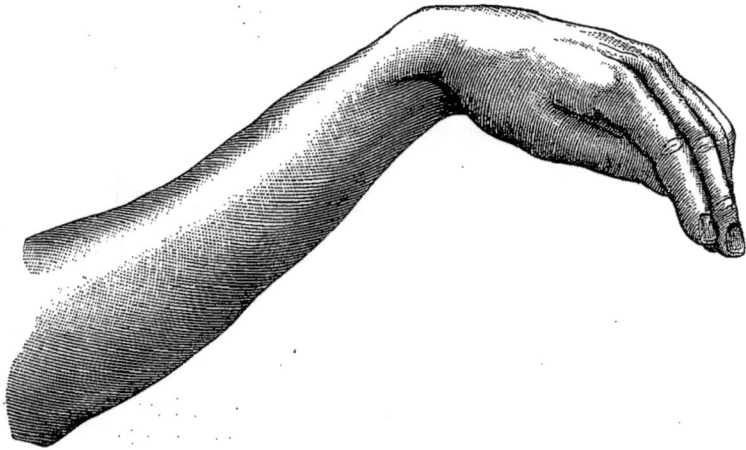

FIG. 148. — *Attitude des doigts et de la main dans les paralysies radiales périphériques.* Homme de 25 ans. (Obs. personnelle. Clinique de Zurich.)

et du médius, mais seulement sur la première et la deuxième phalange, les téguments de la dernière phalange étant innervés par le nerf médian (voy. fig. 146 et 147).

Le début de la paralysie radiale est souvent brusque ; des sujets qui s'étaient endormis en état de santé parfaite se réveillent avec une paralysie radiale complète. Cependant on constate parfois l'existence de prodromes caractérisés surtout par des paresthésies au niveau de l'avant-bras, une sensation d'engourdissement, des fourmillements ; à ces troubles succède bientôt la paralysie musculaire. Ces phénomènes prodromiques se rencontrent surtout dans les paralysies survenues pendant le sommeil et dans celles provoquées par le port de béquilles.

Les *troubles de la motilité que détermine la paralysie radiale périphérique* sont faciles à reconnaître. Le bras étant soulevé horizontalement, la main retombe en flexion et en pronation légère ; les doigts sont fléchis, le pouce est pareillement fléchi et ramené sous les autres doigts (voy. fig. 148). Le malade est incapable d'étendre la main et les doigts. La pression de la main est faible. Les doigts sont inhabiles pour les mouvements un peu délicats, tels que ceux nécessités par l'action d'écrire, de dessiner, de se boutonner, etc. ; aux inconvénients déjà nombreux qu'entraîne l'affection elle-même s'ajoute alors une incapacité de travail. Les mouvements de supination de l'avant-bras sont supprimés ; il en est de même des mouvements d'extension quand le triceps brachial est paralysé.   .

La *paralysie du muscle extenseur commun des doigts* a pour conséquence une impossibilité absolue d'étendre les premières phalanges des doigts. L'extension des deuxièmes et troisièmes phalanges peut encore se faire grâce aux muscles interosseux qui sont innervés par le nerf cubital ; mais ces derniers muscles ne peuvent produire ce mouvement qu'autant que les premières phalanges sont elles-mêmes étendues ; les deux dernières phalanges ne peuvent donc être étendues qu'à la condition que les premières aient été au préalable placées en état d'extension. C'est également à la paralysie de l'extenseur commun des doigts qu'est due l'impossibilité où se trouve le malade d'exercer une pression énergique avec sa main ; les fléchisseurs des doigts ne peuvent en effet agir avec toute leur vigueur que si les extenseurs se contractent en même temps, maintenant ainsi éloignées l'une de l'autre les insertions des muscles fléchisseurs de la main et des doigts. Aussi la pression de la main s'effectue-t-elle avec une certaine vigueur même au début d'une paralysie radiale, si l'on a soin de maintenir la main du malade artificiellement en extension. Pour la même raison, les mouvements d'adduction et d'abduction de la main, l'action d'écarter les doigts ne pourront être effectués, que si l'attitude en flexion de la main, conséquence de la paralysie radiale, a été préalablement corrigée.

La *paralysie des muscles premier radial et second radial externes et du muscle cubital postérieur* se reconnaîtra à ce que : les mouvements d'adduction et d'abduction de la main sont difficiles ou complètement impossibles, lorsque l'avant-bras et la main reposent sur un plan résistant.

La *paralysie du long abducteur et des muscles long et court extenseurs du pouce* a pour résultat l'abolition des mouvements d'abduction et d'extension de ce doigt, qui devient dès lors impropre à la préhension des objets.

Par suite de la *paralysie du muscle court supinateur*, les mouvements de supination de l'avant-bras sont impossibles, lorsque l'avant-bras est en extension complète ; si l'avant-bras est fléchi, les mouvements de supination sont encore possibles grâce à l'action du biceps.

L'avant-bras étant placé dans une position intermédiaire à la pronation et la supination, si on engage le malade à fléchir énergiquement l'avant-bras, tandis qu'on oppose une certaine résistance à ce mouvement, on ne voit pas se manifester ce relief, si apparent chez l'homme sain, que forme le *muscle long supinateur* en état de contraction.

Y a-t-il paralysie des muscles triceps brachial et anconé ? rien ne s'oppose à la flexion passive de l'avant-bras ; mais une fois fléchi, il est impossible au malade de l'étendre à nouveau.

Dans la paralysie radiale, les *paresthésies* sont beaucoup plus fréquentes que les troubles de la sensibilité objectivement constatables. Les malades sé plaignent de sensations de froid, d'engourdissement et de fourmillements, alors que souvent l'exploration avec l'aiguille ou le courant faradique ne fait reconnaître aucun trouble de la sensibilité cutanée. Celle-ci est-elle atteinte, la distribution des phénomènes anesthésiques variera avec le siège de la lésion. Comme cette dernière siège le plus souvent au point où le nerf radial contourne l'humérus, il s'ensuit que les troubles de la sensibilité ne peuvent être constatés parfois que sur le dos de la main. Mais, même dans les cas où la lésion siège plus haut, les troubles de la sensibilité peuvent faire défaut ; cela tient à ce que les différents nerfs du bras échangent entre eux de nombreux filets cutanés ; quand l'un d'eux est paralysé, les autres le suppléent. Les phénomènes de suppléance ont été tout particulièrement étudiés, au point de vue expérimental, par Arloing et Tripier.

Parfois on observe aussi des *troubles vaso-moteurs*, qui se traduisent par un abaissement de la température et une coloration livide de la peau.

On peut voir survenir également une *tuméfaction des articulations des doigts et de la main* ainsi que des *nodosités le long des tendons extenseurs* ; ces dernières ont été décrites par Gubler sous le nom de ténosite hypertrophique. Ces lésions sont-elles de nature trophique ou d'ordre mécanique ? C'est ce qu'on ne saurait dire. Toujours est-il que lorsque la paralysie a duré quelque temps, les *muscles* subissent une dégénérescence atrophique.

L'état électrique du nerf et des muscles est, d'une façon générale, comparable à celui qu'on observe dans la paralysie faciale périphérique. Presque toujours, dans les cas de paralysie survenue pendant le sommeil, l'excitabilité électrique est conservée dans la portion périphérique du nerf ; souvent aussi on a pu constater une augmentation de l'excitabilité faradique et galvanique. L'irritation du bout central ne produit, bien entendu, aucun effet, puisque l'excitation électrique ne peut traverser le point lésé ; l'on a ainsi, dans l'exploration électrique du nerf, un moyen commode et sûr pour déterminer très exactement le siège de la lésion.

Fischer a pu démontrer dans un cas de paralysie radiale périphérique, tout comme dans la paralysie faciale, l'existence d'une augmentation sérieuse de *l'excitabilité mécanique* du nerf.

La *durée de la paralysie radiale* est quelquefois très longue, alors même qu'elle relève manifestement d'une cause bénigne.

Dans presque tous les cas, même après une très longue durée, la guérison complète peut être obtenue le plus souvent. L'observation a démontré que les paralysies dites des béquilles sont celles qui guérissent le plus vite (en moins de une à trois semaines), tandis que les paralysies dites du sommeil exigent pour disparaître complètement de quatre à six semaines.

On a observé quelquefois une série de paralysies radiales chez la même personne ; ces récidives se voient surtout chez les alcooliques qui s'exposent continuellement à de nouvelles atteintes.

IV. **Diagnostic.** — Le diagnostic de la paralysie radiale est facile, les troubles fonctionnels qu'elle détermine sont aussi évidents qu'il est aisé de les rapporter à leur véritable cause. Quand le nerf radial est seul paralysé, la localisation seule de la paralysie permettra déjà, le plus souvent, de conclure à l'existence d'une paralysie radiale périphérique. Raynaud a rapporté, il est vrai, une observation dans laquelle un tubercule développé au fond du sillon de Rolando, à l'origine de la deuxième circonvolution frontale, avait déterminé une pàralysie limitée au domaine du radial. Mais, si nous laissons de côté ces faits exceptionnels, la cause d'une paralysie radiale périphérique sera toujours aisément déterminée de par l'étude des commémoratifs, l'examen du membre et l'exploration électrique. La paralysie radiale saturnine est presque toujours bilatérale ; elle est généralement accompagnée d'autres symptômes d'intoxication saturnine, en particulier du liséré des gencives. La notion du siège de la lésion sera tirée du nombre et de la répartition topographique des muscles paralysés, des troubles de la sensibilité qui peuvent exister et surtout de l'examen électrique du nerf lui-

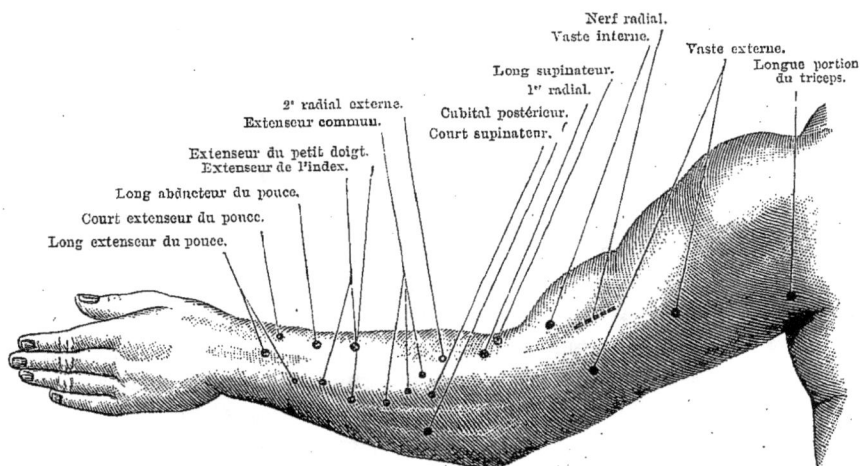

FIG. 149. — *Points moteurs du nerf radial.*

même. Dans les paralysies radiales dites du sommeil, le triceps brachial et la sensibilité cutanée du bras et de l'avant-bras restent indemnes, car dans ces cas la compression a porté généralement au point où le nerf contourne l'humérus, au-dessous du point d'origine des rameaux nerveux qui animent ce muscle et innervent cette portion des téguments. Si, par hasard, la compression s'exerce non au bras, mais au niveau du tiers supérieur de l'avant-bras, à sa face postérieure, le muscle long supinateur échappe également à la paralysie.

V. Pronostic. — Le pronostic de la paralysie radiale périphérique est le plus souvent favorable, comme nous l'avons déjà dit, il ne faut pas désespérer de la guérison, alors même que la paralysie dure déjà depuis longtemps.

VI. Traitement. — Le traitement doit avant tout avoir pour but la suppression de la cause de la paralysie, *traitement causal*. Dans les cas de paralysie due à l'usage des béquilles, on supprimera momentanément ces appareils et l'on en choisira ultérieurement de mieux appropriés ; les luxations devront être réduites ; quand la compression sera produite par un cal, on devra en pratiquer l'ablation avec la gouge et libérer le nerf. S'il s'agit d'une plaie du nerf déjà cicatrisée, la cicatrice sera excisée et les deux bouts du nerf seront rapprochés par une suture, etc.

Le *traitement local* ne doit pas non plus être négligé ; c'est sur le traitement électrique qu'on devra compter le plus. Les points moteurs du nerf et des muscles sont indiqués dans la figure 149. R. et E. Remak ont recommandé dans les cas de paralysie par compression, l'emploi du courant galvanique, le pôle négatif étant placé au niveau de la lésion, l'anode en un point quelconque (sternum); il faut se servir d'un courant de moyenne intensité. Pour agir sur les muscles paralysés il sera préférable d'employer le courant faradique. On devra, ici comme pour toutes les autres paralysies, se garder d'employer des courants trop intenses. Trois à quatre séances par semaine, de trois à cinq minutes de durée, suffiront.

6. — Paralysie du nerf médian.

I. **Étiologie.** — La paralysie périphérique du nerf médian s'observe bien plus rarement que celle du nerf radial. Dans la majorité des cas il s'agit d'une *paralysie traumatique* et alors le tronc nerveux se trouve presque toujours lésé non pas dans le sillon interne du bras (comme cela a lieu dans les cas de luxation, de cal exubérant de l'humérus ou de compression par les béquilles), mais dans son trajet antibrachial, assez souvent immédiatement au-dessus de l'articulation radio-carpienne ; là en effet le nerf se trouve exposé aux blessures par instruments piquants, tranchants ou autres, à toutes sortes de traumatismes. On a observé quelques cas de paralysies du médian consécutives à une saignée maladroite faite au niveau du pli du coude ; la lancette ayant sectionné non seulement la veine, mais encore le tronc nerveux qui lui est presque accolé (paralysie phlébectomique). Les plaies par fragments de verre sont relativement fréquentes.

La *paralysie à frigore* du nerf médian est rare. On a vu survenir la paralysie du médian à la suite de *maladies infectieuses aiguës* (variole, fièvre typhoïde). La paralysie du médian par *névrite* proprement dite n'est pas inconnue.

II. **Symptômes et Diagnostic.** — Le nombre des muscles atteints dans leur fonctionnement dépend du siège de la lésion causale. Celle-ci est-elle située immédiatement au-dessus de l'articulation radio-carpienne, les phénomènes paralytiques sont limités aux muscles de l'éminence thénar (muscle court abducteur, court fléchisseur et opposant du pouce); le muscle adducteur du pouce reste seul indemne, innervé qu'il est par le nerf cubital. La paralysie atteint également les deux premiers lombricaux.

Quand la lésion causale de la paralysie siège plus haut, la plupart des muscles de la région antérieure de l'avant-bras se trouvent intéressés, à savoir les muscles rond pronateur, petit palmaire, grand palmaire, fléchisseurs superficiel et profond des doigts (ces deux fléchisseurs des doigts reçoivent pourtant quelques rameaux du cubital) long fléchisseur du pouce, carré pronateur.

La paralysie du fléchisseur superficiel des doigts, a pour conséquence l'impossibilité absolue de fléchir la deuxième phalange, tandis que la paralysie du fléchisseur profond a pour effet de supprimer la flexion de la phalange unguéale de l'index et souvent du médius. Les mouvements de flexion de cette même phalange des autres doigts se trouvent sous la dépendance de cette portion du fléchisseur profond qui est innervé par le cubital. La flexion des premières phalanges se fait sans la moindre gêne, parce

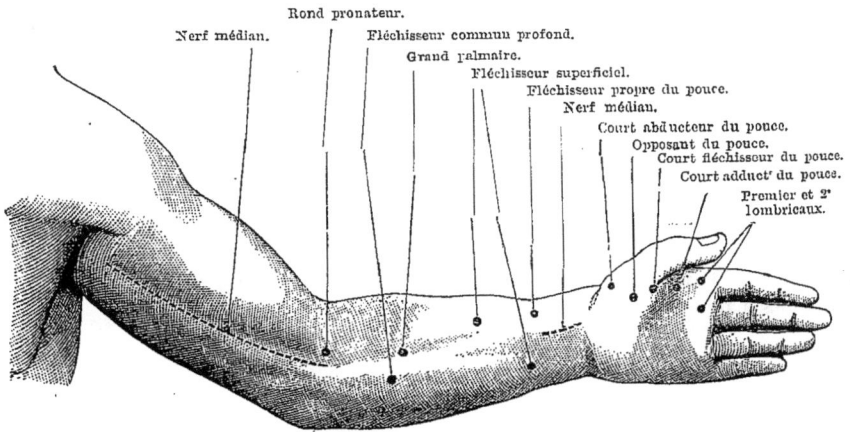

Rond pronateur.
Nerf médian.
Fléchisseur commun profond.
Grand palmaire.
Fléchisseur superficiel.
Fléchisseur propre du pouce.
Nerf médian.
Court abducteur du pouce.
Opposant du pouce.
Court fléchisseur du pouce.
Court adduct' du pouce.
Premier et 2ᵉ lombricaux.

FIG. 150. — *Points moteurs du nerf médian.*

qu'elle est produite par la contraction des interosseux (innervés par le cubital), contraction qui détermine en même temps l'extension des deuxième et troisième phalanges. Parfois par une contraction exagérée de ces muscles interosseux les deuxième et troisième phalanges des doigts se placent en hyperextension et subissent une sorte de subluxation. Cette particularité est généralement très accusée à l'index. La flexion de la main se trouve gênée ; elle ne s'effectue que par la contraction du muscle cubital interne, la main se trouvant portée en même temps par un mouvement d'abduction vers le cubitus. Si l'avant-bras est étendu, la pronation est impossible ; s'il est fléchi, ce mouvement se fait, mais d'une manière imparfaite et grâce au long supinateur innervé par le radial, aidé par les muscles rotateurs du bras en dehors.

La paralysie des muscles de l'éminence thénar rend le pouce impropre aux travaux qui nécessitent des mouvements délicats. Les phalanges de ce doigt ne peuvent plus être fléchies, les mouvements d'opposition sont impossibles. Le muscle adducteur resté indemne parce qu'il est innervé par le cubital, applique le pouce contre l'index, en même temps que les extenseurs innervés par le radial, le maintiennent en extension forcée. La forme générale de la main se trouve ainsi notablement modifiée ; elle prend l'aspect d'une main de singe.

Les *troubles de la sensibilité* peuvent faire défaut même dans les cas de paralysie grave. Les rameaux cutanés des nerfs cubital et radial suppléent les filets paralysés. Dans d'autres cas, il y a anesthésie de la moitié externe de la paume de la main jusqu'à la ligne médiane de la face dorsale de la main, jusqu'au niveau des phalanges unguéales du pouce, de l'index, et du médius. Souvent l'anesthésie est le plus marquée à l'extrémité de l'index.

La paralysie du médian s'accompagne assez fréquemment de *troubles trophiques*. Les doigts atteints de paralysie prennent un aspect lisse et comme vernissé ; leurs poils s'allongent, s'hypertrophient, les ongles s'épaississent, s'infléchissent ou s'écaillent. Il peut même se former des éruptions pemphigoïdes et des ulcérations au niveau des phalanges unguéales.

Quand la paralysie est de longue durée, on voit survenir de l'*atrophie, atrophie des muscles par inaction.*

Les réactions électriques des nerfs paralysés sont faciles à explorer en suivant les indications données par la fig. 150 ; elles se comportent d'ailleurs comme dans toutes les autres paralysies périphériques.

III. Le **Pronostic** et le **Traitement** sont soumis aux règles qui ont été formulées à propos de la paralysie radiale.

7. — Paralysie du nerf cubital.

I. **Étiologie.** — Le *traumatisme* est une des causes les plus importantes de la paralysie périphérique du nerf cubital ; elle peut être le fait d'une compression exercée par des béquilles, d'une fracture de l'humérus, d'un cal exubérant, d'une tumeur ou de plaies par instruments contondants, tranchants, piquants, ou par armes à feu ; parfois la compression du nerf se produit durant un décubitus prolongé, ainsi que Seeligmüller l'a observé chez une dame opérée de cancer du sein. On l'a observée également chez des ouvriers que leur métier obligeait à tenir leur coude longtemps appuyé sur un plan résistant ; c'est ainsi qu'on l'a vue se produire chez des horlogers (Ott), des verriers (Leudet, Ballet). Les paralysies à frigore ou par névrite, celles qui surviennent à la suite de maladies infectieuses aiguës, sont beaucoup plus rares.

II. **Symptômes et Diagnostic.** — Les symptômes de la paralysie du nerf cubital se devinent aisément. La paralysie des muscles de l'éminence hypothénar (muscle abducteur, court fléchisseur et opposant du petit doigt) entraîne l'abolition des mouvements du petit doigt. Par suite de l'impotence fonctionnelle des muscles interosseux et des troisième et quatrième lombricaux, les mouvements d'adduction et d'abduction des doigts sont très limités ou même font complètement défaut. De plus, la paralysie des interosseux rend impossible la flexion des premières phalanges des doigts et l'extension des deuxième et troisième phalanges. Le nerf cubital innervant la portion

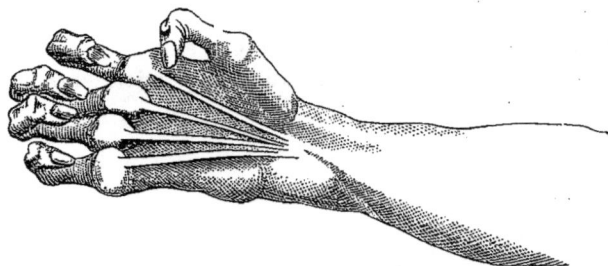

FIG. 151. — *Main en griffe. Face palmaire.* D'après DUCHENNE.

interne du muscle fléchisseur profond des doigts, les mouvements de flexion des deux ou trois derniers doigts peuvent être gênés. La paralysie du muscle adducteur du pouce entraîne pour ce doigt l'impossibilité d'être rapproché de l'index. Les mouvements de flexion et d'adduction de la main sont abolis, si le muscle cubital interne se trouve compris dans la sphère paralysée.

Quand les branches cutanées du nerf cubital participent à la paralysie on constate des *troubles de la sensibilité* dans la partie interne de la paume de la main, sur le petit doigt et sur la moitié interne de l'annulaire. Sur la

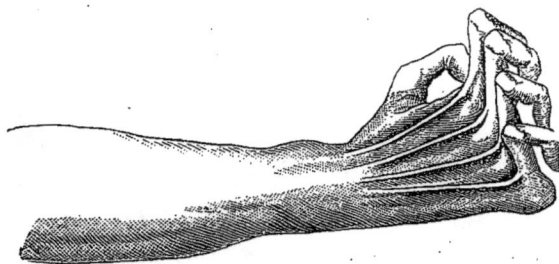

FIG. 152. — *Main en griffe. Face dorsale.* D'après DUCHENNE.

face dorsale de la main et des doigts la sensibilité se trouve altérée jusqu'à la ligne médiane du doigt médius (voy. T. III, fig. 146 et 147), mais ces troubles de la sensibilité peuvent faire complètement défaut grâce à la suppléance des autres branches cutanées.

Les *troubles trophiques* sont très rares. La paralysie est-elle de longue durée, il survient de l'atrophie des muscles, *atrophie par inaction*. Cette atrophie est surtout marquée au niveau de l'éminence thénar qui s'amincit et s'aplatit et dans les espaces interosseux qui se creusent profondément et prennent l'aspect de gouttières. Il n'est pas rare de voir la main prendre une attitude particulière qu'on a désignée sous le nom de *main en griffe*. Les interosseux et les lombricaux se trouvant paralysés, le tonus des fléchisseurs communs des doigts entraîne les premières phalanges en flexion forcée et parfois les subluxe vers la paume de la main. En même temps les deuxième et troisième phalanges des doigts se trouvent fortement fléchies par la con-traction des muscles superficiels et profonds des doigts, de telle sorte que les phalanges unguéales s'enfoncent par leur extrémité dans la paume de la main (voyez fig. 151 et 152). Cette attitude est particulièrement prononcée au

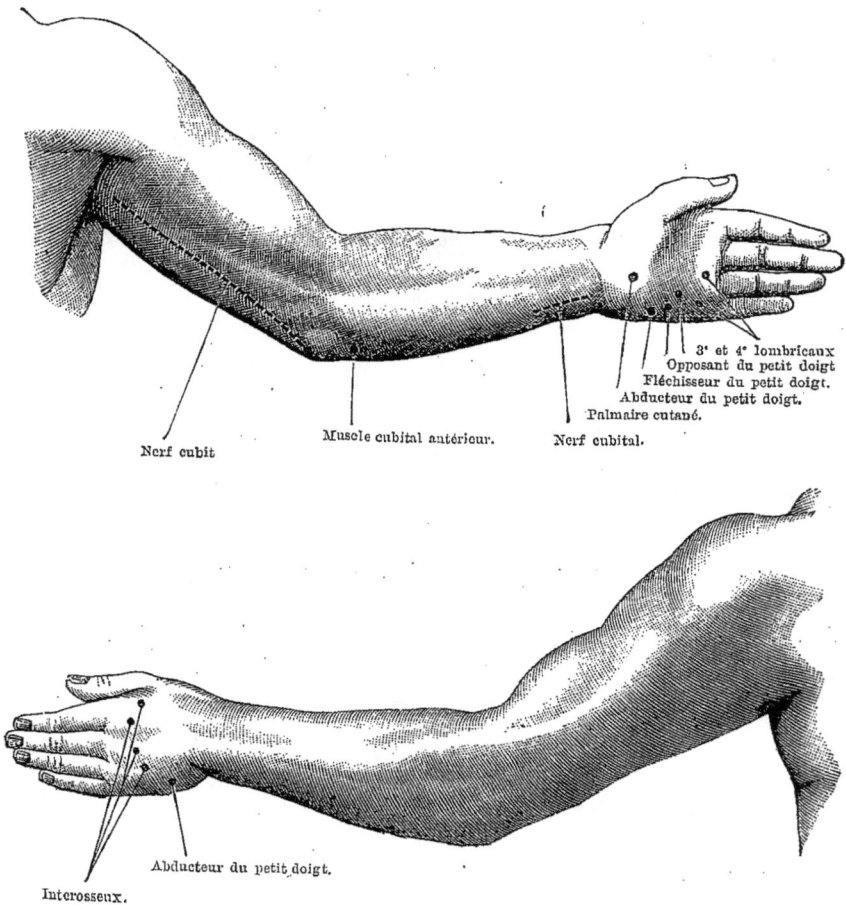

3ᵉ et 4ᵉ lombricaux
Opposant du petit doigt
Fléchisseur du petit doigt.
Abducteur du petit doigt.
Palmaire cutané.

Nerf cubit   Muscle cubital antérieur.   Nerf cubital.

Abducteur du petit doigt.

Interosseux.

Points moteurs du nerf cubital.

FIG. 153. — Face palmaire.   FIG. 154. — Face dorsale.

niveau des quatrième et cinquième doigts, car les muscles lombricaux des deuxième et troisième doigts demeurent indemnes, innervés qu'ils sont par le nerf médian. Il va sans dire qu'indépendamment de cette déformation le fonctionnement de la main se trouve sérieusement compromis.

L'état électrique des nerfs et des muscles paralysés est soumis aux lois établies pour toutes les paralysies périphériques.

III. Pronostic et Traitement. — Le traitement ne diffère pas de celui de la paralysie radiale; il en est de même du pronostic. Les points moteurs sont indiqués dans les figures 153 et 154.

8. — Paralysie du nerf musculo-cutané.

I. Étiologie. — La paralysie périphérique du nerf musculo-cutané qu'on appelle encore nerf perforant de Cassérius et cutané latéral (Henle), est d'une rareté extrême ; ce nerf est le plus souvent respecté alors même que

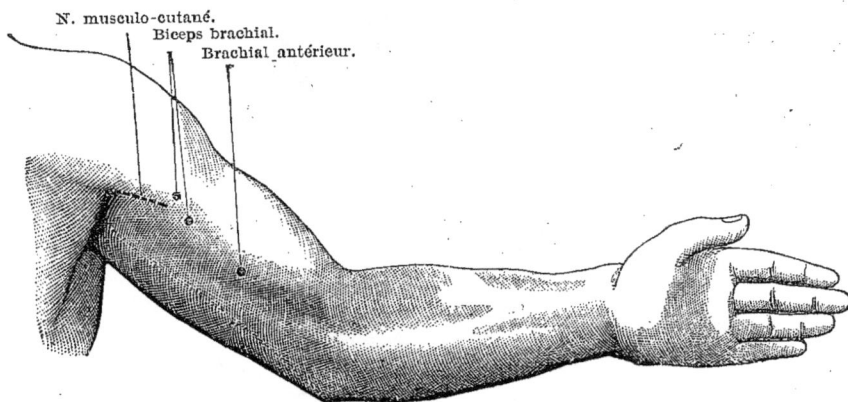

N. musculo-cutané.
Biceps brachial.
Brachial antérieur.

FIG. 155. — *Points moteurs du nerf musculo-cutané.*

plusieurs nerfs du même bras se trouvent paralysés : Erb a observé la paralysie isolée de ce nerf à la suite de l'extirpation d'une tumeur de la fosse sus-claviculaire.

II. Symptômes et Diagnostic. — Les troubles moteurs consistent dans la suppression des mouvements qui dépendent des muscles biceps brachial, coraco-brachial, et brachial antérieur, cependant ce dernier muscle reçoit quelques filets moteurs du nerf radial. Les malades ne peuvent fléchir l'avant-bras sur le bras ou bien exécutent mal ce mouvement. Il est facile de le constater après avoir placé l'avant-bras en supination, car, si l'avant-bras est en pronation, le muscle long supinateur innervé par le radial contribue à l'exécution du mouvement de flexion de l'avant-bras. Les *troubles de la sensibilité*, quand ils existent, doivent être cherchés sur la face externe de l'avant-bras (voyez t. II, fig. 146 et 147). Les points moteurs du nerf et des muscles qu'il anime sont indiqués dans la fig. 155. Pour le reste, les paralysies de ce nerf se comportent comme toutes les paralysies périphériques.

9. — Paralysie du circonflexe.

Paralysis nervi axillaris.

I. Étiologie. — La paralysie périphérique du nerf circonflexe est le plus souvent d'origine *traumatique*, mais on l'a vue aussi se produire sous l'influence du *froid*, d'une chute ou d'un coup sur l'épaule, d'une luxation de la tête humérale, de la compression par les béquilles, telles sont les causes qu'on rencontre le plus fréquemment. La paralysie du nerf circonflexe est souvent liée à une *arthrite scapulo-humérale* ; il est probable que dans ces cas l'inflammation se propage au nerf axillaire et détermine une névrite.

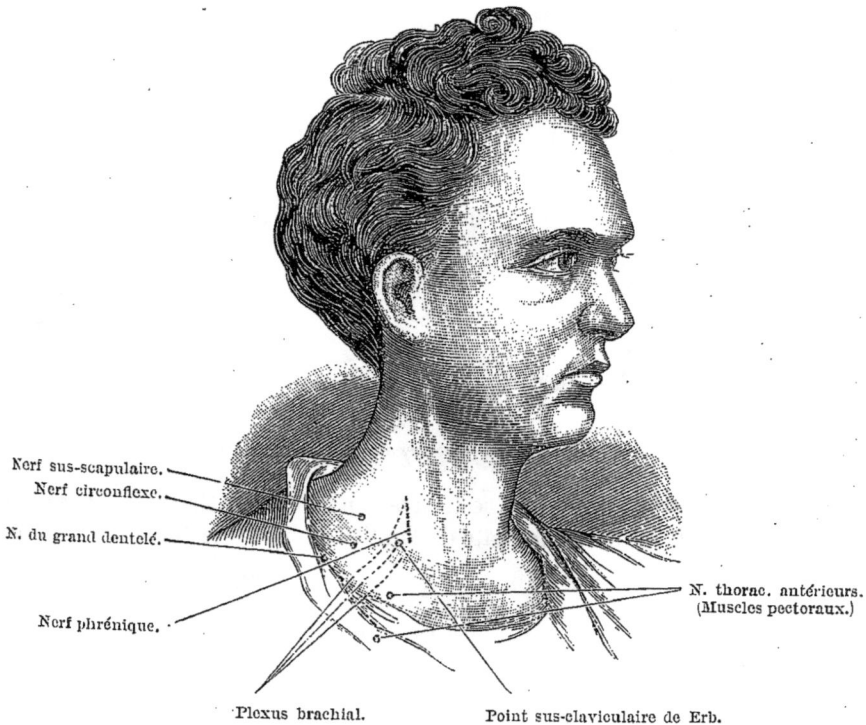

Nerf sus-scapulaire.
Nerf circonflexe.
N. du grand dentelé.
Nerf phrénique.
N. thorac. antérieurs.
(Muscles pectoraux.)
Plexus brachial.   Point sus-claviculaire de Erb.
Fig. 156.

II. Symptômes et Diagnostic. — Les troubles moteurs dus à la paralysie du nerf circonflexe se bornent à l'incapacité fonctionnelle du muscle deltoïde. Les malades ne peuvent élever le bras jusqu'à la ligne horizontale. Le deltoïde reçoit bien à sa portion antérieure quelques filets moteurs émanés des nerfs thoraciques antérieurs, mais cette innervation est insuffisante à atténuer en quoi que ce soit les troubles provoqués par la paralysie du circonflexe. La paralysie peut s'étendre au muscle petit rond, mais la paralysie isolée de ce muscle qui est innervé en même temps par le nerf sus-scapulaire, ne donne lieu à aucun trouble fonctionnel apparent. La paralysie traîne-t-elle en longueur, on voit alors survenir l'atrophie du deltoïde et l'articulation se relâchant de plus en plus, le membre supérieur prend l'aspect d'un *bras de polichinelle.* Au-dessous de l'extrémité acromiale de la clavicule se creuse un sillon horizontal profond. Le bras est pendant et notablement abaissé, la tête humérale peut être déplacée dans tous les sens autant que le permet la capsule articulaire. Quant aux troubles de la *sensibilité cutanée,* c'est sur la face externe et postérieure du bras qu'il faudra les rechercher (voyez t. III, fig. 147 et 148). Les autres symp-tômes ne diffèrent pas de ceux qu'on rencontre dans les paralysies périphériques des autres nerfs. Les points moteurs du nerf circonflexe se trouvent indiqués dans la figure 156.

10. — Paralysies associées des nerfs du bras.

Les paralysies associées de plusieurs nerfs du bras ne sont pas rares, mais en général, la paralysie de l'un d'eux prédomine et c'est surtout le nerf radial qui se trouve le plus gravement atteint. Il va sans dire qu'on devra s'attendre à rencontrer ces paralysies associées des nerfs du bras toutes les fois que la cause de la paralysie siégera sur le trajet du plexus brachial. Les intrications nombreuses des divers troncs nerveux font que la paralysie porte simultanément sur le domaine de plusieurs d'entre eux. Seeligmüller insiste sur ce fait que la paralysie du plexus s'accompagne fréquemment de troubles de l'innervation sympathique, tels que le rétré-cissement de la fente palpébrale et de la pupille, la rougeur de la peau. Les détails dans lesquels nous sommes entrés précédemment permettront aisément de décider, dans chaque cas particulier, quels sont les nerfs atteints et à quel degré ils le sont. Le pronostic et le traitement ne diffèrent en rien du pronostic et du traitement des paralysies de même ordre déjà étudiées.

Les paralysies associées des nerfs du bras sont presque toujours pro-duites par des traumatismes. Parmi ces derniers nous signalerons la luxation de la tête humérale, la variété sous-coracoïdienne, les fractures de l'humérus et de la clavicule, les chutes sur l'épaule, les contusions de la région, plus rarement les plaies par instruments piquants, par coups de feu de la région cervicale. La compression exercée par les béquilles peut déterminer parfois une paralysie associée des nerfs du bras, et cela dès les premières heures d'usage de ces appareils, ainsi que V. Krafft-Ebing le mentionne dans une observation. On a observé également ces paralysies dans certains cas de tumeurs de la région cervicale.

Les paralysies associées sont dues parfois à des causes qui siègent beau-coup au-dessous du plexus brachial et du creux de l'aisselle. Les fractures et luxations de l'extrémité inférieure de l'humérus, celles de l'extrémité supérieure de l'avant-bras, les pansements trop serrés, etc., sont susceptibles de provoquer la paralysie de plusieurs ou de tous les nerfs de l'avant-bras. Nous insisterons particulièrement sur deux variétés de paralysies associées, la paralysie du plexus de Erb et les paralysies obstétricales.

Paralysie du plexus de Erb.

La paralysie du plexus de Erb est limitée à un groupe de muscles parfaitement défini ; ce groupe comprend : le deltoïde, le biceps brachial, le brachial antérieur, et le long supinateur. Les muscles sus et sous-épineux, le court supinateur participent aussi parfois à la paralysie, de sorte que le bras se trouve entraîné en rotation interne, la rotation en dehors étant abolie. Erb qui le premier a décrit avec soin cette singulière distribution de la paralysie, a montré que l'on pouvait provoquer la contraction de ce même groupe musculaire en appliquant l'une des électrodes d'un courant faradique en un point nettement déterminé ; ce point est situé à côté de l'apophyse transverse de la sixième vertèbre cervicale, à deux ou trois centimètres environ au-dessus de la clavicule, un peu en arrière du bord postérieur du muscle sterno-cléido-mastoïdien, c'est le point sus-claviculaire de Erb (voyez fig. 156). Il correspond à la cinquième et à la sixième racine du plexus, à l'endroit où elles émergent entre les deux scalènes et se trouvent placées assez près de la peau. Dans cette portion du plexus se trouvent donc réunis les différents cordons nerveux dont la lésion détermine la paralysie du groupe musculaire en question. Tandis que les muscles deltoïde, biceps brachial, brachial antérieur, et long supinateur sont innervés d'une façon constante par les cinquième et sixième racines du plexus, les muscles sus et sous-épineux et le court supinateur reçoivent une innervation qui varie d'un sujet à un autre, c'est pourquoi ces derniers muscles ne participent pas toujours à la paralysie. Les troubles de la sensibilité font généralement défaut ; quand ils existent, ils se localisent dans le domaine des nerfs circonflexes et musculo-cutané. Dans la sphère du médian ces troubles sont très variables. Cette paralysie est parfois d'origine rhumatismale, elle s'observe également dans certains cas de tumeurs de la région cervicale, à la suite de plaies par armes à feu.

Paralysies obstétricales.

Sous ce nom Duchenne a désigné les paralysies associées des nerfs du bras qui surviennent chez les nouveau-nés quand l'accouchement a été quelque peu laborieux. Presque toujours dans ces cas, une intervention obstétricale a été nécessaire, d'où la dénomination de paralysie obstétricale qui a été préférée à celle de paralysie de l'accouchement. Le plus souvent, la cause immédiate de la paralysie est une luxation ou une fracture de l'humérus, une fracture de la clavicule ou de l'omoplate, plus rarement une compression directement exercée sur le plexus brachial. Cette paralysie survient quand, après une version, on vient à dégager les bras du fœtus ; il peut arriver alors que le forceps maladroitement appliqué comprime directement le plexus brachial. Le plexus brachial peut encore subir une compression dans la manœuvre dite de Prague, et dans ce cas, la pression porte précisément sur le point sus-claviculaire de Erb. C'est alors à la paralysie du groupe de Erb qu'on a affaire. Parfois encore la paralysie du bras est consécutive à l'application dans le creux de l'aisselle du doigt, d'un crochet ou d'instruments de cette forme dans le but de dégager les épaules. Il n'est pas démontré jusqu'à présent qu'un accouchement rapide à travers bassin rétréci soit capable de produire la contusion des nerfs du bras. Il faut se garder de confondre avec les paralysies vraies l'impotence fonctionnelle qui suit l'arrachement des épiphyses humérales, accident qui est assurément assez fréquent.

11. — Paralysie du grand dentelé.

Paralysis musculis errati antici. Paralysie du nerf thoracique postérieur.

I. Étiologie. — Le rameau nerveux dont la lésion détermine la paralysie périphérique du grand dentelé, est le nerf thoracique postérieur. La fréquence assez grande de la paralysie du grand dentelé a été attribuée à la longue étendue et au trajet superficiel de ce nerf ; de plus, avant de devenir superficiel, ce nerf doit traverser le corps du muscle scalène postérieur, ce qui l'expose à être tiraillé plus facilement.

Parmi les causes de cette paralysie on a constaté plusieurs fois avec certitude l'*influence du froid*. Plus souvent il s'agit de traumatismes : chute, coup, piqûre, contusion des régions de l'épaule et du cou, opérations chirurgicales portant sur ces régions, transport de lourds fardeaux sur les épaules, etc.

V. Niemeyer a vu un charpentier qui fut atteint tout d'abord d'une paralysie du grand dentelé droit, parce qu'il avait l'habitude de porter de lourdes pièces de bois sur son épaule droite. Quand, plus tard, il se mit à les porter sur l'épaule gauche, la paralysie du grand dentelé gauche ne tarda pas à s'associer à la paralysie du muscle grand dentelé droit déjà existante.

La paralysie du grand dentelé paraît survenir assez fréquemment à la suite de *fatigues exagérées* de ce muscle, ainsi que cela se voit chez les raboteurs, les scieurs, les faucheurs, etc. Seeligmüller a observé une paralysie du grand dentelé du côté gauche chez une jeune fille de constitution débile, qui avait porté un enfant trop lourd pour elle.

Parfois on a observé la paralysie du grand dentelé à la suite de *maladies infectieuses*, principalement dans la fièvre typhoïde et la diphtérie (Seeligmüller).

Le plus souvent c'est le grand dentelé droit qui se trouve atteint. La paralysie est notablement plus fréquente chez l'homme que chez la femme. Elle est rare au-dessous de 15 ans. Toutes ces particularités s'expliquent aisément pour peu qu'on tienne compte des conditions étiologiques dans lesquelles cet accident se produit.

O. Berger a rassemblé 40 faits : hommes 35 (87.5 0/0), côté droit, 30 (75 0/0), côté gauche, 2 (5 0/0), double, 8 (20 0/0).

II. Symptômes. Diagnostic et Pronostic. — Les symptômes de la paralysie du grand dentelé consistent en des déplacements de l'omoplate ; ces derniers sont manifestes même à l'état de repos, mais s'accusent bien davantage quand le bras est élevé. En général il s'établissent d'une façon progressive et s'accompagnent le plus souvent de douleurs dans la région sus-claviculaire et dans l'épaule, douleurs qui indiquent que les nerfs cutanés du plexus brachial participent à la lésion. Quand la paralysie est bien établie, il n'est pas rare de voir la névralgie du début faire place à une anesthésie cutanée.

Quand le bras est allongé le long du corps, l'*attitude vicieuse* produite par la paralysie du grand dentelé consiste en ceci : le bord interne ou spinal de l'omoplate se trouve plus rapproché de l'épine dorsale que du côté normal, tandis que l'angle inférieur s'écarte considérablement de la cage thoracique (voyez fig. 158 et 159). Cependant cet angle se trouve beaucoup plus rapproché de la colonne vertébrale que l'angle supéro-interne, le bord interne de l'omoplate est donc dirigé de haut en bas et de dehors en dedans, tandis que l'angle supéro-externe se rapproche beaucoup plus du plan profond. En effet, le grand dentelé étant paralysé, les muscles trapèze, rhomboïde et angulaire de l'omoplate l'emportent et attirent le scapulum vers la colonne vertébrale ; de même les muscles grand pectoral, biceps brachial et omo-brachial, antagonistes du grand dentelé détachent l'angle inférieur de la paroi thoracique. Il est assez fréquent de voir sous la peau, entre l'omoplate et la colonne vertébrale, les muscles rhomboïde et élévateur de l'omoplate former une saillie plus ou moins considérable ; si ces deux muscles se trouvent paralysés, en même temps que le grand dentelé, il va sans dire que l'attitude vicieuse est beaucoup moins nette. Il ne faut pas oublier non plus que la contracture primitive de ces mêmes muscles peut provoquer la même attitude vicieuse : seulement, dans la paralysie du grand dentelé, les mouvements passifs de l'omoplate sont faciles et non modifiés.

L'attitude vicieuse est encore bien plus évidente quand on ordonne au malade d'élever les bras. Le bord interne de l'omoplate se rapproche alors encore bien plus de la colonne vertébrale, tandis qu'en même temps il s'éloigne de la cage thoracique à tel point qu'il se forme une véritable poche cutanée (voyez fig. 158 et 160). En outre les malades sont incapables d'élever le bras d'un mouvement lent et continu au-dessus de la ligne horizontale ; la contraction du muscle deltoïde suffit en effet à produire l'élévation jusqu'à cette ligne, mais au delà il faut que l'omoplate puisse basculer sous l'influence de la contraction du grand dentelé. L'élévation du bras jusqu'à la ligne verticale est possible si l'on a soin de placer artificiellement l'omoplate dans la situation convenable, c'est-à-dire si on la pousse en avant et si on la tient appliquée contre la paroi thoracique. Certains malades sont capables de placer d'un mouvement brusque, le bras dans la verticale, mais l'erreur de diagnostic sera alors facile à éviter. Dans cette attitude des bras, les saillies formées par les muscles rhomboïdes et angulaire de l'omoplate contractés s'accusent aussi bien plus que dans l'attitude pendante du bras. Outre les mou-

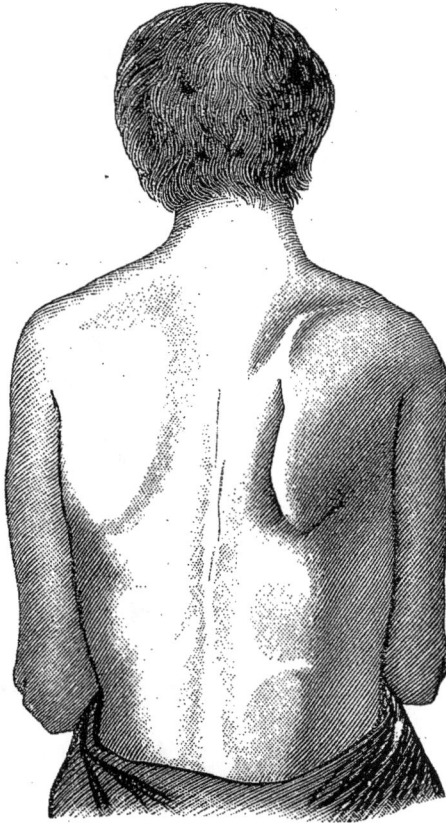

FIG. 157. — *Aspect des omoplates dans une paralysie du grand dentelé droit, les bras abaissés.* Homme de 35 ans. (Obs. personnelle. Clinique de Zurich.)

vements d'élévation des bras, l'acte de croiser les bras, celui qui consiste à les porter en avant se trouvent également gênés, car ces déplacements ont aussi pour auxiliaires indispensables les mouvements de l'omoplate déterminés par le grand dentelé. Enfin les malades ne peuvent non plus s'opposer aux mouvements de retrait imprimés artificiellement au scapulaire.

L'*examen électrique* révèle des modifications qui correspondent aux lois auxquelles nous avons si souvent fait allusion dans les paralysies périphériques. (Pour les points moteurs, voyez fig. 156). D'ailleurs la branche thoracique postérieure est facilement accessible dans le creux de l'aisselle. Ici, comme pour toutes les paralysies périphériques, c'est l'état électrique des nerfs et des muscles atteints qui commandera le pronostic.

Lorsque la paralysie s'étant prolongée pendant longtemps, il survient une *atrophie par inaction du grand dentelé*. Cette atrophie se reconnaîtra

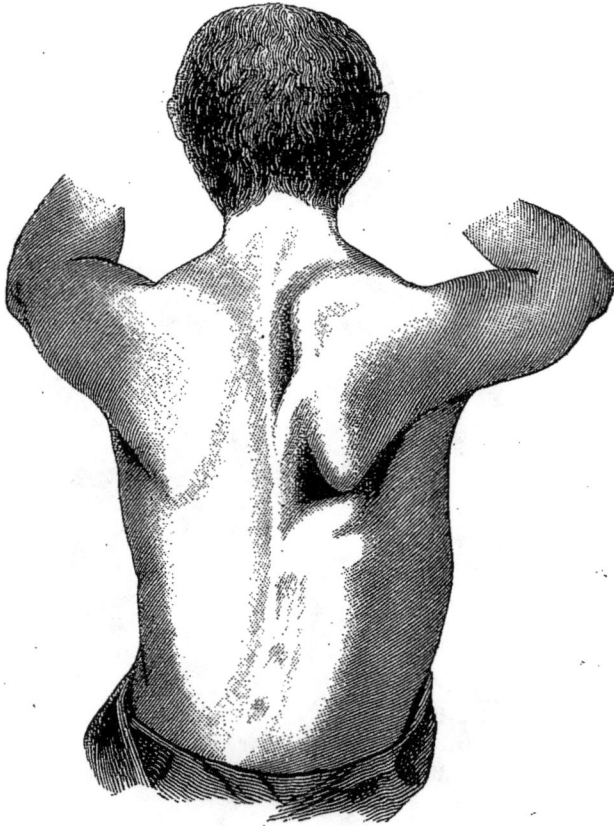

FIG. 158. — *Le même avec les bras élevés.*

aisément à l'effacement des dentelures si manifestes à l'état normal dans les mouvements d'élévation du bras, et à l'aplatissement que subit la paroi latérale du thorax.

III. Traitement. — Le traitement ne diffère pas de celui des autres paralysies périphériques.

Paralysie des autres muscles de l'omoplate et du tronc.

a) *Paralysie des muscles grand et petit pectoraux.* — Ces deux muscles re çoivent leur innervation motrice des nerfs thoraciques antérieurs que He nle range parmi les branches courtes du plexus brachial. Leur paralysie

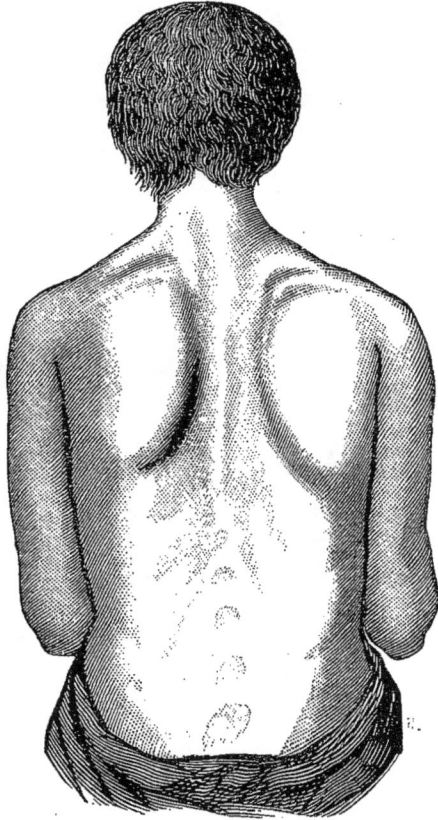

FIG. 159. — *Aspect des omoplates dans une paralysie double du grand dentelé dans un cas de surmenage.* Homme de 23 ans. (Obs. personnelle. Clinique de Zurich.)

isolée est extraordinairement rare. Elle se reconnaîtra aisément aux signes suivants : les mouvements d'adduction du bras vers le tronc sont gênés ou complètement supprimés ; le malade est dans l'impossibilité de résister aux mouvements communiqués d'adduction du bras ; dans ces mouvements la saillie très marquée de la région sous-claviculaire, saillie due à la contraction du grand pectoral, fait défaut. En outre, les malades ne peuvent porter la main du côté paralysé sur l'épaule de l'autre côté. Quand l'atrophie envahit les muscles pectoraux paralysés, la région sous-claviculaire du

côté correspondant s'aplatit démesurément. Les points moteurs sont indiqués fig. 156.

b) *Paralysie des muscles rhomboïde et angulaire de l'omoplate.* — Les
branches qui commandent à ces muscles appartiennent au nerf dorsal de
l'omoplate qui doit être rangé également parmi les branches courtes du
plexus brachial. La paralysie isolée de ces muscles se traduit rarement par
un trouble fonctionnel quelconque. Quand il existe en même temps une para-

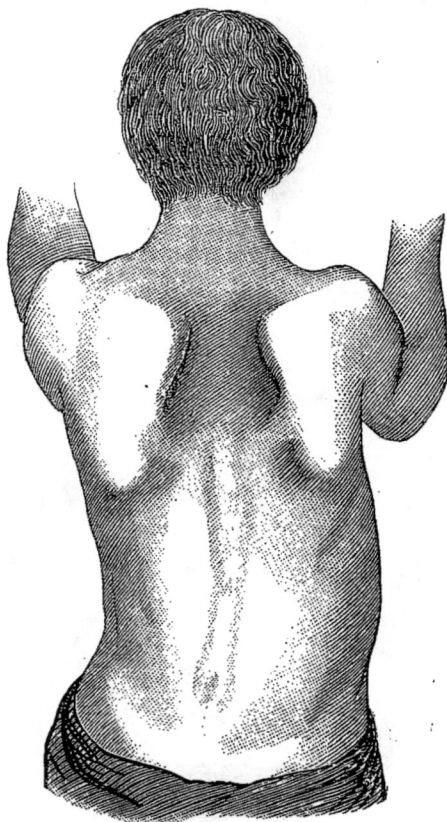

FIG. 160. — *Le même avec les bras élevés.*

lysie du trapèze, alors seulement la paralysie du rhomboïde pourra être
reconnue à ce fait que les mouvements qui rapprochent l'omoplate de la
colonne vertébrale sont abolis, et celle du muscle angulaire de l'omoplate à
l'impossibilité dans laquelle se trouve le malade d'élever le moignon de
l'épaule.

c) *Paralysie du muscle grand dorsal.* — La paralysie isolée de ce
muscle, lequel est innervé par des filets venus des branches sous-scapulaires du plexus brachial, est rarement diagnostiquée. On en soupçonnera
l'existence lorsque les mouvements d'adduction du bras vers le tronc seront

moins faciles, lorsque le bras élevé en haut ne s'abaissera qu'avec difficulté
et que la main ne pourra être portée qu'avec peine vers la région fessière.
Les mouvements de rotation en dedans ne subiront aucune modification,
car plusieurs autres muscles (sous-scapulaire, grand rond) exerceront la
suppléance ; dans l'attitude du repos, le bras étant allongé le long du corps,
on ne remarquera rien d'anormal.

d) *Paralysie des muscles sous-scapulaire et grand rond (rotateurs
en dedans du bras)*. — Ces muscles appartiennent également au territoire
des nerfs sous-scapulaires. Lorsqu'ils sont frappés de paralysie, le bras prend
une attitude vicieuse par suite de l'action prépondérante des rotateurs en
dehors (muscles sous-épineux, petit rond) ; la paume de la main regarde
alors en avant et en dehors. Cette attitude rend difficiles et même impossibles tous les mouvements coordonnés de la main sur le côté opposé de la
tête et du corps : quand on ordonne au malade de faire tourner le bras en
dedans, il est incapable d'obéir.

e) *Paralysie des muscles sous-épineux et petit rond (rotateurs en
dehors du bras)*. — Cette paralysie s'observe plus fréquemment que celle
des muscles rotateurs en dedans ; cependant elle nécessite la participation
de plusieurs branches nerveuses, car le muscle sous-épineux est innervé
par la branche sous-scapulaire du plexus brachial, tandis que le petit rond
est innervé par le nerf axillaire. Le bras étant placé dans la rotation en dedans, le malade devient incapable de le faire tourner en dehors. S'il existe avec
cela une atrophie des muscles sous-épineux, la fosse sous-épineuse apparaît
considérablement aplatie ou même excavée. Le plus souvent l'action des
rotateurs en dedans est prépondérante, et le bras se place dans une position
vicieuse, telle que le cubitus regarde en avant. La paralysie du muscle sous-
épineux est surtout importante par les troubles fonctionnels qu'elle entraîne ;
elle rend difficiles ou impossibles, les mouvements essentiels pour l'action
d'écrire et de dessiner et pour les travaux d'aiguilles. En effet, pour tracer
des traits de gauche à droite, comme aussi dans l'acte de coudre, il est de
toute nécessité que les mouvements de rotation qui sont sous la dépendance
du muscle sous-épineux, puissent s'exécuter sans gêne.

f) *Paralysie des muscles extenseurs du tronc*. — Cette paralysie se
montre d'une façon relativement fréquente à la suite de la fièvre typhoïde ;
dans certains cas il semble qu'on doive l'attribuer à des influences traumatiques ou à l'action du froid. Les signes extérieurs de cette affection varient
naturellement avec le segment de la colonne vertébrale qui se trouve atteint.

S'il s'agit d'une *paralysie des extenseurs de la colonne lombaire*, les
malades prennent dans la station debout une attitude telle que la partie supérieure du tronc est très fortement inclinée en arrière, tandis que la portion
lombaire de la colonne vertébrale s'infléchit fortement en avant (lordose).
Dans la station assise au contraire, la colonne lombaire forme une saillie
considérable en arrière et détermine la formation d'une cyphose qui disparaît complètement quand le malade est couché sur le dos. La démarche du
malade est particulière, elle est comparable à celle d'un canard. Mais les
troubles fonctionnels les plus remarquables se produisent quand le malade

étant assis à terre on lui ordonne de se relever. Il fait aussitôt subir à la partie supérieure de son corps des mouvements de rotation, embrasse ses jambes avec ses mains, place ces dernières à des hauteurs de plus en plus élevées et grimpe pour ainsi dire le long de ses propres jambes. Quand la paralysie s'accompagne d'atrophie des muscles, on est frappé par l'état d'amaigrissement de la musculature lombaire.

Dans les cas de *paralysie des extenseurs de la portion thoracique de la colonne vertébrale*, il se produit, le malade étant debout, une cyphose paralytique, ou si la paralysie est unilatérale, une scoliose; cette dernière disparaîtra quand le malade sera couché, contrairement à ce qui a lieu pour les déviations consécutives à des lésions vertébrales et pour celles qui sont dues à des contractures primitives des muscles.

La *paralysie des extenseurs de la nuque* a pour conséquence l'inclinaison de la tête en avant.

Quant à énumérer quels sont les différents muscles qui peuvent être atteints isolément, pour cela nos connaissances sont encore insuffisantes.

g) La *paralysie des muscles de l'abdomen* est rare. Est-elle unilatérale? L'ombilic est attiré vers le côté sain pendant les mouvements d'expiration. Est-elle bilatérale? Les malades marchent la partie supérieure du corps penchée en avant. En outre il se forme une lordose dans la colonne lombaire. Tous les mouvements qui nécessitent un effort d'expiration sont gênés ou supprimés, il en est ainsi pour la toux, l'éternuement, la miction et la défécation, etc. L'abdomen est météorisé.

Dans le traitement de toutes les paralysies qui précèdent, il faut s'adresser avant tout à la cause. Puis on aura recours au courant faradique ou galvanique. Les bains, le massage, et les exercices de gymnastique seront des auxiliaires fort utiles. Dans les cas désespérés, il faudra recourir à l'emploi des appareils orthopédiques.

12. — Paralysie du diaphragme.

I. Étiologie.— Les paralysies du diaphragme semblent dépendre plus fréquemment de lésions immédiates du muscle lui-même que d'altérations du tronc du nerf phrénique. C'est dans le cours d'une *pleurésie* ou d'une *péritonite*, dès que l'inflammation s'étend au revêtement péritonéal du diaphragme qu'on l'observe ordinairement.

Le tronc du nerf phrénique est lésé quelquefois par les *tumeurs et abcès de la région cervicale*. On a rapporté plusieurs cas de *paralysie du diaphragme a frigore*. On l'a vue survenir aussi à la suite de la *diphtérie*. Parfois l'*intoxication saturnine* détermine une paralysie du diaphragme. A l'époque de la puberté, V. Oppolzer a vu survenir des paralysies spontanées du diaphragme.

Dans tous ces cas, il s'agit tantôt d'une paralysie totale du muscle diaphragme, tantôt d'une paralysie unilatérale ou plus circonscrite encore.

II. Symptômes et Diagnostic. — Les symptômes de la paralysie du diaphragme sont faciles à reconnaître ; tout d'abord il faut savoir que la dyspnée peut faire complètement défaut quand la respiration s'effectue tranquillement et n'apparaître que quand la respiration s'accélère et s'accomplit avec effort.

Si l'on découvre le malade, on remarque aussitôt que l'épigastre et les deux hypocondres s'affaissent pendant l'inspiration, bien que le thorax se dilate, et qu'ils se soulèvent au contraire pendant l'expiration, de telle sorte que ces mouvements se produisent justement à l'encontre de ce qu'ils doivent être chez l'homme sain. La main introduite sous le bord inférieur de la cage thoracique cherchera en vain le soulèvement produit par la contraction du diaphragme, et, si elle arrive à palper le bord inférieur du foie, elle sentira que, contrairement à ce qui a lieu à l'état normal, ce viscère s'élève à chaque inspiration pour s'abaisser pendant l'expiration. Une conversation prolongée à haute voix, le chant ou l'acte de siffler amènent rapidement la fatigue et la dyspnée ; tous les mouvements qui nécessitent un effort sont défectueux ; il en est ainsi pour la défécation ; durant la marche, l'ascension d'un escalier, l'acte de soulever un poids, les malades perdent facilement haleine et le nombre des mouvements respiratoires peut s'élever jusqu'à 50 à la minute.

Toutes les complications inflammatoires de la muqueuse des bronches et des alvéoles pulmonaires doivent dans ces cas être considérées comme très graves, car les malades étant incapables de tout effort d'expectoration, il se fait très facilement une accumulation fatale des mucosités dans le poumon, et l'asphyxie en est la conséquence. Dès que la respiration s'accélère tant soit peu, on est frappé par les mouvements extraordinairement actifs des côtes et plus spécialement du segment supérieur de la cage thoracique.

On ne sait que fort peu de choses sur l'*état électrique* des nerfs et des muscles atteints. Dans un cas, où il croyait avoir affaire à une paralysie a frigore (peut-être aussi à une paralysie traumatique), A. Eulenburg a constaté que l'excitabilité faradique du nerf phrénique était complètement abolie. L'examen électrique portera seulement sur le tronc du phrénique, que l'on atteindra au niveau du bord postérieur du muscle sterno-mastoïdien, immédiatement au-dessous du muscle omo-hyoïdien (voyez t. III, fig. 156).

Si l'on a affaire à une paralysie partielle du diaphragme, le plus simple sera de là rechercher à l'aide de la main, en suivant les mouvements respiratoires de ce muscle.

III. Pronostic et Traitement. — Le *pronostic* est grave en toute circonstance. Pour ce qui est du *traitement*, après la suppression de la cause, il faut recourir surtout à l'électricité. L'un des pôles (avec le courant continu ce sera le négatif) sera placé sur le trajet du tronc du phrénique, l'autre dans un point indifférent (sternum, nuque, etc.) ou sur l'hypocondre. L'excitation efficace du nerf et la contraction du diaphragme se traduiront par un soulèvement de l'épigastre et par le pénétration bruyante de l'air dans les voies aériennes.

Le passage transversal du courant à travers le muscle lui-même, les pôles étant placés sur l'épigastre et le dos ou bien sur les deux hypocondres, produit peu d'effet.

13. — Paralysies périphériques du membre inférieur.

Les paralysies du membre inférieur sont rarement dues à des causes d'ordre périphérique, elles sont le plus souvent d'origine spinale ou cérébrale : nous nous bornerons donc à quelques indications générales.

A. — Paralysie périphérique du nerf crural.

I. Étiologie. — La paralysie périphérique du nerf crural a été observée dans les cas de lésions diverses et de tumeurs de la partie inférieure de la colonne vertébrale, d'hémorrhagies dans le voisinage de la queue de cheval, d'inflammations du muscle psoas et du tissu cellulaire du bassin, de tumeurs du bassin, de luxations et de fractures du fémur, de plaies par instruments piquants, contondants ou par armes à feu, à la suite de maladies infectieuses aiguës (il s'agit alors de névrite), etc... On voit fréquemment se développer une paralysie du muscle triceps fémoral à la suite des inflammations de l'articulation du genou.

II. Symptômes et Diagnostic. — La paralysie du nerf crural se traduit cliniquement par des troubles des mouvements qui dépendent des muscles psoas-iliaque, couturier et triceps fémoral. La paralysie du muscle psoas-iliaque se reconnaît à ce que la flexion de la cuisse sur l'abdomen est devenue impossible ; celle du triceps fémoral à ce que la cuisse étant fléchie, le malade ne peut plus ni la ramener en extension ni s'opposer aux mouvements de flexion que l'on imprime à sa jambe. Mais ces mêmes muscles jouent un rôle considérable dans les mouvements de la marche, dans ceux que nécessite le passage de la position assise à la station debout; il en résulte que ces différents mouvements sont simplement gênés quand la paralysie est unilatérale. La paralysie des muscles pectiné et couturier est moins importante.

L'état électrique des nerfs et des muscles paralysés ne s'écarte pas des règles générales établies précédemment. Cependant il est assez difficile dans le cas particulier d'agir directement sur le tronc nerveux ; ce dernier n'est accessible que sur une petite étendue, immédiatement au-dessus du ligament de Poupart, tandis que les muscles qu'il innerve peuvent être facilement soumis à l'exploration et au traitement électrique (voyez fig. 156).

La paralysie est-elle de longue durée, on voit survenir l'atrophie des muscles intéressés, atrophie qui peut atteindre un tel degré, que la face antérieure du fémur paraît recouverte seulement par le tégument et que les surfaces osseuses se dessinent nettement sous la peau.

Si les troubles moteurs s'accompagnent de troubles de la sensibilité cutanée, ces derniers doivent être recherchés dans le territoire des branches cutanées que fournit le nerf crural, par conséquent sur les faces antérieure et interne de la cuisse et sur la face interne de la jambe (nerf grand

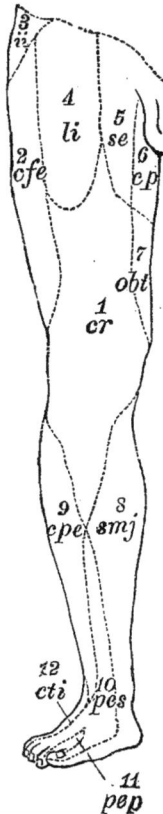

FIG. 161.   FIG. 162.

Distribution des nerfs cutanés dans les extrémités inférieures. D'après HENLE.

1. Nerf crural. — 2. Branche inguino-cutanée externe. — 3. Rameau d'une branche abdominale générale. — 4. Rameau fémoral de la branche inguino-cutanée interne. — 5. Rameau génital de la même branche inguino-cutanée interne. — 6. Nerf fessier inférieur ou petit sciatique. — 7. Nerf obturateur. — 8. Nerf saphène interne. — 7. Branche cutanée péronière et accessoire du saphène externe. — 10. Nerf musculocutané. — 11. Nerf pédieux. — 12. Nerf saphène externe.

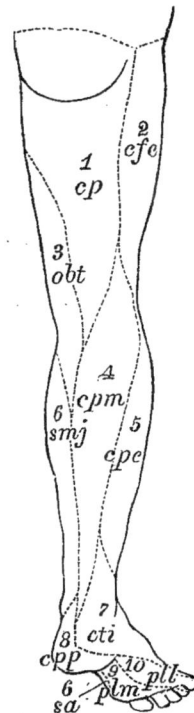

1. Nerf fessier inférieur ou petit sciatique. — 2. Rameau fessier de la branche inguino-cutanée. — 3. Nerf obturateur. — 4. Nerf saphène externe. — 5. Accessoire du saphène externe. — 6. Nerf saphène interne. — 7. Nerf musculo-cutané. — 8. Branche cutanée plantaire ou calcanéo-plantaire. — 9. Nerf plantaire interne. — 10. Nerf plantaire externe.

saphène) (voyez fig. 161 et 162). Quand la cause de la maladie siège en un point très élevé sur le trajet du nerf, outre les nerfs cutanés du crural, d'autres nerfs sensitifs de la peau peuvent être atteints.

III. Pronostic et Traitement. — Le pronostic et le traitement sont soumis aux mêmes règles que dans les autres paralysies. Si le tronc nerveux doit être soumis à l'action des courants galvaniques, l'anode sera placée sur les muscles de la région lombaire, la cathode au point d'émergence du nerf crural, immédiatement au-dessous du ligament de Poupart.

B. — *Paralysie du nerf fémoro-cutané externe.*

La paralysie du nerf fémoro-cutané externe ou latéral (Henle) se reconnaîtra à la diminution ou à la suppression de la sensibilité cutanée sur la face externe de la cuisse jusqu'à la région poplitée (voyez fig. 161, 2 *cfe*). S'il existe des troubles de la sensibilité du scrotum et de la partie inférieure des régions lombo-abdominales, ces troubles devront être rapportés à la paralysie concomitante des nerfs ilio-hypogastrique, ilio-inguinal, lombo-inguinal et honteux externe.

C. — *Paralysie périphérique du nerf obturateur.*

I. Étiologie. — La paralysie périphérique du nerf obturateur est encore plus rare que celle du nerf crural. Parfois ces deux nerfs sont paralysés simultanément, ce qui ne saurait étonner, étant donné leur rapprochement dans le bassin et sur les côtés de la colonne vertébrale. Les paralysies isolées de ce nerf ont été observées après des accouchements difficiles qui ont nécessité l'intervention de l'accoucheur, parfois aussi dans les cas de hernie obturatrice.

II. Symptômes et Diagnostic. — Les troubles moteurs portent sur les muscles grand, moyen et petit adducteur, l'obturateur externe et le plus souvent aussi sur le pectiné, bien que ce dernier muscle soit innervé à la fois par l'obturateur et le crural. Par suite de la paralysie des adducteurs les malades ne peuvent rapprocher la cuisse du plan médian; quand ils sont assis ou couchés, ils ne peuvent croiser les jambes. La paralysie du muscle obturateur externe a pour effet de gêner les mouvements de rotation en dehors de la cuisse. Dans la marche, la fatigue survient très rapidement.

Les troubles de la sensibilité sont localisés sur la face interne de la cuisse jusqu'au niveau du creux poplité (voyez fig. 161, 7 *obt.* et fig. 162, 3 *obt.*). Les points moteurs des nerfs et muscles correspondants sont indiqués fig. 163.

D. — *Paralysie périphérique des nerfs fessiers.*

La paralysie des nerfs fessiers se traduit par des troubles des mouvements qui dépendent des muscles grand, moyen, petit fessiers, obturateur interne, pyriforme et tenseur du fascia lata. Les mouvements de rotation de la cuisse en dedans (moyen et petit fessiers, obturateur interne et tenseur du fascia lata), aussi bien que les mouvements de rotation en dehors (grand fessier) sont plus limités qu'à l'état normal. De même les mouvements d'adduction de la cuisse sont difficiles et moins étendus (muscles grand et moyen fessiers). Le passage du corps penché en avant à la station verticale est impossible (grand fessier). La marche et principalement l'ascension des escaliers deviennent pénibles, parce que les muscles psoas iliaque et le grand fessier ont, à l'état normal, pour fonction de maintenir et de fixer le tronc en équilibre sur les cuisses, le psoas iliaque l'emporte et entraîne le tronc

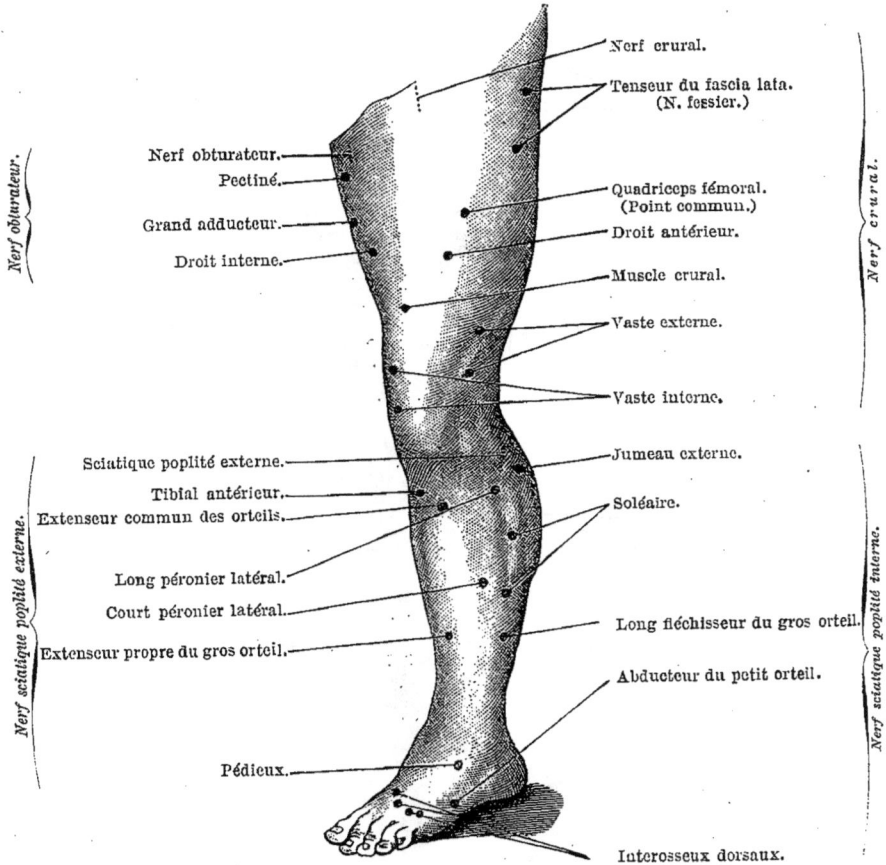

FIG. 163. — *Points moteurs du membre inférieur, face antérieure.*

en avant. Si, avec la paralysie, il y a de l'atrophie des muscles fessiers, la fesse apparaît amincie et aplatie. Pour les points moteurs voyez fig. 163 et 164.

E. — *Paralysie périphérique du nerf sciatique.*

I. Étiologie. — La paralysie du nerf sciatique est de toutes les paralysies des nerfs du membre inférieur celle que l'on observe le plus fréquemment; ce fait s'explique aisément par le trajet très long, sinueux et superficiel de ce nerf qui se trouve ainsi exposé à toutes les influences nocives.

Suivant que la lésion, cause de la paralysie, siège en tel ou tel point, celle-ci se porte tantôt sur tout le territoire du sciatique, tantôt seulement sur quelques-unes de ses branches, et parmi ces dernières les plus souvent atteintes sont les nerfs sciatiques poplités interne et externe. La paralysie la plus fréquente est celle du sciatique poplité externe. Il n'est même pas rare de rencontrer des paralysies qui ne portent que sur quelques-uns des muscles innervés par ce nerf.

Affections diverses du segment inférieur de la colonne vertébrale, hémorrhagies dans le voisinage de la queue de cheval, fractures du bassin ou du sacrum, luxations ou fractures de la cuisse ou de la jambe, exsudats et

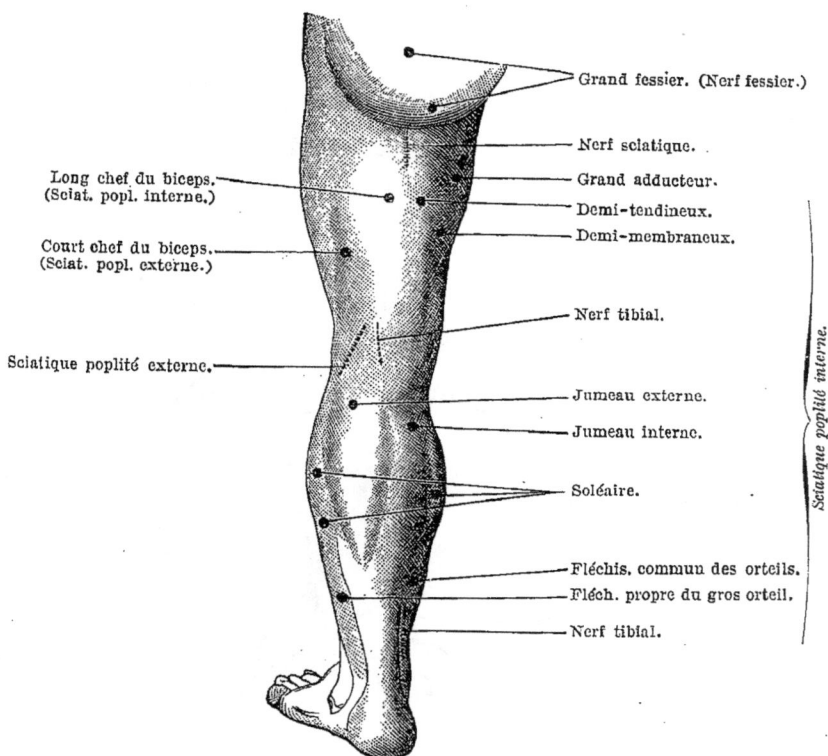

FIG. 164. — *Points moteurs du nerf sciatique et de ses branches.*

tumeurs dans le bassin, accouchements difficiles, plaies par instruments piquants, coupants, contondants ou par armes à feu, coups, chutes sur la région fessière, opérations pour enlever les tumeurs et enlever les abcès dans le voisinage du tronc et des branches du nerf, pansements trop serrés, etc., tels sont les *causes traumatiques* les plus importantes de cette paralysie. Barbier et Charpentier ont vu survenir une paralysie grave du sciatique à la suite d'une injection d'éther sous la peau de la jambe. Chez les nouveau-nés on l'a observée après des tentatives d'extraction artificielle. Zenker et Roth ont décrit récemment des paralysies par compression du sciatique poplité externe chez des cultivateurs qui, travaillant dans des champs de pommes de terre, étaient restés pendant longtemps accroupis ou à genoux; il est probable que cette paralysie était la conséquence de la compression du nerf péronier par la jambe elle-même en état de flexion forcée. Ott a observé chez les paveurs des paralysies du péronier survenues dans des circonstances analogues. Parfois la paralysie du sciatique succède à une névralgie de ce même nerf.

Les *paralysies à frigore* existent également; Duchenne en a observé dans la sphère du péronier chez des personnes qui avaient séjourné longtemps dans l'eau. On connaît également des paralysies par névrite vraie; c'est à cette catégorie qu'appartiennent vraisemblablement les paralysies consécutives aux *maladies infectieuses*.

II. **Symptômes.** — Les muscles de la face postérieure de la cuisse bien qu'innervés par le nerf sciatique sont cependant très rarement paralysés. Il faut pour cela que la cause de la paralysie siège bien haut. Dans ce cas les muscles atteints sont : l'obturateur interne, les jumeaux, le carré crural, le demi-tendineux, le demi-membraneux et le biceps fémoral, ce dernier seulement dans sa longue portion, l'autre portion étant innervée par le nerf péronier. Quand ces muscles sont paralysés, les mouvements de rotation et surtout ceux d'adduction de la cuisse sont très limités; de plus les malades ne peuvent plus fléchir la jambe sur la cuisse et rapprocher les talons de la fesse. La jambe une fois fléchie, ils ne peuvent s'opposer à son extension provoquée. Seuls les muscles jumeaux, innervés par le nerf sciatique poplité interne sont encore susceptibles de déterminer un léger degré de flexion de la jambe sur la cuisse. Il est aisé de comprendre que cette paralysie rend la marche fort difficile. Dans les mouvements de la marche, la jambe reste en extension, de sorte que les malades la projettent en avant comme ils feraient d'une échasse.

La *paralysie du sciatique poplité externe*, quand elle est totale, s'étend aux muscles : tibial antérieur, long extenseur du gros orteil, long extenseur commun des orteils, péronier antérieur, long et court péroniers latéraux, court extenseur commun des orteils et court extenseur du gros orteil. Cette paralysie est facile à reconnaître. Le pied prend une attitude vicieuse en varus équin, autrement dit l'extrémité des orteils est dirigée en bas, en même temps que le bord externe du pied est abaissé. Quand on commande aux malades d'étendre le pied ou les premières phalanges, ils ne peuvent obéir. Les mouvements d'adduction et surtout ceux d'abduction de la pointe du pied sont très limités. Quand le malade essaie de marcher, cette chute de la pointe du pied devient très apparente; et si le sujet ne fléchit pas fortement la cuisse sur le bassin la pointe du pied traîne par terre. Pour poser le pied sur le sol il appuiera d'abord sur l'extrémité des orteils puis sur le bord externe. On comprend ainsi aisément que la démarche ait quelque chose de pathognomonique et que la paralysie du sciatique poplité externe se reconnaisse à la seule démarche du malade.

Nous devons ici appeler l'attention sur les troubles fonctionnels qui dépendent de chaque muscle en particulier, d'autant plus que chacun d'eux peut, ainsi que nous l'avons déjà dit, être paralysé isolément.

La *paralysie isolée du muscle tibial antérieur* entraîne une gêne dans les mouvements d'extension et d'adduction du pied. L'extension peut encore être produite par suppléance, grâce au muscle long extenseur commun des orteils, mais à la condition que le pied soit placé en abduction. Le muscle long extenseur du gros orteil agit aussi dans le même sens, mais seulement quand le pied est en adduction. Au reste ces deux muscles ne peuvent exercer cette suppléance pendant très longtemps. Les fléchisseurs de la face postérieure de la jambe l'emportent et entraînent le pied dans l'attitude du pied équin (pied-bot équin paralytique).

La *paralysie isolée du muscle long extenseur commun des orteils* se traduit par une gêne dans les mouvements d'extension et d'abduction du pied. La dernière phalange des quatre derniers orteils ne peut plus être étendue (l'extension des deux autres phalanges est sous la dépendance des muscles interosseux innervés par le poplité interne); si, avec cela, le muscle long extenseur du gros orteil se trouve également paralysé, le sujet ne peut plus étendre la dernière phalange de cet orteil. Le long extenseur commun des orteils peut être suppléé par les muscles tibial antérieur et long extenseur du gros orteil; mais ces muscles entraînent en même temps le pied en adduction. En outre, si cette suppléance doit se prolonger, ces muscles se fatiguent; les fléchisseurs antagonistes se rétractent, et le pied se place en varus équin, attitude vicieuse qui se manifeste surtout pendant la marche.

La *paralysie isolée du muscle long péronier latéral* se reconnaîtra principalement à ce que, le pied étant placé en extension, les mouvements d'abduction sont impossibles. En outre la voûte plantaire s'efface au niveau du bord interne du pied car, à l'état normal, cette voûte est maintenue par la traction qu'exerce le muscle long péronier latéral sur ses points d'insertion (tête du premier métatarsien, premier cunéiforme) et aussi sur le scaphoïde. La paralysie détermine donc un pied plat paralytique. Pendant la marche, les malades appuient sur le sol par le bord interne du pied, se fatiguent facilement et se plaignent d'une douleur dans la région malléolaire externe.

La *paralysie isolée du court péronier latéral* rend impossible l'abduction directe du pied; celle-ci ne peut être accomplie par le long extenseur des orteils, que si le pied se trouve déjà en extension, et par le long péronier latéral, qu'à la condition que le pied soit en flexion plantaire.

La *paralysie périphérique du sciatique poplité interne* atteint les muscles suivants : jumeaux, soléaire, plantaire grêle, poplité, long fléchisseur commun des orteils, jambier postérieur, long fléchisseur propre du gros orteil, court fléchisseur des orteils, abducteur du gros orteil, court fléchisseur du gros orteil, adducteur du gros orteil, abducteur fléchisseur opposant du petit orteil, interosseux et lombricaux. Si ces muscles se trouvent paralysés tous ensemble, la flexion du pied est pour ainsi dire complètement supprimée; de légers mouvements peuvent encore se produire grâce à l'action du muscle long péronier latéral qui reste animé par le nerf poplité externe :

mais la contraction de ce muscle place le pied en abduction en même temps qu'elle le fléchit. De même la flexion, l'écartement et l'adduction des orteils sont devenus impossibles. La prépondérance d'action des extenseurs de la face antérieure de la jambe place le pied dans l'attitude vicieuse du pied bot talus ; le bord externe du pied se trouve en même temps relevé, il s'agit donc d'un pied bot valgus-talus.

En ce qui concerne la paralysie de quelques-uns des muscles innervés par le poplité interne, nous nous bornerons aux remarques suivantes :

La *paralysie isolée du muscle triceps sural (jumeaux et soléaire)* entraîne une gêne considérable dans la flexion plantaire du pied. Celle-ci ne peut être produite que par la contraction du long péronier latéral et du long fléchisseur commun des orteils ; mais on ne sent plus alors le tendon d'Achille se tendre sous les doigts. Le triceps sural commande en même temps aux mouvements d'adduction du pied. Lorsqu'il est paralysé, ce ne sont pas seulement les extenseurs du pied, mais aussi les abducteurs qui l'emportent : cette prédominance d'action des antagonistes a pour conséquence la formation d'un pied bot talus avec tendance au valgus, et si cette attitude vicieuse se prolonge, elle finit par amener des déformations des surfaces articulaires des os du tarse.

La *paralysie du muscle jambier postérieur* gêne et affaiblit les mouvements d'adduction du pied et d'élévation de son bord interne ; elle favorise par conséquent la formation du pied valgus.

La *paralysie du muscle long fléchisseur commun des orteils* se reconnaîtra à ce que les deux dernières phalanges des quatre derniers orteils ne peuvent être fléchies. La flexion des premières phalanges dépend, on le sait, des muscles interosseux ; elle est abolie, quand ces muscles sont paralysés. Mais dans ce cas l'extension des deuxièmes et troisièmes phalanges est également supprimée. Quand le muscle long fléchisseur du gros orteil se trouve paralysé, la flexion de la dernière phalange de cet orteil ne se produit plus. Comme pour la main, la paralysie des muscles interosseux entraîne, de par l'action devenue prépondérante des muscles extenseurs commun et long fléchisseur des orteils, une attitude vicieuse du pied qui rend douloureuses et la marche et la station debout trop prolongées.

L'*état électrique des muscles paralysés*, qu'il s'agisse d'une paralysie du tronc du sciatique ou de l'une de ses branches, est conforme aux lois générales déjà indiquées. Si la paralysie est de longue durée, on voit survenir une atrophie plus ou moins considérable, puis une rétraction des muscles atteints.

Il n'est pas rare de rencontrer des *troubles de la sensibilité* dont la distribution se trouve indiquée (fig. 161 et 162).

On peut voir survenir également des *paresthésies* (sensation de froid, de brûlure, de fourmillements, etc...)

On a souvent décrit des *troubles trophiques* surtout dans les cas de paralysie du sciatique. Ils se manifestent par les symptômes suivants : refroidissement, teinte cyanotique de la peau, escarres de la peau, escarre de décubitus survenant rapidement aux malléoles, fesses, trochanter ; développement exagéré du système pileux, épaississement des ongles, éruptions pemphigoïdes, etc...

III. Diagnostic. — Le diagnostic des paralysies qui surviennent dans le territoire du nerf sciatique, n'est pas toujours facile ; des connaissances anatomiques et physiologiques précises, une analyse rigoureuse des différents symptômes, une exploration électrique attentive peuvent seules faire éviter les erreurs et en particulier celle qui consiste à confondre cette paralysie avec les contractures primitives. On tiendra compte surtout des commémoratifs et de la constatation d'une cause quelconque de paralysie.

IV. Pronostic. — Le pronostic n'est pas toujours favorable ; il dépend d'une part de la cause, d'autre part des résultats fournis par l'examen électrique.

V. Traitement. — Au point de vue du traitement, c'est l'emploi de l'électricité qui donne les résultats les plus remarquables. Les points moteurs sont indiqués fig. 163 et 164. Dans certaines conditions les bains, la gymnastique, le massage peuvent être utiles. Dans les cas désespérés, on pourra remédier aux troubles fonctionnels qui sont la conséquence de l'attitude vicieuse du pied, par des appareils orthopédiques.

APPENDICE

Westphal a rapporté tout récemment une observation singulière de *paralysie périodique*, dont la nature est fort obscure. Il s'agit d'un garçon de 12 ans qui, depuis 4 ans, est atteint d'une paralysie qui dure quelques heures et qui se reproduit d'abord toutes les 4 à 6 semaines, puis plus tard survient plusieurs fois dans la même semaine. Pendant la période de paralysie, l'excitabilité faradique des nerfs et des muscles est diminuée et même pour certains nerfs complètement supprimée. On a observé également une élévation de la température du corps.

Des observations semblables, sinon identiques, ont été rapportées par Romberg, Cavac, Hartung, Cousot et Fleischl. Dans les cas de Cavac et Hartung, quelques nerfs crâniens se trouvaient également paralysés, et de plus la sensibilité et le sens musculaire avaient disparu. On n'a pu établir aucune relation entre ces paralysies et la fièvre intermittente.

b) — *Spasme (hyperkinesie) des nerfs moteurs.*

1. — Spasme dans le territoire du nerf facial.

Spasme facial de la mimique. Prosospasmus.

Les spasmes des muscles innervés par le facial sont le plus souvent de nature clonique, beaucoup plus rarement tonique. Ils peuvent porter sur tout le territoire du nerf facial ou seulement sur quelques muscles isolés ;

d'où la nécessité d'une distinction entre les spasmes diffus (occupant la totalité des muscles) et les spasmes partiels.

A. — *Spasme facial clonique diffus (Tic convulsif).*

I. **Étiologie.** — L'observation a montré que cette affection est un peu plus fréquente chez l'homme que chez la femme, et qu'elle survient plus souvent à un âge avancé que dans l'enfance. Tantôt elle est la conséquence des lésions immédiates qui portent sur le tronc ou les branches du nerf facial, tantôt elle est le résultat d'une action réflexe due à des troubles dans le domaine d'autres nerfs. Dans ces derniers cas l'intervention du système nerveux central est évidemment nécessaire.

Il ne peut subsister le moindre doute sur le rôle étiologique qui revient dans certains cas à *l'hérédité.* J'en ai observé un certain nombre d'exemples. Rosenthal rapporte l'histoire d'une famille dans laquelle la mère, la fille, le fils et deux de ses parentes furent atteints de tic convulsif de la face. Nous devons remarquer cependant que la prédisposition ne se transmet pas toujours sous la forme de tic facial, mais que très souvent il s'agit simplement d'une tare nerveuse héréditaire générale, les ancêtres ayant été affectés d'hystérie, d'épilepsie ou d'autres névroses.

Chez un certain nombre de malades cette prédisposition nerveuse n'est pas héréditaire, mais acquise. Ce fait est surtout remarquable chez les chlorotiques.

Dans beaucoup d'observations les *refroidissements* sont signalés comme cause immédiate.

Quelques malades attribuent leur affection à des *traumatismes* ; quoi qu'il en soit de ces affirmations, il est indéniable qu'il existe un grand nombre de faits dans lesquels un ganglion tuméfié siégeant au point d'émergence du nerf facial, une affection du rocher, une exostose ou une tumeur de la base du crâne, un anévrysme des artères du cerveau, etc., ont exercé une compression sur le nerf facial, l'ont irrité et ont provoqué ainsi la contracture des muscles de la face innervés par ce nerf.

Le tic convulsif d'*origine réflexe* se rencontre le plus souvent dans les affections douloureuses siégeant dans le territoire du nerf trijumeau. C'est ainsi qu'on l'observe à la suite de blépharites ou de lésions du globe de l'œil, de caries dentaires, d'ulcérations des muqueuses nasale et buccale, etc. De plus il peut arriver que le tic convulsif accompagne la névralgie pure de l'une des branches du trijumeau. Les affections de l'appareil génital, l'irritation de la muqueuse intestinale par des helminthes peuvent aussi provoquer le tic convulsif. Si, en outre, l'on tient compte de ce fait que le traitement bien conduit de certains points névralgiques ayant leur siège le long de la colonne vertébrale, sur le dos de la main ou ailleurs, fait parfois disparaître le tic convulsif comme par enchantement, on se convaincra aisément de la grande étendue du territoire où peuvent siéger les points d'origine des tics convulsifs d'ordre réflexe.

Dans certains cas l'*imitation* joue un grand rôle, autrement dit, le tic convulsif peut survenir chez des personnes ayant vécu dans l'entourage de malades atteints de cette affection. Enfin la mauvaise habitude de faire des grimaces peut conduire finalement à la même affection.

Mais il reste encore toute une série de cas, dans lesquels la cause du tic est impossible à déterminer ; ces cas sont d'un pronostic très défavorable, car on ne peut se guider sur rien pour diriger le traitement.

II. **Anatomie pathologique.** — Les lésions anatomiques sont pour ainsi dire complètement inconnues. Fr. Schultze, qui a récemment rapporté un cas de tic convulsif dû à la compression du tronc du facial par un anévrysme de l'artère vertébrale, n'a trouvé ni dans le nerf ni dans les muscles contracturés une modification quelconque de l'état normal. Buss, qui a soumis le facial à l'examen microscopique jusqu'à son noyau d'origine, est arrivé au même résultat. Dans ce cas, l'une des artères cérébelleuses postérieures était dilatée, sinueuse, athéromateuse, et se trouvait en contact avec le tronc du facial et l'acoustique. Et cependant, durant la vie du malade, on n'avait pas constaté de troubles du côté de l'acoustique. Baum, au cours d'une élongation du nerf, a vu une injection du tronc du facial, mais sans tuméfaction.

III. **Symptômes.** — Le tic facial convulsif est caractérisé au point de vue clinique par une *grimace*, qui survient par accès, d'une façon tout à fait indépendante de la volonté du malade. Subitement le front se plisse, les paupières s'agitent, les narines se relèvent, la fente buccale s'élargit, tout le visage est crispé. Cet état spasmodique peut être produit artificiellement en plaçant l'électrode d'un courant faradique sur le tronc du facial et en faisant passer le courant avec de courtes interruptions.

Le plus souvent les contractions sont unilatérales ; la bilatéralité du spasme est une exception. Les contractions cloniques des muscles de la face se produisent tantôt sans motif, tantôt à la suite d'excitations physiques ou morales. Habituellement les secousses musculaires durent à peine quelques secondes ; souvent aussi les accès convulsifs avortent, et alors une secousse unique traverse comme un éclair toute une moitié de la face. Dans certains cas, on ne compte qu'un petit nombre d'accès dans une même journée ; parfois au contraire ils se répètent 20, 30 fois et même davantage dans l'espace d'une heure. Ces accès peuvent présenter des rémissions et des exacerbations ; cela dépend essentiellement de l'état physique et moral dans lequel se trouve le malade. Pendant la nuit, les secousses musculaires disparaissent le plus souvent ; cependant cette règle présente sans aucun doute des exceptions, et l'on a pu voir des secousses musculaires se produire pendant le sommeil. Certains malades ont la faculté d'atténuer, par un effort de volonté, l'intensité des contractions musculaires ; mais, chez la plupart des sujets, la volonté reste sans influence sur le spasme. Les muscles de l'oreille ne participent généralement pas aux mouvements convulsifs ; il en est toujours ainsi pour les muscles du voile du palais, le digastrique et le stylohyoïdien, le plus souvent aussi pour le peaussier du cou. Il peut ar -

river que les contractions prédominent tantôt sur tel muscle de la face, tantôt sur tel autre, et l'on voit même cette prépondérance passer d'un muscle à un autre dans les différents accès. Le muscle frontal est assez rarement affecté.

Les fibres qui dans le tronc du facial président aux sécrétions et celles qui servent à l'olfaction restent intactes ; par contre, on a signalé fréquemment des troubles de l'audition (spasme du muscle de l'étrier ?) qui surviennent au moment de l'accès ; ils consistent en bourdonnements, bruits de cloche, etc.

L'*excitabilité électrique* des nerfs et des muscles atteints est normale ; quelques auteurs anciens ont signalé une augmentation de l'excitabilité électrique ; mais leurs procédés d'exploration étaient fort défectueux.

La recherche des *points de pression* est fort importante. On désigne ainsi des points qui correspondent au trajet de certains nerfs sensibles et qui sont douloureux à la pression ; le doigt en pressant sur ces points détermine la cessation brusque, beaucoup plus rarement l'exacerbation des accès convulsifs. Ces points sont situés tantôt sur le trajet du nerf sous-orbitaire, tantôt sur celui du sus-orbitaire, ou sur les muqueuses nasale et buccale ou bien sur les apophyses transverses ou épineuses des vertèbres, ou bien encore sur le sternum, les espaces intercostaux, le poignet ou ailleurs. Leur importance thérapeutique est telle qu'on doit les rechercher avec le plus grand soin sur toute la surface du corps.

Le tic convulsif ne s'accompagne pas de phénomènes douloureux ; certains malades se plaignent cependant d'une sensation toute spéciale de fatigue musculaire dans les régions atteintes. On n'observe de douleurs névralgiques que dans les cas où au tic convulsif est venu s'ajouter le tic douloureux.

Dans les cas graves et invétérés, les spasmes cloniques peuvent s'étendre à d'autres muscles, aux muscles de la langue, par exemple, ou à ceux du cou et des membres. On n'a pas signalé de troubles trophiques.

La *durée de la maladie* est fréquemment de plusieurs mois et de plusieurs années ; il n'est pas rare de la voir persister pendant toute la vie.

IV. Diagnostic. — Le diagnostic de l'affection elle-même est facile ; mais il est beaucoup moins aisé d'en déterminer dans chaque cas particulier la cause véritable. Il ne faut cependant pas se laisser rebuter ; car c'est de la connaissance de cette cause que dépendront le choix du traitement à employer et le succès définitif.

V. Pronostic. — Cette affection ne met jamais la vie en danger ; elle n'en est pas moins désagréable pour le malade par l'aspect qu'elle donne au visage. Si la cause immédiate de l'affection peut être supprimée, le pronostic devient favorable et la guérison certaine ; dans le cas contraire, la guérison est presque toujours impossible.

VI. Traitement. — Le traitement du tic convulsif doit reposer sur la connaissance exacte des *indications causales*. On a cité des faits dans lesquels l'extraction d'une dent cariée a amené la guérison rapide et durable d'un tic déjà ancien. Chez les personnes nerveuses il faudra recourir aux médica-ments nervins (bromure de potassium, valériane, castoreum, asa fœtida, zinc, argent, or, iodure de potassium, ergotine, etc.), chez les chlorotiques aux préparations martiales et aux eaux ferrugineuses. Dans les cas où le tic a été provoqué par un refroidissement, il faut prescrire des bains, des bains de vapeur, des frictions à l'alcool, des saignées locales telles que l'ap-plication de sangsues derrière l'oreille, etc.

Après le traitement qui s'adresse à la cause, l'action thérapeutique la plus importante est celle qui a pour objectif les points de pression. On agira tout d'abord sur eux par l'électricité. Pour cela, on se servira du courant galvanique ; la cathode sera placée à un point indifférent (sternum, nuque, etc.), tandis que l'anode, qui doit déterminer l'action d'arrêt, sera placée sur le point de pression. Il faudra bien se garder d'employer des courants trop forts et de prolonger la séance au delà de 5 minutes ; on évitera ainsi toute hyperexcitation du nerf.

Le traitement reste le même dans les cas où le tic convulsif est associé à une névralgie trifaciale. Si celle-ci a résisté à tous les agents thérapeuti-ques, on pourra essayer avec succès la section et même la résection des nerfs où siège la névralgie.

Si les indications causales font complètement défaut, on devra chercher à atténuer ou à faire disparaître les accès par l'emploi des *narcotiques*. On a utilisé à cet effet la morphine (0,30 pour 10, 1/4-1/2 seringue en injec-tions sous-cutanées), l'atropine (0,01 pour 10, 1/2 seringue en injections sous-cutanées), la strychnine (0,10 pour 10, 1/4 seringue en injections sous-cutanées) et le curare (0,10 pour 10, 1/4-1/2 seringue en injections sous-cutanées).

En général l'emploi de l'électricité donnera des résultats bien plus satis-faisants, mais il exige souvent une grande dose de patience.

Dans la majorité des cas on accordera la préférence au *courant galva-nique*. Le pôle positif (anode) sera placé sur le tronc du nerf immédiate-ment en arrière de l'oreille, ou encore en avant du tragus, le pôle négatif sur un point indifférent. On peut également agir sur les différents muscles, l'anode étant tenue immobile ou bien au contraire promenée le long de leur trajet. Benedikt vante beaucoup l'efficacité des *alternatives de Volta*, autrement dit des variations fréquentes du sens du courant. Dans les cas d'affections de l'oreille ou de la base du crâne, les courants transversaux passant par les deux apophyses mastoïdes présentent de grands avantages. Erb et Berger vantent avec raison l'emploi, dans certains cas, d'une vaste électrode positive qu'on place sur l'occiput ; elle serait surtout applicable aux cas où l'affection paraît être d'origine centrale ; l'action du courant s'exercerait alors sur le centre cortical du nerf facial, centre situé dans la partie inférieure des deux circonvolutions centrales et surtout de l'anté-rieure. Remak a recommandé la galvanisation du sympathique cervical ; on place alors l'anode immédiatement en arrière de l'angle du maxillaire inférieur, en dehors de la carotide, la cathode en un point différent. Le même auteur a obtenu également des résultats satisfaisants par l'emploi de courants descendants, l'anode étant placée sur le bout central, la cathode sur le bout périphérique du nerf.

L'emploi du *courant faradique* est rarement indiqué. Frommhold a prôné l'action favorable des courants d'intensité croissante sur les muscles malades.

Plusieurs tentatives ont été faites dans le but de guérir cette affection par une *intervention chirurgicale*. Dieffenbach, par exemple, a sectionné dans un cas les tendons de tous les muscles atteints de spasme et a obtenu une guérison presque radicale. On a sectionné également le nerf facial; mais on ne réussit ainsi qu'à défigurer le malade d'une autre façon. Baum a recommandé récemment l'élongation du nerf facial. Ses communications, ainsi que celles de Schüssler et Eulenburg, ont fait naître tout d'abord de grandes espérances; mais Bernhardt a montré que l'amélioration était très passagère, et qu'il était difficile de ranger l'élongation parmi les moyens de guérison radicale. Dans les 17 observations que Bernhardt a pu rassembler, le succès fut complet et durable dans un cas seulement; chez tous les autres les secousses musculaires reparurent, dès que la paralysie passagère qui suit l'élongation du nerf eût cessé d'exister. Zesas a rassemblé 19 observations; dans 3 cas il y eut guérison définitive, dans 4 amélioration notable, dans 10 insuccès complet et dans deux cas le résultat est resté inconnu.

B. — *Spasme facial tonique diffus.*

Cette affection est rare et succède le plus souvent à une *paralysie faciale*; il est tout à fait exceptionnel de la voir se développer comme maladie primitive et indépendante, survenant sans cause connue.

La moitié de la face, qui est malade, apparaît rigide et comme tendue; l'expression du visage est parfois terrifiante. Les différents plis et sillons du visage sont très marqués; la face est déviée vers le côté malade; le sourcil est plus élevé de ce côté; le lobule du nez et le menton sont attirés vers le côté malade. La rigidité des muscles de la joue produit fréquemment des troubles de la mastication.

On s'efforcera de vaincre la contracture des muscles au moyen du courant galvanique. On a essayé également de faire disparaître la difformité du visage en faisant agir de forts courants faradiques sur les muscles du côté sain, de façon à provoquer ainsi avec intention des contractures électriques. On ne négligera pas non plus d'exercer des tractions sur les muscles contracturés et d'introduire de petits morceaux de bois ou de petites sphères entre les joues et les arcades dentaires de manière à produire une élongation continue des muscles contracturés.

C. — *Spasme facial partiel tonique et clonique.*

Des spasmes isolés de certains muscles de la face apparaissent fréquemment, sous l'influence d'une émotion quelconque, chez des personnes qui ne présentent pas d'autre manifestation morbide, tels sont : le tremblement des lèvres, le plissement du front. Chez d'autres ces secousses musculaires peuvent se produire dans le calme moral et physique le plus parfait ; ces secousses sont localisées aux lèvres, aux ailes du nez, dans les muscles sourcilier et frontal et même dans les muscles du pavillon de l'oreille. Inutile d'ajouter que ces mouvements subits et involontaires des oreilles et du cuir chevelu donnent lieu à des grimaces fort disgracieuses. Les secousses dans les muscles zygomatiques provoquent sur le visage ce sourire qui a été désigné sous le nom de rire sardonique. Rosenthal a observé dans un cas de ce genre des secousses isolées des muscles du voile du palais. Il n'est pas rare d'observer ces secousses dans certains muscles de la face atteints antérieurement de paralysie.

Parmi ces spasmes, il en est un qui présente une importance pratique considérable ; c'est celui du *muscle orbiculaire des paupières*. S'il est d'ordre tonique, on lui donne le nom de blépharospasme, s'il est au contraire d'ordre clonique, on le désigne sous le nom de clignement.

L'*étiologie* de ces deux formes de spasme est à peu près la même. Dans la majorité des cas, la cause provocatrice est une *affection de l'œil* (inflammations de la conjonctive, de la cornée, corps étrangers et en général toutes les affections de l'œil s'accompagnant de douleur et de photophobie). Chez beaucoup de personnes, d'ailleurs bien portantes, une lumière un peu vive suffit pour provoquer un spasme des paupières. Il s'agit naturellement dans ces cas de phénomènes d'ordre réflexe, qui ont leur point de départ dans les branches sensitives du nerf trijumeau et qui se réfléchissent par la voie du facial. Mais toute lésion siégeant sur un autre point quelconque du territoire innervé par le trijumeau est susceptible de produire un effet semblable. C'est pourquoi l'on peut observer le spasme palpébral dépendant d'une *névralgie du trijumeau*, d'une *affection des muqueuses nasale, buccale, ou du palais*, ou d'une *altération des dents*. De plus l'existence des points de pression dont nous allons parler tout à l'heure, prouve que d'autres nerfs sensitifs peuvent aussi être l'origine de phénomènes réflexes aboutissant au spasme palpébral ; tels sont les nerfs de l'utérus, de l'intestin, etc. Dans quelques cas il est impossible d'assigner une cause quelconque à cette affection.

Dans le spasme palpébral tonique, blépharospasme, les paupières se ferment brusquement d'une façon convulsive et restent fermées ; dans certains cas il existe simplement une diminution de l'étendue de la fente palpébrale. Ce spasme est presque toujours bilatéral ; il persiste pendant plusieurs secondes, plusieurs minutes et même plusieurs heures, pour disparaître ensuite pour un temps plus ou moins considérable. Dans quelques cas il persiste durant des semaines et des mois, et le malade se trouve aveuglé pour un certain temps ; il lui est complètement impossible de voir. Souvent l'accès survient sans cause ; dans d'autres cas il est provoqué par des excitations physiques ou morales ou par une irritation quelconque de l'œil. Sans parler de la déformation des traits qui est la conséquence de ce spasme, il est d'autres ennuis encore que le malade doit subir ; ainsi au milieu d'une promenade, dans la rue, il est obligé de s'arrêter ; la vue lui est ravie brusquement par l'occlusion des paupières et il se trouve ainsi constamment exposé à toutes sortes d'accidents. La contraction musculaire se fait le plus souvent avec une telle énergie qu'il est impossible, même au prix de violents efforts, d'écarter les paupières et de faire cesser le spasme. Ce n'est que vers la fin de l'accès qu'on peut parfois en abréger la durée en écartant violemment les paupières avec les doigts. Dans cette affection, les points de pression font rarement défaut ; dès qu'on y applique le doigt, le spasme cesse sur-le-champ et les paupières se séparent. V. Graefe, qui le premier a appelé l'attention sur l'importance de ces points, a distingué avec raison des points de pression primitifs et des points induits ; les premiers existent dès le début ; les autres se développent pour ainsi dire secondairement dans le cours de l'affection.

Les points les plus fréquemment observés sont ceux qui siègent sur le trajet du nerf sus-orbitaire, puis viennent ceux du sous-orbitaire, des muqueuses nasale et buccale, des piliers du voile du palais, de la colonne vertébrale, de la main, etc.

Parfois, le blépharospasme se transforme peu à peu en spasme facial diffus et même en spasme plus généralisé encore, s'étendant par exemple aux muscles du cou.

Le *spasme palpébral classique, clignement des paupières*, est plus fréquent que le spasme tonique ; chez certaines personnes il est la conséquence de l'habitude qu'elles ont prise d'exécuter ce mouvement. Il est caractérisé par un mouvement très rapide des paupières. On peut d'ailleurs lui appliquer tout ce qui a été dit pour le spasme tonique.

Le *pronostic* du spasme palpébral tonique ou classique n'est pas toujours favorable ; le plus souvent l'affection est très rebelle, trop souvent même incurable.

Le *traitement* est le même que pour le spasme facial clonique diffus.

2. — États spasmodiques des branches motrices du nerf trijumeau.

Spasmes des muscles masticateurs.

I. Étiologie. — Les phénomènes dont il s'agit ici se passent dans la sphère de la troisième branche du trijumeau et portent sur les muscles temporal, masséter et ptérygoïdien. Tantôt on a affaire à des spasmes toniques, tantôt à des spasmes cloniques de ces muscles. Dans le premier cas les contractions musculaires se succèdent avec une telle rapidité qu'elles évoquent, pour un temps plus ou moins prolongé, l'impression d'une contraction musculaire persistante, tandis que dans les spasmes cloniques on peut suivre les différentes contractions et les séparer nettement les unes des autres.

Les états spasmodiques du nerf trijumeau de cause périphérique ne sont pas fréquents ; dans la majorité des cas il s'agit de lésions centrales. Parfois on a indiqué comme cause des *refroidissements*, ou bien un *trauma-*

tisme, par exemple : compression ou contusion du trijumeau, tumeur dans son voisinage.

Assez souvent la contraction des muscles masticateurs s'associe à la névralgie du trijumeau, *spasmes des muscles masticateurs d'origine réflexe*. Ces spasmes reconnaissent fréquemment pour cause les lésions des dents (évolution des molaires et de la dent de sagesse), de même que les inflammations du périoste du maxillaire ou de l'articulation temporo-maxillaire. On voit encore survenir des spasmes réflexes chez les enfants qui ont des vers intestinaux ou après des traumatismes périphériques ou sous l'influence de cicatrices douloureuses :

II. **Symptômes.** — Presque toujours le spasme des muscles masticateurs est bilatéral. Quand il s'agit de spasmes toniques, les muscles masticateurs et temporaux contracturés forment des tumeurs saillantes au-dessous de la peau de la face, dures comme du bois, à la palpation. Quelques malades accusent de la douleur quand on presse sur les muscles. Ils sont tout à fait incapables d'abaisser la mâchoire inférieure et d'exécuter des mouvements de diduction, les arcades dentaires restent appliquées l'une contre l'autre. A l'ouverture passive de la bouche on éprouve une résistance le plus souvent insurmontable ; un déploiement de force trop considérable doit être évité parce que les malades ont de la douleur et qu'il y a danger de produire une fracture du maxillaire inférieur ou une luxation ; on donne à cet état le nom de trismus. Les malades parlent difficilement, comme on parle quand les dents sont serrées ; ils sont parfois incapables d'introduire dans leur bouche des aliments solides. Ces spasmes durent parfois des jours et même des semaines.

L'exemple le plus connu de spasme clonique des muscles masticateurs est le claquement des dents que l'on observe fréquemment sous l'influence du froid ; les mouvements de la mâchoire se font de haut en bas, mais parfois ils se font également d'un côté à l'autre, c'est le grincement des dents. Dans ces cas il n'est pas rare de constater des lésions de la langue, de la gencive, de la muqueuse des joues.

III. **Anatomie pathologique.** — On ne sait rien sur les lésions anatomiques ; et, bien plus que les paralysies des nerfs périphériques, les états spasmodiques appartiennent au domaine des affections nerveuses fonctionnelles (névrose), affections dans lesquelles on est aussi bien que possible renseigné sur les symptômes, et aussi mal que possible sur les processus anatomiques qui leur servent de substratum.

IV. **Diagnostic.** — Le diagnostic est presque toujours facile, on distinguera toujours le spasme tonique des muscles masticateurs de l'ankylose de l'articulation temporo-maxillaire par ce fait que, dans cette dernière, la dureté ligneuse des muscles masticateurs fait défaut. De plus on considérera l'évolution de la maladie. Dans les cas douteux il faudrait recourir à la chloroformisation, car pendant l'anesthésie chloroformique la contraction disparaît, l'ankylose persiste.

V. Pronostic. — Le pronostic dépend des causes.

VI. Traitement. — Dans le traitement il faut tout d'abord éloigner la cause. Pour faire disparaître la contraction elle-même, une injection sous-cutanée de morphine dans la joue paraît être le moyen le plus efficace. L'électricité mérite également d'être employée; le courant galvanique passant transversalement à travers les masséters, d'abord courant peu intense, augmentation graduelle, puis diminution progressive. Sur le conseil de Benedikt il faudrait également essayer les alternatives de Volta, c'est-à-dire le changement fréquent du sens du courant. Parfois également on a obtenu de bons résultats par l'emploi de courants faradiques intenses, plus spécialement à l'aide du pinceau électrique (fatigue des muscles?).

Dans les cas chroniques on a essayé de faire disparaître peu à peu la contracture de la mâchoire en insinuant entre les arcades dentaires des morceaux de bois de plus en plus gros; au besoin il faudrait assurer l'alimentation du malade au moyen de la sonde œsophagienne introduite à travers les arcades (brèche), ou en arrière des dernières molaires ou encore par le nez. On conduit ainsi dans l'estomac du lait, des œufs, du bouillon et du vin; on pourra encore donner des lavements nutritifs.

3. — Spasme des muscles innervés par le grand hypoglosse.

I. Étiologie. — Les états spasmodiques qui dépendent du nerf grand hypoglosse, se traduisent par des mouvements anormaux de la langue; ils sont exceptionnels, plus souvent d'origine centrale que d'origine périphérique, habituellement d'ordre clonique, plus rarement d'ordre tonique. Il faut distinguer les spasmes des muscles innervés par l'hypoglosse qui se produisent pendant la mastication et ceux qui apparaissent dans l'articulation des sons, suivant que l'accès survient pendant les mouvements de mastication ou bien à l'occasion de l'articulation des sons. On a donné quelquefois à cette dernière variété la dénomination tout à fait impropre d'aphthongie.

Ces spasmes de l'hypoglosse s'observent chez les personnes anémiques et nerveuses, chez les hystériques, quelquefois dans le cours d'une névralgie du trijumeau ou comme complication du spasme facial. Mais souvent aussi le spasme de l'hypoglosse est l'affection primitive et le spasme facial ne survient qu'ultérieurement.

II. Symptômes. — Pendant les accès, la langue se meut dans tous les sens à l'intérieur de la cavité buccale. Chez un avocat que j'ai observé il y a quelque temps, la langue était projetée avec une telle vigueur contre les arcades dentaires, qu'il s'était produit des ulcérations sur les bords de cet organe. Il va sans dire que pendant les accès la mastication et l'articulation des sons sont fort empêchées.

Dans le cas personnel que je viens de citer je n'ai pas observé d'autres troubles fonctionnels qu'une certaine sensation bizarre sur le dos de la langue et sur la peau des joues. Un malade de Erlenmeyer disait que dans l'intervalle des accès il ressentait comme des ondulations qui lui traversaient la langue ; un malade de Wendt se plaignait de douleurs dans l'amygdale droite. On a observé également des troubles de la sensibilité sur la muqueuse des lèvres et de la bouche.

III. **Traitement.** — Il sera analogue à celui qui a été indiqué pour le spasme facial.

4. — Spasme des muscles innervés par le nerf spinal.

I. **Étiologie.** — Les spasmes affectent principalement les muscles sterno-cléido-mastoïdien et trapèze. Ces spasmes sont cloniques ou toniques, unilatéraux ou bilatéraux ; ils portent sur l'un des muscles indiqués ou sur les deux à la fois.

Dans certains cas *l'action du refroidissement* ne peut être mise en doute : dans d'autres c'est un *traumatisme* qui semble être la cause immédiate. Une simple fatigue corporelle, l'action de soulever des poids trop lourds ont suffi pour provoquer les accès. Parfois l'affection survient à la suite de *maladies infectieuses* (fièvre typhoïde, fièvre puerpérale, etc.). Les *lésions de la portion cervicale de la colonne vertébrale* (tuberculose, tumeurs, fractures, etc.) ont pu provoquer cette affection, car l'on sait que les racines du spinal descendent très bas sur les côtés de la moelle cervicale. Ce sont quelquefois des *influences réflexes* qui doivent être incriminées, telles sont : la dentition chez les enfants, les vers intestinaux, les affections utérines, etc. Très souvent il est complètement impossible de découvrir la moindre cause ; et très certainement il est un grand nombre de prétendus spasmes d'ordre périphérique qui ont une origine centrale. Il en est ainsi sans aucun doute dans les cas où il s'agit de personnes nerveuses, hystériques ou encore de celles chez qui les spasmes du spinal sont associés à de l'épilepsie, de l'idiotie ou de l'aliénation mentale coïncidant avec ces maladies ou les précédant. Dans un certain nombre de cas l'origine centrale peut être démontrée directement.

II. **Symptômes et Diagnostic.** — Pour plus de netteté dans l'exposition, il est bon de donner une description spéciale des différents types qui peuvent se présenter.

Quand le *spasme est unilatéral, clonique et porte sur le sterno-mas-toïdien*, chaque contraction musculaire a pour effet de tourner la tête sur le côté opposé, en même temps que, du côté malade, le lobule de l'oreille et l'apophyse mastoïde se rapprochent de la clavicule. Le muscle contracté fait saillie sur la peau et se présente sous la forme d'un gros cordon tendu.

Quand le *muscle trapèze est atteint de spasme clonique* en même temps que le muscle précédent, le mouvement de rétropulsion de la tête et d'élévation de l'épaule est plus accusé et parfois l'occiput et l'épaule arrivent au contact. Dans certains cas les différents faisceaux musculaires du trapèze sont animés de contractions inégales ; en outre l'omoplate subit des déplacements plus ou moins accusés. Chez certains malades les contractions du sterno-mastoïdien et celles du trapèze ne se font pas simultanément, ou encore, ainsi que j'ai eu occasion de l'observer chez un confrère, les contractions de l'un ou de l'autre de ces muscles sont prédominantes ; enfin ils peuvent être animés tous deux de spasmes identiques quant à leur durée et leur intensité.

Quand les *muscles sterno-mastoïdiens et trapèzes des deux côtés sont animés de spasmes cloniques*, les phénomènes que l'on observe sont variables suivant que les contractions sont simultanées ou alternantes. Dans le premier cas, la tête exécute des mouvements de salutation, d'où la dénomination de tic du salut ou de Salaam ; cependant, dans la majorité de ces cas, d'autres muscles du cou participent aux mouvements, quelquefois même d'une façon prédominante. Cette variété de spasmes s'observe de préférence et presque exclusivement chez les enfants, depuis l'âge de la dentition jusqu'à celui de la puberté. Quand les contractions cloniques des muscles ne s'exécutent pas simultanément des deux côtés, la tête est animée de mouvements d'oscillation qui surviennent par accès. Parfois, le spasme est unilatéral au début, puis se transmet à l'autre côté, les muscles similaires se trouvant sollicités par les mouvements des muscles du côté opposé.

Les accès que nous venons de décrire surviennent tantôt spontanément, tantôt au contraire provoqués par des efforts physiques ou des émotions morales. Pendant le sommeil ils cessent habituellement ; mais un grand nombre de malades se plaignent de ne pouvoir s'endormir. Le nombre et la durée des accès sont soumis à de grandes variations. Il n'est pas rare de voir l'intensité du spasme devenir de plus en plus considérable après chaque nouvel accès. Beaucoup de malades accusent une sensation particulière de tension ou de fatigue dans les muscles atteints, sensation qui peut dégénérer en véritable douleur. On ne rencontre pas souvent de points de pression. Fréquemment d'autres groupes musculaires participent au spasme, ainsi les muscles de l'œil, de la face, du cou, de l'épaule et des membres ; bien plus ! ces accès peuvent se terminer par des convulsions généralisées. Dans les cas où les muscles spinaux sont également affectés, Romberg a signalé de l'œdème et des paresthésies du membre supérieur par compression des vaisseaux et des nerfs. La durée de la maladie comprend des semaines, des mois, des années et peut même s'étendre à toute la vie.

Les *spasmes toniques des muscles sterno-mastoïdien et trapèze* ont pour effet de mettre la tête dans une attitude vicieuse permanente, qui porte le nom de torticolis spasmodique, caput obstipum spasticum ou encore obstipitas spastica. Ce que nous avons dit précédemment permettra de deviner sans la moindre difficulté quelle sera cette attitude, suivant que le spasme portera sur le sterno-mastoïdien ou le trapèze ou sur les deux à la fois, et suivant qu'il sera unilatéral ou bilatéral. La tête se trouvant fixée dans sa position vicieuse par la contraction spasmodique des muscles, il sera facile de différencier cet état d'avec celui que détermine la paralysie des antagonistes ; dans ce dernier cas les mouvements passifs de la tête s'exécutent sans la moindre gêne et sans aucune résistance.

Cette variété de spasme peut être congénitale ; elle se développe parfois dans les premières années de la vie et peut alors provoquer des déviations secondaires de la colonne vertébrale. Celle-ci présente alors une inflexion dont la convexité est dirigée du côté sain ; les vertèbres sont affaissées d'un côté ; la face elle-même peut subir un arrêt de développement. Les muscles contracturés sont souvent hypertrophiés, leurs antagonistes s'atrophient.

III. Pronostic. — Le pronostic des spasmes cloniques ou toniques du territoire du spinal n'est pas toujours favorable. La guérison ne sera en général possible que si la cause immédiate de l'affection est susceptible d'être éloignée. Il est des malades que la persistance de cette infirmité a conduits au suicide.

IV. Traitement. — Le traitement doit avoir pour but avant tout de faire disparaître la cause de l'affection. Dans le traitement local il faut utiliser les injections sous-cutanées de morphine, de curare, d'atropine et de strychnine, et surtout l'*électricité* : courant continu, application fixe, pôle positif sur le nerf ou le muscle. Busch a eu quelques succès rapides par l'emploi du fer rouge. On ne négligera pas les appareils orthopédiques et les exercices de gymnastique.

L'*excision du nerf spinal* et la *myotomie* des muscles atteints méritent à peine d'être essayées.

5. — Spasmes des muscles du cou, de l'omoplate et du membre supérieur.

Les muscles dont il va être question ressortissent au plexus cervical et au plexus brachial. Ils peuvent être atteints de spasmes toniques ou cloniques, lesquels sont à leur tour unilatéraux ou bilatéraux ; dans certains cas un seul muscle se trouvera malade, dans d'autres au contraire l'affection portera sur des groupes musculaires très différents. Les modalités sont tellement nombreuses qu'il serait impossible d'en donner une description complète ; en conséquence nous nous contenterons d'en indiquer quelques exemples, d'autant plus que le diagnostic ne présente pas la moindre difficulté pour quiconque connaît bien les fonctions de ces différents muscles. Tout ce qui a été dit des causes, du pronostic et du traitement des spasmes du nerf spinal, s'applique aux spasmes de ces muscles.

a) *Spasmes du muscle grand oblique de la tête.* — Quand ce muscle se contracte, la tête exécute des mouvements de rotation dans un plan horizontal, sans élévation du menton (action du sterno-mastoïdien) et sans abaissement du menton (action du splénius de la tête). Donc, quand il est atteint de spasmes cloniques, la tête exécute sans cesse des mouvements de rotation vers le côté sain, quand le spasme est unilatéral, dans les deux sens, quand le spasme est bilatéral ; c'est le tic rotatoire. Quand les malades veulent fixer un objet, ils sont obligés de saisir leur tête avec les mains et de la maintenir dans l'immobilité. Dans les cas de spasme tonique, la tête se place d'une façon permanente dans une attitude vicieuse et ne peut être ramenée passivement dans sa position naturelle.

b) *Spasme du muscle splénius de la tête.* — Ce muscle attire la tête en extension, tourne en même temps la face vers le côté contracté et abaisse le menton en le rapprochant de l'épaule du même côté. Le muscle contracté fait saillie sur le bord antérieur du muscle trapèze ; le muscle sterno-mastoïdien du côté opposé est tendu. Ainsi se trouvent expliqués les phénomè-

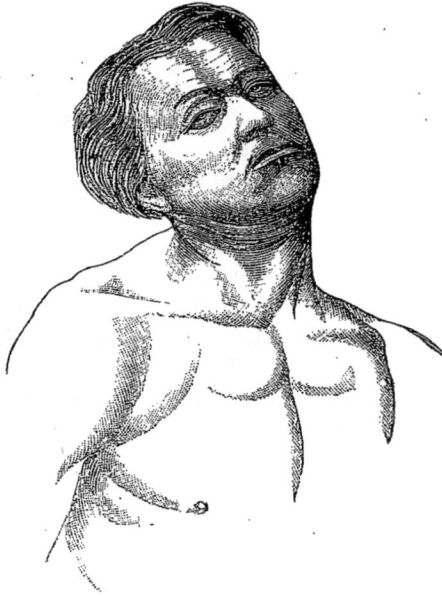

FIG. 165. — *Position de la tête dans le spasme du muscle splénius droit.*

nes que l'on observe dans les cas de spasmes cloniques ou toniques de ce muscle, ces derniers étant de beaucoup les plus fréquents. Nous renvoyons d'ailleurs à la figure 165.

c) *Spasme du muscle rhomboïde.* — On ne connaît jusqu'à présent que le spasme tonique de ce muscle, lequel, en se contractant, élève l'angle inférieur de l'omoplate, rapproche son bord spinal de la colonne vertébrale et donne à ce bord une direction oblique de haut en bas et de dehors en dedans ; contrairement à ce que l'on observe dans la paralysie du grand dentelé, le bord spinal de l'omoplate ne s'éloigne pas de la cage thoracique. Le muscle contracté peut être senti dans l'espace interscapulaire ; parfois on peut même l'y distinguer par la vue. Les mouvements d'élévation du bras jusqu'à la verticale sont gênés.

d) *Spasme du muscle angulaire de l'omoplate.* — On observe dans ces cas une élévation de l'omoplate, principalement de son angle interne, de l'extension de la tête ; dans la fosse sus-claviculaire le muscle est perceptible à la vue en dehors du bord antérieur du trapèze.

Nous ne pouvons insister sur les phénomènes que l'on rencontre quand les autres muscles sont atteints de spasme. Pour l'étude de leurs fonctions nous renvoyons au chapitre des paralysies. Le plus souvent une simple inspection fera reconnaître le muscle atteint.

6. — Spasmes des muscles de la respiration.

A. — Spasme clonique du diaphragme (hoquet, singultus).

I. **Symptômes et Diagnostic.** — Le spasme clonique du diaphragme s'appelle hoquet, singultus (en anglais : hiccup). Les phénomènes mécaniques qui accompagnent cette affection bien connue, sont les suivants : par suite de la contraction subite du diaphragme le courant d'air inspiratoire pénètre dans les voies aériennes en produisant un bruit très manifeste ; mais il se trouve presque aussitôt arrêté par l'occlusion de la fente glottique.

Les accès peuvent acquérir une intensité telle qu'en moins d'une minute il se produit 60 et 80 mouvements inspiratoires. Dans ces cas les malades deviennent dyspnéiques, ne peuvent ni parler ni manger et ressentent une douleur dans la région épigastrique et au niveau des insertions du diaphragme.

Parfois on peut trouver des points de pression dans des régions plus éloignées. Les accès peuvent se prolonger pendant des heures, des jours, des semaines et même des mois, tantôt presque sans interruption, tantôt avec des intervalles de repos. Pendant la nuit ils cessent habituellement, mais ils peuvent empêcher le malade de s'endormir.

II. **Étiologie.** — Cette affection relève beaucoup plus souvent de causes centrales que de causes périphériques ; elle se rencontre tout spécialement chez les nourrissons, chez lesquels elle survient assez souvent à la suite d'un rire violent ou d'excitations psychiques. Assez fréquemment le hoquet est dû à l'irritation du tronc du phrénique par des tumeurs du médiastin, des anévrysmes, la péricardite ou la pleurésie ; dans ces deux derniers cas le nerf phrénique est atteint directement par le processus inflammatoire. Le hoquet survient quelquefois dans le cours d'une pleurésie diaphragmatique. Plus fréquemment il se produit par action réflexe, quand par exemple, l'estomac est distendu, après l'ingestion d'aliments trop froids ou trop chauds, dans le cours d'affections de l'intestin ou du foie, dans les cas de concrétions biliaires ou urinaires, d'affections utérines et de péritonite. Il est à remarquer que les affections de la prostate provoquent assez souvent le hoquet par acte réflexe. On l'a vu survenir aussi après l'administration d'un vomitif.

Parmi les causes d'origine centrale, il faut ranger les affections du cerveau et des méninges, l'hystérie, l'anémie, les maladies graves, le choléra, la dysenterie, la cachexie cancéreuse. Le hoquet se produit aussi quelquefois sous l'influence de l'impaludisme.

III. Traitement. — Cette affection résiste quelquefois aux traitements les plus énergiques. Il faut faire disparaître les causes et détourner de leur mal l'attention des malades. J'ai obtenu souvent une guérison rapide, en faisant compter le malade à haute voix. On a recommandé également les grands efforts avec occlusion de la fente vocale, le cathétérisme de l'œsophage ou encore les irrigations d'eau froide dans le pharynx jusqu'à menace d'asphyxie. On aura recours également aux narcotiques, de préférence en injections sous-cutanées dans la région du diaphragme. Chez un de mes confrères, j'ai obtenu un succès rapide par l'emploi du bromure de potassium (bromure de potassium 0,50, extrait de belladone 0,01 toutes les heures jusqu'à cessation complète des accès). On s'est adressé aussi parfois aux révulsifs appliqués sur la région du diaphragme (sinapismes ou courants faradiques). Souvent la guérison a été obtenue par le traitement galvanique ou faradique du nerf phrénique. Enfin on a aussi essayé de produire des mouvements d'expiration forcée, en serrant l'extrémité inférieure du thorax et en inclinant fortement à plusieurs reprises la tête vers le thorax.

B. — *Spasme tonique du diaphragme.*

I. Étiologie. — Le spasme tonique du diaphragme a été observé à la suite de causes agissant sur la périphérie, telles que le *refroidissement* ou dans le cours d'une *névralgie intercostale*, d'un *rhumatisme articulaire* ou *musculaire*. Il peut être également d'origine centrale, dans le tétanos, par exemple, dans l'épilepsie et l'hystérie. C'est une affection extrêmement sérieuse qui amène la mort à bref délai, si le traitement n'en vient pas à bout rapidement.

II. Symptômes. — Les symptômes sont des plus nets. L'extrémité inférieure du thorax paraît considérablement élargie, mais ne participe plus aux mouvements de la respiration. Le bord inférieur du poumon, parfois aussi le cœur, descendent plus bas qu'à l'état normal. L'épigastre est très saillant, et à la palpation des hypochondres on ne sent plus les mouvements que le diaphragme exécute normalement pendant la respiration. La partie supérieure du thorax, au contraire, se meut avec énergie et avec rapidité. Le malade paraît anxieux, cyanosé ; il peut à peine parler ; son pouls est petit. Si le médecin n'intervient pas rapidement et avec vigueur, la mort par asphyxie ne tarde pas à survenir.

III. Traitement. — On aura recours à des révulsifs puissants, tels que compresses chaudes, sinapismes ou pinceau faradique. On fera des injections sous-cutanées de morphine ou on donnera du chloroforme. En outre on aura recours à la faradisation et à la galvanisation du nerf phrénique.

On a observé et décrit encore d'autres spasmes des muscles respiratoires ; leur nombre est considérable ; il est impossible d'en donner une description générale. Chaque cas particulier doit être examiné avec soin. Parmi ces spasmes il faut signaler : l'*éternuement*, *ptarmus* ou *sternutatio convulsiva*, le *bâillement*, *oscedos*, *chasmus*, *les crises de pleurs, de rire ou de cris*. En général il s'agit dans ces cas de causes fonctionnelles d'origine centrale, telles que l'hystérie, ou de lésions anatomiques du système nerveux central ou enfin de phénomènes réflexes. Le traitement de ces accès spasmodiques est soumis aux mêmes indications que les formes précédentes.

7. — Spasme des muscles de l'abdomen.

Westphal a rapporté une observation de spasme clonique des muscles de l'abdomen ; la guérison fut obtenue par l'emploi du fer rouge. Moi-même j'ai observé un cas semblable chez un garçon de 9 ans atteint d'hystérie. Les spasmes toniques, de cause centrale, se rencontrent spécialement dans le cours de la méningite et du tétanos.

8. — Spasme des muscles du membre inférieur.

Les états spasmodiques des muscles du membre inférieur sont rares ; toniques ou cloniques, ils s'étendent à tous les muscles du membre ou seulement à quelques-uns d'entre eux. On ne saurait songer à donner une description détaillée de ces différentes modalités ; l'aspect clinique dérive des fonctions de chaque muscle, pour lesquelles nous renvoyons au chapitre des paralysies. Quant au traitement, il doit obéir aux indications générales dont nous avons parlé à plusieurs reprises.

9. — Crampe.

I. **Symptômes.** — On désigne sous ce nom un spasme musculaire tonique qui s'accompagne d'une douleur vive, dont la durée est souvent de quelques secondes, dans tous les cas très courte.

Le plus connu de ces spasmes, c'est la *crampe du mollet*. Les muscles de la partie postérieure de la jambe ont des convulsions toniques très douloureuses, leurs contours se dessinent très nettement sous la peau ; la pression détermine de la douleur. Quand, au bout de quelques secondes ou minutes, le relâchement se produit, il persiste une certaine sensation de tension et de fatigue, et les muscles restent pendant quelque temps sensibles à la pression. Parfois pendant l'accès, il se produit des extravasations et des ecchymoses. Ces accès surviennent principalement pendant la nuit, se succèdent souvent pendant longtemps et à intervalles rapprochés, troublent le sommeil et provoquent même quelquefois des douleurs telles que le malade tombe en syncope.

D'autres muscles peuvent aussi être atteints de crampe ; mais les muscles de la jambe ont sous ce rapport un certain privilège.

Schultz prétend avoir constaté une augmentation de l'excitabilité électrique dans les muscles atteints de crampe.

II. Étiologie. — Parmi les causes il faut signaler : a) la *fatigue exagérée* des muscles ; c'est ainsi que l'on observe la crampe à la suite de promenades prolongées, de la danse, des exercices de gymnastique ou de natation, etc...; b) les *troubles dans les échanges nutritifs*, ainsi dans le choléra asiatique, par suite de la grande déperdition des liquides de l'organisme (d'après Erb on observerait des phénomènes semblables dans le diabète sucré) ; c) les *stases sanguines*, de là les crampes si fréquentes chez les individus atteints de varices et chez les femmes enceintes.

La nature intime de cette affection n'est pas connue, cependant il est vraisemblable que l'hyperexcitabilité des nerfs sensitifs des muscles joue le rôle principal.

III. Traitement. — Le traitement consiste à faire garder le repos ; beaucoup de malades se trouvent soulagés quand les muscles malades se trouvent placés en extension forcée. On prescrira en outre des injections de morphine, les frictions sèches, le massage et les frictions alcooliques, etc.

B. — MALADIES DES NERFS SENSITIFS

a) — *Névralgies.*

1. — Névralgie du trijumeau.

Tic douloureux. Prosopalgie. Névralgie faciale de Fothergill.

I. Étiologie. — De toutes les névralgies c'est celle du trijumeau qui s'observe le plus fréquemment. Ce fait s'explique par le trajet considérable du nerf, le passage d'un grand nombre de ses branches à travers des canaux osseux étroits et sinueux, par la situation superficielle de ses terminaisons exposées à toutes les influences nocives.

L'expérience démontre que la névralgie du trijumeau s'observe le plus fréquemment chez la femme. Toutes les statistiques sont d'accord également pour placer sa plus grande fréquence entre 20 et 50 ans. Pendant l'enfance elle est extrêmement rare; elle est un peu plus fréquente chez les vieillards. Les phénomènes de la période d'involution, par conséquent la 40ᵉ année en moyenne, et chez la femme le début de la ménopause, constituent une prédisposition indéniable à cette affection. D'après certains auteurs les personnes de condition élevée seraient particulièrement prédisposées à la névralgie du trijumeau; mais, au moins en ce qui concerne Gœttingen, je ne puis que confirmer l'observation faite par Hasse, que cette affection se rencontre fréquemment dans la population ouvrière. Les contrées du Nord, comme l'Angleterre et l'Allemagne du Nord, présenteraient un plus grand nombre de cas de cette affection que les contrées du Sud. En Italie elle ne s'observerait que rarement.

Les causes immédiates de l'affection peuvent être rangées dans cinq catégories qui comprennent les causes constitutionnelles, infectieuses, toxiques, locales et réflexes.

Il est hors de doute que dans un certain nombre de cas l'*hérédité* joue un grand rôle. Tantôt il s'agit de familles dans lesquelles plusieurs générations ont souffert de cette névralgie, tantôt au contraire de familles qui transmettent à leurs descendants une prédisposition nerveuse, un des membres étant atteint d'hystérie, l'autre d'épilepsie, de psychopathie quelconque ou de névralgie de l'un des nerfs de l'organisme. Chez certains malades cette prédisposition nerveuse est acquise et produite par des excès, des fatigues corporelles, des émotions morales, des chagrins, des soucis. Il n'est pas rare de voir survenir une névralgie du trijumeau dans le cours d'une *anémie* ou d'une *chlorose*, où à la suite de *déperditions considérables de liquide*, ainsi que cela arrive dans le cas de diarrhée rebelle, de grossesses répétées ou d'allaitement trop longtemps prolongé.

Les anciens auteurs prétendent que la névralgie du trijumeau peut survenir à la suite de la *goutte*, des *hémorrhoïdes*, de la *suppression du flux menstruel*; mais ces faits ont besoin d'être contrôlés.

Dans les *formes infectieuses de la névralgie du trijumeau*, il faut citer en première ligne celle qui survient dans le cours de l'impaludisme. Dans ces cas c'est le nerf sus-orbitaire qui est presque toujours atteint. En général les accès douloureux se répètent tous les jours à la même heure; plus rarement ils affectent la forme tierce, quarte, etc. Dans les pays où la maladie est endémique, cette forme de fièvre intermittente larvée est également endémique. Nous devons avouer cependant qu'il est fréquent d'observer des formes typiques de névralgie sus-orbitaire intermittente chez des individus qui habitent des contrées indemnes de paludisme, qui n'ont jamais quitté leur pays et n'ont jamais été en contact avec des malades atteints de fièvre intermittente. Comme l'impaludisme, la fièvre typhoïde peut provoquer une névralgie du trijumeau; nous en avons observé aussi quelques cas au début de la syphilis. Mais le plus souvent la névralgie du trijumeau ne se rattache à la syphilis que par l'intermédiaire d'une exostose, d'une

lésion gommeuse ou inflammatoire qui s'est développée à la base du crâne
ou dans l'intérieur d'un canal osseux. Immermann a démontré récemment
qu'une des formes larvées du rhumatisme articulaire aigu peut revêtir l'apparence d'une névralgie.

La *névralgie d'origine toxique* a été observée dans des cas d'empoisonnement par le plomb ou le mercure.

Il est extraordinairement fréquent de voir la névralgie du trijumeau survenir à la suite de *lésions qui portent directement sur le nerf*. C'est
ainsi que le refroidissement est souvent en cause, ce qui explique pourquoi
cette affection s'observe de préférence en automne et au printemps. Ailleurs
il s'agit de traumatismes : coupures par fragments de verre, lésions par
balles ou fragments d'obus, plaies par instruments piquants ou tranchants,
cicatrices ayant englobé des fibres nerveuses, contusions, etc. Souvent la
névralgie du trijumeau est en rapport avec des inflammations du périoste
et plus spécialement avec des altérations dentaires, parmi lesquelles nous
signalerons la carie, les exostoses des racines, une extraction maladroite.
On a signalé plusieurs fois l'apparition d'une névralgie du trijumeau pendant
l'évolution de la dent de sagesse. Gross a fait remarquer que la perte des
dents chez les vieillards est souvent une cause éloignée de névralgie du
trijumeau, car les alvéoles dépourvus de leurs dents se remplissent peu à
peu de substance osseuse, laquelle comprime et irrite les nerfs alvéolaires.

Tröltsch et Moos ont montré que les affections de l'oreille peuvent être
l'origine de névralgies du trijumeau. Horner et Seeligmüller d'autre part
ont fait remarquer que l'inflammation des sinus frontaux, avec rétention
du liquide sécrété, s'accompagne assez souvent de névralgie sus-orbitaire.
On admet également que la fatigue fonctionnelle de l'œil peut être une cause
de névralgie trifaciale.

Fréquemment les causes de cette névralgie doivent être cherchées dans
les canaux osseux étroits par lesquels passent les branches du nerf. Les
inflammations, les épaississements des parois, l'accumulation des exsudats
dans leur intérieur déterminent avec la plus grande facilité la compression
et l'irritation du nerf; dans un certain nombre de cas la simple réplétion
des vaisseaux sanguins qui accompagnent le nerf semble suffire pour produire le même effet. Plus le canal osseux est étroit et sinueux, plus les
vaisseaux qui le traversent sont nombreux, plus grand est le danger. Ce
n'est pas sans quelque raison que Hyrtl a expliqué l'immunité fréquente des
branches nasales du trijumeau, par ce fait que le trou sphéno-palatin présente un diamètre relativement considérable.

Dans un certain nombre de cas les causes de la névralgie siègent à la
base du crâne. A cette catégorie appartiennent les inflammations, les exostoses, les tumeurs et les anévrysmes qui compriment et irritent le tronc du
trijumeau.

La catégorie des *névralgies réflexes du trijumeau* comprend les névralgies que l'on observe dans le cours des affections de l'utérus, de l'ovaire ou
de l'intestin. Gussenbauer a insisté récemment sur la constipation comme
cause très fréquente de névralgie. La relation étiologique ne saurait être niée

dans les cas où la névralgie disparaît dès que l'affection primitive a disparu elle-même. On a observé quelquefois la névralgie du trijumeau dans des cas où un traumatisme avait porté sur un autre nerf assez éloigné, consécutivement par exemple à une contusion du nerf cubital ou du nerf occipital.

Les cas de *névralgie du trijumeau d'origine centrale*, autrement dit provoquée par une affection du système nerveux central, sont rares et peu connus.

II. Anatomie pathologique.

— Les lésions anatomiques qui servent de substratum à la névralgie du trijumeau sont peu connues. Dans certains cas il semble qu'on ait affaire à une névrite proprement dite; néanmoins il a été impossible jusqu'à présent de constater, par le microscope ou tout autre moyen, des lésions dans les nerfs atteints. C'est dans ce cas que l'on aura de la tendance à incriminer des troubles de la circulation, troubles qu'il est impossible d'ailleurs de vérifier sur le cadavre.

Dans quelques cas on a été frappé par la coloration rouge et l'imbibition des branches nerveuses malades. Cette constatation a été faite surtout sur les parties de nerfs excisés sur le vivant. On a décrit également des proliférations dans le névrilemme, de la calcification, des dégénérescences graisseuses et des processus atrophiques des fibres nerveuses ou des cellules ganglionnaires du ganglion de Gasser. Dans une observation bien connue de Cruveilhier il s'agissait de noyaux carcinomateux développés dans le névrilemme des branches terminales du facial et de celles du trijumeau qui s'intriquent avec les précédentes.

III. Symptômes.

— La névralgie du trijumeau est presque toujours unilatérale, d'après Canstatt elle siège le plus souvent à droite (?); les cas de névralgie bilatérale sont exceptionnels et ne concernent guère que le nerf sus-orbitaire. Il est rare de voir la maladie passer d'un côté à l'autre ou revenir ensuite à son point de départ. Il est plus fréquent de la voir débuter dans l'une des branches du trijumeau, envahir ensuite la seconde et la troisième branche du même côté, tandis que la douleur persiste ou a spontanément disparu dans la première.

Des trois branches du trijumeau, c'est la première ou branche ophtalmique qui est le plus souvent atteinte et parmi les divisions de cette dernière c'est le nerf sus-orbitaire qui tient le premier rang. Il est plus rare d'observer une névralgie de la seconde branche du trijumeau ou nerf maxillaire supérieur; c'est alors la névralgie sous-orbitaire qui est le plus fréquemment observée. Enfin la troisième branche du trijumeau ou nerf maxillaire inférieur est celle qui est atteinte le plus rarement, la douleur occupe le plus souvent le nerf mentonnier ou le nerf alvéolaire inférieur.

Les observations dans lesquelles la névralgie est étendue à tout le territoire du trijumeau, sont rares; cette généralisation n'est guère possible que quand la cause siège dans l'intérieur du crâne et exerce son action sur le tronc même du trijumeau. Il est aussi assez rare de voir une des branches du trijumeau atteinte de névralgie dans toutes ses ramifications. Plus est tenue la branche nerveuse douloureuse, plus la cause doit être cherchée à la périphérie. Certains rameaux présentent une prédilection indéniable pour la névralgie; telle est la branche auriculo-temporale du nerf maxillaire inférieur.

Les accès névralgiques surviennent assez souvent brusquement; dans d'autres cas ils sont précédés de *prodromes*. Ces derniers se manifestent presque toujours sous la forme de paresthésies : sensation de raideur, démangeaisons, fourmillements sur le trajet du nerf douloureux.

La névralgie elle-même se traduit par des *accès de douleurs* dont la violence est extrême et qui présentent des caractères variables avec les malades. Tantôt elles ont le caractère térébrant, tantôt elles sont lancinantes, tantôt enfin elles simulent une brûlure. Certains malades accusent une sensation analogue à celle qu'on produirait en broyant et en disséquant lentement le nerf, ou en broyant les os. Le caractère de ces douleurs ne saurait avoir aucune valeur diagnostique, bien que certains médecins aient essayé d'en déduire l'origine centrale ou périphérique de la névralgie. Tantôt le siège principal de la douleur est profond, tantôt au contraire plus superficiel. Souvent les malades accusent des irradiations douloureuses partant d'un point central et se dirigeant vers la périphérie; bien plus rarement ces irradiations se font en sens inverse; mais il est complètement impossible de distinguer d'après ce caractère une névralgie descendante et une névralgie ascendante. Tous les malades sont d'accord pour dire que la douleur est d'une violence telle qu'elle les rend incapables de tout travail; il en est peu qui possèdent une énergie suffisante pour la surmonter et continuer de se livrer à leurs occupations. La douleur se propage toujours dans les limites bien déterminées du territoire du trijumeau. Cependant, quelquefois, il se produit des irradiations dans des territoires voisins, dans le cou et les membres, par exemple.

La durée des accès douloureux est le plus souvent de quelques secondes; bien plus! ils sont souvent parfois abortifs et se révèlent par une convulsion extrêmement douloureuse, rapide comme l'éclair.

Le nombre des accès qui se produisent dans l'intervalle d'une heure, peuvent être très nombreux. Ils peuvent se produire aux différents moments de la journée avec une fréquence inégale et une durée variable. Il n'en est plus de même dans la névralgie dite intermittente du trijumeau; dans ces cas l'accès douloureux survient à heure fixe, le plus souvent le matin ou à midi, et disparaît au bout d'un temps bien déterminé. Dans certains de ces cas on a pu observer un début par frisson et une terminaison de l'accès par des sueurs profuses, ce qui rend encore plus complète l'analogie avec la fièvre intermittente. Dans la majorité des cas c'est pendant le jour que se produisent les accès.

Souvent il est impossible de déterminer la cause provocatrice de chaque accès en particulier. Dans d'autres cas la douleur survient parce que le malade a marché contre le vent, parce qu'un objet a touché même légèrement la face, parce que le malade a appuyé sur certains points déterminés, parce qu'il a pris des aliments trop chauds, trop froids, ou trop durs, etc. Certains malades ont un accès à chaque effort physique qu'ils font ou à chaque émotion morale qu'ils éprouvent ; l'impression d'une lumière un peu vive ou d'un son un peu aigu produit le même effet. L'apparition du médecin, la conversation, l'action de bâiller, d'éternuer, de rire ou de tousser, souvent même le simple fait de penser à l'accès, suffisent pour en déterminer l'explosion.

Dans l'intervalle des accès beaucoup de malades sont tout à fait bien portants et n'éprouvent aucune gêne ; d'autres au contraire continuent à souffrir plus ou moins et accusent une exacerbation des douleurs au moment de l'accès.

Un symptôme très fréquent, mais qui est loin d'être constant, bien étudié par Valleix qui a eu le tort d'en exagérer la fréquence et l'importance, c'est l'existence des *points douloureux*. On désigne ainsi des points situés sur le trajet du nerf atteint de névralgie et au niveau desquels la pression du doigt réveille une douleur exclusivement localisée en ce point ou plus vive que partout ailleurs. Ces points douloureux peuvent exister seulement au moment des accès ; mais on peut les rencontrer aussi en dehors des paroxysmes douloureux, auquel cas la douleur qu'ils provoquent est moins violente. La pression du doigt, volontaire ou non, peut provoquer l'accès douloureux ; il est à remarquer cependant qu'une pression vigoureuse calme parfois ou même fait disparaître la douleur, tandis qu'un attouchement léger le provoque ou l'exaspère.

Trousseau a montré qu'il existait parfois des points douloureux plus éloignés, par exemple au niveau des apophyses épineuses des deuxième et troisième vertèbres cervicales et au niveau de la protubérance externe de l'occipital.

Au moment de l'accès on peut observer très souvent des *troubles vaso-moteurs et sécrétoires*. La moitié de la face ou le territoire plus restreint qui se trouve malade, est le siège d'une rougeur vive ; les vaisseaux artériels, principalement les artères temporales, paraissent dilatés et sont animés de battements énergiques ; les vaisseaux veineux sont également injectés. Les téguments ont un aspect lisse, brillant ; ils présentent une chaleur anormale et sont couverts de sueurs. Au début de l'accès il y a vraisemblablement anémie de la peau.

Souvent la conjonctive est fortement injectée ; il peut même se développer de l'œdème et du chémosis. La sécrétion des larmes est plus abondante ; le globe oculaire paraît vouloir sortir de l'orbite.

La muqueuse nasale est également le siège d'une sécrétion plus abondante de mucus (qu'il ne faut pas confondre avec l'écoulement plus considérable des larmes par le nez) ; parfois même le mucus nasal est teinté de sang. Il est plus rare de voir la sécrétion diminuée.

La cavité buccale est parfois le siège d'une sécrétion plus abondante de salive (plus rarement c'est le contraire) ; quelquefois on observe de la tuméfaction des gencives, des ulcérations aphteuses et de petites hémorrhagies.

Très voisins des troubles vaso-moteurs sont les *troubles trophiques* ; le côté malade présente souvent un développement exagéré du tissu cellulo-graisseux sous-cutané; on prétend même avoir constaté des modifications hyperplastiques dans les os de la face. Dans d'autres cas au contraire on a affaire à des processus atrophiques. On a observé également de l'herpès, de l'acné, du lichen et de l'érysipèle dans le territoire malade. On a rapporté des cas de dessèchement, de fragilité, de décoloration subite et même de chute complète des cheveux. On a même observé ce fait curieux : les cheveux présentaient une série de segments pigmentés alternant avec des segments transparents, dépourvus de pigment ; ces derniers correspondaient aux différents accès douloureux. Un fait beaucoup plus rare, c'est l'ophtalmie neuro-paralytique qu'il faut rapporter à des troubles fonctionnels de certaines fibres nerveuses trophiques du trijumeau, signalées surtout par Meissner De plus amples détails seront fournis ultérieurement sur ce sujet, dans le chapitre de l'anesthésie du trijumeau. On a vu survenir également du glaucome, et, d'après Bull, de l'iritis et de la choroïdite. Enfin on a signalé encore l'amaurose.

La *sensibilité cutanée* présente presque toujours des modifications. Au début elle est généralement exagérée, plus tard elle est diminuée. C'est Nothnagel qui a plus spécialement étudié ces différentes altérations. Parfois les troubles de la sensibilité ne sont manifestes qu'au moment de l'accès douloureux.

On a rarement signalé des *troubles de la sensibilité gustative*. Il est tout aussi rare de voir les malades accuser des *troubles de l'audition*.

Chez certains malades les accès douloureux s'accompagnent de *secousses musculaires* involontaires, de telle sorte qu'au tic douloureux vient s'associer le tic convulsif. Bien plus! il peut se faire que les convulsions se généralisent aux muscles du cou et des membres par exemple, ou encore, ainsi que l'a observé Sinklar Holden, que le spasme musculaire prenne le caractère tonique et soit très étendu.

La *durée de la névralgie du trijumeau* varie avec la cause; tantôt l'affection dure seulement quelques jours, tantôt elle dure des années. Il est même assez fréquent de la voir persister pendant toute la vie ; on connaît des exemples dans lesquels elle a duré 30 ans. Elle peut disparaître dans le cours d'une maladie intercurrente, d'autres fois elle alterne avec des névralgies d'autres nerfs. Au point de vue du pronostic, on n'oubliera pas que les récidives sont fréquentes et qu'elles peuvent se produire encore que l'affection ait disparu depuis des années.

Les douleurs épouvantables déterminent chez certains malades un état de profonde mélancolie qui peut mener au suicide. D'autres malades deviennent misanthropes, car un entourage un peu turbulent provoque les accès. D'autres encore dépérissent par suite d'une insomnie persistante, d'autres enfin se refusent à prendre toute nourriture, parce que chaque tentative d'alimentation par les solides ou les liquides devient l'occasion d'un nouvel accès douloureux.

IV. Diagnostic. — Le diagnostic de la névralgie du trijumeau est facile, si l'on tient compte des accès de douleurs paroxystiques, du territoire qu'elles occupent et de la constatation des points douloureux. La névralgie se distinguera facilement des douleurs rhumatismales ou inflammatoires.

La connaissance anatomique des différentes ramifications du trijumeau lèvera toutes les difficultés quand il s'agira de préciser le siège de la névralgie.

Nous allons indiquer ici les données capitales à ce sujet :

1. *Névralgie ophtalmique*. — Siège de la douleur dans la paupière supérieure, dans la région frontale, dans l'orbite et le globe oculaire, dans la racine et la peau du nez jusqu'au lobule, ainsi que dans la partie antérieure de la cavité nasale (voyez fig. 166).

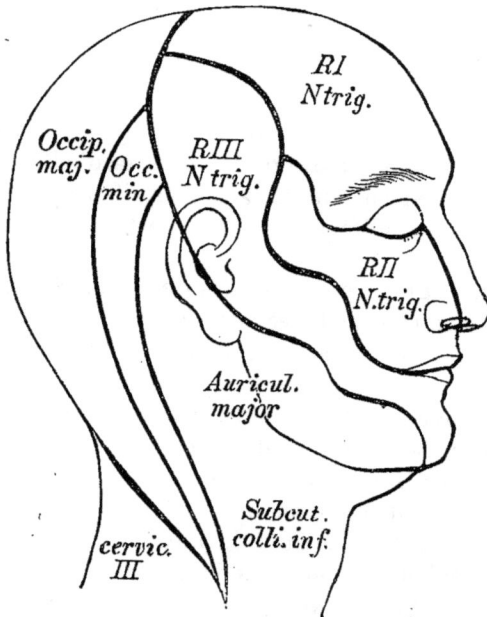

FIG. 166. — *Distribution du nerf trijumeau.*

a) *Névralgie sus-orbitaire*. — Douleur dans la région frontale, la paupière supérieure et la racine du nez. Points douloureux : le plus constant est celui qui siège sur le rebord orbitaire au niveau du trou sus-orbitaire, plus rares sont celui de la paupière supérieure (point palpébral), le point pariétal, celui de l'angle interne de l'œil et des cartilages du nez ; parfois tout le trajet du nerf est douloureux. Phénomènes fréquents du côté de l'œil : injection considérable, larmoiement et douleur du globe oculaire.

b) *Névralgie ciliaire*. — Douleur interne du globe de l'œil ; c'est un symptôme fréquent dans les affections de l'œil.

2. *Névralgie du maxillaire supérieur*. — Distribution de la douleur : paupière inférieure, joue, lèvre supérieure, région nasale latérale, région malaire, région temporale antérieure, arcade dentaire supérieure, palais et cavité nasale (voyez fig. 166).

a) *Névralgie sous-orbitaire.* — Siège de la douleur : paupière inférieure, joue, lèvre supérieure, région latérale du nez, parfois dents supérieures et muqueuse de la joue, et quand le nerf sous-cutané de la région malaire ou nerf orbitaire prend part à la névralgie, la région malaire et la région temporale antérieure. Points de pression : le plus fréquent est celui du trou sous-orbitaire, plus rarement lèvre supérieure (point labial), région malaire, au point qui correspond à la sortie du nerf orbitaire (point malaire), alvéoles dentaires supérieurs (point alvéolaire), et rarement le palais.

b) *Névralgie alvéolaire.* — Elle est limitée aux alvéoles dentaires supérieurs.

3. *Névralgie du maxillaire inférieur.* — Distribution de la douleur : menton et région du maxillaire inférieur, muqueuse de la joue, alvéoles dentaires inférieurs, langue, oreille externe et région temporale (voyez fig. 166).

a) *Névralgie du menton.* — Douleur du menton ; point douloureux au niveau du trou mentonnier.

b) *Névralgie de la langue* (*Glossalgia*). — Douleur dans une moitié de la langue ; parfois accumulation épithéliale et épaississement de l'une des moitiés de la muqueuse de la langue. Points douloureux : sur les bords de la langue ; parfois sécrétion salivaire abondante, et mouvements involontaires de la langue.

c) *Névralgie alvéolaire inférieure.* — Douleurs dans les alvéoles du maxillaire inférieur.

d) *Névralgie auriculo-temporale* (très rare). — Douleur dans le conduit auditif externe, dans le pavillon de l'oreille et la région temporale.

Très souvent on se heurte à des difficultés insurmontables quand on veut déterminer la cause et surtout le siège de la névralgie.

V. Pronostic. — Le pronostic dépend avant tout de la cause ; il est naturellement mauvais, si la cause doit persister indéfiniment. Mais il ne faut pas croire que les cas, dans lesquels cette cause est impossible à déterminer, soient d'un pronostic favorable ; très souvent une névralgie de trijumeau, dont l'étiologie est obscure, et le début bénin devient finalement incurable. Quand l'hérédité est en jeu, il faut s'attendre à trouver l'affection rebelle à tout traitement et prévoir de nombreuses récidives. Plus la durée a déjà été longue, moins il faut espérer se rendre maître de l'affection. Le pronostic est bénin dans les cas de névralgie intermittente.

VI. Traitement. — Le traitement doit se proposer tout d'abord de faire disparaître les causes, *traitement causal.* Les moyens qui doivent concourir à ce but sont, bien entendu, très variés. S'il s'agit d'une névralgie intermittente, on prescrira la quinine (1 gr. dans un pain à chanter, 2 heures avant le début probable de l'accès, et cela pendant 3 jours de suite). Si la quinine n'est pas supportée, on aura recours à la liqueur de Fowler (avec eau d'amand. amèr. en parties égales ; 10 gouttes 3 fois par jour après manger). Si le refroidissement est l'origine du mal, on fera transpirer le malade, et on lui fera prendre de l'acide salicylique (1 gr. toutes les heures jusqu'à production de bourdonnements d'oreilles); la région malade sera enveloppée d'ouate. Dans les cas de syphilis on aura recours aux préparations iodées et mercurielles; quand il y a de la constipation, des purgatifs; chez les anémiques, du fer; chez les nerveux, les antispasmodiques, etc.

Souvent on aura à porter son attention sur l'état de la dentition. La douche nasale a pu quelquefois guérir une névralgie sus-orbitaire.

Le *traitement symptomatique* aura également recours tout d'abord à la *quinine* et à l'*arsenic*. La quinine n'agit parfois qu'à des doses considérables; quand j'étais assistant de Naunyn et plus tard dans ma propre pratique, il m'est arrivé souvent de voir guérir subitement une névralgie du trijumeau après l'administration de plus de 5 gr. de quinine en une seule dose. Gerhardt également a vu des succès remarquables avec de larges doses de quinine.

Parmi les autres médicaments il faut signaler : les *antirhumatismaux*, tels que l'aconit (aconitine 0 gr. 05, extrait de jusquiame 1 gr. 00, extrait de réglisse q. s. pour pilules n° 50 S. matin et soir 1 à 2 pilules), la colchique (teinture de colchique 10 gr., teinture d'aconite 5 gr. S. 3 fois par jour 10 gouttes), l'acide salicylique (1 gr. toutes les heures jusqu'à bourdonnements d'oreilles), l'antipyrine (1 gr. toutes les deux heures), l'iodure de potassium (10 pour 200, une cuillerée à bouche trois fois par jour), les médicaments *nervins*, tels que le nitrate d'argent (0 gr. 30 pour pilules n° 30, trois par jour une pilule après manger), le chlorure double d'or et de sodium, (0 gr. 30 pour 3 gr. d'extrait de douce-amère; F. pilules n° 30, S. trois fois par jour une pilule), le carbonate de fer (pilules de carbonate de fer n° 100. S. trois fois par jour 2 à 3 pilules), les préparations de phosphore, de zinc, de mercure, de cuivre. Les *narcotiques* tels que l'opium, la morphine, la belladone, la strychnine, l'hydrate de chloral, le chloral butyrique (chloral butyrique 5 gr., glycérine 20, eau 130. S. toutes les 5 à 10 minutes une cuillerée à bouche), le bromure de potassium (5 à 10 gr. en une seule fois), le gelsemium (teinture de gelsemium, 3 fois par jour 5 à 20 gouttes), le nitrite d'amyle (5 gouttes sur un mouchoir à faire respirer jusqu'à rougeur de la face. On évitera la lumière et on éloignera le médicament de la chambre du malade, dès que l'effet cherché sera produit, car c'est un médicament très volatil et explosif), — les *drastiques*, par exemple, l'huile de croton.

Parmi les moyens externes nous donnons la préférence à *l'électricité*, puis aux *injections sous-cutanées de médicaments narcotiques*.

En général c'est le *courant galvanique* qui se trouve indiqué; néanmoins il est des cas où il n'a aucun effet, alors que le courant faradique amène une guérison rapide. Quant à son emploi, il faut se souvenir qu'on ne doit employer que des courants faibles, dont l'intensité sera augmentée lentement pendant la séance, que la méthode des pôles fixes est préférable, que l'anode doit être appliquée sur la partie malade, au niveau des points douloureux, s'il en existe, tandis que la cathode sera placée sur le cou ou en un autre point indifférent quelconque (sternum). La durée de chaque séance ne doit pas dépasser 3 à 5 minutes; mais parfois 2 à 3 séances par jour ne seront pas superflues. Quelques auteurs préfèrent les courants galvaniques descendants, c'est-à-dire, que le pôle positif sera placé aussi près que possible de l'extrémité centrale du nerf tandis que la cathode se trouvera vers l'extrémité périphérique. Quand il existe une lésion intra-crânienne, il est bon de faire passer des courants transversaux à travers la boîte crânienne.

Le *courant faradique* sera employé sous forme de pinceau électrique; cependant les douleurs violentes qu'il détermine ne permettent pas de l'appliquer sur la face. M. Meyer a montré que les résultats obtenus par ce moyen sont aussi très rapides, quand on le fait agir sur la peau du cou, soit à l'état fixe avec production d'étincelles, soit en le déplaçant.

Pour les *injections sous-cutanées de narcotiques*, on se servira de morphine (0,3 pour 10, 1/4 à 1/2 seringue), puis d'atropine (0,01 pour 10, 1/4 à 1/2 seringue), on a essayé aussi la strychnine (0,10 pour 10, 1/4 à 1/2 seringue), le chloroforme et l'éther; on se gardera bien de confier ces injections au malade lui-même, car c'est précisément dans les cas de névralgie que les malades ont de la tendance à augmenter sans cesse la dose de morphine et tombent dans le morphinisme. Il est à remarquer aussi, que fréquemment les individus atteints de névralgies présentent une tolérance spéciale pour les narcotiques. Trousseau par exemple a prescrit jusqu'à 10 grammes d'opium par jour et jusqu'à 4 grammes de morphine à l'intérieur.

Parmi les autres méthodes de traitement il faut signaler : l'*aquapuncture* des médecins français, autrement dit l'injection au moyen d'un instrument spécial, d'une colonne d'eau très fine à travers l'épiderme intact, les *frictions*, principalement avec la vératrine (0,30 pour onguent simple 10 gr.), la morphine (0,10 pour 10), la pommade belladonée (extrait de belladone 2,00, onguent simple 10,00), le chloroforme, l'éther, le collodion à l'huile de croton (1 pour 5), le collodion à la morphine, la *cautérisation linéaire*, suivant le trajet du nerf, les *frictions avec la glace*, Winternitz, les *vésicants*, particulièrement les vésicatoires volants, les sangsues ou les *ventouses scarifiées*, un peu de *chloroforme* introduit dans l'oreille sur un peu de coton, et enfin la *compression* du nerf; on voit souvent le malade porter, au moment de l'accès, sa main ou son mouchoir sur le visage pour exercer une forte compression; on applique fortement sa face contre un objet résistant. Un de mes malades a appliqué ainsi sa joue contre un fourneau rouge et s'est attiré une cicatrice de brûlure qui le défigure ; un autre se frottait avec tant de violence qu'il était couvert de plaies.

Dans les cas rebelles et désespérés, il reste en dernière ressource les *moyens chirurgicaux* : la ligature ou la compression de la carotide primitive, l'élongation du nerf, la discision ou l'excision du nerf.

La *compression de la carotide* déjà employée par Earle a fourni récemment de bons résultats à Gerhardt et Seifert. V. Nussbaum a fait avec succès la *ligature de la carotide* que Patruban a répétée depuis lors plusieurs fois avec succès. D'après Hutchinson cette opération a été faite 16 fois pour névralgie du trijumeau ; voici les résultats :

Guérison complète...... .... 8 cas
Succès passager.................................. 4 —
Résultat nul..................................... 1 —
Mort......... .... 1 —

L'*élongation du nerf* serait de toutes les opérations chirurgicales la moins dangereuse ; mais elle est incertaine dans ses résultats. La *discision du nerf, neurotomie*, ne saurait être considérée comme moyen radical, car la guérison de la section se fait rapidement et ramène la conductibilité du nerf et par suite aussi la névralgie. L'*excision du nerf, neurectomie*, empêche beaucoup mieux le rétablissement de la continuité dans le nerf ; c'est donc elle qui assurerait le mieux le succès. Cependant on ne pourra être absolument certain d'avoir fait disparaître définitivement la névralgie, que si la résection du nerf a porté au delà du point (sur l'extrémité centrale) qui est le siège de la lésion. Mais outre les difficultés opératoires, il y a encore ici des difficultés de diagnostic, car il est souvent difficile et même impossible de préciser le siège de la lésion. Heureusement l'expérience a démontré que la névralgie est restée guérie pendant un temps plus ou moins long, alors que le point malade du nerf n'avait pas été enlevé.

A. Wagner réunit 134 cas de neurectomie dans la névralgie du trijumeau et trouva :

Guérison durant des années........... 25 fois (18.7 0/0)
       —   —   — mois............. 18 — (13.4 0/0)
Opération sans résultat................ 9 — (6.6 0/0)
Mort.................................... 6 — (4.5 0/0)
Résultat inconnu....................... 24 — (18.0 0/0)
Récidive............................... 52 — (38.8 0/0)

2. — Névralgie cervico-occipitale.

Névralgie occipitale.

I. **Étiologie.** — Les branches nerveuses sensibles qui sont affectées dans la névralgie cervico-occipitale appartiennent aux quatre nerfs supérieurs de la région du cou, c'est-à-dire au plexus cervical. Dans la plupart des cas, le grand nerf occipital est seul atteint, d'où il résulte que l'on a affaire à une névralgie occipitale proprement dite ; il arrive pourtant, mais cela bien plus rarement, que les autres filets nerveux, le petit occipital, le grand auriculaire, le sous-cutané inférieur du cou et le sus-claviculaire, soient en jeu. L'on voit toutefois, dans des circonstances défavorables, la douleur s'étaler largement et s'étendre aux régions de la nuque, de l'occiput, des pariétaux, du cou en avant, et sur les côtés, vers l'omoplate et la partie supérieure du thorax. Il en est de la névralgie cervico-occipitale comme de celle du trijumeau, elle se montre plus fréquente *chez les femmes*, entre la 20e et la 50e année. L'hérédité n'est constatée qu'exceptionnellement ; souvent les malades sont des anémiques, des hystériques ou des névropathes.

Dans nombre de cas, l'on attribue l'affection à un *refroidissement*; d'autres fois, à des blessures comme celles résultant de chutes ou de coups sur la région occipitale, de lésions des parties molles du crâne ou d'accidents analogues. On constate parfois aussi la compression des nerfs par les ganglions lymphatiques hypertrophiés, par des tumeurs ou encore les anévrysmes des artères vertébrales. Chez certains malades, les accidents ont été rattachés à une affection de la colonne vertébrale ou de la moelle cervicale (tuberculose, ostéome, gomme, périostite vertébrale, méningite, hémorrhagies, etc.). On a pu incriminer de même un catarrhe de l'oreille moyenne. On a vu cette névralgie succéder comme seul accident consécutif à des *maladies infectieuses aiguës* telles que la fièvre typhoïde et l'érysipèle. Il est des cas à marche typique, créés par la malaria, mais ils sont plus rares que la forme correspondante de la névralgie du trijumeau. A plusieurs reprises, j'ai observé de violentes névralgies occipitales à la suite d'une syphilis. La névralgie occipitale a été relativement fréquemment observée à la suite de l'*urémie*, c'est là une *névralgie toxique*. Pour ce qui est *des névralgies réflexes*, l'affection peut se montrer à l'occasion d'une maladie de l'intestin et peut-être aussi lors de l'apparition des dents de sagesse. Dans nombre de cas, la névralgie occipitale se joint à celle du trijumeau; elle est comme une extension de cette dernière. En général, cette affection se range parmi les maladies nerveuses peu fréquentes.

II. **Symptômes.** — Les symptômes d'une névralgie occipitale type, consistent dans des douleurs qui, partant de la région supérieure de la nuque, s'irradient vers la partie postérieure de la tête jusqu'au sommet du crâne avec une tendance à se porter en avant.

Les *douleurs* sont de temps en temps d'une violence inouïe ; entre ces accès il persiste le plus souvent une douleur sourde et une sensation de raideur dans la nuque. Les malades sont gênés dans les mouvements de la tête, ce qui parfois peut faire croire à l'existence d'une affection des vertèbres cervicales.

La durée et la fréquence de ces accidents sont très irrégulières et indiquent la gravité de la maladie. Tantôt les accès sont spontanés, tantôt ce sont les mouvements du corps ou les émotions, le vomissement, la toux, l'éternuement, un mouvement brusque de la tête, une pression sur la nuque ou un simple attouchement de cette région qui les provoquent. Rarement les deux nerfs occipitaux sont également atteints, le plus souvent l'un l'est plus que l'autre. Les douleurs peuvent s'étendre aux nerfs voisins; c'est ainsi qu'assez fréquemment, par l'intermédiaire des anastomoses avec le nerf frontal et le trijumeau elles gagnent le front, mais il est rare que cette expansion soit considérable du côté du trijumeau; il est rare aussi qu'elle s'étende vers la sphère brachiale et que les douleurs s'irradient jusqu'au bout des doigts.

Les *points douloureux à la pression* sont fréquemment ceux de l'occipital et du pariétal; le premier, placé entre l'apophyse mastoïde et la vertèbre cervicale supérieure, répond à l'endroit où le nerf occipital devient sous-jacent à la peau; le second se trouve situé au sommet de la bosse pariétale. On trouve aussi d'autres points douloureux sur les apophyses épineuses des vertèbres cervicales. Il suffit, pour réveiller les douleurs, de toucher même légèrement ces points que l'on trouve généralement durant les accès, parfois même en l'absence de ceux-ci. Souvent aussi la branche nerveuse est sensible à la pression sur tout son parcours.

Au début de la maladie, il existe presque toujours de l'hyperesthésie à un tel degré que parfois le plus léger attouchement des cheveux provoque de violentes douleurs.

Tout récemment, l'attention a été éveillée sur la fréquence des *troubles vaso-moteurs;* il est probable que ces derniers dépendent de rameaux nerveux sympathiques; en effet, il n'est pas rare d'observer en même temps des troubles pupillaires. C'est ainsi qu'on peut constater de la rougeur limitée à la moitié du visage ou seulement à l'oreille, ou bien l'injection vasculaire des conjonctives, de l'hypersécrétion des larmes ou de la muqueuse nasale, une température inégale de l'un à l'autre côté de la face. Les malades déclarent ressentir une augmentation de chaleur; les pupilles sont le plus souvent rétrécies, plus rarement dilatées.

Bon nombre de malades se plaignent de dureté de l'ouïe et de bourdonnements dans les oreilles.

Les *accidents trophiques* ont été rarement observés : Rosenthal constata la chute des cheveux, Romberg remarqua durant les accès, la formation sur la partie postérieure de la tête de petites intumescences qui disparaissaient avec les douleurs; V. Stoffella rapporte à des influences trophiques certains gonflements du creux sus-claviculaire.

Il n'est pas rare de voir une névralgie rhumatismale accompagnée de *gonflement des ganglions lymphatiques.*

Avec de violentes douleurs peuvent se montrer des contractions musculaires toniques ou cloniques soit dans le visage, soit dans les muscles des extrémités; parfois ce sont de simples crampes. On a observé aussi des vomissements violents durant les accès.

La *durée de la maladie* oscille entre quelques semaines et plusieurs mois et même des années. Il est des cas incurables, mais ceux-ci sont bien plus rares que dans la névralgie du trijumeau. Si la maladie persiste plus longtemps, les malades peuvent, par privation de sommeil, par manque d'appétit ou rejet des aliments, tomber dans un état de marasme menaçant.

Les névralgies des autres nerfs du plexus cervical sont facilement diagnostiquées grâce aux symptômes suivants :

a) *Névralgie du petit occipital;* la douleur siège sur les côtés de l'occiput jusqu'à l'oreille; le point douloureux à la pression siège à l'apophyse mastoïde, à l'endroit où le petit occipital devient sous-cutané.

b) *Névralgie du grand auriculaire;* la douleur est ressentie derrière le pavillon de l'oreille au-dessus de l'apophyse mastoïde et dans la région parotidienne. Le point sensible se trouve un peu au-dessus du milieu du cou entre les muscles trapèze et sterno-cléido-mastoïdien; il en existe un autre au pavillon de l'oreille (point cervical, point auriculaire).

c) Névralgie du sous-cutané inférieur du cou : douleur dans les régions inférieure, moyenne et antérieure du cou, point sensible commun avec le point cervical de l'auriculaire.

d) Névralgie des nerfs sus-claviculaires : douleur dans la région acromiale, dans l'épaule et la partie supérieure de la poitrine.

III. Diagnostic. — Le diagnostic de la névralgie occipitale et occipitocervicale est facile. Parfois les névralgies précèdent une affection cachée de la colonne vertébrale ou de la moelle épinière ; il ne faut donc pas oublier de rechercher toujours et toujours dans les cas rebelles les formes diverses de myélopathies et d'affections spéciales douloureuses qui ont été décrites.

IV. Pronostic. — Le pronostic est généralement beaucoup plus favorable que dans la névralgie du trijumeau ; pourtant il dépend essentiellement de la nature de la cause.

V. Traitement. — Le traitement doit en général suivre les lois fondamentales qui ont été exposées dans le chapitre de la névralgie du trijumeau. En première ligne, la quinine à l'intérieur, la morphine en injections sous-cutanées, et le courant continu (plus rarement faradique) traversant transversalement la partie supérieure de la nuque ; dans les cas récents, les vésicatoires volants et les *fomentations*. Philipson obtint, par l'iodure de sodium et le bromure de sodium, une guérison chez un syphilitique, alors que l'iodure de potassium était resté sans effet.

Il reste l'intervention chirurgicale pour les cas rebelles ; et pourtant, dans un cas compliqué de névralgie du trijumeau, elle demeura sans résultats entre les mains de Nussbaum.

3. — Névralgie phrénique.

I. Étiologie. — La névralgie du phrénique et du diaphragme a déjà été décrite par plusieurs auteurs anciens; les plus perspicaces de ces auteurs s'accordent à reconnaître la difficulté du diagnostic. Plus récemment ont été publiées les études de médecins français (Fallet, Péter, Bussard); Péter affirme bien à tort que c'est là une maladie découverte par lui. Mais, les difficultés du diagnostic n'en sont pas demeurées moins insurmontables. Tantôt la maladie est primitive, tantôt elle survient dans le cours d'une affection des plèvres, du muscle cardiaque, de l'aorte, du foie, de la rate, des reins, de l'estomac, de l'intestin ou du péritoine. Dans ce dernier cas, la névralgie peut jouer un rôle important dans la symptomatologie; c'est ainsi qu'on a pu attribuer au nerf phrénique la douleur de l'angor pectoris. Les causes les plus importantes sont : le refroidissement, les traumatismes, l'hystérie, l'épilepsie, le nervosisme et l'anémie.

II. Symptômes. — Le plus important des symptômes est la *douleur;*

elle a son siège principal à la base de la cage thoracique et s'irradie le long du trajet du nerf phrénique ; elle se montre sous forme d'accès, mais il n'est pas rare de la voir durer sans relâche, lorsqu'elle est à son moindre degré ; elle est tantôt unilatérale, tantôt bilatérale. Dans l'anémie, le nervosisme et les maladies du foie, la douleur siège le plus souvent à droite ; elle est à gauche dans les affections du cœur. On remarque fréquemment une irradiation de la douleur aux branches nerveuses voisines, soit dans le bras, le cou, le menton ou la nuque, mais le plus souvent dans les épaules.

Points sensibles à la pression : Ils sont nombreux : a) aux attaches antérieures du diaphragme, principalement aux 7e, 8e, 9e et 10e côtes, mais surtout à la 9e ; b) aux insertions postérieures du diaphragme, principalement à la dernière côte ; c) à la partie latérale du cou, sur le scalène antérieur ; d) au sternum, à la hauteur du 2e et 3e espace intercostal ; e) aux apophyses épineuses des 2e, 5e et surtout 6e vertèbres cervicales.

On remarque surtout des *désordres respiratoires*, des inspirations saccadées, sans ampleur et douloureuses, du hoquet, des bâillements, etc. La *déglutition* peut être empêchée. A cela s'ajoutent de *violentes angoisses* et des *pertes de connaissance*.

Cette maladie est sujette à récidiver.

III. **Diagnostic.** — Le diagnostic est difficile et il est souvent impossible de différencier une névralgie phrénique d'une pleurésie diaphragmatique.

IV. **Traitement.** — Il comprend : les sinapismes, les sangsues, les ventouses, les vésicatoires, les injections de morphine et l'électricité.

4. — Névralgie cervico-brachiale.

I. **Étiologie.** — Les nerfs sensibles dont il est ici question appartiennent au plexus brachial profond qui se compose des quatre dernières paires cervicales et de la 1re dorsale. Ils innervent le bras et les régions avoisinantes de l'épaule et du thorax. Ces névralgies sont rares, et un peu plus fréquentes chez les hommes que chez les femmes ; ce dernier point est contesté par plusieurs auteurs.

Souvent la chlorose, l'anémie, l'hystérie ou le nervosisme semblent être le point de départ de l'affection.

Comme cause déterminante on trouve parfois le refroidissement ; mais les blessures provoquent bien plus souvent ces accidents.

Les traumatismes sont des plus variés et rien n'est moins facile que de les soumettre à une classification. C'est ainsi que nous trouvons le coup, le choc, la chute, l'écrasement, la piqûre, le coup de feu, la fracture ou la luxation, l'anévrysme de l'aorte ou de la sous-clavière, l'inflammation des ganglions de la région de l'épaule, les névromes ou d'autres tumeurs, etc. D'autres fois il s'agit de tuberculose ou de cancer de la colonne vertébrale avec compression des racines nerveuses. Mentionnons particulièrement la névralgie consécutive à la saignée ; elle se produit lorsque, dans cette opération, la lancette a lésé quelques filets nerveux. Assez fréquemment l'on observe des névralgies rebelles à la suite d'écrasement, de piqûre ou d'autres plaies des doigts ou des éminences thénar et hypothénar, névralgie ascendante. Parfois la névralgie est provoquée par des névromes développés dans un moignon d'amputation. A côté des traumatismes proprement dits se place la fatigue des muscles produite par le jeu du piano, la couture, les travaux manuels délicats, ainsi que l'écriture prolongée.

Nous trouvons en quelque sorte une *névralgie par propagation* dans la névralgie brachiale qui apparaît à la suite des affections articulaires du cou, de la main ou de l'épaule.

Il est parfois des *névralgies brachiales par irradiation* dans la prosopalgie, la névralgie cervico-occipitale, l'angine de poitrine, les maladies du foie et de la rate.

D'après James Salter, il existe une *névralgie brachiale réflexe* provoquée par l'avulsion d'une dent.

On a trouvé parfois la névralgie brachiale à la suite de la malaria ; d'autres cas ont été observés dans l'intoxication saturnine.

II. **Symptômes.** — Presque toujours la névralgie n'affecte qu'un côté du corps. Bülhe et Hasse signalent des cas où les deux côtés furent atteints à la suite de cancer des vertèbres cervicales ; nous avons en outre une observation de Malmsten relative à une névralgie bilatérale survenue chez un de nos étudiants à la suite d'exercices de gymnastique excessifs ; le bras droit semblait toutefois plus douloureux que le gauche.

Ce n'est que rarement que la névralgie siège dans le territoire d'un seul rameau nerveux. En règle générale, il en est plusieurs d'atteints tant de par le mode d'action des causes extérieures que du fait de la névralgie elle-même qui dans son extension gagne plusieurs nerfs cutanés. Il est presque constant de trouver en outre des troubles de la motilité, ce qui se conçoit aisément, étant donnés les rapports étroits des nerfs sensibles et moteurs.

Le symptôme important est la douleur qui, tantôt se montre brûlante, tantôt térébrante, tantôt lancinante, etc. Il est des cas où les douleurs se sont montrées particulièrement violentes ; il en est ainsi à la suite de lésions des nerfs par coup de feu ; Weir Mitchel a donné à ces états douloureux le nom de causalgie. Souvent les malades sont incapables de localiser leur douleur, c'est ainsi que cette dernière peut s'étendre vers la nuque, la région occipitale ou le visage et surtout sur le trajet de certains nerfs intercostaux. Dans nombre de cas, la douleur est constante, mais il survient de temps à autre des crises plus aiguës. Très fréquemment ces douleurs se réveillent le soir, sous l'influence de la chaleur du lit ou bien encore à l'occasion d'un mouvement irréfléchi, d'un heurt ou d'un attouchement du bras. Beaucoup de malades trouvent un soulagement à porter leur bras en écharpe ou à le soutenir avec la main opposée ; mais il en est d'autres qui ne voient la douleur s'amoindrir que lorsqu'ils maintiennent le bras étendu.

Les points sensibles à la pression varient avec les nerfs atteints ; ils ne sont point constants et parfois font complètement défaut. Si c'est du nerf radial qu'il s'agit, les points de compression se trouvent au lieu où le nerf en question contourne l'humérus et sur la face dorsale de l'avant-bras au-dessus de l'articulation du poignet. Dans la névralgie du cubital, ces points doivent être cherchés, soit entre le condyle interne et l'olécrâne, soit à la face antérieure de l'avant-bras au-dessous de la tête du cubital. Dans la névralgie du médian, la région de la coulisse bicipitale est particulièrement douloureuse ; il en est de même du pli du coude et du côté radial de la face antérieure de l'avant-bras au-dessus de la tête du radius. Il existe d'autres points sensibles à la pression qui sont : le creux sus-claviculaire, le creux axillaire, la fosse sous-épineuse ainsi que le point d'émergence des nerfs cutanés proprement dits. Comme dans les autres névralgies, ces points se montrent tantôt durant les accès douloureux, tantôt en dehors de ces derniers. Il peut arriver qu'ils changent de place au cours de la maladie.

Il est des points sensibles plus éloignés qui siègent sur les apophyses épineuses des quatre vertèbres cervicales inférieures et les deux ou trois dorsales supérieures.

Les désordres vaso-moteurs sont fréquents ; on constate plus fréquemment de la pâleur avec sensation de froid que de la rougeur avec une impression de chaleur. Il se produit quelquefois des sueurs locales extrêmement profuses.

Parmi les *troubles trophiques* nous signalerons l'herpès, l'urticaire, l'eczéma, le pemphigus, la croissance exagérée des poils, des déformations dystrophiques des ongles, des panaris, etc. Fréquemment il survient de l'atrophie musculaire.

Les troubles de la motilité sont d'une observation fréquente, ils consistent en tics, en sensations de raideur, en parésies ou paralysies et plus rarement en contractions cloniques ou toniques des muscles. C'est ainsi que les malades se plaignent d'une sorte d'engourdissement et de raideur musculaires ; parfois leurs doigts sont fléchis et prennent l'attitude en griffes. Dans nombre de cas, les grands mouvements sont mieux conservés que ceux plus délicats que nécessite l'écriture, la couture et l'acte de jouer du piano.

Paresthésie : On remarque fréquemment des sensations de froid, de fourmillement, etc.

La durée de la maladie dépend essentiellement de sa cause ; il y a des cas incurables.

III. Diagnostic. — Le diagnostic d'une névralgie brachiale est facile. Aisément on la différenciera du rhumatisme musculaire ou des affections osseuses ou articulaires. Le diagnostic de la cause est déjà plus difficile, et la localisation de la lésion causale peut même être absolument impossible.

IV. Pronostic. — Le pronostic dépend absolument de la cause de l'affection ; si cette dernière est légère et négligeable, la névralgie s'amende la plupart du temps.

V. Thérapeutique. — Le traitement local et causal doit être conforme aux règles déjà exposées à propos de la thérapeutique de la prosopalgie. Parmi les moyens de traitement s'adressant à l'état local, nous signalerons le port du bras dans une écharpe, le repos absolu, l'enveloppement ouaté, les injections sous-cutanées de morphine et l'électricité. On se sert généralement du courant continu (application continue sur les points douloureux du nerf atteint, ou bien courant descendant le long de ce dernier), le courant faradique est rarement employé.

On attribue à l'élongation des nerfs la guérison de plusieurs cas de névralgie ; on devra rejeter le plus souvent l'incision ou l'excision des nerfs, car ces opérations sont nécessairement suivies de paralysie. L'amputation des extrémités ou la résection sont des procédés qui doivent être proscrits.

Outre les moyens ci-dessus indiqués l'on peut encore avoir recours aux différents traitements de la prosopalgie. La térébenthine à l'intérieur et à l'extérieur semble avoir donné quelques résultats.

5. — Névralgie dorso-intercostale.

Névralgie intercostale.

I. Étiologie. — La névralgie intercostale peut intéresser les douze nerfs dorsaux ; chacun de ces derniers, à sa sortie du canal vertébral, se subdivise ainsi qu'on le sait en deux branches, l'une postérieure (nerf dorsal), l'autre antérieure (nerf intercostal). Le nerf intercostal étant le plus souvent atteint, c'est donc à une névralgie intercostale proprement dite que l'on a affaire dans la plupart des cas. Il est bien rare que les nerfs dorsaux seuls soient malades, mais il est plus fréquent encore d'observer la névralgie dorso-intercostale.

La douleur peut s'étendre à une large surface, car les nerfs dorsaux innervent la peau depuis l'omoplate jusqu'à la crête iliaque tandis que les nerfs intercostaux parcourent les parties latérales et antérieures de la cage thoracique et l'abdomen jusqu'à la symphyse pubienne. Ajoutons à cela que le premier nerf dorsal se rattachant au plexus brachial, la sensibilité de la face interne de l'avant-bras se trouve quelquefois intéressée.

La névralgie intercostale se remarque plus fréquemment chez les femmes que chez les hommes ; elle apparaît le plus souvent de 20 à 50 ans et rarement durant l'enfance. Plus que toute autre névralgie cette affection semble provoquée par l'anémie, la chlorose ou le nervosisme, etc.

Pour ce qui est des lésions pouvant la produire, nous signalerons : la contusion, le coup, la chute, la fracture de côte avec formation de cal vicieux, la tuberculose costale, les névromes et toutes les espèces de tumeurs exerçant une compression, un anévrysme, la tuberculose, le cancer, la périostite, la syphilis des vertèbres ou des méninges, les déviations de la colonne vertébrale, etc.

Parfois on observe la névralgie intercostale dans les maladies des organes respiratoires ou du cœur, de l'estomac ou de l'intestin, du foie ou de la rate. Il n'est pas rare de trouver cette névralgie accompagnant la pleurésie ou la phtisie ; dans ce dernier cas, la cause en est fréquemment une tuberculose vertébrale ; dans le premier, la douleur est propagée de la profondeur à la surface. Dans les affections nerveuses du muscle cardiaque, il n'est pas rare de trouver de la névralgie intercostale, et vice versâ, une violente névrose cardiaque peut succéder à cette dernière. On a vu aussi la névralgie intercostale paraître à la suite d'une gastralgie ou d'une affection douloureuse du foie ou de la rate.

Dans nombre de cas, la névralgie intercostale apparaît durant la convalescence des maladies infectieuses et le plus fréquemment de la fièvre typhoïde. La malaria produit assez souvent les mêmes effets.

Il est aussi des formes toxiques de la névralgie intercostale dans le saturnisme par exemple.

La névralgie intercostale d'origine réflexe se rencontre dans les maladies de l'utérus ou de l'ovaire ; il y a aussi une forme par irradiation dans la névralgie cervico-brachiale.

II. Anatomie pathologique. — Les données à ce sujet ne sont pas des plus nombreuses. On a décrit l'épaississement et l'hyperhémie du névrilème, la dégénérescence des branches nerveuses et, dans certains cas, des névromes. Il n'est pas rare qu'il en résulte une névrose réelle, auquel cas, étant donnée la nature de cette dernière, les lésions sont généralement peu probantes.

III. Symptômes. — La névralgie intercostale siège le plus fréquemment d'un seul côté, la forme bilatérale est plus rarement observée. L'affection se montre plus fréquemment à gauche ; depuis Henle, on attribue cette particularité à ce que le sang veineux du côté gauche gagnant plus difficilement la veine cave inférieure par la veine azygos, les arrêts de circulation et les phénomènes de compression se trouvent par là facilités.

En général, deux ou trois branches nerveuses intercostales sont atteintes en même temps, tandis qu'il est rare d'observer la limitation des accidents à un seul de ces nerfs. L'expérience nous apprend que ce sont les 5e, 6e, 7e 8e, 9e paires qui se trouvent le plus fréquemment atteintes.

La douleur se montre tantôt par accès, tantôt constante, mais alors avec une intensité moindre ; elle peut être si violente qu'elle rend impossible tout repos et affaiblit le malade. Seeligmüller cite le fait d'un malade qui durant les crises douloureuses serrait les mâchoires l'une contre l'autre à tel point qu'il se brisait chaque fois quelques dents. Le caractère des douleurs est variable ; elles sont tantôt brûlantes, tantôt pénétrantes ou lancinantes, etc. Tantôt la douleur étreint la moitié du thorax, tantôt elle semble se limiter bien exactement au trajet nerveux ; lorsque l'affection est bilatérale, les malades accusent des douleurs en ceinture.

La douleur est réveillée ou accrue par la toux, l'éternuement, le rire, une respiration profonde, le parler à voix haute, etc. C'est pourquoi les malades parlent très doucement, ne respirent que faiblement, prenant ainsi parfois l'habitus extérieur des asthmatiques. Ils prennent encore une position particulière dans laquelle la convexité de la colonne vertébrale est tournée du côté sain.

Il est trois points sensibles à la pression ; le premier se trouve sur le côté de la colonne vertébrale au point où le nerf sort de cette dernière (point vertébral), le second est situé vers le milieu du parcours de la branche nerveuse, sur le côté du thorax, à l'endroit où le nerf perforant latéral vient s'épanouir (point latéral) ; le troisième enfin est placé sur le bord du sternum (point sternal) ou bien encore au ventre sur le muscle droit de l'abdomen, au point d'émergence du nerf perforant antérieur. On trouve assez fréquemment d'autres points douloureux sur les apophyses épineuses des vertèbres dorsales.

Souvent, dans toute l'étendue du territoire des nerfs atteints, il existe de l'*hyperesthésie* tantôt diffuse, tantôt localisée ; l'anesthésie est plus rare et n'existe que dans les cas invétérés.

Les *troubles trophiques* sont fréquents ; on observe surtout le zona. Tantôt le zona est précédé par la névralgie, tantôt il apparaît avant cette dernière. Si l'herpès zoster se montre sans névralgie, particularité surtout fréquente chez les enfants, on doit admettre alors que, dans les nerfs intercostaux, les filets trophiques sont seuls atteints, tandis que les filets sensibles sont intacts.

Woaker signale des sueurs excessives au moment des accès.

La marche et la durée de l'affection dépendent de la cause provocatrice ; on l'a vue souvent se rattacher à l'hystérie ou aux névroses du cœur.

IV. **Diagnostic**. — Le diagnostic est facile. Dans le rhumatisme des muscles thoraciques (pleurodynie), la pression de ces muscles est seule douloureuse ; en outre la douleur est dans ce cas continue. Dans la pleurite, il existe des troubles respiratoires particuliers. Les affections diverses des côtes se signalent par des intumescences. La gastralgie s'accompagne de sensations de lourdeur dans l'estomac. Malgré tout on ne devra cesser les recherches que lorsque l'étiologie de l'affection sera bien établie ; la colonne vertébrale doit être examinée avec soin.

V. **Pronostic**. — Le pronostic doit être réservé lorsque l'affection prend la forme incurable.

VI. **Traitement**. — De même que pour les autres névralgies, le traitement doit être général et local. Ce dernier comprend particulièrement la morphine en injections sous-cutanées et l'application de courants continus, plus rarement de courants faradiques. Le courant continu doit porter sur les points douloureux, ou bien il faut faire agir un courant descendant le long des nerfs atteints. Pour les autres modes de traitements, voir l'article névralgie du trijumeau, vol. III. V. Nussbaum tenta tout récemment l'élongation des nerfs, le résultat ne fut pas durable.

Névralgie de la glande mammaire. Névralgie mammaire ou mastodynie.

I. **Étiologie.** — La mastodynie n'est qu'une forme de la névralgie intercostale, parce que la glande mammaire reçoit ses filets nerveux des 2e, 3e, 4e, 5e, 6e intercostaux. Cette affection ne se montre que rarement chez l'homme. Il est exceptionnel de l'observer avant la puberté; elle atteint sa plus grande fréquence de 16 à 30 ans ; plus tard elle redevient rare. L'anémie, la chlorose, l'hystérie, le nervosisme, la provoquent fréquemment. Dans nombre de cas, cet accident est consécutif à des traumatismes; dans d'autres, on accuse les maladies de l'utérus, la lactation longtemps prolongée, des troubles de la menstruation. On remarque parfois des nodosités qui se forment dans la glande mammaire et disparaissent avec les accidents névralgiques. Romberg a donné à ces productions, dont la nature n'a encore pu être exactement définie, le nom de nodosités névralgiques.

II. **Symptômes.** — La mastodynie est fréquemment bilatérale ; d'après nombre d'auteurs, le côté gauche serait surtout atteint.

Les malades accusent une douleur intense, brûlante, térébrante ou lancinante qui augmente par accès et subsiste parfois durant des heures. Dans la période aiguë on peut observer des vomissements. Le moindre attouchement de la peau ou la plus petite pression exercée par le vêtement réveille ces douleurs ou les exaspère au point de les rendre insupportables. La menstruation aggrave habituellement la situation (congestion de la glande mammaire). Souvent les malades se plaignent d'une sensation de tension et de lourdeur dans la poitrine, l'examen de cette région nous la montre intacte. Tantôt la douleur gagne toute la glande mammaire, tantôt elle se localise en des points fixes; il arrive souvent qu'elle s'irradie vers la nuque, l'épaule, le bras, le dos et même jusqu'à la hanche.

Les points sensibles à la pression n'ont rien de constant ni de caractéristique. Le plus souvent la poitrine est très sensible autour de la glande ; il en est de même de la glande mammaire lorsque sont atteints les nerfs avoisinants. On trouve aussi des points sensibles à la pression sur les apophyses épineuses, des dernières vertèbres cervicales et des premières dorsales, principalement de la 2e à la 5e.

Dans certains cas on a observé, après chaque crise douloureuse, une sécrétion lactée (Erb) ou la production d'un liquide analogue au colostrum (Fr. Schultze). Alfter a décrit le zona accompagnant une mastodynie.

La maladie peut durer de longues années et influer profondément sur le moral de ceux qui en sont affectés.

III. **Diagnostic.** — Le diagnostic est le plus souvent facile. Les inflammations de la glande mammaire se reconnaîtront à des modifications du côté de la peau et à une augmentation de la température ; les tumeurs malignes qui, elles, peuvent causer des douleurs analogues à celle de la mastodynie, offrent un accroissement constant.

IV. Pronostic. — Le pronostic n'est pas toujours favorable.

V. Traitement. — On s'adressera d'abord à l'anémie ou aux autres maladies existantes. En outre, on devra comprimer la poitrine, y faire des applications de pommade narcotique, parmi ces dernières celle de Cooper (qui, le premier étudia cette maladie) et dont voici la composition : extrait de belladone, cérat, ââ 10. D'autre part, on recommande les injections de morphine, l'électricité, et, comme traitement radical, l'extirpation de la glande.

6. — Névralgie lombo-abdominale.

I. Étiologie. — Les filets nerveux qui sont atteints dans cette affection appartiennent aux quatre premières branches lombaires qui sont : l'ilio-hypogastrique, l'ilio-inguinal, le lombo-inguinal, le spermatique externe, c'est-à-dire les nerfs que Henle a dénommés les branches courtes du plexus crural. Voici quelle est leur zone d'innervation : a) pour l'ilio-hypogastrique, la peau de la partie supérieure de l'hypogastre ; b) pour l'ilio-inguinal, la peau du mont de Vénus et le muscle tenseur du fascia lata ; c) pour le lombo-inguinal, la région antérieure et inférieure des cuisses ; d) pour le spermatique externe, le scrotum ou les grandes lèvres, la face interne des cuisses.

Parmi les causes de cette maladie on signale le refroidissement, les affections de la moelle ou des méninges, les épanchements ou les tumeurs du bassin, les déviations de l'utérus. C'est ce qui explique sa plus grande fréquence chez les femmes. Cette névralgie se rencontre plus souvent du côté gauche.

II. Symptômes et Diagnostic. — Les douleurs affectent la forme névralgique déjà décrite. Ordinairement plusieurs ou toutes les branches nerveuses sont atteintes ; c'est pourquoi il est difficile de délimiter la zone atteinte. Dans la majeure partie des cas, la douleur occupe la peau de la région lombaire jusqu'aux fesses, l'hypogastre, le mont de Vénus, le scrotum, la région inguinale. Les points sensibles à la pression sont les suivants : sur les côtés de la colonne vertébrale (point lombaire), au milieu de la crête iliaque (point iliaque), de la ligne blanche au canal crural (point abdominal), le point scrotal et le point vulvaire. Comme symptômes concomitants, nous devons signaler la contraction du crémaster, le priapisme, les pertes séminales, les fleurs blanches et les affections vésicales.

III. Thérapeutique. — Le traitement est semblable à celui des autres névralgies.

7. — Névralgie crurale.

I. Étiologie. — Cette affection est fréquente. On la rencontre le plus souvent dans la classe ouvrière qui y est prédisposée tout particulièrement par les refroidissements et les excès de fatigue. D'autres fois, elle reconnaît pour cause des lésions diverses, telles que la compression qu'exerce un foyer inflammatoire de la colonne vertébrale, du psoas ou des organes abdominaux, ou bien celle produite par l'utérus ou des ganglions enflammés, soit dans l'abdomen, soit dans le canal inguinal, les anévrysmes de la crurale, les hernies crurales, les luxations du fémur, les plaies par instruments piquants ou par coup de feu, enfin les névromes. C'est ainsi que Seeligmüller a fait remarquer que les lésions de la région astragalienne amènent souvent des névralgies du saphène. D'autres fois, la névralgie crurale se rattache à une névralgie sciatique.

II. Symptômes. — Les douleurs se propagent le long de la face interne et de la partie médiane de la cuisse jusqu'au genou et, suivent alors le saphène, le long de la partie interne de la jambe jusqu'au gros orteil. Quelquefois la névralgie se limite aux branches du nerf saphène par exemple, sans autre expansion. Les douleurs sont augmentées ou provoquées par le mouvement de la jambe seulement, durant la marche par exemple. Souvent elles apparaissent surtout la nuit. Il arrive parfois qu'elles se propagent assez loin. Ainsi elles peuvent gagner la région lombaire. Betz a rapporté un cas assez obscur du reste où la névralgie crurale était bilatérale.

Les points sensibles sont les suivants : a) le point crural, en dessous du ligament de Poupart, répondant au point d'émergence du nerf crural ; b) le point antérieur de la cuisse au point d'émergence du petit nerf saphène à travers le fascia lata ; c) le point du genou, à la face interne de cette région ; d) le point plantaire, au point où plonge le nerf saphène ; e) le point de l'orteil à la base de ce dernier.

On trouve fréquemment de l'hyperesthésie ou de l'anesthésie. Nombre de malades se plaignent de fourmillements, de sensations de froid, et de raideur. Il est rare que l'on observe des troubles vaso-moteurs (hyperhémie, sueurs profuses) ou des troubles trophiques (amaigrissement).

III. Thérapeutique. — Le traitement dépend de la cause productrice, il est très analogue à celui de la névralgie sciatique.

8. — Névralgie obturatrice.

Cette névralgie est plus intéressante au point de vue chirurgical qu'au point de vue médical, car elle est un symptôme important de la hernie obturatrice. La compression des nerfs cutanés détermine des douleurs dans la

partie supéro-interne de la cuisse jusqu'au genou, des fourmillements et
surtout une gêne dans l'adduction de la cuisse, car outre les nerfs sensibles
de l'obturateur, les branches motrices sont également comprimées et troublées dans leurs fonctions. Le traitement consiste à réduire la hernie.

9. — Névralgie du nerf cutané fémoral externe.

Les douleurs occupent la région supéro-externe de la cuisse jusqu'au
genou. Cette névralgie se montre quelquefois seule, mais elle est le plus
souvent dépendante d'une névralgie crurale.

10. — Mal iliaque, névralgie sciatique.

*Ischias. Ischialgie. Ischias-postica. Ischias nervosa-postica Cotunnii.
Mal de Cotugno.*

I. Étiologie. — Le névralgie du sciatique est très fréquente ; on la rencontre plus souvent chez les hommes que chez les femmes, rarement chez les
enfants ; c'est entre vingt et soixante ans qu'on l'observe généralement.

Ici, l'anémie, la chlorose, l'hystérie et le nervosisme, causes prédisposantes, fréquentes chez les femmes, sont d'une influence moindre que dans les
autres névralgies. Il n'en est pas de même des refroidissements et des traumatismes qui, eux, sont plutôt l'apanage des hommes.

Comme variétés de refroidissements, nous comprenons le coucher sur un
terrain humide ou sur des pierres froides, la station ou la chute dans l'eau,
la vie de bivouac, etc.

Des lésions peuvent intéresser le sciatique sur tout son parcours, à ce groupe
de causes appartiennent les tumeurs et inflammations des méninges spinales
avec compression du sciatique, la tuberculose, la nécrose, les gommes, l'exostose et la périostite des vertèbres, les déviations de la colonne vertébrale,
les inflammations et les tumeurs de toutes sortes de la cavité abdominale,
les affections de l'utérus, des ovaires ou des ganglions. Les flexions de l'utérus, la compression qu'exerce ce dernier dans la grossesse et durant l'accouchement, la compression exercée par la tête de l'enfant ou les branches du
forceps, l'obstruction intestinale produite par des matières fécales ou, comme
l'a vu une fois Hasse, par des noyaux de cerise. La luxation ou la fracture du
fémur, l'exostose des membres inférieurs, la hernie ischiatique. Chute, choc
ou coup sur le siège, équitation ou station assise prolongées, longue route
faite en voiture par de mauvais chemins, marche fatigante, travail exagéré,
abus de la machine à coudre, plaies diverses. Compression du sciatique soit
par des névromes ou des humeurs variées. Anévrysmes de l'aorte abdominale ou de la poplitée, etc., plaie du pied après la saignée, etc.

D'autres fois la sciatique est liée à des maladies générales, telles que la
goutte. Dans nombre de cas, elle précède le diabète et plus fréquemment

encore le tabes dorsalis, quoiqu'il s'agisse ici de lésions centrales. On trouve de même la sciatique comme complication survenant dans le cours des maladies infectieuses ; l'influence de la malaria est bien connue.

Souvent la syphilis en est la cause provocatrice, sans qu'on puisse invoquer la compression par une gomme. Fournier a affirmé, avec beaucoup de raison, ce que nous avons remarqué nous-même, que la blennorrhagie pouvait déterminer une sciatique. La fièvre thyphoïde, surtout au moment de la convalescence, est fréquemment suivie de sciatique. Tout récemment, Brieger a vu se déclarer simultanément un rhumatisme articulaire aigu et une névralgie sciatique.

La sciatique toxique est exceptionnelle, elle est consécutive à un empoisonnement par le plomb ou le mercure. Pour ce qui est de l'influence des hémorrhoïdes et de la suppression de la transpiration des pieds, on ne possède à ce sujet aucune donnée certaine.

Le climat, les changements de température ne sont pas sans influence sur la maladie. C'est ainsi que Cotugno qui, en 1774, la décrivit et la différencia des affections de l'articulation coxo-fémorale, fait remarquer sa fréquence dans les environs de Naples. Nous avons aussi de nombreuses observations d'auteurs anglais et allemands touchant la fréquence de la sciatique dans certaines villes ou certains pays. Enfin, tout médecin ayant une clientèle assez fournie remarquera que c'est dans les mois les plus froids, les plus orageux, aux époques où la température est le plus défavorable, que les sciatiques se montrent nombreuses ainsi que les récidives de cette maladie.

II. Anatomie pathologique. — Les lésions anatomiques peuvent faire complètement défaut alors même que les douleurs ont été violentes et de longue durée ; il s'est produit une névrose spéciale, la névrite sciatique.

Dans d'autres cas, on trouve de l'hyperhémie du nerf, des dilatations variqueuses des vaisseaux sanguins, du gonflement, de l'épaississement des enveloppes, des végétations, des tumeurs, de l'atrophie ou de la dégénération graisseuse des branches nerveuses atteintes, c'est la sciatique névrite.

Cotugno affirme avoir trouvé dans un cas un épanchement de sérosité sous la membrane enveloppant la substance nerveuse ; il n'y prête pas d'autre attention ; Romberg a démontré que cette observation était contestable. Et cependant, Jasset affirme avoir guéri une sciatique rebelle en pratiquant sur le trajet du nerf une ponction qui donna issue à 15 grammes de sérosité.

III. Symptômes. — Ordinairement la sciatique se montre d'un seul côté, aucun des deux côtés n'y est particulièrement prédisposé. D'après Hasse, il n'est pas rare de voir les deux jambes atteintes, seulement dans ce cas, la douleur est d'un côté tellement faible, qu'elle peut passer inaperçue. D'autres fois la maladie passe d'un côté à l'autre, parfois aussi elle occupe les deux côtés dès le début, comme cela a lieu dans les affections des méninges ou de la colonne vertébrale.

La douleur gagne tantôt tout le territoire du sciatique, tantôt elle se limite à certaines branches, le plus souvent au nerf cutané postérieur, ou au nerf du gros orteil, névralgie plantaire. Dans le premier cas, la douleur occupe les fesses, la face postérieure des cuisses et de la jambe, avec propagation à la face interne de la cuisse et de la jambe, régions innervées par le saphène et le crural.

Les douleurs de la sciatique sont ordinairement continues, mais quelquefois elles s'accroissent d'une façon intolérable ; elles peuvent être intermittentes comme dans un cas signalé par Niemeyer où elles étaient dues à la compression exercée sur le nerf par des ganglions abdominaux. On les décrit brûlantes, déchirantes, lancinantes, térébrantes, etc. Dans la généralité des cas elles se dirigent de haut en bas ; elles peuvent être ascendantes. Les crises douloureuses se montrent souvent spontanément, dans d'autres cas, elles sont provoquées par la marche, un mouvement imprudent de la jambe, une pression, le rire, l'éternuement, la toux, etc. Lentin rapporte une observation dans laquelle la douleur était éveillée par la chute sur la jambe d'une petite parcelle de papier. Chez les femmes, les douleurs violentes sont fréquentes à l'époque de la menstruation. Les crises se montrent durant la nuit ; dans la matinée, ces douleurs se calment, en général, elles cessent d'autant plus vite que le malade se tient plus au repos. D'autres malades sont soulagés par la marche, par la compression de la jambe. On retrouve ici ce caractère particulier à bien des névralgies qu'un simple attouchement éveille et qu'éteint parfois une forte pression.

L'irradiation des douleurs est un fait assez fréquent ; elles peuvent gagner la sphère du crural, s'étendre à la paroi costale. Cotugno a signalé une sciatique accompagnée d'une névralgie du cubital.

Lorsque les douleurs sont très violentes, on voit survenir des vomissements, ou bien encore des contractions toniques ou cloniques des muscles de la jambe, si violentes parfois que les talons viennent toucher les fesses.

Les points douloureux à la pression peuvent faire défaut ou être inconstants. Souvent le sciatique est sensible sur tout son parcours. L'exploration en est des plus faciles chez les sujets maigres. Les points sensibles les plus fréquents sont les suivants : a) près de l'épine iliaque postéro-supérieure, près du sacrum ; b) le point où le sciatique traverse l'échancrure ; c) derrière le grand trochanter ; d) le milieu de la face postérieure de la cuisse, ou l'origine du nerf cutané fémoral postérieur ; e) le creux poplité ; f) derrière la tête du péroné ; g) derrière la malléole externe ; h) plusieurs points sur la partie postérieure du mollet et sur le dos du pied. Le plexus sacré est douloureux lorsqu'on le comprime dans le vagin ou le rectum.

Il est rare d'observer des modifications de coloration de la peau dues à des troubles vaso-moteurs ou à des troubles trophiques ; c'est ainsi que la rougeur des téguments, la chaleur, les sueurs profuses, l'accroissement exagéré des poils, l'herpès ou les furoncles sont exceptionnels.

L'atrophie musculaire avec manifestations parétiques se montre fréquemment dans la sciatique chronique, elle est la plupart du temps consécutive à l'inaction du membre malade (atrophie par inactivité). Toutefois, il est des cas où l'atrophie est grave et rapide. Landouzy la rattache à la névrite scia-

tique, tandis que d'après cet auteur, l'atrophie manquerait ou se ferait longtemps attendre dans l'autre forme (névralgie) de la sciatique.

Grawes a observé un cas d'hypertrophie musculaire.

La sensibilité peut être conservée bien que dans bon nombre de cas l'hyperesthésie et l'anesthésie aient été notées ; en effet les malades accusent
assez souvent des sensations de chaleur, de froid, de piqûre, de fourmillement et de raideur.

J'ai toujours trouvé les réflexes rotuliens normaux.

Souvent les malades prennent une position spéciale, ils se couchent sur
le côté sain et fléchissent tout le membre malade afin d'éviter ainsi toute
compression ou tension du nerf. Ils ne marchent pas, ou bien alors ils fléchissent la jambe malade, n'appuient le pied sur le sol qu'avec soin et le
relèvent rapidement. D'autres sujets ne peuvent s'asseoir.

Parmi les symptômes ordinaires, il faut signaler aussi l'élévation de la
température au début de la maladie. Braun a d'abord nié la fréquence de la
glycosurie. Mais un grand nombre d'auteurs ont établi la réalité de ce
fait.

La sciatique a plutôt une marche chronique qu'une durée de 2 à 6 semaines ; il est des cas qui ont duré plus de 30 ans. On peut établir 3 périodes,
celle du début, celle de l'apogée et enfin celle de la disparition des symptômes.

On a vu la guérison survenir spontanément, alors que la thérapeutique
était demeurée impuissante. Toutefois cette affection a une grande tendance
à la récidive qui peut se montrer après des années.

IV. Diagnostic. — Le diagnostic de la névralgie est facile, car presque
toujours les malades dans leur description du siège de la douleur indiquent
du doigt le trajet du sciatique. Il n'en est pas de même du diagnostic de la
cause.

On peut confondre la sciatique : avec la coxalgie, quoique dans cette dernière affection on trouve comme symptômes caractéristiques, la position de
la jambe, la rotation douloureuse et la sensibilité de l'articulation ; avec la
psoïte, ici encore il existe des symptômes particuliers ; avec le rhumatisme
musculaire, dans ce cas la douleur est diffuse et les muscles sont sensibles
à la pression ; avec les douleurs articulaires hystériques, c'est là un diagnostic différentiel délicat.

V. Pronostic. — Le pronostic est en rapport direct avec les causes premières.

VI. Traitement. — Avant de s'adresser à l'état local, il faudra déterminer
la cause de la névralgie. On devra recommander le repos absolu, prescrire
un régime léger, veiller à ce que les garde-robes soient journalières, avoir
au besoin recours aux purgatifs. Matin et soir, frictions avec le liniment
de *Stokes*, enveloppement de ouate et 3 fois par jour on fera prendre au
malade une cuillerée à bouche de la solution suivante :

Iodure de potassium............................ 10 gr.

Eau.. 200 gr.

Dans nombre de cas ce traitement, aussi avantageux que tout autre, donne les meilleurs résultats.

L'électricité joue un rôle très important, quoiqu'on ait vu dans des cas récemment rapportés, cette médication augmenter les douleurs. La plupart des auteurs appliquent le courant continu, avec des électrodes larges, des courants forts à cause de la profondeur du nerf, ils seront ascendants ou descendants ; Remak s'adresse tout d'abord aux petites branches nerveuses. Benedikt place un pôle sur le rectum, l'autre sur le sacrum. Ciniselli recommande la métallothérapie (cuivre et zinc). Il est des praticiens qui emploient le courant faradique avec le pinceau ou en application fixe.

Les bains sont d'une grande utilité, citons les bains alcalins, sulfureux, simples, les bains de sable, les bains froids et les bains de mer.

Parmi les autres moyens curatifs se trouvent :

1° Les révulsifs (cautères, moxas, vésicatoires, aquapuncture, injections sous-cutanées de nitrate d'argent, frictions alcooliques, onctions avec la vératrine ou l'huile de croton, etc...).

Debove recommande l'emploi du chlorure de méthyle.

2° Les narcotiques. La morphine, l'atropine en injections sous-cutanées, l'extrait de belladone en pommade, le chloroforme ou le chloral en lavement, etc...

3° Les antirhumatismaux. L'aconit, le colchique, l'iodure de potassium, le salicylate de soude, etc...

4° Les spécifiques. La térébenthine, l'arsenic, la quinine ; dans nombre de cas, la teinture de gelsemium (de 5 à 20 gouttes, 3 fois par jour) a donné de très bons résultats.

Neuber recommande le peroxide d'osmium dans toutes les névralgies. Eulenburg n'est pas de cet avis ; pour moi, je n'ai retiré de ce traitement aucun avantage et toujours les malades se sont plaints de douleurs persistantes causées par les piqûres.

Parmi les procédés d'ordre chirurgical, citons le massage, l'élongation des nerfs ; la névrotomie n'est presque plus en usage. Récemment, l'élongation du nerf a été tentée sans opération sanglante en fléchissant fortement la cuisse vers l'abdomen ; les résultats obtenus ont été satisfaisants.

11. — Névralgie spermatique.

I. Symptômes et Diagnostic. — La douleur affecte un testicule et son épididyme et se propage en suivant le cordon spermatique, jusque dans la région lombaire. Le testicule et l'épididyme sont sensibles au toucher et parfois légèrement indurés. La douleur peut être à ce point violente que les malades sont couverts de sueurs froides, claquent des dents, perdent connaissance, vomissent ou tombent en convulsions. Le testicule gauche est plus souvent atteint que le droit. On peut confondre cette affection avec des coliques néphrétiques, on devra donc examiner les voies urinaires.

II. Étiologie. — L'explosion de cette névralgie coïncide souvent avec l'époque de la puberté, elle se voit chez les personnes irritables ou nerveuses qui s'adonnent à la masturbation ou à tout autre excès débilitant. Dans d'autres cas, c'est l'abstinence vénérienne qui provoque la douleur et le coït qui l'apaise et la fait disparaître.

On peut encore invoquer comme causes prédisposantes, les refroidissements et le varicocèle. L'usage de la quinine a provoqué parfois des névralgies intermittentes; quels sont les filets nerveux atteints ? tel est le point encore contesté. Toutefois la plupart des auteurs allemands croient que les filets sympathiques testiculaires sont ici seuls en jeu.

III. Traitement. — Il consiste dans le port d'un suspensoir, les frictions de pommade belladonée, les injections sous-cutanées de morphine, les bains tièdes, les préparations martiales, la quinine, l'arsenic ou le bromure de potassium. Dans les cas rebelles, on a eu recours à la castration.

Pour ce qui est des autres parties de l'appareil génital il est un certain nombre d'affections névralgiques dont il n'est pas toujours facile d'établir la localisation. Le plus souvent les refroidissements, les lésions ou l'onanisme les provoquent.

a) Névralgies du pénis et du gland ; douleurs du pénis et du gland liées au priapisme, à la spermatorrhée involontaire, à des troubles de la miction.

b) Névralgie scrotale ou des glandes lèvres. .

c) Névralgie uréthrale.

d) Névralgie ano-vésicale; crampes des sphincters, du rectum et de la vessie avec hyperesthésie, plus rarement avec anesthésie de la région rectale.

e) Névralgie ano-périnéale.

12. — Coccygodynie.

La coccygodynie est caractérisée par une douleur de la région coccygienne augmentée par la pression, l'action de s'asseoir, la marche, les efforts. La plupart du temps il s'agit de femmes qui attribuent cette douleur à une chute, une lésion quelconque, un accouchement ou un refroidissement. Il est plus probable que dans la majorité des cas il ne s'agit pas d'une névralgie du plexus coccygien, mais d'une lésion du coccyx lui-même. Seeligmüller, dans un cas rebelle a obtenu la guérison par l'application du courant faradique. En règle générale, cette affection exige une intervention chirurgicale, incision sous-cutanée ou résection du coccyx.

13. — Névralgies des articulations.

I. Étiologie. — L'attention des médecins a été, dans ces derniers temps, vivement attirée sur l'étiologie des névralgies articulaires. L'anémie et l'hystérie chez les femmes en sont les causes les plus fréquentes ; on les observe rarement chez les femmes robustes et chez les hommes.

Le froid, les traumatismes, les maladies infectieuses, les émotions violentes, les maladies du tube digestif, celles de l'appareil sexuel figurent encore parmi les causes de ces névralgies.

II. Symptômes et Diagnostic. — L'affection se traduit par des douleurs névralgiques qui ne correspondent pas, quant à leur siège, au trajet anatomique des nerfs. Elles s'observent à la hanche, au genou, très rarement dans les autres jointures. La névralgie se localise quelquefois dans les petites articulations, celles des doigts par exemple. Il est de règle qu'une seule articulatiou soit malade. Fréquemment les douleurs rayonnent au delà de la région articulaire proprement dite. Les téguments peuvent présenter durant les accès douloureux, de la rougeur et du gonflement qui s'effacent ordinairement après la cessation des douleurs. Le frôlement de la peau est souvent très sensible, alors qu'une forte pression est très bien supportée. L'anesthésie s'observe plus rarement que l'hyperesthésie. Pendant les crises douloureuses, il se produit parfois des secousses musculaires ; les malades placent généralement leur membre douloureux en extension, contrairement à ce qui a lieu dans les états inflammatoires des jointures où l'attitude fléchie est de règle ; les douleurs se calment la nuit à l'inverse encore de ce qui se produit dans les cas d'arthrites. Comme dans les autres névralgies, on trouve quelquefois des points douloureux à la pression. Si l'affection persiste longtemps, on voit survenir des contractures et de l'atrophie des muscles.

La durée peut dépasser une année. Souvent le diagnostic reste hésitant entre la névralgie et une affection organique de la jointure.

Lorsque la névralgie est de nature hystérique, le pronostic n'est pas, tant s'en faut, favorable.

III. Traitement. — Le traitement doit s'adresser à l'état psychique. On conseillera au malade de faire exécuter divers mouvements à ses membres immobilisés. En second lieu on lui prescrira l'usage de médicaments nervins (antinerveux), du fer, du quinquina, des narcotiques, les bains de mer, le séjour dans les montagnes, les applications de courants galvaniques ou faradiques, etc.

b) — *Anesthésie.*

I. Avant-Propos. — On désigne sous le nom d'anesthésies tous les états morbides des voies nerveuses sensitives caractérisés par une diminution ou l'abolition de la sensibilité. On peut donc observer des anesthésies de tous les organes qui possèdent des nerfs sensitifs. Les nerfs de la peau, ceux des muscles, des sens ou des viscères peuvent être intéressés, et l'on est ainsi conduit à distinguer une anesthésie cutanée, une anesthésie musculaire, sensorielle, viscérale, etc. D'autres tissus et organes tels que les aponévroses, les tendons, le périoste, les articulations reçoivent également des nerfs de sensibilité; aussi peut-on observer des anesthésies de ces différentes parties.

Nous n'envisagerons maintenant que l'anesthésie cutanée; les autres anesthésies seront étudiées dans d'autres chapitres de ce livre. L'anesthésie cutanée est la plus fréquemment observée; elle s'accuse aussi par des symptômes bien marqués.

On sait que les nerfs sensitifs de la peau sont les conducteurs de deux espèces principales de sensibilités, qu'on a désignées sous les noms de sensibilité tactile et de sensibilité générale. Chacune de ces espèces se subdivise à son tour, c'est ainsi que la sensibilité tactile comprend : a) la sensibilité tactile proprement dite, c'est-à-dire la sensibilité à l'attouchement ; b) le sens de la pression ; c) le sens de localisation des excitations ; d) et la sensibilité thermique. Dans la sensibilité générale il faut distinguer la sensibilité à la douleur, et la sensibilité électrique, modalités auxquelles viennent s'ajouter les sensibilités au chatouillement, au prurit et à d'autres formes de sensations agréables ou désagréables. Les méthodes d'exploration sont simples, mais elles exigent de l'expérience, du temps et de la patience; il faut aussi pour que les résultats soient parfaits et méritent toute confiance, que le malade soit doué d'une certaine intelligence et de quelque esprit d'observation. Lorsqu'on se livre à cet ordre de recherches il faut avoir soin de placer le malade dans une attitude facile à conserver : le coucher sur le dos, par exemple. On doit aussi lui fermer les yeux pendant la durée de l'examen afin que rien ne puisse le distraire ni le gêner dans ses appréciations. En général, il est préférable de mettre le sujet au courant des explorations dont il est l'objet et des indications qu'on attend de lui.

Pour déterminer l'état de la sensibilité tactile, on touche la peau doucement, avec précaution, du bout du doigt ou bien avec une baguette de bois ou encore avec la tête d'une épingle. Le malade doit avertir s'il éprouve ou non une sensation de contact (d'attouchement). L'objet avec lequel on touche la peau doit être d'une température égale à celle du tégument ; sans quoi le malade pourrait confondre les impressions tactiles avec les sensations thermiques. On devra, en outre, toucher la peau avec des corps polis ou rugueux, durs ou moelleux et demander au malade d'indiquer les caractères de leur surface. On placera sur la peau des pièces de monnaie, des clefs, des anneaux et le malade devra reconnaître la forme de ces divers objets.

Quand on examine la sensibilité à la pression, il faut avoir soin de placer le membre exploré sur un support solide. Si cette précaution est négligée, le malade apprécie la pression non avec ses nerfs sensitifs, mais d'après l'effort de résistance que ses muscles ont dû opposer à la poussée ; la sensibilité musculaire intervient alors ; elle est une cause d'erreurs. Le procédé le plus simple pour explorer la sensibilité à la pression consiste à placer sur le tégument une petite plaquette en bois sur laquelle on pose des piles de monnaies. A. Eulenburg a construit pour mesurer la sensibilité à la pression, un instrument très facile à manier auquel il a donné le nom de baresthé-siomètre. Il se compose d'une tige actionnant un mécanisme à ressort et dont les mouvements sont transmis à une aiguille indicatrice qui tourne sur un cadran gradué. Les chiffres du cadran donnent directement en grammes le degré de pression exercée (fig. 167, fig. 168).

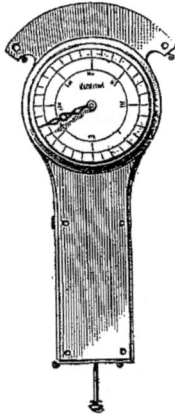

FIG. 167. — *Baresthésiomètre d'Eulenburg.*   FIG. 168. — *Compas destiné à mesurer la sensibilité tactile.*

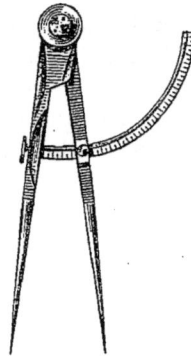

Les pressions minima perçues ont été évaluées par Kammler et Aubert à :

Peau du front.......... ⎫
Tempes................ ⎬ 0.002 grammes.
Dos de la main......... ⎭
Avant-bras............. ⎫
Doigts......... 0.005 — 0.005 grammes.

Menton.......... ⎫
Ventre........... ⎬ 0.04 — 0.05 grammes
Nez .... ⎭
Ongle des doigts... 1.0 —   —

Dorhn, recherchant les différences perçues dans diverses régions du tégument après addition d'un poids minimum au poids fondamental d'un gramme, a trouvé les chiffres suivants :

	GRAMMES		GRAMMES
Troisième phalange des doigts..	0.499	Dos de la main...............	1.156
Dos du pied..................	0.5	Rotule......................	1.5
Deuxième phalange des doigts..	0.771	Avant-bras............	1.99
Première....................	0.82	Sternum.....................	3.0
Jambe......................	1.0	Région ombilicale......	3.5
Paume de la main............	1.018	Dos........................	3.8

A. Eulenburg, enfin, recherchant à l'aide de son baresthésiomètre les différences minima de pression perçues, a trouvé les chiffres que voici :

Front............... ⎫
Lèvres .... ⎪
Dos de la langue..... ⎬ = $^1/_{40}$ — $^1/_{30}$
Joues............... ⎪
Tempes............ ⎭

Phalanges des doigts. ⎫
Avant-bras. .... ⎪
Main............... ⎬ = $^1/_{20}$ — $^1/_{10}$
Bras .... ⎭

Fr. Goltz a proposé de mesurer la sensibilité à la pression au moyen de tubes en caoutchouc dans lesquels on produirait des ondulations d'intensités variables, ce procédé, récemment perfectionné et recommandé par Jolly, a été jusqu'ici peu utilisé dans la pratique médicale.

Indépendamment de la sensibilité à la pression, les physiologistes ont déterminé le degré de sensibilité que possède la peau pour distinguer les unes des autres des excitations qui se succèdent très rapidement. Grünhagen et von Wittich ont constaté, au moyen de cordes vibrantes, que 1506 à 1553 vibrations à la seconde étaient perçues en donnant lieu à une sensation discontinue.

Lorsqu'on examine la *sensibilité de localisation*, il faut envisager deux choses : la localisation proprement dite d'une excitation donnée, autrement dit, la faculté de préciser le siège de l'excitation, et en outre l'étendue des cercles de sensation. Pour la première de ces explorations, on touche la peau en un point quelconque que le malade doit désigner ensuite verbalement (et non avec ses doigts). La mensuration des *cercles de sensation* se fait au moyen d'un compas spécial ou de l'esthésiomètre de Sieveking. Le compas qui sert à mesurer la sensibilité tactile a la forme d'un compas ordinaire ; les pointes en sont mousses et l'écartement de ses branches se lit en millimètres sur un arc gradué au-devant duquel elles se meuvent, (voir fig. 168). L'esthésiomètre de Sieveking se compose d'une tige de cuivre jaune horizontale et graduée en millimètres, à chacune de ses extrémités se trouve un bras vertical se terminant en pointe ; l'un de ces bras est fixe, tandis que l'autre peut être déplacé ou immobilisé au moyen d'une vis. L'écartement des 2 pointes se trouve indiqué en millimètres sur la tige graduée (voir fig. 169). Lorsqu'on se sert de cet instrument, il faut poser les deux pointes sur les téguments en même temps et avec des pressions égales, les deux pointes doivent avoir la même température. On atteint la limite d'un cercle tactile au moment où le contact des deux pointes du

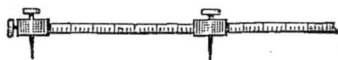

FIG. 169. — *Esthésiomètre de Sieveking.*

compas ou de l'esthésiomètre produit non plus une perception unique, mais bien une double sensation. L'étendue des cercles de sensation varie entre autres conditions avec l'âge. Le tableau suivant reproduit les chiffres trouvés par Landois, chez un adulte et chez un garçon de 12 ans.

	ADULTE	ADOLESCENT		ADULTE	ADOLESCENT
Pointe de la langue......	1.1	1.1 m/m	Face dorsale de la langue.		
3me phalange des doigts (palmaires)............	2.3	1.7 »	Lèvres (face cutanée)..... / Métacarpien du pouce.....	9.0	6.8 m/m
Bord muqueux des lèvres..	4.5	3.9 »	Gros orteil (plantaire).....	11.3	6.8 »
2me phalange des doigts (f. palmaire)............	4.5	3.9 »	2me phalange des doigts...	11.3	9.0 »
3me » (f. dorsale)...	6.8	4.5 »	Joue....................	11.3	9.0 »
Extrémité du nez........	6.8	4.5 »	Paupières	11.3	9.0 »
Tête des métacarpiens (palmaire).................	6.8	4.5 »	Voûte palatine..........	13.5	11.3 »
			Région zygomatique (partie supérieure)..........	15.8	11.3 »

	ADULTE	ADOLESCENT		ADULTE	ADOLESCENT
Métatarse (plantaire)......	15.8	9.0 m/m	Sacrum...................	40.6	33.8 m/m
1re phalange des doigts (dorsale)	15.8	9.0 »	Fesses................... Avant-bras.............	40.6	36.1 »
Tête des métacarpiens (dorsale)..................	18.0	13.5 »	Jambes .... Dos du pied près des orteils.	40.6	36.1 »
Face interne des lèvres...	20.3	13.5 »	Sternum.................	45.1	33.8 »
Région zygomatique (partie postérieure).........	22.6	15.8 »	Dos (partie supérieure....	54.1	36.1 »
Front (partie inférieure)...	22.6	18.0 »	Colonne vertébrale (5me vertèbre cervicale région dorsale et lombaire)........	54.1	
Talon (en arrière)........	22.6	20.3 »	Nuque (région médiane)...	67.7	
Nuque (en arrière)........	27.1	22.6 »	Bras....................		31.6 m/m
Dos de la main..........	31.6	22.6 »	Cuisse..................	67.7	40.6 »
Mâchoire inférieure......	33.8	22.6 »	Milieu du dos		
Sinciput.................	33.8	22.6 »			
Rotule..................	36.1	31.6 »			

Pour *apprécier la sensibilité thermique* de la peau, Nothnagel s'est servi de petits vases en bois, à fond métallique, qu'on remplissait avec de l'eau portée à des températures diverses, on appréciait la température de l'eau en y plongeant un thermomètre. A. Eulenburg a construit un thermesthésiomètre particulier ; cet appareil consiste essentiellement en deux thermomètres munis de larges cuvettes à mercure et fixés à un support sur lequel ils peuvent se mouvoir. En les portant à des températures différentes et les promenant à la surface de la peau, on peut suivre ainsi les variations de la sensibilité thermique dans les différentes régions explorées. On peut aussi se servir d'éprouvettes qu'on remplit de liquides divers (eau, huile, pétrole, etc.). Le mode d'exploration le plus simple consiste à souffler sur la peau, d'abord très légèrement, puis plus fort ; après quoi le malade doit indiquer s'il perçoit la différence.

On peut aussi, tout simplement toucher les régions cutanées avec des corps à des températures inégales et noter les différences de température perçues par le sujet dans les différentes régions examinées. Les différences minima appréciables ne sont pas les mêmes pour toutes les régions de la surface cutanée. Les écarts les plus faibles sont perçus lorsqu'on se sert de températures voisines de la température même de la peau (27°-33° C.). On peut obtenir ainsi des différences de 0°,05 C. Nothnagel recherchant les différences minima des températures perçues dans les diverses régions du tégument a obtenu les chiffres suivants :

Avant-bras...... Bras........	0.2°	C.	Partie supérieure et médiane..... de l'abdomen...............	0.5°	C.
Dos de la main..........	0.3°	»	Cuisse		
Joue....................	0.4 0.2°	»	Jambe (mollet)...........	0.6°	»
Tempes	0.4 0.3°	»	Sternum.................		
Poitrine (partie supero-externe). Région supérieure et latérale de l'abdomen...............	0.5°	»	Jambe (face antérieure)......... Dos (partie latérale)...........	0.7° 0.9°	» »
Paume de la main......... Dos du pied.............	0.5 0.4°	»	Dos (milieu)......	1.2°	»

Pour explorer la sensibilité à la douleur, on pique la peau avec une aiguille, ou bien on la pince, ou bien encore on tire les poils, etc. Les troubles du tact et ceux de la sensibilité à la douleur ne marchent pas toujours de pair. Lorsque la sensibilité tactile est conservée, la sensibilité à la douleur étant abolie, on dit qu'il y a analgésie.

Leyden et Munk ont fait des recherches sur la sensibilité générale de la peau et sa sensibilité à la douleur provoquée par le courant faradique (sensibilité électro-cutanée). Ils se sont servis d'un compas en cuivre muni d'un manche isolateur et dont les branches étaient mises en communication avec la deuxième bobine d'un appareil d'induction. Ils notèrent d'abord l'écartement des 2 bobines correspondant à l'instant où le sujet commençait à sentir le courant et puis l'écartement de ces mêmes bobines au moment où il éprouvait de la douleur. Ces méthodes de recherches ne sont pas sans défaut, car les mêmes régions cutanées présentent chez des individus différents, un épiderme plus ou moins épais et par conséquent plus ou moins apte à conduire l'électricité.

Nous empruntons les chiffres suivants à un tableau de Bernhardt qui a fait sur ce sujet des recherches ultérieures :

A. — *Sensibilité générale de la peau à l'excitation électrique :*

	CENTIMÈT.		CENTIMÈT.
Pointe de la langue	17.5	Vertex	12.5
Palais	16.7	Sacrum	12.35
Pointe du nez	15.7	Cuisse	12.30
Paupières } Gencives } Dos de la langue }	15.2	Face dorsale de la 1re phalange } Dos du pied }	12.0
Rouge des lèvres	15.1	Face dorsale de la 2e phalange	11.75
Joues	14.8	Face dorsale des têtes des os métacarpiens } Dos de la main }	11.6
Blanc des lèvres	14.5		
Front	14.4	Jambe } Ongle (face palmaire) }	11.5
Acromion	13.7		
Sternum } Vertèbre cervicale }	13.0	Ongle (face dorsale)	11.3
Vertèbre dorsale supérieure } Bras } Siège }	12.8	Face palmaire des têtes des os métacarpiens	10.9
		Extrémités des orteils	10.6
Vertèbre dorsale moyenne } Occiput } Région lombaire } Col de la mâchoire inférieure }	12.7	Face palmaire de la phalange moyenne } Face palmaire } Métacarpien du pouce }	10.5
Avant-bras	12.6	Face plantaire de I métatarsien	10.2

B. — *Sensibilité de la peau à la douleur provoquée par le courant électrique :*

	CENTIMÈT.		CENTIMÈT.
Col	14.2	Gencives } Pointe du nez } Blanc des lèvres }	13.0
Palais	13.9		
Pointe de la langue	14.12		

	CENTIMÈT.		CENTIMÈT.
Partie inférieure du front. . . .	12.6	Acromion.	11.25
Rouge des lèvres. . . . . }	12.5	Sacrum.	11.20
Joue. . . . . }		Région lombaire.	11.20
Occiput.	12.0	Siège.	11.1
Cou, au-dessous de la mâchoire.	11.8	Dos de la langue.	10.8
Vertèbre cervicale supérieure. . .	11.7	Vertex)	
Dos de la main.	9.9	Cuisse {	10.2
Rotule.	9.8	Jambe '	
Face dorsale de la 1re phalange. .	9.7	Bras.	10.1
Avant-bras.	9.3	Face palmaire de la 3e phalange	
Face dorsale des têtes des méta-)		des doigts.	8.4
carpiens. . . . . {	9.2	Métacarpien du pouce.	8.0
Dos du pied. . . . .)		Face palmaire de la 2e phalange.	7.9
Face dorsale de la phalange un-		Face palmaire des têtes des méta-	
guéale.	9.0	carpiens.	7.6
Face dorsale de la 2e phalange .	8.7	Paume de la main.	7.5
Milieu du dos	11.6	Extrémités des orteils.	6
Vertèbre cervicale.	11.5	Face plantaire du métatarsien. .	4.0
Sternum.	11.4		

Tous ces chiffres représentent naturellement des moyennes, car on trouve d'un cas à l'autre des différences plus ou moins grandes. L'examen comparatif des points symétriques des deux côtés du corps est le meilleur mode d'exploration; mais il peut se faire que la sensibilité des deux moitiés du corps soit altérée chez le même individu.

On distingue l'anesthésie totale et l'anesthésie partielle. Dans le premier cas, il y a paralysie ou simplement parésie de la sensibilité tactile et de la sensibilité générale; tandis que dans le cas d'anesthésie partielle, certains modes de la sensibilité sont seuls affectés ou abolis. Ainsi l'anesthésie peut porter seulement sur le toucher, ou bien sur la sensibilité générale, ou bien encore sur quelques modalités et de la sensibilité tactile et de la sensibilité générale à la fois. On peut trouver ainsi plus ou moins fréquemment des combinaisons de cet ordre qui se déduisent mathématiquement des données fournies par l'exploration.

Nous devons faire remarquer que la sensibilité peut être altérée de bien d'autres façons. Ainsi, en ce qui concerne la sensibilité thermique, certains malades qui ont de la peine à distinguer le chaud du froid, accusent une sensation de chaleur quand on les touche avec un corps froid et inversement. Il est des cas dans lesquels la sensibilité est dédoublée.

E. Remak a observé un tabétique chez lequel une piqûre d'épingle provoquait tout d'abord une simple sensation de contact, tandis que la douleur n'était perçue que quelques instants après. Naunyn a vu un tabétique chez lequel une piqûre d'aiguille déterminait deux sensations douloureuses successives, la première légère et la seconde plus intense. On connaît aussi des cas dans lesquels le contact d'une ou plusieurs aiguilles ou bien des pointes d'un compas déterminait trois, quatre et même plusieurs sensations distinctes, polyesthésie. Enfin nous devons signaler le phénomène de la sensibilité retardée; on constate alors qu'un certain intervalle s'écoule entre le moment de l'excitation et celui où la sensation est perçue.

L'anesthésie cutanée peut être circonscrite ou diffuse. Parfois elle se cantonne au territoire anatomique d'un ou de plusieurs nerfs. Dans les maladies de la moelle elle occupe assez fréquemment les régions qui sont le siège de la paralysie, paranesthésie. Enfin elle peut s'étendre à toute une moitié du corps dans les maladies du cerveau. Hémianesthésie.

II. **Étiologie.** — Les lésions qui déterminent l'anesthésie peuvent siéger dans les branches terminales des nerfs sensitifs, dans les zones de l'écorce centrale où viennent aboutir et se transformer en sensations les excitations parties de la périphérie, ou bien enfin sur un point quelconque des voies conductrices dans le trajet qu'elles parcourent depuis les organes récepteurs de la périphérie en passant par les nerfs périphériques, la moelle et les faisceaux sensitifs des hémisphères cérébraux.

On ne sait rien, ou peu s'en faut, sur les altérations anatomiques des réseaux terminaux des nerfs sensitifs. Meissner a pu, il est vrai, dans quelques affections cérébrales, démontrer l'existence de lésions dégénératives des éléments nerveux des corpuscules du tact, mais dans les recherches ultérieures ces lésions ont fait défaut. Il y a lieu cependant d'examiner les divers processus qui suppriment ou interrompent la conductibilité des nerfs périphériques.

La sensibilité de la peau est en relation étroite avec la circulation sanguine normale. Qu'on anémie une région par la compression d'une artère ou au moyen de la bande d'Esmarch, ou bien inversement qu'on force le sang à s'y accumuler en comprimant les veines, et l'on observera dans les deux cas des phénomènes d'anesthésie. Le même effet se produit lorsqu'il s'agit de troubles circulatoires non plus artificiels mais d'ordre pathologique. L'oblitération d'une artère par un embolus ou d'une veine par thrombose, le rétrécissement des conduits artériels déterminés par des spasmes musculaires sont le plus souvent suivis d'anesthésie.

Parfois les états anesthésiques de la peau sont dus à des influences thermiques. La réfrigération de la peau par l'éther amoindrit tellement la sensibilité cutanée qu'elle permet de pratiquer de petites opérations chirurgicales sans douleur. Il est de notoriété vulgaire que durant l'hiver, sous l'influence du froid, la sensibilité de la peau diminue. La sensibilité cutanée peut subir les mêmes modifications sous l'influence de températures élevées, mais il faut savoir que dans ce dernier ordre de faits, les troubles fonctionnels peuvent être interprétés différemment selon les cas ; tantôt il semble que l'anesthésie soit la conséquence des troubles circulatoires engendrés par l'action thermique ; tantôt on peut se demander si l'anesthésie n'est pas due à une influence directe du calorique sur les ramifications terminales des nerfs sensitifs qui sont susceptibles d'une régénération rapide et qui échappent à peu près à l'investigation chimique et microscopique. Enfin à un degré plus élevé, la chaleur peut produire des altérations anatomiques de la peau ou de ses nerfs, dont la réparation est impossible ou bien exige tout au moins un temps assez long.

A côté de ces influences thermiques viennent se placer les altérations produites par les agents chimiques mis en contact avec la peau et qui déterminent de l'anesthésie.

On sait qu'il n'est pas rare d'observer des anesthésies chez les personnes qui manipulent des lessives caustiques ou des acides ; les chimistes et les blanchisseuses notamment présentent parfois des anesthésies artificielles de la peau.

On a dit aussi que le passage d'un courant électrique modifiait la sensibilité de la peau, on cite surtout à ce sujet les expériences de Nadedja Suslowa ; cet auteur a soutenu que lorsqu'on vient à galvaniser ou à faradiser légèrement la peau, ou bien la sensibilité générale n'est nullement modifiée au pourtour de l'anode, tandis que la sensibilité au contact et à la température sont diminuées ainsi que l'étendue des cercles de sensation. Bernhardt n'a pas admis l'exactitude de ces constatations ; aussi la question doit-elle être soumise à de nouvelles expériences de contrôle. Nous devons signaler aussi une variété d'anesthésie cutanée de nature toxique, c'est celle qui succède parfois à l'administration d'un narcotique soit sous forme d'injection sous-cutanée, soit sous forme de pommade appliquée sur les téguments. C'est ainsi que les injections hypodermiques de morphine peuvent, comme l'a montré A. Eulenburg, provoquer des anesthésies incomplètes ou absolues de la peau en agissant directement sur les rameaux terminaux des nerfs sensitifs. La cocaïne peut également déterminer de l'anesthésie.

On a observé aussi des anesthésies dans certains cas d'intoxications par l'ergotine, le plomb, ou l'acide carbonique. Il nous faut citer aussi les anesthésies qui surviennent à la suite des maladies infectieuses telles que : la fièvre typhoïde, la diphtérie, la syphilis, etc.

Il existe encore une foule d'influences particulières qui gênent ou interrompent la conductibilité des nerfs périphériques ; tels sont : les états rhumatismaux, les traumatismes, les inflammations des nerfs, les compressions exercées par des tumeurs, etc.

III. Symptômes. — L'anesthésie cutanée est facile à reconnaître, lorsqu'on a affaire à des sujets intelligents et qu'on prend soin de la rechercher avec méthode ; on voit fréquemment, dans la pratique, les médecins se contenter de toucher ou de piquer la peau et conclure aussitôt à l'existence ou à la non existence de l'anesthésie. Il va sans dire qu'un semblable procédé ne peut guère fournir d'indications exactes, ces deux explorations ne visent nécessairement que la sensibilité tactile et la sensibilité à la douleur ; or, nous l'avons déjà dit, dans les cas d'anesthésie partielle ces deux modes de sensibilité peuvent être conservés tandis que les autres modes sont abolis ; on doit donc chaque fois examiner toutes les formes de la sensibilité, ce qui demande un certain temps. Et puis, il ne suffit pas seulement d'affirmer l'existence de l'anesthésie ; on doit encore déterminer exactement les limites de la région anesthésique, car de cette donnée découle parfois le diagnostic du siège et même de la nature de la lésion.

Il faut savoir que dans certains cas d'anesthésie partielle, le tableau de la maladie peut changer d'un moment à l'autre, il arrive ainsi qu'au début ou bien dans la période de déclin de la maladie certains modes de la sensibilité apparaissent ou disparaissent.

Dans quelques cas ce sont les malades eux-mêmes qui attirent l'attention sur l'existence de l'anesthésie, parce qu'en saisissant certains objets ils ont remarqué une diminution de leur sensibilité tactile ou thermique, ou bien, parce qu'ils ne sentent pas distinctement le contact de leurs vêtements sur telle ou telle région de leur corps, ou bien enfin parce qu'ils ne sentent pas le sol sous leurs pieds et qu'ils éprouvent une sensation pareille à celle qu'on aurait en marchant sur de la laine ou du feutre.

Lorsque l'anesthésie siège aux mains, les malades laissent aisément tomber les objets dès qu'ils viennent à détourner leur regard du mouvement qu'ils exécutent ; ils perdent ainsi le seul moyen qui leur reste de contrôler leurs mouvements. Quelques malades accusent des paresthésies telles que : des sensations de froid, de raideur, des picotements, des fourmillements ou des points douloureux.

Dans les cas les plus simples, on ne constate que les signes objectifs de l'anesthésie auxquels s'ajoutent tout au plus quelques sensations subjectives. Par contre, on trouve dans certains cas d'autres troubles d'innervation d'un autre ordre et que nous allons énumérer; leur apparition est due à ce que aux lésions des nerfs sensitifs viennent s'ajouter des altérations des autres voies nerveuses ; ainsi il peut arriver que les malades accusent dans des régions qui sont le siège d'une anesthésie complète et dans lesquelles ils ne sentent pas les piqûres d'aiguille, des douleurs névralgiques des plus intenses. On désigne ces faits sous le nom d'anesthésie douloureuse. Qu'on s'imagine un tronc nerveux comprimé par une tumeur, il pourra se faire que la conductibilité de ce nerf soit interrompue à partir de la tumeur jusqu'aux terminaisons cutanées ; il y aura donc anesthésie ; mais il peut se faire en même temps que l'irritation exercée par la tumeur soit transmise aux centres nerveux, et que la sensation de douleur ainsi produite soit rapportée, d'après la loi physiologique bien connue, non pas au point excité, mais bien aux ramifications terminales du nerf intéressé.

Lorsque les nerfs mixtes sont lésés, à l'anesthésie cutanée viennent s'ajouter les troubles du mouvement ; et l'on pourra observer, suivant les cas, soit des parésies, soit des paralysies ou bien enfin des contractions toniques ou cloniques, lorsque les lésions qui ont supprimé la conductibilité des nerfs sensitifs déterminent en même temps des phénomènes d'excitation dans les voies motrices.

L'état des mouvements réflexes doit être pris en sérieuse considération. Ils peuvent aider au diagnostic des maladies du cerveau et de la moelle, on sait en effet, que dans les cas d'anesthésie d'origine périphérique les réflexes sont abolis. Il ne saurait en être autrement; les conducteurs étant interrompus, l'excitation n'arrive plus au centre spinal ou cérébral dans lequel a lieu la transmission du mouvement réflexe. Les fibres vaso-motrices sont assez fréquemment intéressées en même temps que les fibres sensitives. On constate alors dans les parties anesthésiques, tantôt une pâleur spéciale, tantôt de la rougeur ou bien une coloration livide de la peau ; on a observé aussi de l'œdème ou de la bouffissure, des modifications de la température du tégument, un froid assez marqué ou une chaleur excessive, dans ce dernier cas on peut voir une sudation très abondante. Avec l'anesthésie coexistent souvent des troubles trophiques, évidemment en rapport avec les altérations des fibres trophiques.

Parmi ces troubles figurent : l'allongement anormal des poils, la desquamation excessive de l'épiderme, l'épaississement des doigts et leur aspect lisse et brillant, les altérations inflammatoires des ongles, l'apparition de furoncles, l'herpès, le pemphigus, les ecchymoses spontanées, les ulcérations, les gangrènes, etc.

La durée de toute anesthésie dépend de la cause qui l'a produite ; elle peut persister durant toute la vie du malade, si elle dépend d'une lésion irréparable.

IV. Diagnostic. — Le diagnostic de l'anesthésie cutanée n'offre pas, en général, de difficultés, il faut, en tout cas, reconnaître la cause, et préciser le siège de l'anesthésie.

L'abolition des mouvements réflexes dans le cas d'anesthésie périphérique est un caractère important de cette anesthésie et qui permet de la différencier d'avec l'anesthésie d'origine centrale.

C'est par la délimitation exacte de l'anesthésie et la considération des symptômes qui l'accompagnent qu'on diagnostiquera le siège de la lésion. Les troubles paresthésiques s'observent surtout dans les maladies de la moelle et l'hémianesthésie dans les affections du cerveau.

V. Pronostic. — Le pronostic est subordonné à la cause de l'anesthésie ; si la lésion est remédiable le pronostic est toujours favorable.

VI. Traitement. — Le traitement doit surtout avoir pour but la suppression des causes de l'anesthésie, traitement causal. En outre, il ne faut pas négliger les moyens locaux et en particulier les frictions alcooliques et excitantes (alcool camphré, alcool formique, alcool sinapisé, alcool composé d'angélique, alcoolature de serpolet, de vératrine, frictions à la brosse), et enfin l'électrisation. Lorsqu'on emploie le courant galvanique on place l'anode sur un point quelconque et l'on promène le pôle négatif, plus irritant, sur la surface cutanée anesthésique (méthode mobile). L'excitation est plus grande lorsqu'on met l'électrode négative en communication avec le pinceau ou la brosse électriques. Lorsqu'on se sert du courant faradique, il faut veiller à ce que les électrodes ne soient pas trop humectées, il faut éviter de les presser fortement contre la peau afin que l'action du courant se limite au tégument et ne diffuse pas dans les parties profondes. On peut enfin se servir du pinceau ou de la brosse faradiques ; toujours en application mobile. Comme exemple d'anesthésie d'un nerf nous décrivons l'anesthésie du trijumeau.

Anesthésie du trijumeau.

I. Étiologie. — Cette affection n'est pas fréquente. L'anesthésie s'étend tantôt au domaine du trijumeau tout entier, tantôt seulement au territoire de l'une de ses branches.

Au premier rang des causes qui peuvent la provoquer se placent le froid et le traumatisme.

Quand le froid est en jeu, l'anesthésie se localise à telle ou telle des branches du trijumeau ; il est en effet assez difficile d'admettre que cette influence puisse frapper toutes les branches du nerf à la fois.

Quant aux traumatismes, ils sont multiples et variés.

Nous n'en signalerons que quelques-uns. Des plaies par instruments piquants ou tranchants, ou par armes à feu, des contusions, des chutes, des commotions peuvent atteindre et paralyser les branches du trijumeau. Parfois c'est dans le cours d'une opération chirurgicale que le nerf est lésé. On a vu l'anesthésie succéder à l'extraction d'une dent. Nous devons signaler encore les abcès, les tumeurs de toutes sortes qui peuvent exercer des compressions, les inflammations et les autres altérations des os du crâne et de la face qui occupent les fissures ou les conduits osseux que traversent les branches du trijumeau. La lésion siège assez fréquemment dans la cavité crânienne. A cette localisation répondent les exostoses, les états inflammatoires et les tumeurs des os de la base du crâne, les altérations des méninges, les anévrysmes des artères cérébrales, les tumeurs du cerveau, etc.

Il ne faut pas oublier que l'anesthésie du trijumeau peut aussi dépendre d'une cause centrale ; mais les faits de cet ordre ne doivent pas nous occuper ici.

II. Symptômes. — L'anesthésie du trijumeau est en général unilatérale. Lorsqu'elle s'étend à tout le territoire de ce nerf, la portion motrice du trijumeau participe à la paralysie et les mouvements de mastication se trouvent conséquemment abolis de ce côté (paralysie faciale des masticateurs). L'anesthésie de l'un des trijumeaux est-elle totale, on constate une diminution ou l'abolition (voir vol. III, fig. 166) de la sensibilité de la moitié correspondante de la face et du front. L'anesthésie s'étend jusqu'au vertex et en dehors jusqu'aux parties supérieures du pavillon de l'oreille ; les muqueuses buccale, pituitaire et la conjonctive sont également insensibles du côté de l'hémianesthésie. Les malades découvrent souvent leur maladie en touchant de la main la peau de leur face, ou bien, en portant un verre à leur bouche, la moitié saine des lèvres étant seule à en percevoir le contact, il leur semble que le verre est comme cassé par le milieu. Parfois on observe en même temps des paresthésies, ou bien des douleurs névralgiques, anesthésie douloureuse.

Du côté de l'œil, dans les cas d'anesthésie complète du trijumeau, on constate qu'il y a tantôt anesthésie simultanée de la conjonctive et de la cornée, tantôt de la conjonctive seule, la cornée ayant conservé sa sensibilité :

mais ce dernier cas est tout à fait exceptionnel. Quand la cornée participe à l'anesthésie, l'attouchement de cette membrane ne provoque ni clignotement, ni sécrétion des larmes, c'est là un signe qui permet de distinguer l'anesthésie du trijumeau de cause périphérique de l'anesthésie d'origine centrale. Une lumière vive peut seule en excitant la rétine déterminer un abaissement réflexe de la paupière.

Les réflexes qui ont pour point de départ la pituitaire (éternuements) ne se produisent pas lorsqu'on chatouille cette muqueuse ou qu'on l'excite au moyen de vapeurs irritantes.

Les mouvements réflexes qui ont leur origine dans la muqueuse buccale font également défaut. On a noté aussi dans certains cas des troubles du goût, alors que le facial était indemne de toute lésion ; cette particularité semble prouver que le nerf lingual ne reçoit pas toutes ses fibres gustatives du tronc du facial, par l'intermédiaire de la corde du tympan, et qu'il en possède au moins une partie dès son origine.

On a remarqué quelquefois la formation de fuliginosités sur la moitié de la langue correspondant au côté anesthésique.

On ne sait rien des troubles de la salivation ; on ne possède pas non plus de données précises sur les troubles de l'audition ; et cependant le trijumeau anime le muscle tenseur du tympan.

Les troubles de la circulation, les perturbations *vaso-motrices* ne sont pas rares. On peut observer en effet de la rougeur et du gonflement de la peau de la face, ou bien des troubles de la sudation et des modifications de la température de la peau.

Les troubles *trophiques* ont de tout temps attiré l'attention ; les hémorrhagies sont rares ; on a observé des ulcérations de la muqueuse buccale, le déchaussement et la chute des dents, des éruptions herpétiques et enfin certains troubles inflammatoires de l'œil qu'on a désignés sous le nom d'ophtalmie neuro-paralytique. On voit en effet dans certains cas d'anesthésie du trijumeau, la conjonctive s'injecter et se tuméfier, puis la cornée se trouble et s'affaisse et finalement le globe de l'œil s'atrophie.

L'ophtalmie neuro-paralytique a suscité de nombreuses recherches expérimentales. Meissner s'est efforcé de démontrer qu'elle était due à la dégénérescence de certaines fibres trophiques du trijumeau situées dans la partie médiane du tronc de ce nerf. Quelques auteurs pensent que ces fibres trophiques n'appartiennent pas en propre au trijumeau. Ils fondent leur opinion sur ce fait que les altérations du globe de l'œil n'apparaissent que lorsque la lésion intéresse le ganglion de Gasser ou bien la partie périphérique du trajet du nerf située au delà de ce ganglion, c'est-à-dire en deçà du point où des fibres du sympathique viennent se mêler à celles du trijumeau. Mais beaucoup d'observateurs ont attribué les troubles oculaires à une kératite traumatique ; ces derniers soutiennent que dans le cas où la cornée est insensible, l'œil reste exposé à toutes sortes d'actions vulnérantes ; en outre lorsqu'il existe un certain degré de blépharoplégie on peut supposer que les microbes pénètrent plus aisément à travers le tissu cornéen. Récemment Senfleben et Feuer se sont prononcés en faveur de la théorie mécanique.

Lorsque la lésion qui a causé l'anesthésie du trijumeau siège à la base du crâne, on peut observer des paralysies des nerfs voisins et en particulier du facial, de l'auditif, du glosso-pharyngien et des nerfs qui animent les muscles de l'œil.

La durée et l'évolution de la maladie dépendent absolument des causes qui l'ont fait naître.

III. Diagnostic. — Le diagnostic est d'autant plus facile que certaines branches du trijumeau sont seules intéressées et que la lésion est plus périphérique. La connaissance exacte de la distribution anatomique et des rapports du nerf et de ses branches jointe à l'étude de chaque symptôme conduira aisément au diagnostic de l'affection et du siège de la lésion causale. Dans les cas où l'anesthésie est d'origine centrale, les réflexes sont toujours conservés, à la condition toutefois que le foyer de la lésion soit situé au delà des noyaux bulbaires du trijumeau.

IV. Pronostic et Traitement. — Le pronostic est subordonné à la cause. Le traitement est identique à celui des anesthésies cutanées. Lorsque l'œil est atteint, on veillera à ce que les troubles qu'il présente ne s'aggravent pas. Quelques auteurs prétendent avoir obtenu quelques succès par l'application de courants électriques sur le globe oculaire.

C. — MALADIES DES NERFS SENSORIELS

1. — Maladies des nerfs olfactifs.

Hyperosmie. Anosmie. Parosmie.

Les états morbides du nerf olfactif sont peu connus. Beaucoup de malades sans doute ont des troubles de l'olfaction et ne découvrent que par hasard leur affection. Il existe trois états distincts qu'on a désignés sous le nom d'hyperosmie, anosmie et parosmie.

A. — *Hyperosmie ou hyperesthésie olfactive.*

L'hyperosmie se caractérise par ce fait que les malades qui en sont atteints sont à même de distinguer avec précision des odeurs que l'homme à l'état normal ne peut pas percevoir; parfois les malades sont si violemment impressionnés par certaines odeurs, qu'ils sont pris de défaillances, de vertiges, de maux de tête et de crampes généralisées. On a vu des individus développer par l'exercice leur sensibilité olfactive à tel point qu'ils flairaient tout aussi bien que des chiens de chasse. L'hyperosmie se rencontre chez des personnes hystériques, nerveuses ou psychopathes ; dans ces cas elle est bien plus souvent d'origine centrale que de cause périphérique. Dès lors son traitement s'identifie avec celui de l'état morbide fondamental.

B. — *Anosmie ou anesthésie olfactive.*

I. Symptômes. — Il y a anosmie lorsque la sensibilité olfactive est diminuée ou complètement abolie. Quand on examine l'état de l'olfaction il faut éviter l'emploi des substances telles que l'ammoniaque et l'acide acétique qui produisent une sensation piquante et s'adressent non au nerf olfactif, mais à la sensibilité générale de la pituitaire innervée par le trijumeau. On doit aussi expérimenter tour à tour avec des substances d'odeur agréable et d'odeur désagréable, car il peut arriver que certaines odeurs seules ne soient plus perçues, en d'autres termes que l'anesthésie soit partielle. Parmi les substances odorantes agréables nous citerons : l'eau de Cologne, l'huile de rose, l'huile de bergamote, l'huile de caryophylées, et parmi les odeurs désagréables : l'asa fœtida, la valériane, l'hydrogène sulfuré. D'après Althaus l'excitation de la muqueuse pituitaire par un courant constant produirait une sensation d'odeur phosphorée (?), mais on n'a pas encore utilisé cette donnée pour l'examen de l'olfaction.

Parfois les malades accusent, bien qu'ils aient perdu complètement l'odorat, la sensation toute subjective d'odeurs désagréables. Cet état est l'équivalent de l'anesthésie douloureuse, il peut s'expliquer comme elle par une irritation du nerf olfactif en un point situé au-dessus de la lésion destructive.

Beaucoup d'anosmiques se plaignent de troubles du goût. Mais le goût ne leur paraît troublé que pour les mets à la dégustation desquels l'odorat doit participer nécessairement ; par exemple, pour le bouquet des vins, l'arome des fromages, de la viande, des fruits, etc. Il va sans dire que cette particularité s'observe surtout lorsque l'anosmie est bilatérale.

II. Étiologie. — L'anosmie peut être congénitale ou acquise. On connaît en effet des cas dans lesquels les nerfs olfactifs faisaient défaut. (Rosenmüller, Cerutti, Pressat). Le refroidissement a été incriminée comme cause d'anosmie. Il arrive fréquemment qu'un traumatisme intéresse directement l'ethmoïde ou la base du crâne et par conséquent les nerfs olfactifs ; parfois le choc a porté sur la région occipitale ; et dans ce cas, d'après certains auteurs, (Ogle), les filets qui venus du bulbe olfactif traversent la lame criblée sont rompus par contre-coup. L'anosmie est produite aussi quelquefois par des altérations de la muqueuse pituitaire tels que les polypes, les coryza aigu et chronique qui déterminent vraisemblablement des modifications dans les appareils récepteurs périphériques. Les tumeurs, les inflammations ou les exostoses de la base du crâne, les lésions méningitiques, les anévrysmes des artères cérébrales peuvent également comprimer le nerf olfactif et partant abolir l'odorat.

L'anosmie a été observée plusieurs fois associée à l'hémiplégie droite avec aphasie déterminée par des lésions de l'insula de Reil ; la racine externe du nerf olfactif a pu être suivie en effet jusque dans le lobule de l'insula ; cette variété d'anosmie, d'origine centrale, a été notée également dans des cas de ramollissement cérébral et d'abcès du cerveau. D'après Althaus la névrite des nerfs olfactifs avec anosmie consécutive ne serait pas rare (?). L'anosmie des vieillards a été attribuée par Prévost à des lésions atrophiques du bulbe olfactif. Une irritation prolongée des nerfs olfactifs peut quelquefois être suivie d'anosmie. C'est ainsi que W. Striker a rapporté l'observation d'un entomologiste qui fut frappé de perte de l'odorat après être resté, pendant son travail, longuement exposé à des vapeurs d'éther. Le même auteur a signalé un autre cas d'anosmie provoquée par des inspirations de gaz méphitiques. On a cité aussi des cas d'anosmie déterminée par des douches nasales irritantes. Raynaud a signalé l'anosmie intermittente. L'abolition de l'odorat a été observée à la suite de maladies infectieuses aiguës. D'après Ogle, l'anosmie serait liée dans quelques cas à la disparition du pigment des cellules olfactives ; il cite, à l'appui de son opinion, une observation américaine relative à un nègre qui devint anosmique en même temps qu'il perdait sa couleur.

Il est des cas dans lesquels la diminution ou la perte de l'odorat dépend, d'une altération non pas des nerfs olfactifs, mais du trijumeau ou du facial.

Lorsqu'il y a anesthésie du trijumeau, la perception par la muqueuse pituitaire des vapeurs piquantes et irritantes se trouve supprimée, et lorsqu'il s'agit d'une anesthésie d'origine périphérique, le chatouillement de la membrane de Schneider ne produit ni l'éternuement ni aucun autre réflexe. Il est probable que la diminution de l'odorat est due dans ces cas à l'abolition de la sécrétion lacrymale : la muqueuse pituitaire se dessèche et devient dès lors moins sensible. L'anosmie peut exister aussi dans le cas de paralysie faciale, car la paralysie de la paupière inférieure empêche l'arrivée des larmes dans le conduit nasal tandis que celle des muscles élévateur et compresseur de l'aile du nez gêne l'entrée de l'air dans les fosses nasales. La diminution de l'acuité olfactive qui succède parfois à l'ablation des parties extérieures du nez, doit être attribuée également au desséchement de la muqueuse pituitaire. Lorsqu'il se produit des adhérences entre le voile du palais et la portion nasale de la paroi pharyngienne, on constate fréquemment une diminution du goût et de l'odorat ; cela tient à ce que certains mets empruntent leur véritable goût aux sensations olfactives qui les accompagnent.

III. **Pronostic et Traitement.** — Le pronostic est mauvais dans les cas incurables.

Le traitement doit s'adresser à la cause. On a conseillé les courants galvanique et faradique appliqués soit à la surface extérieure du nez, soit à l'intérieur des fosses nasales au moyen d'électrodes en forme de sondes ; on a prescrit aussi les applications de strychnine sur la muqueuse pituitaire ; on peut encore administrer ce médicament en injections nasales ou en injections sous-cutanées.

[C. — *Parosmie*.

Ce terme de parosmie s'applique aux cas dans lesquels les malades sont tourmentés par des sensations subjectives désagréables, trouvent agréables des odeurs qui sont repoussantes et inversement. Ces troubles de l'odorat se voient chez les hystériques, les maniaques, chez certains épileptiques, à titre d'aura ; on les a observés aussi dans certains cas où il existait des altérations anatomiques des nerfs olfactifs ou des lésions centrales ayant intéressé les fibres radiculaires des nerfs de l'olfaction. A ce groupe morbide appartiennent encore les personnes qui ont une prédilection singulière pour certaines odeurs réputées désagréables (Schiller avait une prédilection marquée pour l'odeur des pommes moisies). En général il s'agit en effet, dans cet ordre de cas, d'odeurs désagréables ; cette kakosmie conduit chez les maniaques à des sensations encore plus perverses. L'anosmie et la kakosmie coexistent fréquemment, nous l'avons déjà dit.

2. — Maladies des nerfs du goût.

Hypergeusie. Ageusie. Parageusie.

Dans les états morbides de l'innervation du goût, plusieurs voies nerveuses peuvent être intéressées ; on sait en effet que la sensibilité gustative des deux tiers antérieurs de la langue appartient au nerf lingual, branche du trijumeau, tandis que le tiers postérieur de la langue, le voile du palais, la partie antérieure de la voûte palatine et la paroi pharyngienne, toutes douées de sensibilité gustative, sont innervées par le nerf glosso-pharyngien. Il s'ensuit que les lésions de ce nerf aussi bien que celles du trijumeau peuvent donner naissance à des troubles du goût. Les troubles de la gustation produits par une lésion du glosso-pharyngien seul sont inconnus ; il ne nous reste donc à examiner que ceux qui dépendent d'une altération du trijumeau. Mais il ne faut pas oublier que les fibres gustatives du trijumeau se mêlent durant une certaine partie de leur trajet aux fibres du facial ; il en résulte qu'une lésion de ce nerf peut être accompagnée, ainsi que nous l'avons démontré à propos de la paralysie faciale, de certains troubles du goût. Lorsqu'on suit, en allant de la périphérie vers le centre, le trajet parcouru par les fibres gustatives, on trouve en ce qui concerne les deux tiers antérieurs de la langue, le nerf lingual, branche III° du nerf trijumeau. A l'endroit où le nerf lingual s'anastomose avec la corde du tympan, branche du facial, la plupart des fibres gustatives passent dans le tronc de ce dernier nerf. Mais toutes ces fibres abandonnent le facial au niveau du ganglion géniculé et vont rejoindre le trijumeau par l'intermédiaire du nerf grand pétreux superficiel, du ganglion sphéno-palatin et de la II° branche du trijumeau. Quelques auteurs admettent que le nerf trijumeau ne possède pas, à son origine, de fibres gustatives ; celles-ci lui viendraient du glosso-pharyngien par les nombreuses anastomoses qui le relient à ce nerf.

D'un autre côté le trijumeau et le nerf facial échangent des fibres gustatives non pas uniquement par la corde du tympan, mais aussi par l'intermédiaire d'un grand nombre d'autres anastomoses ; mais, à ce sujet beaucoup d'opinions différentes ont été émises ; sur ce point les anatomistes et les physiologistes sont loin de s'entendre, c'est pourquoi toute observation chez l'homme peut présenter un grand intérêt et une réelle valeur scientifique.

Les sensations gustatives sont aigres, douces, amères et salées. Pour examiner le goût on se sert de certaines substances en solutions aqueuses ; ainsi on peut employer, pour la saveur aigre : le vinaigre, pour le doux : une solution sucrée, pour l'amer : l'aloès, la coloquinte, l'acide picrique, pour le salé : le chlorure de sodium, l'iodure de potassium, etc. Il faut éviter de se servir de solutions irritantes, piquantes et trop concentrées. Le malade doit fermer les yeux pendant qu'on procède à l'examen ; on lui ordonne de tirer la langue et on touche légèrement tel ou tel point de la muqueuse avec un bouchon de papier buvard disposé en pointe et préalablement trempé dans l'une des solutions que nous venons d'énumérer. On peut aussi se servir d'un pinceau ou d'une baguette de verre, mais il faut avoir soin de ne pas déposer sur la langue de grosses gouttes qui pourraient s'étendre sur une trop grande surface.

Le malade doit, avant de rentrer sa langue dans sa bouche, indiquer par un signe de tête ou par écrit s'il sent et quelle est la sensation qu'il perçoit. On doit se rappeler que les divers segments de la langue sont plus particulièrement sensibles à telle ou telle saveur ; ainsi l'amer est mieux perçu à la base de la langue, le doux à la pointe et l'aigre sur les bords. Avant de recommencer l'examen avec une substance, on invitera la malade à se laver la bouche.

Le procédé d'exploration du goût par le courant galvanique qui a été proposé par E. Neumann est d'une réelle valeur.

Le sens du goût est sujet aux mêmes modifications que les autres nerfs sensoriels. On constate tantôt de l'ageusie, tantôt de l'hypergeusie, ou bien enfin de la paresthésie gustative (parageusie).

A. — *Hypergeusie ou hyperesthésie gustative.*

L'hypergeusie se reconnaît à ce que les malades perçoivent la saveur des traces d'aliments les plus minimes ; leur sensibilité gustative est développée à un tel point que les choses les plus insipides les impressionnent ou les dégoûtent. Cette hypergeusie s'observe surtout chez les hystériques et les personnes nerveuses.

B. — *Ageusie ou anesthésie du goût.*

L'ageusie consiste dans la diminution ou l'abolition complète de la sensibilité gustative. Parfois l'anesthésie gustative ne porte que sur certaines saveurs (cela rappelle l'anesthésie partielle), ou bien en même temps qu'il y a perte de goût il se produit des sensations subjectives perverties (c'est l'analogue de la sensibilité douloureuse). L'ageusie peut être bilatérale, unilatérale ou circonscrite. Souvent aussi il y a du retard dans la perception.

L'ageusie peut être causée par la présence d'un enduit fuligineux d'une certaine épaisseur à la surface de la langue, par le dessèchement excessif de la muqueuse buccale, par l'ingestion d'aliments brûlants ou trop froids, ou bien encore par le contact de substances irritantes. Dans ces circonstances les ramifications terminales du lingual et du glosso-pharyngien sont vraisemblablement lésées. L'ageusie peut encore être produite par une lésion traumatique ou autre intéressant soit le tronc du facial soit le trijumeau, dans les portions de leur trajet qui contiennent des fibres gustatives. L'ageusie accompagne très fréquemment l'anesthésie du trijumeau et la paralysie faciale. Les troubles du goût sont fréquents dans les affections de l'oreille moyenne, auquel cas ils relèvent d'une altération de la corde du tympan.

Le traitement consiste dans la suppression des causes et dans l'application du courant galvanique sur la langue, sur le nerf lingual, sur la portion pétreuse du rocher, ou bien traversant la tête dans le sens transversal.

C. — Parageusie.

La parageusie s'observe le plus souvent chez les hystériques et les aliénés. Elle consiste généralement dans des sensations gustatives désagréables qui peuvent conduire les névropathes à des états de manie. Roser signale dans l'intoxication par la santonine la sensation d'une saveur amère qui se communique même à l'eau qu'on boit. Wernicke a observé l'apparition d'un goût amer à la suite d'une injection de morphine chez des sujets cachectiques et chez lui-même après un jeûne prolongé. La parageusie coïncide parfois avec l'ageusie.

D. — MALADIES DES NERFS PÉRIPHÉRIQUES AVEC LÉSIONS ANATOMIQUES

1. — Inflammation des nerfs. Névrite.

I. Anatomie pathologique. — Les lésions inflammatoires des nerfs périphériques se localisent ou bien dans le tissu conjonctif interstitiel ou bien sur les tubes nerveux eux-mêmes. Les lésions du tissu conjonctif sont les plus fréquentes, on les désigne sous le nom de périnévrite : par contre, on dit qu'il y a névrite parenchymateuse lorsque l'inflammation porte sur les fibres nerveuses elles-mêmes.

La névrite est dite circonscrite, lorsque le processus inflammatoire se cantonne à un segment plus ou moins étendu ; quand l'inflammation gagne de proche en proche des régions de plus en plus éloignées, la névrite est qualifiée de migratrice ascendante ou descendante, suivant que le processus irritatif se propage vers le centre ou se dirige vers la périphérie.

Parfois l'inflammation, tout en suivant la continuité du nerf, respecte de loin en loin des segments qui resteront intacts, névrite disséminée. La névrite se rencontre principalement au voisinage des articulations, aux points où les nerfs s'infléchissent et au niveau des canaux osseux qu'ils traversent.

Les lésions anatomiques de la périnévrite diffèrent selon qu'il s'agit d'une périnévrite aiguë ou d'une périnévrite chronique. Dans la périnévrite aiguë le nerf paraît injecté, les vaisseaux sont distendus, gorgés de sang, et par places on aperçoit des extravasations sanguines. La surface du nerf est d'une blancheur moins éclatante qu'à l'état normal. La portion enflammée est tuméfiée ; le contour du nerf paraît régulier, la striation de Fontana (striation transversale macroscopique) ayant disparu ; à l'examen microscopique, on constate la dilatation et la réplétion des vaisseaux sanguins du névrilème ; ces vaisseaux décrivent des sinuosités très marquées ; leurs parois sont brillantes, épaissies et gonflées ; les noyaux de leurs éléments cellulaires ont proliféré. On remarque à la surface externe des vaisseaux des agglomérations de cellules rondes qui s'accumulent sur certains points en très grand nombre. Dans quelques points on aperçoit des vaisseaux sanguins rompus, de telle sorte que les globules rouges sont répandus par groupes plus ou moins volumineux dans l'épaisseur du tissu conjonctif. Ces globules ont conservé leur aspect normal ou bien ils sont crénelés, ratatinés ou en état de dégénérescence granuleuse suivant l'âge des extravasations.

Le gonflement des cellules et leur multiplication s'observent aussi dans les éléments du tissu conjonctif.

Lorsqu'on a affaire à une névrite bien développée, aux lésions interstitielles s'ajoutent généralement des lésions parenchymateuses. Celles-ci sont la conséquence des troubles circulatoires qui ont déterminé des phénomènes de dégénérescence secondaire (névrite dégénérative) ; elles correspondent aux altérations anatomiques que l'on constate sur des coupes transversales de nerfs expérimentalement enflammés chez les animaux ; elles consistent dans une désintégration progressive de la myéline qui finit par disparaître et dans la dégénérescence et la destruction du cylindre-axe accompagné de la prolifération des noyaux de la gaine de Schwann. Ces lésions parenchymateuses se montrent plus précoces et plus accusées au voisinage du périnèvre, mais elles peuvent prendre une extension telle, que presque toutes les fibres soient envahies ; on voit donc que la périnévrite et la névrite parenchymateuse sont très voisines l'une de l'autre ; il est parfois difficile de les distinguer. Lorsqu'une périnévrite se termine par résolution l'injection du nerf s'efface peu à peu, les épanchements sanguins se résorbent, les globules rouges extravasés, décolorés, deviennent graisseux et sont résorbés également. Le gonflement et l'infiltration disparaissent et le nerf reprend ainsi sa forme et son aspect normaux. La réparation est plus lente à se faire lorsque le processus inflammatoire interstitiel a été suivi de lésions parenchymateuses ; dans ce cas la régénération des nerfs exige un temps plus considérable. Une périnévrite suraiguë peut aboutir à la formation de foyers purulents (névrite suppurative) ; ces foyers, lorsqu'ils prennent une certaine extension peuvent amener la destruction du nerf et partant interrompre sa continuité. Ceci se voit surtout lorsque la périnévrite est provoquée par la formation d'un foyer purulent au voisinage du nerf.

Souvent la périnévrite aiguë passe à l'état chronique ; il va sans dire que l'évolution chronique peut apparaître d'emblée : on trouve alors le tissu conjonctif épaissi et scléreux, les nerfs présentent une coloration gris rougeâtre, parfois gris noirâtre ; cette apparence ainsi qu'on le constate à l'examen microscopique est due à la présence de taches pigmentaires, résidus d'hémorrhagies antérieures. La prolifération du tissu conjonctif se reconnaît aisément sur des coupes transversales de nerfs durcis à la largeur considérable des interstices et à la multiplication des éléments cellulaires. On peut voir aussi assez fréquemment quelques fibres nerveuses si fortement enserrées par la gangue conjonctive qu'elles s'atrophient et disparaissent ; aussi lorsque l'inflammation est assez étendue, le nerf peut se transformer en un cordon fibreux plus ou moins pigmenté et complètement dépourvu de tubes nerveux. Parfois, on a observé dans les foyers inflammatoires la présence de corps amylacés. Pour les cas où il existe un épaississement considérable du tissu conjonctif, Virchow a proposé la dénomination de névrite interstitielle proliférative. En ce qui concerne le mode d'extension de la périnévrite chronique on peut voir se produire les mêmes éventualités qui ont été signalées à propos de l'inflammation aiguë : tantôt la lésion se localise en un foyer unique, tantôt il y a propagation continue ou discontinue du processus inflammatoire le long des trajets nerveux. Quelquefois les segments enflammés du nerf constituent autant de tuméfactions noueuses ou fusiformes, de là la dénomination proposée par R. Remak (névrite noueuse). On a observé aussi la formation de névromes. Ces intumescences nerveuses peuvent se disposer en séries, en chapelets. Nous devons rappeler que des adhérences fibreuses se produisent assez fréquemment sur le trajet des nerfs enflammés et que c'est de là que paraissent dépendre une série de troubles qui, par conséquent, sont justiciables de l'élongation des nerfs ou plutôt de l'allongement de leurs adhérences.

La névrite parenchymateuse est plus rare que la périnévrite ; elle est rarement spontanée, nous avons montré plus haut qu'elle accompagne fréquemment la périnévrite. La névrite parenchymateuse apparaît lorsque la continuité du nerf est interrompue dans un point quelconque de son parcours, et l'on voit se produire dans tout le segment périphérique une série de modifications anatomiques qu'on a désignées sous le nom de dégénération des nerfs et qui sont en partie de nature inflammatoire, névrite dégénérative.

II. **Étiologie.** — Il est hors de doute que le refroidissement peut provoquer le développement d'une névrite, on estime même que les névrites rhumatismales ou a frigore sont plus fréquentes qu'on ne l'avait cru jusqu'à ce jour. Il va sans dire que le froid agit non seulement par lui-même, mais encore en favorisant le développement de micro-organismes pathogènes ; c'est dans cette acception compréhensive que doit être pris le terme de refroidissement.

La névrite est causée plus fréquemment par des traumatismes dont la diversité est si grande que nous nous bornerons à en signaler seulement quelques-uns, tels sont : les plaies par armes piquantes ou tranchantes, les plaies par armes à feu, les chutes, les coups, les contusions, les luxations et fractures, la compression exercée par des tumeurs, le fait de soulever de lourds fardeaux, les fatigues corporelles, le séjour prolongé sur des sièges durs, le cahotement des voitures, etc. Parfois la névrite a pour point de départ un moignon d'amputation.

La névrite s'observe aussi à la suite de certaines maladies infectieuses, on l'a observée après la fièvre typhoïde, la fièvre récurrente, l'érysipèle, la variole, la diphtérie, la syphilis, et la lèpre ; dans le cours de la tuberculose, il se produit assez fréquemment des névrites primitives des nerfs périphériques.

Les névrites toxiques appellent encore des recherches sérieuses, c'est dans l'intoxication saturnine que la névrite a été constatée le plus souvent. L'intoxication phosphorée, je puis l'affirmer d'après mon expérience personnelle, peut aussi déterminer des lésions névritiques interstitielles et surtout parenchymateuses. L'alcoolisme est une des causes les plus fréquentes ; voir pour plus de détails le chapitre consacré aux paralysies toxiques.

Parfois il s'agit d'une inflammation propagée, il en est ainsi dans certains cas d'abcès du sein, de mal vertébral, dans certaines arthrites et dans certains cas de synovites. Beau a signalé, le premier, l'existence de névrites consécutives à la pleurésie, à la pneumonie, à la tuberculose. Friedreich attribue à la névrite par propagation un rôle capital dans l'atrophie musculaire progressive, il considère que les altérations inflammatoires constituent la lésion primitive de la maladie et que le processus remonte le long des nerfs périphériques jusqu'à la moelle. Les cancers et les sarcomes, en particulier ceux de la colonne vertébrale, déterminent assez souvent une névrite par propagation ; le néoplasme envahit tout d'abord le tissu conjonctif qui entoure le nerf et en détermine secondairement l'inflammation. La névrite propagée jouerait d'après les observations de Kussmaul et Leyden un rôle important dans beaucoup de cas de paralysies dites réflexes : on admettait jusqu'à ces derniers temps qu'il s'agissait d'une influence purement réflexe entre les affections de l'appareil génito-urinaire et les états paralytiques qui leur succèdent ; mais Kussmaul et plus tard Leyden ont montré que dans beaucoup de cas, du moins, il se produisait une névrite migratrice qui, partant des foyers inflammatoires primitifs s'étendait de proche en proche jusqu'à la moelle. Par contre, la névrite s'associe quelquefois aux maladies de la moelle, par exemple, au tabes dorsalis. Dans certains cas, il est impossible de déterminer la cause d'une névrite, aussi l'opinion formulée par certains auteurs que la névrite relève parfois d'une prédisposition individuelle, n'est pas invraisemblable.

Plusieurs auteurs, et en particulier R. Remak, ont tenté, il y a déjà long-temps, de prouver que la névrite était une lésion aussi fréquente qu'impor-tante; mais comme on se trouvait en présence d'hypothèses et de spéculations purement théoriques, on tomba bientôt dans une croyance contraire à la précédente, et l'on considéra la névrite comme une altération rare et secon-daire; c'est la névrite de Leyden, ce sont les propres observations de cet auteur et celles de ses élèves, qui ont montré le bien fondé de l'opinion an-cienne.

La névrite migratrice, qu'elle se propage d'une façon continue ou discon-tinue, peut, ainsi que l'ont prouvé les recherches expérimentales de Tiesler, Feinberg, Klemm, s'étendre aux enveloppes et à la substance même de la moelle et ainsi passer des nerfs d'une moitié du corps aux nerfs du côté opposé en provoquant sur son passage des lésions médullaires, ou bien en laissant la moelle parfaitement intacte.

Ces données sont applicables à l'homme. Leyden a montré, pour quelques paralysies réflexes, qu'il s'agissait d'une névrite migratrice propagée jus-qu'à la moelle. Bompard a rapporté récemment une observation dans laquelle une névrite du sciatique se propagea à la moelle et amena une myélite éten-due. On a remarqué plusieurs fois, dans des cas de tétanos, que la névrite disséminée naît au voisinage de la plaie et s'étend jusqu'à la moelle épinière. De même dans les cas d'épilepsie réflexe ayant pour point de départ une cicatrice douloureuse, l'hypothèse d'une névrite migratrice paraît être légi-time. Leyden suppose, non sans raison, que quelques symptômes qu'on était disposé jusqu'à présent à mettre sur le compte de lésions des cornes antérieures, polyomyélite antérieure, sont dus en réalité à une névrite pro-pagée avec ou sans altération secondaire de la moelle. Nous avons déjà indiqué le rôle important que Friedreich attribue à la névrite ascendante dans l'atrophie musculaire progressive.

Il y a donc là un vaste champ de recherches anatomo-pathologiques, car les données fournies par l'expérimentation ont été sur ce point souvent con-tradictoires (Roesingh. O. Rosenbach).

III. Symptômes. — Parmi les symptômes des névrites, les phénomènes locaux tiennent au point de vue du diagnostic le premier rang. A cet ordre de symptômes appartiennent l'induration du cordon nerveux qui le rend accessible à la palpation, les nodosités qu'on distingue sur son trajet, la douleur à la pression. Les douleurs s'accusent surtout lorsqu'on roule le tronc nerveux en le pressant avec les doigts. Cette sensibilité douloureuse provoquée par la pression se manifeste tantôt sur certains points du parcours du nerf, tantôt sur toute l'étendue de son trajet; parfois il existe une rougeur des téguments diffuse et érythémateuse ou bien linéaire et corres-pondant au trajet nerveux. On a vu, dans certains cas, se produire une élévation de la température locale et des sueurs (troubles sécrétoires et vaso-moteurs).

Tous ces symptômes ne se montrent pas toujours réunis; le diagnostic est d'autant plus sûr qu'ils sont plus nombreux.

A côté des signes locaux précédemment énoncés se placent en second lieu les troubles d'innervation ; ces derniers sont importants, aussi bien au point de vue du diagnostic qu'au point de vue nosographique. Il va sans dire qu'ils varient suivant qu'il s'agit d'une névrite des nerfs sensitifs, moteurs ou mixtes.

Dans la névrite aiguë des nerfs sensitifs, la sensibilité tactile est diminuée dans le domaine des nerfs malades, tandis que la sensibilité à la douleur y est augmentée ; plus tard lorsque les fibres nerveuses ont été détruites, on constate de l'analgésie. Les malades accusent fréquemment des paresthésies telles que : brûlures, fourmillements, sensations de froid ou de chaleur excessive, sensation de raideur, etc. Rarement il existe de véritables douleurs spontanées ; celles-ci se montrent généralement continues, elles s'exaspèrent par la pression et même parfois spontanément, surtout durant la nuit. Les cas où les douleurs apparaissent sous forme d'accès intermittents, simulant la névralgie, sont exceptionnels. Fréquemment elles s'irradient dans des régions assez éloignées. Les troubles trophiques ne sont pas rares : l'herpès zoster, le pemphigus, l'épaississement et l'exfoliation de l'épiderme, l'aspect lisse et brillant des doigts, les dystrophies unguéales, les ulcérations de la matrice des ongles, des furoncles, le gonflement des articulations, le mal perforant plantaire, etc. Des phénomènes d'excitation motrice, d'ordre réflexe, se produisent parfois ; ce sont des crampes, des convulsions épileptiformes, des contractures, etc.

Les troubles moteurs occupent le premier rang, lorsqu'il s'agit d'une névrite d'un nerf moteur. On observe alors des parésies, des paralysies, des spasmes toniques ou cloniques et des contractures. Ces symptômes ne tardent pas à disparaître lorsqu'ils sont la conséquence de la compression exercée sur les fibres nerveuses par le gonflement inflammatoire ; par contre ils s'accentuent et deviennent permanents, lorsque l'inflammation atteint directement les tubes nerveux. C'est dans ce dernier cas que les altérations trophiques des muscles se produisent aisément, à une période peu avancée ; ces altérations se manifestent, à l'examen microscopique, par l'amincissement de certains faisceaux de fibres musculaires, l'effacement de la striation transversale et la multiplication des noyaux du sarcolemme.

L'excitabilité électrique est assez souvent augmentée, au début, mais lorsque la névrite est intense, on voit bientôt apparaître les signes de la réaction de dégénérescence qui ont été signalés à l'occasion de la paralysie faciale périphérique.

La névrite aiguë des nerfs mixtes détermine les symptômes des deux névrites précédemment décrites. L'observation a montré que la sensibilité est altérée plus tôt et plus fortement que la motilité, comme elle est la première à se rétablir, lorsque l'affection évolue vers la guérison.

Dans certains cas, la névrite migratrice peut aboutir au tétanos ou à des altérations graves de la moelle, ainsi que nous l'avons signalé plus haut.

Les névrites chroniques s'accompagnent généralement des mêmes symptômes que les névrites aiguës, l'évolution en est seulement plus lente et plus bénigne.

Nous avons déjà indiqué les relations qui peuvent exister entre la névrite chronique et l'épilepsie; quelquefois elle a pu donner naissance à l'hystérie et à des états névropathiques graves.

La maladie peut traîner en longueur pendant des mois et des années; tantôt elle se termine par la guérison complète, tantôt elle aboutit à des lésions persistantes; c'est lorsque les altérations parenchymateuses sont telles que la régénération des nerfs est impossible.

IV. Diagnostic. — Le diagnostic d'une névrite est difficile lorsque les symptômes locaux font défaut. On peut alors la confondre avec : ·
a) La névralgie qui dans certains cas, d'ailleurs, dépend d'une névrite : mais, dans la névralgie la douleur est intermittente et de plus on retrouve les points douloureux à la pression signalés par Valleix ; *b)* avec le rhumatisme musculaire, mais ici ce sont les groupes musculaires qui sont douloureux à la pression; *c)* avec l'embolie et la thrombose des artères des extrémités, ainsi que des veines, mais dans ce cas les troubles circulatoires (absence du pouls, œdème, cyanose), figurent au premier plan ; *d)* les névromes ne sont pas toujours faciles à différencier, même anatomiquement de la névrite noueuse.

V. Pronostic. — Le pronostic n'est favorable que dans les cas où la cause qui a produit la névrite peut être rapidement supprimée, mais il ne faut pas perdre de vue l'éventualité de la propagation à la moelle du processus névritique.

VI. Traitement. — Le traitement doit s'adresser d'abord à la cause, ensuite à l'état local. Le traitement local comprend : le repos absolu, les frictions alcooliques, les frictions avec l'onguent mercuriel, ou la pommade iodée, les applications de teinture d'iode, les bains chauds et, dans certaines circonstances, les applications de glace, les sangsues, les ventouses scarifiées, les vésicatoires ; si les douleurs sont intenses, on aura recours aux injections sous-cutanées de morphine. Un des moyens les plus sûrs c'est l'emploi de l'électricité : courant continu, application stable, l'anode étant placée sur les points douloureux, la cathode reposant sur une région indifférente ou sur un point douloureux central. Les courants faibles nous semblent préférables; d'autres recommandent les courants intenses. Lorsqu'il existe de très violentes douleurs le pinceau faradique ou le moxa faradique pourront donner de bons résultats.

Contre les névrites chroniques, indépendamment de l'électricité on peut utiliser le massage, l'élongation des nerfs, les bains salés, les bains ferrugineux, les bains de boue et les bains de mer. La cautérisation a produit souvent de bons effets.

2. — Névrite multiple. LEYDEN.

*Névrite progressive (Eichhorst). Névrite disséminée (Roth). Polynévrite.
(Pierson).*

I. Étiologie. — Parfois la névrite apparaît comme une maladie primitive, frappant un grand nombre de nerfs périphériques, évoluant tantôt suivant le mode aigu, tantôt suivant le mode subaigu ou chronique. Dans sa forme aiguë, la polynévrite peut entraîner la mort du malade dans un laps de temps assez court. Dans un certain nombre de cas, la cause de la maladie ne peut être déterminée, mais le début brusque, la marche tumultueuse et pyrétique font penser qu'il s'agit d'une infection. Les formes chroniques de la névrite multiple paraissent être sous la dépendance de processus infectieux. Scheube et Bälz admettent en tout cas que la maladie des contrées tropicales appelée béribéri (kak-ke des Japonais) est d'origine miasmatique et a pour lésion fondamentale une névrite disséminée (panévrite, Bälz).

Les malades atteints de névrites multiples attribuent parfois leur affection au refroidissement; mais c'est là, comme on le sait, une étiologie de peu d'importance. Le traumatisme est quelquefois la cause provocatrice de la maladie, ainsi que Duménil l'a observé dans un cas.

On voit aussi la maladie apparaître à la suite d'affections de nature infectieuse. Dans une observation rapportée récemment par Roth, la polynévrite se développa à la suite d'une parotidite; Müller l'a vue succéder au rhumatisme articulaire, Boeck à la péliose rhumatismale, et Grocco à la variole. J'ai observé moi-même, chez un jeune garçon, une polynévrite consécutive à la diphtérie buccale. Leyden a indiqué les relations de la polynévrite avec la fièvre typhoïde, la fièvre récurrente, l'érysipèle, la syphilis et la tuberculose.

Au premier rang des névrites multiples toxiques figure la névrite des alcooliques ; nous lui consacrerons ultérieurement un chapitre spécial.

Le nombre des observations accompagnées d'autopsie est très restreint et cependant la maladie ne paraît pas être rare, car ainsi que l'a indiqué Leyden elle a été souvent confondue avec les lésions des cellules géantes des cornes postérieures de la moelle. C'est de 20 à 30 ans qu'elle se montre le plus souvent; Webber, cependant, en a rapporté une observation relative à un enfant de 9 ans.

II. Symptômes. — La polynévrite aiguë est souvent précédée de prodromes. Dans un cas qui m'est personnel et qui est bien le premier fait de cet ordre qui ait été l'objet d'une description méthodique, la maladie s'annonça par des troubles intermittents, des frissons très caractérisés, de la fièvre et des sueurs. Quelquefois, il ne se produit qu'une certaine gêne et un malaise général. Les symptômes principaux par lesquels s'accuse la polynévrite sont les douleurs et la paresthésie. Les douleurs, tantôt superficielles, tantôt profondes, consistent en des sensations de brûlure ou bien elles sont pénétrantes, lancinantes, fulgurantes. Les paresthésies s'observent en même temps que les douleurs ou bien elles les précèdent; parfois elles apparaissent à une époque plus tardive. Ce sont des fourmillements, des sensations de froid, etc.

Bientôt, on voit se produire dans le domaine d'un nerf quelconque de la faiblesse, puis une certaine gêne des mouvements, qui ne tarde pas à se transformer en une paralysie bien marquée. Dans l'observation qui m'est personnelle, les paralysies apparurent brusquement d'une manière apoplectique. Les muscles paralysés sont en résolution, paralysie flasque.

L'excitabilité électrique des nerfs et des muscles paralysés diminue assez rapidement et au bout de quelques jours on observe la réaction de dégénérescence.

Si la paralysie ne rétrocède pas, les muscles paralysés s'atrophient bientôt et même il se produit plus tard des contractures.

Il est exceptionnel, que les nerfs moteurs soient seuls intéressés ; les troubles de la sensibilité s'observent communément, mais ils sont peu accentués. Fuscari et Grocco ont observé une diminution de la sensibilité. Les mêmes auteurs ont noté l'existence de douleurs en ceinture, de douleurs épigastriques très fortes, de crises viscérales diverses. Souvent il se produit des troubles vaso-moteurs tels que : de l'œdème, une coloration cyanotique de la peau, un abaissement de la température locale ; il existe aussi parallèlement des troubles sécrétoires et trophiques de la peau : sueurs abondantes, allongement hypertrophique des poils, épaississement de l'épiderme et des ongles qui s'exfolient et deviennent cassants. Pitres et Vaillard ont signalé la gangrène des extrémités.

Löwenfeld a décrit l'épaississement des gaines tendineuses, des ténosites hypertrophiques ; on a vu aussi se produire des gonflements des articulations.

Les réflexes tendineux, dans le domaine des nerfs lésés, sont abolis ; en général, il en est de même pour les réflexes cutanés. On explique ces deux symptômes en disant que les conducteurs nerveux qui relient la moelle à la périphérie sont interrompus. Cependant on a noté dans certains cas que les réflexes étaient non seulement conservés, mais encore exagérés (Möbius et Strumpel).

Les nerfs lésés sont souvent sensibles à la pression ; il en est de même des grands plexus nerveux. La situation s'aggrave surtout lorsque la maladie tend à gagner en étendue et finalement se généralise. Dans une observation qui m'est personnelle, les premiers accidents apparurent dans le domaine de la branche superficielle du péroné, puis les accidents envahirent de proche en proche les membres inférieurs, les membres supérieurs ; la névrite finit par atteindre les nerfs optiques, le pneumogastrique, et la mort s'ensuivit.

La figure 170 montre l'évolution de la température, ainsi que le début et la marche envahissante de la paralysie. Dans une observation de Roth, accompagnée d'un examen anatomique, on voit la névrite envahir plus particulièrement les nerfs crâniens. Lorsque le nerf pneumogastrique est touché, le pronostic s'assombrit, on observe alors l'accélération et l'irrégularité des mouvements du cœur, la respiration s'embarrasse et la mort peut survenir par asphyxie. Bien que la polynévrite progressive aiguë se propage généralement de bas en haut, les choses ne se passent pas toujours ainsi ; il peut arriver que la maladie s'arrête et se cantonne dans certaines régions ; alors la paralysie de certains muscles rétrograde, paralysies névritiques temporaires, tandis qu'elle s'installe pour longtemps dans d'autres régions musculaires, auquel cas elle aboutit ainsi que nous l'avons déjà signalé à l'atrophie et aux contractures.

Il est à remarquer que la vessie et le rectum restent indemnes. Par contre on a observé plusieurs fois de l'albuminurie ; l'ictère a été noté dans deux cas.

Dans la polynévrite subaiguë ou chronique le tableau clinique de la ma-

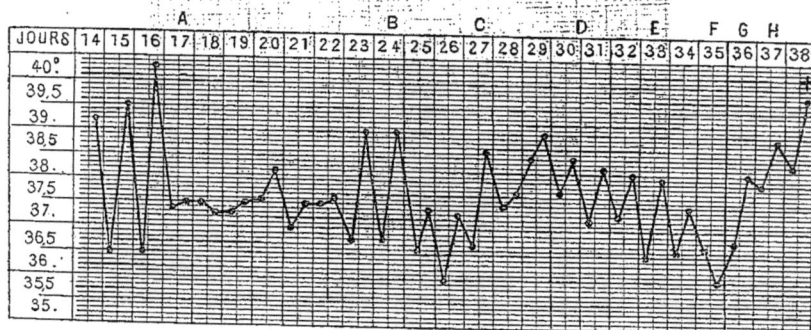

Fig. 170. — *Courbe de la température dans un cas de névrite multiple aiguë chez une femme de 66 ans.* (Observation personnelle.)

ladie est le même que dans la forme aiguë, seulement l'évolution des symptômes est plus lente et plus bénigne.

La polynévrite chronique peut durer des années. Dans un cas qui m'est personnel, le sujet présenta, au bout d'un an de maladie, des troubles intellectuels et succomba à des troubles apoplectiques.

III. **Anatomie pathologique.** — Nous n'avons que peu de chose à ajouter ici à ce que nous avons déjà dit à propos de la névrite en général.

Dans la polynévrite aiguë, les lésions inflammatoires prédominent tantôt dans le tissu conjonctif interstitiel, tantôt sur les tubes nerveux eux-mêmes. Dans l'observation personnelle dont nous avons déjà parlé, les lésions interstitielles étaient prépondérantes. A l'examen macroscopique les nerfs périphériques présentaient une rougeur anormale, un aspect trouble et comme infiltré; à l'examen histologique on constata tout d'abord que dans le tissu conjonctif interstitiel les vaisseaux étaient congestionnés, qu'il s'était produit de nombreux foyers hémorrhagiques. (Voir la fig. 171 qui représente une coupe du nerf médian gauche.) Ces vaisseaux étaient flexueux et sur certains points dilatés en ampoule ; leurs parois épaissies, striées et d'aspect vitreux, contenaient en très grand nombre des noyaux de provenance endothéliale ; au pourtour des vaisseaux on voyait des agglomérations de cellules rondes, des cellules en voie de dégénérescence graisseuse ; enfin on notait l'état de tuméfaction des faisceaux fibrillaires et la prolifération des cellules conjonctives. Dans les faisceaux nerveux, on voyait dans le voisinage des extravasats sanguins, des fibres nerveuses dégénérées, avec prolifération très accentuée des noyaux de la gaine de Schwann. Rosenheim a montré récemment qu'il existait souvent des cellules adipeuses dans l'endonèvre.

Müller qui a examiné les muscles paralysés les a trouvés tuméfiés et graisseux.

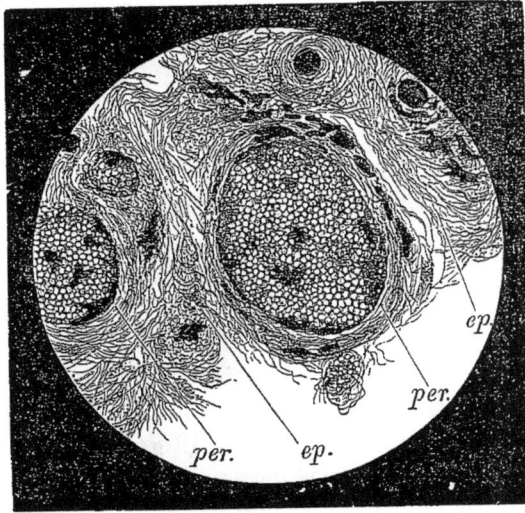

FIG. 171. — *Coupe transversale du nerf médian gauche dans un cas de névrite multiple aiguë observée chez une femme de 66 ans.* — On voit trois faisceaux nerveux sectionnés transversalement soit à leur intérieur, soit dans le tissu conjonctif avoisinant (*per*-périnèvre), de nombreux foyers hémorrhagiques. Dans le tissu conjonctif placé plus en dehors (*ep*-épinèvre), on aperçoit aussi de nombreux extravasats sanguins.

Le cerveau et la moelle paraissent intacts, ainsi que les racines rachidiennes.

IV. Diagnostic. — Le diagnostic n'est pas toujours facile. Dans sa forme aiguë et ascendante la maladie ressemble à s'y méprendre à la paralysie spinale aiguë ascendante, mais elle s'en distingue par les troubles de la sensibilité et les modifications de l'excitabilité électrique des nerfs et des muscles qui font défaut dans la paralysie spinale.

On peut aussi prendre une polynévrite pour une poliomyélite aiguë, subaiguë ou chronique. Ici encore les troubles de la sensibilité qui sont au premier plan dans la névrite multiple permettront de faire le diagnostic.

V. Pronostic. — Le pronostic de la polynévrite est toujours grave. La terminaison fatale est surtout à craindre lorsque la paralysie envahit la sphère des nerfs crâniens et en particulier lorsqu'elle atteint le pneumogastrique. Mais, même en dehors de cette éventualité, le pronostic reste sérieux parce qu'il peut arriver que les paralysies des membres persistent d'une façon définitive et que le malade reste infirme, incapable de tout travail.

VI. Traitement. — Lorsqu'on a affaire à une polynévrite aiguë, on doit administrer l'acide salicylique (1-0, 4-6 doses tous les quarts d'heure) pour combattre la fièvre et l'infection. Pour calmer les douleurs violentes, on aura recours soit à des frictions narcotiques (par exemple : Rp. Chloroforme 10,0, liniment volatil 40,0 M.D.S. trois fois par jour, usage externe), soit aux injections sous-cutanées de morphine. Quand la phase d'acuité des accidents est passée, on préviendra l'atrophie des muscles paralysés par la faradisation, pour l'électrisation des nerfs, on emploiera le courant galvanique (anode mobile, cathode indifférente). Si les muscles ne répondent plus au courant faradique, on préconisera le traitement avec le courant galvanique. A l'intérieur on a prescrit l'iodure de potassium. Dans les cas invétérés on a essayé le massage, les bains salés et les bains de boue.

3. — Paralysies toxiques.

A. — *Paralysie saturnine.*

I. Étiologie. — La paralysie saturnine fait généralement partie du groupe des accidents tardifs de l'intoxication saturnine. Elle a été précédée presque toujours de la formation du liséré gingival caractéristique, de coliques saturnines, d'arthralgies. Il est exceptionnel qu'elle apparaisse comme symptôme initial dans le cours d'une intoxication. Tanquerel des Planches rapporte un cas dans lequel la paralysie se manifesta un mois après le commencement de l'intoxication. Ordinairement ce n'est qu'au bout de plusieurs années qu'elle se montre ; dans un cas du même auteur français, ce fut seulement après 52 ans. L'abus des boissons alcooliques semble favoriser son développement, il en est de même du travail excessif de certains groupes musculaires qui se trouvent soumis à des fatigues répétées.

Nous ne saurions insister ici sur les circonstances diverses dans lesquelles se produit l'intoxication saturnine ; elle peut être le fait du hasard, d'une médication, de l'exercice de certaines professions.

II. Symptômes. — Le début est en général progressif. Il s'annonce par un affaiblissement d'abord léger, auquel succède bientôt une véritable paralysie et enfin l'atrophie des muscles atteints. Rarement elle apparaît d'une façon brusque, en un ictus en quelque sorte apoplectique. Parfois la paralysie s'installe à la suite d'une colique de plomb.

Dans la majorité des cas elle n'atteint que les membres supérieurs et là encore elle se cantonne le plus souvent dans les groupes musculaires animés par le radial. Elle frappe rarement les membres inférieurs et plus rarement encore les muscles du dos. Il s'agit donc presque toujours d'une paralysie partielle ; la paralysie saturnine généralisée est une exception. Cependant Duchenne a vu la paralysie atrophique envahir les muscles intercostaux et le diaphragme ; enfin il est des cas dans lesquels les nerfs de la face et les muscles du larynx ont été intéressés.

La paralysie saturnine commence ordinairement par le bras droit ; elle apparaît en premier lieu au membre supérieur gauche, chez les gauchers. Mais les muscles correspondants de l'autre côté ne tardent pas à être pris à leur tour. La paralysie évolue suivant un type clinique qui a été décrit pour la première fois par Duchenne et plus récemment par E. Remak.

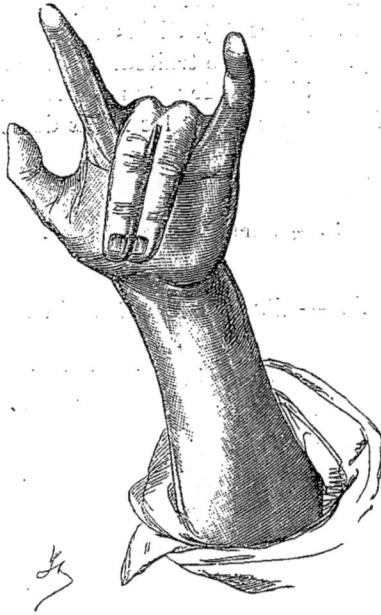

FIG. 172. — *Attitude des doigts au début de la paralysie saturnine.* (Obs. personnelle. Clinique de Zurich.)

Le premier muscle qui se paralyse est l'extenseur commun des doigts ; aussi observe-t-on tout d'abord la flexion des premières phalanges de l'annulaire et du médius (voir fig. 172). En second lieu la paralysie frappe l'extenseur propre du petit doigt qui est exceptionnellement le premier atteint, et ensuite l'extenseur propre de l'index. Puis les muscles radiaux et le cubital, le long et le court extenseur du pouce sont pris à leur tour, tandis que le long abducteur du pouce et les muscles de l'éminence thénar résistent longtemps. Les muscles interosseux et en particulier le premier interosseux sont aussi intéressés. Les sujets affectés d'une double paralysie radiale portent leurs bras ou plutôt leurs mains dans une attitude si caractéristique qu'on peut diagnostiquer chez eux, à distance, l'intoxication saturnine. (Voir fig. 173.)

Il est à remarquer que dans la paralysie saturnine les muscles long et court supinateurs sont respectés. Ils ne sont touchés par la paralysie atrophique que lorsque les muscles biceps et brachial antérieur sont déjà atteints. La paralysie frappe d'ailleurs le deltoïde avant d'intéresser ces groupes musculaires. Quant au muscle triceps, il n'est affecté qu'à une époque tardive et souvent même il échappe à la paralysie.

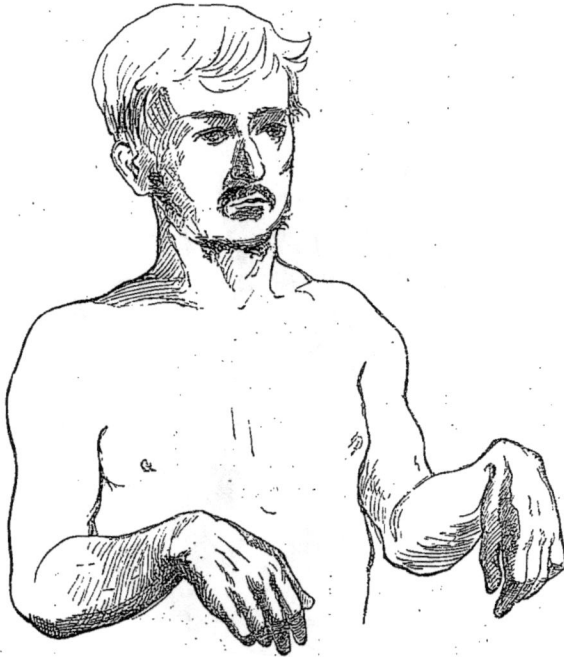

FIG. 173. — *Attitude des mains dans la paralysie radiale saturnine.* (Obs. personnelle. Clinique de Zurich.)

Aux membres inférieurs, les muscles péroniers sont les premiers atteints, puis viennent les extenseurs de la jambe, à l'exception du tibial antérieur qui reste indemne.

L'état électrique des muscles malades est d'une importance capitale. On observe les signes de la réaction de dégénérescence. L'excitabilité électrique des muscles directe et indirecte au courant faradique, diminue progressivement et finit par disparaître. Cette disparition de l'excitabilité au courant faradique peut se produire dès la fin de la seconde semaine, mais la paralysie est quelquefois plus étendue qu'elle ne paraît l'être de par les modifications que présente l'excitabilité électrique. Les muscles qui n'ont pas perdu leur contractilité faradique récupèrent parfois leur fonctionnement après quelques séances d'électrisation. L'excitabilité au courant galvanique, en ce qui concerne l'excitation indirecte, subit les mêmes altérations que l'excitabilité faradique ; mais à l'excitation directe la contractilité des muscles est exagérée ; il se produit des contractions prolongées et la secousse produite par An. SZ est prépondérante. L'exagération de l'excitabilité galvanique ne tarde pas à disparaître, mais la prédominance d'action de An. SZ persiste. Les muscles qui ne sont pas profondément atteints donnent seulement des réactions de dégénérescence partielle. Les muscles qui présentent la réaction de dégénérescence totale ne se réparent jamais, si toutefois cette éventualité se réalise, avant trois ou quatre mois.

Il arrive souvent que les mouvements volontaires reviennent avant que l'excitabilité faradique des muscles ait reparu ; et ce n'est qu'au bout d'un temps assez considérable qu'ils recouvrent leur excitabilité normale.

L'examen électrique des muscles est nécessaire lorsqu'on veut suivre l'évolution de la paralysie ; au point de vue du pronostic il donne des renseignements d'une grande valeur.

On a observé plusieurs fois des contractions diplégiques.

L'excitabilité mécanique des muscles qui présentent la réaction de dégénérescence est exagérée. Il se produit parfois des contractions fibrillaires dans les muscles paralysés.

Les réflexes cutanés et tendineux sont abolis dans les régions où les muscles ont perdu leur contractilité électrique.

L'atrophie s'associe à la paralysie ; aux mains, les espaces interosseux se creusent profondément ; la face postérieure de l'avant-bras s'excave en gouttière profonde ; l'épaule est aplatie et son contour devient. anguleux. Dans quelques cas on a vu se produire à la suite de la paralysie saturnine des phénomènes analogues à ceux qu'on observe dans l'atrophie musculaire progressive.

Indépendamment des troubles trophiques dont les muscles sont le siège, il se produit aussi dans d'autres tissus des dystrophies diverses ; tels sont : le gonflement des gaines tendineuses, ténosite hypertrophique, qui, d'après Gubler, apparaîtrait aussi dans l'hémiplégie cérébrale, des gonflements siégeant au niveau des phalanges, du carpe ou du métacarpe.

La marche de la maladie est chronique. Les récidives ne sont pas rares ; elles se produisent parfois alors même que les malades ont abandonné leur profession. Tanquerel a vu une récidive de ce genre survenir 9 ans après que le sujet eut cessé de s'exposer à l'intoxication saturnine.

III. **Anatomie pathologique.** — Les opinions sont très partagées en ce qui concerne les lésions anatomiques et la nature de la paralysie saturnine. Tous les auteurs admettent l'existence des altérations anatomiques des muscles. Elles sont caractérisées par l'amincissement des fibres musculaires, la multiplication des noyaux du sarcolemme, la prolifération et parfois l'adipose du tissu conjonctif interstitiel. Quelques auteurs, et non des moins récents, estiment que la lésion fondamentale de la paralysie saturnine est l'altération des fibres musculaires, et lorsqu'ils reconnaissent la réalité des lésions des nerfs périphériques, ils considèrent que ces dernières sont d'ordre secondaire et qu'elles sont le résultat de la propagation du processus irritatif des muscles aux conducteurs nerveux. D'autres pensent que les lésions des nerfs périphériques sont primitives, atrophie dégénérative. Les travaux les plus récents semblent venir à l'appui de cette opinion.

Westphal a trouvé dans un cas de paralysie saturnine des lésions du nerf radial qu'il considère comme se rapportant à un processus de régénération, en ce sens que les fibres nerveuses les plus fines d'un même faisceau étaient groupées en un fascicule entouré d'une même gaine? Sur des cochons d'Inde soumis expérimentalement à l'intoxication saturnine, Gombault a constaté des lésions dégénératives et segmentaires des nerfs périphériques.

Les symptômes cliniques semblent plutôt se rapporter à une lésion médullaire. Ils présentent une telle analogie avec ceux de la paralysie spinale atrophique subaiguë ou chronique qu'on a été souvent conduit à admettre l'existence d'une lésion fonctionnelle des cellules antérieures des cornes antérieures de la moelle; de cette lésion médullaire dépendraient en sous-ordre, les altérations des nerfs périphériques et des muscles. On se demande naturellement pourquoi les muscles innervés par le radial et dont le centre paraît siéger dans la partie supérieure du renflement cervical sont toujours les premiers atteints. Cependant il faut bien reconnaître, et cette donnée vient à l'encontre de l'hypothèse d'une lésion spinale dans la paralysie saturnine, que plusieurs anatomistes des plus distingués n'ont pu découvrir aucune lésion médullaire, que les quelques observations qui ont donné des résultats positifs à ce point de vue, ne sont pas faites pour lever les doutes, car on peut attribuer les altérations spinales qui s'y trouvent relevées à la propagation centripète des lésions périphériques et primitives des nerfs.

Hitzig explique la localisation de la paralysie aux muscles extenseurs de l'avant-bras en disant que les veines des régions postérieures des avant-bras sont dilatées, et que cette dilatation a pour conséquence la stagnation du sang dans les muscles correspondants et l'imprégnation de ces derniers par le plomb.

Baerwinkel admettait que l'irrigation artérielle des muscles extenseurs comparée à celle des fléchisseurs est très défectueuse : de là la prédisposition des premiers à subir des altérations dégénératives. Ces deux théories ont été à juste titre abandonnées.

IV. Diagnostic. — Le diagnostic de la paralysie saturnine est le plus souvent facile, à cause de la donnée étiologique d'abord et ensuite en raison de la localisation si caractéristique de la paralysie : paralysie radiale avec intégrité des supinateurs. Dans la paralysie radiale périphérique en effet, les muscles supinateurs sont généralement atteints, il existe des troubles de la sensibilité et de plus il est possible de déterminer quelle a été la cause provocatrice de la paralysie.

Par contre le diagnostic différentiel avec la paralysie spinale atrophique présente des difficultés plus sérieuses, lorsque les renseignements anamnestiques et les symptômes concomitants de l'intoxication saturnine viennent à manquer.

V. Pronostic. — Le pronostic de la paralysie saturnine est en général défavorable, à quelque point de vue que l'on se place.

La plupart des malades, quand ils n'abandonnent pas leur métier, restent exposés aux dangers de l'intoxication et partant aux rechutes. D'ailleurs, la récidive peut survenir alors même que le sujet a cessé de s'exposer à l'empoisonnement, ainsi que nous l'avons déjà indiqué. D'après une théorie ancienne, mais dont le bien fondé n'a pas encore été démontré, le foie serait le grenier de réserve du poison qu'il pourrait, à un moment donné, déverser dans l'organisme.

Le pronostic est subordonné dans chaque cas particulier à l'extension de la paralysie et à l'état électrique des muscles atteints.

Les cas qui se rapprochent plus ou moins de la forme généralisée sont d'un pronostic plus sérieux. D'un autre côté, il faut savoir que les muscles qui ont perdu complètement leur excitabilité faradique s'atrophient définitivement ou ne recouvrent leur motilité qu'après un laps de temps qui n'est jamais inférieur à 3 ou 4 mois. La mort par asphyxie n'est à craindre que lorsque les muscles intercostaux et le diaphragme sont intéressés par la paralysie.

VI. Traitement. — La prophylaxie occupe la première place dans le traitement de la paralysie saturnine. A cette question se rattache celle de la disposition convenable des ateliers dans les fabriques et de l'hygiène des ouvriers.

Contre la paralysie on prescrira, à l'intérieur, l'iodure de potassium (5.0 : 200, trois cuillerées à soupe par jour) qui d'après Anuschat et Naunyn aiderait à l'élimination du poison hors de l'organisme. On conseillera également les bains chauds et surtout les bains sulfureux soit artificiels, avec 100 : 0 de potasse sulfurée par bain, à la température de 30° R. et d'une durée de 15 à 30 minutes, soit naturels : Aix-la-Chapelle, Nenndorf, Baden près de Vienne, Baden en Argovie, Schinznach en Argovie, Laudeck en Silésie, Mehadia ou Ofen en Hongrie, Barèges, Aix-les-Bains, Eaux-Bonnes, Eaux-Chaudes, dans les Pyrénées. En outre on fera agir le courant galvanique, l'anode étant placée sur le sternum et la cathode appliquée méthodiquement sur les différents muscles. On utilisera le courant faradique pour le traitement des muscles qui auront conservé une certaine excitabilité à ce mode d'électrisation.

On a préconisé également la galvanisation de la moelle (renflement cervical) ou du sympathique. Quelques auteurs ont obtenu de bons résultats par l'emploi de la strychnine, en injections hypodermiques (0,1 : 10, 1/4-1/2 pour une seringue).

B. — Paralysie arsenicale.

I. Étiologie. — La paralysie arsenicale accompagne ordinairement l'intoxication arsenicale aiguë. Elle peut apparaître peu de jours (5) après la tentative d'empoisonnement. On l'observe fréquemment en Russie ; dans ce pays on emploie, pour tuer les rats et les souris, une substance qui contient de l'arsenic et il arrive parfois que des personnes en avalent soit volontairement, soit par mégarde. J'ai soigné à la Clinique de Zurich un ouvrier relieur âgé de 21 ans qui avait tenté de se suicider en avalant 4 grammes de vert de Schweinfurth. Une paralysie arsenicale assez étendue s'ensuivit.

II. Symptômes. — La paralysie arsenicale diffère surtout de la paralysie saturnine par les caractères suivants : elle atteint de préférence les membres inférieurs ; l'atrophie des muscles paralysés se montre plus précoce, enfin elle s'accompagne de troubles de la sensibilité, de douleurs lancinantes et de paresthésies qui sont quelquefois plus accusés que les troubles moteurs.

Mills a observé chez un malade la paralysie de la vessie. En général la paralysie se limite aux membres inférieurs ; elle frappe rarement les quatre membres et il est tout à fait exceptionnel de la rencontrer sous la forme de paraplégie cervicale. Souvent la paralysie et l'atrophie des muscles sont précédées par des douleurs violentes ; on voit aussi quelquefois persister longtemps après la paralysie une sensation de surdité, des fourmillements, de l'analgésie.

L'excitabilité électrique des muscles et des nerfs présente les mêmes modifications que nous avons décrites à propos de la paralysie saturnine. Seeligmüller a noté dans un cas l'existence de symptômes tabétiques très accusés ; le malade dont j'ai déjà parlé était ataxique, il vacillait sur ses jambes dès qu'il avait les yeux fermés. Il présentait en outre de la tachycardie (paralysie du vague ?) et de la polyurie.

La guérison peut se faire attendre durant des mois ; elle n'est pas toujours complète.

III. Anatomie pathologique. — Dacosta ayant enlevé avec le harpon des fragments de muscles chez des individus vivants, a constaté l'amincissement des fibres musculaires, la prolifération des noyaux du sarcolemme ; quelques fibres étaient en voie de dégénérescence graisseuse ; le tissu conjonctif interstitiel apparaissait épaissi et infiltré de graisse. Néanmoins cet auteur croit à l'existence d'une lésion spinale, d'un processus destructif atteignant les grandes cellules des cornes antérieures de la moelle. Dans leurs recherches expérimentales sur l'intoxication arsenicale, Mierzejewsky et Popof auraient constaté un état inflammatoire de la substance grise de la moelle analogue à celui qui caractérise la poliomyélite, et s'étendant quelquefois à la substance blanche. Kreyssig estime avec raison que ces assertions doivent être révoquées en doute. Il est probable que la lésion de la paralysie arsenicale a son siège dans les nerfs périphériques. La fréquence et l'intensité si grande des douleurs sont plus en rapport avec un processus périphérique qu'avec un état inflammatoire de la substance grise de la moelle ; les symptômes tabétiques peuvent d'ailleurs être déterminés par des lésions périphériques. A l'examen macroscopique des nerfs du plexus brachial, dans un cas de paralysie arsenicale, Gerhardt n'a pu découvrir aucune trace d'altération; mais ce fait n'a aucune valeur, l'examen histologique étant de rigueur en la matière.

IV. Traitement. — Le traitement est le même que celui de la paralysie saturnine.

C. — Paralysie phosphorée.

L'intoxication phosphorée, aiguë ou chronique peut s'accompagner de paralysies persistantes. Ces paralysies se présentent soit sous la forme de monoplégies, soit sous la forme paraplégique. On observe dans les régions où siège la paralysie, des douleurs, des paresthésies, des troubles objectifs de la sensibilité. La lésion qui sert de substratum anatomique à cette paralysie toxique est encore mal connue. Dans un fait qui m'est personnel, on put constater des lésions dégénératives sur certains trajets nerveux périphériques tandis que la moelle paraissait normale. Danillo et Vulpian ont étudié, expérimentalement, l'empoisonnement phosphoré sur des chiens. Dans les cas d'empoisonnement aigu ils constatèrent l'hyperhémie des réseaux vasculaires des cornes antérieures et la formation de vacuoles dans les cellules ganglionnaires, c'est-à-dire des signes de poliomyélite aiguë. Dans l'intoxication chronique la substance blanche de la moelle était altérée en même temps que la substance grise (pigmentation et dégénérescence graisseuse des tubes nerveux). Kreyssig, avec de bonnes preuves à l'appui de son dire, a nié, depuis, l'exactitude de ces résultats. Le traitement est le même que pour les paralysies saturnine et arsenicale.

D. — Paralysies consécutives aux intoxications par l'acide carbonique et l'hydrogène sulfuré.

On a observé quelques cas de paralysie survenus à la suite de l'empoisonnement par l'acide carbonique. Mais on ignore complètement et la nature et le siège des lésions anatomiques qui les déterminent.

Il en est de même pour les paralysies consécutives à l'intoxication par l'hydrogène sulfuré, intoxication qui se voit surtout chez les ouvriers employés à la fabrication du caoutchouc.

E. — Paralysie consécutive à l'empoisonnement par l'ergot de seigle. Ergotisme. (Raphania. Morbus cerealis.)

On peut voir se développer des paralysies atrophiques à la suite d'une intoxication par l'ergot de seigle. Ces paralysies s'accompagnent parfois de douleurs vives et de paresthésies. Dans les cas que j'ai observés les malades présentaient aussi des contractures musculaires intenses. On ne sait rien, ou peu s'en faut, sur le siège des lésions anatomiques. Tuczek a décrit dernièrement des altérations des cordons postérieurs de la moelle ; on avait noté pendant la vie du malade l'abolition des réflexes rotuliens. Chez quelques sujets on a constaté le signe de Bracht-Romberg et de l'incoordination des mouvements. Le traitement doit être conforme aux données générales précédemment formulées.

Il est probable que l'ergotisme et la pellagre sont de même nature.

F. — *Paralysie alcoolique.*

I. Étiologie et Symptômes. — Après des excès d'alcool longtemps répétés on voit parfois se développer des paralysies plus ou moins étendues, à début plus ou moins lent, et qui se caractérisent par des troubles notables de la sensibilité et l'atrophie des muscles atteints. La paralysie frappe principalement les muscles extenseurs des jambes et des avant-bras. Les muscles paralysés et les nerfs qui les animent sont fréquemment d'une sensibilité douloureuse à la pression. Avec ces symptômes il existe presque toujours dans les muscles un tremblement alcoolique très accentué. L'excitabilité électrique des muscles et des nerfs peut diminuer jusqu'à disparaître complètement ; de fait, on a constaté parfois des signes de réaction de dégénérescence partielle ou totale.

Fréquemment les malades se plaignent de douleurs aiguës, lancinantes, qui siègent aux extrémités des membres paralysés et s'exaspèrent pendant la nuit. Il n'y a pas de douleurs en ceinture. Il se produit souvent des paresthésies, des anesthésies, de l'hyperesthésie et quelquefois on a noté du retard dans la perception des excitations cutanées.

Le réflexe rotulien et le réflexe du tendon d'Achille sont généralement abolis, tandis que les réflexes cutanés restent intacts ou ne disparaissent que lentement.

Je n'ai vu se produire qu'une seule fois des troubles du côté de la vessie et du rectum.

Parfois on observe des troubles d'ordre trophique. Chez un de mes malades je vis se développer, après de vives douleurs, une ankylose de l'articulation de l'épaule droite. Quelques auteurs ont signalé un aspect particulier de la peau qui devient luisante et polie.

Dans un petit nombre de cas les nerfs crâniens ont été intéressés. Lilienfeld a constaté, dans un cas, la tachycardie déterminée, peut-être, par la paralysie du vague. On a signalé aussi des paralysies des muscles de l'œil. Le myosis n'est pas rare ; mais il peut arriver aussi que les pupilles soient dilatées ou bien qu'elles ne réagissent plus sous l'influence de la lumière. On a décrit des lésions névritiques du nerf optique.

Les troubles psychiques sont fréquents ; ils consistent en : confusion des idées, affaiblissement de la mémoire, apathie, somnolence, irritation, agrypnie opiniâtre, et même parfois delirium tremens.

Il est à remarquer que les malades présentent parfois de l'incoordination motrice, et si le signe de Bracht-Romberg existe chez eux, ils ressemblent alors à des tabétiques ; c'est le pseudo-tabes alcoolique.

II. Anatomie pathologique. — Les lésions anatomiques de la paralysie alcoolique sont très mal connues. Dans un cas où il existait des paralysies graves des membres inférieurs et aussi des membres supérieurs, dans les domaines du radial et du cubital, j'ai constaté dans les nerfs périphériques une prolifération très marquée du tissu conjonctif interstitiel. Ce tissu pénétrait en certains endroits dans l'intérieur des faisceaux de tubes et enserrait jusqu'à en déterminer l'atrophie certaines fibres nerveuses. La même lésion se retrouvait dans les muscles. La moelle était intacte. Déjerine, Gombault, Dreschfeld, Möli et Oppenheim ont décrit des lésions des nerfs périphériques.

III. Diagnostic. — La paralysie alcoolique est le plus souvent facile à reconnaître ; les habitudes du malade fixent ordinairement le diagnostic. Pour la distinguer du tabes dorsal, il faut se souvenir que ce dernier a d'ordinaire une marche plus lente, que l'excitabilité éclectrique des muscles et des nerfs est le plus souvent intacte, et que l'abolition du réflexe irien et la fixité des pupilles sont la règle dans le tabes dorsal, tandis qu'elles sont exceptionnelles dans le pseudo-tabes alcoolique. Les paralysies vésicale et rectale sont très fréquentes dans le tabes dorsal, très rares dans la paralysie alcoolique ; les douleurs en ceinture n'existent pas dans cette dernière affection.

IV. Pronostic. — La paralysie alcoolique peut être améliorée et même guérie, si l'on peut faire perdre aux malades leurs habitudes de boisson, et si l'état général n'est pas encore trop atteint au début du traitement.

V. Traitement. — On doit recommander les bains chauds, les frictions cutanées, l'iodure et le bromure de potassium, l'électricité, les injections de strychnine, et par-dessus tout la suppression des boissons alcooliques.

A. DUTIL

Interne des Hôpitaux de Paris.

LIVRE VII

MALADIES DES MUSCLES

---

1. — Atrophie musculaire progressive myopathique.

Dystrophie progressive des muscles. ERB.

La forme myopathique de l'atrophie musculaire progressive ressemble beaucoup à l'atrophie musculaire d'origine spinale. Aussi les a-t-on longtemps confondues. Il n'y a que peu de temps qu'on a commencé à les différencier. Mais les difficultés du diagnostic sont tellement grandes, qu'aujourd'hui encore, il est à peine possible de décider si une atrophie musculaire progressive existante tire son origine d'une poliomyélite antérieure chronique ou d'une maladie primitive des muscles. Voici quels sont les traits principaux qui permettent de faire un diagnostic différentiel.

Dans la forme myopathique, l'hérédité joue un rôle bien plus important que dans la forme spinale. Aussi voit-on l'atrophie musculaire débuter dès l'enfance, au plus tard à la puberté.

Le début aussi est différent; dans l'atrophie d'origine spinale : ce sont les interosseux et les muscles des éminences thénar et hypothénar qui s'atrophient les premiers. Dans l'atrophie musculaire myopathique, selon le type, on voit se prendre tout d'abord les muscles de la jambe, ou ceux du dos, ou ceux de la face.

Les contractions fibrillaires sont exceptionnelles dans la forme myopathique et sont la règle dans la forme spinale.

Quant à l'excitabilité électrique des muscles atrophiés, elle peut être exagérée si l'atrophie est d'origine spinale ; tandis que cette augmentation d'excitabilité n'est que très rare et même tout à fait exceptionnelle dans l'atrophie myopathique.

Dans l'atrophie myopathique, à côté des fibres atrophiées on en trouve qui semblent hypertrophiées et dont le volume est considérablement augmenté par le développement anormal du tissu conjonctif intermusculaire et une riche formation de graisse dans celui-ci, c'est la pseudo-hypertrophie musculaire. Ce signe manque dans l'atrophie musculaire progressive spéciale.

De plus, dans la forme myopathique, la consistance des muscles semble augmentée. La palpation donne une sensation de rénitence, d'élasticité, tandis que dans la forme spinale, les muscles sont flasques et mous au toucher.

La marche même de la paralysie donne aussi un élément de diagnostic différentiel. On sait en effet que dans la forme spinale, l'atrophie des cellules des cornes antérieures s'étend souvent aux cellules ganglionnaires des nerfs bulbaires, de telle sorte que les symptômes de paralysie bulbaire progressive s'ajoutent fréquemment à ceux de l'atrophie musculaire progressive. Dans la forme myopathique ce fait est exceptionnel, quoique les muscles du visage, de la langue et les masticateurs puissent s'atrophier dans certains cas rares.

L'examen de petits fragments des muscles, pris par excision pendant la vie chez les myopathiques montre, à côté de fibres musculaires atrophiées, des fibres énormes, considérablement hypertrophiées, tandis que dans la forme spinale dès le début on n'observe qu'une prolifération active des noyaux.

L'atrophie musculaire de forme myopathique ne forme pas une entité morbide, d'un type clinique uniforme. Bien au contraire! On en a distingué plusieurs variétés que les différents auteurs se sont plu à multiplier.

Ainsi ont fait récemment en particulier Déjerine et Landouzy. Il y a danger à s'émietter ainsi et à accorder indûment une grande importance à ce qui est accessoire, et peut-être accidentel. Ces types sont très proches les uns des autres, et dans bien des cas on constate des formes mixtes. Il n'y a pas là de séparations anatomiques ou cliniques bien tranchées. Nous nous contenterons dans ce qui suit d'exposer trois types : la pseudo-hypertrophie des muscles, l'atrophie musculaire progressive juvénile de Erb, et le type d'atrophie de Déjerine-Landouzy.

A. — Pseudo-hypertrophie des muscles.

Atrophie musculaire lipomateuse. SEYDEL. — *Lipomatose luxuriante progressive des muscles*. HELLER. — *Myopachynsis lipomateuse*. ULIDE.

I. Étiologie. — La pseudo-hypertrophie des muscles est au nombre des maladies rares. Elle se développe en général chez des enfants. Bientôt après la naissance, on remarque chez les enfants une disposition anormale des muscles et une déformation des membres (cas rare); tantôt ces modifications ne s'effectuent que graduellement dans la deuxième année, ou même plus tard.

La plupart des cas s'observent vers la 15e année, c'est une exception lorsque cette maladie se déclare chez les adultes.

Le sexe masculin est le plus fréquemment atteint, quoique Heller nous cite une observation dans laquelle les filles seules d'une famille se trouvaient atteintes. Seydel, auquel on doit beaucoup de bons et importants travaux sur cette maladie, a trouvé sur 125 cas, 103 garçons, 22 filles et femmes (82,4-17,6 0/0).

Certains auteurs prétendent, et entre autres Friedreich, que les phénomènes se développent plus tard chez les femmes que chez les hommes.

L'hérédité a une grande influence étiologique. Le mode de transmission est variable. Souvent la maladie atteint plusieurs frères et sœurs en même temps, sans que rien de semblable se soit jamais présenté chez les ancêtres.

Dans d'autres cas, les grands parents maternels étaient atteints et la mère était restée — comme en règle générale — indemne, mais ses enfants furent atteints de la maladie.

Dans deux cas j'ai observé l'hérédité du côté du père. Ces cas sont rares, parce que les rejetons masculins affligés de cette maladie sont morts ou sont impuissants lorsqu'ils ont atteint la puberté. Mes observations sont prises dans des familles juives polonaises. Là, les mariages contractés dès le jeune âge sont assez fréquents, et la beauté physique n'est pas toujours le résultat de ces mariages. Je dois dire que sur neuf cas on en trouve quatre d'origine juive.

Dans les cas héréditaires c'est généralement le sexe masculin qui est atteint. Certainement, comme nous l'avons déjà mentionné, on connaît des exceptions et des observations contraires à cette règle. Seydel prouve que dans la pseudo-hypertrophie héréditaire des muscles, les familles sont généralement bien partagées en enfants.

On voit aussi cette maladie suivre une maladie infectieuse, telle que variole, rougeole, scarlatine et diphtérie. Moi-même je l'ai observée deux fois après la fièvre typhoïde.

Certains auteurs en ont fait une dépendance de la scrofule (tuberculose des ganglions lymphatiques).

Dans quelques cas isolés un traumatisme (chute) semble avoir été l'origine du mal.

On a cité aussi comme causes de la maladie le refroidissement et l'humidité. C'est peut-être pour cela qu'on trouve plus souvent cette affection chez les pauvres, dont les enfants sont habituellement mal tenus et mal soignés.

Il existe souvent en même temps d'autres désordres nerveux : l'idiotisme, l'hydrocéphalie, l'asymétrie crânienne, les convulsions, etc.

II. Symptômes. — Le symptôme principal est une augmentation de volume de certains groupes de muscles avec diminution de la force, atrophie et faiblesse des autres muscles.

Si l'affection est congénitale, on remarque bientôt après la naissance les difformités causées par l'augmentation de volume des muscles.

Dans d'autres cas, l'hypertrophie s'opère graduellement. Les malades se plaignent d'abord fréquemment de fatigue en marchant, d'incertitude, de maladresse, ils ont une grande tendance à faire des chutes. Ils ressentent des tiraillements douloureux (probablement par fatigue des muscles), ce fait a induit en erreur quelques auteurs qui faisaient commencer la maladie par de la paresthésie et des douleurs névralgiques. Si la maladie se développe chez les enfants qui ne marchent pas encore, ils n'apprendront à marcher que très tard (de 4 à 5 ans) et la marche reste toujours incertaine et gauche.

Peu à peu l'augmentation de volume des muscles domine le tableau clinique. On la remarque d'abord et d'une manière plus accentuée aux muscles péroniers, ensuite aux extenseurs de la cuisse et aux muscles du siège; puis elle prend peu à peu d'autres groupes de muscles. Souvent les muscles des extrémités inférieures sont pseudo-hypertrophiés, tandis que ceux du dos et ceux des extrémités supérieures sont atrophiés à un très haut degré. Il en résulte de grandes disproportions dans le développement du corps : les mollets sont gros comme ceux d'un athlète, le buste grêle et mince (fig. 174). Les cas sont rares où la pseudo-hypertrophie s'étend à tous les muscles du corps. On l'a observée aussi aux muscles de la face qui prenait alors un aspect stupide et imbécile. Les muscles masticateurs sont aussi affectés dans certains cas. L'hypertrophie a été vue aussi à la langue, et par suite on a signalé la difficulté pour avaler et pour parler.

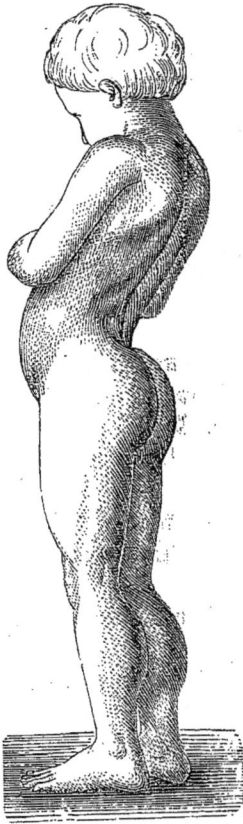

FIG. 174. — *Position et aspect du corps dans la pseudo-hypertrophie des muscles des jambes, avec atrophie des muscles du dos.* D'après DUCHENNE de Boulogne.

Plus le volume des muscles a augmenté, plus les troubles fonctionnels sont prononcés. Ceux-ci sont surtout remarquables dans la marche et pendant la station debout. En marchant, les malades lèvent très haut les pieds et les jambes parce que le pied et les orteils tombent en avant; ils arriveraient promptement à tomber, s'ils ne se retenaient aux objets qui les entourent. La marche a quelque chose du vacillement et du dandinement, le bassin et le tronc se tournant fortement de droite et de gauche à chaque pas. L'atrophie des muscles dorsaux occasionne fréquemment une forte lordose de la partie lombaire de la colonne vertébrale, tandis que dans la région thoracique il existe une cyphose prononcée. La faiblesse des muscles du bassin et des muscles dorsaux cause aux malades de grandes difficultés pour s'asseoir et se lever. En s'asseyant ils se laissent tomber comme une masse inerte, tandis que, pour se lever, ils doivent s'aider de leurs mains et de leurs bras ; si on les a assis par terre, et qu'on leur ordonne de se lever, *ils grimpent pour ainsi dire le long de leur corps*, en plaçant leurs mains de plus en plus haut le long des cuisses et en faisant avec le buste des mouvements ondulatoires.

Dans le décubitus dorsal le pied est en varus-équin et le bord interne du pied est dirigé en haut. On remarque souvent des contractures : les articulations de la hanche et du genou sont fléchies, et la cuisse est en abduction.

Habituellement les troubles musculaires se développent simultanément des deux côtés du corps. Mais il y a des cas où la maladie n'existe que d'un seul côté. Cela est vrai aussi pour l'atrophie musculaire du tronc et du dos qui progresse sans prolifération de la graisse, d'où résulte la formation d'une scoliose de la colonne vertébrale.

Les muscles hypertrophiés offrent une consistance molle, comme celle d'un paquet de graisse. La pression est souvent douloureuse sur les muscles atteints.

Les contractions musculaires fibrillaires font défaut.

L'excitabilité électrique des muscles diminue de plus en plus en raison de la prolifération adipeuse progressive et de l'atrophie de la substance musculaire propre jusqu'à disparaître complètement; la réaction de dégénérescence fait défaut.

Il n'y a pas de données certaines sur les changements qualitatifs de la contractilité électrique. On a parlé souvent de l'augmentation de la sensibilité électrique des muscles. On a dit que l'exploration électrique est très difficile à travers le pannicule adipeux épaissi.

L'excitabilité mécanique des muscles est abolie seulement dans les cas très avancés.

La couleur de la peau dans la région des muscles malades est bleue, rougeâtre ou marbrée. On a essayé d'établir un rapport entre la richesse vasculaire de la peau et la compression des muscles. La peau est froide. On a trouvé une différence de température sous l'aisselle de 9°. C. Seydel a démontré que la production de chaleur des muscles malades est amoindrie.

La sensibilité de la peau n'est pas modifiée; Götz sur 10 cas n'a trouvé que 3 fois seulement une diminution appréciable. La peau a une grande tendance à l'inflammation, de sorte que parfois une légère pression suffit pour déterminer la gangrène et la suppuration. On a vu souvent se déclarer, après des incisions, rarement après le harponnage des muscles malades, de la suppuration, des ulcérations, etc., et même des érysipèles, probablement parce qu'on n'avait pas observé les précautions antiseptiques convenables.

Souvent le tissu adipeux sous-cutané est considérablement développé, de sorte qu'il est très difficile de sentir les muscles sous lui. Il y a partout exfoliation de l'épiderme, la diminution de la sécrétion sudorale, des troubles trophiques et sécrétoires.

Le réflexe patellaire manque souvent.

Les malades ont généralement bon appétit et dorment bien. Les facultés intellectuelles sont souvent intactes ; dans d'autres cas, on a observé de l'apathie et même l'hébétude, poussée jusqu'à l'idiotisme.

Les malades souffrent souvent de bronchites et il n'est pas rare qu'ils meurent de pneumonie et de phtisie (suite de la faiblesse des muscles respiratoires). L'hypertrophie du cœur a été souvent notée ; sur dix cas que Götz a observés dernièrement à l'hôpital de Wurtzbourg, il y avait six cas d'hypertrophie cardiaque.

Quelquefois les pulsations sont ralenties, 40 à 60.

Les malades se plaignent souvent de constipation, due à la paralysie des muscles abdominaux. La vessie est indolore, mais on a plusieurs fois remarqué des altérations chimiques des urines. Jambowitsch a noté une diminution dans la quantité des matériaux solides, de l'acide urique, de la créatinine et des chlorures. Par contre la quantité d'acide sulfurique est augmentée.

Seydel a trouvé des traces de leucine et de tyrosine. De Renzi y a trouvé du sucre. La polyurie n'est pas non plus très rare.

La marche de la maladie est chronique. Le mal peut durer plus de vingt ans, son caractère est progressif. Les malades perdent peu à peu la faculté de se mouvoir eux-mêmes et finissent par garder le lit. Ils sont obligés de recourir à l'aide d'une main étrangère pour exécuter les moindres mouvements.

Dans certains cas, lorsque la mort n'est pas survenue au cours de la maladie, par une affection intercurrente, elle arrive par suite de la paralysie progressive des muscles respiratoires et le malade s'éteint dans le marasme.

Souvent les malades meurent de bronchite, de pneumonie ou de phtisie.

III. Lésions anatomiques. — Le nombre des autopsies est peu considérable ; Fr. Schultz dernièrement a pu en réunir 23 cas.

Le cerveau et la moelle ont été trouvés sans altérations. Charcot qui soutient nettement que l'atrophie musculaire progressive a une origine spinale n'a pas pu trouver dans la pseudo-hypertrophie musculaire de lésions de la moelle épinière, notamment dans les cellules ganglionnaires de la corne antérieure. D'ailleurs Cohnheim et bien d'autres ont eu le même insuccès. Il y a des exceptions qui ne supportent pas une critique sévère. Tantôt il s'agit de complications fortuites (Drummond — formation de cavités dans la moelle), ou les cas n'avaient rien eu de typique, ou il était question d'états obscurs, et je range dans ce groupe la désintégration granuleuse de la moelle de Clarke.

On n'a rien pu découvrir dans le sympathique. Dans la plupart des cas, les nerfs périphériques étaient intacts. On a mentionné des cas isolés de prolifération adipeuse interstitielle qu'on retrouve du reste dans d'autres maladies, la diminution de volume, l'aplatissement, la coloration grise et la prolifération du tissu conjonctif avec atrophie et disparition des fibres nerveuses. Tout ceci n'est qu'une série de lésions secondaires à la suite d'une longue inactivité musculaire. On a spécialement démontré l'intégrité des filets nerveux intra-musculaires.

D'après le degré de développement de l'adipose, les muscles paraissent plus ou moins jaunâtres, ou, lorsque les cas sont plus avancés, ressemblent à un amas de graisse. Il n'est parfois pas possible de délimiter le panicule adipeux et la substance musculaire.

On trouve aussi quelquefois de la dégénérescence adipeuse des ligaments et des tendons.

Le processus histologique a été diversement interprété. D'après les uns, la maladie commencerait par la prolifération du tissu conjonctif interstitiel, prolifération à la suite de laquelle il se produirait une dégénérescence adipeuse des cellules conjonctives et en même temps la disparition du muscle par atrophie fonctionnelle. D'autres prétendent qu'une prolifération adipeuse pathologique dans le tissu conjonctif interstitiel est l'origine de toutes les altérations. D'après d'autres auteurs enfin, le mal aurait son point de départ dans les fibres musculaires mêmes et la prolifération du tissu cellulaire, la dégénérescence graisseuse ne s'y rattacheraient que d'une manière secondaire. La prolifération conjonctive interstitielle débute par le périmysium interne et par la gaine lymphatique adventice des vaisseaux sanguins. Puis les faisceaux musculaires sont plus écartés les uns des autres ; le tissu conjonctif interstitiel se distingue par une abondance inaccoutumée de cellules. Les cellules sont changées dans leur développement et leur aspect ; tantôt elles ont tous les caractères du véritable tissu conjonctif, tantôt elles ont l'aspect de simples cellules rondes. Plus le tissu conjonctif interstitiel augmente, plus il y a disparition par compression de la substance musculaire proprement dite. Dans certains cas cela semble pouvoir rester ainsi à ce degré de développement. Les muscles sont remarquablement durs et tendus, le nom de sclérose musculaire ne serait pas dénué de fondement.

Il se forme généralement dans le tissu conjonctif de nouvelle formation un développement de tissu graisseux, par suite duquel les cellules se chargent de gouttes de graisse et se transforment, comme dans les conditions normales, en cellules adipeuses, d'où le nom de myosite interstitielle lipomateuse. Les fibres musculaires disparaissent peu à peu et le muscle se change enfin en une masse de graisse.

Dans la plupart des cas, les fibres musculaires atrophiées disparaissent simplement par compression, c'est-à-dire qu'elles deviennent de plus en plus minces jusqu'à complète disparition. On a trouvé parfois les signes de la dégénérescence de Zenker ou la segmentation striée et élémentaire. Certaines fibres musculaires offrent un aspect mat et homogène. Martini a trouvé aussi des trous et des canaux remplis de liquide albuminoïde et a nommé cet état la dégénérescence cribriforme ou canaliculaire. On a signalé aussi la formation de vacuoles dans les fibres musculaires.

Toutes ces lésions ne sont pas particulières à la pseudo-hypertrophie et on les rencontre dans d'autres cas.

Quelquefois on a observé dans les fibres musculaires des phénomènes de tuméfaction trouble, de dégénérescence graisseuse avec prolifération des noyaux. Il arrive aussi que des groupes de noyaux subsistent avec de minces fragments de fibres musculaires qui rappellent la forme de cellules nerveuses. Cohnheim, et d'autres auteurs après lui ont décrit des fibres

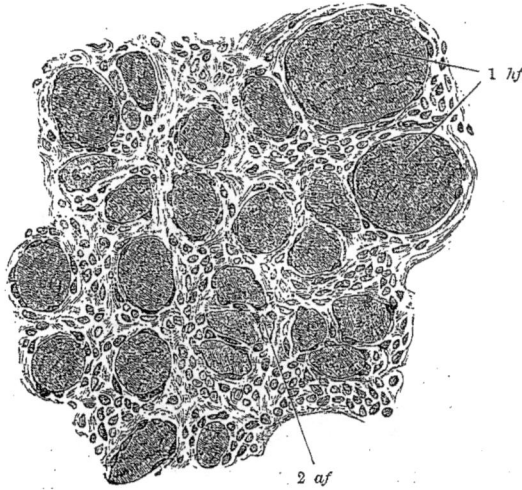

Fig. 175. — *Lésions primitives de la pseudo-hypertrophie lipomateuse des muscles ; dilatation des interstices musculaires et prolifération des noyaux avec augmentation des noyaux du sarcolemme.* — 1. *hf*. Deux fibres musculaires hypertrophiées. — 2. *af*. Fibres musculaires atrophiées. Gross. 400 fois. D'après EBSTEIN et MARR.

musculaires hypertrophiées isolées ou en groupe qui étaient parfois divisées dichotomiquement.

La présence des fibres musculaires hypertrophiées est, comme nous l'avons déjà dit, en quelque sorte un fait caractéristique de l'atrophie musculaire progressive myopathique. Nous donnons à ce sujet quelques figures typiques (fig. 175 et 178).

Les changements microscopiques des muscles ont été fréquemment recherchés dans des fragments musculaires enlevés sur une personne vivante au moyen du harpon ou du couteau à muscles. On prétendait autrefois qu'il était moins dangereux de harponner les muscles que d'y faire une incision, mais c'est parce qu'on ne prenait pas assez de précautions antiseptiques.

Brieger a fait l'analyse chimique des muscles malades et a trouvé dans les muscles du mollet :

Eau. 310
Parties solides. 699
Graisses. 480 0
Matières extractives. 16 1
Gluten. 40 1
Parties insolubles. 110 0
Albuminates solubles. 28 4
Sels. 3 3

D'après Bibra, dans le muscle grand pectoral de l'homme :

Eau. 735 1
Parties solides. 264 9
Graisses 32 7
Matières extractives.. . . . . 1 0
Gluten 19 8
Parties insolubles 161 9
Albuminates solubles. 18 4
Sels. 31 1

IV. Diagnostic. — Le diagnostic de la maladie est facile ; seulement au

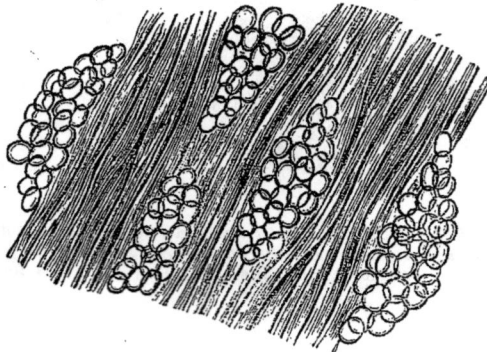

FIG. 176. — *Prolifération graisseuse interstitielle avancée.* D'après LEYDEN et WERNICH. Faible gross.

commencement il peut s'élever des difficultés et on ne peut avoir de certitude que par l'examen de parcelles musculaires excisées.

Il faudra se garder de faire une confusion avec : a) l'atrophie musculaire spinale progressive ; b) avec la paralysie spinale aiguë des enfants unie à l'hyperplasie consécutive du pannicule graisseux. Mais ici les phénomènes se déclarent subitement et les muscles donnent la réaction de dégénérescence à l'examen électrique ; c) avec la paralysie par myélite avec développement secondaire de tissu graisseux dans les muscles paralysés ; mais les phénomènes paralytiques sont de plus longue durée et plus accusés que ne le comporte le développement de la graisse.

V. Pronostic. — Le pronostic est défavorable, car les observations où on a eu de l'amélioration ou la guérison ne semblent pas nettes. On ne peut pas arrêter les progrès de la maladie. Mais la vie peut se prolonger plus de 20 ans.

VI. Traitement. — Les familles dans lesquelles ce mal est héréditaire prendront des précautions prophylactiques, on se gardera notamment de fatiguer les muscles des enfants.

Lorsque la maladie est déjà avancée, le massage, la faradisation ou la

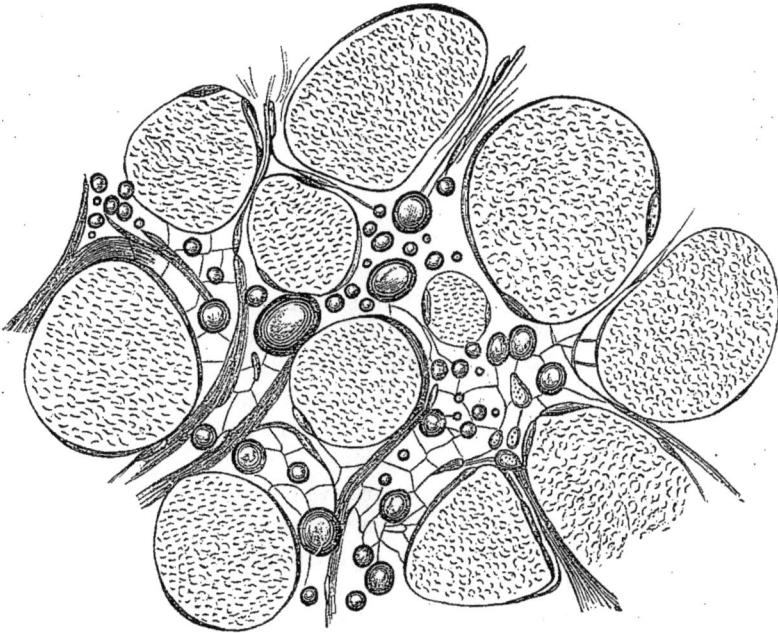

FIG. 177. — La même que la figure 176 transversalement. Gross. 600 fois.

galvanisation des muscles malades et les frictions alcooliques nous semblent faire partie du traitement le plus rationnel. Il faut se défier de l'iodure de potassium, de l'arsenic et des autres nervins. Quelquefois la ténotomie ou les moyens orthopédiques apportent une amélioration passagère.

Autrefois on recommandait la galvanisation de la moelle épinière ou du sympathique. On prétend avoir obtenu une guérison, cependant ces méthodes de traitement reposent sur des conceptions erronées relativement au siège de la maladie.

B. — **Atrophie musculaire progressive juvénile.** ERB.

I. Étiologie. — L'atrophie musculaire progressive juvénile appartient, comme toutes les atrophies musculaires progressives myopathiques, à une classe de maladies dans lesquelles l'hérédité est un facteur de grande importance. Elle se déclare fréquemment dans l'enfance ou plutôt vers l'âge de la puberté et il est rare que le mal commence après la vingtième année ; on n'a pas jusqu'ici d'autres données étiologiques. Dans une observation de Erb, la maladie paraissait avoir été occasionnée par la fatigue. Contrairement à ce qui est de la pseudo-hypertrophie, l'atrophie musculaire progressive juvénile se rencontre assez souvent chez les filles.

II. Symptômes et Diagnostic. — L'atrophie musculaire progressive juvénile se développe si insidieusement et si lentement, que beaucoup de malades sont incapables d'en fixer le début. La maladie se développe souvent d'un seul côté du corps. Les principaux symptômes consistent en une grande faiblesse des muscles causée par l'atrophie du tissu musculaire. Cette atrophie consiste en une augmentation du tissu conjonctif interstitiel avec atrophie par compression des fibres musculaires, sans augmentation bien marquée des noyaux de ces dernières. D'autres groupes musculaires subissent en outre des transformations hypertrophiques, de manière que la disparition d'un muscle et le développement anormal d'un autre peuvent exister côte à côte. Dans l'hypertrophie des muscles, la prolifération graisseuse joue un rôle moins important que dans la pseudo-hypertrophie et que dans la véritable hypertrophie musculaire avec augmentation du tissu cellulaire interstitiel. Mais il existe des formes mixtes.

Un fait très remarquable, c'est la répartition de l'atrophie musculaire d'un côté et de l'hypertrophie musculaire de l'autre côté.

Généralement l'atrophie musculaire commence par les muscles du dos, de l'omoplate, de la ceinture osseuse omo-claviculaire et du bras. Puis sont atteints successivement les muscles des lombes, du bassin et des cuisses. Rarement la marche du développement est renversée. Les muscles de l'avant-bras participent très tard à l'atrophie, à l'exception du muscle long supinateur, tandis que les petits muscles palmaires sont presque toujours indemnes. A la jambe le tibial antérieur paraît plus tôt atteint, tandis que les muscles des mollets ne sont atteints que plus tard et cela pas constamment.

On trouve généralement parmi les muscles atrophiés : le grand pectoral (excepté les fibres musculaires claviculaires), le petit pectoral, le grand dorsal, le grand dentelé, le rhomboïde, le sacro-lombaire, long dorsal, biceps brachial, brachial antérieur, long supinateur et, dans une période plus avancée, le triceps brachial. A l'avant-bras les extenseurs sont pris avec prédilection, tandis que les fléchisseurs et les petits muscles palmaires sont épargnés.

A la cuisse, les fessiers et les triceps fémoraux sont le plus souvent atrophiés, tandis que le tenseur du fascia lata et les adducteurs le sont rarement. A la jambe, comme nous l'avons déjà dit, le plus fréquemment pris est le tibial antérieur. Quelquefois les obliques et les tranverses abdominaux sont atteints; le diaphragme également dans certains cas. Les muscles atrophiés sont presque toujours fermes et durs.

Restent toujours exempts d'hypertrophie, le sterno-cléido-mastoïdien, élévateur de l'angle de l'omoplate, le grand rond, le petit rond, le sous-épineux, le sus-épineux, le coraco-brachial et le deltoïde. Aux membres inférieurs, le couturier et les muscles du mollet; de même les muscles du visage et de la mastication.

L'atrophie et l'affaiblissement des muscles atteints ont comme conséquence toute une série de troubles fonctionnels et de difformités. L'omoplate prend une position anormale et la colonne vertébrale dorsale s'infléchit suivant une courbure cyphotique, tandis que la colonne vertébrale lombaire présente une lordose marquée; les malades se remuent difficilement, en se dandinant; leur buste est rejeté en arrière avec efforts.

Quelques muscles qui ont été épargnés par l'atrophie sont atteints d'hypertrophie musculaire, notamment le deltoïde, le sous et sus-épineux et les muscles péroniers.

De l'assemblage de toutes ces atrophies musculaires et hypertrophies résultent d'étranges difformités. Tandis que le bras est grêle et amaigri, l'avant-bras paraît avoir une circonférence exagérée et la région deltoïdienne a encore un volume plus considérable. La fosse sous-claviculaire se montre alors d'une profondeur anormale, on remarque à l'omoplate la saillie exagérée des sus et sous-épineux hypertrophiés. Le siège et la cuisse ont diminué de volume et les mollets ont acquis un développement anormal.

Les contractions musculaires fibrillaires n'existent pas.

L'excitabilité électrique est normale sans réaction de dégénérescence. L'excitabilité mécanique des muscles est en bon état. Les réflexes tendineux deviennent de plus en plus faibles au fur et à mesure de la disparition des muscles correspondants comme le réflexe patellaire (triceps pour le fémoral). Les troubles de la sensibilité manquent. Les sphincters restent épargnés.

La marche de l'atrophie musculaire des adolescents est très lente et peut durer plus de 30 ans avec exacerbations et rémissions fréquentes. La mort arrive souvent par le marasme croissant ou par des maladies intercurrentes telles que la pneumonie, la pthisie, etc.

III. **Pronostic et Traitement**. — Le pronostic est sérieux; quoique la vie ne soit pas en danger, on est pourtant impuissant contre cette maladie; elle a des tendances à une marche progressive.

Le traitement est le même que celui de la pseudo-hypertrophie.

C. — Atrophie musculaire progressive myopathique avec participation des muscles de la face.

Atrophie musculaire de Déjerine-Landouzy.

I. Étiologie. — La maladie est rare, mais appartient, comme les autres atrophies musculaires progressives myopathiques, à la classe des maladies héréditaires et familiales ; c'est-à-dire que plusieurs générations successives s'en trouvent atteintes, on peut ne la trouver que dans une génération, mais chez plusieurs membres de la famille à la fois. On ne sait si elle est plus fréquente chez les hommes que chez les femmes. Généralement la maladie débute dans l'enfance (3 à 4 ans) ou plus tard au moment de la puberté, rarement chez les adultes.

Les premières descriptions de cette maladie se trouvent dans Duchenne. Mais Déjerine et Landouzy l'ont étudiée particulièrement dans ces dernières années (1884-85).

II. Symptômes et Diagnostic. — Dans la plupart des cas, la maladie commence par de l'atrophie et de la faiblesse ou par la paralysie de certains muscles de la face, et ce n'est que quelques années plus tard (6 à 7 ans) que le même processus atteint les muscles de l'épaule et ceux du bras, puis les muscles des jambes. Il arrive plus rarement que les muscles des bras et des jambes participent à l'atrophie et à la paralysie dès le début de la maladie et que les muscles de la face ne soient atteints que chez les adultes.

A la face on voit d'abord les muscles buccaux et de la paupière (orbiculaires de la bouche et des yeux) dont l'atrophie et la paralysie donnent une expression si étrange à la face que Déjérine et Landouzy ont proposé de la nommer *faciès myopathique*. Au repos le front n'est pas ridé, les paupières sont très élargies, de sorte que les globes des yeux sortent presque de l'orbite ; les lèvres sont gonflées et entr'ouvertes, l'expression de la face est stupide, la lèvre est pendante, la bouche est très fendue et élargie pendant le rire, mais le front reste toujours lisse et uni.

Les lèvres sont gênées dans leurs mouvements.

Les muscles masticateurs, la langue, les muscles du pharynx et du larynx sont intacts. Au bout de quelque temps on voit se produire progressivement la paralysie et l'atrophie des muscles de l'épaule et du bras et le type facial devient le *type facio-scapulo-huméral*. Généralement le triceps, le rhomboïde, les grands et petits pectoraux, le deltoïde, le biceps, le brachial antérieur, le triceps, le long supinateur, les radiaux sont atteints, tandis que les fléchisseurs de la main et des doigts, de même que les sous-épineux et les sous-scapulaires, restent épargnés. Habituellement les muscles symétriques sont atteints en même temps. Outre les modifications de volume des muscles de l'épaule, de la main et du bras, on remarque encore des troubles fonctionnels et des changements d'attitude, notamment pour l'omoplate.

Puis apparaissent, pour terminer le cortège symptomatique, les modifications dans les extenseurs du dos et les muscles des extrémités inférieures, d'où résultent des déformations de la colonne vertébrale et des difficultés dans la marche.

Les muscles atrophiés ne sont le siège d'aucune secousse fibrillaire et aucune réaction de dégénérescence n'a été observée ; mais l'excitabilité électrique et mécanique est plus ou moins diminuée suivant le degré de l'atrophie. Les réflexes tendineux des muscles atteints s'éteignent en même temps que se produit l'atrophie de ces muscles.

Il existe quelquefois une légère contracture du biceps. Contrairement à ce qui se produit dans la pseudo-hypertrophie et l'atrophie musculaire des adolescents, on ne trouve pas dans le cas qui nous occupe d'hypertrophie de certains groupes musculaires, il manque aussi certains troubles trophiques.

La sensibilité et la contractilité de la vessie et du gros intestin restent intactes.

La marche de la maladie est très lente, la gravité du pronostic varie : tant que le diaphragme reste étranger à l'atrophie et à la paralysie on n'a pas à redouter la suffocation. La mort peut survenir au cours de l'atrophie, causée par une maladie intercurrente incurable, par exemple la phtisie pulmonaire.

III. Lésions anatomiques. — Dans une observation de Déjerine et Landouzy, l'autopsie a démontré que la moelle et les nerfs périphériques étaient intacts. On trouve dans les muscles une atrophie simple du tissu musculaire par prolifération considérable du tissu conjonctif interstitiel, presque pas de fibres musculaires hypertrophiées et notamment pas de prolifération graisseuse.

IV. Traitement. — Le même que pour la pseudo-hypertrophie.

APPENDICE

Il n'est pas douteux qu'il existe bien d'autres variétés d'hypertrophie musculaire progressive myopathique que celles que nous venons de dépeindre. Dans une suite d'observations d'Eichhorst sur une famille dans laquelle cette affection était héréditaire, les muscles des extrémités inférieures étaient les premiers atteints, d'où Déjerine et Landouzy ont formé le type fémoro-tibial, et d'une autre observation recueillie par Immermann et Zimmerlein, dans laquelle il s'agissait d'un cas où les muscles du bras et de l'épaule étaient pris, Déjerine et Landouzy ont formé le type scapulo-huméral. Mais tout ceci n'est pas assez précis pour qu'on doive s'y arrêter longtemps. On pourrait citer encore nombre d'observations dans lesquelles c'étaient d'autres groupes musculaires qui étaient atteints les premiers, de telle sorte qu'on pourrait encore augmenter le nombre des types.

2. — Hypertrophie musculaire vraie.

I. **Lésions anatomiques.** — On a décrit ces dernières années quelques observations d'hypertrophie musculaire vraie ; les muscles augmentent de volume non pas à cause de l'augmentation du tissu conjonctif interstitiel et du développement de la graisse dans ce dernier, comme on le voyait dans la pseudo-hypertrophie, mais parce que les fibres musculaires elles-mêmes se sont hypertrophiées. Auerbach par exemple, auquel on doit les premières recherches (1871), mesurant des fibres hypertrophiées du muscle biceps et deltoïde, leur a trouvé une largeur de 165 et 120 μ, alors que les fibres des mêmes muscles d'autres cadavres mesuraient 75 et 110 μ de diamètre ($\mu = 0,001$ de millim.). La striation des fibres musculaires est bien conservée. Les noyaux musculaires paraissent grossis et augmentés en nombre. Au contraire, il n'existe aucun changement dans le tissu conjonctif interstitiel, mais jusqu'à présent on n'a pas de données plus précises de par l'anatomie pathologique.

II. **Symptômes.** — Les symptômes sont graduels. Dans une observation de Berger des douleurs névralgiformes et des paresthésies avaient ouvert la marche. On trouva aussi des troubles objectifs de la sensibilité qui manquent d'habitude. Les muscles des extrémités sont le plus souvent atteints, généralement les muscles des bras, rarement ceux des jambes (notamment le péronier et l'extenseur de la cuisse), plus rarement les muscles du tronc, par exemple ceux de la ceinture osseuse omo-claviculaire. La maladie est unilatérale, bilatérale ou symétrique, mais se limite toujours aux muscles. Ceux-ci se font remarquer par un volume anormal ; en outre, leurs facultés motrices sont diminuées. On explique ce fait en admettant que les vaisseaux sanguins ne suffisent plus à la nutrition normale des fibres musculaires hypertrophiées. Mais peut-être est-ce aussi un fait important qu'il n'y a plus assez de plaques nerveuses terminales intactes. Auerbach a trouvé la force augmentée, tandis que Friedreich, dans un cas où à côté des muscles hypertrophiés quelques muscles étaient atrophiés, a trouvé que la force musculaire n'avait pas changé. Berger décrivit des contractions musculaires fibrillaires. L'excitabilité électrique n'est généralement pas changée ; pourtant on a déjà vu sa diminution. Benedict donne l'excitabilité musculaire mécanique comme augmentée ; le même auteur a noté comme complication des troubles vaso-moteurs (coloration livide, sensation de froid) et des phénomènes de paralysie du sympathique (coloration du visage et hyperhidrose hémilatérale).

III. **Étiologie.** — On cite comme causes la fièvre typhoïde, la fatigue des muscles, fatigues corporelles et blessures. Friedreich a trouvé une fois la maladie congénitale. Auerbach la considère comme le début de la pseudo-hypertrophie et cependant il dit que dans des cas ayant duré longtemps, le tissu conjonctif interstitiel n'était pas atteint. D'autres parlent de tropho-névrose, un nom qui ne veut pas dire grand'chose.

IV. Diagnostic. Pronostic. Traitement. — Le diagnostic à l'aide du micros-cope est facile à faire sur les débris de muscles harponnés et incisés. Le pronostic est sérieux, parce que les malades deviennent de plus en plus incapables de mouvements.

Le traitement est le même que pour la pseudo-hypertrophie. Tout traite-ment jusqu'à aujourd'hui s'est montré inefficace.

3. — Ossification musculaire progressive multiple. Myosite ossifiante progressive.

I. Étiologie. — L'ossification musculaire progressive est une maladie très rare. Jusqu'à présent, on n'en connaît que 26 observations. Elle com-mence généralement dans l'enfance (avant la 15e année), on l'a vue une fois dans le 8e mois. Rarement la maladie débute plus tard, mais presque tou-jours de 10 à 20 ans. Le sexe masculin est le plus fréquemment atteint. Les causes du mal sont presque toujours inconnues, on cite comme telles les refroidissements, les traumatismes et les efforts excessifs, par exemple, dans les exercices de gymnastique.

II. Symptômes. — Les premiers changements se montrent à la nuque et dans les muscles dorsaux; ensuite le processus continue par les muscles du cou, de l'épaule et du bras, plus tard par ceux des extrémités inférieures.

Parfois les muscles de la face et les masséters, et même les muscles staphylins sont atteints, tandis que jusqu'à présent on a trouvé les muscles abdominaux intacts, ainsi que ceux de la langue, du larynx et les sphincters, aussi bien que les muscles des organes génitaux, le diaphragme, le muscle cardiaque et les petits muscles de la main.

Le processus se déclare tantôt dans les mêmes muscles des deux côtés du corps en même temps, tantôt il atteint les uns d'un côté, ensuite les muscles du même nom du côté opposé. Il a une marche chronique et dure parfois plus de 20 ans. La maladie se déclare aussi par poussées et les intervalles entre celles-ci varient entre des semaines et une année. Les poussées débutent généralement sans aucune cause plausible; rarement elles sont occasionnées par des traumatismes.

Chaque poussée commence souvent par de vives douleurs à certaines places des muscles, quelquefois la douleur s'étend sur une plus grande étendue; parfois une extrémité tout entière est prise d'un seul coup.

La peau est chaude aux places douloureuses, elle est rougeâtre, tendue et œdémateuse. L'œdème s'étend quelquefois sur une grande portion de mem-

bre. Il existe quelquefois une élévation de température plus ou moins considérable ; quelques jours après les phénomènes cessent, notamment l'œdème
disparaît et on peut facilement sentir à la place douloureuse du muscle une
tumeur pâteuse. Dans les cas favorables, elle disparaît au bout de quelques
jours, ne laissant après elle qu'une raideur et une difficulté des mouvements.

Dans d'autres cas, elle prend une consistance dure, tendineuse, le muscle
se raccourcit, se contracture et, outre les troubles fonctionnels, il en résulte

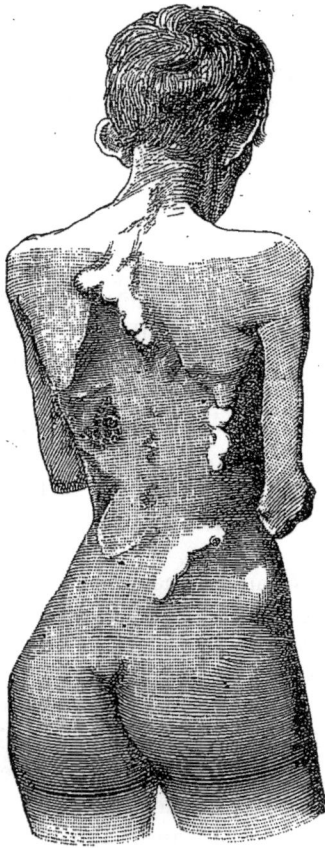

FIG. 178. — *Aspect du dos dans une ossification musculaire progressive chez un jeune homme de 18 ans et demi.*
D'après REIDHAAR.

des difformités de membres. Ces troubles correspondent anatomiquement à
une inflammation musculaire tendineuse.

Dans d'autres cas encore survient l'ossification. On sent un noyau dur,
au début encore mobile, qui augmente graduellement de volume. De cette
manière, la substance musculaire peut être remplacée de plus en plus par du
tissu osseux. Les masses osseuses sont tantôt sphéroïdales, tantôt en forme
de plaques, tantôt irrégulières ayant une forme déchiquetée, présentant de
place en place des saillies. Si on y enfonce une aiguille, celle-ci ne peut pas

pénétrer, tandis qu'au commencement de la maladie, on a une sensation analogue à celle qu'on produirait en enfonçant l'aiguille dans le tissu cartilagineux (Podrasky).

Les masses osseuses croissent peu à peu avec les os qui sont placés au-dessous et forment avec eux une masse immobile. On a décrit souvent des exostoses multiples.

Les tendons et les articulations restent intacts.

Ces lésions entraînent de grands troubles fonctionnels et des difformités très appréciables (voir fig. 178). Si les muscles dorsaux sont atteints, les malades sont roides comme un bâton, ne peuvent ni se tourner, ni se coucher, et présentent quand la maladie est unilatérale un haut degré de scoliose.

Les lésions des muscles de la nuque et du cou rendent la tête immobile ; selon les muscles atteints, il y a inflexion en avant ou extension en arrière de la tête. Il semble que le thorax soit lacé dans une cuirasse. Si les muscles thoraciques sont pris, la respiration est difficile et ne peut avoir lieu qu'à l'aide du diaphragme. L'ossification des pectoraux a pour conséquence la fixation du bras au thorax, et, s'il y a participation du biceps brachial, le bras est constamment plié sur la poitrine. De l'ossification des muscles masséters il résulte de telles difficultés de la déglutition qu'on doit avoir recours à la nourriture artificielle par une dent ébréchée. Quand les troubles musculaires sont plus étendus, le malade a l'air pétrifié et devient difficile à conduire parce que les mouvements passifs des membres eux-mêmes deviennent complètement impossibles. Il arrive aussi que certaines ossifications isolées se ramollissent et disparaissent, et cela peut avoir lieu dans un temps assez court (8 à 10 jours). Les autres fonctions ne sont pas troublées ; Davy a trouvé dans un cas la diminution des phosphates terreux dans les urines. Gerhardt et Pinter ont noté des urines normales comme urée, mais avec diminution de l'acide urique, des phosphates terreux et de la créatinine.

Les malades meurent généralement d'inanition ou par asphyxie ou par une maladie de l'appareil respiratoire.

Comme complications, Gerhardt et Pinter ont observé l'hyperhidrose unilatérale de la tête ; Eichhorst et Schwarz ont vu un cas de tabes dorsal avec polyurie et mort par un mal perforant du pied. On a décrit souvent une petitesse insolite ou des défectuosités du gros orteil ou du pouce.

III. **Lésions anatomiques.** — Les lésions anatomiques ont été généralement étudiées sur des débris de muscles excisés. On suppose que le processus a la marche suivante :

a) Prolifération conjonctive interstitielle, inflammatoire.

b) Atrophie et disparition par compression des fibres musculaires.

c) Formation osseuse dans le tissu conjonctif inflammatoire. On a décrit dans les néoformations osseuses du périoste, des canaux nourriciers. On a noté une seule fois une formation cartilagineuse.

Lorsque Nicoladoni décrivait dernièrement cette maladie sous le nom de trophonévrose, il plaçait son siège dans la moelle cervicale supérieure ; cette hypothèse n'est pas encore démontrée.

IV. Diagnostic. — Le diagnostic est facile. Ce mal se distingue des autres tumeurs osseuses des muscles par son caractère progressif et multiple.

V. Pronostic. — Le pronostic est défavorable, car le traitement est impuissant. La vie peut durer certainement plus de vingt ans.

VI. Traitement. — Au commencement de la maladie on ordonnera les antiphlogistiques, notamment le repos, des vessies de glace, à l'intérieur l'iodure de potassium. Lorsque les phénomènes aigus inflammatoires ont cessé, des massages prudents, les bains alcalins, l'iode en badigeonnage, la pommade à l'iodure de potassium ou l'iodoforme et de l'onguent mercuriel ; même traitement pour l'ossification. On a essayé à l'intérieur du mercure, la salsepareille, le gaïac, le colchique, l'acide sulfurique, l'acide lactique et le phosphate de chaux ; comme traitement externe, l'électricité.

4. — Myosite multiple. Polymyosite aiguë. E. WAGNER.

La myosite aiguë multiple a été décrite dernièrement par E. Wagner. Presque en même temps parut une communication de Hepp, de la clinique de Kussmaul. Mais on avait déjà observé quelques cas avant lui. La maladie, dont les causes sont inconnues jusqu'à présent, commence par des douleurs, notamment dans le dos et la nuque, ensuite dans les extrémités. La température du corps monte jusqu'à 39° et au-dessus. Il y a de fortes sueurs, parfois les articulations sont enflées et douloureuses, la peau devient œdémateuse et tendue. Les muscles sont extrêmement durs, sensibles à la pression et se contracturent. Puis le malade est privé de l'usage de ses membres. La distribution de la maladie aux muscles est souvent symétrique. Les muscles de la face sont épargnés. L'excitabilité électrique des muscles ne semble pas changée, tandis que les réflexes tendineux des muscles atteints sont abolis.

La pression sur les troncs nerveux n'est pas douloureuse. Quelques malades ont de la paresthésie ; de temps en temps albuminurie. Si quelquefois l'état s'améliore dans certains muscles, il empire dans d'autres. La mort survient par la paralysie du diaphragme, des muscles intercostaux ou des muscles de la déglutition. A l'autopsie on sera frappé par la couleur pâle d'une grande partie des muscles du tronc et des extrémités qui rappelle l'aspect des muscles du poisson ou du lapin. Les muscles paraissent séro-œdémateux et remarquablement mous et friables. Au microscope, on trouve du gonflement des fibres musculaires, une dégénérescence cireuse, parfois aussi de la tuméfaction trouble et la dégénérescence graisseuse. En outre, il peut se produire des hémorrhagies et une accumulation de cellules rondes dans le tissu conjonctif interstitiel. Dans quelques points on voit des signes de néoformation dans les fibres musculaires malades, tandis que d'autres fibres paraissent atrophiées. Le cerveau, la moelle épinière et les nerfs périphériques étaient intacts.

La maladie rappelle par sa marche la polynévrite, mais elle se distingue de celle-ci en ce que les troncs nerveux sont insensibles à la pression, et que l'excitabilité électrique est conservée. Elle rappelle aussi la trichinose, ce que Hepp a mis en évidence, mais à notre avis il n'a pas choisi un nom bien heureux en l'appelant pseudo-trichinose.

Le traitement est purement symptomatique, massages, faradisations, acide salicylique.

5. — Paralysie musculaire ischémique.

. La paralysie musculaire ischémique produit les mêmes effets que ceux qu'occasionnerait l'application à la racine d'un membre, d'un lien fort serré, c'est-à-dire paralysie et contractures. Volkmann a attribué les troubles qui en résultent à l'ischémie par compression. Un de ses élèves, Leser, a montré expérimentalement que ces paralysies se déclarent aussi chez les animaux et peuvent être rapportées de par l'examen microscopique à une myosite.

Dr R. WURTZ

Ancien interne des Hôpitaux de Paris.

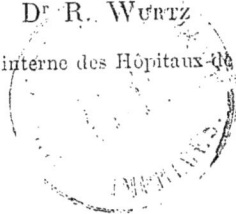

IMPRIMERIE LEMALE ET Cie, HAVRE

IMPRIMERIE LEMALE ET Cⁱᵉ, HAVRE